WAHN / OPPERMANN / HUPPERTZ / ZEPP
Rheumatische Erkrankungen im Kindes- und Jugendalter

Rheumatische Erkrankungen im Kindes- und Jugendalter

Herausgegeben von

VOLKER WAHN, Schwedt/Oder

Unter Mitarbeit von

J. OPPERMANN, Cottbus
H.-I. HUPPERTZ, Bremen
F. ZEPP, Mainz

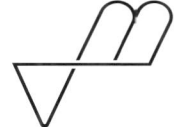

Hans Marseille Verlag GmbH München

Prof. Dr. V. Wahn
Klinik für Kinder
und Jugendliche
Klinikum Uckermark
Auguststraße 23
16303 Schwedt/Oder

Unter Mitarbeit von:

Prof. Dr. J. Oppermann
Klinik für Kinder-
und Jugendmedizin
Carl-Thiem-Klinikum
Thiemstraße 111
03048 Cottbus

Prof. Dr. H.-I. Huppertz
Prof.-Hess-Kinderklinik
Zentralkrankenhaus
Sankt-Jürgen-Straße
28205 Bremen

Prof. Dr. F. Zepp
Universitäts-Kinderklinik
Langenbeckstraße 1
55101 Mainz

363 Abbildungen, davon 143 farbig, 129 Tabellen

© 2001 by Hans Marseille Verlag GmbH, München
Inhaberin: Christine Marseille, Verlegerin, München
Herstellungsbüro Wien: Karl Binder, Wolfgang Habesohn,
Helmut Krumpel, Johannes Krumpel, Michael Miedler,
Günther Samitz, Heinrich Spilka, Hermine Spilka,
Heinrich Traindl, Alice Walter, Harald Wölfig
Papier: BVS-Plus chlorfrei matt der Papierfabrik Scheufelen
Druck und Bindung: Holzmann Druck, 86825 Bad Wörishofen

Gewidmet Herrn Hans Marseille (1928–2000)

Inhaltsverzeichnis

Vorwort

Über 2% aller Kinder, die in einer pädiatrischen Praxis vorgestellt werden, klagen über Gelenk-, Muskel- oder Knochenschmerzen. Bei solchen »rheumatischen« Beschwerden ist die Verifizierung oft äußerst schwierig, da als Differenzialdiagnose mehr als 100 Entitäten möglich sind: von Wachstumsschmerzen über den Hüftschnupfen zum rheumatischen Fieber und zur Dermatomyositis bis hin zu Knochenschmerzen bei einer Leukose. Kein Wunder, dass sich die Beschäftigung mit der pädiatrischen Rheumatologie für die meisten Kinderärzte verwirrend und frustrierend gestaltete, zumal das Wissen um die Pathogenese dieser Erkrankungen gering war und zudem die therapeutischen Erfolge zu wünschen übrig ließen.

In den letzten Jahren konnten aber dank der immunologischen Forschungen auf dem Gebiet der Pathogenese und Diagnostik des rheumatischen Formenkreises neue Erkenntnisse gewonnen und dadurch therapeutische Fortschritte erreicht werden, sodass die Rheumatologie im Allgemeinen und bei Kindern im Besonderen zu einem wissenschaftlich wie ärztlich faszinierenden Tätigkeitsbereich geworden ist.

Leider gab es bislang im deutschsprachigen Raum kein Lehrbuch der pädiatrischen Rheumatologie, das den aktuellen Stand der Klassifikation, Diagnostik und Therapie in praxisnaher Übersicht aufgezeigt hätte. Wir sind daher Herrn VOLKER WAHN außerordentlich dankbar, dass er zusammen mit den Herren HUPPERTZ, OPPERMANN und ZEPP unter Mitarbeit weiterer namhafter pädiatrischer Rheumatologen bereit war, als Beilage für die »pädiatrische praxis« ein Lehrbuch über »Rheumatische Erkrankungen im Kindes- und Jugendalter« zu verfassen. Wir sind überzeugt, dass damit den Abonnenten unserer Zeitschrift ein dankbar aufgenommenes Buch zur Verfügung gestellt wird. Dank der hervorragenden Konzeption durch den Herausgeber haben die 59 Autoren ein einheitliches Buch geschaffen, welches das weite Feld der pädiatrischen Rheumatologie abdeckt.

Mit didaktischer Übersichtlichkeit, konsequenter Kapiteleinteilung, präzisem Stil und vielen Abbildungen wollen sie dem Leser das derzeitige Wissen um die rheumatischen Leiden und deren Folgen nahebringen.

Wir sind überzeugt, dass dieses Buch jedem Arzt, der mit Kindern zu tun hat, eine wertvolle Hilfe bei der Beurteilung, Diagnostik und Behandlung rheumatischer Beschwerden im Kindesalter sein wird.

Die Autoren und die Mitarbeiter des Hans Marseille Verlags widmen dieses Buch dem im Oktober des vergangenen Jahres verstorbenen Verleger, Herrn HANS MARSEILLE, dem die Herstellung dieser Beilage zur »pädiatrischen praxis« ein ganz besonderes Anliegen war, als Dank für sein jahrzehntelanges Engagement um eine industrieunabhängige ärztliche Fortbildung.

W. STÖGMANN und G. F. WÜNDISCH

Wien und Bayreuth im Juni 2001

Grundlagen

Klassifikation rheumatischer Erkrankungen im Kindes- und Jugendalter

H.-I. Huppertz, Bremen

Die Bezeichnung »Klassifikation« hat in der Rheumatologie 2 verschiedene Bedeutungen. Zum einen steht sie für das Ordnungssystem aller Erkrankungen des Bewegungsapparates und des Bindegewebes, zum anderen meint Klassifikation eine diagnostische oder definitorische Liste einer oder mehrerer Erkrankungen.

Da mit Hilfe von Klassifikationen die wichtigsten Erkrankungen definiert werden, muss man sie wenigstens in Grundzügen kennen, will man die pädiatrische Rheumatologie und ihre aktuelle Diskussion verstehen. Ohne diese Kenntnis würde man die pädiatrische Rheumatologie wie eine Sprache ohne Vokabeln lernen wollen oder – noch treffender – die euklidische Geometrie ohne Kenntnis der Axiome betreiben. Die Bedeutung von Klassifikationen in der pädiatrischen Rheumatologie mag man auch daran erkennen, dass in den vergangenen 10 Jahren nicht nur auf allen nationalen und internationalen Kongressen darüber gesprochen wurde, die Kinderrheumatologen konnten auch nächtelang über Vor- und Nachteile unterschiedlicher Klassifikationen diskutieren.

Allgemeine Charakteristika von Klassifikationen einzelner Krankheitsbilder in der pädiatrischen Rheumatologie

Der Sinn der Klassifikationssysteme von Krankheiten ist, eine systematische Übersicht und Einordnung möglichst aller Krankheiten des Bewegungsapparates und des Bindegewebes zu erreichen. In Bezug auf rheumatische Erkrankungen erscheint dies besonders wichtig wegen der

Vielzahl möglicher, teilweise sehr seltener Erkrankungen, die entweder direkt zu den rheumatischen Erkrankungen gerechnet werden oder differenzialdiagnostisch in Betracht zu ziehen sind.

Über das Ordnungsprinzip hinaus haben Klassifikationssysteme in der Rheumatologie eine besondere Bedeutung, weil die meisten Erkrankungen keine pathognomonischen Manifestationen aufweisen, Laborwerte und apparative Untersuchungen meist nur affirmativen oder ausschließenden Charakter haben und häufig die Erkrankungen über ein System von Kriterien definiert sind. Dies liegt auch daran, dass bei den meisten rheumatischen Erkrankungen entweder Ätiologie oder Pathogenese oder beide noch unbekannt sind und bei einigen Erkrankungen sogar die Histologie nicht beweisend ist. Insofern dient das Klassifikationssystem der Sprachregelung und Definition der Erkrankungen.

Viele rheumatische Erkrankungen sind in ihrer typischen Manifestations- und Verlaufsform gut zu erkennen und gut von anderen Erkrankungen abzugrenzen. Oft präsentieren sich diese Erkrankungen aber nicht in ihrer typischen Gestalt, sondern haben individuell ungewöhnliche Begleiterscheinungen, charakteristische Symptome fehlen, der Beginn liegt in einem nicht typischen Patientenalter oder die Symptome passen zu mehr als einer rheumatischen Erkrankung.

Deshalb hat man Klassifikationskriterien für die meisten rheumatischen Erkrankungen aufgestellt. Die älteste Klassifikation sind die JONES-Kriterien für die Diagnose des akuten rheumatischen Fiebers (siehe auch »Rheumatisches Fieber und poststreptokokkenreaktive Arthritis«, Seite 409).

Die Anforderungen an die Klassifikation einer Erkrankung können je nach der Intention, mit der eine Klassifikation aufgestellt wurde, unterschiedlich sein.

1 Für epidemiologische Zwecke ist es wichtig, dass die Klassifikationskriterien spezifisch sind, dass also keine Erkrankungen in die Klassifikation aufgenommen werden, die möglicherweise doch eine andere Ursache haben. Dabei ist es dann weniger wichtig, wenn Grenzfälle nicht berücksichtigt werden. Ein Beispiel hierfür ist die CDC-Klassifikation (Center for disease control and prevention classification) der Lyme-Borreliose, die als Lyme-Arthritis erhebliche rheumatologische Bedeutung hat (siehe auch »Lyme-Arthritis«, Seite 393). Darin wird zum Nachweis eines Erythema migrans ein Durchmesser dieser Hauterscheinung von mindestens 5 cm gefordert. Dadurch wird vermieden, dass von unerfahrenen Untersuchern Erytheme mit anderer Ursache fälschlich als Erythema migrans gemeldet werden. Erytheme anderer Ursache haben selten einen so großen Durchmesser. Allerdings nimmt man mit dieser Definition in Kauf, dass Erytheme mit kleinerem Durchmesser, die ebenfalls Erythemata migrantia sein können, nicht gemeldet werden können.

2 Möchte man eine Klassifikation zu diagnostischen Zwecken verwenden, so sollte sie sehr sensitiv sein, damit auch Frühstadien, die noch nicht das komplette Krankheitsbild entwickelt haben, und oligosymptomatische Grenzfälle erkannt und so rechtzeitig der notwendigen Behandlung zugeführt werden können. Dies ist zum Teil bei den Definitionskriterien des akuten rheumatischen Fiebers nach JONES der Fall: Nicht selten beginnt das kindliche Rheuma (siehe auch »Juvenile idiopathische Arthritis«, Seite 202) als Polyarthritis mit Fieber, beschleunigter BSG und er-

höhtem CRP und erfüllt damit die Kriterien für ein akutes rheumatisches Fieber (siehe auch »Rheumatisches Fieber und poststreptokokkenreaktive Arthritis«, Seite 409), obwohl kein akutes rheumatisches Fieber vorliegt.

3 Therapiestudien können wiederum andere Anforderungen an die Klassifikation einer Erkrankung stellen: Hier kommt es darauf an, dass die Erkrankung möglichst einheitlich definiert wird und Extreme ausgeschlossen werden, damit nicht zufälligerweise in einem Therapiearm sehr milde Verläufe auftreten, während schwere Erkrankungen sich zufälligerweise in einem anderen Therapiearm befinden. Ein Beispiel hierfür ist die Klassifikation der »juvenilen idiopathischen Arthritis«, bei der ausdrücklich mit der Möglichkeit gerechnet wird, dass ein Patient die Anforderungen der Klassifikation nicht erfüllt, aber trotzdem zu dieser Erkrankungsgruppe gehört (siehe auch »Juvenile idiopathische Arthritis«, Seite 202). Solche Patienten müssen außerhalb der Studie behandelt werden.

4 Klassifikationskriterien können sich im Laufe der Zeit ändern. Ein Beispiel sind die JONES-Kriterien des akuten rheumatischen Fiebers, die mehrfach modifiziert wurden. Zur Zeit wird eine erneute Modifikation erwogen, da es nicht mehr zeitgemäß erscheint, den Nachweis einer Karditis vom Auskultationsbefund abhängig zu machen und nicht die Echokardiographie heranzuziehen. Die erhöhte Sensitivität der Echokardiographie mit Doppler für eine Aorteninsuffizienz könnte den Nachweis der Karditis auch deshalb verbessern, weil die Fähigkeit zur Auskultation eines pathologischen Herzgeräusches bei Ärzten heute nicht mehr so weit verbreitet und verfeinert ist wie noch vor 50 Jahren.

Aus diesen Überlegungen wird klar, dass Klassifikationen nicht allgemein verbindlich sein können, sondern je nach Intention unterschiedliche und möglicherweise sogar gegensätzliche Anforderungen zu erfüllen versuchen. Dem kann man Rech-

	Beispiel
Ätiologie	
Unbekannt/Auto-immunerkrankung	Kindliches Rheuma
Trauma (adäquat? nicht akzidentell?)	Schwellung des Handgelenks bei Radiusfraktur
Neoplasie	Knochenschmerzen bei Leukämie
Infektion	Septische Arthritis
Degeneration	Arthrose nach lang-jähriger Arthritis
Angeborene Syndrome	Arthrogryposis multiplex congenita
Vaskuläre Ursachen	Aseptische Knochennekrosen
Überbelastung	Stressfraktur
Stoffwechsel-erkrankung	Familiäres Mittelmeerfieber
Psychosoziale Ursachen oder Modulation	Schmerz-verstärkungs-syndrome
Krankheitsgruppe	
Arthritis-erkrankung	Kindliches Rheuma
Erkrankung mit Arthritis	Purpura SCHOENLEIN-HENOCH, systemischer Lupus erythematodes
Erkrankung mit Arthralgien ohne Arthritis	Wachstums-schmerzen
Andere Erkrankun-gen (Differenzial-diagnosen)	Aseptische Knochen-nekrosen

Tab. 1
Ätiopathogenetische Klassifikation
rheumatischer Erkrankungen und ihrer
Differenzialdiagnosen
sowie ihre klinische Einteilung

nung tragen, indem man die ursprüngliche Bestimmung der Klassifikation beachtet und bei jeder diagnostischen Liste die Sensitivität und die Spezifität angibt, wie das bei dem Klassifikationssystem von Vaskulitiden der amerikanischen Rheumagesellschaft versucht wurde (siehe auch »Purpura SCHOENLEIN-HENOCH«, Seite 332). Klassifikationen müssen sinnvoll und intelligent angewendet werden, ihre Anwendung erfordert Erfahrung.

**Klassifikation
pädiatrisch-rheumatischer Erkrankungen**

Im Allgemeinen bedeutet »Rheuma« im Kindes- und Jugendalter schmerzhafte Erkrankungen der Extremitäten und/oder des Bindegewebes. Die Schmerzhaftigkeit dieser Erkrankungen ist im Kindes- und Jugendalter jedoch häufig viel weniger evident als bei Erwachsenen. Zwar sind rheumatische Erkrankungen im eigentlichen Sinne entzündliche Erkrankungen, die nicht entzündlichen Differenzialdiagnosen werden jedoch meist ebenfalls dazugerechnet.

Die rheumatischen Erkrankungen werden meist nach der Ätiopathogenese klassifiziert, obwohl diese bei den eigentlichen rheumatischen Erkrankungen unbekannt ist (Tab. 1).

Neben dieser ätiopathogenetischen Einteilung gibt es klinische Einteilungen, bei denen neben den Symptomen Schmerz und Fieber das Symptom »Arthritis« im Zentrum des Interesses steht (Tab. 1). Arthritis ist definiert als schmerzhafte Bewegungseinschränkung, Schwellung oder Erguss in mindestens einem Gelenk, wobei ein vorangehendes Trauma ausgeschlossen ist. Das Symptom Arthritis wird also rein klinisch ohne Zuhilfenahme von Laborwerten und bildgebenden Verfahren definiert.

Es gibt nun Erkrankungen, bei denen die Arthritis das zentrale Symptom ist, die Arthritiserkrankungen, wie das kindliche

Rheuma, also die »juvenile idiopathische (rheumatoide/chronische) Arthritis« und die juvenilen Spondylarthropathien, und es gibt andere Erkrankungen, bei denen auch eine Arthritis vorkommen kann, die aber möglicherweise nicht notwendig für die Diagnose bzw. klinisch oder prognostisch nicht führend ist, wie z. B. der systemische Lupus erythematodes oder die Purpura SCHOENLEIN-HENOCH.

Schließlich gibt es in diesem Klassifikationssystem die Möglichkeit, dass zwar Gelenkschmerzen vorliegen, sich aber keine Arthritis nachweisen lässt, sodass Arthralgien im Zentrum des Interesses stehen, wie z. B. beim Fibromyalgiesyndrom, einem der wichtigsten Schmerzverstärkungssyndrome.

Die wichtigste Erkrankung der pädiatrischen Rheumatologie ist das kindliche Rheuma, das in der Literatur in der Definition der europäischen Rheumaliga »juvenile chronische Arthritis« heißt, in der Definition der amerikanischen Rheumaliga »juvenile rheumatoide Arthritis« genannt wird und für das zuletzt in der Definition der internationalen Liga gegen Rheumatismus die Bezeichnung »juvenile idiopathische Arthritis« (siehe auch Seite 202) vorgeschlagen wurde.

Die Diskussion darüber, welche Klassifikationskriterien besser seien, wurde teilweise mit ideologischer Schärfe geführt. Die Kritik an der jeweils anderen Klassifikation führte dazu, dass Mängel an den beiden Klassifikationssystemen »juvenile rheumatoide Arthritis« und »juvenile chronische Arthritis« festgestellt und von verschiedener Seite Verbesserungen empfohlen wurden. Dies führte zur Definition der Kriterien der internationalen Liga gegen Rheumatismus, der »juvenilen idiopathischen Arthritis«, die inzwischen erneut überarbeitet wurden.

Obwohl alle 3 Begriffe die gleiche Gruppe von Erkrankungen bezeichnen, gibt es erhebliche Unterschiede in Ein- oder Ausschluss von Patienten mit bestimmten Manifestationen. Dieses Sprach-Wirrwarr wird vermutlich fortbestehen, bis die Ätiopathogenese des kindlichen Rheumas besser bekannt ist und ätiopathogenetisch begründete Krankheitsbilder definiert werden können.

Alle 3 Klassifikationen des kindlichen Rheumas haben gemeinsam, dass der Beginn der Erkrankung vor Vollendung des 16. Lebensjahres liegen muss und dass eine Mindestdauer der Arthritis gefordert wird, entweder 6 Wochen oder 3 Monate. Schließlich werden Ausschlusskriterien formuliert, die im Wesentlichen besagen, dass andere Erkrankungen, die die gleiche Symptomatik hervorrufen können, ausgeschlossen sein sollen, bevor man die Diagnose kindliches Rheuma stellen darf.

In der Essenz dieser unterschiedlichen Namen und Definitionen bleibt folgendes für das kindliche Rheuma wichtig:

1. Die Erkrankung muss vor dem 16. Lebensjahr begonnen haben.

2. Es muss eine Arthritis nachweisbar und diese chronisch sein, das heißt, sie muss mindestens 6 Wochen oder sogar 3 Monate ununterbrochen nachweisbar gewesen sein.

3. Es werden die 3 Formen mit systemischem, oligoartikulärem und polyartikulärem Beginn unterschieden.

4. Es lassen sich im weiteren Verlauf verschiedene Subgruppen abgrenzen:

○ systemischer Beginn (Morbus STILL);
○ Polyarthritis mit Nachweis des Rheumafaktors;
○ Polyarthritis ohne Nachweis des Rheumafaktors;
○ frühkindliche Oligoarthritis;
○ frühkindliche Oligoarthritis mit späterem Übergang in eine Polyarthritis;
○ juvenile Psoriasisarthritis;
○ juvenile Arthritis mit Enthesitis oder juvenile Spondylarthropathie.

5. Es gibt Arthritiden, überwiegend Oligo-arthritiden, die in diesen Klassifikations-systemen keiner Subgruppe zugeordnet werden können und unklassifiziert bleiben.

6. Die Unterscheidung dieser Subgruppen ist sinnvoll, weil sich diese Erkrankungen in ihrer Therapie oder in ihrer Prognose deutlich unterscheiden.

Schlussfolgerungen

Die Kriterien der europäischen Rheuma-liga subsummieren unter dem Begriff »ju-venile chronische Arthritis« auch die juve-nile Psoriasisarthritis und die juvenile ankylosierende Spondylitis, während die-se Erkrankungen unter den Kriterien der amerikanischen Rheumagesellschaft für die »juvenile rheumatoide Arthritis« Aus-schlusskriterien sind (Tab. 2). Beide Klas-sifikationen haben jedoch die juvenile Psoriasisarthritis nicht näher definiert als das Zusammentreffen einer kutanen Pso-riasis mit einer Arthritis. Diesem Mangel hat die Vancouver-Klassifikation der juve-nilen Psoriasisarthritis abgeholfen (siehe auch »Juvenile Psoriasisarthritis«, Seite 230). Deren Kriterien sind in die neuere Klassifikation der internationalen Liga ge-gen Rheumatismus der »juvenilen idio-pathischen Arthritis« integriert worden (siehe auch Seite 202).

Die juvenile ankylosierende Spondylitis ist nur eine – besonders schwere – Mani-festationsform der HLA-B27-assoziierten Erkrankungen. Die retrospektive Untersu-chung von Patienten, die später eine anky-losierende Spondylitis entwickelt haben, zeigte, dass diese in ihrer Jugend häufig eine periphere Arthritis mit Enthesio-pathie, Entzündung der Sehnenansätze, aufwiesen. Daraus wurde der Begriff des SEA-Syndroms entwickelt, bei dem Pa-tienten definiert wurden, die **s**ero-negativ für den Rheumafaktor und die antinukleä-ren Antikörper waren, eine **E**nthesiopa-thie aufwiesen und eine **A**rthritis hatten (siehe auch »Arthritiden mit Enthesitis-neigung«, Seite 234).

Umfassender sind die HLA-B27-assoziier-ten Erkrankungen mit dem Namen »juve-nile Spondylarthropathien« belegt wor-den, also Erkrankungen, bei denen es zum Befall der kleinen Wirbelgelenke und der Iliosakralfugen kommen kann. Es gibt aber keine eigenen Klassifikationskrite-rien für die juvenilen Spondyloarthropa-thien.

Tab. 2
Vergleich der 3 Klassifikationen
des kindlichen Rheumas

Juvenile rheumatoide Arthritis

Alle Formen kindlichen Rheumas mit Ausschluss von Spondylarthropathie und Psoriasisarthritis und Einschluss der rheumafaktorpositiven Polyarthritis

Juvenile chronische Arthritis

Alle Formen kindlichen Rheumas mit Einschluss von Spondylarthropathie und Psoriasisarthritis und Ausschluss der rheumafaktorpositiven Polyarthritis

Juvenile idiopathische Arthritis

Alle Formen des kindlichen Rheumas

Unter mehreren Klassifikationskriterien der Spondylarthropathien des Erwachsenenalters hat sich die der europäischen Spondylarthropathie-Studiengruppe als die sinnvollste erwiesen. Allerdings fehlt in dieser Klassifikation die akute vordere Uveitis als klassische HLA-B27-assoziierte Manifestation. Diese Gruppe von Erkrankungen erscheint in der Klassifikation der internationalen Liga gegen Rheumatismus unter dem Namen »Arthritis mit Enthesitis«, wobei als Pars pro toto die häufige Symptomatik einer Enthesiopathie in den Vordergrund gestellt wird (siehe auch »Arthritiden mit Enthesitisneigung«, Seite 234). Dies ist im Vergleich zur Klassifikation der europäischen Spondylarthropathie-Studiengruppe eine wesentliche Vereinfachung, führt jedoch dazu, dass Patienten mit juveniler Spondylarthropathie ohne Enthesiopathie nicht unter diese Definition fallen.

Das Ziel der Entwicklung der Kriterien der internationalen Liga gegen Rheumatismus war, den Sprachgebrauch zu vereinheitlichen, sodass Kinderrheumatologen auf der ganzen Welt über das gleiche Krankheitsbild sprechen können. Es sollten einheitliche Definitionen geschaffen werden, um Studien aus unterschiedlichen Zentren bzw. unterschiedlichen Ländern miteinander vergleichen zu können. Dieses Ziel war nur zu erreichen, indem man die Kriterien wesentlich ausführlicher formulierte, sodass sie für den täglichen praktischen Gebrauch relativ umständlich erscheinen.

Es ist unbestritten, dass die Klassifikation der internationalen Liga gegen Rheumatismus im Vergleich zu den vorangehenden Klassifikationen der europäischen und der amerikanischen Rheumaliga einen wesentlichen Fortschritt bedeuten. Ob sie sich allerdings werden durchsetzen können und in den klinischen Alltag integrieren lassen, ist noch ungewiss. Es empfiehlt sich allerdings, aktuelle Studienprotokolle nach den Kriterien der internationalen Liga gegen Rheumatismus auszurichten und die Patienten für diese Studien nach diesen Kriterien zu rekrutieren, um zu vermeiden, dass die Herausgeber internationaler Zeitschriften das Manuskript wegen dieses formalen Mangels ablehnen.

Trotz dieser Bedenken haben sich die Herausgeber dieses Buches entschlossen, die Bezeichnung juvenile idiopathische Arthritis (juvenile rheumatoide chronische Arthritis) in dieser Reihenfolge und Wertung zu verwenden.

Aufgrund der Vielzahl möglicher Diagnosen, unterschiedlicher Klassifikationssysteme, in Bewegung befindlicher Terminologie und der großen Bedeutung von Anamnese und physikalischem Befund für Diagnose und Verlaufsbeurteilung sowie dem außerordentlich variablen Verlauf der meisten Erkrankungen mit und ohne Therapie gilt die pädiatrische Rheumatologie als ein schwieriges Fach, demgegenüber »Mut zur Lücke« gerechtfertigt sei.

Dass dies eine Fehleinschätzung ist, belegt schon die Tatsache, dass etwa 20% aller Vorstellungen beim niedergelassenen Kinderarzt den Bewegungsapparat betreffen. Während der Kinderarzt gewohnt ist, sich als kompetent für die Erkrankungen der inneren Organe zu fühlen, muss die gleiche Kompetenz für Erkrankungen der Extremitäten häufig noch erworben werden. Dies ist notwendig, um Kindern mit diesen Erkrankungen in der interdisziplinären Betreuung zusammen mit Orthopäden, Kinderchirurgen und anderen Fachdisziplinen gerecht werden zu können.

Epidemiologie

Inzidenz und Prävalenz rheumatischer Erkrankungen im Kindesalter

H. TRUCKENBRODT,
Garmisch-Partenkirchen

Epidemiologische Untersuchungen haben in den letzten 10–20 Jahren das Verständnis für die rheumatischen Erkrankungen beim Kind und Jugendlichen wesentlich verbessert und wichtige Einblicke in den Verlauf und die Folgen der Erkrankungen ermöglicht. Geographische und ethnische Unterschiede veranschaulichen die Bedeutung von Umwelt und Erbfaktoren. Vor allem die Planung der Versorgungsstrukturen setzt verlässliche epidemiologische Daten voraus. Da die Ergebnisse der einzelnen Studien teilweise erheblich voneinander abweichen, sind nur Näherungswerte möglich. Auch eigene Erfahrungen gehen in die Beurteilung ein.

Als Faustregel gilt: Kinder klagen häufig über Schmerzen im Bereich des Bewegungsapparates. Ernsthafte rheumatische Erkrankungen treten vergleichsweise selten auf. Anfangs können sich chronische Arthritiden jedoch hinter harmlos anmutenden Arthralgien »verstecken«. Wir müssen daher auch leichtere Beschwerden ernst nehmen.

Rezidivierende Schmerzzustände und schmerzverstärkende Syndrome

Bis zu 10–20% aller Schulkinder klagen mehrfach über Schmerzen in den Gelenken oder anderen Bereichen des Bewegungsapparates, ohne dass eine Ursache zu finden ist. Bei diesen schmerzverstärkenden Syndromen besteht eine erhebliche Diskrepanz zwischen den oft ausgeprägten Schmerzzuständen und dem fehlenden oder nur unbedeutenden klinischen Befund. Nur allzu rasch sind wir geneigt, die Schmerzen als psychogen abzutun.

Zahlenmäßig überwiegen sog. Wachstumsschmerzen, plötzlich auftretende Schmerzattacken in den späten Abend- oder Nachtstunden, die vor allem im Wadenbereich oder Oberschenkel lokalisiert sind und auf Analgetika oder Massagen gut ansprechen. Tagsüber sind die Kinder schmerzfrei. Betroffen sind vor allem Schulkinder und Jugendliche; Jungen und Mädchen gleichermaßen. Der Begriff Wachstumsschmerzen ist negativ besetzt, da die eigentliche Ursache bisher unbekannt blieb und sich dahinter auch ernsthafte rheumatische Krankheiten bis hin zu malignen Erkrankungen verbergen können (1).

Auch Arthralgien beim Hypermobilitätssyndrom gehören hierher. 10–15% der Kinder weisen eine Überbeweglichkeit auf, Mädchen doppelt so häufig wie Jungen. Ein Teil dieser Kinder klagt über Schmerzen bei körperlicher Belastung, etwa Ski fahren oder Tennis spielen. Auch längeres Schreiben kann schmerzhaft sein (2).

Das primäre juvenile Fibromyalgiesyndrom als klassischer Vertreter der schmerzverstärkenden Syndrome tritt vor allem in mittleren Lebensabschnitten auf. In der Kinderrheumatologie ist es erst seit 1985 als Krankheitsentität anerkannt (3) und wird seither in zunehmender Häufigkeit beschrieben. Im Erwachsenenalter geht man von einer Prävalenz von 3% bei Frauen und 0,5% bei Männern aus. Eine Studie aus Italien, der die Kriterien des American College of Rheumatology zugrunde liegen, kam bei 9–15-jährigen Schulkindern auf eine Prävalenz von 1,2% für Mädchen und 0,6% für Jungen (4). Die

Fibromyalgie kann ab dem 7.–8. Lebensjahr beginnen. Sie muss vor allem bei älteren Schulkindern und Jugendlichen bedacht werden.

Die Sympathische Reflexdystrophie (Algodystrophie) hat ihren Altersgipfel erst zwischen 40 und 60 Jahren. In den letzten 10 Jahren wird sie zunehmend häufig bei Kindern, besonders bei Mädchen in der Adoleszenz, beobachtet. Sie kann mit anderen rheumatischen Erkrankungen kombiniert vorkommen. Die Reflexdystrophie gilt im Kindesalter als selten, tritt jedoch häufiger auf als sie diagnostiziert wird.

Akute rheumatische Arthritiden (reaktive Arthritis, postinfektiöse Arthritis)

Akute rheumatische Arthritiden werden durch die unterschiedlichsten Infektionen ausgelöst. Im Gegensatz zur septischen Arthritis sind keine Erreger im Gelenk nachweisbar. Man fasst diese Erkrankungsgruppe auch als reaktive Arthritiden zusammen.

Gelegentlich werden die postinfektiösen Arthritiden gesondert betrachtet. Sie sind dadurch charakterisiert, dass Komponenten des auslösenden Erregers im entzündeten Gelenk nachgewiesen werden können. Die postinfektiösen Arthritiden werden in der vorliegenden Übersicht in die reaktiven Arthritiden einbezogen, zumal zunehmend häufig Bestandteile infektiöser Mikroben in entzündeten Gelenken gefunden werden.

Klinisch können die reaktiven Arthritiden Tage, Wochen und auch Monate andauern, sodass sie sich im Verlauf mit den zeitlich definierten chronischen Arthritiden überschneiden. Im Gegensatz zur chronischen Arthritis hinterlässt die reaktive Arthritis keine Gelenkschäden. Eine sichere Trennung akuter und chronischer Verläufe gelingt oft nur durch die Langzeitbeobachtung.

Bei der Häufigkeit der akuten Arthritiden bestehen geographische und jahreszeitliche Unterschiede – je nach der epidemiologischen Ausbreitung der arthritogenen Erreger. Daneben sind genetische Unterschiede bedeutsam.

Nimmt man alle akuten rheumatischen Arthritiden zusammen, so schwankt die Inzidenz von 75 bis 300 Erkrankungen/100 000 Kinder unter 16 Jahren (5, 6). Unter den auslösenden bakteriellen Erregern überwiegen die enteralen Infektionen mit Salmonellen der Gruppe B, Yersinia enterocolitica und Campylobacter jejuni, wobei Kinder mit dem genetischen Marker HLA-B27 10–20-mal häufiger erkranken als die übrige Population. Von den Luftwegsinfektionen lösen vor allem Streptokokken der Gruppe A wie auch Mykoplasmen Arthritiden aus. Bei Adoleszenten ist zusätzlich die Möglichkeit der venerischen Infektion durch die weit verbreiteten Chlamydien zu bedenken. Unter den Viren sind vor allem Infektionen mit den Parvoviren B19, den Erregern der Ringelröteln, sowie das Rötelnvirus, auch Hepatitis-B- und -C-Viren sowie EPSTEIN-BARR-Viren bedeutsam; letztlich kommen nahezu alle pathogenen Viren in Betracht. Sonderformen betreffen das Rheumatische Fieber, die Lyme-Arthritis und die Coxitis fugax.

Das Rheumatische Fieber befällt Jungen und Mädchen ab 5 Jahren mit einem Gipfel bei Schulkindern und Jugendlichen. Die epidemiologische Situation hat sich in den letzten 50 Jahren grundsätzlich gewandelt. Früher trat der akute Gelenkrheumatismus, ausgelöst durch β-hämolysierende Streptokokken der Gruppe A, im Kindesalter häufiger auf als alle übrigen entzündlichen rheumatischen Erkrankungen zusammen. Um 1900 lag die Inzidenz bei über 200/100 000 Kinder und Jugendliche. Das Risiko, nach einer Streptokokken-A-Infektion an Rheumatischem Fieber zu erkranken, wurde mit 1–3% angegeben. In der Zwischenzeit ist das Rheumatische Fieber drastisch zurückgegangen. Die Zahlen in den frühen 80er-Jahren liegen um 0,5–1,5/100 000. Seither wird bei lokalen Häufungen immer wieder über eine neuerliche Zunahme diskutiert, für die bislang der Beweis aussteht (7). In den Ländern der Dritten Welt spielt das Rheumatische Fieber noch immer eine bedeutende Rolle, nimmt jedoch in den meisten Ländern ebenfalls ab.

Auch kommt immer wieder eine post-infektiöse Streptokokkenarthritis ohne Rheumatisches Fieber vor. Ferner können die A-Streptokokken systemische Vaskulitissyndrome vom Periarteriitis-nodosa-Typ bzw. einer leukozytoklastischen Vaskulitis auslösen.

Die Lyme-Arthritis ist weltweit verbreitet. Der Erreger, Borrelia burgdorferi, dessen pathogenetische Bedeutung erst 1982 erkannt wurde, kann alle Altersgruppen befallen. Bis zu 25% der Nymphen des gemeinen Holzbockes, die häufigsten Überträger in Europa, können infiziert sein. Nur bei 10–20% der Patienten führt die Infektion zur Serokonversion.

Man kann annehmen, dass etwa ein Drittel bis zur Hälfte aller Erkrankungen beim Kind und Jugendlichen auftreten. Epidemiologisch bestehen auch innerhalb der einzelnen Länder erhebliche geographische Unterschiede. STEERE et al. (8) geben die Häufigkeit der Lyme-Arthritis mit 1200/100000 Einwohner an. Man geht in den USA von über 9000 Erkrankungen pro Jahr aus. In Deutschland wurde im unterfränkischen Raum um Würzburg eine Häufigkeit der Lyme-Borreliose von 112/100000 Einwohner berichtet, die sich überwiegend oder ausschließlich als Erythema migrans manifestierte (9).

Offenbar schwankt die Häufigkeit der Lyme-Arthritis in den verschiedenen Ländern erheblich. Während in den USA eine Gelenkbeteiligung bei über 50% der unbehandelten Patienten diskutiert wird, erkrankten in der Würzburger Studie nur etwa 5%. Das könnte durch unterschiedliche Borrelienstämme zu erklären sein. Die Inzidenz der Lyme-Borreliose bzw. Lyme-Arthritis liegt sicherlich vielerorts wesentlich niedriger. Sie ist jedoch stets bei entzündlichen Gelenkschwellungen differenzialdiagnostisch in Betracht zu ziehen, zumal eine ursächliche Behandlung möglich ist.

Die Coxitis fugax, der oft eine Infektion der Luftwege vorausgeht, stellt die weitaus häufigste akute Arthritis beim Kind dar. Bei den spärlichen epidemiologischen Erhebungen wurde eine Inzidenz zwischen 50 und 150/100000 Kinder unter 16 Jahren ermittelt (5, 6). Man kann von einer etwaigen Häufigkeit von 1/1000 Kinder pro Jahr ausgehen. Betroffen sind zu 70% Jungen mit einem Altersgipfel von 3–10 Jahren.

Inzidenz und Prävalenz der chronischen Arthritiden

Im Vergleich zur akuten tritt die chronische Arthritis um mehr als eine Zehnerpotenz seltener auf. Sie steht jedoch wegen ihrer Folgen, der Gefahr von Gelenkfehlstellungen bis zur Gelenkzerstörung, bleibender Sehstörungen, von Kleinwuchs und Amyloidose im Mittelpunkt der meisten epidemiologischen Untersuchungen. Die Ergebnisse weichen erheblich voneinander ab. Die ermittelte Inzidenz schwankt in Europa zwischen 1,3 und 22,6, die Prävalenz zwischen 10 und 80/100000 Kinder bis zu 16 Jahren; sie liegt in patientenbezogenen Hochrechnungen sogar noch höher (10).

Die erheblichen Schwankungen erklären sich vor allem durch das unterschiedliche methodische Vorgehen. Dazu kommen geographische und ethnische Besonderheiten. In der Literatur überwiegen retrospektive, patientenbezogene Auswertungen, die sich auf lokale Erhebungen bzw. nationale Register der jeweiligen kinderrheumatologischen Arbeitsgruppen stützen. Die zuverlässigsten Ergebnisse sind von populationsbezogenen Studien zu erwarten.

Ein Teil der Autoren legt die EULAR-Kriterien, also die juvenile chronische

Arthritis, zugrunde (11), mit einer Mindesterkrankungsdauer von 3 Monaten. Die übrigen Untersucher richten sich nach den Vorgaben der Amerikanischen Gesellschaft für Rheumatologie (früher ARA, jetzt ACR), also der juvenilen rheumatoiden Arthritis (12), wobei bereits eine 6-wöchige Arthritis zur Diagnose ausreicht. Während unter dem Begriff der juvenilen chronischen Arthritis die juvenile Psoriasisarthritis, die juvenile Spond(yl)arthritis bzw. die juvenilen Spondarthropathien sowie die Arthritis bei chronischen Darmerkrankungen einbezogen sind, werden sie bei der juvenilen rheumatoiden Arthritis ausdrücklich ausgeschlossen. Sowohl die zeitliche Definition – die freilich auch mit 3 Monaten nicht ausreicht, um die akute und chronische Arthritis mit wünschenswerter Sicherheit zu trennen – als auch die verschiedenen inhaltlichen Vorgaben beeinflussen zwangsläufig die Ergebnisse der einzelnen Untersuchungen. Auch subjektive Einflüsse sind unvermeidbar, zumal sich die einzelnen Erscheinungsformen der chronischen Arthritiden vielfältig manifestieren, sichere diagnostische Zuordnungen fehlen und leicht verlaufende Arthritiden schwierig zu erfassen sind.

Ausgehend von ILAR wurde eine neue Nomenklatur und Klassifikation erarbeitet, um eine einheitliche internationale Basis zu schaffen. Der Überbegriff »juvenile idiopathische Arthritis«, eine wenig glückliche Bezeichnung, beinhaltet ebenfalls verschiedene Erscheinungsformen, die mehr deskriptiv definiert sind als die bisherigen Subgruppen. Auf diese Weise sollen biologisch homogene Gruppen besser differenziert werden (13). Die Kriterien der juvenilen idiopathischen Arthritis befinden sich in der Validierungsphase, wobei Nachbesserungen notwendig erscheinen.

In Deutschland liegen aktuelle Zahlen für die Inzidenz und Prävalenz der juvenilen chronischen Arthritis aus 2 Zentren vor. Mit dem Förderschwerpunkt Rheumaepidemiologie des Bundesministeriums für Forschung und Technologie wurden in den letzten Jahren eine retrospektive Untersuchung zur Häufigkeit und Verlauf juveniler Arthritiden in Ostberlin und eine prospektive, populationsbezogene Studie in Garmisch-Partenkirchen durchgeführt. Beiden Untersuchungen liegen die EULAR-Kriterien zugrunde. Die Daten aus Berlin-Buch beziehen sich auf das Gebiet des ehemaligen Ostberlin. Danach beträgt die ermittelte jährliche Inzidenz 3,5/100 000 bei einer Prävalenz von 20,3/100 000 Kinder (14). Die Studie aus Garmisch-Partenkirchen kommt zu einer Inzidenz von 7,4 und einer Prävalenz von 16,5/100 000 Kinder (6).

Vergleicht man beide Studien miteinander, so weicht die Inzidenz um den Faktor 2 ab; bei dem unterschiedlichen Studiendesign eine erfreuliche Annäherung. Die niedrigere Inzidenz der Studie von Berlin-Buch könnte in einer Untererfassung leichter Erkrankungen liegen, die relativ hohe prospektiv ermittelte Inzidenz von Garmisch-Partenkirchen durch die zeitliche Begrenzung der juvenilen chronischen Arthritis mit 3 Monaten bedingt sein; dadurch werden zwangsläufig auch einige länger dauernde akute Arthritiden einbezogen.

Insgesamt kann man in Deutschland von einer geschätzten behandelten jährlichen Inzidenz von 5–6/100 000 Kinder ausgehen. Das würde 750–900 bzw. maximal 1 000 Kinder bis zu 16 Jahren entsprechen.

Die ermittelte Prävalenz beider Studien liegt mit 20,3 bzw. 16,5/100 000 Kinder näher beieinander. In der Garmischer Studie fällt jedoch auf, dass das Verhältnis von Inzidenz zu Prävalenz, das sich im Allgemeinen in einer Größenordnung von 1:5–1:7 bewegt, mit etwa 1:2,5 überdurchschnittlich niedrig ausfällt. Eine gewisse Unterschätzung der Prävalenz erscheint aufgrund eines Selektionseffektes möglich, nachdem die Kinderärzte, Orthopäden und Rheumatologen als Meldepraxen dienten, Allgemeinärzte und Internisten aus organisatorischen Gründen jedoch ausgeschlossen werden mussten. Geht man von einem Quotienten Inzidenz:Prävalenz von 1:5 aus, so ergibt sich eine geschätzte behandelte Prävalenz von 25–30/100000 Kinder und Jugendliche. Umgerechnet sind dies 3500–4500 Kinder unter 16 Jahren.

Auch unter Berücksichtigung von möglichen Fehlerquellen bestehen offensichtlich geographische Unterschiede. So übersteigen in den verschiedenen skandinavischen Ländern wie Norwegen, Finnland und Schweden, Inzidenz und Prävalenz in allen Studien die Ergebnisse der kontinentaleuropäischen Länder (15) (Tab. 3). Als Ursache werden sowohl Umweltfaktoren, unterschiedliche Infektionen und klimatische Besonderheiten wie auch genetische Einflüsse diskutiert.

Ethnische Voraussetzungen spielen ebenfalls eine wichtige Rolle. So erkran-
ken Eskimos in Kanada wesentlich häufiger als die übrige Bevölkerung. Bei Chinesen sind die chronischen Arthritiden weitgehend unbekannt (16).

In den Subgruppen der juvenilen chronischen Arthritis dominiert in der westlichen Welt der mono- oder oligoartikuläre Beginn. Es überwiegt die frühkindliche Oligoarthritis, also die Oligoarthritis Typ I, mit gut 40%, gefolgt von der Oligoarthritis Typ II, den HLA-B27-assoziierten Arthritiden mit 25–30%, der juvenilen Polyarthritis mit 20–25% und der systemischen juvenilen chronischen Arthritis mit etwa 10% (6, 14).

Vor allem in der Subgruppe der frühkindlichen Oligoarthritis, aber auch bei der Polyarthritis, überwiegen die Mädchen; bei der Oligoarthritis Typ II und den Spond(yl)arthritiden die Jungen. Dagegen erkranken Jungen und Mädchen etwa

Tab. 3
Häufigkeit der juvenilen chronischen Arthritis in verschiedenen europäischen Ländern, jeweils bezogen auf 100000 Kinder <16 Jahren

[1] IIIrd International Symposon on Paediatric Rheumatology, Prag, Okt. 1988
[2] EULAR-Symposion Pädiatrie, Paris, Mai 1986

Autor	Jahr	Land	Inzidenz	Prävalenz
MOE, RYGG (27)	1998	Norwegen	22,6	
LANTTO, VAN WENDT (25)	1985	Finnland	12,7	79
KUNNAMO et al. (5)	1986	Finnland	18,2	–
ANDERSSON GÄRE, FASTH (15)	1992	Schweden	10,9	86
SYMMONS et al. (19)	1996	England	7–13	
HAVELKA[1]	1985	CSFR	–	23
PRIEUR et al. (26)	1987	Frankreich	1,3–1,9	8–10
ROSTROPOWICZ-D.[2]	1986	Polen	1,3	8,4
KIESSLING et al. (14)	1998	Deutschland	3,5	20,3
VON KOSKULL et al. (6)	1999	Deutschland	7,4	16,5

gleich häufig an einer systemischen juvenilen chronischen Arthritis. Fasst man alle Kinder mit einer chronischen Arthritis zusammen, so beträgt der Anteil der Mädchen etwa 60% (6, 14).

Kindliche Kollagenosen

Kinder und Jugendliche erkranken deutlich seltener an Kollagenosen als an juveniler chronischer Arthritis. Epidemiologische Erhebungen stehen nur spärlich zur Verfügung. Mit Abnahme der Häufigkeit der Erkrankungen verlieren die Ergebnisse epidemiologischer Untersuchungen zusätzlich an Genauigkeit. Die besten Aussagen zur Prävalenz ergeben sich aus der Relation der kindlichen Kollagenosen zur juvenilen chronischen Arthritis. Sie wurde in einer kanadischen Studie mit 7:23 (17), in den USA mit 9:28 (18) und in England mit 5:27 (19) ermittelt. Der Mittelwert liegt um 1:4, das würde einer Gesamtprävalenz der Kollagenosen im Kindesalter von etwa 6/100 000 oder umgerechnet 900 Kinder und Jugendliche bis zu 16 Jahren in Deutschland ergeben, eine relativ hohe Zahl.

Der systemische Lupus erythematodes steht zahlenmäßig an der Spitze. Für das Erwachsenenalter liegen umfangreiche Studien vor; die Daten bei Kindern sind vergleichsweise spärlich. Der Altersgipfel liegt im 3. Lebensjahrzehnt. Nach der Literatur erkranken 15–20% der Patienten vor dem 18. Lebensjahr. Nur selten sind bereits Kleinkinder betroffen. Etwa ¼ der erkrankten Kinder ist jünger als 10 Jahre (20). Ältere Schüler und Jugendliche stehen im Vordergrund, wobei Mädchen etwa 4–5-mal häufiger befallen werden als Jungen.

Geht man von einer Inzidenz im Erwachsenenalter von 2–3/100 000 in der weißen Bevölkerung aus, so ergibt sich mit 15–20% Anteil bei Kindern eine etwaige Inzidenz von 0,5/100 000 Kinder (21, 22). Die Prävalenz liegt um den Faktor 5–7 höher, wäre also ungefähr bei 3/100 000 Kin-

dern anzusiedeln, was etwa 450 erkrankten Kindern und Jugendlichen in Deutschland entsprechen würde. Die tatsächliche Zahl liegt eher niedriger. Die Häufigkeit des systemischen Lupus erythematodes unterliegt deutlichen ethnischen Einflüssen. So erkranken in der schwarzen Bevölkerung mehr als doppelt so viele Patienten. Die asiatische und orientalische Bevölkerung weist anscheinend eine noch höhere Disposition auf (16).

Die juvenile Dermatomyositis/-Polymyositis steht unter den Kollagenosen der Häufigkeit nach an 2. Stelle. Sie weist eine zweigipfelige Verteilung auf. Der 1. Anstieg betrifft Kinder im Alter von 4–12 Jahren, der 2., weit höhere Gipfel liegt erst im Alter von 45–65 Jahren. Im Kindesalter überwiegt die Dermatomyositis. Sie ist beim Kind etwa 20-mal häufiger zu erwarten als die Polymyositis. Im späteren Erwachsenenalter tritt die Polymyositis in den Vordergrund. Die etwaige Häufigkeit der juvenilen Dermatomyositis kann nur grob geschätzt werden. Ähnlich wie beim systemischen Lupus erythematodes beginnen 15–20% beim Kind bzw. Jugendlichen (23). Daraus wäre eine Prävalenz von 1/100 000 Kinder ableitbar (24). Für Deutschland würde sich ein relativ hoher Bestand von 150 kindlichen Patienten errechnen.

Die Sklerodermie manifestiert sich lokalisiert und systemisch. Sie tritt im Kindesalter selten auf, wobei die zirkumskripte Sklerodermie etwa 15-mal häufiger zu erwarten ist als die systemische Sklerose. Manifestationen als Morphea oder lineare Formen können etwa gleich häufig angesetzt werden. Verlässliche Zahlen zur Inzidenz fehlen. Die Prävalenz der systemischen Formen ist beim Kind wohl mit 0,1/100 000 oder weniger anzusetzen (22).

Das SHARP-Syndrom als definierte Mischkollagenose wurde in einer finnischen Studie mit einer Inzidenz von 0,1/100 000 Kinder angegeben (22). Die Prävalenz dürfte etwa das 5fache betragen. In vergleichbarer Größenordnung

sind die undifferenzierten Mischkollage-
nosen zu veranschlagen.

Das SJÖGREN-Syndrom befällt in erster
Linie Frauen zwischen 35 und 50 Jahren.
Im Kindesalter tritt es nur sehr selten isoliert auf. Es überwiegt die Kombination mit
anderen rheumatischen Erkrankungen.

Literatur

1. Peterson H. Growing pains. Pediatr Clin North Am 1986; 33: 1365.
2. Biro F, Gewanter HC, Baum J. The hypermobility syndrome. Pediatrics 1983; 72: 701.
3. Yunus MB, Masi AT. Juvenile primary fibromyalgia syndrome: a clinical study of thirty-three patients and matched controls. Arthritis Rheum 1985; 28: 138.
4. Gerloni V, Chirardini M, Fantini F. Prevalence of primary Fibromyalgia syndrome in healthy italian schoolchildren. Ann Rheum Dis 1999; Abstracts XIV EULAR-Congress, Scottland, June 1999. S. 309.
5. Kunnamo I, Kallio P, Pelkonen P. Incidence of arthritis in urban Finnish children. A prospective study. Arthritis Rheum 1986; 29: 1232–1238.
6. von Koskull S, et al. Incidence and prevalence of juvenile arthritis in an urban population of Southern Germany: a prospective study. Ann Rheum Dis. In press 2001.
7. Taubert KA, Rowley AH, Shulman ST. Nationwide survey of Kawasaki disease and acute rheumatic fever. J Pediatr 1991; 119: 279.
8. Steere AC, Malawista SE, Snydman DR. Lyme arthritis: an epidemic of oligoarticular arthritis in childhood and adults in three Connecticut communities. Arthritis Rheum 1977; 20: 7.
9. Huppertz HI, et al. Incidence of Lyme Borreliosis in the Würzburg Region of Germany. Eur J Clin Mikrobiol Infect Dis 1999; 18: 697–703.
10. Anderson Gäre B. Juvenile arthritis. A review of current data on incidence and prevalence. Clin Exp Rheumatol 1999; 17: 367–374.
11. Wood PH. Nomenclature and classification of arthritis in children. In: Munthe E, editor. The care of rheumatic children. Basel: EULAR publishers; 1978.
12. Brewer EJ, et al. Current proposed revision of JRA criteria. Arthritis Rheum 1977; 20 (Suppl 2): 195–199.
13. Petty RE. Classification of childhood arthritis: a work in progress. Prieur AM, Douglas M, editors. Baillieres Clin Rheumatol 1998, 12: 181–190.

14. Kiessling U, et al. Incidence and prevalence of juvenile chronic arthritis in East Berlin 1980–88. J Rheumatol 1998; 25: 1837–1843.
15. Anderson Gäre B, Fasth A. Epidemiology of juvenile chronic arthritis in south-western Sweden: a 5-year prospective population study. Pediatrics 1992; 90: 950–958.
16. Fraser PA. Epidemiology of rheumatic diseases in selected non-European populations. In: Maddison PJ, et al., editors. Oxford Textbook of Rheumatology. Vol II. Oxford-New York-Tokyo: Oxford Univeristy Press; 1998. p. 829–842.
17. Malleson PN, Fung MY, Rosenberg AM for the Canadian Pediatric Rheumatology Association. The incidence of pediatric rheumatic diseases: results from the Canadian Pediatric Rheumatology Association Disease Registry. J Rheumatol 1996; 23: 1981–1987.
18. Bowyer S, Roetter P and the members of the Pediatric Rheumatology Databases Research Group. Pediatric rheumatology clinic population in the United States: results of a 3 year survey. J Rheumatol 1996; 23: 1968–1974.
19. Symmons DPM, et al. for the British Pediatric Rheumatology Group. National Diagnostic index: Pediatric Rheumatology in the United Kingdom. Data from the British Pediatric Rheumatology Group National Diagnostic Register. J Rheumatol 1996; 23: 1975–1980.
20. Lehman TJA, Mc Curdy DK, Bernstein PH. Systemic lupus erythematosus in the first decade of life. Pediatrics 1989; 83: 235.
21. Hochberg M. The incidence of systemic lupus erythematosus in Baltimore, Maryland, 1970–77. Arthritis Rheum 1985; 28: 80.
22. Pelkonen PM, et al. Incidence of systemic connective tissue diseases in children: a nationwide prospective study in Finland. J Rheumatol 1994; 21: 2143–2146.
23. Medsger TA, Dawson WN, Masi AT. The epidemiology of polymyositis. Am J Med 1970; 48: 715–723.
24. Symmons DPM, Sills JA, Davis SM. The incidence of juvenile dermatomyositis: results of a nation-wide study. Br J Rheumatol 1995; 43: 732–735.
25. Lantto R, van Wendt L. Juvenile rheumatoid Arthritis in northern Finland. Second international Symposion of inflammatory connective Tissue Disease in Childhood and Adolescence. Prag Sept 1985. [Abstract 41].
26. Prieur AM, et al. Epidemiologic survey of juvenile chronic arthritis in France. Clin Exp Rheumatol 1987; 5: 217–223.
27. Moe N, Rygg M. Epidemiology of juvenile chronic arthritis in Northern Norway: a 10 year retrospective study. Clin Exp Rheumatol 1998; 16: 99–101.

Immungenetik und HLA-Assoziationen

J.-P. Haas, Greifswald

Die Entstehung rheumatischer Erkrankungen wird durch mehrere Faktoren beeinflusst. Die Patienten haben häufig eine angeborene Empfänglichkeit (Suszeptibilität), die bei weiteren auslösenden Faktoren der Erkrankung zum Ausbruch verhilft. Im Folgenden werden genetische, vor allem immungenetische Hintergründe der rheumatischen Erkrankungen des Kindes- und Jugendalters beleuchtet.

Genetik

Bei vielen rheumatischen Erkrankungen von Kindern und Jugendlichen finden sich Hinweise auf genetische Faktoren. Kopplungsanalysen sind jedoch durch das relativ seltene Auftreten der Erkrankungen und die geringe Frequenz von Familien mit mehreren Betroffenen (»Multi-case-Families«) limitiert. Das klassische Beispiel einer monogenen Erkrankung des rheumatischen Formenkreises ist das »Systemic-lupus-like-Syndrome« beim hereditären Mangel der Komplementfaktoren C2 und C4. Untersuchungen des genetischen Hintergrundes kindlicher Vaskulitiden und Kollagenosen bei Familien mit mehreren Betroffenen zeigten eine unterschiedlich ausgeprägte Konkordanz zwischen Geschwistern beim systemischen Lupus erythematodes, dem Sjögren-Syndrom und

der Dermatomyositis. Das höchste Wiederholungsrisiko fand man bei HLA-identischen Geschwistern. Damit ist das genetische Risiko am deutlichsten mit den assoziierten HLA-Allelen gekoppelt.

Bei den Formen der juvenilen idiopathischen Arthritis (JIA), früher juvenile chronische Arthritis (JCA), sind die Befunde ähnlich. Bei etwa 0,5% der Patienten lassen sich betroffene Geschwister finden. Diese Geschwisterpaare sind nahezu alle HLA-identisch. Bei der Oligoarthritis Typ I, der häufigsten Subgruppe der JIA (JCA), fand sich bei einer Analyse von 60 betroffenen Geschwisterpaaren eine Konkordanz von 70–80% in Bezug auf Subtyp und Manifestationsalter (1).

Zusammenfassend ist das Wiederholungsrisiko innerhalb einer betroffenen Familie deutlich unter der Wahrscheinlichkeit des Auftretens HLA-identischer Geschwister zu beziffern.

HLA-Antigene

Humane Leukozytenantigene (HLA) spielen bei der Induktion und Steuerung von Immunprozessen in unserem Körper eine wesentliche Rolle. HLA werden von Genen kodiert, die innerhalb des Haupt-Histokompatibilitätskomplexes (Major-Histocompatibility-Complex = MHC) des Menschen lokalisiert sind. Der MHC ist am telomeren Ende von Chromosom Nr. 6 gelegen (p21.1–p21.3, 4×10^6 Nukleotidpaare, etwa 100 Gene).

Innerhalb des MHC werden 3 Regionen unterschieden: MHC-Klasse I (HLA-Klasse I), MHC-Klasse II (HLA-Klasse II und andere) sowie die MHC-Klasse III (keine klassischen HLA-, sondern Komplementgene) (Abb. 1 und 2). Die klassischen HLA werden in sog. Klasse-I-Antigene (HLA-A, -B, -C) und Klasse-II-Antigene (HLA-DP, -DN, -DM, -DO, -DQ, -DR) unterteilt und dienen der Antigenpräsentation. Durch den hohen Polymorphismus der kodierenden Gene (HLA-Klasse I etwa 200 Allele, HLA-

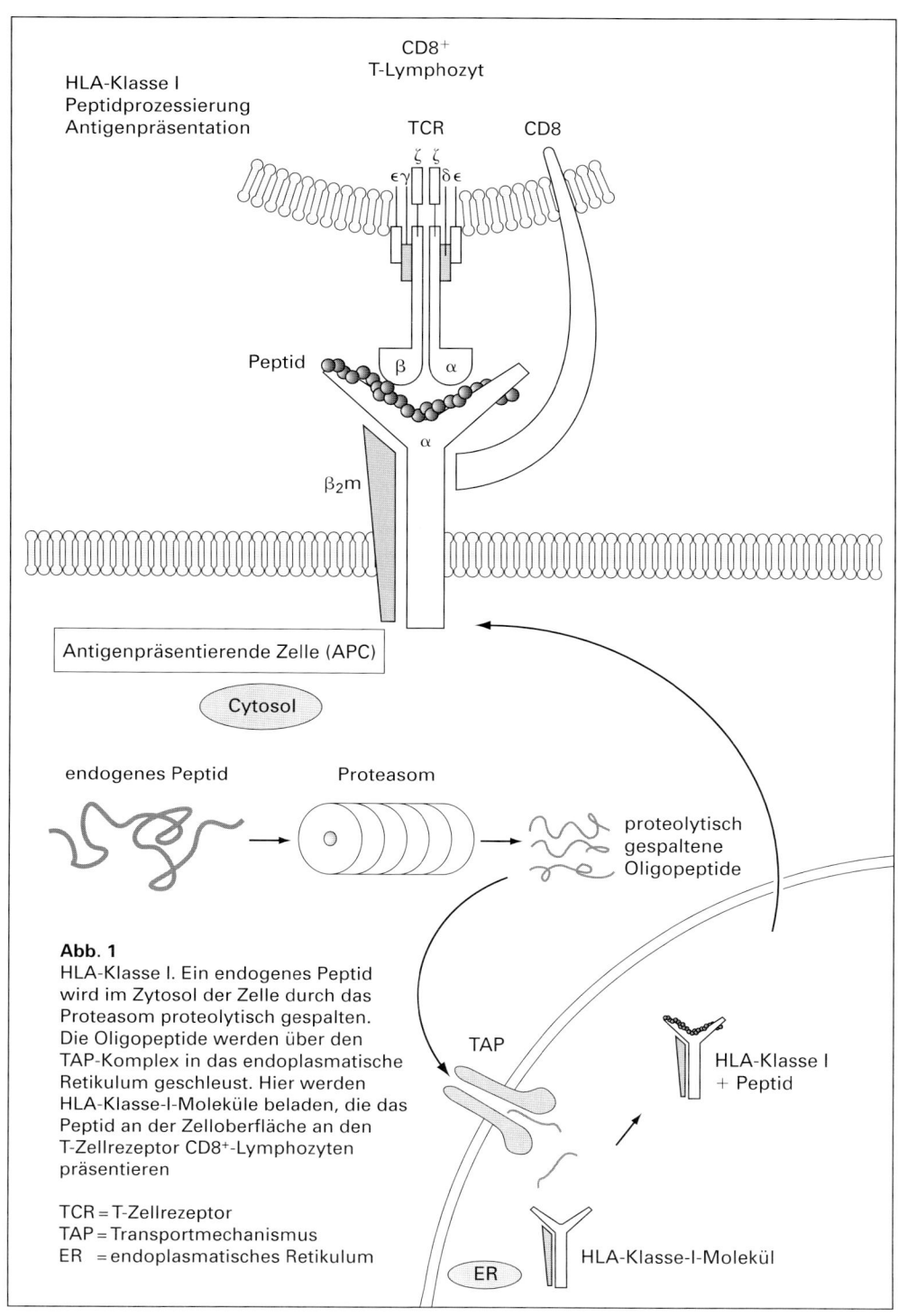

Abb. 1
HLA-Klasse I. Ein endogenes Peptid
wird im Zytosol der Zelle durch das
Proteasom proteolytisch gespalten.
Die Oligopeptide werden über den
TAP-Komplex in das endoplasmatische
Retikulum geschleust. Hier werden
HLA-Klasse-I-Moleküle beladen, die das
Peptid an der Zelloberfläche an den
T-Zellrezeptor CD8+-Lymphozyten
präsentieren

TCR = T-Zellrezeptor
TAP = Transportmechanismus
ER = endoplasmatisches Retikulum

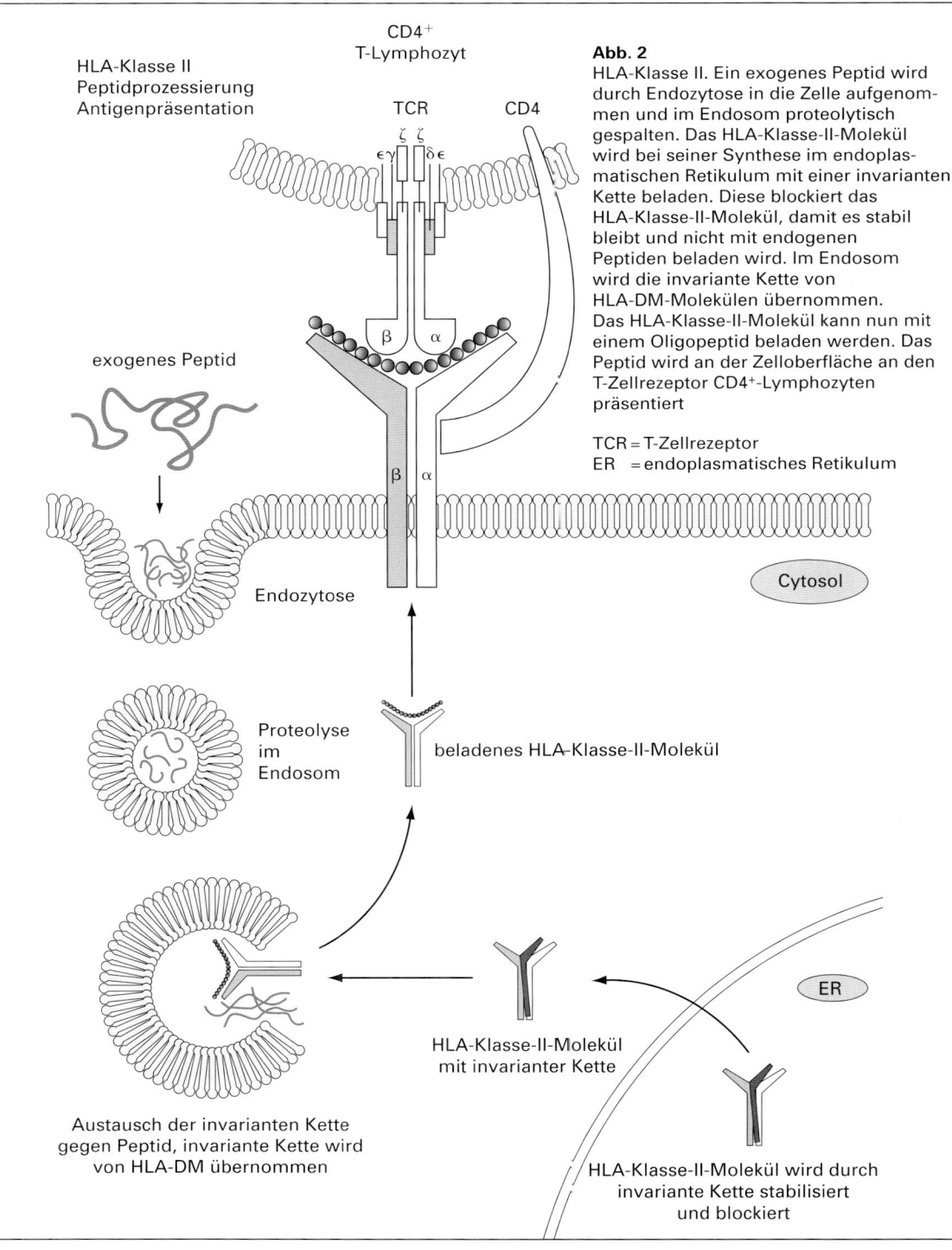

HLA-Klasse II
Peptidprozessierung
Antigenpräsentation

CD4⁺
T-Lymphozyt

TCR   CD4

ζ ζ
ε γ   δ ε

β   α

exogenes Peptid

β   α

Endozytose

Cytosol

Proteolyse
im
Endosom

beladenes HLA-Klasse-II-Molekül

ER

HLA-Klasse-II-Molekül
mit invarianter Kette

Austausch der invarianten Kette
gegen Peptid, invariante Kette wird
von HLA-DM übernommen

HLA-Klasse-II-Molekül wird durch
invariante Kette stabilisiert
und blockiert

Abb. 2
HLA-Klasse II. Ein exogenes Peptid wird
durch Endozytose in die Zelle aufgenommen und im Endosom proteolytisch
gespalten. Das HLA-Klasse-II-Molekül
wird bei seiner Synthese im endoplasmatischen Retikulum mit einer invarianten
Kette beladen. Diese blockiert das
HLA-Klasse-II-Molekül, damit es stabil
bleibt und nicht mit endogenen
Peptiden beladen wird. Im Endosom
wird die invariante Kette von
HLA-DM-Molekülen übernommen.
Das HLA-Klasse-II-Molekül kann nun mit
einem Oligopeptid beladen werden. Das
Peptid wird an der Zelloberfläche an den
T-Zellrezeptor CD4⁺-Lymphozyten
präsentiert

TCR = T-Zellrezeptor
ER   = endoplasmatisches Retikulum

Klasse II etwa 250 Allele), das gleichzeitige Auftreten jeweils zweier Allele jedes
Genortes (Ko-Dominanz) und die Expression mehrerer Genorte innerhalb eines
Individuums (multiple Allelie) kann eine
große Zahl genetisch verschiedener Individuen erzeugt werden.

Die HLA dienen als eine Art individueller
»Kenncode« auf der Oberfläche unserer
Zellen. Sie ermöglichen sowohl die Differenzierung von allogenen (Fremd-) und
autologen (Selbst-) Zellen als auch die Präsentation von Antigenen. Der T-Lymphozyten können durch den T-Zellrezeptor
mehrere Informationen auf der antigenpräsentierenden Zelle erkennen (Abb. 3):

1. Autologe antigenpräsentierenden
   Zelle = körpereigenes HLA-Molekül.
2. Stimulation bei exogenem Peptid,
   Toleranz bei endogenem Peptid.

Der Komplex aus HLA-Molekül, dem präsentierenden Peptid als Teil des Fremd-
antigens, und der T-Zellrezeptor bilden
das Ausgangssignal für die nachfolgende
Immunantwort. Die immunologische Antwort der T-Zellen richtet sich nur gegen
8–15 Aminosäuren lange Oligopeptide,
die innerhalb der HLA-Moleküle an die
T-Zelle präsentiert werden. Die präsentier-
ten Oligopeptide (Motive) entstehen durch
intrazelluläre Prozessierung von Proteinen.
Zelleigene (endogene) Proteine gelangen
nach Proteolyse im Proteasom über einen
Transportermechanismus in das endoplasmatische Retikulum und werden in
HLA-Klasse-I-Molekülen den CD8⁺-Lym-
phozyten präsentiert.

Bei HLA-Klasse-II-Molekülen wird das Molekül nach seiner Synthese im endoplasmatischen Retikulum zunächst mit einer
»invarianten« Kette beladen, die das Molekül stabilisiert und vor der Beladung mit
Peptiden im endoplasmatischen Retikulum schützt. Das Molekül gelangt dann via
Golgi-Apparat zu den Endosomen. Exogene Proteine gelangen durch Endozytose in die Zelle. Nach Proteolyse im Endosom werden die Oligopeptide gegen die

Abb. 3
Detaillierte Genkarte des humanen
Histokompatibilitätskomplexes (MHC)

▷

invariante Kette im HLA-Klasse-II-Molekül
ausgetauscht und nachfolgend an der Zelloberfläche den CD4⁺-Lymphozyten präsentiert.

Der molekulare Bauplan der HLA-Klassen
I und II ist prinzipiell ähnlich (Abb. 1 und 2).
Es finden sich aber charakteristische Unterschiede. Bei HLA-Klasse-I-Molekülen
wird nur die polymorphe α-Kette, bei HLA-
Klasse-II-Molekülen jedoch beide Ketten
innerhalb des MHC kodiert. HLA-Klasse-I-
Heterodimere bestehen aus einer polymorphen 44-kD-α-Kette und aus dem
konservierten 12-kD-β2-Mikroglobulin, das
auf dem Chromosom 17 kodiert ist.

HLA-Klasse-I-Moleküle präsentieren typischerweise »endogene Peptide«; sie spielen bei der Induktion zytotoxischer Ant-
worten eine wesentliche Rolle. Die HLA-
Klasse-II-Moleküle werden als α/β-Hetero-
dimere auf der Zelloberfläche von B-Lym-
phozyten-aktivierten T-Lymphozyten und
antigenpräsentierenden Zellen exprimiert.
Sie präsentieren vorwiegend exogene
Peptide und haben damit Einfluss auf die
Steuerung sowohl der zellulären als auch
der humoralen Immunantwort. Bei den
HLA-Klasse-II-Molekülen liegen die Gene
für die 33-kD-α- und die 29-kD-β-Kette beide innerhalb des MHC. Bei den Genorten
für HLA-DR und -DP wird der Polymorphismus überwiegend von den β-Ketten
der Moleküle kodiert. Ausnahme bildet
das HLA-DQ-Molekül, bei dem beide Ketten polymorph sind.

Die Genorte für die HLA-Antigene sind
eng benachbart. Häufig wird eine gekop-

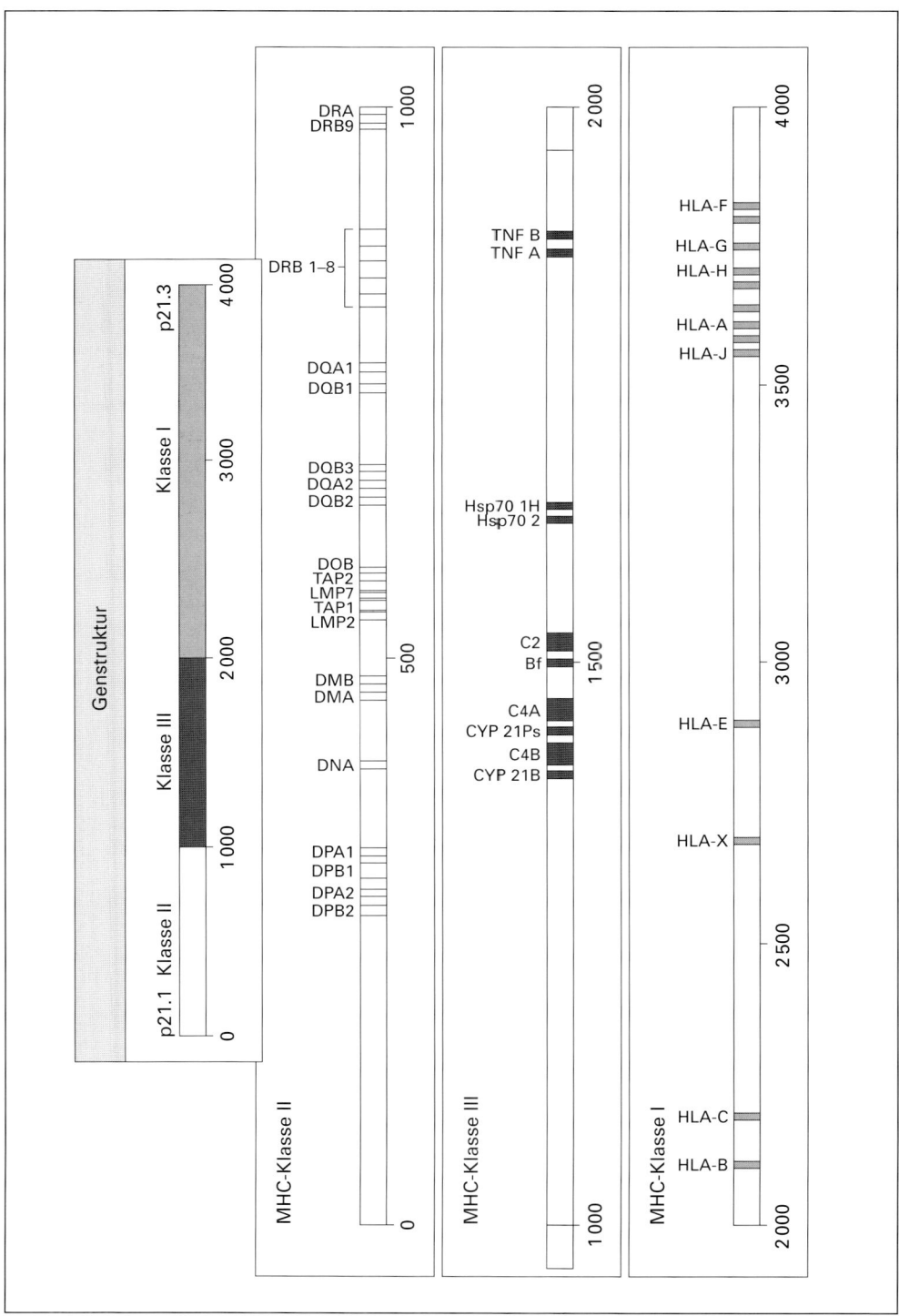

pelte Vererbung von Allelen benachbarter Genorte beobachtet. Populationsstudien haben jedoch gezeigt, dass bestimmte Kopplungsgruppen viel häufiger als erwartet auftreten, während andere sich seltener finden. Dieses sog. Kopplungsungleichgewicht (linkage disequilibrium) findet sich besonders stark innerhalb der HLA-Klasse-II-Antigene, aber auch für bestimmte Haplotypen (z. B. HLA-A1, -B8, -DR3, -DQ2), deren Genorte etwa 1500 kb entfernt liegen.

Offenbar kam es durch Selektionsprozesse während der Evolution zu unterschiedlichen Häufigkeiten von Haplotypen in verschiedenen Populationen. Dies erklärt auch die geographischen Verschiedenheiten einiger HLA-Erkrankungsassoziationen.

Die Expression von HLA-Molekülen ist streng reguliert. Während sich HLA-Klasse I auf nahezu allen kernhaltigen Körperzellen findet, sind nur wenige Zellen HLA-Klasse-II-positiv. Hierzu zählen B-Lymphozyten und dendritische Zellen. Bei einer Reihe von Zellen geht die Expression von HLA-Klasse-II-Molekülen mit einer Aktivierung dieser Zellen einher, z. B. bei T-Lymphozyten und Makrophagen. In den Steuerungsregionen (den sog. »Promotoren«) der Gene finden sich verschiedene regulatorische Sequenzen. Bemerkenswerterweise konnten bei HLA-Klasse-II-Genorten auch hier Polymorphismen beobachtet werden.

In der HLA-Klasse-II-Region, zwischen den Genorten HLA-DP, -DN, und -DM und der HLA-DR-, -DQ-Region liegen 4 Gene (LMP2, LMP7, TAP1, TAP2), deren Produkte für die Prozessierung (LMP = Untereinheiten des Proteasoms) und den Transport von Antigenen in das endoplasmatische Retikulum (TAP = Transport-Associated-Proteine) wichtig sind und eigentlich zum HLA-Klasse-I-Präsentationsweg gehören.

Die MHC-Klasse-III-Region umfasst eine Gruppe von Genen, deren Produkte (C21-

Hydroxylase, C4, C2, Bf, HSP70, BAT, TNF) keine klassischen HLA darstellen. Die Klasse-III-Gene liegen zwischen den Genorten HLA-DRA in Richtung Zentromer und HLA-B auf der proximalen Seite des kurzen Armes von Chromosom Nr. 6 (Abb. 3 und 4). Ihre Produkte sind nicht direkt an der Antigenpräsentation beteiligt. Hier finden sich die Gene für die Komplementfaktoren C2, Bf, C4A und C4B, die zum Steroidstoffwechsel gehörende C21-Hydroxylase B (CYP21B), die Hitzeschockproteine HSP70 (MG = 70 000), sowie die Tumornekrosefaktoren TNFα und TNFβ. Außerdem finden sich weitere Gene, die z. B. sog. »B-associated transcripts« (BAT 1–5) kodieren.

Die Komplementfaktoren C2 und C4 gehören zum klassischen Aktivierungsweg innerhalb des Komplementsystems. Der Polymorphismus des Faktors C4 ist mit den heute bekannten 35 Allotypen bei weitem höher als der des Faktors C2. Die HSP70 bilden innerhalb der Familie der Hitzeschockproteine eine eigene Gruppe. Die phylogenetisch alten Hitzeschockproteine dienen dem Schutz zelleigener Proteine vor Hitzedenaturierung. Zwei der für HSP70-Moleküle kodierenden Gene liegen innerhalb der MHC-Klasse-III-Region. Die Gene für TNFα (Cachektin) und TNFβ (Lymphotoxin) liegen zwischen der Klasse-III-Gruppe und der Klasse-I-Region.

Untersuchungen zum funktionellen Promotorpolymorphismus von TNFα bei kindlichen Vaskulitiden (2) wie auch zu TNF, HSP und Mikrosatellitenpolymorphismen in der MHC-Klasse-III-Region bei Patienten mit JIA (JCA) zeigten keine primären Assoziationen innerhalb dieser Region (3).

**HLA-Assoziationen
mit rheumatischen Erkrankungen
des Kindes- und Jugendalters**

Die Ätiopathogenese rheumatischer Erkrankungen ist noch ungeklärt. Chronische Autoimmunmechanismen nehmen sicherlich eine zentrale Rolle ein. Allgemein wird heutzutage von einem Zusammenspiel genetischer Faktoren und Umwelteinflüssen ausgegangen. Bei den meisten Patienten ist eine genetische Prädisposition durch die Assoziation bestimmter HLA-Allele mit einer erhöhten Empfänglichkeit (Suszeptibilität) gegeben (Tab. 4).

Molekulare Untersuchungen zeigten, dass hierbei den HLA-Klasse-II-Genen eine zentrale Rolle zukommt. Assoziationen bestimmter Merkmale mit einer Erkrankungssuszeptibilität und/oder Protektion lassen sich durch vergleichende Untersuchungen von Patientenkollektiven und gesunden nicht verwandten Kontrollen statistisch beobachten.

Die Berechnungsgrundlagen sind für HLA-Studien standardisiert. Auf Basis der Allelfrequenzen werden Vierfeldertafeln erstellt. Auf eine ungleiche Verteilung eines Merkmals wird aus dem Ergebnis des Chi-Quadrat-Tests bzw. des FISHER-Exakt-Tests geschlossen. Für jeden einzelnen Vergleich wird die Odds-Ratio nach der von HALDANE modifizierten Methode nach WOOLF berechnet.

Als B e i s p i e l seien die oligoartikuläre JIA (JCA) Typ I und das Allel DRB1*1104 erwähnt. In einer Studie mit 200 Patienten und 224 Kontrollen wurde das Allel bei 53 Patienten (Frequenz = 0,265) und nur 12 Kontrollen (Frequenz = 0,058) beobachtet (4). Daraus berechnet sich im Chi-Quadrat-Test ein Wert von 31,2, die Odds-Ratio ist 5,9, der p-Wert $<10^{-5}$. Obwohl das Allel DRB1*1104 mit der Oligoarthritis Typ I hochsignifikant assoziiert ist, finden sich gleichwohl knapp 6% gesunde Probanden, die dieses Merkmal tragen, ohne betroffen zu sein. Das Erkrankungsrisiko ist jedoch für einen Merkmalsträger um das 5,9fache erhöht. Offensichtlich ist das HLA-Merkmal nicht der einzige auslösende Faktor.

Die Assoziationen zwischen HLA-Allelen und Erkrankungen unterliegen oftmals einer ethnischen Variabilität. So finden sich sowohl qualitative (positive vs. negative Assoziation) als auch quantitative (Assoziationsstärke) Unterschiede zwischen verschiedenen ethnischen Gruppen. Bei der oligoartikulären JIA (JCA) Typ I wur-

den in europäischen kaukasischen Patientenkollektiven die mit DQA1*0401, *0501 (*0601) gekoppelt vererbten Klasse-II-Haplotypen am deutlichsten assoziiert beobachtet, während sich in amerikanischen Studienkollektiven außerdem ein an DQA1*0103 gekoppelt vererbter Haplotyp mit der Erkrankung assoziiert fand.

Tab. 4 fasst die immungenetischen Befunde zu verschiedenen Erkrankungen des rheumatischen Formenkreises bei Kindern und Jugendlichen zusammen. Das komplexe Bild von Assoziationen bei der oligoartikulären JIA (JCA) Typ I, dem häufigsten und zugleich klinisch am besten definierten Subtyp der JIA (JCA) soll im Folgenden näher erläutert werden.

Die Assoziation von HLA-Allelen mit der oligoartikulären JIA (JCA) Typ I war in der Vergangenheit Gegenstand zahlreicher Untersuchungen. Unabhängig voneinander wiesen mehrere Arbeitsgruppen auf beiden Seiten des Atlantiks Assoziationen von Allelen oder Gruppen von Allelen aus 3 Regionen des HLA-Systems nach: HLA-A2 in der HLA-Klasse-I-Region, HLA-DR5- und -DR8-positive Haplotypen in der HLA-DR-DQ-Region HLA-DQA1*0401, *0501, (*0601) und HLA-DPB1*0201 in der HLA-DP-Region.

Die genannten Assoziationen sind genetisch voneinander unabhängig, d. h., es existiert kein Koppelungsungleichgewicht zwischen den beteiligten Genorten. Es muss daher auf funktionelle Beziehungen zwischen einzelnen Allelen geschlossen werden. Ähnliche Interaktionen konnten für das gleichzeitige Vorhandensein von HLA-A2- und HLA-DR5- und/oder HLA-DR8-positiven Haplotypen gezeigt werden. Alle HLA-DR5- und HLA-DR8-Haplotypen enthalten aufgrund des Koppelungsungleichgewichtes ein Konsensusmotiv im 2. Exon der HLA-DQ-α-Kette (Positionen: 40 Gly, 47 Cys, 50–53: Val, Leu, Arg, Gln), das ein zentraler funktioneller Bestandteil von Interaktionen zwischen den assoziierten Allelen sein könnte (5).

Erkrankung	MHC-Allele	Literatur
Juvenile idiopathische (chronische) Arthritis (JIA [JCA])		
Systemische JIA (JCA)	Keine	(14)
Polyartikuläre JIA (JCA)		
SNP-JIA (JCA) Typ I (seronegativ, Beginn vor dem 4. Lebensjahr)	HLA-DRB1*08	(4)
SNP-JIA (JCA) Typ II (seronegativ, Beginn nach dem 4. Lebensjahr)	HLA-DRB1*04	(9)
SPP-JIA (JCA) (seropositiv)	HLA-DRB1*04	(23)
Oligoartikuläre JIA (JCA)	HLA-A*02	(9)
Oligo Typ I (Beginn vor dem 6. Lebensjahr)	HLA-DRB1*1104, *1103, *0801, *1303	(8)
	HLA-DQA1-Motiv	(5)
	DQA1 Promotor YM-Box	(10)
	HLA-DPB1*0201	(15)
Oligo Typ II (Juvenile Spondylarthropathie)	HLA-B*27	(27)
Psoriasisarthritis	HLA-B*27, Cw6	(11)
Vaskulitiden/Kollagenosen		
Systemischer Lupus erythematosus	HLA-DRB1*03 TNFR2	(17, 18)
Lupus-like-Syndrome	C2-, C4-Defizienz	(22)
Dermatomyositis/Polymyositis	DQA1*0501	(26)
Systemische Sklerodermie	Keine	(20)
Sᴊöɢʀᴇɴ-Syndrom	HLA-B*8 HLA-DRB1*03	(16)
Kᴀᴡᴀsᴀᴋɪ-Syndrom	Keine	(12)
M. Bᴇʜçᴇᴛ	HLA-B*5101	(19)
Andere		
M. Cʀᴏʜɴ	MHC	(28)
Colitis ulcerosa	DRB1*0103, *15	(13)

Tab. 4
HLA-Assoziation mit rheumatischen Erkrankungen des Kindes- und Jugendalters

JIA = juvenile idiopathische Arthritis   JCA = juvenile chronische Arthritis
SNP = seronegativ polyartikulär   SPP = seropositiv polyartikulär

Klinische Bedeutung von HLA-Assoziationen

Diagnostik und Prognose

Keine bisher bekannte immungenetische Erkrankungsassoziation ermöglicht eine Diagnose einzig nach Kenntnis des HLA-Genotyps. HLA-Assoziationen können allerdings bei der Bestätigung einer Verdachtsdiagnose hilfreich sein. Beispielsweise sind die Symptome einer juvenilen ankylosierenden Spondylitis anfänglich häufig unspezifisch ausgeprägt und stark wechselnd. Der Nachweis von HLA-B*27 kann hier zur Diagnosesicherung beitragen.

Auch in Bezug auf die Prognose der Erkrankung konnten bei immungenetischen Untersuchungen HLA-Assoziationen beobachtet werden. So ist der HLA-Genotyp bei der Mischform der Bindegewebskrankheit (MCTD = Mixed-Connective-Tissue-Disease) prädisponierend für die spätere Differenzierung der Erkrankung in einen systemischen Lupus erythematosus, eine rheumatoide Arthritis oder eine systemische Sklerose. Bei der Psoriasis-arthritis wurde bei HLA-B*27-positiven Patienten eine Assoziation der Erkrankungsprogression bei gleichzeitigem Vorliegen des HLA-Klasse-II-Allels HLA-DRB1*07 beobachtet (6). Bei der oligoartikulären JIA (JCA) Typ I assoziierte man das Auftreten einer Iridozyklitis bei HLA-A*02-positiven Patienten mit der Produktion von Antikörpern gegen das 45-kD-DEK-Antigen (7). Bei Patienten mit ANA-positiver oligoartikulärer JIA (JCA) Typ I besteht das höchste Risiko für eine Iridozyklitis bei HLA-DRB1*1104-positiven Individuen, dagegen ist HLA-DRB*08 mit keinem erhöhten Risiko assoziiert (8).

Eine Übersicht von Faktoren, die synergistisch die Erkrankungsprognose beeinflussen können, bietet Tab. 5.

Tab. 5
Synergistische Effekte
von HLA-Allelen und anderen Faktoren in Bezug
auf den Erkrankungsverlauf

JIA = juvenile idiopathische Arthritis
JCA = juvenile chronische Arthritis
SNP = seronegativ polyartikulär

Erkrankung	Verlauf	HLA-Allel	Zusätzlich	Literatur
JIA (JCA)				
Oligoarthritis Typ I	Iridozyklitis	A*02	Anti-45kD DEK AK	(7)
		DRB*1104	ANA	(8)
		DPB*0201	HLA-DRB1*13	(24)
Oligoarthritis Typ II	Progression	B*27	LMP2BB	(25)
		B*27	TNF-308.1	(21)
SNP-JIA (JCA)	Übergang in rheumatoide Arthritis	DRB1*04	Beginn >4. Lebensjahr	(9)

Eine interessante Beobachtung bei der Oligoarthritis Typ I ist die Assoziation von HLA-A*02 mit dem Erkrankungsalter. 80% der Kinder mit einem Beginn der Erkrankung während der ersten 24 Monate tragen das HLA-A*02-Allel (9). Der zugrunde liegende Mechanismus ist auch hier nicht bekannt. Eine Verschiebung der HLA-Assoziationen in Abhängigkeit vom Manifestationsalter wird auch bei den seronegativen Formen der polyartikulären JIA (JCA) beobachtet. Hier wurde eine Veränderung der HLA-Assoziation beim Vergleich von Patienten mit einer Manifestation vor dem 4. (HLA-DRB1*08) und einer Manifestation nach dem 4. Lebensjahr (HLA-DRB1*04) beobachtet. Diese Beobachtungen sind konkordant mit der Langzeitprognose der Erkrankung, die bei frühkindlichem Beginn erheblich günstiger ist.

Signifikante HLA-Assoziationen zu Erfolgen oder Nebenwirkungen bestimmter Therapieformen wurden bei rheumatologischen Erkrankungen des Kindes- und Jugendalters bislang nicht beobachtet.

Klassifikation

Die JIA (JCA) unterscheidet sich in ihrem klinischen Erscheinungsbild (Muster der befallenen Gelenke, extraartikuläre Manifestationen, Verlauf) und der Seronegativität des Rheumafaktors von der rheumatoiden Arthritis des Erwachsenen. Bei der oligoartikulären JIA (JCA) Typ I, der seronegativen polyartikulären JIA (JCA) mit frühem Beginn und dem systemischen Krankheitsbild zeigen die immungenetischen Beobachtungen einen anderen Hintergrund als bei der rheumatoiden Arthritis. Aufgrund der differenten immunegenetischen Prädispositionsfaktoren unterscheiden sich diese Formen der JIA (JCA) von der rheumatoiden Arthritis fundamental. Eine Beobachtung, die auch durch die unterschiedlichen klinischen Verläufe gestützt wird.

Dagegen wurden bei Vaskulitiden und Kollagenosen bislang keine immungene-

tischen Befunde erhoben, die fundamentale Unterschiede zu den Erkrankungen bei Erwachsenen nachweisen. Für die Dermatomyositis konnte trotz unterschiedlichem klinischen Verlauf im Kindesalter der gleiche immungenetische Hintergrund gezeigt werden.

Pathogenetische Bedeutung von HLA-Assoziationen

Die Beobachtung einer signifikanten HLA-Assoziation mit einer Erkrankung kann auf 2 Ursachen beruhen. Handelt es sich um eine Erkrankung, die durch einen Gendefekt verursacht wird, und eines der defekten Gene liegt in enger Nachbarschaft zu dem HLA-Genort, der das assoziierte HLA-Allel kodiert, so wird aufgrund des Koppelungsungleichgewichtes innerhalb des MHC das Defektgen bevorzugt mit bestimmten HLA-Allelen vererbt. Die beobachteten Assoziationen sind demnach sekundärer Natur, da das primäre Erkrankungsgen kein HLA-Gen ist. Solche durch Koppelung verursachte sekundäre HLA-Assoziationen fanden sich z. B. beim adrenogenitalen Syndrom und beim »Systemic-lupus-like-Syndrome«.

Mit zunehmender Erforschung des MHC wird das Vorhandensein unbekannter Gene in dieser Region immer unwahrscheinlicher. Zudem werden z. B. bei der oligoartikulären JIA (JCA) Typ I Assoziationen mehrerer Genorte, die nicht gekoppelt miteinander vererbt werden, beobachtet. Aufgrund ihrer zentralen Stellung bei der Regulation von Immunprozessen wird daher bei der JIA (JCA) von einer funktionellen Beteiligung des trimolekularen Komplexes der Antigenpräsentation (HLA-Molekül, präsentiertes Peptid und T-Zellrezeptor) bei der Pathogenese ausgegangen. Die assoziierten HLA-Gene wären damit primär erkrankungsassoziiert.

3 Möglichkeiten einer funktionellen Beteiligung werden diskutiert:

1. »Molekulare Mimikry«: Das assoziierte HLA-Molekül präsentiert ein Fremdpeptid (z. B. Mikroorganismus), das eine Kreuzreaktion mit körpereigenen Peptiden hervorruft, oder das assoziierte HLA-Molekül präsentiert ein körpereigenes Peptid, das eine Sequenzähnlichkeit mit Fremdpeptiden aufweist. Trotz intensiver Forschung liegen bislang keine Daten über ein »arthritogenes« Peptid und dessen möglichen Ursprung vor. Extraktion und Analyse von Peptiden aus MHC-Molekülen sind allerdings aufwendig. Über die Herkunft solcher »arthritogener« Peptide kann bislang nur spekuliert werden. Die Beobachtung der Erstmanifestation vorausgehender unspezifischer Infektionen (z. B. mit EPSTEIN-BARR-Virus oder Adenoviren) lassen einen mikrobiellen Ursprung vermuten.

2. »Autoreaktive T-Zellen«: Peptide, die aus dem assoziierten HLA-Molekül stammen, werden in anderen HLA-Molekülen präsentiert. Autoreaktive T-Zellen erkennen dieses Peptid und durchbrechen die Immuntoleranz. Die Präsentation von Teilen von HLA-Molekülen in anderen HLA-Molekülen wurde als physiologischer Vorgang mehrfach beobachtet. Die Entstehung autoreaktiver T-Zellen setzt jedoch eine fehlerhafte Selektion des T-Zell-repertoires im fetalen Thymus voraus. Daher müssten in diesem Fall regulatorische Besonderheiten, wie eine verminderte HLA-Expression im Thymus, von fundamentaler Bedeutung sein. In diesem Zusammenhang ist die Assoziation einer Defektmutation innerhalb des HLA-DQA1-Promotors mit der Oligoarthritis Typ I bemerkenswert (10). Die funktionelle Bedeutung dieser Assoziation ist jedoch noch nicht geklärt.

3. »Autoantikörper«: Antikörper gegen Fremdpeptide, die mit dem assoziierten HLA-Molekül reagieren, wurden bislang nicht beobachtet.

Experimentelle Daten konnten bislang bei keiner Autoimmunerkrankung des Menschen zu einer der 3 Möglichkeiten ein lückenloses Modell entwickeln. Es ist jedoch wahrscheinlich, dass unterschiedliche Erkrankungen auf verschiedenen Störungen der Antigenpräsentation beruhen. Es müssen aber immer weitere genetische und erworbene Faktoren hinzukommen, um auf der Basis einer immungenetischen Prädisposition eine rheumatische Erkrankung entstehen zu lassen. Von der Kenntnis dieser Faktoren wird die Entwicklung schlüssiger funktioneller Modelle und neuer Behandlungsstrategien abhängen.

Literatur

1. Moroldo MB, et al. Juvenile rheumatoid arthritis in affected sibpairs. Arthritis Rheum 1997; 40: 1962–1966.
2. Gencik M, et al. Immunogenetic risk factors for anti-neutrophil cytoplasmic antibody (ANCA)-associated systemic vasculitis. Clin Exp Immunol 1999; 117: 412–417.
3. Feichtlbauer P, et al. HLA region microsatellite polymorphisms in juvenile arthritis. Tissue Antigens 1998; 52: 220–229.
4. Haas JP, et al. Subtypes of HLA-DRB1*03, *08, *11, *12, *13 and *14 in early onset pauciarticular juvenile chronic arthritis (EOPA) with and without iridocyclitis. Clin Exp Rheumatol 1994; 12 (Suppl 10): S7–14.
5. Haas JP, et al. A model for the role of HLA-DQ molecules in the pathogenesis of juvenile chronic arthritis. Rheumatol Int 1991; 11: 191–197.
6. Gladman DD, et al. HLA markers and progression in psoriatic arthritis. J Rheumatol 1998; 25: 730–733.
7. Murray KJ, et al. Antibodies to the 45 kDa DEK nuclear antigen in pauciarticular onset juvenile rheumatoid arthritis and iridocyclitis: selective association with MHC gene. J Rheumatol 1997; 24: 560–567.
8. Melin-Aldana H, et al. Human leukocyte antigen-DRB1*1104 in the chronic iridocyclitis of pauciarticular juvenile rheumatoid arthritis. J Pediatr 1992; 121: 56–60.
9. Brunner HI, et al. Class I associations and frequencies of class II HLA-DRB alleles by RFLP analysis in children with rheumatoid-factor-negative juvenile chronic arthritis. Rheumatol Int 1993; 13: 83–88.
10. Haas JP, et al. Early-onset pauciarticular juvenile chronic arthritis is associated with a mutation in the Y-box of the HLA-DQA1 promoter. Tissue Antigens 1995; 45: 317–321.

11. Balendran N, et al. Characterization of the major susceptibility region for psoriasis at chromosome 6p21.3. J Invest Dermatol 1999; 113: 322-328.

12. Barron KS, et al. Major histocompatibility complex class II alleles in Kawasaki syndrome – lack of consistent correlation with disease or cardiac involvement. J Rheumatol 1992; 19: 1790–1793.

13. Bouma G, et al. Genetic markers in clinically well defined patients with ulcerative colitis (UC). Clin Exp Immunol 1999; 115: 294–300.

14. Desaymard C, et al. Major histocompatibility complex markers and disease heterogeneity in one hundred eight patients with systemic onset juvenile chronic arthritis. Rev Rhum Engl Ed 1996; 63: 9–16.

15. Fernandez-Vina M, Fink CW, Stastny P. HLA associations in juvenile arthritis. Clin Exp Rheumatol 1994; 12: 205–214.

16. Foster H, et al. Linkage studies of HLA and primary Sjogren's syndrome in multicase families. Arthritis Rheum 1993; 36: 473–484.

17. Gladman DD, Urowitz MB, Darlington GA. Disease expression and class II HLA antigens in systemic lupus erythematosus. Lupus 1999; 8: 466–470.

18. Komata T, et al. Association of tumor necrosis factor receptor 2 (TNFR2) polymorphism with susceptibility to systemic lupus erythematosus. Tissue Antigens 1999; 53: 527–533.

19. Koumantaki Y, et al. HLA-B*5101 in Greek patients with Behcet's disease. Hum Immunol 1998; 59: 250–255.

20. McCurdy D. Genetic susceptibility to the connective tissue diseases. Curr Opin Rheumatol 1999; 11: 399–407.

21. McGarry F, et al. The -308.1 polymorphism in the promoter region of the tumor necrosis factor gene is associated with ankylosing spondylitis independent of HLA-B27. J Rheumatol 1999; 26: 1110–1116.

22. Meyer O, et al. Genetic deficiency of C4, C2 or C1q and lupus syndromes. Association with anti-Ro (SS-A) antibodies. Clin Exp Immunol 1985; 62: 678–684.

23. Nepom BS, et al. Specific HLA-DR4-associated histocompatibility molecules characterize patients with seropositive juvenile rheumatoid arthritis. J Clin Invest 1984; 74: 287–291.

24. Pratsidou-Gertsi P, et al. Nationwide collaborative study of HLA class II associations with distinct types of juvenile chronic arthritis (JCA) in Greece. Eur J Immunogenet 1999; 26: 299–310.

25. Pryhuber KG, et al. Polymorphism in the LMP2 gene influences disease susceptibility and severity in HLA-B27 associated juvenile rheumatoid arthritis. J Rheumatol 1996; 23: 747–752.

26. Reed AM, et al. Immunogenetic studies in families of children with juvenile dermatomyositis. J Rheumatol 1998; 25: 1000–1002.

27. Schaller JG, et al. Histocompatibility antigens in childhood-onset arthritis. J Pediatr 1976; 88: 926–930.

28. Yang H, et al. Linkage of Crohn's disease to the major histocompatibility complex region is detected by multiple non-parametric analyses. Gut 1999; 44: 519–526.

Pathomorphologie chronischer entzündlich-rheumatischer Gelenkerkrankungen im Kindes- und Jugendalter

P. STIEHL, Leipzig

Gemessen an den rheumatischen Gelenkerkrankungen im Erwachsenenalter sind solche im Kindes- und Jugendalter selten. So finden sich Mitteilungen (1, 2), wonach sich nur 0,6% aller chronischen Arthritiden im Kindesalter manifestieren bzw. dass nur bei 0,06% aller Schulkinder eine chronische idiopathische Arthritis zu finden ist.

Im eigenen großen Gelenkbiopsiematerial mit jährlich etwa 400 Synovialmembranen bei adulter Rheumatoidarthritis finden sich Synovialmembranen bei juveniler Rheumatoidarthritis etwa im Verhältnis 100:1. Demzufolge sind morphologische Erfahrungen in der Regel nur an kleinen Materialserien zu erhalten und vergleichsweise unvollständig.

Dieses Kapitel berücksichtigt deshalb lediglich Synovialmembranbefunde bei juveniler idiopathischer Arthritis als der häufigsten chronischen Arthritis bei Kindern, die klassisch in 3 und mehr Untergruppen zu differenzieren ist (3–7), für die es aber morphologisch auch im Schrifttum bisher keine ausreichenden diskriminierenden Befunde gibt.

Einteilung

Die juvenile idiopathische (chronische) Arthritis ist morphologisch zu differenzieren entsprechend der bisherigen Einteilung in die klassischen Subtypen mit einer unterschiedlichen HLA-Assoziation (6):

1. Pauciartikuläre juvenile chronische Arthritis (HLA-DR5, HLA-DR8, HLA-DR-DPW2).

2. Pauciartikuläre juvenile Spondylarthritis (HLA-B27).

3. Pauciartikuläre Arthropathia psoriatica (HLA-B27).

4. Polyartikuläre juvenile chronische Arthritis (RF-negativ, HLA-DRW8; RF-positiv, HLA-DR4, HLA-DRW4, HLA-DRW14).

5. Systemische juvenile chronische Arthritis (HLA-DR4).

Da für viele der Untergruppen nur Einzelbefunde vorliegen, wird auf deren Darstellung weitgehend verzichtet. Bei der juvenilen idiopathischen Arthritis wird in der Literatur ein weitgehender Übereinstimmungsgrad mit Befunden der adulten Rheumatoidarthritis beschrieben, allerdings mit einer etwas größeren Variabilität (8). Diese Angaben decken sich mit den eigenen Beobachtungen.

Dennoch kann – in Anlehnung an Befunde bei adulter Rheumatoidarthritis – aufgrund der Heterogenität der Erkrankung und der Differenzen bei den Klassifikationskriterien (9, 10) bei der histologischen Bewertung von Synovialisbiopsien bzw. vor subtotalem Synovialektomiematerial im Kindesalter eine differenzierte Beurteilung des Materials unter folgenden Gesichtspunkten versucht werden:

1. Eine nosologische Beurteilung von Synovialmembranen einer juvenilen idiopathischen Arthritis.

2. Eine Beurteilung unter Aktivitätsaspekten der Krankheit, wobei wir in der eige-

nen Arbeitsgruppe ein auch auf die kindlichen Formen übertragbares Aktivitätsklassifikationsschema entwickelt haben (11, 12), das keine wesentlichen Unterschiede zur adulten Rheumatoidarthritis erkennen lässt und die 2 Aktivitätskategorien, nämlich eine Basisaktivität (proliferativ-immunologische Aktivität) und eine aktuelle Aktivität (exsudative Entzündungsaktivität) in ebenfalls 3 Aktivitätsgraden berücksichtigt (Tab. 6).

3. Bei der adulten Rheumatoidarthritis haben wir kürzlich eine Unterscheidung histologischer Synovialisbefunde in 2 Haupttypen, einen Typ I (dominant B-zellig, prognostisch günstiger Verlauf, keine HLA-DR4-Assoziation) und einen Typ II (dominant T-zellig, prognostisch ungünstiger Verlauf, bei etwa 75–80% eine HLA-DR4-Assoziation) sowie in einen Mischtyp III getroffen (13), die sich vor allem in Bezug auf den Gelenkdestruktionsprozess und damit bei der Beurteilung der Prog-

nose deutlich unterscheiden. Ob eine solche praxisbezogene Unterscheidung in Zukunft auch für die juvenile idiopathische Arthritis möglich sein wird, ist Gegenstand laufender Untersuchungen; und sie ist von der Zurverfügungstellung von Untersuchungsmaterial durch klinische Einrichtungen abhängig.

Nosologische Befunde

Wie bei den Erwachsenenformen gibt es bei der juvenilen idiopathischen Arthritis nur selten eine sichere histologische Diagnose, und zwar dann, wenn rheumatoide Granulome nachweisbar sind und eine chronische Synovialitis gemäß internationaler Übereinkunft vor dem 16. Lebensjahr begonnen hat und wenigstens seit 3 Monaten andauert. Dies ist aber nicht die Regel, sodass generell bei der juvenilen idiopathischen Arthritis – wie bei den adulten Formen – histologisch lediglich

Einzelmerkmale der »Basisaktivität«	Kinder (475,0 Punkte = 100%)	Erwachsene (488,5 Punkte = 100%)
Plasmazellen	16,42	16,99
Lymphozyten	18,74	18,93
Synoviale Intimazellen	18,42	18,01
Synoviale Riesenzellen	2,74	3,89
Histiozyten	23,16	21,29
Anzahl Gefäße	20,10	20,27
Proliferative Vaskulitis	0,42	0,61
Rheumatoide Granulome	0,00	0,00
Einzelmerkmale der »aktuellen Aktivität«	**Kinder (258,5 Punkte = 100%)**	**Erwachsene (255,0 Punkte = 100%)**
Ödem	20,89	21,75
Fibrin frisch	35,20	32,94
Fibrin in Organisation	22,63	27,45
Granulozyten	21,28	18,04

Tab. 6
Prozentuale histologische Einzelmerkmale der »Basisaktivität« und der »aktuellen Aktivität« (12) an Synovialmembranen bei juveniler idiopathischer Arthritis (n = 50) und bei adulter Rheumatoidarthritis (n = 50) (nach 16)

Abb. 4
Juvenile idiopathische
Arthritis, 12-jährige
Patientin, linkes Knie,
histologisch Typ I
(H 6541-00)

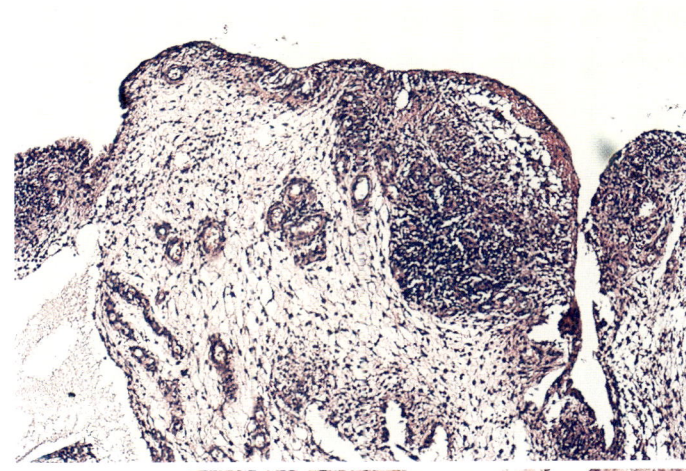

Abb. 5
Juvenile idiopathische
Arthritis, 17-jährige
Patientin, histologisch Typ I
(H 16321-99)

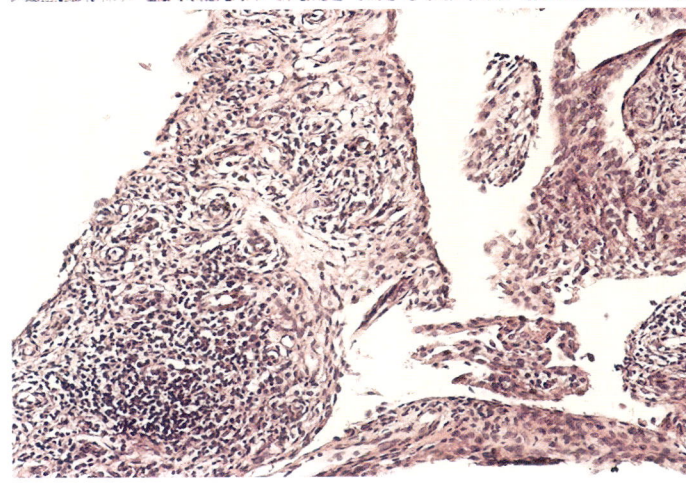

eine Wahrscheinlichkeitsdiagnose mit der Formulierung einer hohen oder geringen diagnostischen Wahrscheinlichkeit bei entsprechender histologischer Befundkonstellation möglich ist. Der größte histologische Übereinstimmungsgrad zwischen adulter und juveniler Arthritis ist bei den rheumafaktorpositiven, HLA-DR4-assoziie·ten, polyartikulären juvenilen idiopathischen Arthritiden zu erwarten.

Die Befunde werden differenziert in den Bereichen synoviale Intima und synoviale Adventitia erhoben.

In der s y n o v i a l e n I n t i m a finden sich entweder eine Einschichtigkeit bis hin zur Intimazellatrophie oder eine einfache Mehrschichtigkeit mit mehr oder weniger stimulierten Intimazellen (A- oder M-Typ-Zellen des Makrophagensystems bzw. die von Fibroblasten abgeleiteten, Grundsubstanz produzierenden B- oder F-Zellen). Mit einer höheren diagnostischen Wertigkeit für eine juvenile idiopathische Arthritis können sich die synovialen Intimazellen palisadenförmig mehrreihig transformieren, und es bilden sich so leicht Übergänge zu rheumatoiden Hemigranulomen

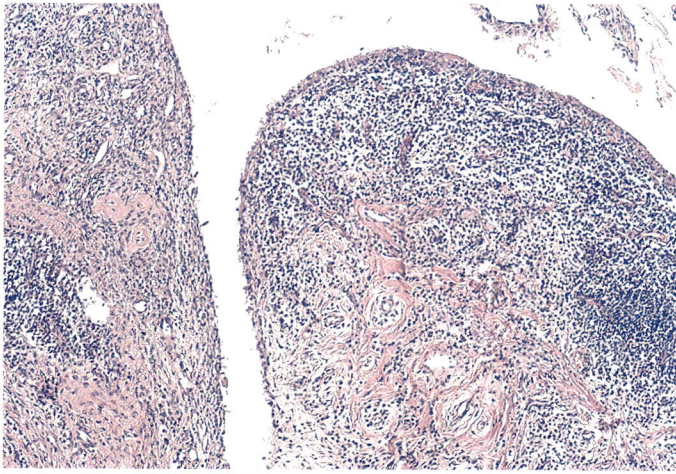

Abb. 6 und 7
Bekannte juvenile
idiopathische Arthritis,
26-jährige Patientin,
MTP-I-Gelenk,
histologisch Typ I
(H 2428-00)

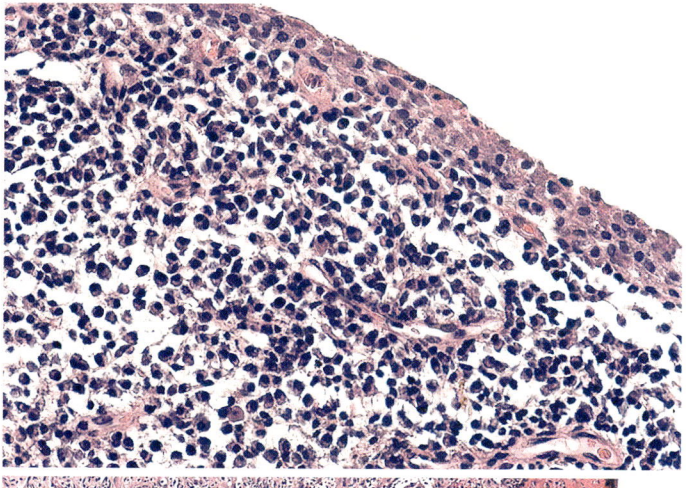

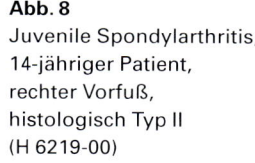

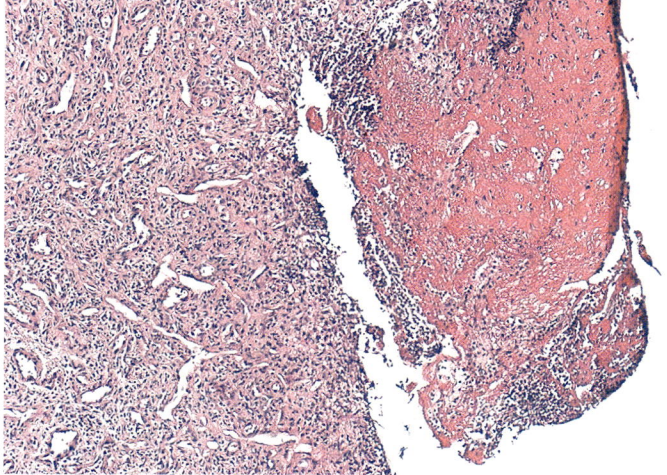

Abb. 8
Juvenile Spondylarthritis,
14-jähriger Patient,
rechter Vorfuß,
histologisch Typ II
(H 6219-00)

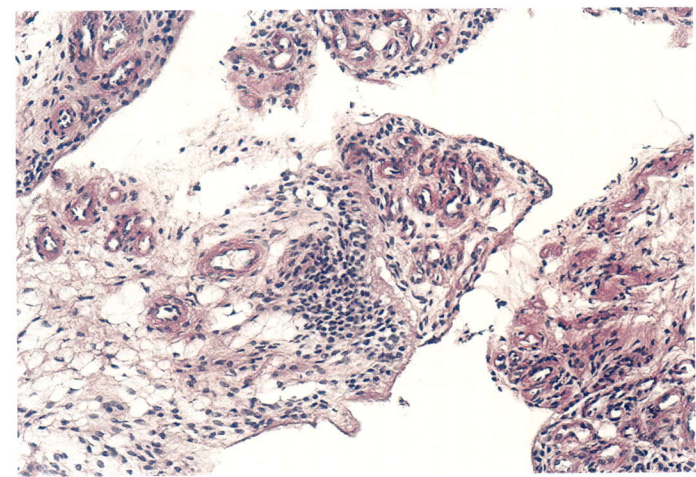

Abb. 9
Systemische juvenile
idiopathische Arthritis,
8-jährige Patientin,
linkes Knie,
histologisch Typ X
(H 4661-00)

an der Synovialisoberfläche, die bei Kindern aber sehr selten zu finden sind.

Die Synovialisoberfläche kann flächenhafte Exulzerationen mit Fibrinbelägen bilden, gelegentlich vermengt mit mehr oder weniger zahlreichen neutrophilen Granulozyten (Abb. 4 und 5). Dieser Befund entspricht – je nach Ausdehnung – unterschiedlichen Graden der aktuellen Aktivität (11, 12) und korreliert u. a. mit quantitativen CrP-Befunden der Synovialflüssigkeit (14).

In der s y n o v i a l e n A d v e n t i t i a finden sich perivaskuläre Infiltrate von T- und B-Lymphozyten, von diffusen oder lokalisierten interstitiellen Lymphozyteninfiltraten, von Makrophagen- und Histiozyteninfiltraten, seltener von Plasmazellen sowie teilweise deutlich vermehrt nachweisbare kapilläre Blutgefäße und eine mehr oder weniger deutlich ausgeprägte interstitielle Fibrose. Daneben etabliert sich gelegentlich ein völlig unspezifisches chronisches Granulationsgewebe, das nur bei Kenntnis des klinisch sicher diagnostizierten Krankheitsbildes bewertet werden kann.

Die quantitative Ausprägung der Befunde kann vom Bild einer geringgradigen unspezifischen Begleitsynovitis bis hin zu einer hochaktiven, chronisch-rezidivierenden Synovitis führen und unterscheidet sich dann nicht vom Bild einer hochaktiven adulten Rheumatoidarthritis.

Aktivitätsklassifikation

Die auf juvenile Synovitisformen übertragbaren Aktivitätskriterien der adulten Rheumatoidarthritis sind am einfachsten durchführbar an der Beurteilung der flächenhaften (am histologischen Schnitt: streckenförmigen) Ausbreitung einer Fibrinexsudation an der Synovialisoberfläche. Je ausgedehnter der Fibrinexsudationsgrad, desto höher der aktuell-entzündliche (exsudative) Entzündungsaktivitätsgrad, der – gemessen an simultanen, quantitativen CrP-Werten an Gelenkergüssen – auch lokaler und systemischer Gradmesser der klinischen Gesamtaktivität sein kann (14) (Abb. 8). Bei den Zellinfiltraten der synovialen Adventitia gehen in die graduelle Bewertung der (immunologisch-proliferativen) Basisaktivität die Anzahl bzw. die Zelldichte der immunkompetenten Zellen ein (Lymphozyten, Plasmazellen, Makrophagen, Histiozyten) und die Anzahl und Größe der nachweisbaren Lymphfollikel.

Eine Graduierung der Basis- und der aktuellen Aktivität erfolgt jeweils in Gradabstufungen von 1–3. Der histologische Typ I lässt in der Regel eine Fibrinexsudation bzw. eine Granulozytenemigration vermissen, und die Basisaktivitätsbefunde entsprechen überwiegend B-Lymphfollikeln und Plasmazellen (Abb. 6 und 7). Der histologische Typ II hingegen zeigt fast regelmäßig Ulzerationen der Synovialisoberfläche mit Fibrinexsudaten unterschiedlichen Ausmaßes, gelegentlich auch palisadenförmig transformierte Intimazellen. Sind rheumatoide Granulome nachweisbar, dann finden sie sich nur beim prognostisch ungünstiger verlaufenden, T-zellig dominierten histologischen Typ II. Der CD4/CD8-Index in Synovialmembranen zeigt nach THOEN et al. (15) keine Aktivitätsabhängigkeit.

Nach einem eigenen histologischen Aktivitätsscore (11, 12) hat SCHRAMEK (16) in unserer Arbeitsgruppe je 50 Synovialmembranen von adulter und juveniler Arthritis histologisch verglichen und keine aktivitätsbezogen differierenden Befunde erheben können (Tab. 6).

Prognose

Aussagen anhand des histologischen Befundes dazu sind beim jetzigen Untersuchungsstand noch nicht eindeutig möglich, da sich Befunde der adulten Rheumatoidarthritis aufgrund des bei juvenilen Formen teilweise unterschiedlichen HLA-Musters im Vergleich zur Erwachsenenform und der andersartigen Subtypisierung der kindlichen chronischen Arthritisformen nicht ohne weiteres vergleichen lassen. Klinisch verschlechtert sich die Prognose mit der Anzahl der befallenen Gelenke (4, 17).

BLOCKEY et al. (18) fanden nur eine begrenzte Korrelation zwischen histologischen Befunden und dem folgenden Krankheitsverlauf. Dennoch lässt die nach Literaturangaben bei etwa 80% prognostisch relativ günstig verlaufende juvenile rheumatoide Arthritis aber in Abhängigkeit vom Subtyp unterschiedliche Krankheitsverläufe (19) erwarten. Bei 20 juvenilen idiopathischen Arthritiden fanden wir im eigenen Biopsiematerial auch doppelt so häufig (40%) wie bei der adulten Rheumatoidarthritis (etwa 20%) und unabhängig vom Geschlecht den prognostisch günstigeren histologischen Typ I.

Differenzialdiagnose

Qualitativ können Synovitiden bei juveniler Spondylarthritis ankylosans und juveniler Psoriasisarthritis ähnliche, in der Regel aber quantitativ geringgradiger ausgebildete Befunde haben – mit einer teilweise etwas stärkergradigen Fibrose der synovialen Adventitia (Abb. 9). Begleitarthritiden zeigen nur geringgradige Zellinfiltrate aus Makrophagen und Lymphozyten. Granulozyten fehlen in der Regel. Fast regelmäßig sieht man aber eine Fibrose.

Literatur

1. Behrend T, Behrend H. Untersuchungen über Ätiologie und Pathogenese von Erkrankungen des rheumatischen Formenkreises bei Arbeitnehmern. Arbeitsmedizin 1971; 6: 192–197.
2. Mohr W. Gelenkkrankheiten. Stuttgart-New York: Thieme; 1984.
3. Schaller JG. Chronic arthritis in children. Juvenile rheumatoid arthritis. Clin Orthop 1984; 182: 79–89.
4. Ansell BM. Juvenile chronic arthritis: classification, differential diagnosis and prognosis. Schweiz Med Wochenschr 1991; 121: 595–597.
5. Kone-Paut I. Chronic juvenile arthritis. Rev Prat 1994; 44: 2561–2567.
6. White P. Juvenile chronic arthritis. Clinical features. 3.17.1–3.18.5. In: Klippel JH, Dieppe PA, editors. Rheumatology. St. Louis-Baltimore-Boston: Mosby; 1994.

7. Petty RE, et al. Revision of the proposed classification criteria for juvenile idiopathic arthritis; Durban, 1997. J Rheumatol 1998; 25: 1991–1994.

8. Bywaters EG. Pathologic aspects of juvenile chronic polyarthritis. Arthritis Rheum 1977; 20 (Suppl 2): 271–276.

9. Andersson Gare B. Juvenile arthritis – who gets it, where and when? A review of current data on incidence and prevalence. Clin Exp Rheumatol 1999; 17: 367–374.

10. Gallagher KT, Bernstein B. Juvenile rheumatoid arthritis. Curr Opin Rheumatol 1999; 11: 372–376.

11. Stiehl P, Geiler G. Zytomorphologische Aktivitätsbeurteilung der Rheumatoid-Arthritis. Vergleichende Untersuchungen an Synovialflüssigkeiten und an Synovialmembranen. Z Rheumatol 1974; 33: 54–62.

12. Geiler G, Stiehl P. Zur Bedeutung der Begriffe Basisaktivität und aktuelle Aktivität in der morphologischen Beurteilung der Synovialmembranen bei Rheumatoid-Arthritis. Z Rheumatol 1974; 33: 73–86.

13. Stiehl P. Histologie der Rheumatoid-Arthritis. Beitrag zur diagnostischen und pathogenetischen Heterogenität, zur Aktivitätsdiagnose und zur Prognose. In: Sack U, Hrsg. Arthritiden. Lengerich-Berlin-Düsseldorf-Leipzig: Pabst; 1997. S. 188–200.

14. Stiehl P, et al. Endogenous modulation of the protein levels of joint effusions in rheumatoid arthritis in dependence on the inflammatory activity as well as of non-inflammatory irritative joint effusions. In: Bekemeier H, Hirschelmann R, editors. Wiss Beitr ML – University Halle-Wittenberg. R 100. 1987. p. 174–177.

15. Thoen J, et al. Inflammatory synovial T cells in different activity subgroups of patients with rheumatoid arthritis and juvenile rheumatoid arthritis. Scand J Rheumatol 1989; 18: 77–88.

16. Schramek T. Vergleichende histologische und immunhistologische Untersuchungen an der Synovialmembran adulter und juveniler Formen der Rheumatoid-Arthritis bei verschiedenen Stadien der Basisaktivität. [Dissertation]. Leipzig: Univ. Leipzig; 1988.

17. Fink CW. The clinical features, course, prognosis and treatment of juvenile arthritis. Recenti Prog Med 1991; 82: 552–560.

18. Blockey NJ, Gibson AA, Goel KM. Monarticular juvenile rheumatoid arthritis. J Bone Joint Surg 1980; 62: 368–371.

19. Stoeber E. Prognosis in juvenile chronic arthritis. Follow-up of 433 chronic rheumatic children. Eur J Pediatr 1981; 135: 225–228.

20. Ansell BM. Prognosis in juvenile arthritis. Adv Exp Med Biol 1999; 455: 27–33.

Pathogenese von Autoimmunerkrankungen

G. DANNECKER, Tübingen
G. HORNEFF, Halle

Das Immunsystem hat zum Ziel, multizelluläre Organismen vor fremden Pathogenen zu schützen. Es erscheint deswegen zunächst überraschend, dass sich dieses System auch gegen seinen individuellen Wirtsorganismus richten kann – mit der Konsequenz von oft schweren Autoimmunerkrankungen. Dabei sind zahlreiche unterschiedliche Gewebe Ziel der Autoaggression, bei der multiplen Sklerose wird z. B. die weiße Substanz des Zentralnervensystems attackiert, beim Diabetes mellitus die β-Zellen des Pankreas. Gelenkstrukturen sind der Angriffspunkt bei Arthritiden, und Bestandteile von Zellkernen sind beim systemischen Lupus erythematodes von Bedeutung (Tab. 7). Darüber hinaus ist es wahrscheinlich, dass auch bei vielen anderen Erkrankungen, wie der Arteriosklerose, ein wesentlicher Teil der Pathologie durch das Immunsystem vermittelt wird. Klarheit zu bekommen über die Mechanismen, die zu Autoimmunität führen, ist deswegen von großer Bedeutung.

Trotz aller molekular- und zellbiologischen Fortschritte der letzten Jahre sind die Ursachen der humanen Autoimmunerkrankungen unverändert unklar. Klar scheint, dass autoreaktive Lymphozyten existieren müssen, die aktiviert werden und über sog. Effektorzellen die pathologischen Effekte an den Zielorganen auslösen. Da diese autoreaktiven Lymphozyten wahrscheinlich in vielen Menschen existieren, aber nur wenige von ihnen an Autoimmunerkrankungen leiden, sind regulatorische Mechanismen zu vermuten, die bei den Erkrankten versagt haben.

Angesichts der Komplexität des Immunsystems und der vielfältigen Verbindungen der zellulären und humoralen Komponenten des Systems untereinander erscheint es wahrscheinlich, dass es mehr als 1 mögliche Ursache für Autoimmunerkrankungen gibt. Aus diesem Sachverhalt leitet sich ab, dass eine Darstellung der Pathogenese von Autoimmunerkrankungen auch eine Darstellung der normalen Immunantwort sein muss – vor dem Hintergrund des Wissens, welche Voraussetzungen eine Autoimmunerkrankung begünstigen.

Genetische Grundlagen

Die Autoimmunerkrankungen entstehen hypothetisch durch das Einwirken von Umweltfaktoren wie Infektionen, Toxine oder Ernährung auf der Basis von genetischen Grundlagen. Die Assoziation zwischen einer Autoimmunerkrankung und der Expression von bestimmten genetischen Merkmalen, den Molekülen des Histokompatibilitätskomplexes« (MHC = Major-Histocompatibility-Complex) wurde bereits 1971 beschrieben (1). In der Zwischenzeit erkannte man bei einer Vielzahl von Autoimmunerkrankungen eine Assoziation mit der Expression von bestimmten MHC-Molekülen (siehe auch »Immungenetik und HLA-Assoziationen«, Seite 27).

Die Unterscheidung von »Selbst« und »Nicht-Selbst« durch die T-Lymphozyten und auch die Generierung einer antigenspezifischen Immunantwort erfolgt im Wesentlichen auf der Basis des MHC-Komplexes, der beim Menschen »h u m a n e s L e u k o z y t e n a n t i g e n« (HLA) ge

nannt wird. Das HLA-System umfasst eine große Familie von polymorphen Genen auf dem kurzen Arm von Chromosom 6.

Dabei können im Wesentlichen 3 G r u p p e n von Genen unterschieden werden: Die Gruppe I fasst die HLA-A, HLA-B-, und HLA-C-Familien zusammen, die jeweils für die α-Ketten der HLA-Klasse-I-Moleküle kodieren. Die Gruppe II umfasst die HLA-DR, HLA-DP- und HLA-DQ-Genfamilien, die die α- und β-Ketten der HLA-Klasse-II-Moleküle kodieren sowie Gene, deren Produkte bei der Prozessierung von Antigenen wesentlich beteiligt sind. In der Gruppe III befinden sich u. a. Gene, die für Faktoren des Komplementsystems kodieren (Abb. 10).

Die Gene jedes HLA-Allels sind polymorph, so sind z. B. über 40 HLA-A- und über 70 HLA-B- sowie 20 HLA-DQβ- und über 70 HLA-DRα-Gene bekannt (Abb. 10). Jeder Mensch erbt einen mütterlichen und einen väterlichen Satz von HLA-Genen, die kodominant exprimiert werden, das heißt, jeder Mensch hat 6 HLA-Klasse-I-Moleküle auf der Oberfläche aller Zellen und bis zu 8 verschiedene HLA-Klasse-II-Moleküle auf bestimmten zellulären Komponenten des Immunsystems. Bei den HLA-Klasse-II-Molekülen ist die Gesamtzahl trotz jeweils 3 mütterlicher und väterlicher Gene höher als 6, da bei HLA-DR 2 unterschiedliche β-Ketten mit einer α-Kette kombiniert werden können.

Insgesamt ist die Kombination der verschiedenen HLA-Allele fast einzigartig für jedes Individuum. Diese Individualität ist sinnvoll für die Immunantwort einer gesamten Population, hat aber auch die bekannten Schwierigkeiten, HLA-identische Spender in der Transplantationsmedizin zu finden, zur Folge.

MHC-Moleküle sind Peptidrezeptoren. Dabei nehmen HLA Klasse-I-Moleküle hauptsächlich von intrazellulären Proteinen abstammende Peptide auf, während HLA-Klasse-II-Moleküle vorwiegend diejenigen Peptide binden, die von extrazellulären Proteinen abgespalten wurden. Die MHC-

Moleküle binden die Peptide in einer vom MHC-Molekül gebildeten Spalte (oder Grube). Um an diese Spalte binden zu können, muss ein Peptid an bestimmten Positionen bestimmte Aminosäuren besitzen und damit ein sog. Bindungsmotiv erfüllen, das wiederum durch definierte Aminosäuren im Bereich der MHC-Spalte vorgegeben wird (2).

Der genetische Polymorphismus der MHC-Allele kommt fast ausschließlich im Bereich dieser definierten Aminosäuren der MHC-Spalte zum Tragen, das heißt, unterschiedliche MHC-Moleküle binden und präsentieren unterschiedliche Peptide. So hat z. B. das mit der juvenilen Oligoarthritis positiv assoziierte HLA-DQ7-Molekül (DQA1*0501-DQB1*0301) ein anderes Bindungsmotiv als das in dieser Hinsicht neutrale DQA1*0501-DQB1*0201 (Abb. 11). Wichtig ist dabei auch noch, dass nur eine begrenzte Anzahl von Peptiden in eine vorgegebene MHC-Spalte binden kann.

D e Aufgabe von HLA-Molekülen ist das Binden von antigenen Peptiden. Diese Peptide werden T-Zellen präsentiert, die den Komplex aus MHC-Molekül und Peptid mit ihrem T-Zellrezeptor erkennen. Damit bestimmt der MHC/Peptid-Komplex die Fähigkeit von T-Zellen, ein vorgegebenes Peptid zu erkennen und darauf zu reagieren. Daraus ergibt sich als hypothetische Erklärung für die Assoziation von MHC-Expression und autoimmunen Erkrankungen, dass entweder exogene (virale, bakterielle) oder endogene (z. B. MHC-Fragmente) Peptide von einem mit der Erkrankung assoziierten MHC-Molekül präsentiert werden und zu einer T-Zellaktivierung und (Auto-)Immunantwort führen.

Ein nicht mit der Erkrankung assoziiertes MHC-Molekül ist wegen eines anderen Bindungsmotivs nicht in der Lage, das gleiche Peptid zu präsentieren, eine T-Zellantwort bleibt damit aus. Alternativ könnten protektive MHC-Allele Peptide präsentieren, die zu einer Deletion von autoreaktiven T-Zellen führen. Der genaue Mecha-

---

Organspezifisch

Haut	Pemphigoid Dermatomyositis
Auge	Uveitis
ZNS	Encephalomyelitis disseminata
Nerven	GUILLAIN-BARRÉ-Syndrom
Muskulatur	Polymyositis Dermatomyositis
Schilddrüse	M. BASEDOW HASHIMOTO-Thyreoiditis
Speicheldrüsen	SJÖGREN-Syndrom
Pankreas	Diabetes mellitus
Leber	Autoimmunhepatitis
Darm	M. CROHN Colitis ulcerosa
Niere	Glomerulonephritiden
Blut	Idiopathische Thrombozytopenie Autoimmunneutro-penie
Gelenke	Monarthritis

Nicht organspezifisch

Systemischer Lupus erythematodes
Kollagenosen
Vaskulitiden
Sarkoidose
M. BEHÇET
Polychondrit s
Rheumatoide Arthritis
Systemische Form
    der juvenilen idiopathischen Arthritis

Tab. 7
Übersicht über verschiedene Autoimmunerkrankungen.
Unter dem Begr ff »Autoimmunerkrankungen« wird eine ausgesprochen heterogene Gruppe von Erkrankungen zusammengefasst. Es gibt systemische oder organspezifische Verlaufsformen; nicht immer ist eine klare Zuordnung möglich

nismus der Assoziation von MHC-Allelen und der Neigung, an Autoimmunerkrankungen zu erkranken oder nicht, ist aber immer noch unbekannt.

Im Tiermodell gibt es sowohl Arbeiten, die den protektiven Effekt von MHC-Allelen klar auf die Deletion pathogener T-Zellklone zurückführen (negative Selektion), als auch Arbeiten, die zeigen, dass protektive MHC-Allele ihren Effekt über die positive Selektion von T-Zellklonen vermitteln, die einen protektiven Effekt ausüben (3, 4).

Es ist auch denkbar, dass MHC-Moleküle die Empfänglichkeit für Autoimmunerkrankungen auf Wegen unabhängig von den unterschiedlichen Bindungsmotiven vermitteln. So könnte die bekannte unterschiedliche Stabilität von unterschiedli-

chen MHC-Molekülen einen Einfluss auf die Empfänglichkeit haben (5). Auch die beschriebene unterschiedliche Affinität von sog. Hitzeschockproteinen zu verschiedenen MHC-Molekülen könnte eine Rolle spielen.

Hitzeschockproteine (Stressproteine; HSP = Heat-Shock-Proteins) sind weit verbreitete Proteine, die in vielen verschiedenen Zellkompartimenten gefunden werden. Sie sind wichtig für den Schutz von Zellen in Stresssituationen, als sog. Chaperone an der Faltung von Proteinen beteiligt und können Peptide binden. Sie sind bei der Antigenpräsentation involviert und spielen eine wichtige Rolle nicht nur in der Tumorimmunologie, sondern auch bei Autoimmunität.

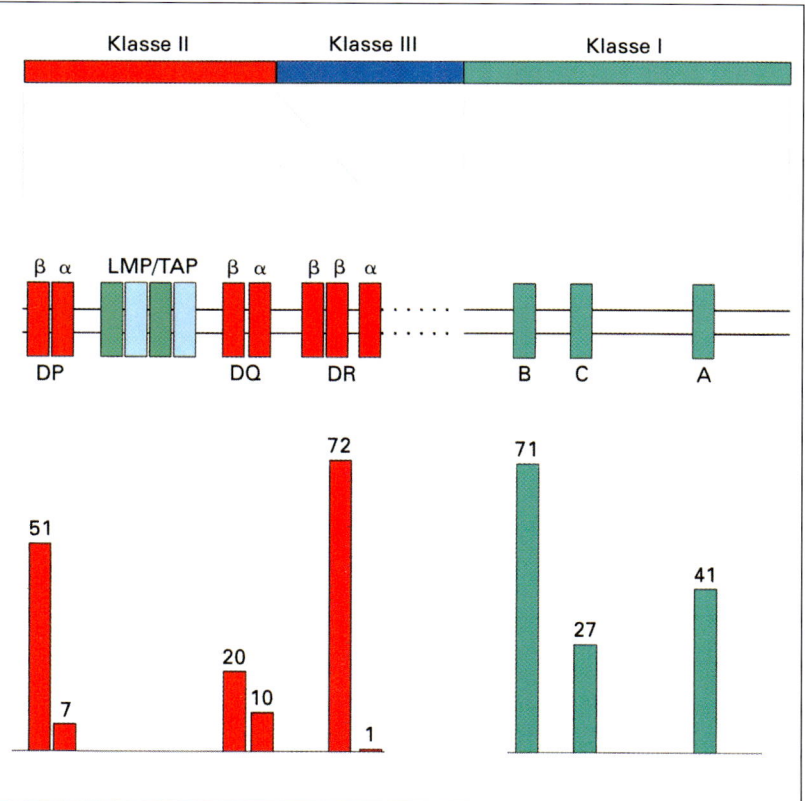

Abb. 10
MHC-Genstruktur.
Die HLA-A,-, HLA-B- und HLA-C-Gene gehören zur MHC-Klasse I und kodieren für jeweils eine α-Kette. Diese Ketten binden dann jeweils ein β_2-Mikroglobulinmolekül und bilden so ein komplettes HLA-Klasse-I-Molekül. Für die MHC-Klasse-II-Moleküle gibt es Gene für α-Ketten und Gene für β-Ketten. Aus jeweils einer α-Kette und einer β-Kette wird dann für HLA-DP, HLA-DQ und HLA-DR ein komplettes HLA-Klasse-II-Molekül gebildet. Die Anzahl der unterschiedlichen Gene für jede Kette (Polymorphismus) ist im unteren Teil der Abbildung dargestellt

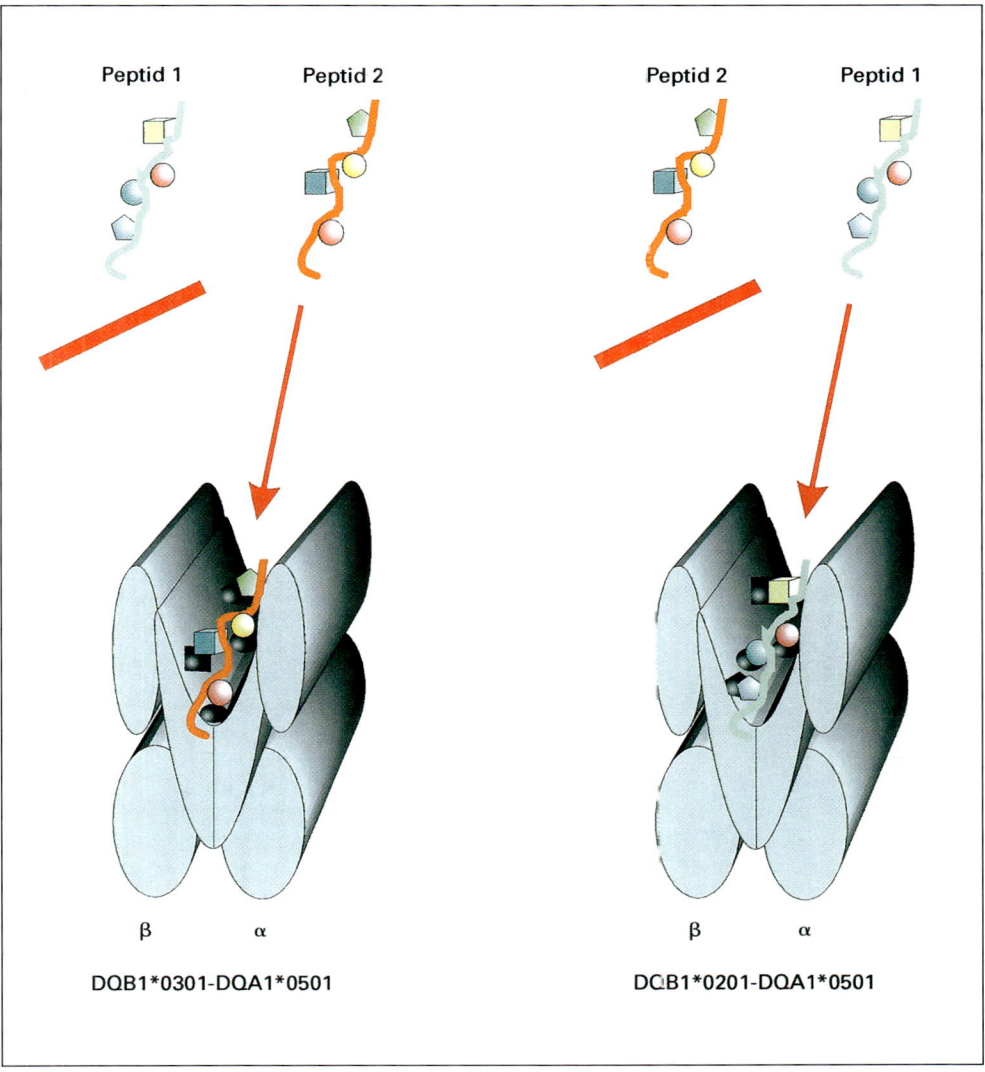

Abb. 11

Aufbau der MHC-Moleküle. Dargestellt ist der Aufbau von 2 verschiedenen HLA-Klasse-II-Molekülen. Diese bestehen aus einer α-Kette und einer β-Kette. Zusammen bilden diese Ketten eine Spalte, in die ein Peptid binden kann. Dabei werden durch die Aminosäuren der MHC-Moleküle im Bereich der Spalte sog. Taschen gebildet, die die Bindungsmöglichkeit der Peptide beeinflussen; das heißt, nur Peptide, die definierte Bindungsmotive (bestimmte Aminosäuren an bestimmten Positionen) erfüllen, können in ein vorgegebenes MHC-Molekül binden. In dem Beispiel kann Peptid 1 zwar an Molekül DQA1*0501-DQB1*0301 binden, an DQA1*0501- DQB1*0201 aber nicht, während dies für Peptid 2 genau umgekehrt ist. Da T-Zellen Peptide nur in Verbindung mit MHC-Molekülen erkennen können, wird durch das Motiv der MHC-Moleküle eine Immunantwort wesentlich beeinflusst

Die Bedeutung von HSP in der Pathogenese von chronisch entzündlichen Gelenkerkrankungen, vor allem der juvenilen Oligoarthritis, wurde wiederholt gezeigt (6). Dabei ist der genaue Pathomechanismus unbekannt.

Es gibt verschiedene Erklärungsmodelle: HSP können selbst arthritogen sein; so kann z. B. mit HSP-reaktiven T-Zellklonen eine Arthritis übertragen werden. Alternativ können HSP eine regulatorische Antwort auslösen, die mit einer Besserung der Symptome einherzugehen scheint. Nicht zuletzt können HSP an unterschiedliche MHC-Moleküle (oder Peptidfragmente daraus) mit unterschiedlicher Affinität binden und damit die Immunantwort und die Empfänglichkeit für Autoimmunerkrankungen beeinflussen (7).

Neben den MHC-Molekülen spielen auch andere genetische Faktoren eine mögliche Rolle in der Pathogenese von Autoimmunerkrankungen. So werden die Prozessierung von Antigenen und der Transport von Peptiden von Genprodukten beeinflusst, die ebenfalls in der MHC-Klasse-II-Region kodiert sind. Einige dieser Genprodukte (tap-1, tap-2, »transporter associated with antigen processing«) sind für den intrazellulären Transport von Peptiden verantwortlich, andere (Imp-2, Imp-7, »low molecular weight polypeptide«) sind Bestandteile von sog. Proteasomen, die für die Generierung von Peptiden aus Proteinen verantwortlich sind (8). Auch für diese Gene sind Polymorphismen bekannt.

Es ist denkbar, dass die unterschiedlichen Allele für unterschiedliche Wege der Antigenprozessierung verantwortlich sind, die bei empfänglichen Organismen in der Generierung von Peptiden mit hohem autoimmunem Potential resultieren.

Auch wenn die Produkte des MHC-Locus eine überragende Rolle in der genetisch bestimmten Assoziation mit der Empfänglichkeit für Autoimmunerkrankungen spielen, gibt es sicher weitere, wesentliche Genloci außerhalb des MHC-Komplexes.

Im Bereich des menschlichen Genoms wurden 18 »Clusterregionen« auf 12 Chromosomen gefunden, die mit unterschiedlichen humanen Autoimmunerkrankungen korrelierten (9); das heißt, dass eine große Spannbreite verschiedenster Erkrankungen durch einen bestimmten Satz von Nicht-MHC-Empfänglichkeitsgenen kontrolliert werden würde. Die Tragweite dieses Ergebnisse auf das Verständnis von Ätiologie, Klassifizierung, Diagnose und Therapie der Autoimmunerkrankungen ist sicher noch nicht abzuschätzen.

Toleranz

Um seinen Organismus vor Pathogenen zu schützen, muss das Immunsystem eine annähernd unbegrenzte Zahl von fremden Antigenen erkennen können. Dieses Erkennen sollte aber nicht gegen körpereigene Antigene gerichtet sein, die Unterscheidung zwischen eigenen Antigenen (Selbstantigenen) und fremden (Nicht-Selbstantigenen) sollte daher eine wesentliche Eigenschaft des Immunsystems sein. Die fehlende Reaktion des Immunsystems auf Selbstantigene ist als Toleranz zu definieren, Autoimmunität resultiert aus dem Fehlen dieser Toleranz.

Antigenspezifische Rezeptoren von T- und B-Lymphozyten steuern die spezifischen Reaktionen des Immunsystems. T-Lymphozyten besitzen auf der Zelloberfläche exprimierte T-Zellrezeptoren. Diese T-Zellrezeptoren erkennen Peptide nur, wenn diese in der Spalte von MHC-Molekülen präsentiert werden. B-Lymphozyten besitzen die ebenfalls auf der Oberfläche exprimierten oder sezernierten Immunglobuline (Ig), die nicht prozessierte Antigene ohne Präsentation durch MHC-Moleküle erkennen.

Immunglobuline bestehen aus 2 Eiweißketten (leichte und schwere), T-Zellrezeptoren entweder aus je einer α- und einer β-Kette oder aus einer γ- und δ-Kette. Diese Ketten sind aus jeweils einem konstanten (C-) und einem variablen (V-) Anteil, der für die Erkennung eines Antigens verantwortlich ist, zusammengesetzt. Die Organisation auf Genebene ist für beide dieser Rezeptoren relativ ähnlich, weswegen hier beispielhaft nur auf den T-Zellrezeptor eingegangen werden soll (10).

Der variable Anteil wird durch die Gensegmente Vα (»variable«) und Jα (»joining«) für die α-Kette und Vβ, Dβ (»diversity«) und Jβ für die β-Kette des T-Zellrezeptors kodiert. Beim Menschen sind multiple Vα-, Jα- und Vβ-Genloci bekannt und mehrere für Dβ und Jβ. Durch zufälliges Rearrangieren dieser Segmente (z. B. Vα20 mit Jα35 oder Vα4 mit Jα29 für die α-Kette und z. B. Vβ4 mit Dβ1 und Jβ3 für die β-Kette) und durch zufälliges Paaren der so entstandenen α-Proteinketten mit den ebenso entstandenen β-Proteinketten entsteht eine riesige Zahl von verschiedenen Rezeptoren, wobei die Rezeptoren einer Zelle, von Ausnahmen abgesehen, untereinander identisch sind (Abb. 12).

Da somit die T-Zellrezeptoren (und Immunglobuline) durch Zufall entstehen, werden T-Zellrezeptoren mit Spezifität für Selbstantigene genauso entstehen wie T-Zellrezeptoren mit Spezifität für Nicht-Selbstantigene. Daraus lässt sich ableiten, dass die Diskriminierung des Immunsystems zwischen Selbst und Nicht-Selbst nicht genetisch verankert ist, sondern somatisch »gelernt« werden muss.

Unreife Lymphozyten absolvieren ein Entwicklungsstadium, in dem der Kontakt mit Antigenen zur Toleranz (Ausbleiben einer Immunantwort) führt. Dieses Stadium wird von den T-Lymphozyten im Thymus und von den B-Lymphozyten im Knochenmark durchlaufen, Organen, in denen hauptsächlich Selbstantigene exprimiert werden. Unreife Klone aus Lymphozyten, die gegen diese Selbstantigene reagieren, werden durch verschiedene Mechanismen ausgeschaltet (11): klonale Deletion führt zur Elimination von autoreaktiven Zell-

klonen, klonale Anergie resultiert in dem Nichtansprechen von autoreaktiven Zellklonen, klonale Ignoranz oder Suppression resultiert aus der funktionellen Hemmung, z. B. durch regulatorische Zellen. Nach dem Durchlaufen dieses Prozesses (zentrale Toleranz) sollten alle autoreaktiven T- oder B-Lymphozytenklone entweder eliminiert oder aber gegen Selbstantigene tolerant sein.

Dieses Konzept ist aber nur teilweise korrekt. Obwohl z. B. die Expression von Insulin im humanen Thymus gezeigt werden konnte (12, 13), werden sicher nicht alle gewebespezifischen Proteine aus allen Organen im Thymus exprimiert. Daraus folgt, dass das für eine negative Selektion notwendige Antigen zum Zeitpunkt der Toleranzinduktion von den Lymphozyten überhaupt nicht »gesehen« werden kann. Zusätzlich weist der Auswahlprozess weitere Lücken auf, weswegen es die gleichen Toleranzmechanismen auch für reife Lymphozyten in peripheren Organen (periphere Toleranz) gibt (Tab. 8).

Umwelt und Autoimmunität

Es gilt als gesichert, dass viele Menschen ein »autoimmunes Repertoire« haben, aber niemals Autoimmunerkrankungen entwickeln. Eineiige Zwillinge von Patienten mit Autoimmunerkrankungen haben zwar ein deutlich erhöhtes Risiko für Autoimmunität, aber die Konkordanz liegt oft nur in der Größenordnung von 10–20%. Dies heißt, dass selbst ein genetisch identischer Zwilling eines Patienten mit juvenilem Diabetes mellitus eine große Chance hat, keinen Diabetes zu bekommen. Daraus kann abgeleitet werden, dass Umwelteinflüsse wesentliche Trigger in der Pathogenese von Autoimmunerkrankungen darstellen.

Es ist denkbar, dass allen diesen Umwelteinflüssen eine verstärkte unspezifische Aktivierung von autoreaktiven Lymphozyten gemeinsam ist. Als mögliche Faktoren sind neben Infektionen bei der rheumatoiden Arthritis z. B. Bluttransfusionen und Rauchen zu nennen.

Bei der Abwehr von Infektionen spielen CD4⁺-T-Helferzellen eine wichtige Rolle, und es wird vermutet, dass diese Zellen auch bei der Pathogenese von vielen Autoimmunerkrankungen beteiligt sind. Diese Zellen erkennen mit ihrem T-Zellrezeptor Peptide, die in der Spalte von MHC-Molekülen auf der Oberfläche von antigenpräsentierenden Zellen gezeigt werden. Bei ausreichender Ko-Stimula-

tion werden die T-Zellen durch dieses Erkennen aktiviert und können eine Immunantwort gegen das erkannte Peptid auslösen (Abb. 13).

In jedem Organismus existieren autoreaktive Zellen, die aber den körpereigenen Liganden gegenüber zunächst »ignorant« bleiben. Ein mögliches Modell, wie dann Autoimmunität ausgelöst werden kann, ist das der sog. molekularen Mimikrie: Pathogene aus unserer Umwelt aktivieren mit ihren Epitopen antigenspezifische Lymphozyten, die zufällig auch gegen ein

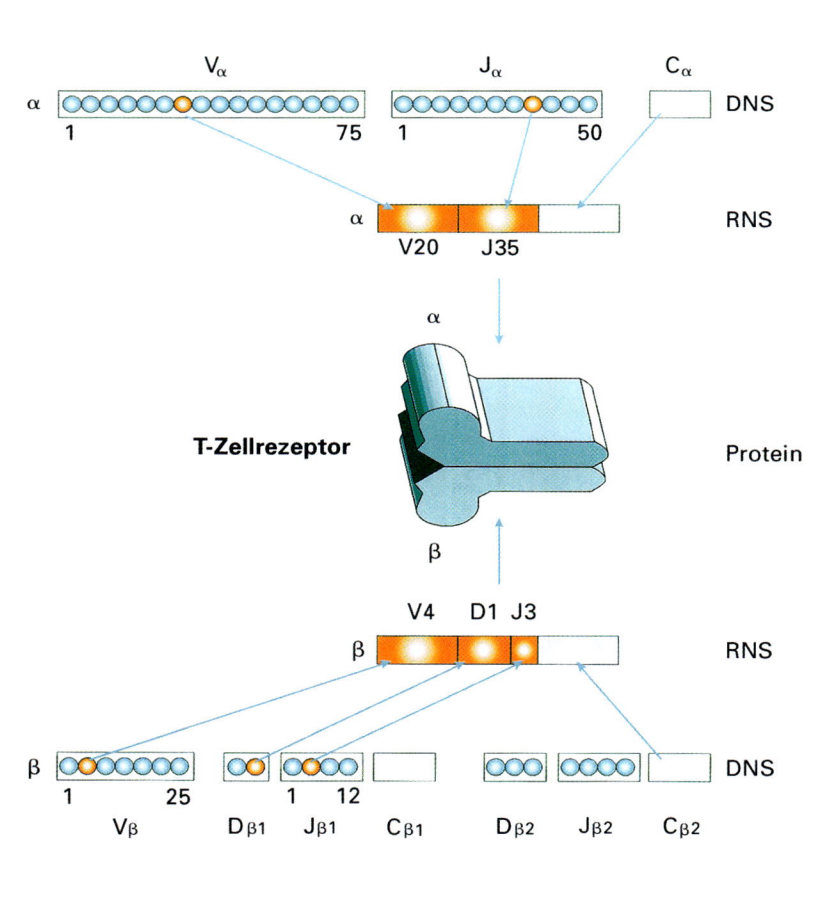

Abb. 12
Aufbau des T-Zellrezeptors. Jeder $\alpha\beta$-T-Zellrezeptor ist aus einer α-Kette und einer β-Kette zusammengesetzt, wobei für den variablen Teil der α-Kette viele unterschiedliche Vα- und Jα-Gene kodieren können, für den variablen Teil der β-Kette Vβ-, Dβ- und Jβ-Gene. Durch Rearrangieren und »Splicen« wird dann nur ein bestimmtes Vα- an ein bestimmtes Jα-RNS-Fragment gefügt, beide zusammen werden durch den konstanten Teil der α-Kette (Cα) ergänzt. Gleiches geschieht für die β-Kette, wobei hier 2 Gensätze für Dβ, Jβ und Cβ existieren. Jede entstandene α-Kette kann mit jeder beliebigen β-Kette kombiniert werden. Durch diese Mechanismen ist die enorme Anzahl unterschiedlicher T-Zellrezeptoren zu erklären

körpereigenes Antigen kreuzreagieren (14); das heißt, dass ein aus dem Pathogen prozessiertes Peptid die gleiche oder eine ähnliche Aminosäurensequenz hat wie ein Peptid, das aus einem körpereigenen Eiweiß stammt. Beide Peptide sind dann, wenn sie vom entsprechenden MHC-Molekül präsentiert werden, von der reagierenden T-Zelle nicht zu unterscheiden (Abb. 14 und Tab. 9).

Es gibt zahlreiche Übereinstimmungen zwischen Peptiden von infektiösen Pathogenen und Selbstantigenen. Dieses Modell erklärt gut, wie Infektionen Autoimmunerkrankungen auslösen könnten, seine Bedeutung ist aber noch nicht endgültig geklärt. Dabei müssen die erkannten Peptide nicht absolut übereinstimmen. Der Selektionsprozess von T-Zellen im Thymus macht es möglich, dass das Repertoire von reifen T-Zellen eine sehr breite Spannweite an Reaktivität umfasst: Es gibt T-Zellen mit sehr hoher Spezifität, die nur 1 Peptid erkennen und selten aktiviert werden, und es existieren T-Zellen mit niedriger Spezifität, die mehrere verschiedene Peptide erkennen und damit häufiger aktiviert werden können. Bei diesen T-Zellen wird eine Kreuzreaktion und damit eine Beteiligung an der Auslösung von Autoimmunerkrankungen wahrscheinlicher.

So wurden auf der Grundlage bekannter Daten eines mit multipler Sklerose assoziierten HLA-Motivs und der Erkennung dieses HLA/Peptidkomplexes durch den T-Zellrezeptor 129 Peptide ausgewählt. Mit diesen Peptiden hat man 7 T-Zellklone, alle spezifisch für das basische Myelinprotein, getestet. 7 virale und 1 bakterielles Peptid aktivierten 3 dieser Klone, aber nur 1 Peptid von diesen entsprach dem molekularen Mimikriemotiv (15).

Sog. S u p e r a n t i g e n e bieten eine weitere Erklärung dafür, wie Infektionen Autoimmunerkrankungen hervorrufen könnten (Abb. 13 und Tab. 9) (16). Sie werden von Bakterien oder Viren produziert und binden als ganze Moleküle ohne vorheri-

ge Prozessierung an MHC-Moleküle, dort lagern sie außerhalb der peptidbindenden Spalte an. Sie binden außerdem an den T-Zellrezeptoren von T-Zellen, wobei nur T-Zellrezeptoren gebunden werden, die bestimmte Vβ-Ketten exprimieren.

Diese Brückenbildung von MHC-Molekül zum T-Zellrezeptor resultiert in einer ausgeprägten Aktivierung von T-Zellen, die alle eine Vβ-Kette ihres T-Zellrezeptors aus der gleichen Vβ-Kettenfamilie exprimieren, aber unterschiedliche Antigenspezifitäten aufweisen. Die breit gestreute Aktivierung kann damit auch T-Zellen einschließen, die gegen Selbstantigene reagieren. Auch in Bezug auf das Durchbrechen der Toleranz von B-Zellen mit der

Thymus (»zentrale« Toleranz)

D e l e t i o n : Autoreaktive T-Zellklone sterben ab, ebenso T-Zellklone, die kein positives Signal durch Erkennen des MHC/Antigenkomplexes bekommen

»Periphere« Toleranz

D e l e t i o n : Autoreaktive T-Zellkerne sterben ab

A n e r g i e : Aktivierung einer spezifischen T-Zelle bleibt aus, die Anergie kann eventuell durch zusätzliche Signale überkommen werden (»Gefahr«)

R e g u l a t i o n : Inhibitorischer Einfluss regulierender T-Zellen (Th2, Th3)

S e q u e s t r a t i o n : Bestimmte Autoantigene sind für das Immunsystem nicht zugänglich

Tab. 8
Mechanismen der Selbsttoleranz

nachfolgenden Produktion von Autoantikörpern ist denkbar, dass infektiöse Antigene oder Substanzen (nicht Superantigene) zu einer polyklonalen B-Zellaktivierung führen oder diese verstärken können.

Ein weiterer Ansatz, Infektion und Autoimmunität zu verknüpfen, greift auf das
fundamentale Prinzip der A p o p t o s e
zurück. Apoptose ist ein natürlicher Vorgang, mit dem alte oder defekte Zellen
aus einem Organismus entfernt werden.
Üblicherweise werden die apoptotischen
Zellen rasch durch Makrophagen oder unreife dendritische Zellen aufgenommen,
um eine unangepasste entzündliche Reaktion zu verhindern.

Findet die Apoptose aber zugleich mit
starken Entzündungen statt, können die
unreifen dendritischen Zellen aktiviert
werden und ihrerseits T-Zellen, denen sie
prozessierte apoptotische Fragmente z. B.
aus körpereigenen pankreatischen β-Zellen präsentieren, spezifisch aktivieren.
Diese T-Zellen könnten dann eine Immunantwort gegen Bestandteile dieser β-Zellen und damit einen Diabetes mellitus
auslösen (17).

Autoantikörper

Immunologische Auffälligkeiten bei vielen Autoimmunerkrankungen schließen
die Produktion von sog. Autoantikörpern
ein. Autoantikörper können z. B. beim systemischen Lupus erythematodes oder der
immunhämolytischen Anämie im Vordergrund der Pathogenese stehen, sind aber
meist nicht spezifisch für eine klinische Erkrankung. Sie können aber bei der Diagnostik und Klassifizierung von Autoimmunerkrankungen wesentliche Dienste
leisten (Tab. 10).

Autoantikörper sind nicht qualitativ abnorme Proteine, sondern Immunglobuline,
die auch von Gesunden unter bestimmten
Umständen in messbaren Quantitäten produziert werden können. Gegen Autoantigene gerichtete Immunglobuline sind Bestandteil des normalen B-Zellrepertoires;
diese Autoantikörper haben oft eine niedrige Affinität für ihr Autoantigen und sind
polyspezifisch.

Im Gegensatz dazu können Autoantikörper aus dem Serum von Patienten mit
Autoimmunerkrankungen, wie z. B. der juvenilen idiopathischen Arthritis, eine hohe
Affinität aufweisen, und der Nachweis
von somatischen Mutationen deutet auf
einen abgelaufenen Selektionsprozess in
der Antikörperproduktion hin. Dies unterstreicht die Rolle der Autoantikörper in
der Pathogenese der juvenilen idiopathischen Arthritis und weist auf die dafür
notwendige Interaktion mit T-Lymphozyten hin, ohne deren Mithilfe die somatischen Mutationen nicht auftreten. Die
Produktion von Autoantikörpern wäre
dann Ausdruck einer gestörten Regulation der B-T-Zellinteraktion.

Wesentliche Autoantikörper sind der Rheumafaktor und die antinukleären Antikörper. Zum R h e u m a f a k t o r werden Immunglobuline gerechnet, die den Fc-Teil
von anderen Immunglobulinen der IgG-
Klasse erkennen. Dabei kann der Rheumafaktor selbst verschiedenen Immunglobulinklassen angehören, wird aber meist als
IgM-Molekül nachgewiesen. Der Rheumafaktor kann bei einem erheblichen Teil
der gesunden Bevölkerung nachgewiesen
werden und findet sich auch bei Infektionskrankheiten. Die pathogenetische Rolle
von Rheumafaktoren ist immer noch unklar, denkbar sind aber eine Verstärkung
der B-T-Zellinteraktion oder Komplement-
aktivierungen.

A n t i n u k l e ä r e A n t i k ö r p e r sind im
Serum von vielen Patienten mit Autoimmunerkrankungen, vor allem bei der juvenilen idiopathischen Arthritis und dem
systemischen Lupus erythematodes vorhanden, und die Präsenz dieser Autoantikörper kann mit der Prognose der Erkrankungen korrelieren (siehe auch »Autoantikörper, Rheumafaktoren«, Seite 65). So
haben z. B. auf antinukleäre Antikörper
positive Patienten mit juveniler idiopathi-

scher Arthritis ein deutlich höheres Risiko, an Iridozyklitis zu erkranken als auf antinukleäre Antikörper negative Patienten.

Antinukleäre Antikörper selbst stellen eine heterogene Gruppe von Autoantikörpern mit unterschiedlichen Spezifitäten dar. Die Identifizierung dieser Spezifitäten kann für die Differentialdiagnostik von Bedeutung sein. Anti-Doppelstrang (ds)-DNS-Antikörper finden sich häufig bei Patienten mit systemischem Lupus erythematodes. Hier sind sie wahrscheinlich an der Pathogenese der Lupusnephritis beteiligt: hohe Titer von anti-ds-DNS-Antikörpern sind oft mit einer renalen Erkrankung verbunden, parallel dazu sind die erniedrigten Serumkomplementwerte Ausdruck der zirkulierenden Immunkomplexe. Zahlreiche weitere Autoantikörper sind bekannt, die zum Teil bedeutsam für die klinische Ausprägung einer Autoimmunerkrankung sind, ihre Bedeutung in der Pathogenese ist oftmals unklar.

Autoantigene

Voraussetzung für eine spezifische therapeutische Intervention ist die vollständige Aufklärung des Prozesses der Selektion und Aktivierung von autoreaktiven Lymphozyten. Diese Therapie setzt damit die Identifizierung des oder der ursächlichen Autoantigene voraus. Beim Diabetes mellitus wurden z. B. die Inselzellantigene, gegen die die initiale T-Zellantwort gerichtet ist, noch nicht identifiziert, aber Insulin und die Glutamatdecarboxylase sind sehr wahrscheinliche Kandidaten.

Im besten Tiermodell für den humanen Typ-1-Diabetes, den sog. Non-Obese-Diabetic- (NOD)-Mäusen wurde klar gezeigt, dass ein Peptid aus den Aminosäuren 15–23 der B-Kette von Insulin von einem hoch diabetogenen CD8+-T-Zellklon erkannt wird (18). Es ist auch bekannt, dass CD4+-T-Zellklone, mit denen Diabetes in NOD-Mäuse übertragen werden kann, das Peptid 9-23 der B-Kette erkennen (19). Damit ist die Insulin-B-Kette als ein eindeutiges Zielantigen für pathogene CD4+- und

CD8+-T-Zellklone identifiziert. Die Übertragbarkeit dieser Ergebnisse auf den Menschen steht allerdings noch aus.

Bisherige Experimente mit transgenen Mäusen, die die mit dem Typ-1-Diabetes assoziierten humanen MHC-Moleküle exprimierten, konnten die B-Kette nicht als Ziel der Autoreaktivität identifizieren; allerdings wurde gezeigt, dass ein CD4+-T-Zellklon bei einem erst kurz erkrankten Patienten das Peptid 11-27 der B-Kette erkannte (20).

In diesem Zusammenhang ist auch von großem Interesse, dass mit dem Peptid 9-23 im Mausmodell Diabetes verhindert werden kann, wenn es auf dem oralen, subkutanen oder intranasalen Weg zur Toleranzindukton appliziert wird (siehe auch »Experimentelle Therapien«, Seite 161). Studien beim Menschen wurden begonnen.

Autoantigene als mögliche Auslöser wurden auch bei der rheumatoiden Arthritis, der multipler Sklerose und bei den verschiedenen Formen der experimentellen autoimmunen Enzephalomyelitis, die als Tiermodell der multiplen Sklerose gilt, identifiziert. Diesen Erkrankungen ist gemeinsam, dass eine gewebespezifische Reaktion am Ende der Pathogenese steht, die mit dem erkannten Autoantigen in Zusammenhang gebracht wird. Die Ansicht, dass gewebespezifische Autoimmunität immer von einer Immunantwort gegen ein gewebespezifisches Antigen abhängig ist, ist aber aufgrund von Untersuchungen an verschiedenen Tiermodellen zur Arthritis nicht unumstritten.

Die Adjuvansarthritis der Ratte wird durch die Injektion von einer Mischung abgetöteter Mykobakterien und Mineralöl (sog. komplettes FREUND-Adjuvans) induziert. Lange Zeit hat man angenommen, dass die Arthritis durch spezifische Lymphozyten hervorgerufen wird, die Epitope erkennen, die sowohl auf den Mykobakterien als auch in den Gelenken der Tiere exprimiert werden (Kreuzreaktivität). Zwischenzeitlich gelang aber der Nachweis, dass in einigen Stämmen die Arthritis auch durch die Injektion von modifiziertem Adjuvans hervorgerufen werden kann, das keine Strukturen enthält, die von T-Lymphozyten erkannt werden.

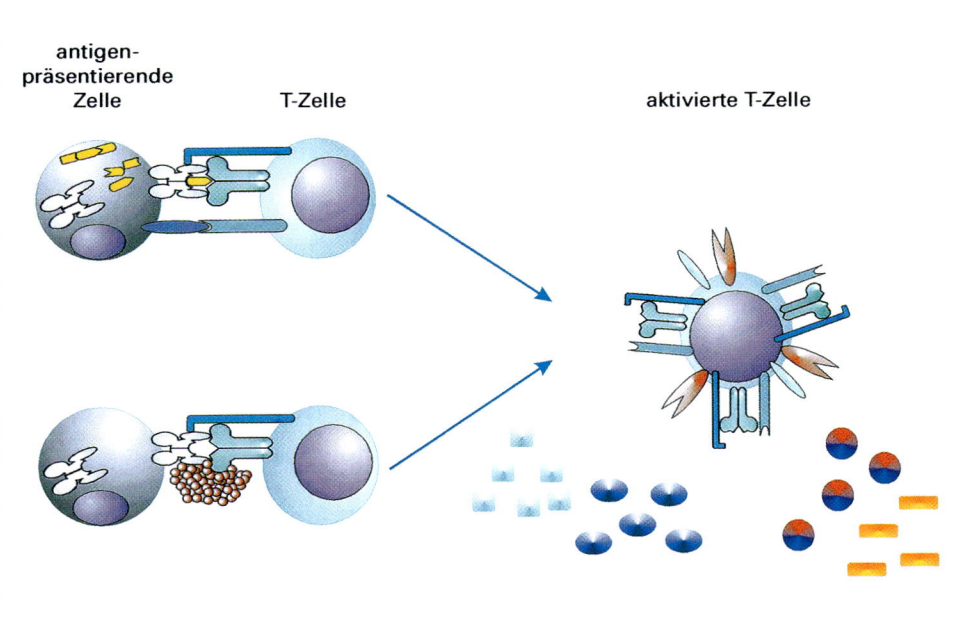

antigen-
präsentierende
Zelle   T-Zelle   aktivierte T-Zelle

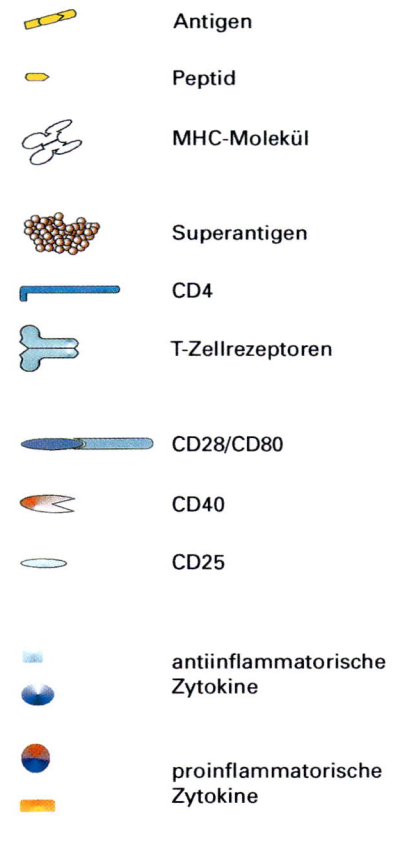

	Antigen
	Peptid
	MHC-Molekül
	Superantigen
	CD4
	T-Zellrezeptoren
	CD28/CD80
	CD40
	CD25
	antiinflammatorische Zytokine
	proinflammatorische Zytokine

Abb. 13
Die Aktivierung von T-Zellen. Eine
antigenpräsentierende Zelle (oben links)
nimmt ein Proteinantigen auf und
prozessiert es in einzelne Peptide.
Die Peptide binden, falls sie das
entsprechende Bindungsmotiv erfüllen,
an »Major-Histocompatibility-Complex«-
(MHC-)Moleküle und werden an die
Zelloberfläche transportiert. Der Komplex
aus MHC-Molekül und Peptid wird vom
T-Zellrezeptor auf T-Zellen erkannt.
Bei angemessener Ko-Stimulation kommt
es zur Aktivierung von T-Zellen; diese
kann alternativ auch durch Superantigene
erfolgen, die, ohne prozessiert zu werden,
eine Brücke zwischen MHC und T-Zellrezeptor bilden. Die aktivierten T-Zellen
exprimieren zusätzliche Rezeptoren und
sezernieren Zytokine

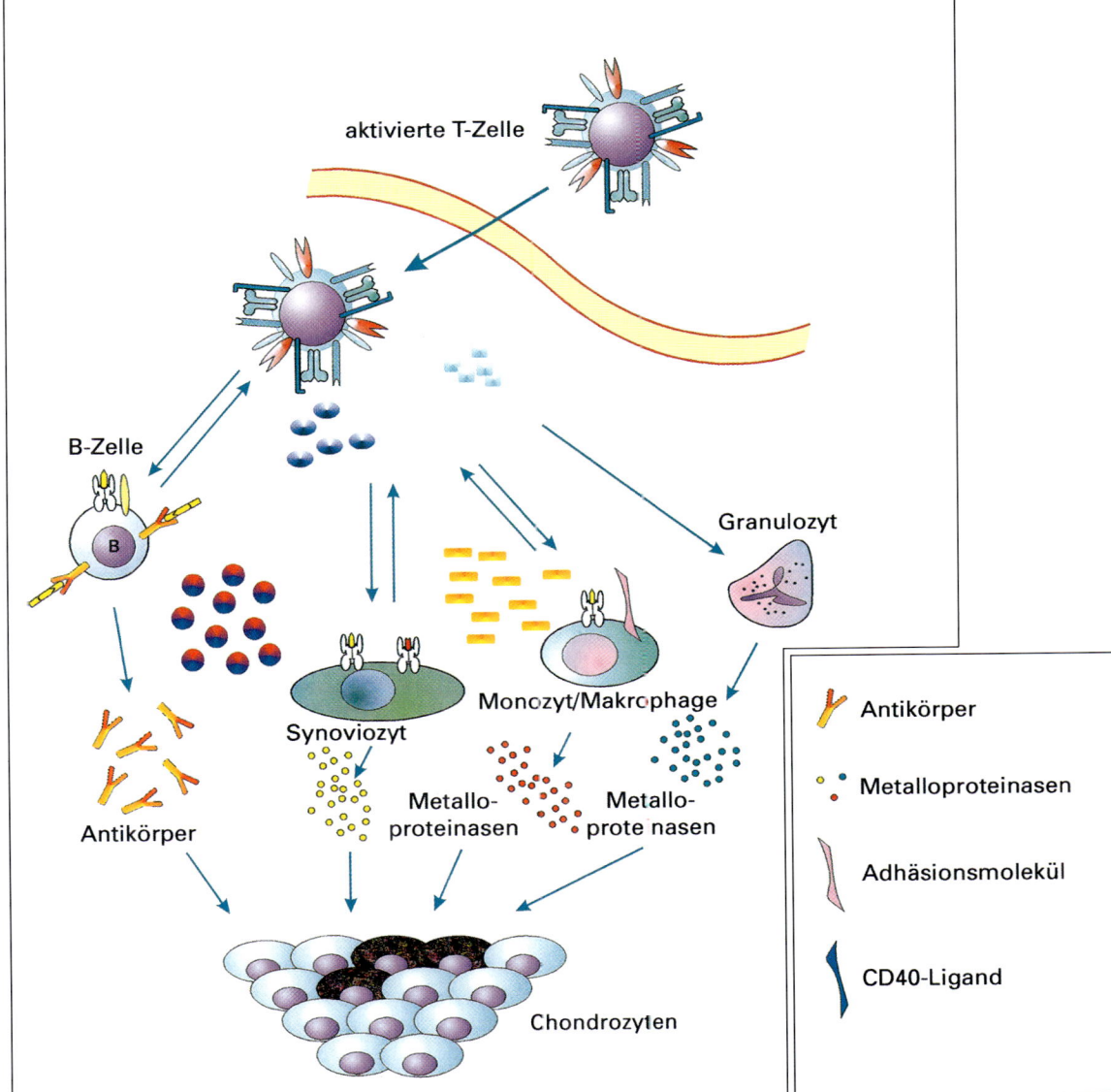

aktivierte T-Zelle

B-Zelle

Granulozyt

Synoviozyt

Monozyt/Makrophage

Antikörper

Metallo-proteinasen

Metallo-prote nasen

Chondrozyten

Antikörper

Metalloproteinasen

Adhäsionsmolekül

CD40-Ligand

Abb. 14

Ein pathogenetisches Konzept von Autoimmunität am Beispiel der Arthritis. Die aktivierten T-Zellen können Gewebegrenzen überschreiten (geschwungene Linie) und z. B. in ein Gelenk gelangen. Die T-Zellen interagieren mit B-Zellen, die antigenspezifische Antikörper produzieren und mit Monozyten, die ihrerseits wieder Zytokine produzieren und die Aktivität der T-Zellen steigern oder bremsen können. Weiterhin können die T-Zellen mit gewebeständigen Zellen wie Synoviozyten reagieren, welche zufällig (molekulare Mimikrie) ein dem ursprünglichen Peptid ähnliches Peptid (Autoantigen) präsentieren (links, gelbes Peptid). Aber auch ohne Erkennen eines Auto-antigens (rechts, rotes Peptid) auf dem Synoviozyt ist ein Fortschreiten der Reaktion denkbar. Aus einer zunächst physiologischen Immunantwort wird dann eine Autoimmunantwort, es kommt zur Produktion von überwiegend proinflammato-rischen Zytokinen und zu einer anhaltenden Aktivierung von immunkompetenten Zellen, eventuell auch durch eine verminderte Auto-regulation. Damit tritt im weiteren Verlauf nach einer zunächst peptidspezifischen Aktivierung eine unspezifische Reaktion ein; bei der rheumatoiden Arthritis werden z. B. durch das entzündliche Milieu Synoviozyten, Makrophagen und Granulozyten zu der Produktion von Metalloproteinasen angeregt. Diese sind wesentlich an der Destruktion von Chondrozyten beteiligt

Da klar ist, dass die Adjuvansarthritis von T-Zellen abhängt und auch durch sensibilisierte T-Zellen übertragen werden kann, ergeben sich 2 Möglichkeiten: Durch das unspezifische Adjuvans werden auch T-Zellen mit einer Spezifität für Antigene aus Gelenkstrukturen stimuliert, ohne dass man die Spezifität dieser T-Zellen bisher nachweisen konnte. Alternativ gibt es keine speziell mit Gelenkstrukturen reagierenden T-Zellen; die Gelenke sind nur das besonders wahrscheinliche Angriffsziel nach einem bestimmten Typ der Aktivierung des Immunsystems (21).

Diese Ansicht wird auch noch durch ein weiteres Arthritismodell der Maus unterstützt: Diese Polyarthritis entsteht spontan in bestimmten T-Zellrezeptor-transgenen NOD-Mäusen und hat große Ähnlichkeiten mit der rheumatoiden Arthritis. Die Entwicklung der Erkrankung wird durch das Erkennen eines ubiquitären Selbstpeptids von T-Zellen getriggert und erfordert im Verlauf die Anwesenheit sowohl von T- als auch von B-Zel-len. B-Zellen sezernieren arthritogene Immunglobuline, die für den weiteren Krankheitsverlauf bestimmend sind und mit denen die Erkrankung auch übertragen werden kann.

Als das Autoantigen, das sowohl von den initiierenden T-Zellen als auch den pathogenen Immunglobulinen erkannt wird, identifizierte man das Enzym Glukose-6-phosphatisomerase. Daraus lässt sich klar ableiten, dass diese Form der Arthritis nicht durch eine gelenkspezifische Antwort der T-Zellen hervorgerufen wird (22–24).

Ko-Stimulation

Die Aktivierung von nativen T-Zellen erfordert 2 Signale: Das eine Signal wird antigenspezifisch vermittelt und beruht auf der Interaktion des T-Zellrezeptors mit dem Peptid-MHC-Komplex, das andere

Tab. 9
Pathogenetische Konzepte der Autoimmunität

Konzept	Mechanismus
Kreuzreaktivität (»molecular mimicry«)	Immunreaktion gegen pathogene Keime und gegen körpereigene Antigene einer Homologie
»altered self«	Durch infektiöses Antigen verändertes Autoantigen
Sequestration aufgehoben	Freilegung von bisher dem Immunsystem nicht zugänglichen Autoantigenen
Somatische Mutation	Entstehung autoreaktiver Lymphozytenklone
Superantigene	Keine antigenspezifische T-Zellaktivierung
Abberante HLA-Klasse-II-Expression	Rekrutierung von bislang nicht immunkompetenten Zellen
Anergie durchbrochen	Zusätzliche Signale aktivieren »anergische« Zellen
Immunregulation gestört	Ausfall des inhibitorischen Einflusses regulativer T-Zellen durch Infektionen oder andere Schädigungen

Signal ist antigenunspezifisch und wird durch die Interaktion von ko-stimulatorischen Molekülen auf der Oberfläche von antigenpräsentierenden Zellen mit ihren Rezeptoren auf der T-Zelle induziert (Abb. 13 und 14). Diese ko-stimulatorischen Signale spielen eine zentrale Rolle bei der Regulation der T-Zellantwort. Dabei ist es sicher vereinfachend, nur von e i n e m 2. Signal auszugehen, da viele verschiedene Paare von Ko-Stimulatoren und ihren Rezeptoren bekannt sind. Ein solches Paar sind z. B. CD40 und sein Ligand CD40L. Die Ausschaltung der Interaktion dieses Ligandenpaares verhindert im Tiermodell die Entstehung der experimentellen autoimmunen Enzephalomyelitis.

Besonders hervorzuheben ist aber die B7-1/B7-2-CD28/CTLA-4 (»cytotoxic T lymphocyte antigen«)-Interaktion (25) (Abb. 13). B7-1 (CD80) und B7-2 (CD86) auf den antigenpräsentierenden Zellen liefern ko-stimulatorische Signale an T-Zellen, wenn sie über deren CD28-Rezeptor vermittelt werden. Sie liefern aber inhibitorische Signale, wenn sie an den dem CD28-Rezeptor ähnlichen CTLA-4-Rezeptor (CD152) binden, der eine höhere Affinität für die B7-Moleküle besitzt und nur auf aktivierten T-Zellen exprimiert wird.

Am Modell der experimentellen autoimmunen Enzephalomyelitis wurde gezeigt, dass eine Beeinflussung der B7-1/B7-2-CD28/CTLA-4-Interaktion die Erkrankung der Tiere verhindern kann. Das Hybridmolekül CTLA-4-Ig, ein lösliches chimäres Protein, das aus der extrazellulären Domäne von CD152 und einem Fragment des Fc-Teils von humanem IgG1 besteht, bindet sowohl an B7-1 als auch an B7-2. Es verhindert damit ihre Interaktion mit CD28 und CTLA-4 und beeinflusst die durch Immunisierung hervorgerufene experimentelle autoimmune Enzephalomyelitis. Es sind sowohl Blockaden als auch Exazerbationen beschrieben, was die Bedeutung des richtigen Zeitpunktes der Administration von CTLA-4-Ig betont (26). Zudem sind Tiere, die weder B7-1 noch B7-2 oder CD28 (»knock-out«-Mäuse) haben, gegen die Induktion von experimenteller autoimmuner Enzephalomyelitis ausgesprochen resistent (27).

Autoantikörper mit pathogenetischer Bedeutung

TSH-Rezeptor-AK
Anti-DNS-AK
Anti-Ro-(SS-A)-AK
Protease-3-AK (ANCA)
Acetylcholinrezeptor-AK
Blutgruppenantigen-AK
Thrombozytenantigen-AK
Granulozytenantigen-AK
Cardiolipin/β2-Glykoprotein-AK
Typ-IV-Kollagen-AK

Autoantikörper ohne gesicherte pathogenetische Bedeutung bei bestimmten Autoimmunerkrankungen

Erkrankung	Antikörper
Juvenile idiopathische Arthritis	Rheumafaktoren, ANA, Histon-AK
Systemischer Lupus erythematodes	ANA, SM-AK
Sklerodermie	ANA, scl-70-AK
Dermatomyositis	pm-scl, ku-AK, Jo-1-AK
MCTD	U1-SnRNP-AK
SJÖGREN-Syndrom	La (SS-B)-AK
Chronische Hepatitis	ANA, AMA, LKM, SMA
HASHIMOTO-Thyreoiditis	Thyreoglobulin, mikrosomale AK

Tab. 10
Übersicht über Autoantikörper und ihre pathogenetische Bedeutung. Bei einigen Autoimmunerkrankungen ist die pathogenetische Bedeutung von Autoantikörpern gesichert (oberer Teil der Tabelle), bei anderen jedoch unklar oder umstritten (unterer Teil der Tabelle)

AK = Antikörper; AMA = antimitochondriale Antikörper; ANA = antinukleäre Antikörper; ANCA = antineutrophile zytoplasmatische Antikörper; LKM = Leber- und Nierenmikrosomen; MCTD = Mischform der Bindegewebskrankheit (Mixed-Connective-Tissue-Disease); RNP = Ribonukleoprotein; SMA = »smooth muscle antigen«

Auch die Entstehung des Diabetes in NOD-Mäusen wird durch die B7-1/B7-2-CD28/CTLA-4-Interaktion beeinflusst. Werden weibliche Mäuse zum Zeitpunkt der Insulitis vor Auftreten des Diabetes mit CTLA-4-Ig oder einem Antikörper gegen B7-2 behandelt, wird die Entstehung eines Diabetes verhindert; erfolgt die Behandlung später, bleibt sie ohne Effekt. Die Blockade von ko-stimulatorischen Signalen wirkt also präventiv in der Phase der Entzündung, die Immunantwort wird abgeschwächt oder blockiert. Die Behandlung mit einem anti-B7-1-Antikörper beschleunigte dagegen die Entstehung der Erkrankung und konnte sogar einen Diabetes bei sonst krankheitsresistenten männlichen Mäusen induzieren (28).

Beim Menschen wird ein Zusammenhang zwischen dem bekannten CTLA-4-Polymorphismus und der Suszeptibilität, an Diabetes mellitus zu erkranken, diskutiert. Ein klinischer Einsatz von CTLA-4-Ig erfolgt bereits bei der durch T-Zellen vermittelten Psoriasis und bei der Behandlung der »Graft-versus-Host«-Erkrankung nach allogener Knochenmarktransplantatation. Bei Patienten mit Psoriasis zeigte die Therapie mit CTLA-4-Ig bei der Hälfte der Patienten eine beeindruckende und anhaltende Verbesserung (29). Untersuchungen bei anderen T-Zellvermittelten Autoimmunerkrankungen stehen noch aus.

Regulation der Immunantwort

Die diffizile Steuerung der Aktivierung von Lymphozyten während einer Immunantwort soll verhindern, dass eine zunächst sinnvolle physiologische Reaktion zu einer pathologischen Autoimmunantwort führt. Dabei spielen auch Rezeptor-Liganden-Interaktionen zwischen antigenpräsentierenden Zellen und Lymphozyten eine Rolle, die den durch Aktivierung induzierten Zelltod von Lymphozyten beeinflussen.

Viele der durch Antigene aktivierten Lymphozyten werden physiologisch durch den »stillen« Zelltod (Apoptose) deletiert. Aktivierte T-Zellen exprimieren z. B. auf der Zelloberfläche einen Rezeptor (fas, CD95), über den durch einen Liganden (CD95L, fasL) Apoptose ausgelöst werden kann. Defekte in dieser Signaltransduktion führen zu einer verminderten Elimination von selbstreaktiven T-Zellen, zu einer anhaltenden Aktivierung und Proliferation, und – zumindest im Tiermodell – zu einer Autoimmunerkrankung.

Auch beim Menschen führt die angeborene Störung im fas/fas-Ligandensystem zur Lymphoproliferation und zu Autoimmunerscheinungen. Die durch Aktivierung induzierte Apoptose von autoreaktiven T-Zellen im Zielorgan gilt daher als ein wichtiger Mechanismus der Toleranz und der Verhinderung von Autoimmunerkrankungen (30, 31).

Die Effektormechanismen des adaptiven Immunsystems, die den Wirtsorganismus vor Pathogenen schützen sollen, werden durch spezifische Antigene initiiert, sind aber meist selbst in ihrem Effekt antigenunspezifisch. Dieser Mangel an Effektorspezifität kann fatale Auswirkungen haben – Autoimmunerkrankungen sind nur ein Beispiel davon. Eine antigenspezifische Immunregulation wird durch eine Untergruppe von T-Zellen ausgeübt – mit dem Ziel, inadäquate Immunantworten gegen fremde und körpereigene Antigene zu verhindern (32).

Diese Untergruppe von regulatorischen Zellen wurde auch deswegen vermutet, weil Nagetiere, die entweder von Geburt oder durch Eingriffe lymphopenisch sind, organspezifische Autoimmunerkrankungen entwickeln. Dies widerspricht der Interpretation, dass Toleranz gegen Selbstantigen nur von klonaler Deletion und Anergie bestimmt wird. Zusätzlich gibt es in Mäusen eine T-Zellpopulation (TZR$\alpha\beta^+$ CD4$^-$ CD8$^-$ NK1$^+$), die nach Transfer in NOD-Mäuse die Entstehung eines Diabetes verhindert (33). Diese Zellen sind eine wichtige Quelle des Zytokins Interleukin-4 (IL-4), und tatsächlich konnte man den protektiven Effekt dieser Zellen durch eine kombinierte Gabe von anti-IL-4 und anti-IL-10 aufheben. Dieses Ergebnis wurde durch die Beobachtung verstärkt, dass bei den meisten Menschen mit Diabetes die entsprechende T-Zellsubpopulation weniger IL-4 produzierte (34).

Es gibt Hinweise, dass diese regulatorischen T-Zellen das Antigen direkt erkennen, für das sie Toleranz vermitteln. Es wurde aber auch gezeigt, dass z. B. regulatorische T-Zellen, welche die experimentelle autoimmune Enzephalomyelitis verhindern können, ein Peptid aus dem variablen Anteil des T-Zellrezeptors von die Enzephalitis auslösenden T-Zellen erkennen. Es ist noch unklar, wie diese regulatorischen T-Zellen entstehen; es scheint aber wahrscheinlich, dass die Differenzierung dieser Zellen durch die Aktivierung von autoreaktiven T-Zellen ausgelöst und unterhalten wird.

In diesem Zusammenhang ist von Interesse, dass die sog. Th2-Zytokine, die vor Autoimmunität schützen können, ein Milieu schaffen, in dem sich regulatorische T-Zellen bevorzugt entwickeln. Wie diese Zellen ihre protektive Funktion ausüben,

ist ungeklärt, vor allem auch noch, wie diese protektiven Mechanismen die Entwicklung einer sinnvollen Immunantwort gegen ein fremdes Pathogen zulassen (32).

Zytokine

Ein autoreaktives B- und T-Zellrepertoir ist wahrscheinlich Bestandteil eines jeden gesunden Immunsystems. Autoreaktive Zellen können z. B. durch Infektionen aktiviert werden. Zytokine sind dabei von wesentlicher Bedeutung, da sie, vereinfacht betrachtet, die notwendigen Signale liefern, reaktive Zellen an- oder auszuschalten. Zytokine werden von verschiedenen Zellen des Immunsystems gebildet und sezerniert. Sie stellen Botensubstanzen dar, die an Zielzellen an ihre Rezeptoren binden und damit eine Signalübertragung auslösen.

Tab. 11
Übersicht über pro- und antiinflammatorische Zytokine. Einige Zytokine verstärken eine Immunantwort (proinflammatorisch), andere regulieren die Immunantwort herab (antiinflammatorisch). Dabei ist eine proinflammatorische Aktivität bei einer regulären Immunantwort sinnvoll, kann aber bei einer Autoimmunantwort negative Folgen haben

Proinflammatorische Zytokine	Antiinflammatorische Zytokine
Interleukin-1	Interleukin-1-Rezeptorantagonist
Interleukin-10 (bei systemischem Lupus erythematodes)	Interleukin-4
	Interleukin-6
Interleukin-12 (bei rheumatoider Arthritis)	Interleukin-10 (bei rheumatoider Arthritis)
Tumornekrosefaktor-α	Interleukin-12 (bei systemischem Lupus erythematodes)
Interferon-γ	Interleukin-18 (bei rheumatoider Arthritis)

Zunächst wurden in Mäusen 2 verschiedene CD4+-T-Helferzellsubpopulationen beschrieben, die nach dem von ihnen sezernierten Zytokinmuster unterschieden werden. Dabei produzieren Th1-Zellen Interleukin-2 (IL-2), Interferon-γ (IFN-γ), Lymphotoxin-α und den Tumornekrosefaktor-α (TNF-α), die proinflammatorisch wirken. Zellen vom Th2-Typ hingegen sezernieren antiinflammatorische Zytokine wie IL-4, IL-5, IL-6 und IL-10, aber auch TNF-α (Abb. 13 und 14, Tab. 11).

Im menschlichen Organismus konnte diese Differenzierung nicht so klar getroffen werden, aber die Menge an produziertem IFN-γ oder IL-4 variiert zwischen unterschiedlichen Klonen beträchtlich und lässt so ebenfalls eine grobe Einteilung in Th1- oder Th2-ähnlich zu.

Die Entzündung ist ein wesentlicher Aspekt von Autoimmunerkrankungen, und es kann deshalb generell angenommen werden, dass eine Verschiebung des Zytokinprofils von autoreaktiven T-Zellen in Th1-Richtung eine Rolle bei Auslösung und Progression von Autoimmunität spielt. IL-12 ist ein wichtiges Zytokin für die Induktion von Th1-Zellen, dementsprechend führt die Gabe von IL-12 zu einer Verstärkung und die Blockade dieses Zytokins zu einer Abschwächung von Symptomen in experimentellen Autoimmunerkrankungen (35).

Passend dazu wurde auch gezeigt, dass die zum Th2-Typ gehörenden Zytokine T-Zell-vermittelte Autoimmunität verhindern können. So konnten z. B. IL-4 und »Transforming-Growth-Factor-β« (TGF-β) die Entstehung von Diabetes in NOD-Mäusen verhindern (36, 37). TGF-β wird von regulatorischen T-Zellen sezerniert, die auch als Th3-Zellen bezeichnet werden und besonders bei der oral induzierten Toleranz eine Rolle spielen.

Insgesamt unterstützen damit viele Ergebnisse das Th1/Th2-Paradigma, nach dem Th1-induzierende Zytokine direkt durch T-Zellen vermittelte Autoimmunität verstärken, während Zytokine, welche die Th2-Differenzierung begünstigen oder Th1-Antworten unterdrücken, mit Schutz vor Autoimmunität korrelieren.

Natürlich gibt es auch Gegenbeispiele. Besonders für das zunächst proinflammatorische Zytokin TNF-α wurde gezeigt, dass eine lang dauernde Exposition auch antiinflammatorische Wirkungen und »Schutz« vor Autoimmunität bewirken kann. Dies gilt auch für IL-12 und IFN-γ, die beide unter gewissen Umständen eine protektive Wirkung haben können (38, 39). Allerdings zeigen die bisherigen guten klinischen Erfolge bei der Behandlung der rheumatoiden Arthritis und der juvenilen idiopathischen Arthritis mit einem löslichen TNF-Rezeptor-Immunglobulin-Hybrid die Übertragbarkeit des Zytokinkonzeptes in die Klinik (40).

Makrophagen und Effektormechanismen

Es ist denkbar, dass die Auslösung von Autoimmunität über eine spezifische Immunantwort vermittelt wird. Sicher ist aber, dass die Endstrecke der entzündlichen Reaktion über antigenunabhängige und unspezifische Mechanismen vermittelt wird (Abb. 14). Bei der Entzündung sind Makrophagen eine der wichtigsten Zellpopulationen.

Makrophagen produzieren eine Vielzahl von biologisch aktiven Substanzen, u. a. Lysozym, Kollagenasen, Sauerstoffradikale, Prostaglandine und Leukotriene. Zusätzlich sezernieren sie sowohl pro- als auch antiinflammatorische Zytokine. Makrophagen sind zur Phagozytose fähig und können antikörperabhängige Zytotoxizität vermitteln. Sie sind neben den Granulozyten die wesentlichen Mediatoren in der Endstrecke der Entzündung und zudem auch für die Gewebedestruktion verantwortlich.

Besonders wichtig ist aber ihre Funktion als antigenpräsentierende Zellen und ihre Interaktion mit T-Zellen. Makrophagen prozessieren das phagozytierte antigene

Material und präsentieren die Fragmente in der Spalte ihrer MHC-Klasse-II-Moleküle den T-Zellen. Dabei gibt es auch bei Makrophagen unterschiedliche Subtypen, die die Aktivierung von T-Zellen positiv oder negativ beeinflussen und damit den Prozess der Autoimmunität aufrechterhalten können (41).

Fazit

Das Wissen auf dem Gebiet der Autoimmunität hat in den letzten Jahren große Fortschritte gemacht, wenn es auch bisher nur die immense Komplexität von autoimmunen Reaktionen und ihrer Abgrenzung von normalen Immunantworten gezeigt hat. Sicher scheint, dass unter dem Begriff »Autoimmunität« Krankheiten mit unterschiedlichsten Ursachen zusammengefasst werden – wahrscheinlich ist, dass selbst eine definierte Autoimmunerkrankung unterschiedliche Auslöser haben kann, die nur in der gleichen pathogenetischen Endstrecke münden. Ähnlich wie bei der Karzinogenese muss auch bei Autoimmunerkrankungen von einem multifaktoriellen Geschehen ausgegangen werden – die Suche nach dem einzigen krankheitsauslösenden Faktor wird wahrscheinlich ohne Erfolg bleiben.

Literatur

1. Grumet, et al. Histocompatibility (HLA) antigens associated with systemic lupus erythematosus. A possible genetic predisposition to disease. N Engl J Med 1971; 285: 193–196.
2. Falk K, et al. Allele-specific motifs revealed by sequencing of self-peptides eluted from MHC molecules. Nature 1991; 351: 290–296.
3. Schmidt D, et al. A mechanism for the major histocompatibility linked resistance to autoimmunity. J Exp Med 1997; 186: 1059–1075.
4. Luhder J, et al. Major histocompatibility complex class II molecules can protect from diabetes by positively selecting T-cells with additional specificities. J Exp Med 1998; 187: 379–387.
5. Ettinger RA, et al. WW: Exceptional stability of the HLA-DQA1*0102/DQB1*0602 alpha beta protein dimer, the class II MHC molecule associated with protection from insulin-dependent diabetes mellitus. J Immunol 1998; 161: 6439–6445.

6. Prakken AB, et al. Autoreactivity to human heat-shock protein 60 predicts disease remission in oligoarticular juvenile rheumatoid arthritis. Arthritis Rheum 1996; 39: 1826–1832.
7. Auger I, et al. HLA-DR4 and HLA-DR10 motifs that carry susceptibility to rheumatoid arthritis bind 70-kD heat shock proteins. Nat Med 1996; 2: 306–310.
8. Nussbaum AK, et al. Cleavage motifs of the yeast 20S proteasome beta subunits deduced from digests of enolase 1. Proc Natl Acad Sci USA 1998; 95: 12504–12509.
9. Becker KG, et al. Clustering of non-major histocompatibility complex susceptibility candidate loci in human autoimmune diseases. Proc Natl Acad Sci USA 1998; 95: 9979–9984.
10. Tonegawa S. Somatic generation of antibody diversity. Nature 1983; 302: 575–581.
11. von Boehmer H. Positive selection of lymphocytes. Cell 1994; 76: 219–228.
12. Vafiadis P, et al. Insulin expression in human thymus is modulated by INS VNTR alleles at the IDDM2 locus. Nat Genet 1997; 15: 289–292.
13. Pugliese A, et al. The insulin gene is transcribed in the human thymus and transcription levels correlated with allelic variation at the INS VNTR-IDDM2 susceptibility locus for type 1 diabetes. Nat Genet 1997; 15: 293–297.
14. Flavell RA, Hafler DA. Autoimmunity. What is the turning point? Curr Opin Immunol 1999; 11: 635–637.
15. Wucherpfennig KW, Strominger JL. Molecular mimicry in T cell-mediated autoimmunity: viral peptides activate human T cell clones specific for myelin basic protein. Cell 1995; 80: 695–705.
16. Torres BA, Johnson HM. Modulation of disease by superantigens. Curr Opin Immunol 1998; 10: 465–701.
17. Green E, Eynon E, Flavell R. Local expression of TNFα in neonatal NOD mice promotes diabetes by enhancing presentation of islet antigens. Immunity 1998; 9: 733–743.
18. Wong FS, et al. Identification of a MHC class I restricted autoantigen in type 1 diabetes by screening an organ-specific cDNA library. Nat Med 1999; 5: 1026–1031.
19. Daniel G, et al. Epitope specificity, cytokine production profile and diabetogenic activity of insulin-specific T cell clones from NOD mice. Eur J Immunol 1995; 25: 1056–1062.
20. Schloot NC, et al. Cloned T cells from a recent onset IDDM patient reactive with insulin B-chain. J Autoimmun 1998; 11: 169–175.
21. Klareskog L, McDevitt H. Rheumatoid arthritis and its animal models: the role of TNF-α and the possible

absence of specific immune reactions. Curr Opin Immunol 1999; 11: 657–662.

22. Kouskoff V, et al. Organ-specific disease provoked by systemic autoimmunity. Cell 1996; 87: 811–822.

23. Korganow AS, et al. From systemic T cell self-reactivity to organ-specific autoimmune disease via immunoglobulins. Immunity 1999; 10: 451–461.

24. Matsumoto I, et al. Arthritis provoked by linked T and B cell recognition of a glycolytic enzyme. Science 1999; 286: 1732–1735.

25. Thompson CB, Allison JP. The emerging role of CTLA-4 as an immune attenuator. Immunity 1997; 7: 445–450.

26. Racke MK, et al. Distinct roles for B7-1 (CD80) and B/-2 (CD86) in the initiation of experimental allergic encephalomyelitis. J Clin Invest 1995; 96: 2195–2203.

27. Chang TT, et al. Studies in B7-deficient mice reveal a critical role for B7 costimulation in both initiation and effector phases of EAE. J Exp Med 1999; 190: 733–740.

28. Lenschow DJ, et al. Differential effects of anti-B7-1 and anti-B7-2 monoclonal antibody treatment on the development of diabetes in the nonobese diabetic mouse. J Exp Med 1995; 181: 1145–1155.

29. Abrams JRR, et al. CTLA4Ig-mediated blockade of T-cell costimulation in patients with psoriasis vulgaris. J Clin Invest 1999; 103: 1243–1252.

30. Huenig T, Schimpl A. Systemic autoimmune disease as a consequence of defective lymphocyte death. Curr Opin Immunol 1997; 9: 826 – 830.

31. Nagata S. Human autoimmune lymphoproliferative syndrome, a defect in the apoptosis-inducing Fas receptor: a lesson from the mouse model. J Hum Genet 1998; 43: 2–8.

32. Mason D, Powrie F. Control of immune pathology by regulatory T cells. Curr Opin Immunol 1998; 10: 649–655.

33. Hammond KJL, et al. Alpha/beta-T cell receptor (TCR)+CD4-CD8- (NKT) thymocytes prevent insulin-dependent diabetes mellitus in nonobese diabetic (NOD9/Lt mice by the influence of interleukin (IL)-4 and/or IL-10. J Exp Med 1998; 187: 1047–1056.

34. Wilson SB, et al. Extreme Th1 bias of invariant Valpha24JalphaQ T cells in type 1 diabetes. Nature 1998; 391: 177–181.

35. Falcone M, Sarvetnick N. Cytokines that regulate autoimmune responses. Curr Opin Immunol 1999; 11: 670–676.

36. Mueller R, Krahl T, Sarvetnick N. Pancreatic expression of interleukin-4 abrogates insulitis and autoimmune diabetes in non-obese diabetic (NOD) mice. J Exp Med 1996; 184: 1093–1099.

37. King C, et al. TGF-beta1 alters APC preference, polarizing islet antigen responses toward a Th2 phenotype. Immunity 1998; 8: 601–613.

38. Cope AP. Regulation of autoimmunity by pro-inflammatory cytokines. Curr Opin Immunol 1998; 10: 669–676.

39. Tarrant TK, et al. Interleukin 12 protects from a helper type 1-mediated autoimmune disease, experimental uveitis, through a mechanism involving interferon gamma, nitric oxide, and apoptosis. J Exp Med 1999; 189: 219–230.

40. Moreland LW, et al. Treatment of rheumatoid arthritis with a recombinant human tumor necrosis factor receptor (p75)-Fc fusion protein. N Engl J Med 1997; 337: 141–147.

41. Kuemmerle-Deschner JB, et al. Pediatric rheumatology: autoimmune mechanisms and therapeutic strategies. Immunol Today 1998; 19: 250–253.

Autoantikörper, Rheumafaktoren

E. Genth, Aachen
H. Michels, Garmisch-Partenkirchen

Entzündlich-rheumatische Erkrankungen im Kindes- und Jugendalter wie auch bei Erwachsenen sind Systemkrankheiten mit Multiorganbefall und bevorzugter Beteiligung des Bewegungssystems. Ein Teil dieser Krankheiten sind systemische Autoimmunkrankheiten, die mit der Bildung charakteristischer Autoantikörper einhergehen. Entzündlich-rheumatische Erkrankungen im Kindes- und Jugendalter sind teils eigenständige Krankheiten dieser Altersgruppe (1), wie die juvenile idiopathische Arthritis mit systemischem Beginn (Still-Syndrom), teils Krankheiten, deren Beginn meist im Erwachsenenalter liegt, wie z. B. die rheumatoide Arthritis oder die Kollagenosen, welche im Kindes- und Jugendalter beginnen können.

Autoantikörper sind das auffälligste Merkmal des Autoimmunprozesses, der den jeweiligen Erkrankungen zugrunde liegt. Sie sind in der Regel zu Beginn der Krankheit (wahrscheinlich präklinisch) und persistierend im Krankheitsverlauf nachweisbar. Teilweise bestehen Zusammenhänge zwischen der Titerhöhe und der klinischen Aktivität verschiedener Krankheiten. Patientengruppen, die aufgrund des Nachweses definierter Autoantikörper zusammengestellt wurden, präsentieren ein symptomatologisch und teilweise auch prognostisch einheitliches Krankheitsbild unterschiedlicher Ausprägung (2, 3). Innerhalb klinisch-phänomenologisch definierter Krankheiten charakterisieren definierte Autoantikörper Untergruppen (Subsets) von Patienten mit bestimmten Symptomen.

Als Overlap-Syndrome werden Krankheitsbilder bezeichnet, die Merkmale verschiedener systemischer entzündlich-rheumatischer Erkrankungen (systemischer Lupus erythematodes, systemische Sklerose, idiopathische Myositis) aufweisen und durch den Nachweis bestimmter Autoantikörper definiert sind.

Die Autoantikörper richten sich vorwiegend gegen komplexe Antigene (Polynukleotidproteinkomplexe, Enzyme u. a.) im Zellkern (antinukleäre Antikörper) und Zytoplasma (antizytoplasmatische Antikörper), des Weiteren gegen Phospholipidproteinkomplexe (Phospholipidantikörper), IgG (Rheumafaktoren) und andere Strukturen. Sie sind polyklonalen Ursprungs, durchlaufen, soweit untersucht, eine T-zellabhängige Affinitätsreifung und gehören vor allem zur IgG-, seltener zur IgA- und IgM-Klasse. Besonders die für die Sklerodermie und Myositis typischen Autoantikörper zeigen enge Assoziationen mit HLA-Klasse-II-Merkmalen, ein deutlicher Hinweis, dass spezifische immungenetische Faktoren an der jeweiligen Autoantikörperbildung beteiligt sind.

Zahlreiche Beobachtungen und Untersuchungen weisen darauf hin, dass Autoantikörper bei systemischen entzündlich-rheumatischen Erkrankungen zumindest teilweise eine pathogenetische Bedeutung haben.

Die Diagnostik systemisch entzündlich-rheumatischer Erkrankungen orientiert sich an Leitsymptomen und krankheitstypischen Befundkonstellationen. Definierte Autoantikörper ermöglichen aufgrund ihrer hohen Spezifität die diagnostische Zuordnung klinischer Befunde zu verschiedenen entzündlich-rheumatischen Krankheiten auch dann, wenn klinisch nicht oder noch nicht das Vollbild der Erkrankung vorliegt.

Die Untersuchung auf einzelne definierte Autoantikörper ist im Allgemeinen nicht zur Ausschlussdiagnostik geeignet. Da jedoch z. B. beim systemischen Lupus erythematodes und bei den systemischen Sklerosen bei über 95% der Patienten einer der verschiedenen krankheitstypischen antinukleären Antikörper vorkommt, eignet sich ein Gruppentest auf antinukleäre Antikörper z. B. mit der indirekten Immunfluoreszenztechnik auf HEp-2-Zellen für die Ausschlussdiagnostik dieser Krankheiten.

Der diagnostische Ausschluss mit Hilfe der Untersuchung auf Antikörper ist auch dort möglich, wo das jeweilige Krankheitsbild – wie z. B. die rheumafaktorpositive rheumatoide Arthritis mit Beginn im Kindes- und Jugendalter oder das Phospholipidantikörpersyndrom – durch den Nachweis dieser Antikörper definiert ist.

Autoantikörper bei juveniler idiopathischer Arthritis

Bei den verschiedenen Formen der juvenilen idiopathischen Arthritis finden sich Autoantikörper nur bei der rheumafaktorpositiven chronischen Polyarthritis mit Beginn im Kindes- und Jugendalter und bei der Oligarthritis mit frühem Beginn.

Der Nachweis von R h e u m a f a k t o r e n gehört definitionsgemäß zum Krankheitsbild der rheumafaktorpositiven chronischen Polyarthritis mit Beginn im Kindes- und Jugendalter. Rheumafaktoren sind Autoantikörper gegen den Fc-Teil von IgG. Sie gehören überwiegend zur Immunglobulinklasse IgM; gleichzeitig können oft Rheumafaktoren des Isotyps IgG oder IgA nachgewiesen werden.

Zum Nachweis wird Human-IgG (z. B. in Latextests, bei nephelometrischen und turbidimetrischen Tests) oder Kaninchen-IgG (z. B. beim WAALER-ROSE-Test und der passiven Hämagglutinationstechnik) eingesetzt. Internationale Standards (WHO) für die quantitative Bestimmung sind verfügbar. Neben quantitativen und semiquantitativen Agglutinationstests (Latexpartikel, Schaferythrozyten) werden zunehmend quantitative Tests (Nephelometrie, Turbidimetrie, ELISA) verwendet.

Die diagnostische Spezifität des Rheumafaktornachweises nimmt mit dem Antikörpertiter zu. Die bei den heutigen empfindlichen Nachweismethoden häufiger zu beobachtenden niedrigtitrig positiven Resultate haben eine deutlich geringere diagnostische Spezifität. Der bei korrekter Durchführung sehr aufwendige Nachweis von IgG- und IgA-Rheumafaktoren hat in diagnostischer Hinsicht keine Vorteile. Hohe Titer von Rheumafaktoren sind assoziiert mit rascher Progredienz destruierender Gelenkveränderungen und häufigeren extralokomotorischen Manifestationen (Rheumaknoten, Vaskulitis). Ein enger Zusammenhang der Rheumafaktortiter mit der Krankheitsaktivität besteht nicht.

Unter der Basistherapie mit parenteralen Goldsalzen und D-Penicillamin, geringer auch bei anderen Basistherapeutika, können die Rheumafaktortiter abfallen. Die Häufigkeit des Nachweises von Rheumafaktor im Serum entspricht weitgehend der des Nachweises in der Synovialflüssigkeit, sodass im Allgemeinen die Untersuchung der Synovialflüssigkeit auf Rheumafaktoren keine neuen Gesichtspunkte ergibt.

Bei der früh beginnenden juvenilen Oligarthritis können fluoreszenzserologisch mit HEp-2-Zellen bei 50–80% der Patienten a n t i n u k l e ä r e A n t i k ö r p e r nachgewiesen werden. Weitergehende Untersuchungen zur Spezifität dieser Autoantikörper ergaben ein uneinheitliches Bild. Häufig fanden sich bei dieser Krankheitsgruppe Antikörper gegen die chromosomalen Non-Histon-HMG-Proteine 1, 2 und 17 (25–47%) (4, 5), des Weiteren gegen

Histone (6) und seltener gegen andere definierte nukleäre Antigene (7).

Während die Antikörper gegen HMG-Proteine (HMG = high mobility group) typisch für die Oligarthritis mit frühem Beginn sind, erwiesen sich andere Spezifitäten antinukleärer Antikörper als unspezifisch. Die Antikörper gegen HMG-Proteine werden in Speziallabors mit Immunoblottechniken nachgewiesen, für die Diagnostik der juvenilen idiopathischen Arthritis haben sie keine Bedeutung.

Bei keiner der anderen Gruppen der juvenilen idiopathischen Arthritis finden sich krankheitstypische Autoantikörper.

Autoantikörper bei systemischem Lupus erythematodes und verwandten Krankheiten

Der systemische Lupus erythematodes ist eine Multisystemerkrankung mit Beteiligung des Bewegungssystems, der Haut, des Nervensystems und verschiedener innerer Organe. Die Symptome sind vielgestaltig und geprägt von verschiedenen klinischen Varianten (Subsets) und Mischformen (Overlaps). Diese Untergruppen sind häufig mit verschiedenen Autoantikörpern assoziiert.

Der Nachweis dieser verschiedenen Autoantikörper ist wesentlich in der Diagnostik und Verlaufsbeurteilung des systemischen Lupus erythematodes. Bei fast allen Patienten mit aktiver Erkrankung finden sich Autoantikörper im Serum, fast immer sind antinukleäre Antikörper fluoreszenzserologisch an HEp-2-Zellen oder an anderen Methoden nachweisbar; häufig finden sich mehrere lupustypische Autoantikörper in einem Patientenserum. Eine Übersicht über das Vorkommen von Autoantikörpern beim systemischem Lupus erythematodes gibt Tab. 12.

Die mit dem systemischen Lupus erythematodes assoziierten Autoantikörper reagieren mit komplexen Partikeln wie Nukleosomen, nukleären oder zytoplasmatischen Ribonukleoproteinpartikeln, Ribosomen oder Phospholipidproteinkomplexen. Gegen verschiedene Komponenten der einzelnen Antigenpartikel werden in unterschiedlicher Häufigkeit Autoantikörper gebildet. Die Nachweishäufigkeit der einzelnen Autoantikörper bei Kindern und Erwachsenen mit systemischem Lupus erythematodes unterscheidet sich nicht, ausgenommen der Nachweis von SS-A- und SS-B-Antikörpern, die vorwiegend bei Patienten mit einem spätem Beginn des systemischen Lupus erythematodes zu finden sind (8).

Serologische Kriterien sind Bestandteil der 11 Klassifikationskriterien des American College of Rheumatology. Zum einen ist es der Nachweis von antinukleären Antikörpern, zum anderen der Nachweis von für systemischen Lupus erythematodes typischen Autoantikörpern gegen native DNS, DNS-Histonkomplexe (positives LE-Zellphänomen), Sm-Antigen oder Phospholipide (biologisch falsch-positive Syphilisreaktion). Die Mehrzahl der verschiedenen lupustypischen Autoantikörper ist mit bestimmten klinischen Manifestationen oder klinischen Untergruppen assoziiert.

Am häufigsten finden sich beim systemischen Lupus erythematodes A n t i k ö r p e r   g e g e n   N u k l e o s o m e n, die mit Komplexen aus DNS und Histon reagieren. Für den systemischen Lupus erythematodes besonders spezifisch, vor allem, wenn es sich um hochtitrige IgG-Antikörper hoher Affinität handelt, sind A n t i k ö r p e r   g e g e n   n a t i v e   d o p p e l s t r a n g i g e   D N S. Begleitend finden sich häufig Antikörper gegen Einzelstrang-DNS, die jedoch weniger lupusspezifisch sind.

Ähnlich häufig wie die Doppelstrang-DNS-Antikörper können Antikörper gegen das L i n k e r - H i s t o n   H 1, seltener gegen die C o r e - H i s t o n e   H2a, H2b, H3 und H4 gefunden werden. Beim arzneimittelinduzierten Lupussyndrom (siehe auch »Systemischer Lupus erythemato-

Komplexe Zielstruktur	Autoantigene	Häufigkeit bei SLE (%)
Nukleosom	Doppelstrang-DNS Einzelstrang-DNS Histon (H1, H2A, H2B, H3, H4)	70–85 70–95 63–85
scRNP	SS-A (60 kD, 52 kD) SS-B (48 kD)	25–57 5–15
snRNP	U1-RNP (68 kD, A, C) U1-RNP (A', B'')	15–25 2–5
Phospolipidprotein-komplexe	SM (B, B', D) Cardiolipin, andere anionische Phospholipide, β_2-Glykoprotein-1, Prothrombin	10–30 21–63
Ribosomen	Ribosomale Proteine P I, II, III (38, 19, 17 kD)	5–12
DNS-abhängige Proteinkinase	Ku (80/70 kD Heterodimer)	2–5
	SL/Ki (32 kD)	7–21
	PCNA (36 kD)	0–4

Tab. 12
Autoantikörper bei Erwachsenen
mit systemischem Lupus erythematodes (SLE)
(nach Literaturangaben)

des«, Seite 248), das auch im Kindesalter, besonders bei Einnahme von Antiepileptika (Carbamazepin, Hydantoine) vorkommen kann, sind vor allem Antikörper gegen Histon nachzuweisen, während Antikörper gegen Doppelstrang-DNS fehlen können.

Ein deutlicher Titeranstieg von ds-DNS-Antikörpern ist häufig mit einer Zunahme der Krankheitsaktivität und dem Auftreten einer proliferativen Glomerulonephritis assoziiert, vor allem dann, wenn es zu einem Abfall der Komplementkomponenten C3, C4 oder C1q kommt (9). Der Nachweis von DNS-Antikörpern kann mit der FARR-Technik (Ammoniumsulfatpräzipitationstechnik) und ELISA-Methoden geführt werden; letztere erfassen häufig auch niedrigaffine DNS-Antikörper, die

weniger spezifisch bei systemischem Lupus erythematodes sind.

Bei etwa 40% der erwachsenen Patienten, aber nur bei bis zu 10% der Kinder mit systemischem Lupus erythematodes, können SS-A-Antikörper nachgewiesen werden (Antikörper gegen das 60-kD- und 52-kD-Protein). Seltener finden sich auch SS-B-Antikörper. SS-A-Antikörper sind beim systemischen Lupus erythematodes mit photosensitiven Exanthemen, vor allem einem subakuten kutanen Lupus, Sicca-Symptomatik, Leukozytopenie und Hypergammaglobulinämie assoziiert. SS-A-Antikörper finden sich oft beim systemischen Lupus erythematodes mit spätem Beginn (nach dem 60. Lebensjahr). Bei Kindern besteht ein Zusammenhang mit dem Auftreten von kardialen

Manifestationen (10) des systemischen Lupus erythematodes. Durch diaplazentare Übertragung der 52-kD-Antikörper von SS-A-antikörperpositiven Müttern kommt es bei 5–10% der Kinder zu einem kongenitalen Herzblock bzw. zu einem neonatalen Lupussyndrom (11) (siehe auch »Systemischer Lupus erythematodes«, Seite 248).

Antikörper gegen SS-A und SS-B finden sich in hohem Prozentsatz auch beim primären SJÖGREN-Syndrom, das im Kindes- und Jugendalter selten ist, beim subakuten kutanen Lupus erythematodes, beim ANA-negativen Lupus und beim Lupussyndrom bei kongenitalem C2- oder C4-Mangel (Tab. 13). Zum Nachweis von SS-A- und SS-B-Antikörpern eignen sich vor allem ELISA- und Immunoblotmethoden mit rekombinanten Antigenen.

Im Serum von etwa 25% der Patienten der Erwachsenen und Kinder (12) mit systemischem Lupus erythematodes können Antikörper gegen U1-RNP (U1-Ribonukleoprotein) nachgewiesen werden, bei etwa ⅓ dieser Patienten gleichzeitig auch Antikörper gegen Sm (SMITH-Antigen). U1-RNP-Antikörper (Abb. 16) sind bei Patienten mit und ohne systemischem Lupus erythematodes assoziiert mit RAYNAUD-Symptomatik, geschwollenen Händen, anderen sklerodermieartigen Veränderungen sowie einer entzündlichen Muskelbeteiligung. Etwa die Hälfte der Patienten mit hohen Titern von U1-RNP-Antikörpern weist ein Overlap-Syndrom mit Zeichen der systemischen Sklerose, des systemischen Lupus erythematodes und einer Myositis auf.

Bei Patienten mit systemischem Lupus erythematodes handelt es sich meistens um niedrigtitrige Antikörperbefunde; eine Nierenbeteiligung ist bei diesen Patienten seltener. Sm-Antikörper sind sehr spezifisch für einen systemischen Lupus erythematodes, kommen jedoch nur bei etwa

Tab. 13
Vorkommen von SS-A- und SS-B-Antikörpern in % (nach Literaturangaben)

ANA = antinukleäre Antikörper

	anti-SS-A (Ro)	anti-SS-B (La)
Primäres SJÖGREN-Syndrom	66–100	40–94
○ mit Lymphom	70	67
○ mit systemischem Lupus erythematodes	60–90	30–60
○ mit rheumatoider Arthritis	<15	<5
Systemischer Lupus erythematodes		
○ ANA-positiv	25–57	5–15
○ ANA-negativ	68–84	0
○ mit C2-Mangel	50–75	
○ mit spätem Beginn	84	3
Neonatales Lupussyndrom	>95	
Subakuter kutaner Lupus	65	

10–12% der Patienten aus der einheimischen Bevölkerung vor. Antikörper gegen ein Peptid aus Sm-D1 fanden sich bei etwa 70% der Patienten mit systemischem Lupus erythematodes und erwiesen sich als hochspezifisch für diese Erkrankung (13). Zum Nachweis dieser Autoantikörper werden Immundiffusionsverfahren sowie ELISA und Immunoblotmethoden mit rekombinanten Antigenen eingesetzt.

Phospholipidantikörper sind gegen Komplexe aus negativ geladenen Phospholipiden und β-2-Glykoprotein-1 gerichtet, seltener binden sie an phospholipidhaltige Komplexe mit anderen Komponenten (Prothrombin, Faktor X u. a.). Sie sind im Serum von etwa 40% der Patienten mit systemischem Lupus erythematodes nachweisbar. Bei Patienten mit und ohne systemischem Lupus erythematodes sind diese Antikörper, vor allem, wenn sie in hohen Titern vorliegen, assoziiert mit rezidivierenden arteriellen und venösen Thrombosen in verschiedenen Organsystemen und Thrombozytopenie (siehe auch »Antiphospholipidsyndrom«, Seite 274). Häufig finden sich rezidivierende tiefe Beinvenenthrombosen, zerebrovaskuläre Insulte, periphere arterielle Embolien mit Gangrän, Livedo reticularis sowie rezidivierende Spätaborte durch Plazentainfarkte.

Vor allem Patienten mit hohen Antikörpertitern haben häufig mit Phospholipidantikörpern assoziierte Manifestationen. Meist handelt es sich um IgG-Antikörper, jedoch auch IgM- und IgA-Antikörper sind mit derartigen Manifestationen assoziiert.

Der Nachweis von Phospholipidantikörpern wird mit Gerinnungstests (aktivierte partielle Thromboplastinzeit; Russell-Viper-Venom-Test; Lupusantikoagulanstest mit geeignetem Thromboplastin) und mit ELISA-Methoden (Cardiolipinantikörper, Antikörper gegen β-2-Glykoprotein-1) geführt.

Ein kleiner Teil der Patienten mit systemischem Lupus erythematodes weist Antikörper gegen ribosomale P-Pro-

teine auf. In verschiedenen Untersuchungen wurde ein Zusammenhang mit dem Auftreten von Psychosen beim systemischen Lupus erythematodes beschrieben. Diese Antikörper verursachen im HEp-2-Immunfluoreszenztest eine intensive granuläre zytoplasmatische Fluoreszenz, die Antikörper können mit ELISA oder Immunoblot nachgewiesen werden. Weitere mit systemischem Lupus erythematodes assoziierte Autoantikörper finden sich in Tab. 12.

Bei etwa ⅓ der Patienten mit systemischem Lupus erythematodes können Rheumafaktoren nachgewiesen werden. Antikörper gegen C1q sind vor allem bei den Kranken mit zusätzlicher Vaskulitis zu finden.

Autoantikörper bei systemischen Sklerosen und Overlap-Syndromen

Die systemische Sklerose (progressive systemische Sklerose; systemische Sklerodermie) ist eine Multiorganerkrankung mit Beteiligung der Haut, des Blutgefäßsystems, der inneren Organe (Lunge, Magendarmtrakt [vor allem Ösophagus], Niere, Herz) und des Bewegungssystems (siehe auch »Sklerodermie«, Seite 296). Leitsymptom ist die Verdickung und Verhärtung der Haut durch eine entzündungsbedingte Fibrose (Sklerodermie). Nach klinischen Kriterien wird eine systemische Sklerose mit limitiertem Hautbefall (Sklerodermie distal der Ellbogengelenke) von einer diffusen Verlaufsform abgegrenzt, bei der auch die proximalen Extremitäten und der Stamm betroffen sind.

Das CREST-Syndrom (Calcinosis cutis, Raynaud-Phänomen, Ösophagusmotilitätsstörung, Sklerodaktylie, Teleangiektasien) entspricht der systemischen Sklerose mit limitiertem kutanem Befall. Selten fehlt bei der systemischen Sklerose die Sklerodermie. Häufiger beobachtet man Overlap-Syndrome, die neben den Zeichen der systemischen Sklerose auch Manifestationen eines systemischen Lupus erythematodes oder einer idiopathischen Myositis aufweisen.

Bei über 95% der Erwachsenen und mehr als 80% der Kinder und Jugendlichen mit systemischer Sklerose können im Serum mit der Immunfluoreszenztechnik an HEp-2-Zellen antinukleäre Antikörper nachgewiesen werden. Die verschiedenen Spezifitäten sklerodermieassoziierter Autoantikörper zeigt Tab. 14.

Die Häufigkeit des Vorkommens verschiedener sklerodermieassoziierter Autoantikörper unterscheidet sich bei Erwachsenen und Kindern voneinander (14). Von sehr seltenen Ausnahmen abgesehen schließen diese Antikörper einander aus. Sie sind frühzeitig im Krankheitsverlauf nachweisbar, auch wenn klinisch erst initiale Zeichen einer Kollagenose wie RAYNAUD-Phänomen oder diffuse Finger- und Handschwellungen vorliegen. Einige dieser Autoantikörper, wie die Pm-Scl-, die U1-RNP- und die Ku-Antikörper, finden sich vorwiegend bei Patienten, die neben den Symptomen einer systemischen Sklerose auch eine Myositis oder für den Lupus erythematodes typische Manifestationen aufweisen.

Am häufigsten (etwa 50%) finden sich bei Kindern und Jugendlichen mit systemischer Sklerose Antikörper gegen DNS-Topoisomerase I (Scl-70-Antigen) (14, 15), bei erwachsenen Patienten bei etwa ⅕. Die Mehrzahl der erwachsenen Patienten mit diesen Antikörpern hat eine ausgedehntere, oft diffuse Hautbeteiligung der Sklerodermie, initial mit deutlichem Ödem. Im Jugendalter findet sich öfter eine limitierte Hautbeteiligung (14). Die sklerodermieartigen Hautveränderungen entwickeln sich früh, oft mit deutlicher entzündlicher Komponente. Organmanifestationen, vor allem eine fibrosierende Alveolitis und Ösophagusmotilitätsstörungen, treten meist früh in Erscheinung, mit oft deutlicher Progredienz.

Tab. 14
Sklerodermieassoziierte Autoantikörper
bei Erwachsenen (nach Literaturangaben)

Zielstruktur	Antigen	Häufigkeit bei systemischer Sklerose (%)
Centromer	CENP-A, CENP-B, CENP-C, CENP-D	16–42
DNS-Topoisomerase I	Scl-70-Antigen	21–40
RNS-Polymerasen I, III	Verschiedene Proteinkomponenten	5–22
Th-Ribonukleoprotein	To-Antigen (40 kD)	4–13
U3-RNP	Fibrillarin (32 kD)	2–5
NOR-90	90-kD-Antigen	<2
Spliceosom (U1-RNP)	(68 kD, A, C)	5–15
PM-Scl	100 kD, 75 kD	1–16
DNS-abhängige Proteinkinase	Ku-Antigen (80 kD/70 kD)	0–5

Der Nachweis dieser Antikörper wird vor allem mit ELISA- (rekombinante Antigene), Immundiffusions- und Immunoblotmethoden geführt.

Bei Erwachsenen mit systemischer Sklerose finden sich am häufigsten Autoantikörper gegen verschiedene Centromerantigene (CENP-A, CENP-B, CENP-C, CENP-D) (Abb. 17). Betroffen sind meistens Menschen in der 2. Lebenshälfte. Sie sind bei sklerodermiekranken Kindern sehr selten (14, 16) und kommen vor al-lem bei Patienten mit systemischer Sklerose und limitiertem Hautbefall bzw. mit CREST-Syndrom (50–95%) vor.

Patienten mit Centromerantikörpern haben häufig eine RAYNAUD-Symptomatik. In Abhängigkeit vom Grad des Befalls der Fingerarterien entwickeln sich trophische Störungen an den Finger- und Zehenkuppen mit Ulzerationen. Die Sklerodermie ist meist auf die Finger beschränkt. Im späteren Verlauf entwickelt sich oft eine Calcinosis interstitialis. Als Ausdruck der vaskulären Schädigung im Bereich der kleinen Gefäße können sich Teleangiektasien entwickeln. Kapillarmikroskopisch findet man am Nagelfalz dilatierte Kapillaren (Megakapillaren).

Im späten Verlauf entwickelt sich nicht selten eine pulmonale Hypertonie. Eine interstitielle Lungenerkrankung ist eher selten, ebenso eine Mitbeteiligung der Nieren und des Herzens. Bei einer Centromerantikörper-positiven systemischen Sklerose kann sich eine Polyarthritis entwickeln, meist mit symmetrischem Verteilungsmuster, erosive Gelenkveränderungen sind selten. Der Verlauf dieser Erkrankung ist langsam chronisch progredient.

Centromerantikörper sind im indirekten Immunfluoreszenztest an HEp-2-Zellen anhand ihres charakteristischen Immunfluoreszenzmusters (grob gesprenkeltes Muster, Anordnung der Fluoreszenz in den Metaphasenplatten) leicht zu erkennen. Für die Routinediagnostik stehen sensitive ELISA-Methoden (rekombinantes CENP-B-Antigen) zur Verfügung.

Bei 7–22% der erwachsenen Patienten mit einer systemischen Sklerose konnten Antikörper gegen RNS-Polymerase I und III nachgewiesen werden; Untersuchungen bei Kindern und Jugendlichen liegen bisher nicht vor. Der Nachweis dieser Autoantikörper kann bisher nur in Speziallabors geführt werden (Immunpräzipitation mit intern radioaktiv markierten Antigenen). Patienten mit Antikörpern gegen RNS-Polymerase entwickeln meistens in kurzer Zeit eine ausgedehnte Sklerodermie mit vaskulären Störungen und Schäden an den Fingerkuppen. Bis zu ⅓ der Patienten erkrankt an einer schweren Nierenbeteiligung, oft unter dem Bild einer renalen Krise mit maligner Hypertonie und rasch einsetzender Niereninsuffizienz. Wegen der Schwere und Progredienz des Verlaufs haben diese Patienten eine deutlich eingeschränkte Lebenserwartung.

Fibrillarinantikörper (Abb. 18) kommen bei 3–6% der Erwachsen mit systemischer Sklerose vor. Von sklerodermiekranken Kindern liegen bisher keine Untersuchungen vor. Etwa die Hälfte der Patienten mit Fibrillarinantikörpern entwickelt eine systemische Sklerose, oft mit ausgedehntem Hautbefall. Ein pulmonaler Hypertonus tritt häufiger auf. Die Antikörper erzeugen im Immunfluoreszenztest an Hep-2-Zellen eine schollig-granuläre nukleoläre Immunfluoreszenz (sog. Clumpy-Muster). Der Nachweis dieser Antikörper wird vor allem mit Immunoblot (40-kD-Antigen) geführt.

Bei etwa der Hälfte der Patienten mit Antikörpern gegen das To-Antigen (Th-RNP), findet sich eine systemische Sklerose mit limitiertem Hautbefall oder eine undifferenzierte Kollagenose. Verläufe mit schwereren Organmanifestationen sind eher selten. Über das Vorkommen dieser Antikörper bei der systemischen Sklerose im Kindes- und Jugendalter liegen keine Veröffentlichungen vor. Anti-To-Antikörper, die im Immunfluoreszenztest eine homogene nukleoläre Immunfluoreszenz hervorrufen, können ebenfalls nur von Speziallabors nachgewiesen werden (Immunpräzipitation mit intern radioaktiv markierten Antigenen).

Patienten mit A n t i k ö r p e r n g e g e n d a s N O R - 9 0 - A n t i g e n haben nur selten eine systemische Sklerose (etwa 10%), im Immunfluoreszenztest fallen diese Antikörper durch eine nukleoläre Fluoreszenz (punktiert) auf; sie können mit Immunoblot identifiziert werden.

Patienten mit PM-Scl-, U1- oder U2-RNP-Antikörpern bzw. Ku-Antikörpern weisen neben den Zeichen einer systemischen Sklerose häufig auch Manifestationen einer Poly- oder Dermatomyositis auf.

P M - S c l - A n t i k ö r p e r (Abb. 19) (früher Fm-1-Antikörper) sind nach den bisher vorliegenden Daten bei der im Kindes- und Jugendalter beginnenden systemischen Sklerose besonders häufig (17) und kommen bei der systemischen Sklerose im Erwachsenenalter bei 7–15% vor. Sklerodermieartige Manifestationen stehen meist im Vordergrund. Der Hautbefall ist in der Regel ausgedehnter als bei Patienten mit Centromerantikörpern, aber nur selten diffus. Die RAYNAUD-Symptomatik ist häufig, jedoch sind ausgedehntere akrale Nekrosen eher selten.

Neben den sklerodermieartigen Hautveränderungen sieht man oft Zeichen einer Dermatitis vom Typ der Dermatomyositis mit periorbitaler Schwellung und Dyskolorierung, feinschuppigen Hautausschlägen über Ellenbogen, Knien und Streckseiten der Fingergelenke sowie ekzemartigen und keratotischen Veränderungen der Handflächen (mechanic hands). Fibrosierende Alveolitis und Ösophagusmotilitätsstörungen sind häufig, selten jedoch kardiale oder renale Manifestationen.

Etwa die Hälfte der Patienten hat eine entzündliche Muskelbeteiligung mit Muskelschwäche im Schulter- oder Beckengürtelbereich, jedoch nur selten ausgedehntere Atrophien. Bei mehr als der Hälfte der

Patienten entwickelt sich eine meist symmetrische Polyarthritis vom Verteilungstyp wie bei der rheumatoiden Arthritis, wobei sich jedoch nur selten radiologisch destruierende Gelenkveränderungen nachweisen lassen. Bei einem Teil der Patienten findet sich eine subluxierende Arthropathie. PM-Scl-Antikörper erzeugen im Immunfluoreszenztest ein nukleoläres Immunfluoreszenzmuster mit feingranulärer Karyoplasmafluoreszenz.

Die Antikörper können mit Immundiffusionstests, ELISA-Verfahren (rekombinantes 100-kD-Antigen) oder Immunoblot nachgewiesen werden.

U 1 - R N P - A n t i k ö r p e r sind als Markerantikörper der MCTD (= Mixed-Connective-Tissue-Disease; SHARP-Syndrom) beschrieben worden. Die MCTD ist ein Overlap-Syndrom (siehe auch »Mixed Connective-Tissue-Disease [SHARP-Syndrom]«, Seite 269), klinisch charakterisiert durch Symptome von 2 oder mehr systemischen Bindegewebskrankheiten wie systemischer Lupus erythematodes, systemische Sklerose oder idiopathische Myositis bei Nachweis von U1-RNP-Antikörpern in hohen Titern.

Nur etwa die Hälfte der Patienten mit U1-RNP-Antikörpern entwickeln das klinische Bild einer MCTD. Bei einem Teil der Patienten, vor allem, wenn U1-RNP-Antikörper in hohen Titern vorliegen, steht eine systemische Sklerose im Vordergrund. Patienten mit niedrigen U1-RNP-Antikörpertitern erfüllen oft die Kriterien eines systemischen Lupus erythematodes, zumal bei einem Teil der Patienten auch Sm-Antikörper nachweisbar sind.

Häufige Symptome bei Patienten mit U1-RNP-Antikörpern sind Arthralgien und symmetrische Arthritiden sowie eine RAYNAUD-Symptomatik und eine Sklerodermie mit limitiertem Hautbefall. U1-RNP-Antikörper erzeugen im Immunfluoreszenztest ein grobgranuläres Immunfluoreszenzmuster des Zellkerns mit Aussparung der Nukleolen.

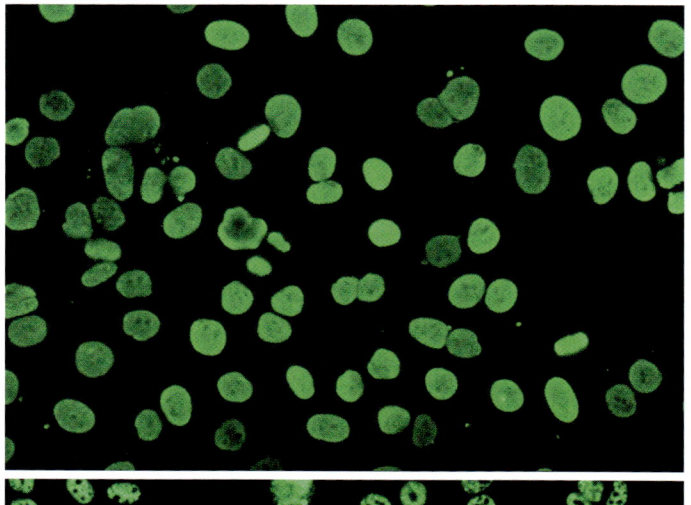

Abb. 15
Indirekter Immunfluoreszenztest an HEp-2-Zellen: Nachweis von Antikörpern gegen Nukleosomen (homogenes chromosomenassoziiertes Immunfluoreszenzmuster)

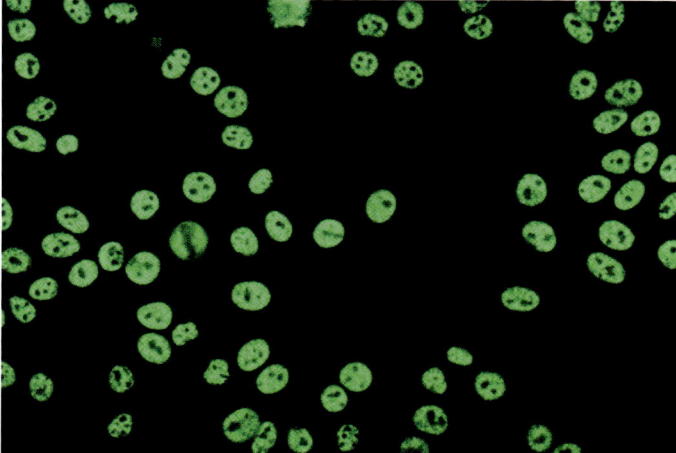

Abb. 16
Indirekter Immunfluoreszenztest an HEp-2-Zellen: Nachweis von Antikörpern gegen U1-RNP (grobgranuläres, nicht chromosomenassoziiertes Immunfluoreszenzmuster)

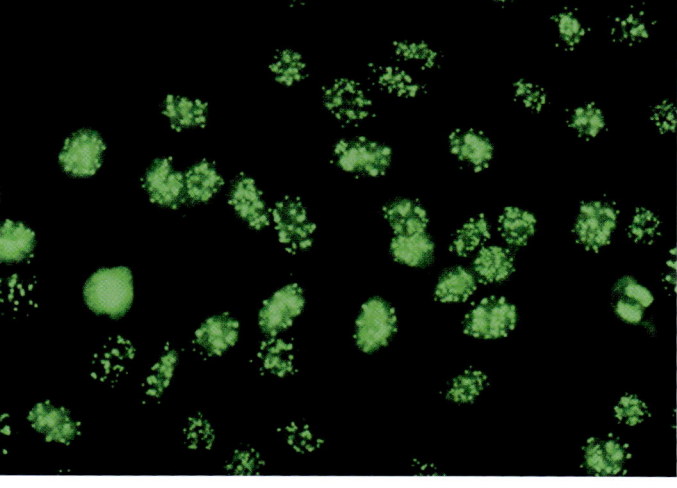

Abb. 17
Indirekter Immunfluoreszenztest an HEp-2-Zellen: Nachweis von Antikörpern gegen Centromerantigene

Abb. 18
Indirekter Immunfluores-
zenztest an HEp-2-Zellen:
Nachweis von Antikörpern
gegen Fibrillarin
(scholliges nukleoläres
Immunfluoreszenzmuster)

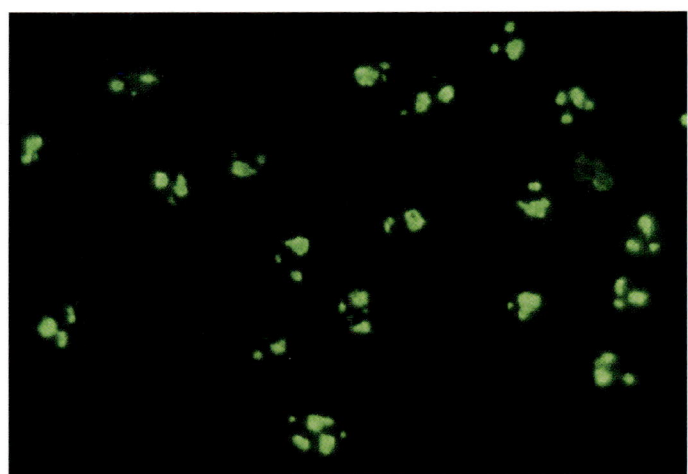

Abb. 19
Indirekter Immunfluores-
zenztest an HEp-2-Zellen:
Nachweis von Antikörpern
gegen PM-Scl (Immun-
fluoreszenz von Nukleolus
und Karyoplasma)

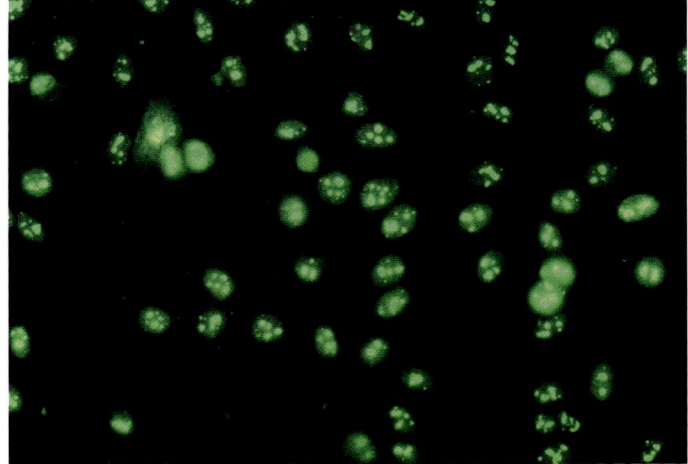

Zum Nachweis werden heute vor allem ELISA-Methoden (gereinigte RNP-Partikel, rekombinantes 70-kD-Antigen), Immunoblottests und Immundiffusionsmethoden eingesetzt.

Bei einem kleinen Teil der Patienten mit systemischer Sklerose, meist bei Overlapsymptomatik mit Myositis oder Vaskulitis, finden sich Ku-Antikörper. Das Ku-Protein ist ein DNS-bindendes Heterodimer, das als Kofaktor der DNS-abhängigen Proteinkinase fungiert. 30–55% der Ku-Antikörper-positiven Patienten entwickeln eine Overlapsymptomatik mit Zeichen der systemischen Sklerose und der idiopathischen Myositis. Vereinzelt können die jeweiligen Manifestationen ganz im Vordergrund stehen; oft besteht das Bild einer undifferenzierten Kollagenose.

Der Nachweis wird in Speziallabors mit Immundiffusionstests oder Immunoblotmethoden geführt.

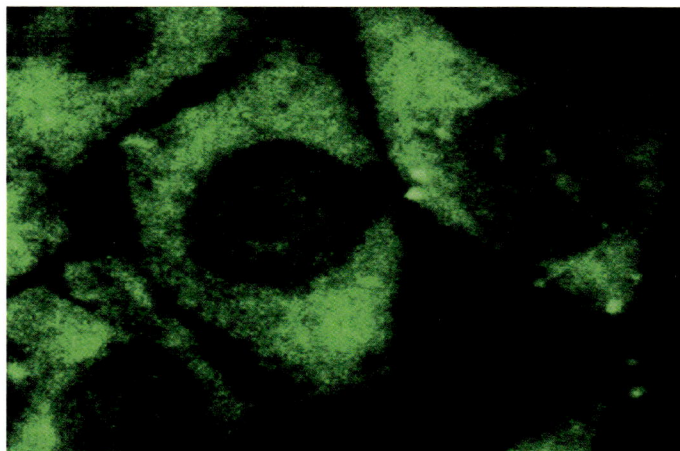

Abb. 20
Indirekter Immunfluoreszenztest an HEp-2-Zellen: Nachweis von Antikörpern gegen Jo-1 (feingranuläre Zytoplasmafluoreszenz)

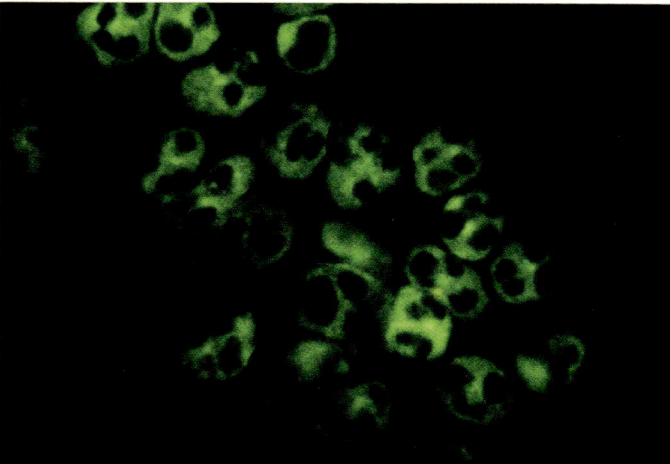

Abb. 21
Indirekter Immunfluoreszenztest an neutrophilen Granulozyten: Nachweis von Antikörpern gegen Proteinase 3 (cANCA-Muster, granuläre Zytoplasmafluoreszenz)

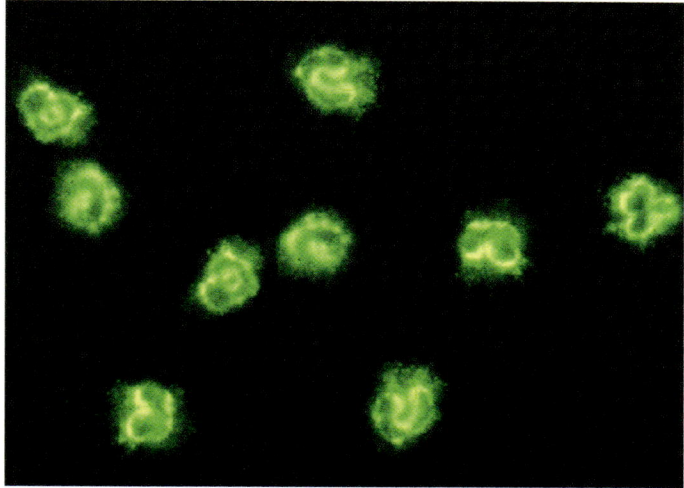

Abb. 22
Indirekter Immunfluoreszenztest an neutrophilen Granulozyten: Nachweis von Antikörpern gegen Myeloperoxidase (pANCA-Muster, perinukleäre Fluoreszenz)

**Autoantikörper
bei idiopathischen Myositiden**

Die wichtigsten klinischen Erscheinungsformen der idiopathischen Myositis sind
die Polymyositis, Dermatomyositis und
Einschlusskörpermyositis. Bei Kindern
und Jugendlichen tritt eine Myositis vor
allem in Form einer juvenilen Dermatomyositis (siehe auch Seite 286) oder eines
Myositis-Overlap-Syndroms auf.

Bei 33–74% der erwachsenen Patienten
(18) und bei 33–64% der Kinder und Jugendlichen (19, 20) mit Poly-/Dermato-
myositis finden sich nicht-organspezifi-

Tab. 15
Myositisassoziierte Autoantikörper (18)

Autoantikörper gegen	Biologische Funktion des Autoantigens	Häufigkeit der Autoantikörper bei idiopathischer Myositis	
		Erwachsene	Kinder/Jugendliche
Aminoacyl-tRNA-Synthetasen: Histidyl-tRNA-Synthetase (Jo-1) Threonyl-tRNA-Synthetase (PI-7) Alanyl-tRNA-Synthetase (PI-12) Isoleucyl-tRNA-Synthetase (EJ) Glycyl-tRNA-Synthetase (OJ) Andere (KS u. a.)	Spezifische Beladung von Transfer-RNA mit Aminosäuren	Etwa 30%, über 80% der Antikörper gegen Histidyl-tRNA-Synthetase =Jo-1-Antigen	Selten anti-Jo-1
Signalerkennungspartikel (SRP)	54-kD-Antigen u. a. Transport neu synthetisierter Proteine in das endoplasmatische Retikulum	4–5%	Vereinzelt
Mi-2-Antigen	Beteiligung an der Remodellierung von Nukleosomen (Histon-Deacethylase, Helicase SNF2/RAD54)	8–12%	5–25%
PM-Scl	Exonukleasekomplex (100-kD-Antigen)	8–15%	5–25%
Ku	Assoziiert mit DNA-abhängiger Proteinkinase	1–7%	?
U1-RNP U2-RNP	Spliceosom (Herausschneiden von Introns aus hn-RNA)	12–16% <3%	Etwa 8%

sche Autoantikörper (Tab. 15). Die vor allem bei älteren Menschen auftretende Einschlusskörpermyositis geht nicht mit der Bildung von Autoantikörpern einher. Myositisassoziierte Autoantikörper schließen einander aus. Sie sind früh und persistierend im Krankheitsverlauf nachweisbar.

Gruppen von Patienten mit verschiedenen myositisassoziierten Autoantikörpern unterscheiden sich klinisch und prognostisch. Es finden sich in Art und Häufigkeit je nach Autoantikörper unterschiedliche extramuskuläre Manifestationen. Klinische Manifestationen und Verlauf der verschiedenen autoantikörperassoziierten Myositiden sind bei Kindern und Erwachsenen ähnlich (20).

Am häufigsten finden sich bei einer idiopathischen Myositis des Erwachsenen Antikörper gegen Aminoacyl-tRNS-Synthetasen; dabei handelt es sich bei etwa 90% um Antikörper gegen Histidyl-tRNS-Synthetase (Jo-1-Antigen) (Abb. 20). Bei Myositiden im Kindes- und Jugendalter liegen nur Einzelbeobachtungen vor (20) (siehe auch »Juvenile Dermatomyositis«, Seite 286).

Bei einem Teil der Patienten besteht ein Zusammenhang zwischen der Antikörperkonzentration und der Krankheitsaktivität. Das Jo-1-Antigen ist im Zytoplasma lokalisiert. Fluoreszenzserologisch sieht man oft eine feingranuläre Zytoplasmafluoreszenz. Zum Nachweis dieser Antikörper werden die Immundiffusionstechnik und die etwas sensitiveren ELISA-Verfahren (rekombinantes Antigen) und Immunoblotmethoden eingesetzt.

Mi-2-Antikörper wurden in einer Untersuchung bei 25% der Patienten mit juveniler idiopathischer Myositis (vorwiegend mit Dermatomyositis) beobachtet (20). Sie finden sich bei etwa 20% der erwachsenen Patienten mit einer Dermatomyositis und sind hochspezifisch für diese Erkrankung. Klinisch liegen meist das typische Bild einer Dermatomyositis mit periorbitalen Ödemen und Diskolorierungen sowie anderen dermatitischen Hautveränderungen und eine Myositis mit Muskelschwäche vor allem der Schultergürtel- und Beckengürtelmuskulatur sowie der stammnahen Extremitätenmuskulatur vor. Zum Nachweis dieser Antikörper stehen in Speziallabors Immundiffusionstests, ELISA mit rekombinanten Antigenen und Immunoblotmethoden zur Verfügung.

Antikörper gegen das Signalerkennungspartikel (SRP-Antikörper) finden sich bei einem kleinen Teil der erwachsenen Patienten mit einer idiopathischen Myositis (4–5%). Für Kinder und Jugendliche liegt bisher nur eine Einzelbeobachtung vor (20). Die Hälfte der bisher beschriebenen erwachsenen Patienten hatte eine akute bis subakute, schwer verlaufende Polymyositis mit einer kardialen Mitbeteiligung. Im Immunfluoreszenztest fällt häufig eine deutliche feingranuläre Zytoplasmafluoreszenz auf.

Die Identifikation der Antikörper erfolgt in Speziallaboratorien mit der Immunpräzipitationstechnik oder ELISA-Methoden.

Antikörper gegen PM-Scl, U1-RNP oder Ku, die bereits bei den sklerodermieassoziierten Autoantikörpern beschrieben wurden, sind charakteristisch für Overlap-Syndrome, bei denen häufig auch eine Myositis nachzuweisen ist.

Vaskulitisassoziierte Autoantikörper

Vaskulitiden sind eine klinisch vielgestaltige Gruppe von Krankheiten (siehe auch Seite 314) mit Entzündung und Schädigung der Blutgefäßwände in verschiedenen Bereichen des Gefäßsystems. Nach dem Klassifikationsvorschlag der Chapel-Hill-Konferenz werden die Vaskulitiden nach dem bevorzugten Gefäßbefall in Vaskulitiden der großen Gefäße (Riesenzellarteriitis, TAKAYASU-Syndrom), der mittelgroßen Gefäße (Panarteriitis nodosa, KAWA-

SAKI-Syndrom) und der kleinen Gefäße (WEGENER-Granulomatose, CHURG-STRAUSS-Syndrom, mikroskopische Polyangiitis, SCHOENLEIN-HENOCH-Syndrom, essentielle Kryoglobulonämie, kutane leukozytoklastische Vaskulitis) eingeteilt (21). Bei Kindern und Jugendlichen finden sich häufig das SCHOENLEIN-HENOCH- und das KAWASAKI-Syndrom (22), während andere Vaskulitiden deutlich seltener sind.

Bei einem Teil der vaskulitischen Krankheitsbilder wurden A u t o a n t i k ö r p e r g e g e n A n t i g e n e i n n e u t r o p h i l e n G r a n u l o z y t e n (ANCA) beschrieben. Am häufigsten finden sich Antikörper gegen Proteinase 3 oder Myeloperoxidase, seltener gegen Elastase, Kathepsin G, Laktoferrin, Lysozym und das BPI-Protein (23).

A n t i p r o t e i n a s e - 3 - A n t i k ö r p e r (Abb. 21) sind charakteristisch für die WEGENER-Granulomatose, besonders in der Generalisationsphase, A n t i k ö r p e r g e g e n M y e l o p e r o x i d a s e (Abb. 22) wurden bei 60–80% der Patienten mit einer mikroskopischen Polyangiitis beschrieben (23). Bei Kindern und Jugendlichen liegen zur WEGENER-Granulomatose und mikroskopischen Polyangiitis bisher nur wenige Untersuchungen und Einzelbeobachtungen vor (24). In einer Untersuchung (25) hatten 73% der Patienten mit KAWASAKI-Syndrom in der akuten Phase und 89% in der Rekonvaleszenzphase Myeloperoxidaseantikörper im Serum.

Antikörper gegen das BPI-Protein finden sich bei Kindern vor allem bei der zystischen Fibrose und der Colitis ulcerosa (26). Antikörper gegen Neutrophilenzytoplasma-Antigene werden in Screeningverfahren mit dem indirekten Immunfluoreszenztest an segmentkernigen Granulozyten nachgewiesen. In Abhängigkeit von der Fixationsmethode der Granulozyten unterscheidet man zwischen zytoplasmatischen (cANCA; Proteinase-3-Antikörper) und perinukleären Immunfluoreszenzmustern (pANCA; Myeloperoxidase-Antikörper u. a.).

Positive Befunde werden mit antigenspezifischen ELISA- und Immunoblotmethoden spezifiziert (27). Die Verwendung antigenspezifischer Tests ist notwendig, da positive ANCA-Immunfluoreszenztests bei einer Vielzahl pädiatrischer Krankheiten vorkommen können (26).

Literatur

1. Petty RE, et al. Revision of the proposed classification criteria for juvenile idiopathic arthritis: Durban, 1997 [see comments]. J Rheumatol 1998; 25: 1991–1994.
2. Genth E, Mierau R. Autoantibodies in systemic rheumatic disorders clinical and diagnostic relevance. Rev Rhum Engl Ed 1997; 64: 149S–152S.
3. Mierau R, Genth E. Autoantikörper bei systemischen entzündlich-rheumatischen Krankheiten (Kollagenosen). In: Thomas L, Hrsg. Labor und Diagnose – Indikation und Bewertung von Laborbefunden für die medizinische Diagnostik. Frankfurt: TH-Books Verlagsgesellschaft mbH; 1998. S. 824–851.
4. Neuer G, et al. Autoantibodies to the chromosomal protein HMG-17 in juvenile rheumatoid arthritis Autoantibodies to the chromosomal protein HMG-17 in juvenile rheumatoid arthritis. Arthritis Rheum 1992; 35: 472–475.
5. Wittemann B, et al. Autoantibodies to nonhistone chromosomal proteins HMG-1 and HMG-2 in sera of patients with juvenile rheumatoid arthritis. Arthritis Rheum 1990; 33: 1378–1383.
6. Leak AM, Woo P. Juvenile chronic arthritis, chronic iridocyclitis, and reactivity to histones. Ann Rheum Dis 1991; 50: 653–657.
7. Southwood TR, Malleson PN. Antinuclear antibodies and juvenile chronic arthritis (JCA): search for a specific autoantibody associated with JCA. Ann Rheum Dis 1991; 50: 595–598.
8. Bardare M, et al. [Systemic lupus erythematosus in childhood: review of the literature and personal observations on 32 cases]. Il lupus eritematoso sistemico nell'infanzia: revisione della letteratura e osservazioni personali su 32 casi. Pediatr Med Chir 1990; 12: 577–586.
9. Swaak T, Smeenk R. Detection of anti-dsDNA as a diagnostic tool: a prospective study in 441 non-systemic lupus erythematosus patients with anti-dsDNA antibody (anti-dsDNA) Detection of anti-dsDNA as a diagnostic tool: a prospective study in 441 non-systemic lupus erythematosus patients with anti-dsDNA

antibody (anti-dsDNA). Ann Rheum Dis 1985; 44: 245–251.

10. Oshiro AC, et al. Anti-Ro/SS-A and anti-La/SS-B antibodies associated with cardiac involvement in childhood systemic lupus erythematosus. Ann Rheum Dis 1997; 56: 272–274.

11. Buyon JP, et al. Identification of mothers at risk for congenital heart block and other neonatal lupus syndromes in their children. Comparison of enzyme-linked immunosorbent assay and immunoblot for measurement of anti-SS-A/Ro and anti-SS-B/La antibodies. Arthritis Rheum 1993; 36: 1263–1273.

12. Barron KS, et al. Clinical, serologic, and immunogenetic studies in childhood-onset systemic lupus erythematosus. Arthritis Rheum 1993; 36: 348–354.

13. Lacroix-Desmazes S, et al. Self-reactive antibodies (natural autoantibodies) in healthy individuals. J Immunol Methods 1998; 216: 117–137.

14. Blaszczyk M, et al. Immunologic markers of systemic scleroderma in children [published erratum appears in Pediatr Dermatol 1991 Dec; 8 (4): 355]. Pediatr Dermatol 1991; 8: 13–20.

15. Fujita Y, et al. Systemic sclerosis in children: a national retrospective survey in Japan. Acta Paediatr Jpn 1997: 39: 263–267.

16. Bernstein RM, et al. Autoantibodies in childhood scleroderma. Ann Rheum Dis 1985; 44: 503–506.

17. Blaszczyk M, Janniger CK, Jablonska S. Childhood scleroderma and its peculiarities. Cutis 1996; 58: 141–144, 148–152.

18. Genth E. Autoantikörper bei Dermato- und Polymyositiden. In: Conrad K, Hrsg. Autoantikörper. Lengerich-Berlin-Düsseldorf-Riga: Pabst Science Publishers; 1998.

19. Feldman BM, et al. Clinical significance of specific autoantibodies in juvenile dermatomyositis. J Rheumatol 1996; 23: 1794–1797.

20. Rider LG, et al. A broadened spectrum of juvenile myositis. Myositis-specific autoantibodies in children. Arthritis Rheum 1994; 37: 1534–1538.

21. Jennette JC, et al. Nomenclature of systemic vasculitides. Proposal of an International Consensus Conference. Arthritis Rheum 1994; 37: 187–192.

22. Dillon MJ. Childhood vasculitis. Lupus 1998; 7: 259–265.

23. Gross WL. Systemic necrotizing vasculitis. Baillieres Clin Rheumatol 1997; 11: 259–284.

24. Savage CO, et al. Antineutrophil cytoplasm antibodies in Kawasaki disease. Arch Dis Child 1989; 64: 360–363.

25. Rider LG, et al. Autoantibody production in Kawasaki syndrome. Clin Exp Rheumatol 1993; 11: 445–449.

26. Sediva A, Kolarova I, Bartunkova J. Antineutrophil cytoplasmic antibodies in children. Eur J Pediatr 1998; 157: 987–991.

27. de Groot K, Schnabel A, Gross WL. ANCA-assoziierte Vaskulitiden (Wegener-Granulomatose, Churg-Strauss-Syndrom, Mikroskopische Polyangiitis). 2. Diagnostisches Procedere. Z Rheumatol 1995; 54: 291–302.

28. Alarcon-Segovia D, Villarreal M. Classification and diagnostic criteria for mixed connective tissue disease and anti-nuclear antibodies. In: Kasukawa R, Sharp GC, editors. Mixed connective tissue disease and anti-nuclear antibodies. Amsterdam-New York-Oxford: Elsevier Science Publishers; 1987. p. 33–40.

Akute-Phase-Reaktion

M. WEISS, Köln

Bei rheumatischen, chronisch-entzündlichen Erkrankungen im Kindes- und Jugendalter stellt die Beurteilung der Entzündungsaktivität eine wichtige Grundlage für die Diagnostik und für therapeutische Konsequenzen dar. So wird der Abfall von Entzündungszeichen unter der Einnahme von Medikamenten als Kriterium für die therapeutische Wirksamkeit der betreffenden Antirheumatika gewertet. Problematisch für die generelle diagnostische Empfehlung von einzelnen Entzündungsmarkern bei der Betreuung von Patienten mit rheumatischen Krankheiten ist die fehlende Spezifität aller zur Verfügung stehenden Laborwerte. Akute-Phase-Proteine steigen ebenso wie die Blutkörperchensenkungsgeschwindigkeit (BSG) auch bei akuten Infektionen, vor allem bakterieller Genese, bei Traumata wie Verbrennungen oder Unfällen und bei anderen nicht infektiösen Stimuli an.

Blutkörperchensenkungsgeschwindigkeit

Bei der BSG handelt es sich um die älteste Labormethode zur Beurteilung einer akut aufgetretenen oder chronischen Entzündung. Schon 1924 wurde von WESTERGREN die Sedimentationsgeschwindigkeit der Erythrozyten in einer mit Zitrat (oder EDTA) versehenen Blutprobe als diagnostisch wertvolle Senkungsreaktion beschrieben.

Nachteilig für den breiten Einsatz der BSG in der Pädiatrie, vor allem bei Kleinkindern und Säuglingen, war und ist das notwendige, relativ große Probenvolumen, da im Standardansatz 1,6 ml Vollblut mit 0,4 ml Natriumzitratlösung versetzt werden. Bei der klassischen Methode nach WESTERGREN wird das Zitratblut in einer 200 mm hohen Glassäule aufgezogen und nach 1 und nach 2 Stunden die Sedimentation gemessen.

Als pathologisch erhöht gelten BSG-Werte über 25 mm/Stunde. Bei entzündlichen Erkrankungen verschiedenster Ursache weist die BSG eine hohe Sensitivität bei nur geringer Spezifität auf. Zwar deuten erhöhte BSG-Werte eher auf eine bakterielle als auf eine virale Infektion hin, doch sind gerade mäßige BSG-Erhöhungen diagnostisch nicht einfach zu interpretieren.

Lang anhaltende Erhöhungen der BSG sind aber nicht nur bei Infektionen, sondern vor allem bei chronischen Entzündungen ohne infektiologische Ursache zu finden. Hier stehen rheumatische Erkrankungen mit chronisch-entzündlichen Veränderungen an vorderer Stelle, wobei sich der Verdacht auf eine rheumatische Erkrankung z. B. durch eine stark erhöhte BSG bei entsprechenden Symptomen (generalisierte Gelenkschwellungen, Fieber etc.) bestätigen lässt.

Die BSG kann aber auch bei anderen Krankheiten deutlich pathologisch beschleunigt sein. Hier sind aus dem Bereich der Onkologie Leukämien, Lymphome und solide Tumoren zu nennen. Die Vermehrung von Fibrinogen oder Akute-Phase-Proteinen löst eine Bildung von Erythrozytenaggregaten aus, die zu einer erhöhten BSG führen. Die BSG steigt bei Anämien, bei nephrotischem Syndrom und bei akuten Leberparenchymschäden an. Damit kann die BSG initial einen Verdacht auf eine bestimmte entzündliche Erkrankung erhärten, eignet sich aber besonders zur Beurteilung des Verlaufs unter therapeutischen Maßnahmen.

Als Beispiel einer nach wie vor wichtigen Indikation in der Pädiatrie kann die Normalisierung der BSG nach mehrwöchiger antibiotischer Therapie einer bakteriellen Osteomyelitis gelten.

Trotz der geringen Spezifität für eine Entzündung spielt die BSG bei der Aktivitätsbestimmung der rheumatoiden Arthritis eine große Rolle (1). Die BSG sollte neben der Messung von Akute-Phase-Proteinen und neuen, noch nicht in der Routine überprüften Mediatoren, wie proinflammatorischen Zytokinen, weiter ihren Platz in der pädiatrischen rheumatologischen Diagnostik, vor allem bei älteren Kindern und Jugendlichen, behaupten.

C-reaktives Protein

Das C-reaktive Protein (CRP) ist das am längsten bekannte Akute-Phase-Protein, für das inzwischen jahrzehntelange positive Erfahrungen bei der Entzündungsdiagnostik in der Pädiatrie vorliegen. Es überrascht nicht, dass die CRP-Bestimmung aus dem Serum wegen des im Vergleich zur BSG viel geringeren Probenvolumens eher in der Pädiatrie als in der inneren Medizin auf Interesse stieß und Eingang in die klinische Laborroutine fand.

Beim CRP handelt es sich um ein an der Opsonisation und Phagozytose von Bakterien beteiligtes körpereigenes, in der Leber synthetisiertes Protein, das schon 1930 erstmals beschrieben wurde und historisch seinen Namen von der Reaktionsfähigkeit mit dem Pneumokokken-C-Protein erhielt (2).

Das CRP besteht aus 5 identischen Polypeptiduntereinheiten mit einem Molekulargewicht von je 21 kDa, es bewirkt eine Aktivierung von Makrophagen und des Komplementsystems. Im gesunden Zustand liegen beim Menschen die im Serum messbaren CRP-Spiegel unter 6 mg/l. Je nach Bestimmungsmethode werden in der Pädiatrie verschiedene Normwerte angegeben.

Die hochempfindlichen CRP-Analysen mit Nephelometrie, Turbidimetrie oder Enzymimmunoassays haben inzwischen allgemein die quantitativ weniger präzisen Latexagglutinationstests oder die zeitaufwendige Methode der radialen Immundiffusion abgelöst. So können bei Kindern auch zuverlässig negative Werte unter 3 mg/l gemessen werden. Trotz der hohen messtechnischen Sensitivität der CRP-Bestimmung muss bei der klinischen Fragestellung die verzögerte Bildung des CRP, z. B. nach einem akuten infektiösen Stimulus, bedacht werden. Etwa 8 Stunden nach einem auslösenden Ereignis kann ein CRP-Anstieg frühestens erwartet werden, sodass bei der Erkennung akuter Infektionen wiederholte Bestimmungen zur Früherkennung notwendig und sinnvoll sein können.

Vor allem in der Neonatologie ist als zusätzlicher Faktor für den Stellenwert des CRP zu berücksichtigen, dass die CRP-Synthese bei Neu- und Frühgeborenen erst mit einer Latenz von 24–48 Stunden erfolgt.

CRP-Anstiege kommen aber nicht nur als Folge von Infektionen zustande, sondern treten in unterschiedlichem Ausmaß bei allen Prozessen mit erhöhtem Zellumsatz und Zellzerfall ein. Dazu gehören neben akuten und chronischen Infektionen Entzündungsreaktionen bei Traumata, Verbrennungen oder auch myokardialen Schädigungen (Herzinfarkt). Günstig für die Verlaufsbewertung von CRP-Spiegeln ist die relativ kurze Halbwertszeit von 24 Stunden. Bei bakteriellen Infektionen mit hohen CRP-Ausgangswerten von über 100 mg/l können sich die Werte unter erfolgreicher antibiotischer Therapie in wenigen Tagen in den Normalbereich zurückbewegen. Deshalb ist das CRP in der klinischen Infektiologie und in der Neonatologie ein sehr geschätzter Verlaufswert für Infektionen.

Bei rheumatischen Erkrankungen kommt es durch die entzündlichen Vorgänge an Gelenken und Synovialmembranen ebenfalls zur Stimulation der CRP-Produktion. Akute-Phase-Proteine lassen sich bei einer juvenilen idiopathischen Arthritis erhöht im Serum messen, wenn auch die Werte in der Regel weniger drastisch als bei einer akuten bakteriellen Infektion ansteigen (1). Bei einer systemischen Manifestation einer rheumatischen Erkrankung mit Organbeteiligungen im Sinne eines STILL-Syndroms werden aber nicht selten CRP-Werte bis zu 100 oder 200 mg/l festgestellt.

Interessanterweise wurde das CRP in den 60er-Jahren bei semiquantitativer Bestimmung als ein diagnostischer Rheumafaktor diskutiert, konnte sich aber wegen der fehlenden Spezifität nicht als wesentliches diagnostisches Kriterium bewähren. Dagegen fand das CRP im therapeutischen Monitoring wiederum mehr Aufmerksamkeit als Verlaufsparameter, um den möglichen Erfolg verschiedener Therapieregimes zu überprüfen. Zur Kontrolle therapeutischer Maßnahmen wurden CRP-Spiegel in einer Reihe von Studien bei Patienten mit rheumatischen Erkrankungen gemessen. Ziel war die Korrelation von klinischer Wirksamkeit verschiedener Medikamente und Rückgang der CRP-Spiegel oder anderer Akute-Phase-Proteine. Unter der Langzeitgabe von Methotrexat bei schwerer rheumatoider Arthritis wurden Senkungen der CRP-Spiegel als Zeichen der klinischen Effektivität gewertet.

Beispielhaft können Studien zum Einfluss einer Langzeitbehandlung mit Methotrexat (3) oder von nicht steroidalen Antiphlogistika (4) auf die rheumatoide Arthritis zitiert werden. Einschränkend für die rheumatologische Praxis ist aber zu erwähnen, dass auch die hochdosierte Gabe von Glukokortikoiden als therapeutische Intervention bei rheumatischen Erkrankungen eine Senkung der Entzündungswerte, einschließlich des CRP, bewirkt, ohne dass aus den Serummessungen zwischen der generellen antiinflammatorischen Wirkung oder der zielgerichteten Entzündungshemmung betroffener

Gelenke differenziert werden kann. Dennoch bieten erhöhte zirkulierende CRP-Spiegel bei der Einordnung rheumatischer Beschwerden wichtige Anhaltspunkte für die zu treffenden Therapieentscheidungen oder deren Modifikation.

Die Vielzahl rheumatischer Krankheiten, die von mäßig oder deutlich erhöhten CRP-Werten begleitet sind, ist der in Anlehnung an die Übersicht von HÖFFLER und SHAH (2) gestalteten Tab. 16 zu entnehmen.

Andere Akute-Phase-Proteine

Neben dem C-reaktiven Protein wird bei rheumatischen Erkrankungen durch den kontinuierlichen inflammatorischen Stimulus auch eine Reihe von anderen Akute-Phase-Proteinen in der Leber gebildet. Dazu zählen u. a. saures α_1-Glykoprotein, α_1-Antitrypsin, Caeruloplasmin, Haptoglobin und das Fibrinogen, die jedoch alle im Vergleich zum CRP einen langsameren und weniger ausgeprägten Anstieg (Reaktionszeit von 24–48 Stunden, Anstieg nur auf 2–3fachen Normwert) zeigen, sodass sie gegenüber dem CRP keinen entscheidenden Vorteil bieten.

In der Kinetik mit dem CRP vergleichbar ist das Serumamyloid A (SAA), das eine ähnliche Bildungszeit (6–10 Stunden) aufweist und wie das CRP um ein Vielfaches vom Normwert ansteigt. Für eine Messung des SAA in der klinischen Routine stehen jedoch keine ausreichend erprobten Testkits zur Verfügung (2). Mit Ausnahme von CRP und SAA sind die meisten Akute-Phase-Proteine Glykoproteine.

Die physiologische Rolle der verschiedenen Akute-Phase-Proteine liegt in der Regulation der Immunantwort, wobei sie Entzündungsreaktionen sowohl fördern als auch hemmen. Nachdem fast alle Akute-Phase-Proteine in Hepatozyten produziert werden, kann durch erhöhte Serumkonzentrationen auf entzündliche Prozesse mit systemischer Auswirkung geschlossen werden. Die Akute-Phase-Reaktionen ent-

Infektionen

1. Bakterielle Infektionen
2. Systemische Pilzinfektionen
3. Infektionen durch Protozoen
4. Nur geringe CRP-Anstiege
   bei viralen Infektionen (<20 mg/l)

Erkrankungen des rheumatischen Formenkreises

1. Rheumatoide Arthritis
2. Systemische Vaskulitis
3. Panarteriitis nodosa
4. Familiäres Mittelmeerfieber
5. Polymyalgia rheumatica
6. Nur leichte CRP-Anstiege bei
   systemischem Lupus erythematodes,
   Sklerodermie, Dermatomyositis und
   degenerativen Gelenkerkrankungen

Andere Erkrankungen

1. Operationen
2. Frakturen
3. Verbrennungen
4. Myokardinfarkt
5. Akute Pankreatitis
6. Leichte CRP-Erhöhungen bei
   Leukämien und anderen Malignomen

Tab. 16
Erhöhungen des C-reaktiven Proteins
bei akuten und chronischen Entzündungen

sprechen Laborveränderungen bei rheumatischen Erkrankungen, erlauben aber ohne weitere klinische Daten keine Differenzialdiagnose zu chronischen Infektionen, inflammatorischen Darmerkrankungen oder malignen Erkrankungen.

Ein weiterer Entzündungsmarker, die aus aktivierten neutrophilen Granulozyten freigesetzte Elastase, dient als Kriterium für den Schweregrad bei systemischen Infektionen (z. B. in der Neonatologie), Traumen und Entzündungsprozessen. Die dia-

gnostische Rolle der Elastase bei rheumatischen Erkrankungen ist aber weniger klar als für das umfangreich untersuchte CRP (1). Als Zeichen einer generalisierten Entzündungsaktivität kann beim systemischen Lupus erythematodes, weniger bei der rheumatoiden Arthritis, der Verbrauch von Komplementfaktoren (C3, C4) herangezogen werden.

Zytokine und Mediatoren der Entzündungsreaktion

Neue grundlegende Erkenntnisse und erweiterte diagnostische Möglichkeiten bei der Akute-Phase-Reaktion bei rheumatologischen Erkrankungen ergeben sich durch die in den letzten Jahren erforschten Zusammenhänge in der pathophysiologischen Steuerung der entzündlichen Veränderungen. Auch wenn die eigentlich auslösenden Ursachen der rheumatischen Entzündungsvorgänge an Gelenken nicht geklärt sind, konnten mit den proinflammatorischen Zytokinen – u. a. Tumornekrosefaktor α (TNF-α) und Interleukin-1 (IL-1) – wesentliche Komponenten des zunächst vorwiegend lokal begrenzten entzündlichen Geschehens identifiziert werden (5, 6).

Die lokal produzierten Botenstoffe fördern nicht nur die Entzündung der Synovialis mit entsprechendem Wachstum von Synovialzellen und der Aktivierung von Entzündungszellen, sondern sie üben auch direkte destruktive Effekte auf das Knorpel- und Knochengewebe aus. Ein wesentlicher schädigender Mechanismus der Zytokine liegt in der Knorpelerosion, die sich neben der Akute-Phase-Reaktion in den radiologischen Veränderungen an den Gelenken abbildet (7). Die entzündungsaktivierenden Zytokine bewirken eine reduzierte Knorpelneusynthese und tragen schließlich zur Osteoporose bei (8).

Die proinflammatorischen Zytokine als Botenstoffe der lokalen Entzündung können bei systemischer Zirkulation auch im Serum gemessen und damit für die Diagnostik entzündlicher Erkrankungen genutzt werden. Wie bei den Akute-Phase-Proteinen gilt auch hier, dass die Zytokine keine Spezifität für die Art der entzündlichen Vorgänge aufweisen. Bei Kenntnis der pathophysiologischen Abfolge der Zytokinproduktion bis zur Induktion der Produktion der Akute-Phase-Proteine in der Leber können aber verschiedene Zytokine als interessante diagnostische Marker ausgewählt und bei verschiedenen Krankheitsbildern in Bezug auf ihre Aussagekraft gewichtet werden.

Nach der Freisetzung von TNF-α folgen mit kurzem zeitlichem Abstand die proinflammatorischen Zytokine IL-1 und IL-6 in der Zirkulation (Tab. 17). Während IL-1β als zirkulierende Form des IL-1 nur in relativ geringen Konzentrationen im Serum (oder besser im EDTA-Plasma) nachweisbar ist, kann das anschließend gebildete IL-6 bei vielen infektiösen und nicht infektiösen Entzündungsvorgängen mit signifikant erhöhten Spiegeln in Blutproben entdeckt werden. TNF-α vermittelt seine fieberinduzierenden Wirkungen über IL-1β, das ursprünglich als »endogenes Pyrogen« beschrieben wurde.

Bei Entzündungen trägt IL-6 die wichtigste Rolle als Hauptmediator der bereits ausführlich besprochenen Akute-Phase-Reaktion in der Leber. So ist IL-6 direkt als Auslöser für die Transkription und Produktion des CRP in Hepatozyten verantwortlich. Aus dem kaskadenförmigen Anstieg der Zytokine lässt sich die Möglichkeit zur diagnostischen Bestimmung nicht nur bei akuten Entzündungen (z. B. bakteriellen Infektionen), sondern auch bei chronischen Entzündungsvorgängen wie rheumatischen Erkrankungen ableiten, bei denen konstant eine Freisetzung von Botenstoffen stattfindet.

Wegen der limitierten Aussagekraft des oft nur mäßig erhöhten CRP bei rheumatoiden Arthritiden wurden seit Anfang der 90er-Jahre neue Mediatoren in einer Reihe von Studien bei erwachsenen und juvenilen Patienten untersucht (9, 10). Bei der Laboruntersuchung von Zytokinen

---

TNF-α

Synonyme:
Kachektin, Zytotoxin

Produktionsort:
Monozyten/Makrophagen, T-Zellen, natürliche Killerzellen, Neutrophile, Astrozyten, Muskelzellen, Fibroblasten

Struktur:
Nicht glykosyliert, 17 kDa (157 Aminosäuren), biologisch aktives Trimer, membrangebundenes Dimer

Funktionen:
Proinflammatorisches Zytokin, Akute-Phase-Reaktion (mit IL-1 und IL-6), Fieber, Zerstörung von Tumorzellen

Interleukin-6

Synonyme:
B-Zellstimulationsfaktor, B-Zelldifferenzierungsfaktor

Produktionsort:
Monozyten/Makrophagen, Fibroblasten, Endothelzellen, T- und B-Lymphozyten, Keratinozyten

Struktur:
Glykoprotein, 21,5–28 kDa (184 Aminosäuren)

Funktionen:
Akute-Phase-Reaktion, IL-1- und ACTH-Synthese, B-Zelldifferenzierung, T-Zellaktivierung, Wachstumsfaktor für Melanome

Interleukin-8

Synonyme:
Neutrophile aktivierendes Peptid (NAP)

Produktionsort:
Monozyten/Makrophagen, Fibroblasten, Endothelzellen, Hepatozyten, Melanozyten, Tumorzellen

Struktur:
Nicht glykosyliert, 8 kDa (72 Aminosäuren), Homologie mit Chemokinfamilie (MIP-1, MCP-1, RANTES, Gro, PF)

Funktionen:
Chemotaxis, Aktivierung von Neutrophilen, proinflammatorisches Zytokin

Tab. 17
Ausgewählte proinflammatorische Zytokine

muss die unterschiedliche Stabilität der einzelnen Mediatoren in Blutproben berücksichtigt werden. So eignet sich TNF-α wegen seiner relativ geringen Stabilität nicht für die Routinemessung in der Klinik, während das Glykoprotein IL-6 nach vorliegenden Daten der Literatur und eigenen Untersuchungen deutlich zuverlässiger in rasch nach Abnahme gekühlten Plasmaproben gemessen werden kann.

Erhöhte IL-6-Spiegel sind bei Patienten mit rheumatoider Arthritis als Korrelat der entzündlichen Aktivität zu bewerten (8), doch lässt die absolute Höhe eines aus dem Blut gemessenen Zytokinspiegels keinen direkten Rückschluss auf die Entzündungsaktivität in betroffenen Gelenken zu.

Kausal bedeutender sind Zytokinanalysen aus den direkt betroffenen Kompartimenten, d. h. bei der rheumatoiden Arthritis aus Gelenkpunktaten. Entsprechende Zytokinspiegelmessungen in Gelenkergüssen zeigten erhöhte Werte für TNF-α, IL-1, IL-6 oder das neutrophilenspezifische Zytokin IL-8 (Tab. 17), doch bieten sich regelmäßige Gelenkpunktionen wegen der hohen Belastung des Patienten für ein diagnostisches Monitoring nicht als praktikabel an.

Neben den Zytokinen als Mediatoren der Entzündung können in Blutproben auch die löslichen Formen spezifischer Zytokinrezeptoren gemessen werden, die messtechnisch stabiler und in höheren Konzentrationen erfasst werden. Hier sind bei der rheumatoiden Arthritis mit der pathophysiologischen Schlüsselrolle des TNF-α die löslichen TNF-Rezeptoren sTNF-RI und sTNF-RII zu erwähnen.

Für die Messung von Zytokinspiegeln steht nicht nur eine Reihe von international nach WHO-Standards kalibrierten Enzymimmunoassays zur Verfügung, sondern es wurden bereits automatisierte Chemilumineszenzsysteme für die rasche Einzelmessung von Zytokinen wie IL-6 oder IL-8 etabliert.

Gegenwärtig liegt der Schwerpunkt für die diagnostische Messung von Zytokinspiegeln in der Pädiatrie aber in der Früherkennung schwerwiegender Infektionen (neonatale Sepsis) und nicht in der Überwachung der entzündlichen Aktivität chronischer (rheumatologischer) Erkrankungen. Mit zunehmender Vereinfachung von Zytokinmessungen könnten diese in Zukunft gerade wegen der kurzen Halbwertzeit der Mediatoren eine wichtige Ergänzung der Kontrolldiagnostik im natürlichen Verlauf oder bei medikamentöser Therapie von rheumatoiden Arthritiden sein.

Therapeutischer Ausblick mit Zytokinantagonisten

Die Gabe von gegen T-Lymphozyten gerichteten anti-CD4-Antikörpern hatte in ersten Untersuchungen schon Anfang der 90er-Jahre zu einer Reduktion der Monozyten-Makrophagen-Aktivierung geführt, was durch gesenkte Zytokin- und Neopterinspiegel im Blut dokumentiert werden konnte (11).

In jüngster Zeit wurden mehrere erfolgreiche Studien mit gezielter Blockade des bei der rheumatoiden Arthritis destruktiv wirkenden TNF-α bei Patienten im Erwachsenen- und Kindesalter durchgeführt. Dabei behandelte man Patienten mit rheumatoider Arthritis entweder mit gegen TNF-α gerichteten, chimären monoklonalen Antikörpern oder mit einem synthetischen Fusionsmolekül, das sich aus einem löslichen TNF-Rezeptoranteil und einem Fc-Immunglobulinfragment zusammensetzt.

Sowohl mit dem neutralisierenden TNF-R-Fusionsmolekül (Etanercept) (12) als auch mit dem monoklonalen TNF-α-Antikörper (Infliximab) (13) konnten die Beschwerden bei erwachsenen Patienten mit massiver Gelenksymptomatik erheblich reduziert werden. Erstmals wurde kürzlich die gute Wirksamkeit von Etanercept in einer plazebokontrollierten Doppelblindstudie bei pädiatrischen Patienten im Alter von 4–17 Jahren mit schwer symptomatischer juveniler Polyarthritis belegt (14).

An diesem Beispiel zeigt sich der lange (aber wegen der therapeutischen Konsequenzen lohnende) Weg von der grundlagengeprägten Aufdeckung der pathogenetisch bedeutsamen Rolle des TNF-α bei der rheumatoiden Arthritis bis hin zur Entwicklung und erfolgreichen klinischen Anwendung einer gezielten molekularen Blockadestrategie, die vielleicht in den nächsten Jahren zum festen Bestandteil pädiatrischer Behandlungskonzepte bei der rheumatoiden Arthritis werden wird.

Literatur

1. Johnson AM. Autoimmunerkrankung Rheuma: Klinische Aspekte und Laborbefunde. Diagnose & Labor 1993; 43: 139–153.

2. Höffler D, Shah PM. C-reaktives Protein – die diagnostische Reichweite. Stuttgart-New York: Thieme; 1996.

3. Seideman P. Better effect of methotrexate on C-reactive protein during daily compared to weekly treatment in rheumatoid arthritis. Clin Rheumatol 1993; 12: 210–213.

4. Cush JJ, et al. Correlation of serological indicators of inflammation with effectiveness of nonsteroidal antiinflammatory drug therapy in rheumatoid arthritis. Arthritis Rheum 1990; 33: 19–28.

5. Dayer JM, et al. Tumor necrosis factor stimulates collagenase and prostaglandin E2 production by human synovial cells and dermal fibroblasts. J Exp Med 1985; 162: 2163–2168.

6. Grom AA, et al. Patterns of expression of tumor necrosis factor α, tumor necrosis factor β, and their receptors in synovia of patients with juvenile rheumatoid arthritis and juvenile spondylarthropathy. Arthritis Rheum 1996; 39: 1703–1710.

7. van Leeuwen MA, et al. The acute-phase response in relation to radiographic progression in early rheumatoid arthritis: a prospective study during the first three years of the disease. Br J Rheumatol 1993; 32: 9–13.

8. Volk HD, Keyßer G, Burmester GR. Zytokine und Zytokin-Rezeptoren. In: Thomas L, Hrsg. Labor und Diagnose. 5. Aufl. Frankfurt/Main: TH Books; 1998.

9. Madhok R, et al. Serum interleukin 6 levels in rheumatoid arthritis: correlations with clinical and laboratory indices of disease activity. Ann Rheum Dis 1993; 52: 232–234.

10. Mangge H, et al. Serum cytokines in juvenile rheumatoid arthritis: correlation with conventional inflammation parameters and clinical subtypes. Arthritis Rheum 1995; 38: 211–220.

11. Horneff G, et al. Reduction of monocyte-macrophage activation markers upon anti-CD4 treatment. Decreased levels of IL-1, IL-6, neopterin and soluble CD14 in patients with rheumatoid arthritis. Clin Exp Immunol 1993; 91: 207–213.

12. Moreland LW, et al. Treatment of rheumatoid arthritis with a recombinant human tumor necrosis factor receptor (p75)-Fc fusion protein. N Engl J Med 1997; 337: 141–147.

13. Maini R, et al. Infliximab (chimeric anti-tumour necrosis factor α monoclonal antibody) versus placebo in rheumatoid arthritis patients receiving concomitant methotrexate: a randomized phase III trial. Lancet 1999; 354: 1932–1939.

14. Lovell DJ, et al. Etanercept in children with polyarticular juvenile rheumatoid arthritis. N Engl J Med 2000; 342: 763–769.

Klinische Untersuchung von Gelenken und Wirbelsäule

Renate Häfner, H. Truckenbrodt und Marianne Spamer, Garmisch-Partenkirchen

Bei der kindlichen Arthritis handelt es sich meist um eine schmerzhafte Gelenksentzündung; entsprechend vorsichtig muss untersucht werden. Gerade bei kleinen Kindern erfordert die Erhebung eines Gelenkstatus viel Geduld und Einfühlungsvermögen. Gestaltet sich die Untersuchung für das Kind schmerzhaft, reagiert es mit Abwehr und wird auch für die weitere Therapie schwer zu gewinnen sein. Zur Eingewöhnung kann der Untersucher das Kind zunächst beobachten und dabei mit den Eltern die Anamnese erheben. Dazu gehört auch eine ausführliche Schmerzanamnese, wobei vor allem non verbale Schmerzäußerungen gezielt erfragt werden müssen.

Anamnese

Schmerzangaben sind bei Kindern oft wenig verlässlich (1–3). Besonders kleine Kinder klagen selten über Gelenkschmerzen. Die Eltern bemerken manchmal als erstes Zeichen der Arthritis eine Gelenkschwellung. Meist fällt ihnen jedoch das veränderte Bewegungsmuster des Kindes zuerst auf. Auf gezieltes Befragen geben sie oft an, dass das Kind sich auch in seinem Verhalten geändert hat. Es reagiert vermehrt aggressiv oder zieht sich zurück, weint viel und will häufig getragen wer-

den. Nachts schläft es unruhig, wacht oft weinend auf oder jammert im Schlaf. Diese nonverbalen Schmerzäußerungen deuten auf einen chronischen Schmerzzustand hin.

Bei HLA-B-27-assoziierten Erkrankungsformen müssen Rückenschmerzen erfragt werden, die besonders nach längerem Sitzen oder in den frühen Morgenstunden auftreten. In der Anamnese werden häufig eine Morgensteifigkeit der Gelenke bzw. Anlaufbeschwerden nach längerer Ruhephase, z. B. dem Mittagsschlaf, angegeben.

Klinische Untersuchung

Sie beginnt mit der Inspektion. Während man das (möglichst entkleidete) Kind beim Spielen beobachtet, kann man sich über das Ausmaß von Gelenkschwellungen orientieren. Man erkennt Schonhaltungen an betroffenen Gelenken und eventuell Ausweichbewegungen der Nachbargelenke. Die Störungen im Bewegungsablauf, die man allein mit der Inspektion erkennt, erlauben dem erfahrenen Untersucher bereits einen recht genauen Rückschluss auf das Befallsmuster der erkrankten Gelenke.

Hat das Kind Zutrauen gefasst, kann man vorsichtig mit der Palpation beginnen. Dabei wird auf Synovialisschwellung, Ergussbildung, Überwärmung und Krepitation der einzelnen Gelenke untersucht. Auch auf eine Beteiligung der Sehnenscheiden muss geachtet werden. Tenosynovitiden findet man bei der kindlichen Arthritis vor allem im Bereich der Fingerflexoren. Dabei zeigt sich eine Schwellung in der distalen Handfläche und/oder im weiteren Verlauf des Fingers volar (Abb. 23). Bei Bewegung des Fingers palpiert man ein Reiben der Sehne, deren Gleiten im Sehnenfach durch die Entzündung behindert wird. Prädilektionsstellen für Tenosynovitiden sind außerdem die Extensoren am Handrücken und die Sehnenscheiden im Bereich des Sprunggelenks.

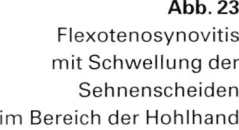

Abb. 23
Flexotenosynovitis
mit Schwellung der
Sehnenscheiden
im Bereich der Hohlhand

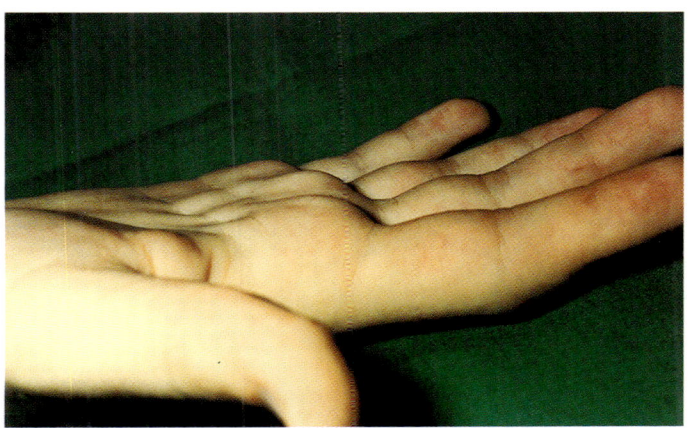

Bei einigen Kindern entwickeln sich – ausgehend von einer Gelenksentzündung – Synovialzysten. Am häufigsten sind die sog. BAKER-Zysten in der Kniekehle. Sie können von dort in die Wade abrutschen und werden dann oft mit einer Thrombophlebitis verwechselt. Die zweithäufigste Lokalisation von Synovialzysten ist der Oberarm, ausgehend von einer Arthritis im Schultergelenk. Je nach Inhalt der Zyster ergibt sich palpatorisch eine fluktuierende oder eher derbe Schwellung (Abb. 24 und 25).

Beurteilung der Beweglichkeit

Bei jeder klinischen Untersuchung müssen alle Gelenke von Kopf bis Fuß beurteilt werden, um auch leichte Arthritiden frühzeitig zu erfassen und gezielt behandeln zu können. Für eine orientierende funktionelle Untersuchung reicht oft schon die Beurteilung derjenigen Bewegungsrichtung aus, die der Schonhaltung entgegengerichtet ist. Sie schränkt in der Regel zuerst ein.

In Tab. 18 sind die wichtigsten Untersuchungen der einzelnen Gelenke mit Normalwerten für das Kind und die entsprechenden Schonhaltungen bei Arthritis dargestellt. Im Zweifel wird man auch die in Klammern angeführten Bewegungsrichtungen beurteilen.

Ist ein Gelenk geschwollen, überwärmt oder druckempfindlich bzw. in seiner Funktion auch nur in einer Richtung eingeschränkt, so wird seine Beweglichkeit nach der sog. Neutral-Null- oder Null-Durchgangsmethode genau ausgemessen und dokumentiert. Die Nullstellung entspricht dabei der anatomischen Normalstellung im aufrechten Stand mit hängenden Armen und parallel nach vorne gehaltenen Füßen (4). In der Bewertung muss berücksichtigt werden, dass Kinder meist ein größeres Bewegungsausmaß haben als Erwachsene. Dies gilt vor allem für Hüft-, Knie- und Sprunggelenke. Normalwerte für Erwachsene müssen deshalb an die kindlichen Maße angepasst werden (5).

Die Beweglichkeit wird überwiegend passiv geprüft. An den sog. bandgeführten Gelenken (Gelenke, welche überwiegend durch Bänder, kaum durch Muskeln stabilisiert werden), muss auch das aktive Bewegungsausmaß dokumentiert werden, da hier oft erhebliche Unterschiede be-

24

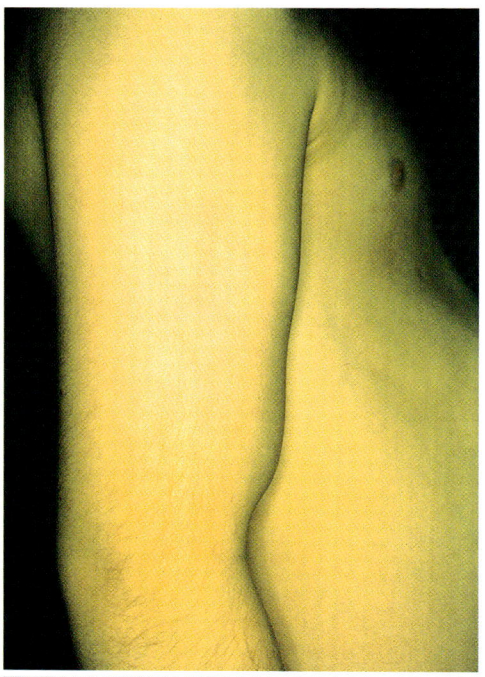

25

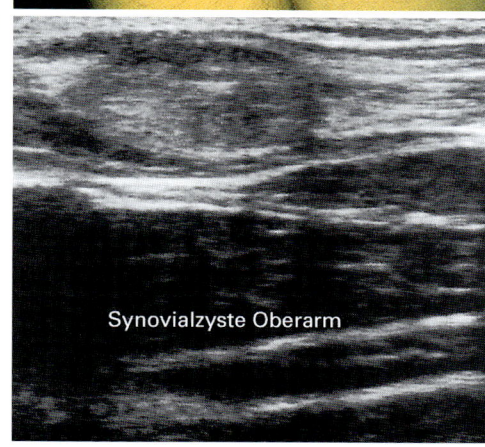

Synovialzyste Oberarm

Abb. 24 und 25
Synovialzyste am Oberarm, ausgehend
von einer Arthritis im Schultergelenk
(Abb. 24). Die Zyste erweist sich
palpatorisch als derb mit echogener
Binnenstruktur in der sonographischen
Darstellung (Abb. 25)

stehen. Zu den bandgeführten Gelenken
gehören die Hand-, Finger-, Knie- und
Sprunggelenke.

Muskelbefund

Bei der kindlichen Arthritis kommt es
schon frühzeitig zu sekundären Veränderungen der Muskulatur. Der Muskel spiegelt die Vorgänge im Gelenk. Diejenigen
Muskelgruppen, die das Gelenk in eine
schmerzhafte Belastungsstellung ziehen,
werden rasch hypoton. Muskeln, die in
der schmerzarmen Schonstellung stabilisieren, reagieren mit einer ständigen To-
nuserhöhung (2, 5, 6). Die Atrophie der
hypotonen Muskulatur erkennt man bereits nach wenigen Wochen. Sie wird
messbar durch eine Umfangsdifferenz an
der betroffenen Extremität.

Bei Arthritis im Kniegelenk wird der Oberschenkel dünner, bei Sprunggelenksbefall
die Wade. Entsprechendes gilt für die obere Extremität. Der muskuläre Hypertonus
lässt sich oft als harter Sehnenstrang palpieren, z. B. in der Kniekehle oder im Ansatz des Musculus flexor carpi ulnaris am
Handgelenk volar und lateral.

Wachstumsstörungen

Eine Arthritis im Wachstumsalter führt zu
unterschiedlichen lokalen Wachstumsstörungen, die bei der Befunderhebung erkannt werden müssen (7). Sie erlauben im
Zweifel Rückschlüsse auf den etwaigen
Beginn der Arthritis, da sie klinisch meist
erst nach Monaten deutlich werden.
Manchmal kann eine Wachstumsstörung
auch alleiniges Residuum nach abgelaufener Arthritis darstellen.

Im Kleinkindalter steht die Wachstums-
und Entwicklungsbeschleunigung der gelenknahen Knochenstrukturen im Vordergrund. Bei Arthritis im Kniegelenk kommt
es zu einem vermehrten Längenwachstum des betroffenen Beines. Auch Finger

Kiefergelenke
Mundöffnung: mindestens 3 Querfinger des Kindes; auf Symmetrie achten!
Schonhaltung: Einschränkung vor allem der hinteren Mundöffnung, evtl. einseitig

Halswirbelsäule
Extension: Gesichtsebene annähernd horizontal (Seitneigung Kopf 45°)
Schonhaltung: In Neutralstellung fixiert zwischen den hochgezogenen Schultern

Schultergelenke
Flexion: Oberarme erreichen ohne Ausweichbewegungen die Ohren, etwa 180°
(Außenrotation 90°, Innenrotation 70°)
Schonhaltung: Protraktion Schultergürtel

Ellbogengelenke
Extension: mindestens 0°, meist 10–15° Überstreckung
(Flexion: alle Finger erreichen gleichzeitig die Schulter, etwa 150°)
Schonhaltung: Flexion

Handgelenke
Dorsalextension 90°, normaler Handstütz (Volarflexion 80–90°)
Schonhaltung: Flexion, Ulnarabduktion

Fingergelenke (Langfinger)
Flexion: kleine und große Faust vollständig;
kleine Faust = Fingerkuppen berühren Hohlhand bei gestreckten Grundgelenken;
große Faust = Fingerkuppen berühren Hohlhand bei gebeugten Grundgelenken;
Extension: vollständig beim Spreizen der ausgestreckten Finger (Stern)
Schonhaltung: Flexion

Daumengelenke
90° Abduktion/Extension
Schonhaltung: Adduktion, Flexion

Hüftgelenke
Flexion: Oberschenkel erreicht den Bauch, 150–160°
(Innenrotation 50–60°, Außenrotation bei Kleinkindern bis 90°)
Schonhaltung: Flexion, Adduktion, Innenrotation

Kniegelenke
Extension: Ferse hebt im Langsitz von der Unterlage ab, 5–10° Überstreckung
(Flexion: Ferse erreicht das Gesäß, 150–160°)
Schonhaltung: Flexion, Außenrotation Unterschenkel

Sprunggelenke
Plantarflexion: Fußrücken und Tibia bilden eine Linie, 60–70°; Vorfußpronation bei fixiertem Kalkaneus 30–40°
Schonhaltung: Neutralstellung bzw. leichte Dorsalextension, Supination

Großzehengrundgelenke
Extension 60–70° in Entlastung, 45° in Belastung
Schonhaltung: Flexion

Tab. 18
Orientierende Untersuchung, normale Gelenkbeweglichkeit des Kindes
und typische Schonhaltungen an den einzelnen Gelenken bei Arthritis

und Zehen werden länger, wenn ein oder mehrere Gelenke des Strahles erkrankt sind (Abb. 26). An Hand- und Fußwurzel erkennt man radiologisch eine beschleunigte Ossifikation. Gleichzeitig bleiben die Karpalia bzw. Tarsalia jedoch kleiner, sodass klinisch eine Verschmälerung resultiert.

Ein Wachstumsrückstand entsteht häufig in Bereichen, die bei schmerzhafter Arthritis geschont werden. Altersgemäßes Wachstum erfordert eine physiologische Bewegung und Belastung. So wächst z. B. bei Arthritis im Handgelenk die gesamte Hand weniger. Noch auffälliger wird diese

Wachstumsstörung infolge reduzierter Belastung im Bereich der unteren Extremität. Nicht nur bei Arthritis im Sprunggelenk, sondern auch bei anhaltender Gonarthritis oder Koxitis, bleibt der Fuß auf der betroffenen Seite kleiner (Abb. 27).

Die Schonung der Kiefergelenke bei einer schmerzhaften Arthritis führt zu einer Wachstumsstörung im Unterkiefer. Die resultierende Gesichtsasymmetrie bei einseitigem Befall bzw. Mikrogenie bei symmetrischer Arthritis bringt erhebliche kosmetische Probleme und geht mit Bissanomalien und Zahnfehlstellungen einher.

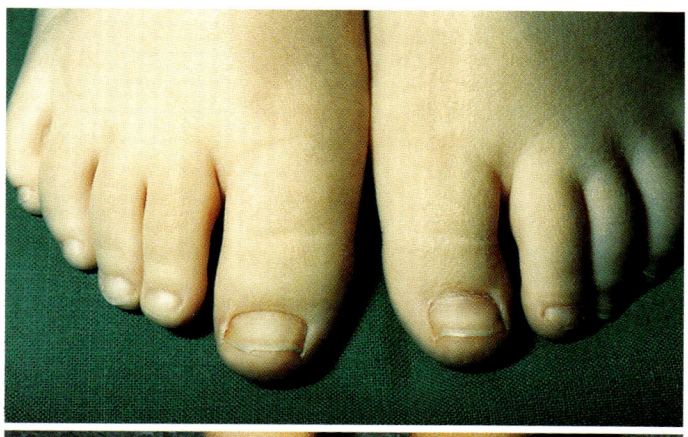

Abb. 26
Vergrößerung der rechten Großzehe bei Arthritis im Grund- und Endgelenk

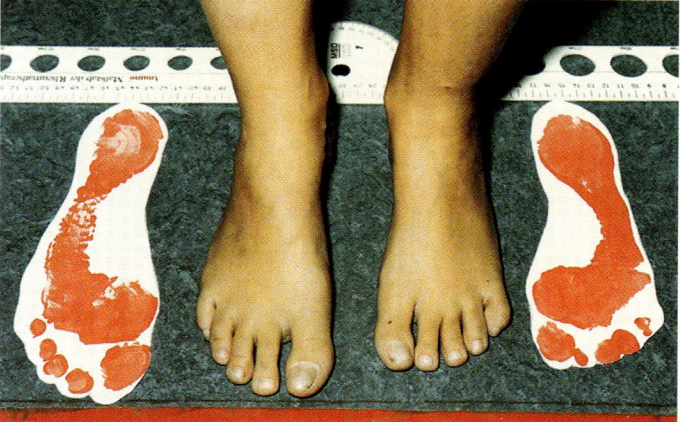

Abb. 27
Verkleinerung des gesamten linken Fußes bei einem Kind mit jahrelang aktiver Arthritis im Sprunggelenk

Bei frühzeitiger effizienter Behandlung der Arthritis kann sich der Wachstumsrückstand, der aus einer Minderbelastung resultiert, wieder ausgleichen. Eine bleibende Wachstumsminderung entsteht, wenn die Arthritis zu einem vorzeitigen Schluss der Wachstumsfugen geführt hat. Dies beobachtet man oft bei Jugendlichen vor Abschluss des Längenwachstums. Klinisch kommt dies vor allem im Bereich der Finger und Zehen zum Tragen (Abb. 28 und 29).

Untersuchung von Becken und Wirbelsäule

Das Stammskelett muss vor allem bei Kindern und Jugendlichen mit HLA-B-27-assoziierter Arthritis genau untersucht werden. Aber auch Kinder mit anderen Arthritisformen können Veränderungen an der Wirbelsäule entwickeln.

Bei der Untersuchung wird zunächst die gesamte Körperhaltung beurteilt. Die seitliche Inspektion lässt Abweichungen von den physiologischen Krümmungen der Wirbelsäule erkennen oder auch eine pathologische Aufrichtung des Beckens, was auf eine Schmerzschonhaltung bei Sakroiliitis hinweist. Bei der Untersuchung von vorne und hinten wird auf Seitabweichungen der Wirbelsäule oder sonstige Haltungsasymmetrien geachtet. Ein Beckenschiefstand muss genau analysiert werden. Ursache kann eine Skoliose der Wirbelsäule oder eine Verwringung des Beckens sein.

Besteht eine Beinlängendifferenz, z. B. durch Wachstumsstörung bei einseitiger Gonarthritis oder Destruktion eines Hüftgelenkes, muss der Unterschied durch Sohlenerhöhung zumindest teilweise korrigiert werden. Eine Beinlängendifferenz kann aber auch vorgetäuscht werden durch Adduktions- oder Abduktionskontraktur eines Hüftgelenks.

Durch Palpation werden Schmerzen im Bereich der Wirbelsäule genau lokalisiert und muskuläre Verspannungen getastet.

Bei Sakroiliitis besteht meist ein Druckschmerz über dem Iliosakralgelenk oder auch ein Beckenkompressionsschmerz. Eine Hyperextension im Hüftgelenk führt häufig zu Schmerzen im betroffenen Iliosakralgelenk (MENNELL-Zeichen).

Die Beweglichkeit von Becken und Wirbelsäule wird üblicherweise im Stand untersucht. Bei erheblichen Schmerzen kann auch eine weniger belastende Ausgangsstellung (Sitzen, Vierfüßlerstand, Seitlage) gewählt werden. Geprüft werden Quantität und Qualität der einzelnen Bewegungsrichtungen: Extension, Flexion, Rotationen und Seitneigung.

Die Entfaltbarkeit der BWS kann mit dem OTT-Zeichen, die der LWS nach SCHOBER gemessen werden. Bei ersterem wird im aufrechten Stehen ein Bereich von C7 aus 30 cm (bzw. bis TH12) nach kaudal markiert. Bei maximalem Vorbeugen muss sich die Strecke um mindestens 6 cm ausdehnen. Für das SCHOBER-Zeichen wird vom Dornfortsatz S1 10 cm (bzw. bis L1) nach kranial gemessen. Eine ausreichende Entfaltbarkeit der LWS verlängert beim Vorbeugen diese Strecke um 4–5 cm. Der Finger-Boden-Abstand ist als Maß für die Flexion weniger geeignet, da durch eine verkürzte Ischiokruralmuskulatur eine Einschränkung vorgetäuscht oder durch Hypermobilität der Hüftgelenke eine verminderte Entfaltbarkeit kompensiert werden kann.

Die Thoraxbeweglichkeit lässt sich mit Hilfe der Atembreite bestimmen. Dazu wird der Brustumfang auf Höhe der Sternumspitze in maximaler Exspiration und Inspiration gemessen. Die Differenz sollte 6–8 cm betragen. Beim Becken wird die Kippung (Rotation nach ventral) und die Aufrichtung (Rotation nach dorsal) beurteilt.

Bewegungsanalyse

Nachdem man sich über den Zustand der einzelnen Gelenke und der Wirbelsäule informiert hat, wird zum Abschluss das Be-

28

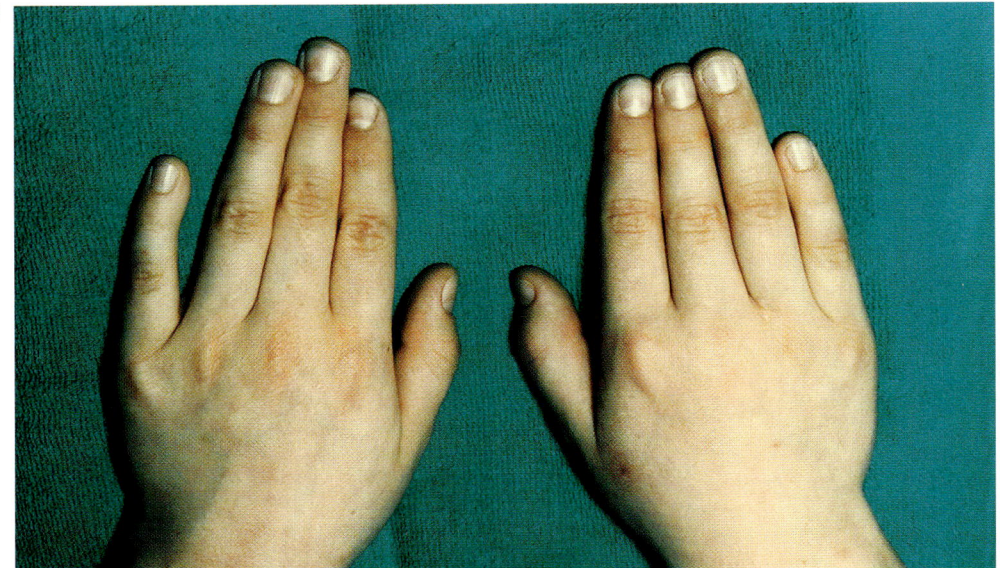

29

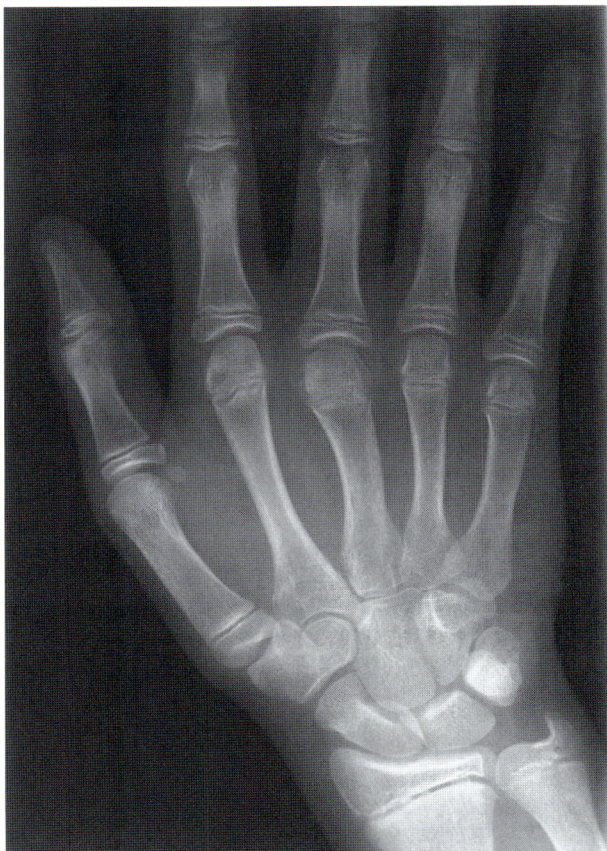

Abb. 28 und 29
Verkürzung des rechten Mittel-
fingers bei Arthritis im Metakarpo-
phalangealgelenk (Abb. 28).
Im Röntgenbild erkennt man
den vorzeitigen Schluss der
Wachstumsfuge im betroffenen
Gelenk (Abb. 29)

Abb. 30
Mädchen mit Arthritis der
Halswirbelgelenke. Es versucht,
die eingeschränkte Extension
beim Blick nach oben durch Augenbewegungen zu kompensieren

Abb. 31
Das Kleinkind mit Arthritis
im rechten Handgelenk stützt sich
beim Krabbeln auf den Fingergrundgelenken ab, um die
schmerzhafte Belastung
des Handgelenks zu vermeiden

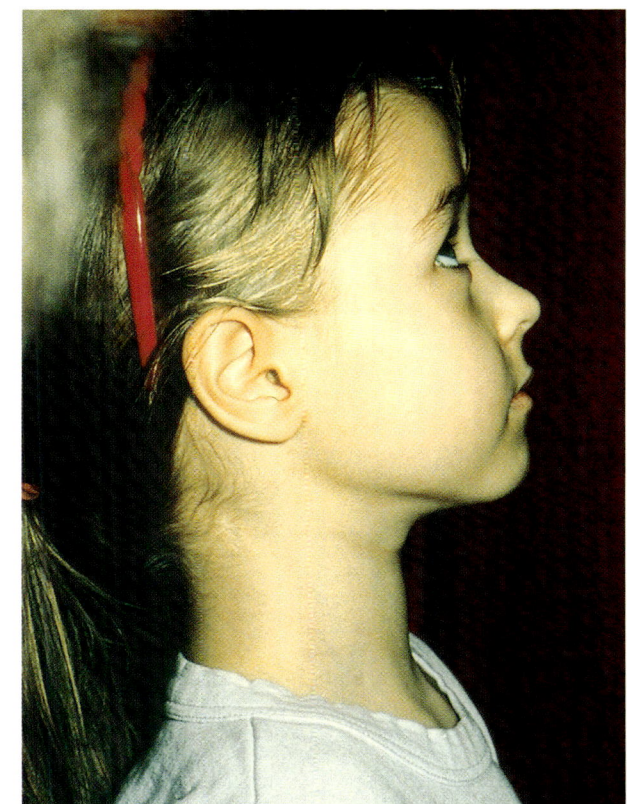

30

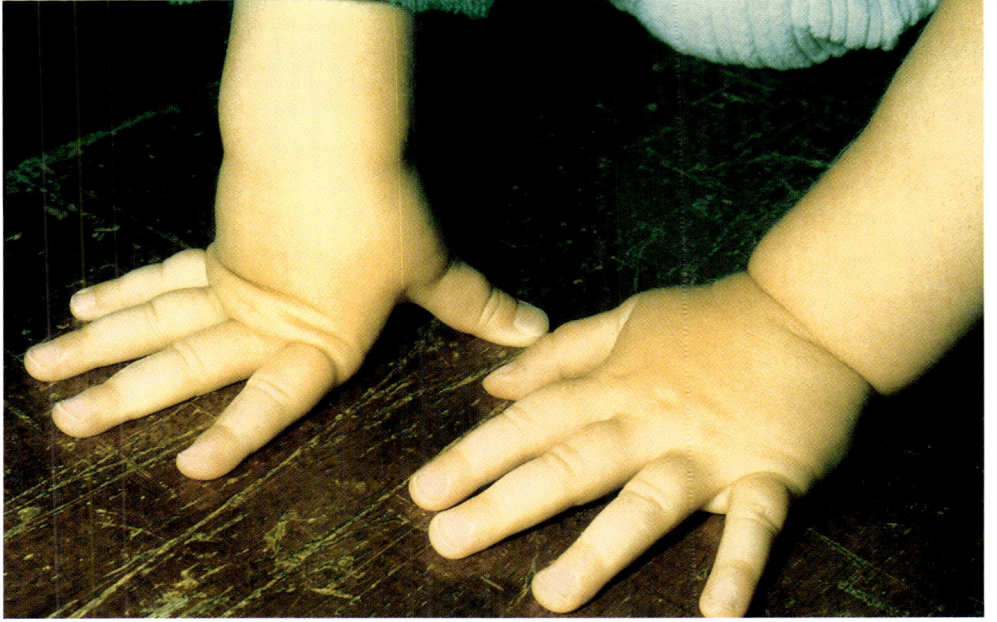

31

wegungsmuster in Belastung untersucht. Man beobachtet das Kind nochmals genau im Stehen, beim Gehen, Laufen und Spielen. Muskeldysbalancen und Schonhaltungen verstärken sich unter Belastung. So führt z. B. die Muskelinsuffizienz bei ausgeprägter Hüftgelenksentzündung zum typischen DUCHENNE-Hinken. Am betroffenen Kniegelenk spannt die hypertone Beugemuskulatur verstärkt an, um die schmerzarme Schonhaltung auch in Belastung aufrecht zu erhalten. Die Beugestellung, oft kombiniert mit einer Außenrotation des Unterschenkels, nimmt beim Gehen zu.

Bei Arthritis in den Sprunggelenken fällt im Stand eine pathologische Knick-Senkfußstellung auf, die sich im Zehenstand nicht ausgleicht. Störungen der Belastungsphase des Fußes zeigen sich erst beim Gehen, wobei vor allem die Abrollphase beeinträchtigt ist. Ihr Ursprungsort muss geklärt werden (8). An der oberen Extremität verstärken sich Beugehaltungen im Ellbogen und/oder Handgelenk beim Hochheben von schweren Gegenständen (5, 6).

Bei der Bewegungsanalyse muss auch auf Ausweichbewegungen geachtet werden. So kompensieren beispielsweise Kinder mit erkrankter Halswirbelsäule die Einschränkungen in Extension und Rotation durch verstärkte Augenbewegungen (Abb. 30). Bei Arthritis im Handgelenk stützen sie sich auf den gebeugten oder auch überstreckten Fingergrundgelenken ab (Abb. 31). Das Handgelenk bleibt dabei in schmerzarmer Nullstellung oder leichter Beugung (5, 6). Ein verminderter Abrollvorgang bei Befall des oberen Sprunggelenks kann durch Flexion im Großzehengrundgelenk ausgeglichen werden.

Dies sind nur einige Beispiele. Die Schonhaltungen entwickeln sich in typischer Weise an jedem einzelnen Gelenk. Das gesamte Bewegungsmuster und vor allem die Kompensationsmöglichkeiten sind abhängig vom Zustand der Nachbargelenke. Die Ausweichbewegungen beziehen oft gesunde Nachbargelenke mit ein und können dort u. U. zu sekundären Fehlstellungen führen. Sind die Nachbargelenke ebenfalls erkrankt, summieren sich primäre und sekundäre Fehlstellungen (6).

Literatur

1. Page GG. Chronic pain and the child with juvenile rheumatoid arthritis. J Pediatr Health Care 1991; 5: 18–23.

2. Truckenbrodt H. Pain in juvenile chronic arthritis: consequences for the musculo-skeletal system. Clin Exp Rheumatol 1993; 11 (Suppl 9): S59–S63.

3. Varni JW. Evaluation and management of pain in children with juvenile rheumatoid arthritis. J Rheumatol 1992; 33 (Suppl): 32–35.

4. Miehle W, Tillmann K, Arlt C. Klinische Untersuchung. In: Miehle W, et al., Hrsg. Rheumatologie in Praxis und Klinik. 2. Aufl., Stuttgart: Thieme; 2000. S. 109–129.

5. von Altenbockum C, et al. Juvenile chronische Arthritis. Entwicklung von Achsenfehlstellungen an Hand, Knie und Fuss und ihre krankengymnastische Behandlung. München: Marseille; 1993.

6. Truckenbrodt H, Häfner R, Spamer M. Gelenkfehlstellungen bei juveniler chronischer Arthritis. Entstehungsweise und Behandlung am Beispiel des Handgelenkes. Dtsch Ärztebl 1996; 93: A3014–3021.

7. Truckenbrodt H, Häfner R. Allgemeine und lokale Wachstumsstörungen bei chronischer Arthritis im Kindesalter. Schweiz Med Wochenschr 1991; 121: 608–620.

8. Lechner DE, McCarthy CF, Holden MK. Gait deviations in patients with juvenile rheumatoid arthritis. J Am Phys Ther Assoc 1987; 67: 1335–1341.

Bildgebende Verfahren einschließlich Szintigraphie

V WAHN, Schwedt/Oder

Sonographie bei entzündlich-rheumatischen Erkrankungen

B. HENNIG, Cottbus

Fraglos hat die konventionelle Röntgendiagnostik die größte Tradition bei der Klärung von Gelenkerkrankungen. Jeder Kinderrheumatologe verfügt über die notwendigen Kenntnisse bei der radiologischen Beurteilung von Gelenken einschließlich der Klassifikation des Schweregrades einer Arthritis nach STEINBROCKER oder LARSEN. Die Herausgeber haben daher auf die Darstellung der konventionellen Röntgendiagnostik zugunsten neuerer bildgebender Verfahren verzichtet.

Die sonographische Untersuchung der Stütz- und Bewegungsorgane gehört heute in die erste Reihe bildgebender diagnostischer Verfahren zur Differenzierung zwischen entzündlichen Veränderungen oder Verletzungen. Mit ihr gelingt nicht nur die morphologische Darstellung von Organstrukturen, sondern auch die Funktionsuntersuchung am bewegten Organ – dynamische Untersuchung (1).

Die Möglichkeit der Durchführung einer initialen sonographischen Untersuchung bei Verdacht auf eine rheumatische Erkrankung sollte besonders bei Kindern und Jugendlichen genutzt werden, da das Verfahren für die Patienten nicht belastend ist. Weitere diagnostische und therapeutische Maßnahmen können damit oft vermieden werden. Voraussetzungen für sonographische Diagnostik sind sowohl die Kenntnis der ausführlichen Anamnese und des klinischen Organbefundes wie auch die Erfahrung des Untersuchers.

Die Anwendung eines Linearschallkopfes mit der höchstmöglichen Frequenz (7,5/10 MHz) garantiert eine gute Differenzierung zwischen den einzelnen Gewebestrukturen. Es kann aber auch ein 5-MHz-curvedarray benutzt werden, wenn eine größere

Eindringtiefe erforderlich ist (z. B. Hüftgelenk, konstitutionsbedingt). Durch die einfache Regulierungsmöglichkeit des entsprechenden Fokusbereiches kann auf die früher häufig notwendige Vorlaufstrecke verzichtet werden.

Grundsätzlich sind Normalbefunde wie auch pathologische Befunde in 2 definierten Standardschnittebenen zu dokumentieren, der Seitenvergleich empfiehlt sich – ist aber fakultativ.

Durch die Arthrosonographie sind Veränderungen nicht nur an den großen, sondern auch an den kleinen Gelenken und Sehnen darstellbar (2, 3). Mit Hilfe der seitenvergleichenden Untersuchung in der entsprechenden Standardschnittebene (Bodymarker) und einer zusätzlichen schematischen Darstellung der abgebildeten Region als anatomische Orientierungshilfe sind pathologische Veränderungen erkennbar.

In Tab. 19 sind die sonographischen Veränderungen bei reaktiven Arthritiden und juveniler Arthritis zusammengefasst.

Aus redaktionellen Gründen können nur einige der eindrucksvollsten Untersuchungsergebnisse demonstriert werden. Jede Untersuchung ist in mindestens 2 Standardschnittebenen dokumentiert worden, hier aber nicht immer abgebildet (4).

▷

Tab. 19
Typische sonographische
Veränderungen
bei entzündlichen rheumatischen
Erkrankungen

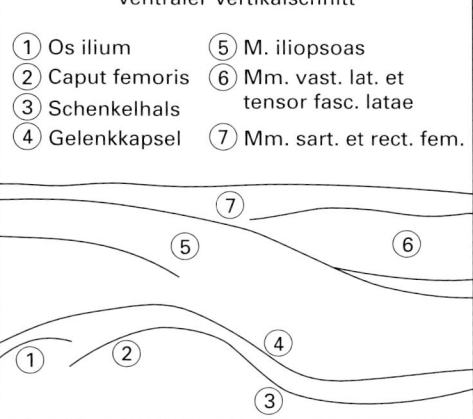

32

Ventraler Vertikalschnitt

① Os ilium   ⑤ M. iliopsoas
② Caput femoris   ⑥ Mm. vast. lat. et
③ Schenkelhals   tensor fasc. latae
④ Gelenkkapsel   ⑦ Mm. sart. et rect. fem.

1. Vorwölbung der Gelenkkapsel

2. Volumenzunahme
   im Gelenkbinnenraum
   (ab 10 ml darstellbar),
   Verlagerung flüssiger Anteile
   durch Muskelkontraktion,
   Druck von außen oder
   Bewegung

3. Differenzierung zwischen
   Exsudation und/oder
   Proliferation mit/ohne Sehnen-
   veränderungen

   Exsudation:
   echolos bis echoreich
   (fibrinhaltig, »rice bodies«)

   Proliferation:
   Synovialishyperplasie
   mit regelmäßiger
   oder unregelmäßiger
   Oberflächenbegrenzung
   (Kammerung des
   Gelenkbinnenraumes,
   Verklebungen)

4. Vermehrte Echogenität
   und verminderte Abgrenzbarkeit
   der umgebenden Muskulatur

5. Knochen- oder Knorpeldefekte

6. Besonderheiten:
   Baker-Zysten, Bursitiden,
   der echoarme, meist ovaläre
   »Rheumaknoten«

Hüftgelenk (Abb. 32–38)

Abb. 32–34
Hüftgelenk

◁

Abb. 32
Schenkelhalsprofil (Schema)

▷

Abb. 33 und 34
Hüftgelenk.
Ultraschallnormalbefund und
pathologischer Befund

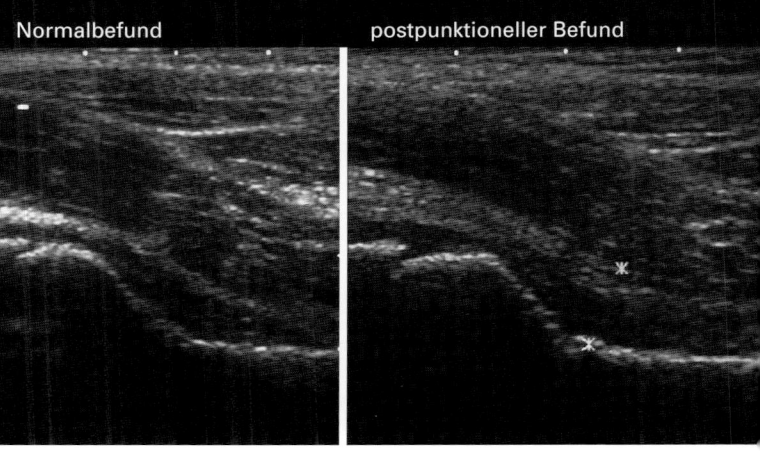

Abb. 35–38
Vorwölbung und Abhebung
der Gelenkkapsel vom Schenkelhalsprofil, echolose Exsudation,
3–4 mm dicke Synovialis mit glatter
Oberfläche im Vergleich zum
Normalbefund (linke Bildhälfte),
postpunktionell deutliche Befund-
regredienz bei einem 9-jährigen
Mädchen mit reaktiver Arthritis

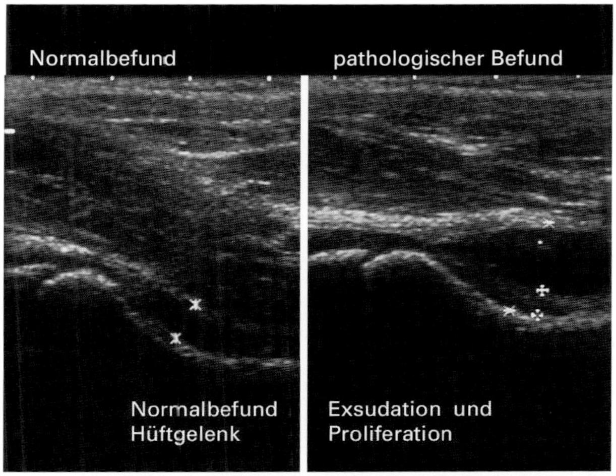

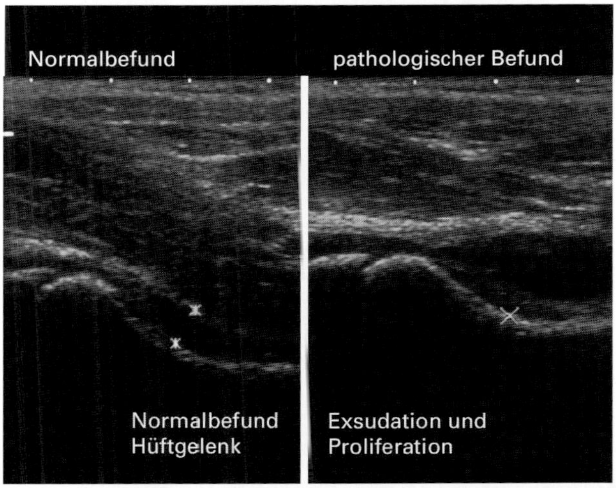

33   34

Normalbefund   pathologischer Befund

Normalbefund
Hüftgelenk   Exsudation und
Proliferation

35   36

Normalbefund   pathologischer Befund

Normalbefund
Hüftgelenk   Exsudation und
Proliferation

Normalbefund   postpunktioneller Befund

37   38

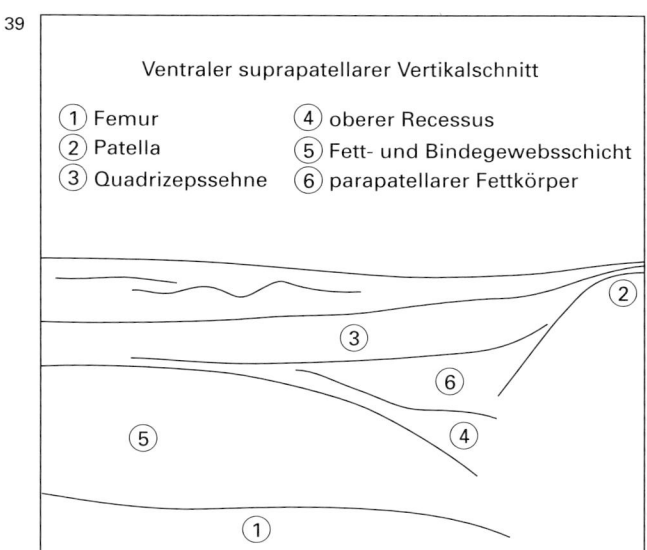

39

Ventraler suprapatellarer Vertikalschnitt

(1) Femur   (4) oberer Recessus
(2) Patella   (5) Fett- und Bindegewebsschicht
(3) Quadrizepssehne (6) parapatellarer Fettkörper

Kniegelenk (Abb. 39–54)

Abb. 39–41
Kniegelenk.
Schematische und sonographische
Darstellung des ventralen suprapatellaren Vertikalschnittes sowie
(Abb. 41) echolose Exsudation
links bei einem 8-jährigen Mädchen
mit systemischer Form der juvenilen
idiopathischen Arthritis

40/41

Abb. 42
Exsudation und Proliferation im
suprapatellaren Vertikalschnitt rechts
bei einem 8-jährigen
Mädchen mit juveniler idiopathischer
Arthritis (Oligoarthritis)

Abb. 43 und 44
»rice bodies« rechts suprapatellar bei
einem 1 10/12-jährigen Mädchen
mit juveniler idiopathischer Arthritis
(Monarthritis) im Vergleich zum Normalbefund (rechte Bildhälfte)

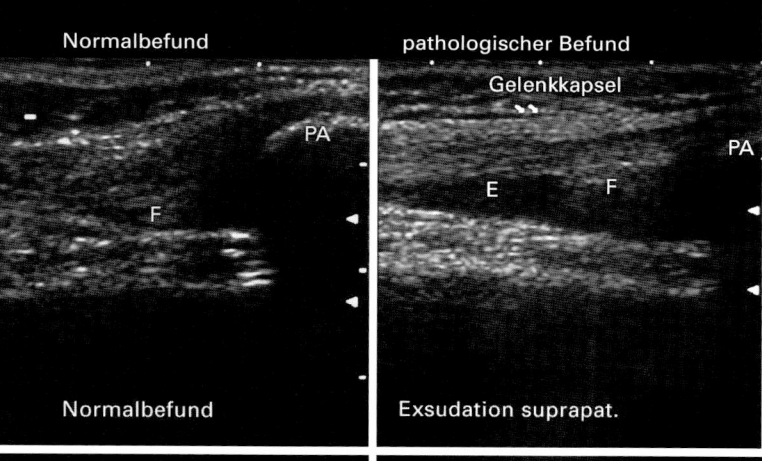

Normalbefund   pathologischer Befund
                           Gelenkkapsel
        PA   PA
                        E   F
F

Normalbefund   Exsudation suprapat.

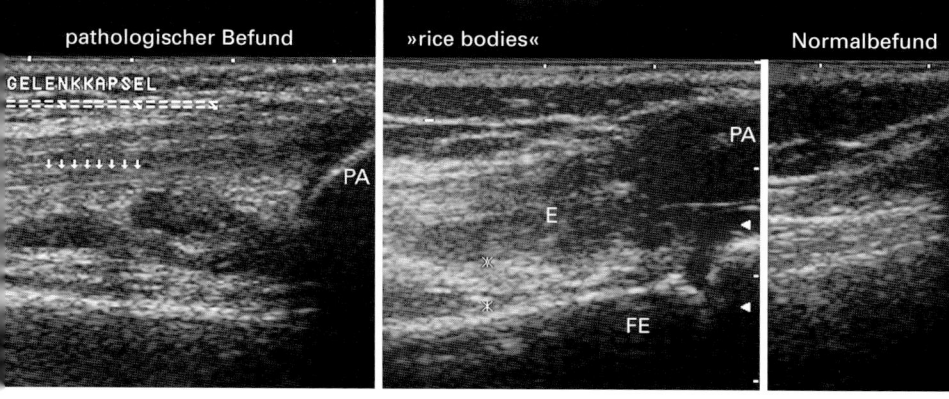

pathologischer Befund   »rice bodies«   Normalbefund
GELENKKAPSEL
                                       PA
              PA   E
                                       FE
                          FE

42   43   44

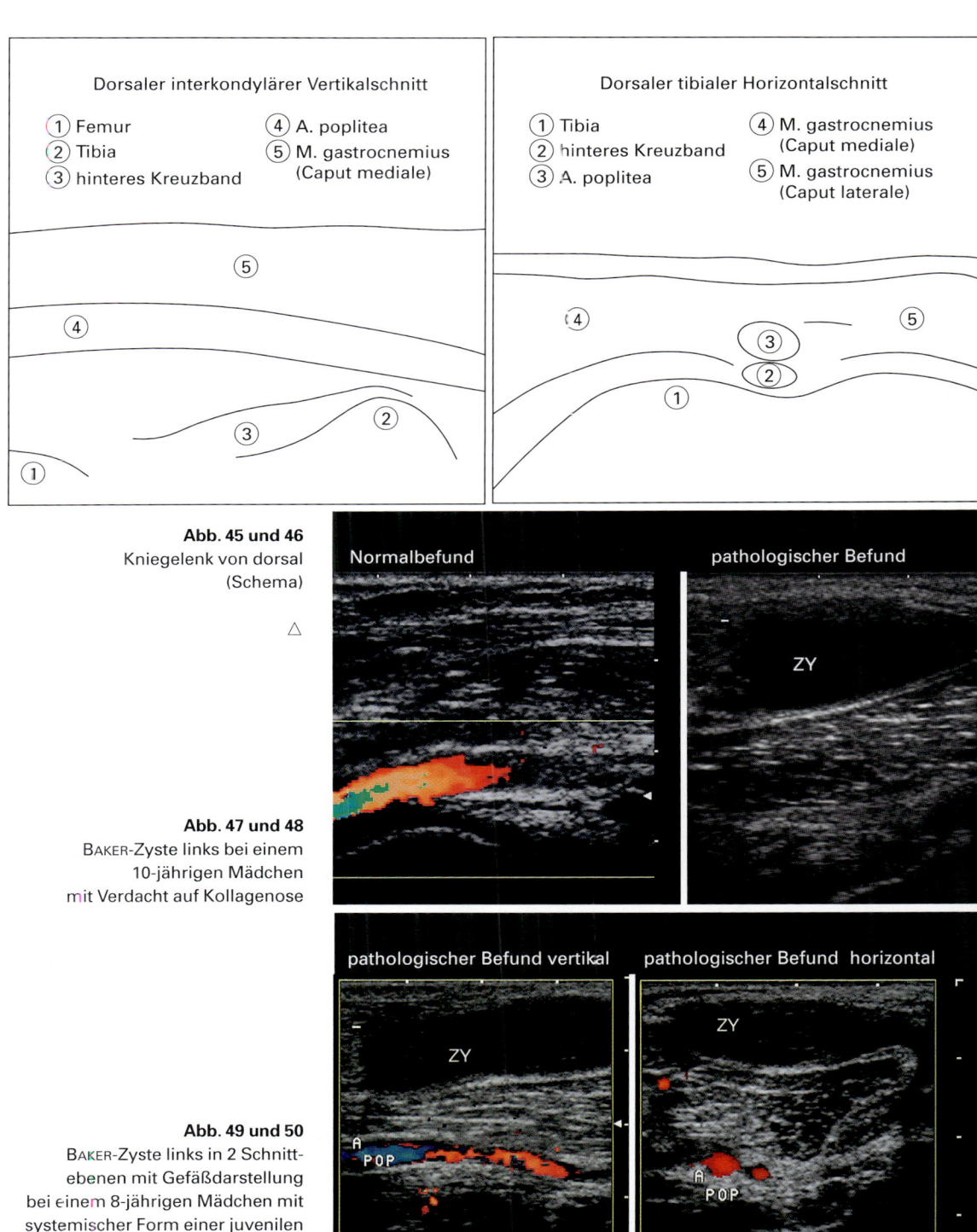

Abb. 45 und 46
Kniegelenk von dorsal
(Schema)

△

Abb. 47 und 48
BAKER-Zyste links bei einem
10-jährigen Mädchen
mit Verdacht auf Kollagenose

Abb. 49 und 50
BAKER-Zyste links in 2 Schnittebenen mit Gefäßdarstellung
bei einem 8-jährigen Mädchen mit
systemischer Form einer juvenilen
idiopathischen Arthritis

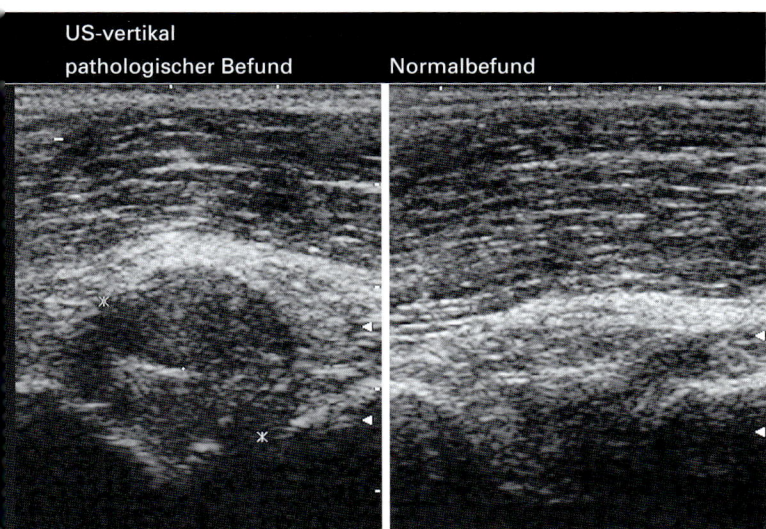

US-vertikal
pathologischer Befund

Normalbefund

Abb. 51–54
Erweiterung des Recessus
poplitealis links durch Proliferation
(Abb. 52: Normalbefund) ohne
und mit Vaskularisation
bei einem 15-jährigen Jungen mit
Oligoarthritis, Nierenbeteiligung
und mehrfacher Synovektomie links

51/52

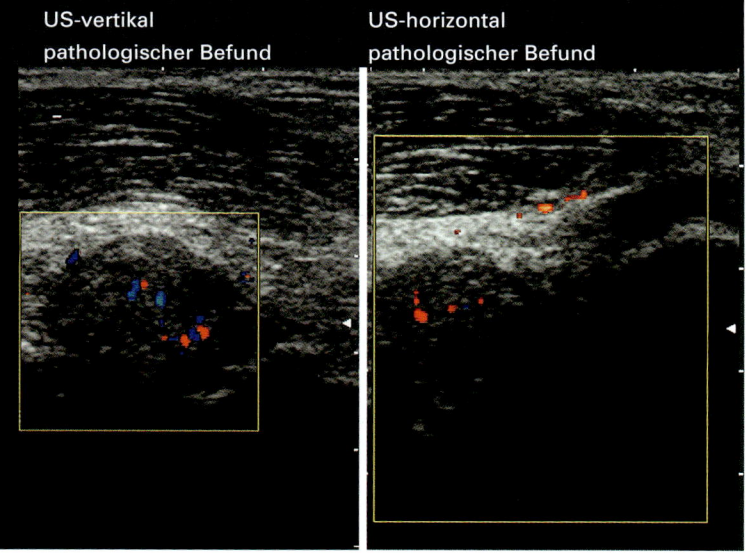

US-vertikal
pathologischer Befund

US-horizontal
pathologischer Befund

53/54

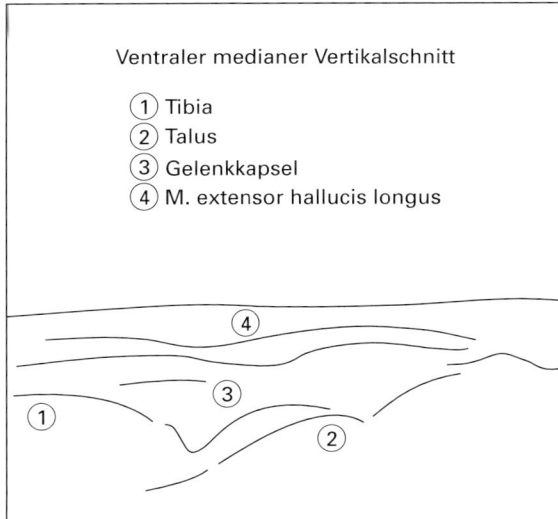

Ventraler medianer Vertikalschnitt

(1) Tibia
(2) Talus
(3) Gelenkkapsel
(4) M. extensor hallucis longus

Ventraler Horizontalschnitt

(1) Talus
(2) M. tibialis anterior
(3) M. extensor hallucis longus
(4) M. extensor digiforum longus

Sprunggelenk (Abb. 55–60)

Abb. 55 und 56
Sprunggelenk im ventralen
Vertikal- und Horizontalschnitt
(Schema)

△

57/58

Abb. 57–60
Echolose Exsudation (E) im Bereich
des lateralen Malleolus rechts
im Vertikal- und Horizontalschnitt
bei einem 4-jährigen Mädchen mit
systemischer Form einer juvenilen
idiopathischen Arthritis
im Vergleich zum Normalbefund

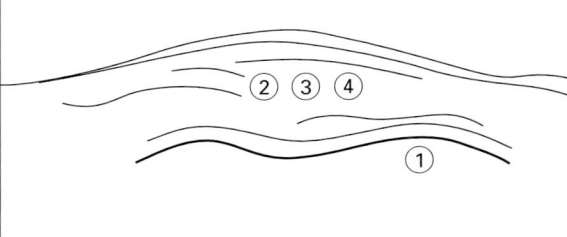

US-vertikal
pathologischer Befund   Normalbefund

US-horizontal
pathologischer Befund   Normalbefund

59   60

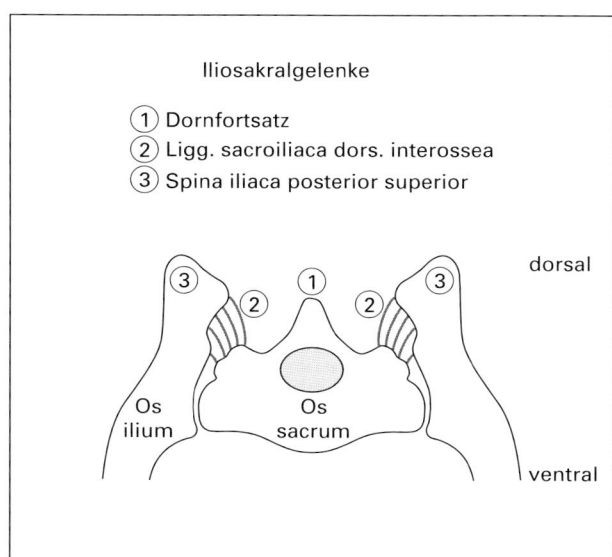

Iliosakralgelenke

① Dornfortsatz
② Ligg. sacroiliaca dors. interossea
③ Spina iliaca posterior superior

dorsal

Os ilium   Os sacrum

ventral

Iliosakralgelenk (Abb. 61–65)

Abb. 61–63
Darstellung der Iliosakralgelenke
(Schema) sowie sonographischer
Normalbefund bei einem
10-jährigen Mädchen

62/63

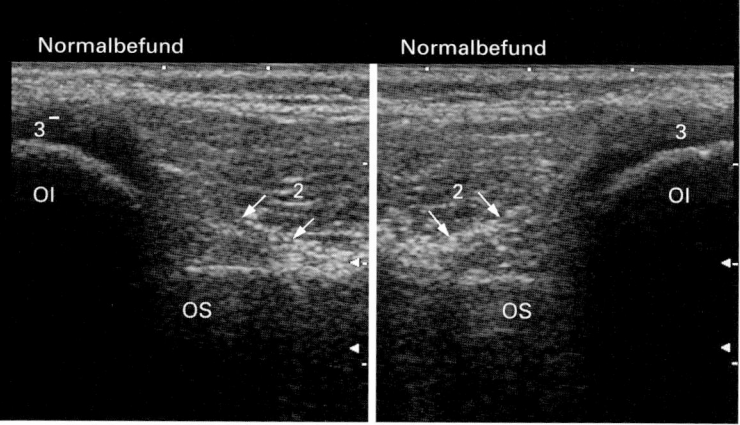

Normalbefund

Normalbefund

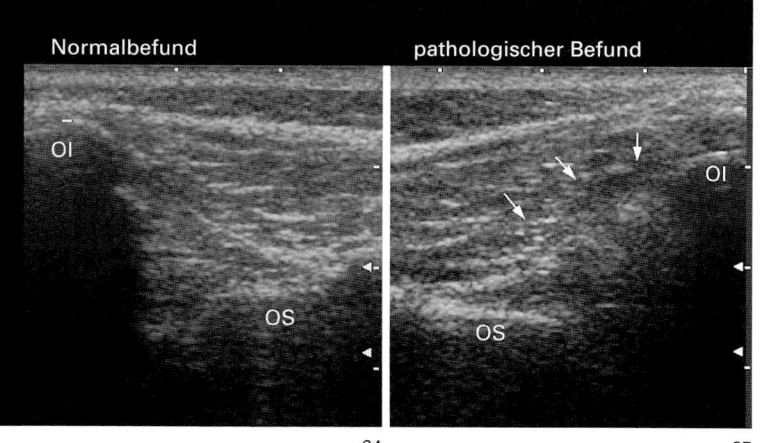

Normalbefund

pathologischer Befund

Abb. 64 und 65
Sakroiliitis rechts bei einem
14-jährigen Mädchen mit deutlicher
Vorwölbung des Bandapparates
und rechtsseitig echoärmeren
intraartikulären Strukturen

64   65

Abb. 66
Extraartikuläre echoarme Formation
(Pfeile) in Höhe der Spina iliaca
posterior superior links bei einem
11-jährigen Knaben mit Polyarthritis, die einer bakteriellen
Infektion und nicht der Grunderkrankung zuzuordnen war

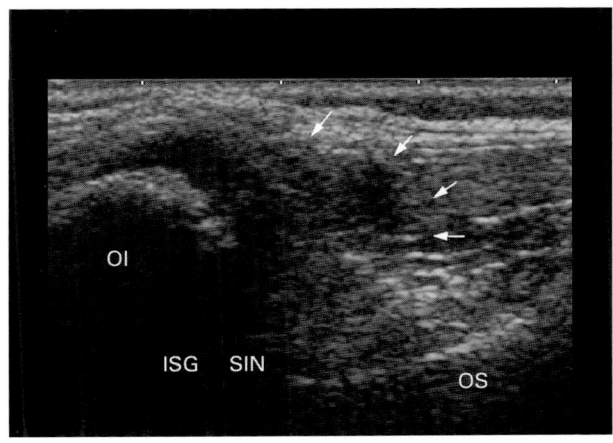

Abb. 66
Extraartikuläre echoarme Formation (Pfeile) in Höhe der Spina iliaca posterior superior links bei einem 11-jährigen Knaben mit Polyarthritis, die einer bakteriellen Infektion und nicht der Grunderkrankung zuzuordnen war

Im Gegensatz zur Meinung von KAISER und HATZ (5) lassen sich entzündliche Veränderungen in diesem Bereich mit Hilfe der heutigen leistungsfähigen Ultraschallgeräte (hochfrequente Schallköpfe, bessere Gewebeauflösung) durchaus differenzieren. In unserem Patientengut konnten wir sonographisch bei klinischem Verdacht auf Sakroiliitis entzündliche Veränderungen im Seitenvergleich dokumentieren.

Nicht immer ließ sich eine Vorwölbung, das heißt konvexer Verlauf des begrenzenden Bandapparates (normal konkav) darstellen, aber intraartikulär waren Echogenitätsunterschiede im Seitenvergleich festzustellen.

Bei entzündlichen Veränderungen zeigen sich dieselben Formationen deutlich echoärmer als die Strukturen der Gegenseite (Abb. 61–65).

Bei Übereinstimmung von klinischem und sonographischem Befund kann auf eine zusätzliche kernspintomographisch bestätigende Untersuchung verzichtet werden.

Eine bakterielle Infektion sollte vorher sicher ausgeschlossen sein (Abb. 66).

Bei Nichtübereinstimmung von klinischem und sonographischem Befund sollte bei Verdacht auf Sakroiliitis die dynamische kernspintomographische Untersuchung durchgeführt werden, um frühzeitig Veränderungen zu sichern.

Literatur

1. Harland U, Sattler H. Ultraschallfibel: Orthopädie, Traumatologie, Rheumatologie. Berlin-Heidelberg-New York: Springer; 1991.
2. Bodrer G, et al. Diagnosis of Digital Flexor Tendon Annular Pulley Disruption: Comparison of High Frequency Ultrasound and MRI. Ultraschall Med 1999; 20: 131–136.
3. Mahlfeld A, et al. Sonographische Diagnostik am Sternoklavikulargelenk. Ultraschall Med 1999; 20: 74–77.
4. Gruber G, Konermann W. Sonographie der Stütz- und Bewegungsorgane, Standardschnittebenen nach den Richtlinien der DEGUM. London-Glasgow-Weinheim-New York-Tokyo-Melbourne-Madras: Chapman & Hall; 1997.
5. Kaiser H, Hatz HJ. Punktionen und Injektionen in der Rheumatologie. Stuttgart: Enke; 1996.

Magnetresonanztomographie bei entzündlich-rheumatischen Erkrankungen

M. Bollow, Berlin

Die Magnetresonanztomographie (MRT) besitzt unter den modernen Schnittbildmethoden einen wichtigen Stellenwert in der Diagnostik von Gelenkerkrankungen. Da bei Kindern die Reduktion der Strahlenexposition in der Diagnostik stets im Vordergrund steht, sind die im Vergleich zur Computertomographie (CT) höheren Untersuchungskosten zu rechtfertigen. Die MRT wird häufig direkt im Anschluss an das konventionelle Röntgenbild und/oder die Arthrosonographie eingesetzt und hat die CT nahezu verdrängt. Sie resultiert aus dem physikalischen Effekt der magnetischen Kernresonanz, welcher 1946 unabhängig voneinander von Bloch und Purcell entdeckt wurde (1, 2). Erst 1973 hat Lauterbur (3) vorgeschlagen, die Resonanzsignale räumlich zu kodieren und für die Bildgebung zu nutzen. Da für die Bildinterpretation in der MRT theoretische Kenntnisse obligat sind, wird auf weiterführende Literatur verwiesen (4, 5).

Methode

Die magnetische Resonanz beruht darauf, dass Atomkerne mit ungerader Nukleonenzahl (wie die von Wasserstoff) um ihre eigene Achse rotieren (Kernspin) und dadurch ein magnetisches Moment erzeugen. Werden solche Atomkerne einem äußeren Magnetfeld (B_0) ausgesetzt, so richten sich Kerne mit niedrigem Energieniveau parallel und Kerne mit hohem Energieniveau antiparallel zu diesem Feld aus. Die magnetische Feldstärke wird in Tesla (T) oder Gauss ausgedrückt: 1 Tesla = 10 000 Gauss. Die Feldstärke der zur MRT-Bildgebung am Menschen verwendeten Magneten liegt zwischen 0,2 und 2 Tesla (die Stärke des Magnetfeldes der Erde liegt zwischen 0,3 und 0,7 Gauss).

Die Atomkerne rotieren in einem Magnetfeld sowohl um ihre eigene Achse als auch in einer Kreiselbewegung um die Mittelachse eines äußeren, angelegten Magnetfeldes (Präzession). Die Frequenz ω_0 dieser Kreiselbewegung – die sog. Präzessions- oder Larmor-Frequenz – wächst proportional zur Magnetfeldstärke des äußeren Magnetfeldes und wird durch die Larmor-Gleichung beschrieben: $\omega_0 = \gamma B_0$; ω_0 = Präzessionsfrequenz (Hz), B_0 = Stärke des externen Magnetfeldes (Tesla [T]), γ = gyromagnetisches Verhältnis (Hz : T). Das gyromagnetische Verhältnis stellt eine für jedes Isotop spezifische Konstante dar und beträgt für Wasserstoffprotonen als den am häufigsten zur Bildgebung verwendeten Isotopen 42,5 MHz/T (42,5 Millionen kreiselförmige »Umdrehungen« pro Sekunde), entsprechend 63,8 MHz bei einer Feldstärke von 1,5 T.

Die Besetzungszahldifferenz zwischen parallelem und antiparallelem Energieniveau nimmt mit zunehmender Magnetfeldstärke B_0, mit zunehmender Dichte der Protonen im Gewebe und mit abnehmender Temperatur zu: Sie beträgt z. B. für 1 T bei 37 °C 7×10^{-6} Protonen. Dies bedeutet, dass nur ein geringer Überschuss von 7 parts per million (ppm) Atomkernen im niedrigeren Energieniveau zur messbaren Magnetisierung beiträgt. Für 1 ml Wasser mit etwa 3×10^{22} Molekülen ergibt sich bei Körpertemperatur dennoch die hohe Zahl von etwa 9×10^{17} messbaren Wasserstoffprotonen.

Der Spinüberschuss in diesem energetischen Gleichgewicht führt also durch Summation der einzelnen magnetischen Momente zu einer makroskopischen Summenmagnetisierung. Da diese Summenmagnetisierung aller Spins im Ruhezustand immer parallel zum externen Hauptmagnetfeld ausgerichtet ist, wird von Longitudinal- bzw. Längsmagnetisierung gesprochen, welche nicht direkt messbar ist. Um ein Spinsystem anzuregen, dessen Spins um die Hauptmagnetfeldachse (Z-Achse) präzedieren, ist die Einstrahlung elektromagnetischer Energie in Form kurzer H o c h f r e q u e n z i m p u l s e in das Probevolumen mit einer in der XY-Achse stehenden Hochfrequenzspule erforderlich.

Um Kernspins auf den höherenergetischen Zustand anzuheben bzw. in den höherenergetischen Zustand umzuklappen, muss die Frequenz dieser Radiowellen der LARMOR-Frequenz der Atomkerne entsprechen. Dadurch geraten z. B. die Wasserstoffprotonen in einen als Magnetresonanz bezeichneten Zustand und übernehmen einen Teil der Hochfrequenzenergie. Die zur Diagnostik verwendete Hochfrequenzstrahlung ist um den Faktor 10^{12} niedriger als in der Röntgendiagnostik und liegt noch unter den Energieniveaus, die zur Anregung von Molekülschwingungen vonnöten sind.

Im klassischen S p i n e c h o e x p e r i m e n t wird der nach außen hin messbare Magnetisierungsvektor durch einen 90°-Impuls aus der Z-Richtung in die XY-Richtung umgeklappt, wobei es im Zuge der Anhebung der Spins in das höhere Energieniveau zu einer Phasensynchronisation der Spinpräzession kommt (Kohärenz). Die sich bislang gegenseitig neutralisierenden Magnetvektoren quer zum äußeren Magnetfeld addieren sich jetzt, sodass der Summenvektor in die transversale Ebene zeigt. Es resultiert der Verlust der Längs- bzw. Longitudinalmagnetisierung unter Entstehung einer messbaren Quermagnetisierung. Werden entweder die Einwirkungsdauer des Radioimpulses oder (bei gleicher Einwirkungsdauer) die Intensität des Radioimpulses verdoppelt, resultiert daraus ein 180°-Impuls, durch den der Magnetisierungsvektor genau umgedreht wird und nun in »minus-Z«-Richtung weist (Invertierung).

Der Vorgang der Rückkehr des Spinsystems aus dem durch Hochfrequenzimpulse angeregten Zustand höherer Energie in den Gleichgewichtszustand wird als l o n g i t u d i n a l e r bzw. S p i n - G i t t e r - R e l a x a t i o n s p r o z e s s bezeichnet. Mit Beendigung des 90°-Impulses kehren die in der XY-Ebene präzedierenden phasensynchronisierten Spins in einem exponentiellen Zeitverlauf wieder in den Grundzustand zurück, wobei die zur Anregung des Spinsystems verwendete Energie als elektromagnetische Strahlung der gleichen Frequenz (LARMOR-Frequenz) wieder abgestrahlt wird und über eine Hochfrequenzantenne

empfangen und verstärkt werden kann. Die makroskopische Magnetisierung in der Z-Ebene nimmt dabei kontinuierlich zu, bis der Ausgangswert wieder erreicht wird.

Dieser Vorgang wird durch die sog. T 1 - R e l a x a - t i o n s z e i t charakterisiert. Die Länge der T_1-Relaxationszeit ist von der Wechselwirkung der Protonen mit Nichtprotonen (z. B. Molekülen) abhängig. Je mehr die Eigenbewegungsfrequenz von Molekülen eines Gewebes mit der Resonanzfrequenz der Protonen übereinstimmen (z. B. im Fettgewebe), desto kürzer wird die T_1-Relaxationszeit. Neben diesem Phänomen des Signalzerfalls in der Z-Ebene finden nach einem 90°-Impuls auch in der XY-Ebene Relaxationsvorgänge statt, die durch eine 2. Zeitkonstante, die T 2 - R e l a x a - t i o n s z e i t, zum Ausdruck kommen. Die nach dem 90°-Impuls in der XY-Ebene alle in die gleiche Richtung weisenden Spins verlieren diese phasensynchrone Bewegung durch leicht unterschiedliche LARMOR-Frequenzen, die durch geringfügig voneinander divergierende statische Magnetfelder an verschiedenen Orten der Probe hervorgerufen werden.

Die Ursachen für diese unterschiedlich hohen Präzessionsfrequenzen liegen in externen Magnetfeldinhomogenitäten und in Wechselwirkungen räumlich eng benachbarter Spins begründet. Diese als S p i n - S p i n - bzw. t r a n s v e r s a l e R e - l a x a t i o n s z e i t bezeichnete Abnahme des Signals in der XY-Ebene ist sehr viel kürzer als die Erholungszeit in Richtung der Z-Ebene und nimmt daher keinen Einfluss auf diese.

Nach Anregung mit einem 90°-Hochfrequenzimpuls beschreibt der Magnetisierungsvektor in der XY-Ebene eine spiralförmige Bewegung. Die Amplitude, in Abhängigkeit von der Zeit auf die X- oder Y-Achse projiziert, ergibt eine oszillierende Kurve mit gedämpfter Amplitude, wobei die Dämpfung eine Funktion der Quermagnetisierung ist. Diese Kurve wird als f r e i e r I n d u k - t i o n s z e r f a l l (free induction decay; FID) bezeichnet und gibt Aufschluss über den zeitlichen Verlauf der XY-Magnetisierung, welcher durch die dominierenden externen Magnetfeldinhomogenitäten bedingt ist (T_2*-Relaxationszeit). Die durch die Spin-Spin-Wechselwirkungen verursachten Feldinhomogenitäten, die eine intrinsische Eigenschaft des relaxierenden Probevolumens darstellen, geben Informationen über die magnetische Binnenstruktur einer Probe (T_2-Relaxationszeit).

Für die Erstellung von MRT-Bildern bedarf es nicht nur einer einzigen Anregung, sondern einer Anregungs- bzw. Pulsfolge aus einer Kombination von 90°- und 180°-Impulsen, einer sog. S e - q u e n z. Das resultierende Relaxationssignal wird dabei von mindestens 2 der Relaxationsparameter (Spin- bzw. Protonendichte N[H], T_1, T_2) geprägt und je nach verwendeter Pulssequenz und deren Aufnahmebedingungen in Richtung eines dieser Relaxationsparameter gewichtet: So ist eine separate Erstellung von T_1-gewichteten, T_2-gewichteten und N(H)-gewichteten Bildern möglich.

Mit Hilfe der S p i n e c h o s e q u e n z erhält man Informationen sowohl über die T_1- als auch über die T_2-Relaxationszeit. Zunächst werden die Protonen wieder durch einen 90°-Impuls angeregt und in den Zustand der Gleichphasigkeit versetzt. Die Messung des Resonanzsignals erfolgt nun nicht an dem freien Induktionsabfall (T_2*-Relaxation), welcher dieser Anregung unmittelbar folgt, sondern zu einem späteren Zeitpunkt anhand eines Echos. Wird nämlich nach dem 90°-Impuls ein 180°-Impuls eingestrahlt, bewirkt dies eine Refokussierung, was zu einem Echo führt.

Im Gegensatz zum Spinechoverfahren arbeiten schnelle Sequenzen mit Hochfrequenzpulsen geringerer Energie, sodass die Auslenkung des Magnetisierungsvektors (Flipwinkels) kleiner ist als 90° (6). Zur Refokussierung ist kein 180°-Puls notwendig, da diese durch Negativschalten eines Gradienten erreicht wird. Das hieraus resultierende Signal wird deshalb auch Gradientenecho und die Sequenz G r a d i e n t e n e c h o s e q u e n z (GRE-Sequenz) (7, 8) genannt. Dies kann auf unterschiedliche Weise geschehen, z. B. durch Dephasierung der Restmagnetisierung in XY-Richtung durch Spoilgradienten beim FLASH-Verfahren (Fast-Low-Angle-Shot-Imaging) (6) oder durch Rephasierung durch umgekehrtes Anschalten des Phasenkodiergradienten beim FISP-Verfahren (Fast-Imaging-With-Stady-Presession) (9).

Die im Vergleich zur Spinechosequenz deutlich kürzere Turbo-(Fast-)-Spinechosequenz (10) und die Short-Tau-Inversion-Recovery-(STIR)-Sequenz (11) spielen für die Diagnostik des Stützapparates eine große Rolle. Bei der STIR-Sequenz wird durch Wahl einer kurzen Inversionszeit TI ein Bild erstellt, in welchem die Nettolongitudinalmagnetisierung von Fett ein Minimum aufweist, sodass das Signal von Fett unterdrückt wird und normales Fettmark im Knochen dunkel imponiert. Die T_1- und T_2-Kontraste der anderen Gewebe verhalten sich hingegen additiv, sodass Areale mit hoher Konzentration an freiem Wasser, wie Entzündungen, Ödeme oder Tumorgewebe, hohe Signalintensitäten aufweisen (12). Diese Untersuchung kann als sensitive Suchsequenz für entzündliche Läsionen eingesetzt werden.

Die mit der S i g n a l i n t e n s i t ä t einhergehende Bildhelligkeit wird durch verschiedene Gewebeeigenschaften und Geräteparameter bestimmt. Der Zusammenhang dieser Faktoren lässt sich für die Spinechosequenz als Gleichung folgendermaßen darstellen:

$$SI = N(H) \times f(v) \times (e{-}TE/T_2) \times (1{-}e{-}TR/T_1)$$

SI = Signalintensität, N(H) = Protonendichte, f(v) = Protonenfluss, TE = Echozeit, TR = Repetitionszeit.

Die K o n t r a s t v e r h ä l t n i s s e sind innerhalb gewisser Grenzen über die sequenzspezifischen Parameter TR und TE beeinflussbar, wohingegen die Kenngrößen N(H), T_1 und T_2 gewebespezifisch sind. Die Abhängigkeit dieser Größen vom Gewebetyp und ihre Änderungen bei inflammatorischen und neoplastischen Vorgängen stellen in der MRT die Grundlage für die Gewebedifferenzierung dar. Die Signalintensität lässt sich durch p a r a m a g n e t i s c h e M R T - K o n t r a s t - m i t t e l wie das Gadolinium-DTPA beeinflussen, welche über Relaxationszeitverkürzungen gewebespezifische Parameter ändern und Bildkontraste zwischen Geweben verstärken können (13).

Eine Zuordnung der MRT-Signale zu dem Ort ihrer Entstehung, die sog. O r t s k o d i e r u n g (14), ergibt das Magnetresonanzbild. Ein Projektionsrekonstruktionsverfahren zur Ortsauflösung erfolgt in Anlehnung an mathematische Transformationen in der CT (15) und wird F O U R I E R - T r a n s f o r m a t i o n genannt (16).

Erforderliche instrumentelle Voraussetzungen für die MRT-Bildgebung sind ein statisches Magnetfeld, Gradientenfelder zur räumlichen Auflösung des MRT-Signals, Ausgleichsgradienten- bzw. Shimfelder zur Homogenisierung des Magnetfeldes, ein Hochfrequenzsender- und Empfängersystem zur Einstrahlung der Radiofrequenzimpulse und zum Empfang der MRT-Signale sowie ein Computersystem für die Bildrekonstruktion.

Ein MR-Tomograph verfügt also über 4 Spulensysteme: 1. Grundfeldspule, 2. Gradientenspulen, 3. Shimspulen, 4. Hochfrequenzspulen.

Die G r u n d f e l d s p u l e erzeugt das homogene Magnetfeld für die Ausrichtung der Protonen. Heute werden vor allem 2 Typen von Magneten eingesetzt: S u p r a l e i t e n d e M a g n e t e mit einer magnetischen Induktion (Feldstärke) zwischen 0,5 und 2,0 T und P e r m a n e n t m a g n e - t e, die Feldstärken von 0,01–0,35 T erreichen. Ab einer Feldstärke von 0,5 T kommen supraleitende Magneten zur Anwendung, deren Wicklungen durch eine extreme Kühlung auf minus 269°C supraleitend werden. Supraleitung ist die Eigenschaft einiger Metalllegierungen wie beispielsweise von Niob-Titan-Leitern, die in der Nähe des absoluten Nullpunktes ihren elektrischen Widerstand verlieren. Der Magnet wird mit flüssigem Helium gekühlt, welches wiederum durch ein mit flüssigem Stickstoff gefülltes Kühlsystem auf konstanter Temperatur gehalten wird.

Die Abbildungsqualität eines MR-Tomographen ist im Wesentlichen von der Homogenität und Stabilität des Magnetfeldes, das heißt von der räumlichen und zeitlichen Konstanz des Magnetfeldes im Messvolumen abhängig. Inhomogenitäten des Magnetfeldes verfälschen die Ortskodierung und damit die Schichtgeometrie. Die räumliche Homogenität wird u. a. von äußeren Störfaktoren wie z. B. Eisenkonstruktionen in Magnetnähe, beeinflusst, welche durch Ausgleichsgradienten, sog. S h i m s p u l e n , kompensiert werden können. Die zeitliche Stabilität des Feldes hängt im Wesentlichen von der Stromkonstanz ab, die durch supraleitende Magneten weitgehend gegeben ist. Permanentmagneten bestehen aus großen, bis zu 10 Tonnen wiegenden Blöcken einer ferromagnetischen Legierung. Sie besitzen ein dauerhaftes Magnetfeld und benötigen daher weder Energiezufuhr noch Kühlung. Bei Permanentmagneten sind die Polschuhe so angeordnet, dass das Hauptfeld senkrecht zur langen Körperachse liegt. Auf diese Wei-

se wird ein kleiner Polschuhabstand und damit eine hohe Feldhomogenität erzielt.

Die G r a d i e n t e n s p u l e n dienen zur Erzeugung räumlich linear ansteigender Felder. Ein MR-Tomograph besitzt 3 Gradientenspulenanordnungen (X, Y und Z) für alle 3 Raumrichtungen. Die Positionsbestimmung der einzelnen Spingruppen wird erst mit ihrer Hilfe möglich. Erzeugt werden die Gradientenfelder durch Spulenpaare, wobei die Spulenströme bei der Bildgebung periodisch computergesteuert mit Strom beschickt werden. Der Feldgradient erreicht z. B. beim *Magnetom Vision* (Siemens, Erlangen) 25 Millitesla pro Meter mit Anstiegszeiten unter 1 Millisekunde. Leistungsfähige Gradientenverstärker müssen Ströme bis zu 200 Ampere mit hoher Genauigkeit und Stabilität schalten. Hierbei wirken starke mechanische Kräfte auf die Gradientenspulen, wodurch das typische Klopfgeräusch während der Messung hervorgerufen wird.

Um Bildelemente abbilden zu können, müssen die zugehörigen Signale von der Umgebung unterschieden werden können. Eine Hochfrequenzempfangsspule empfängt nicht nur das gewünschte MRT-Signal, sondern auch ein unvermeidliches Rauschen. Ursache ist vor allem die BRAUN'sche Molekularbewegung innerhalb des gemessenen Volumens. Die Signalstärke hängt unter anderem vom angeregten Volumen in der Empfangsspule und vom Abstand zum Messobjekt ab. Der Rauschanteil dagegen hängt vorwiegend von der Spulengröße ab. Je größer das Nutzsignal im Verhältnis zum Rauschsignal, desto besser ist die Abbildungsqualität. Das Maß dafür ist das S i g n a l - R a u s c h - V e r h ä l t n i s (78): $S/R = \omega_0^{1/2} \times ÆV \times t^{1/2}$ (ω_0=Resonanzfrequenz, $ÆV$=Voxelvolumen, t=Messzeit).

Durch eine Anpassung der Spulengröße und der Spulengeometrie an die zu untersuchende Region mit Oberflächenspulen (Kopf-, Hals-, Kopfhals-, Mamma-, Orbita-, Kiefergelenk-, Extremitäten-, Wirbelkörper-, Torso- und Flex-Spulen usw.) kann entweder das Signal-Rausch-Verhältnis S/R oder bei gleich gutem S/R die Ortsauflösung im Vergleich zu der Körperspule bis zu einem Faktor 10 verbessert werden. Kleine lokale Spulen haben daher prinzipiell ein besseres Signal-Rausch-Verhältnis, allerdings bei kleinerem empfindlichem Volumen.

Die empfangenen Magnetresonanzsignale liegen im Mikrovoltbereich, sodass der Empfänger hoch sensibel sein muss. Er verbessert das Signal um einen Faktor 500–1000. Anschließend wird das Signal in den Voltbereich umgesetzt und in den Audiobereich (kHz) transformiert. Dieser Schritt vereinfacht die anschließende Weiterverarbeitung in digitalisierter Form. In einem Computer wird das aufgezeichnete Analogsignal (Stromstärke) in ein digitales Signal (binäre Einheiten) umgewandelt, mit dem der Computer arbeiten kann.

Bei der Anwendung der MRT müssen neben den Nebenwirkungen der K l a u s t r o p h o b i e, welche bei 1–2% der Patienten zum Abbruch der Untersuchung führt, aus S i c h e r h e i t s a s p e k t e n die Auswirkungen von starken Magnetfeldern (statischen und Wechselfeldern) und hoch energetischen, elektromagnetischen Hochfrequenzfeldern beachtet werden. Vom Bundesgesundheitsamt 1984 ausgearbeitete Richtlinien betreffen die maximale Stärke des Magnetfeldes (2 T), die maximale Feldvariation dB/dt (Körperstromdichte: $3 \, \mu A/cm^2$) und die maximale Hochfrequenzabsorption (Ganzkörper: $1 \, Wkg^{-1}$; lokal: $5 \, Wkg^{-1}$ mit Ausnahme der Augen).

K o n t r a i n d i k a t i o n e n zur Untersuchung mit der MRT bestehen bei Patienten mit Herzschrittmachern, ferromagnetischen Gefäßclips an Herz und Gehirn und schwangeren Frauen in den ersten 3 Monaten der Schwangerschaft. Im homogenen Magnetfeld wirken auf ferromagnetische Objekte sowie auf Schrittmacher Drehmomente ein. Feldgradienten bei der Messung überlagern diese Drehmomente durch zusätzliche Verschiebekräfte. Durch die Induktion von elektrischen Potentialen in der Schrittmacherelektronik können die Reed-Relais angeregt werden. Die während der Messung in verschiedenen Richtungen auf- und abgebauten Gradientenfelder erzeugen im Körper niederfrequente elektrische Felder mit daraus resultierenden elektrischen Strömen. Diese können die Schrittmacherelektronik beeinflussen und deren Funktion unterbrechen. Darüber hinaus wirken Schrittmacherelektroden als Antennen, wodurch eine Spannung zwischen Elektroden und Schrittmacheraggregat induziert werden kann.

Die bei der MRT zur Anwendung kommenden Hochfrequenzfelder können mit dem Gewebe und mit metallischen Implantaten in Wechselwirkung treten, wobei thermische Wirkungen beachtet werden müssen. Als Parameter zur Charakterisierung thermischer Effekte ist die s p e z i f i s c h e A b s o r p t i o n s r a t e (SAR in W/kg) geeignet. Die absorbierte Leistung wird als Maß für die eingestrahlte Hochfrequenzenergie über den Ganzkörper oder Teilkörperabschnitte gemittelt und auf die Körpermasse bezogen. Da Metallimplantate (TEP, Granatsplitter etc.) stärker erwärmt werden als Körpergewebe, sollten die Untersuchungen abgebrochen werden, wenn die Patienten Unbehagen angeben; eine Kontraindikation zur MRT stellen Metallimplantate jedoch in der Regel nicht dar.

Zusätzlich zu diesen den Patienten betreffenden Sicherheitsaspekten sind Vorsichtsmaßnahmen zu treffen, um ferromagnetische Objekte am Patienten (Haarspangen, Messer, Scheren, Schlüssel etc.), am Personal (RR-Geräte, Reflexhämmer, Stetoskope, Stimmgabeln etc.) oder in der Umgebung des Patienten (Sauerstoffflaschen, Insulinpumpen, Perfusoren, ferromagnetische Liegen oder Rollstühle etc.) zu entfernen, bevor sie den Untersuchungsraum betreten, da sie sonst mit beträchtlicher Kraft in das Magnetfeld hineingezogen werden und Verletzungen am Patienten bzw. Personal verursachen können. Da es im Allgemeinen nicht bekannt ist, dass das Hauptmagnetfeld von supraleitenden Magneten nicht erst bei den Messungen, sondern i m m e r angeschaltet ist, wird das eigenständige Betreten des Magnetraumes für ungeschultes Personal oder Begleitpersonen untersagt.

Normale MRT-Morphologie des muskuloskeletalen Systems

Die bestechenden Vorteile der MRT im Bereich des Bewegungsapparates und vor allem in der Gelenkdiagnostik bestehen in dem überlegenen Weichteilkontrast, in der Möglichkeit multiplanarer Schichtführungen sowie in der direkten Darstellbarkeit von Gelenkknorpel und Knochenmark. Die wichtigsten anatomischen Strukturen des Bewegungsapparates, nämlich Kortikalis, Bänder, Sehnen, Disci, Menisci, Gelenk-, Epiphysen- und Apophysenknorpel, Knochenmark, Muskel, Fettgewebe und Gefäße sind mit allen Pulssequenzen gut erkennbar:

Die Kortikalis imponiert ebenso wie s t r a f f e s Bindegewebe (Gelenkkapsel, Faszie, Aponeurose, Ligament, Sehnenscheide, Discus articularis am Kiefergelenk) und F a s e r k n o r p e l (Anulus fibrosus des Discus intervertebralis, Meniskus, Labrum glenoidale, Labrum acetabulare, Discus articularis an Sternoklavikular- und Handgelenk) mangels mobiler Protonen in allen Sequenzen signalarm bis signallos. Daher werden diese Gewebe durch die jeweils umgebenden signalreicheren Gewebe wie Knochenmark, Fett, Gelenkknorpel und Gelenkflüssigkeit indirekt abgebildet.

Hyaliner Knorpel

Der hyaline Knorpel weist mit einem prozentualen Wasseranteil zwischen 61 und 79% (17) gegenüber dem wasserarmen Faserknorpel eine höhere Protonendichte auf und stellt sich deshalb in allen Sequenzen signalreicher dar. Mit Hilfe T_2^*- bzw. T_2-gewichteter Sequenzen bei gleichzeitiger Fettunterdrückung gelingt eine gegenüber dem umgebenden Knochenmark und der Kortikalis kontrastreiche Darstellung von hyalinem Knorpel (Abb. 67). Aufgrund der in T_2-Wichtung ebenfalls signalreichen Darstellung von Flüssigkeiten (z. B. Gelenkergüssen) ist die Differenzierung zwischen Gelenkknorpel und umgebender Gelenkflüssigkeit (Abb. 67) erschwert.

Dreidimensionale Datensätze mit anschließender multiplanarer Reformation bei Anwendung von Spoiled-GRE-Sequenzen (3D-FLASH) mit kurzer Repetitions- (30–50 ms) und kurzer Echozeit (5–10 ms) und Flipwinkeln von 30–60° haben sich in Kombination mit Fettunterdrückung speziell in der Gelenkdiagnostik durch ihre signalreiche Knorpeldarstellung bei gleichzeitiger signalarmer Gelenkergussdarstellung bewährt (Abb. 68). Sowohl der Gelenkknorpel normaler Gelenke, welcher gefäßfrei ist und über Diffusion versorgt wird, als auch der Gelenkbinnenraum weisen unmittelbar nach i.v. Applikation paramagnetischer gadoliniumhaltiger Kontrastmittel keine Kontrastierung auf.

Von WINALSKI et al. wurde 1993 erstmals beschrieben, dass gadoliniumhaltige MRT-Kontrastmittel nach i.v. Verabreichung in einer Konzentration in den Gelenkspalt gelangen, die auf T_1-gewichteten Aufnahmen deutliche Signalanhebungen und da-

mit einen sog. indirekt arthrographischen Effekt erzeugen können. Während dieser Kontrastmittelübertritt in das Gelenk in Ruhe erst langsam zunimmt und erst nach etwa 1 Stunde ein Maximum erreicht, kann der Übertritt durch Gelenkbelastungen erheblich forciert werden (18).

Knochenmark

Die Bildeigenschaften des Knochenmarks sind von der Verteilung zwischen rotem, hämatopoetisch aktivem Mark und gelbem Fettmark und der Anzahl der Spongiosatrabekel sowie vom Patientenalter, Geschlecht und der zu untersuchenden Region abhängig (19). T_1-gewichtete Spinechosequenzen haben sich bei der Untersuchung des Knochenmarks bewährt und zeigen einen hohen Kontrast von signalreichem Fettmark (z. B. an den physiologischen Fettmarkarealen Trachanter major, Tuberculum majus) zu signalärmerem rotem Knochenmark sowie zu pathologischen Knochenmarkveränderungen (z. B. Osteomyelitiden, Leukämien, Lymphomen, Knochentumoren, Metastasen, M. GAUCHER etc.).

Während durch den Einsatz T_2-gewichteter Spinechosequenzen keine diagnostischen Zugewinne zu erwarten sind, haben sich gegenphasierte GRE-Sequenzen als nutzbringend in der Knochenmarkbildgebung erwiesen: Die unterschiedliche Phasenlage von Protonen in Fett und Wasser basiert auf der unterschiedlichen Resonanzfrequenz dieser Komponenten, wobei die Phasenlage von der Echozeit abhängig ist: Die Differenz der Resonanzfrequenzen von Fett und Wasser beträgt 3,2–3,5 ppm.

Die differenten Phasenlagen von Fett und Wasser in der XY-Ebene bei Anwendung von GRE-Sequenzen bei verschiedenen Echozeiten lassen sich am besten durch das Vektormodell verdeutlichen: Liegen wie im Knochenmark in einem Pixel zusammen Anteile von Fett und Wasser, so addieren sich die in gleiche Richtung zeigenden Vektoren von Fett und Wasser in der In-Phase, während die in gegensinnige Richtungen zeigenden Vektoren von Fett und Wasser sich bei gegenphasierter Phasenlage voneinander subtrahieren. Bei einem Mischungsverhältnis von 1:1 und gegenphasierter Echozeit kommt es zu einer Signalauslöschung (Etchingartifact).

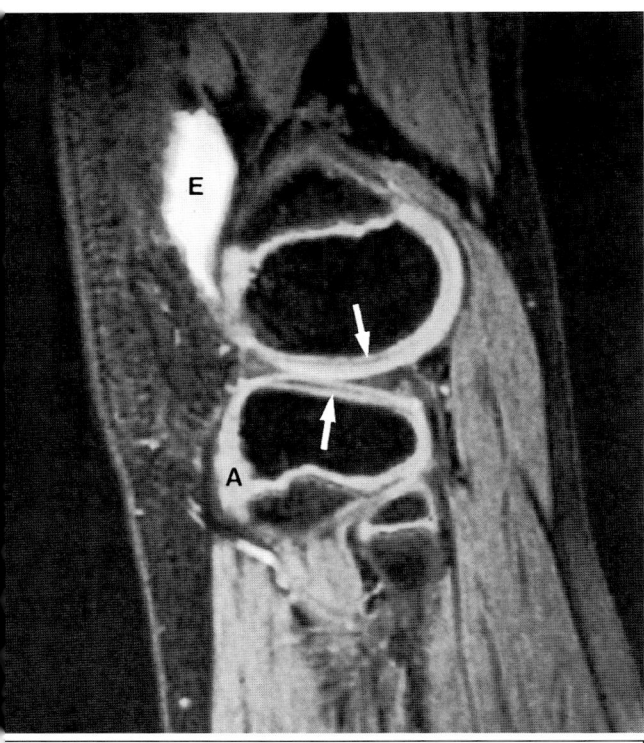

Abb. 67

T_2*-gewichtete, fettgesättigte Sequenz durch das Kniegelenk eines 12-jährigen Jungen mit posttraumatischem Reizerguss in sagittaler Schichtführung: Der hyaline Knorpel des lateralen Femurkondylus, des lateralen Tibiaplateaus, der Fibula und der jeweiligen offenen Epiphysenfugen von Femur, Tibia und Fibula sowie die knorpelige Apophyse (A) der Tuberositas tibiae stellen sich signalreich mit hohem Kontrast gegenüber dem durch Fettsättigung signalarmen Knochenmark dar. Femoraler und tibialer Gelenksockel weisen – bedingt durch einen sog. »Magnetisation-Transfer-Contrast« (76) – eine Dreischichtung (Pfeile) der Knorpelkappe in eine signalreiche oberflächliche, eine signalarme mittlere und eine signalreiche tiefe, osteochondrale Schicht. Der angeschnittene suprapatellare Gelenkraum ist durch den ebenfalls signalreichen Gelenkerguss (E) erweitert

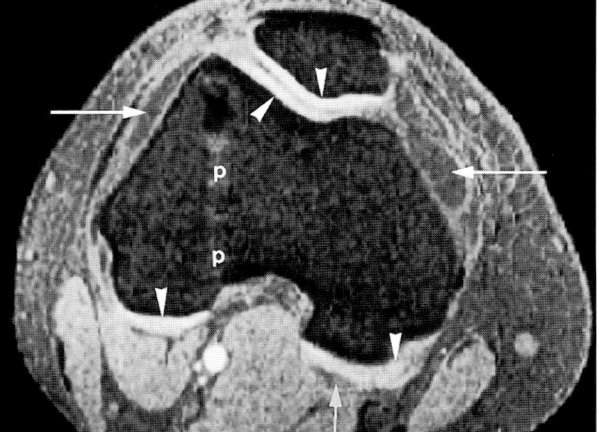

Abb. 68

Mit einer in 1,4 mm dicken Schichten transversal rekonstruierten FLASH-3D-Sequenz mit kurzer Repetitionszeit (32 ms), kurzer Echozeit (5 ms) und einem Flipwinkel von 40° in Kombination mit Fettunterdrückung kann bei diesem 17-jährigen Mädchen, welches seit 6 Jahren infolge einer synovialen Plica suprapatellaris an rezidivierenden serösen Kniegelenkergüssen leidet, zwischen dem signalreichen patellaren und femuralen hyalinen Knorpel (Pfeilköpfe) und dem signalarm zur Darstellung kommenden Gelenkerguss (Pfeile) gut differenziert werden

p = Pulsationsartefakt der A. poplitea in
    Richtung des Phasenkodiergradienten

Abb. 69 und 70
MRT-Bilder normaler Sakroiliakalgelenke
eines 8-jährigen Jungen in paraxialer
Schichtführung parallel zum Verlauf
der langen Achse des Os sacrum. In
T_1-Wichtung (Abb. 69) weisen sowohl der
hyaline Gelenkknorpel (langer Pfeil) als
auch die apophysealen Knorpel der Kreuz-
beinflügelsegmente (Pfeilspitzen) eine
intermediäre, muskelisointense Signalcharakteristik auf. Im korrespondierenden
Bild der T_2*-gewichteten Gradientenechosequenz (Abb. 70) stellen sich die knorpeligen Elemente homogen hyperintens dar.
Auch die in diesem Alter bereits großteils
sklerosierten Verbindungen zwischen den
sakralen Wirbelkörpern und den zu den
Kreuzbeinflügeln verschmelzenden
Wirbelkörperanhangsgebilden zeigen
noch residuale knorpelige Abschnitte
(kleine Pfeile). Die Knorpelstrukturen
weisen in T_2*-Wichtung infolge der gegenphasierten Technik einen hohen Kontrast
zum signalarmen Knochenmark auf.
Das anteriore sakroiliakale Ligament und
die ventrale Gelenkkapsel stellen sich beidseits als haubenförmige signalarme
Formationen in T_2*-Wichtung dar, welche
kontinuierlich auf das pelvine und sakrale
Periost übergreifen (offene Pfeile);
die gebogenen Pfeile zeigen eine nicht
ossifizierte Beckenkammapophyse

p   = M. psoas
i   = M. iliacus
max = M. glutaeus maximus
med = M. glutaeus medius
d   = Diskus bzw. Bandscheibe L5/S1
s   = subkutanes Fettgewebe

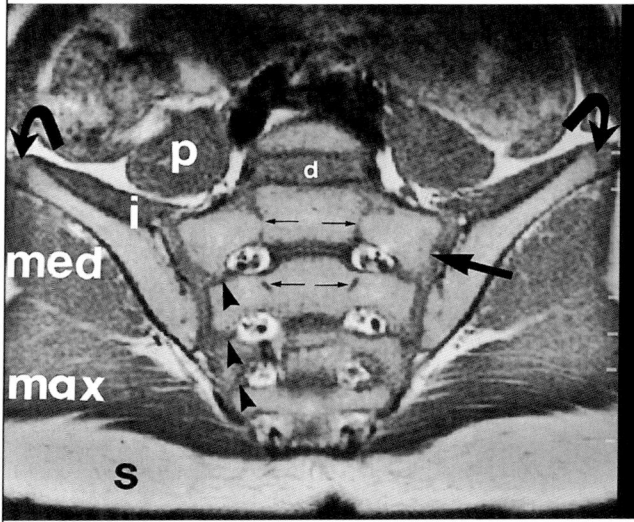

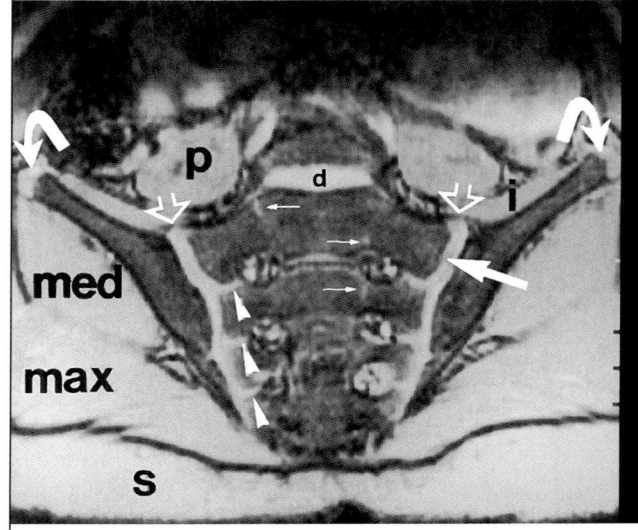

Dieses Phänomen kann zum Nachweis hämatopoetisch wirksamen Knochenmarks (20–22) und bei Gabe von Kontrastmittel zum Nachweis pathologischer Veränderungen des Knochenmarks (23) genutzt werden. Aus der Signalarmut des Knochenmarks resultiert bei dieser Technik auch eine kontrastreiche Abbildung des Gelenk- und Apophysenknorpels (Abb. 70).

Skelettmuskeln

Gesunde Skelettmuskeln zeigen in Übereinstimmung mit den morphologischen Befunden in der Computertomographie einen kompakten Muskelverband, glatte Muskelkonturen sowie eine bilaterale Symmetrie (Abb. 69 und 70). Aufgrund ihrer langen T_1- und relativ kurzen T_2-Relaxationszeit zeigt die Muskulatur in Spinechosequenzen eine relativ geringe Signalintensität und kontrastiert damit gut zum Fettgewebe, welches durch eine kurze T_1- und intermediäre T_2-Relaxationszeit hohe Signalintensitäten aufweist. Der Querschnitt gesunder Muskeln wird durch signalloses ortsständiges straffes Bindegewebe in Form von Sehnen und Faszien strukturiert. Signalintensives Fettgewebe innerhalb des Muskelverbandes ist vor allem im Niveau von Gefäß-Nervensträngen und zwischen benachbarten Muskeln in Form heller Streifen anzutreffen. Neuromuskuläre Erkrankungen, Traumafolgen und Tumoren an Muskeln sowie Myositiden sind durch Anwendung von STIR-Sequenzen sehr sensitiv zu erfassen (24).

Entzündlich-rheumatische Erkrankungen: allgemeine pathologische MRT-Muster

Die rheumatisch bedingte Arthritis im Kindesalter wird klinisch durch den Nachweis eines spontan aufgetretenen Ergusses bzw. einer Schwellung oder einer schmerzhaften Bewegungseinschränkung eines oder mehrerer Gelenke für eine Dauer von mindestens 6 Wochen, die bei Patienten im Alter unter 16 Jahren beginnt, diagnostiziert (25–28). Die chronisch-entzündlichen Gelenkerkrankungen im Kindes- und Jugendalter gehen mit dem Bild einer synovialen Entzündung an Gelenken, Sehnen, Sehnenscheiden und Bursen einher. Eine Vielzahl anderer Erkrankungen, wie Kollagenosen und Vaskulitiden, Borrelio-

sen, Osteoarthropathien (z. B. Kristallsynovitiden), septische Arthritiden, ischämische Osteonekrosen und gelenkbezogen lokalisierte Tumoren können ebenfalls mit dem Bild einer synovialen Entzündung einhergehen.

Arthritiden treten als Folge unterschiedlicher Arten von Schädigungen auf, die von den Synovialmembranen mit Hyperämie, Exsudation, zellulärer Infiltration und Proliferation beantwortet werden.

Die MRT ist zur Zeit die zuverlässigste bildgebende Methode, mit welcher diese entzündlichen Veränderungen bei juvenilen rheumatischen Erkrankungen (29) **und das weite Spektrum pathologischer, eine Arthritis vortäuschender Veränderungen am besten erfasst werden können** (30).

Neben den beiden am häufigsten betroffenen Lokalisationen am Knie- (29, 30) und am Hüftgelenk (29, 31) ist die diagnostische Potenz der MRT auch bei Manifestationen juveniler rheumatischer Entzündungen am Schulter- (32), am Sakroiliakal- (33–35), am Temporomandibulargelenk (36, 37), am tibiotalaren und subtalaren Gelenkkomplex (38) und an der zervikalen Wirbelsäule (39) dem konventionellen Röntgen und der Arthrosonographie überlegen.

Rheumatisch-entzündliche Vorgänge an der Synovialmembran werden bei Manifestation an Gelenken als Synovitiden (Abb. 71–102), bei Manifestation an Sehnenscheiden als Tenosynovitiden (Abb. 71–79) und bei Manifestation an Bursen als Bursitiden (Abb. 80–92) bezeichnet. Die als Folge erhöhter Gefäßpermeabilität entstehende entzündliche Exsudation an der Synovialmembran führt zur Ausbildung eines serösen Gelenkergusses mit konsekutiver Volumenzunahme eines Gelenkes und einer ödematösen Durchtränkung der synovialen und fibrösen Kapselstrukturen. MR-tomographisch stellt sich ein seröser Gelenkerguss signalreich in T_2- und signalarm in T_1-Wichtung dar und zeigt in den ersten Minuten nach Kontrastmittelgabe keine signifikante Signalzunahme (Abb. 67, 68, 80–92).

Ein Erguss kann über chondroosteolytische Mechanismen zu lytischen Veränderungen der Knorpelkappe und der subchondralen Knochen führen, welche sich als arthritische Signal- oder Begleitgeoden bzw. -zysten äußern, welche sich T_2-gewichtet als glatt begrenzte, hyperintense, kugelige Gebilde im subchondralen Knochen nachweisen lassen. Schreitet der entzündliche Prozess fort, bildet sich infolge von Gefäßeinsprossungen und Bindegewebsproliferationen ein entzündliches Granulationsgewebe aus, welches an der Synovialmembran als proliferative Synovitis bezeichnet wird und mit villöser Hyperplasie und Fibrinausschwitzungen einhergeht.

MR-tomographisch zeichnet sich eine Synovitis in T_2-Wichtung als hyperintense und in T_1-Wichtung als intermediäre, muskelisointense Formation aus, welche nach Kontrastmittelgabe eine meist homogene starke Kontrastierung erfährt (Abb. 71–102).

»Bare areas« sind »nackte Zonen« der Gelenke in den Gelenkrecessus, welche weder vom Knorpel noch vom Gelenkkapselansatz bedeckt sind. Diese sind in der Regel der Ursprungsort von hypervaskularisierten pannösen Bindegewebsproliferationen. Erstmals von KÖNIG et al. (40) publiziert, ist mit der dynamischen MRT eine Differenzierung zwischen einem hypervaskularisierten, nach Kontrastmittelgabe schnell und steil kontrastierenden Pannusgewebe, und einem fibrösen Pannusgewebe mit verzögerter und geringerer Kontrastierung möglich.

»Ausgebranntes« Pannusgewebe kann vernarben und sekundär lipomatös degenerieren (Abb. 103–108). Entzündliches Pannusgewebe führt durch lokale Destruktionen zunächst zum Bild der »marginalen Erosionen« (41) und kann im Verlauf knorpel-, knochen-, bänder- und weichteilzerstörend weit in das Gelenk und in die gelenknahe Umgebung vordringen (Abb. 93–108). Der Gelenkknorpel wird sowohl enzymatisch als auch infolge defizitärer nutritiver und inaktivitätsbedingter dehydrierender Prozesse zerstört. Bei sehr aggressivem Pannus kann es

über die erosiven Vorgänge hinaus zu Kapselbanddestruktionen mit konsekutiven Fehlstellungen (Abb. 103–108) in Gelenken und gelenkbenachbarten Elementen und zu Knochenresorptionen mit konsekutiven Mutilationen kommen (Abb. 103–108). Treten durch Knorpelzerstörung die artikulierenden knöchernen Gelenkenden direkt miteinander in Verbindung, können diese miteinander bindegewebig oder ossär ankylosieren.

Juvenile Spondylarthropathien: MRT-Charakteristik der Sakroiliitis

Zur Gruppe der differenzierten juvenilen Spondylarthropathien gehören die juvenile ankylosierende Spondylitis (42–45), die juvenile Psoriasis arthropathica (46–49), Arthritiden bei juvenilen chronisch-entzündlichen Darmerkrankungen (47, 50–52) und die juvenilen reaktiven Arthritiden (53–57). Die undifferenzierte juvenile Spondylarthropathie ist mit ⅔ aller juvenilen Spondylarthropathien und mit etwa 15–20% aller juvenilen Arthritiden die zweithäufigste chronisch-entzündliche Erkrankung im Kindes- und Jugendalter (58–60). Wegen ihrer ungeklärten Prognose – mindestens 20% sollen später eine differenzierte Spondylarthropathie, vor allem eine ankylosierende Spondylitis entwickeln (45, 57, 58, 61–63) – kommt dieser Erkrankung eine erhebliche sozioökonomische Bedeutung zu (64, 65).

Da im Gegensatz zur juvenilen chronischen Arthritis die Entzündung der Sakroiliakalgelenke mit oder ohne Spondylitis für die juvenile Spondylarthropathie charakteristisch ist (66), ist der frühzeitige Nachweis spezifischer entzündlicher Veränderungen an den Sakroiliakalgelenken zur Diagnosestellung erforderlich. Nachdem die röntgenologischen Veränderungen der Sakroiliakalgelenke jedoch ein Spätsymptom der Sakroiliitis sind, welches erst mit einer 5–7-jährigen Latenz nach Auftreten der ersten Symptome manifest werden kann (42, 67, 68), hat man versucht, die Erkrankung an ihrem Beginn näher zu charakterisieren (59).

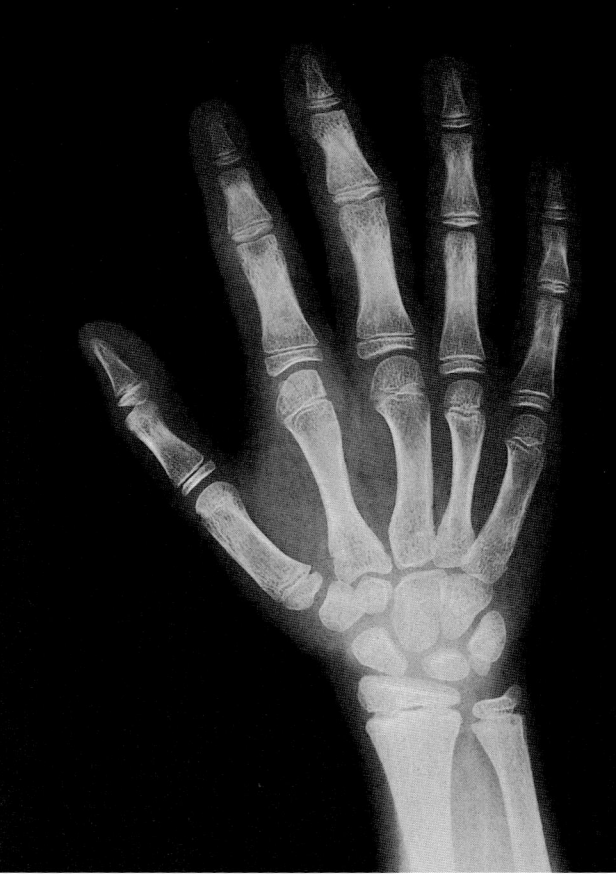

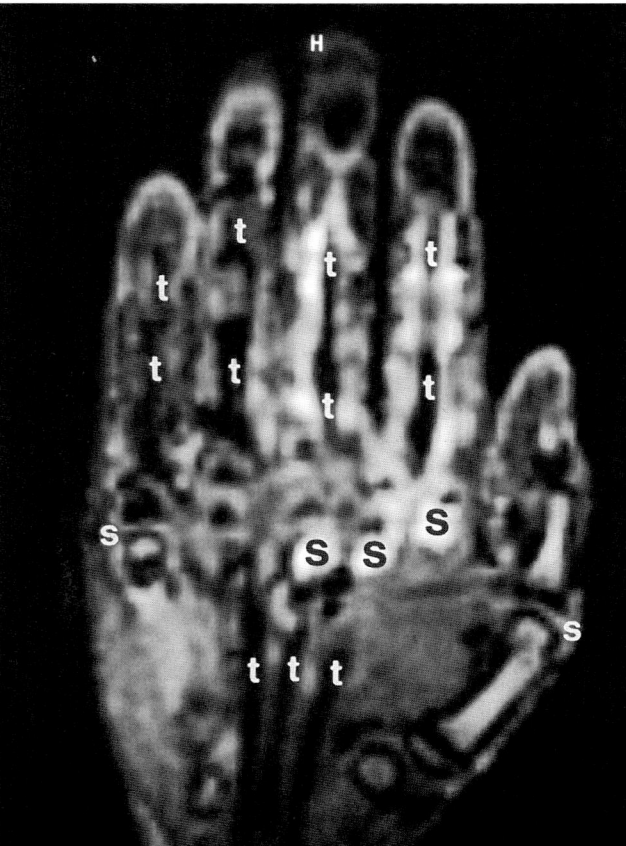

Abb. 71–79

Bilder eines 8-jährigen Mädchens, welches seit 6 Wochen über progrediente Schmerzen und Weichteilschwellungen des 2. und 3. Fingers der rechten Hand mit dem klinischen Bild einer Daktylitis klagt. Während bei der Patientin selbst keine Hautveränderungen vorliegen, ist bei einem Elternteil eine Psoriasis bekannt. Die Röntgenübersicht der rechten Hand (Abb. 71) belegte die arthritischen Weichteilveränderungen des 2. und 3. Strahls bei fehlenden arthritischen Direktzeichen. Durch eine MRT der rechten Hand (Abb. 72–79) wird unter Anwendung einer in 0,6 mm dicken Schichten rekonstruierten nativen FLASH-3D-Sequenz und mit einer dynamisch untersuchten, kontrastmittelgestützten und in 1,3 mm dicken Schichten rekonstruierten FLASH-3D-Sequenz die Verdachtsdiagnose eines frühen Stadiums einer Psoriasis arthropathica sine Psoriasis untermauert

Abb. 72

Eine 1,3 mm dicke koronare Schicht nach Kontrastmittel im volaren Niveau der Hand zeigt ein die signalarmen Flexorensehnen (t = tendon) des 2. und 3. Fingers umgebendes stark kontrastierendes Gewebe, welches als hypervaskularisierte, proliferative Tenosynovitis interpretiert wird. Darüber hinaus sind auf dieser volarseitigen Schicht synoviale Gelenkschwellungen des MCP II und III (schwarzes S) mit starker Kontrastierung und mäßig kontrastierende Synovitiden von MCP I und V (weißes S) erkennbar

Abb. 73–75
Transversale, 1,3 mm dicke Schichtrekonstruktionen einer Sequenz nach
Kontrastmittelapplikation im Niveau der
proximalen Grundphalangen (Abb. 73), im
Niveau von MCP II und III (Abb. 74) und im
Niveau der distalen Metacarpalia (Abb. 75)
verdeutlichen das ganze Ausmaß der um
die signalarmen Flexorensehnen (t) ver-
dickten und homogen kontrastierenden
Sehnenscheiden des 2. und 3. Fingers und
der radialseitigen Sehnenscheide des
4. Fingers im Zuge der beschriebenen
hypervaskularisierten Tenosynovitis
(gebogene weiße Pfeile). Im mittleren Bild
zeigt sich eine starke Kontrastierung im
MCP II und eine mäßige Kontrastierung im
MCP III als Ausdruck von Synovitiden (S)
dieser Gelenke. Die signalreichen
Abbildungen der digitalen Knochenmark-
räume resultieren in T_1-Wichtung aus
deren hohen Fettmarkanteilen und nicht
als Kontrastmittelfolge

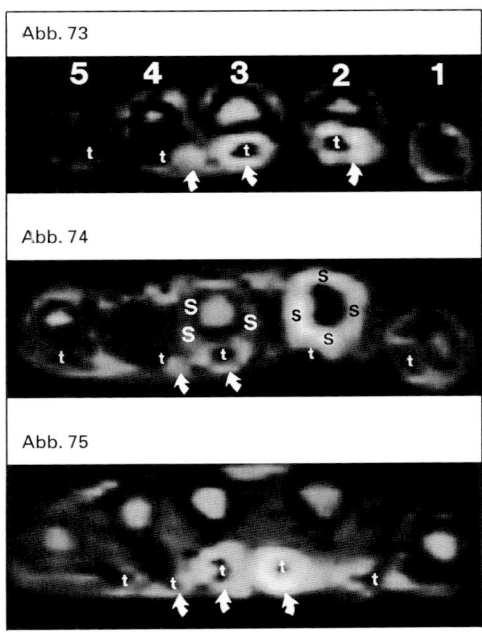

Abb. 76–79

Sagittale, native, 0,6 mm dicke Schichtrekonstruktionen hoher Auflösung (Abb. 76
und 77) und sagittale, kontrastmittelgestützte,
1,3 mm dicke Schichtrekonstruktionen
(Abb. 78 und 79) des 2. (Abb. 76 und 78) und
3. Fingers (Abb. 77 und 79) verdeutlichen
einerseits die gute morphologische Beurteil-
barkeit mit einer gegenüber der Röntgendiagnostik weit überlegenen Sensitivität

für die Detektion von Erosionen (41).
Mit der Kontrastmitteldynamik
sind akut entzündliche Synovitiden (S),
wie hier an den MCP-, PIP- und DIP-
Gelenken beider Finger gezeigt, und akut
entzündliche Tenosynovitiden, wie hier
an Flexorensehnen (Asteriske) und
Extensorensehnen (gebogener Pfeil) gezeigt,
sensitiv detektierbar

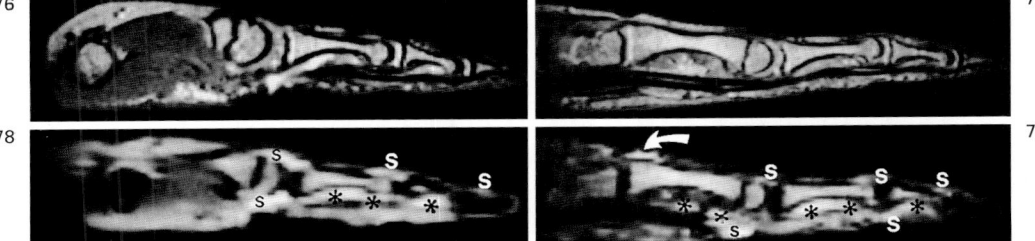

Abb. 80–86

Bilder eines 5-jährigen Jungen mit bekannter Polyarthritis, welcher seit 2 Wochen eine reizlose teigige Schwellung ventral am rechten proximalen Oberarm aufweist (zur Verfügung gestellt von Priv.-Doz. Dr. TH. RIEBEL, Kinderradiologie der Charité Campus Virchow)

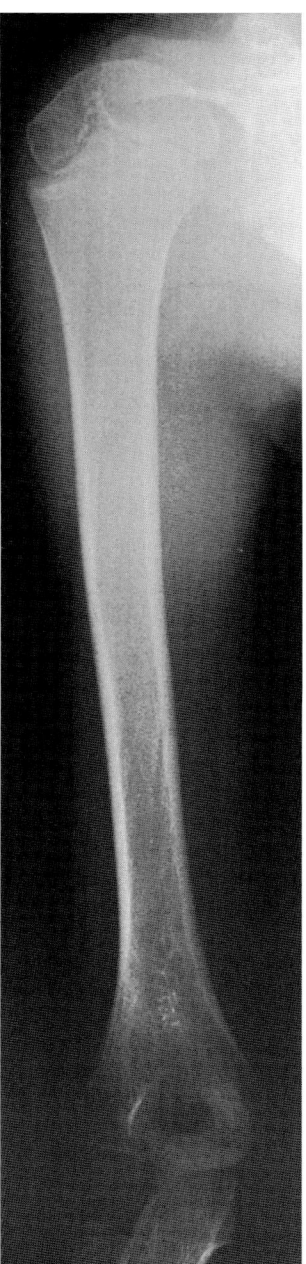

Abb. 80
Unauffälliges Röntgenbild des rechten Humerus

◁

▷

Abb. 81 und 82
Sonographisch (Abb. 81) und farbduplexsonographisch (Abb. 82) stellt sich in einem ventralen Längsschnitt am proximalen Oberarm an der Oberfläche des M. biceps eine inhomogen hyper- und hyporeflexive Flüssigkeitsansammlung dar, welche von einer 3–4 mm messenden hyperreflexiven Kapsel (k) umgeben ist. In einem von dieser Kapsel ausgehenden Septum (S) und in Teilen der Kapsel selbst können farbduplexsonographisch Flusssignale aufgezeigt werden

Abb. 83–86
2 sagittale äquivalente MRT-Schichten (Abb. 83 und 84: lateraler Oberarm; Abb. 85 und 86: medialer Oberarm im Niveau des Humerusschaftverlaufes) unter Anwendung einer T_2-gewichteten Turbospinecho-(TSE)-Sequenz mit Fettsättigung (Abb. 83 und 85) und unter Anwendung einer T_1-gewichteten TSE-Sequenz nach Kontrastmittelgabe (Abb. 84 und 86) mit Darstellung eines in T_2-Wichtung signalreichen und in T_1-Wichtung signalarmen Ergusses im glenohumeralen Gelenk (E) und in der Bursa subtendinea musculus subscapularis (B), welche mit dem Gelenkraum über eine Öffnung in der ventralen Gelenkkapsel (großer Pfeil) in Verbindung steht. Nach Kontrastmittelgabe (Abb. 83 und 85) zeigt sich als Ausdruck einer floriden Synovitis des Schultergelenkes eine hypervaskularisierte, proliferativ verdickte Synovialmembran (S), welche sich kontinuierlich auf die Bursa subtendinea erstreckt und hier eine septenförmige Plica (P) (siehe Sonographie) ausgebildet hat. Es finden sich keine Erosionen am glenohumeralen Gelenk

a = Akromion
1 = M. deltoideus
2 = M. supraspinatus
3 = M. infraspinatus
4 = M. teres minor
5 = M. teres major
6 = Sehne des langen Kopfes des M. biceps
7 = M. biceps brachii

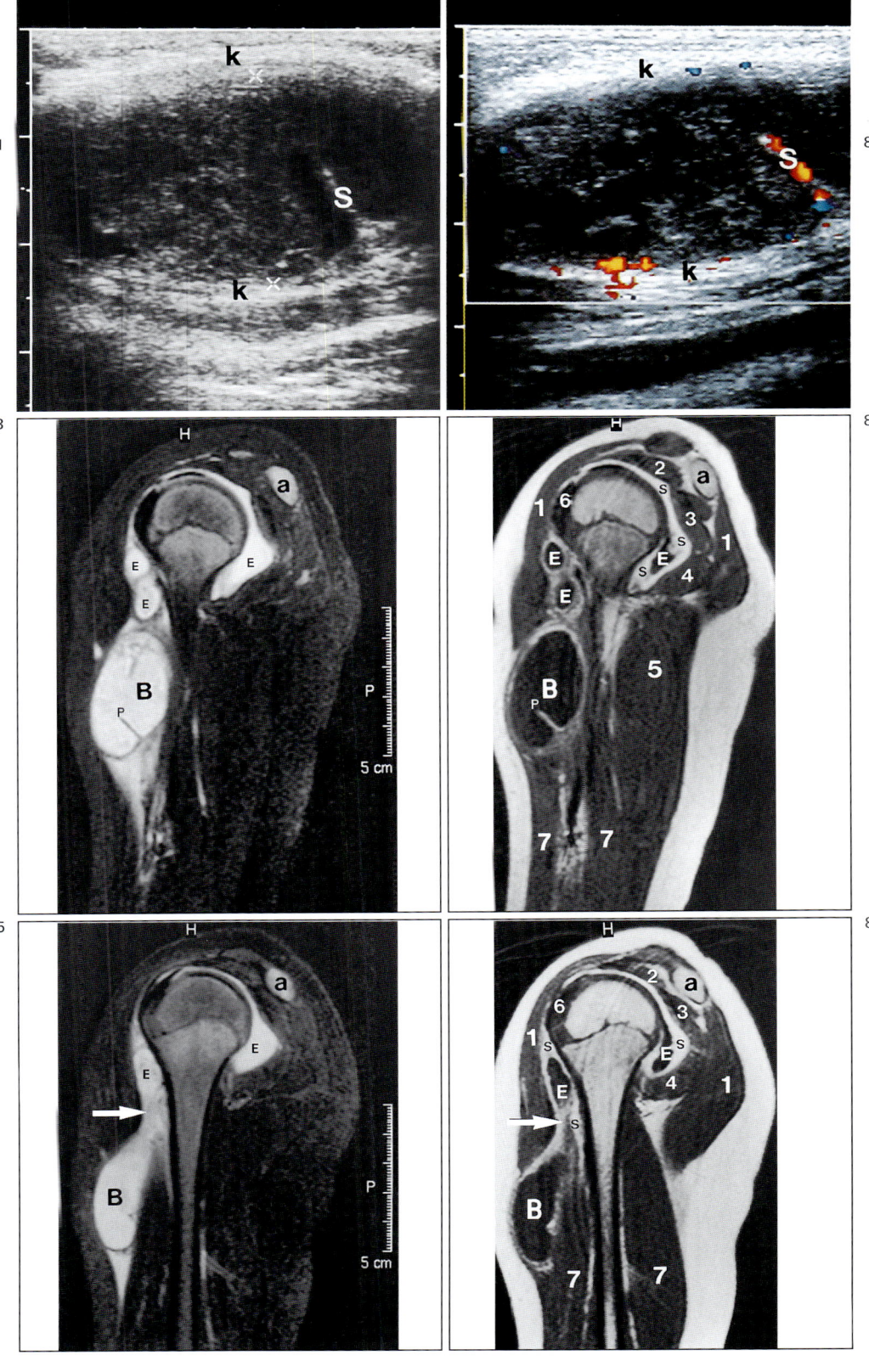

Abb. 87–92
Bilder eines 10-jährigen Jungen mit
Schmerzen in der linken Wade seit 6 Wochen.
Eine Punktion oberflächlich in der Muskulatur
gelegener zystoider Herde erbrachte zu diesem
Zeitpunkt keine ätiologische Klärung (zur Ver-
fügung gestellt von Priv.-Doz. Dr. TH. RIEBEL,
Kinderradiologie der Charité Campus Virchow)

Abb. 87 und 88
Eine Sonographie ergibt einen Gelenkerguss (E) im suprapatellaren Recessus und
eine umschriebene, echoarme, zystoide
Läsion (Z) in der Kniekehle in Nachbarschaft
des M. gastrocnemius

F = Femur
T = Tibia
W = Wadenbein (Fibula)
P = Patella
H = Außenmeniskushinterhorn
V = Außenmeniskusvorderhorn

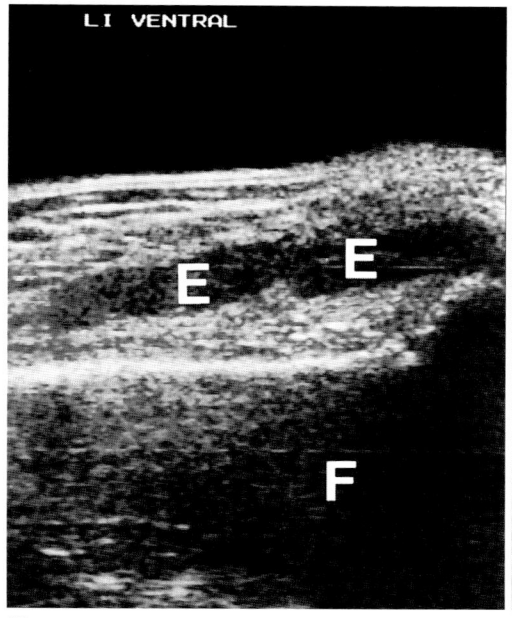

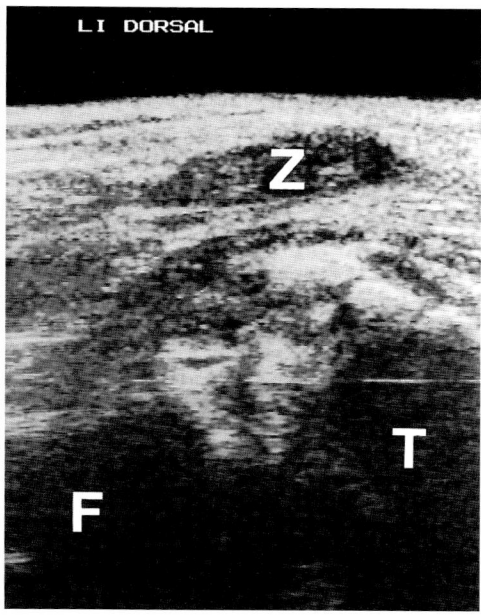

87

88

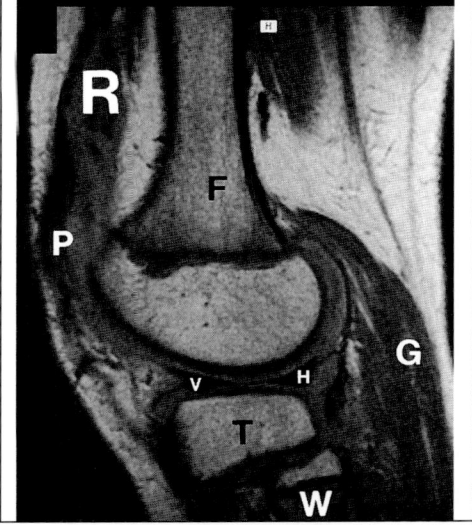

89

Abb. 89–92

2 sagittale, nahezu schichtäquivalente
MRT-Schichten (Abb. 89 und 90: laterale Schicht
mit Fibula; Abb. 91 und 92: paramedianer Schnitt
im Niveau der Patellamitte) mit einer protonendichte (N[H])-gewichteten Spinechosequenz
(Abb. 89 und 91) und unter Anwendung einer
T_1-gewichteten Gradientenechosequenz nach
Kontrastmittelgabe (Abb. 90 und 92) mit
Darstellung einer in N(H)-Wichtung signalarmen
(muskelisointensen) Gewebevermehrung
im Kniegelenk unter Einbeziehung des suprapatellaren Recessus (R) und der dorsalen Gelenk-
partien sowie einer umschriebenen hypointensen Raumforderung in der Kniekehle (B).
Diese Raumforderung entspricht einer BAKER-
Zyste (B), welche sich in der Bursa gastrocnemio-semimembranosa zwischen medialem
Gastrocnemiuskopf (G) und der Sehne
(gebogener Pfeil) des M. semimembranosus
(MS) nach dorsal erstreckt. Nach Kontrastmittelgabe (Abb. 90 und 92) zeigt sich als Ausdruck
einer Synovitis am Kniegelenk eine hypervaskularisierte, proliferativ verdickte Synovialmembran (S), welche sich kontinuierlich auf
die Bursa gastrocnemio-semimembranosa (B)
erstreckt. Lediglich im suprapatellaren
Recessus (R) und in der BAKER-Zyste finden
sich hypointense, nicht kontrastierende
Gelenkergussanteile

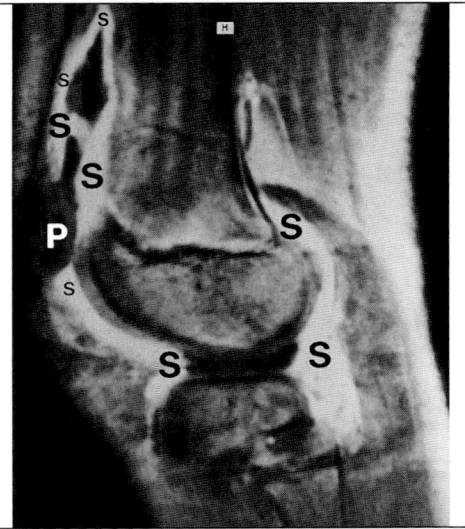

90

91

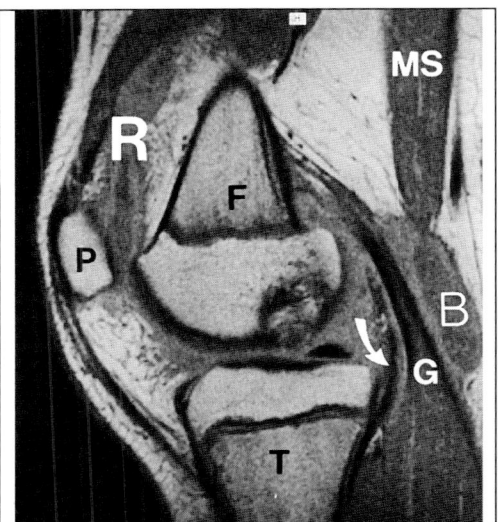

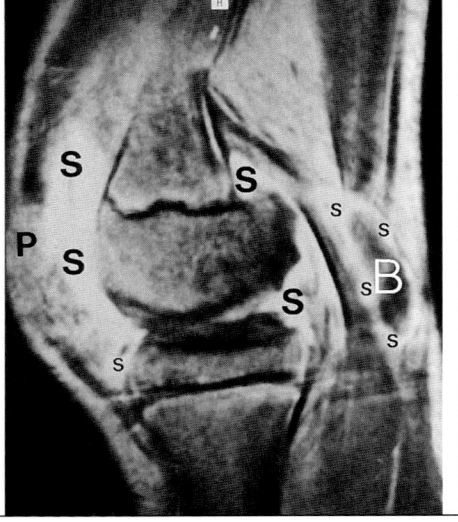

92

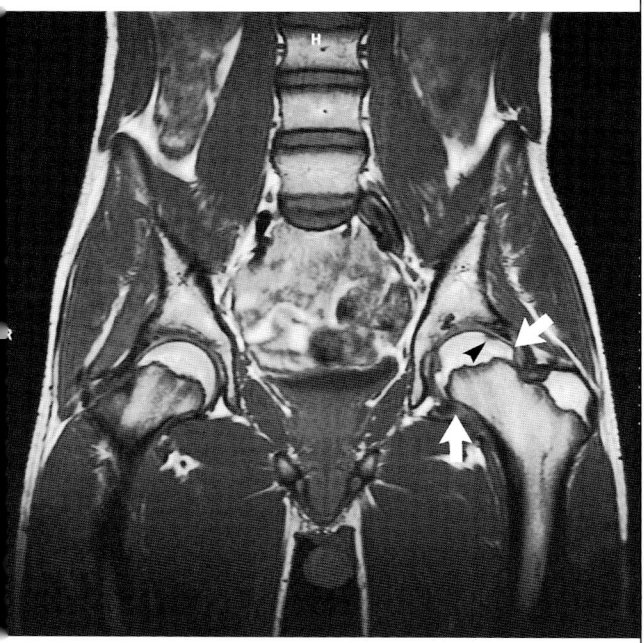

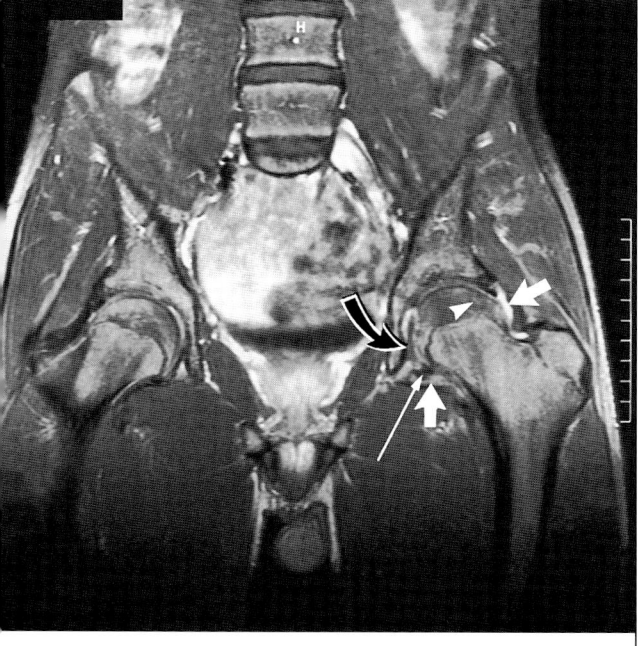

Abb. 93–95

Bilder eines 15-jährigen Jungen mit bekannter HLA-B27-assoziierter undifferenzierter Spondylarthropathie, welcher seit 3 Monaten über progrediente Schmerzen in der linken Hüfte berichtet.
Eine Röntgenaufnahme der Hüftgelenke (nicht gezeigt) ist unauffällig

◁

Abb. 93 und 94

2 koronare äquivalente MRT-Schichten durch die Hüftgelenke unter Anwendung einer nativen T_1-gewichteten Turbospinechosequenz (Abb. 93) und unter Anwendung einer fettgesättigten T_1-gewichteten Turbospinechosequenz nach Kontrastmittelgabe (Abb. 94 – leicht vergrößert) mit Darstellung einer im Nativbild (Abb. 93) signalarmen (muskelisointensen) und nach Applikation von GdDTPA stark kontrastierenden Synovitis im linken Hüftgelenk (dicke Pfeile). Nur im unteren Gelenkrecessus ist postkontrast ein kleiner Gelenkerguss (schmaler Pfeil) sichtbar. Das von der Synovialmembran umscheidete Lig. teres bzw. Lig. capitis femoris demarkiert sich postkontrast von der Fossa acetabulare bis zur Fovea capitis femoris als hypointense Linie (gebogener Pfeil). Am lateralen Femurkopf unmittelbar kaudal des dreieckförmigen Labrum acetabulare kommt im Nativbild (Abb. 93) eine hypointense osteochondrale Läsion (schwarzer Pfeilkopf) zur Darstellung, welche im fettgesättigten Postkontrastbild (Abb. 94) als mäßig kontrastierende halbkreisförmige Figur mit einem hypointensen Randwall imponiert (weiße Pfeilspitze). Bei dieser Läsion handelt es sich um ein Initialstadium einer Erosion am Hüftkopf

Abb. 95

Eine T₁-gewichtete native Turbospin-echosequenz des linken Hüftgelenkes in sog. LAUENSTEIN-Technik (Schichten parallel zum Verlauf des Schenkelhalses) verdeutlicht diese hypointensen osteochondralen Früherosionen in der normalerweise durch den hohen Fettmarkanteil homogen hyperintensen Femurkopfepiphyse (schwarze Pfeil-spitzen). Auch der korrespondierende Gelenksockel des Azetabulums, welcher normalerweise (bis auf die zentrale Aussparung durch die Fossa acetabulare) glatt konturiert zur Darstellung kommt, weist multiple Konturunregelmäßigkeiten durch großteils geglättete Erosionen auf. Die im Nativbild muskelisointense Syn-ovitis (dicke Pfeile) wird ventral von der signallosen straffen Gelenkkapsel begrenzt (schwarzer dicker Pfeil)

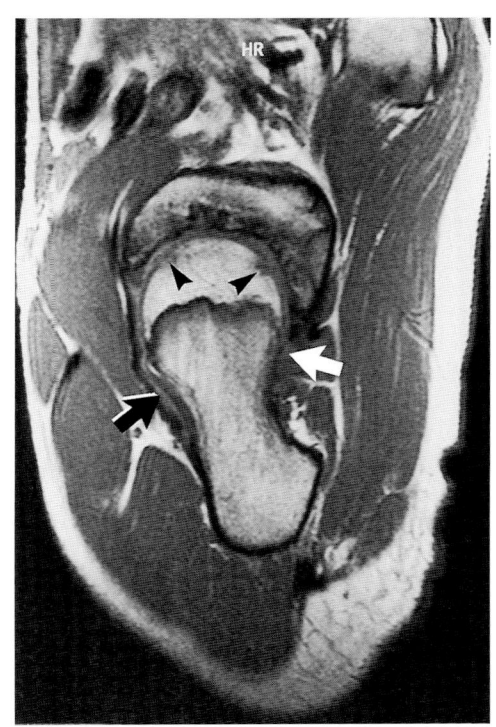

Die gemeinsamen Charakteristika der Früh-stadien einer juvenilen Spondylarthropa-thie (58, 59, 69–71) wurden in Anlehnung an die European-Spondyloarthropathy-Study-Group-Klassifikationen (72) modifi-ziert und unter dem Terminus »undiffe-renzierte juvenile Spondylarthropathie« (73) subsummiert. Zur Bestimmung der normalen MRT-Morphologie der Sakro-iliakalgelenke bei Kindern in Abhängigkeit von Alter und Geschlecht diente eine prospektive Pilotstudie mit 114 Kindern (33). Eine prospektive klinisch-radiologi-sche Studie bei 185 juvenilen Patienten mit rheumatischen Erkrankungen konnte zeigen, dass die kontrastmittelgestützte MRT der Sakroiliakalgelenke als klinisch bedeutsame Methode bei der Sakroiliitis-detektion im Kindesalter eingesetzt wer-den kann (34, 35).

MRT-Befunde der Sakroiliitis sind s u b - c h o n d r a l e S k l e r o s i e r u n g e n (Abb.

96–102), welche als signalarme bis signal-freie Säume in allen Sequenzen zur Dar-stellung kommen und nach Applikation von Kontrastmittel keine Signalzunahme aufweisen. Die Sklerosierungen sind in früheren Stadien hauptsächlich iliakalsei-tig und erst in späteren Stadien auch sa-kralseitig lokalisiert. Mit fortschreitender Sklerosierung imponiert eine zunehmen-de Tendenz zur Maskierung der Gelenke.

P e r i a r t i k u l ä r e K n o c h e n k n o s p e n und t r a n s a r t i k u l ä r e K n o c h e n b r ü - c k e n (Abb. 96–102) sind CT-morpholo-gisch durch deren direkte hyperdense Darstellung besser als MRT-morpholo-gisch (nur indirekt als Signalaussparung darstellbar) erkennbar. Im MRT kommen diese Ankylosezeichen als signalarme bis signallose Unterbrechungen des Gelenk-knorpels zur Abbildung. An Größe und Anzahl im Zeitverlauf zunehmende trans-artikuläre Knochenbrücken führen zu irre-

96

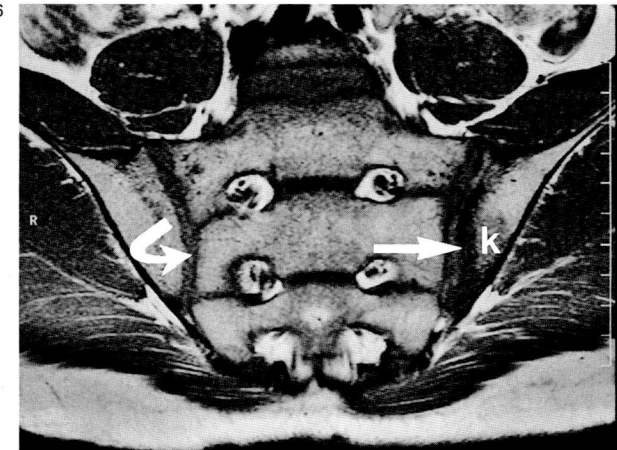

97

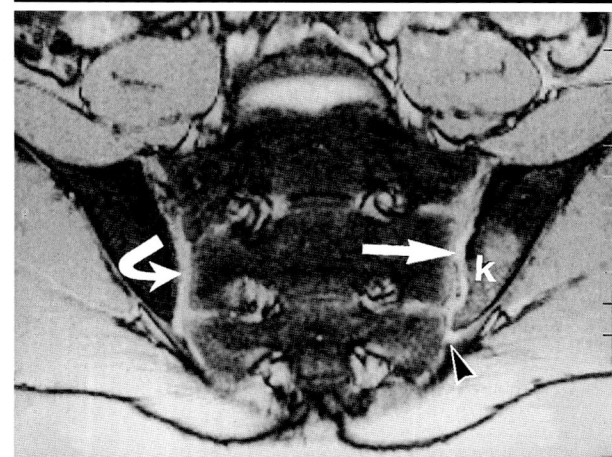

98

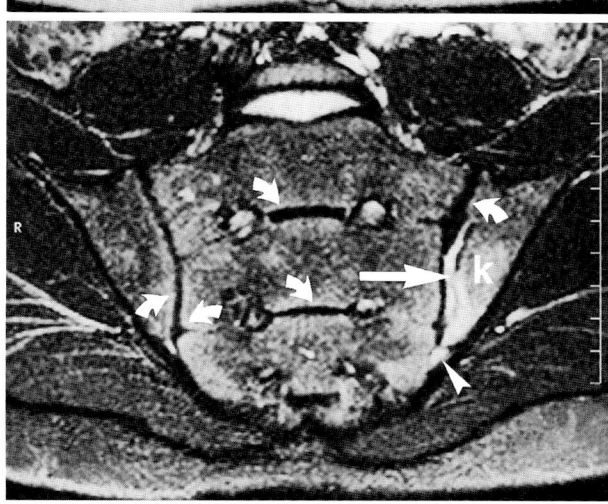

Abb. 96–102

Bilder eines 16-jährigen Jungen
mit HLA-B27-assoziierter undifferenzierter Spondylarthropathie bei
bekannter Monarthritis des rechten
Kniegelenkes seit 6 Monaten. Seit
8 Wochen werden von dem Jungen
starke linksseitige Gesäßschmerzen
angegeben. In einer konventionellen Röntgenübersicht (nicht
gezeigt) des Beckens und der
Sakroiliakalgelenke sind keine
pathologischen Veränderungen
erkennbar

Abb. 96

In einer nativen T_1-gewichteten
Turbospinechosequenz kommen
regulär abgrenzbare Gelenk-
konturen rechts (gebogener Pfeil)
mit intermediärer Signalintensität
zur Darstellung. In der linken
iliakalen juxtaartikulären Knochen-
markregion imponiert ein unscharf
begrenzter hypointenser
Randsaum (Pfeil). Das dorsale
iliakale Knochenmark (k) ist signal-
gemindert

Abb. 97

Eine native T_2*-gewichtete gegenphasierte Gradientenechosequenz
in einer zu Abb. 96 identischen
Schichtposition zeigt bei glatter
Kontur des rechten Sakroiliakalgelenkes (gebogener Pfeil) eine
Verbreiterung des linken Gelenkraumes im dorsalen Drittel (Pfeil)
mit kontinuierlicher Fortsetzung
auf die linke dorsale Gelenkkapsel
(Pfeilkopf). Das dorsale iliakale
Knochenmark (k) ist signal-
vermehrt. Die Kreuzbeinflügel-
segmentapophysen zwischen
1. und 2. Sakralwirbel
sind bereits partiell ossifiziert

Abb. 99
In einer nativen T_1-gewichteten gegenphasierten Gradientenecho-sequenz weisen die knorpeligen Gewebe eine intermediäre Signalcharakteristik mit glatter Kontur (gebogener Pfeil) und das Knochenmark einen sog. »Etchingartifact« auf

▷

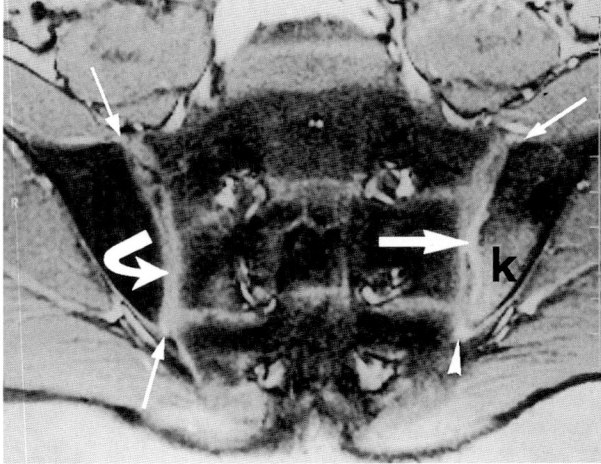

99

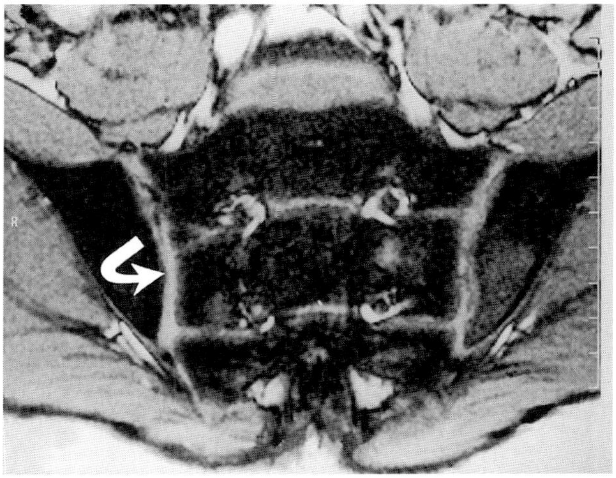

100

◁

Abb. 98
Eine STIR-Sequenz (Short-Tau-Inversion-Recovery) in gleicher Schichtposition weist ebenfalls eine hyperintense Verbreiterung des linken Gelenkraumes im dorsalen Drittel (Pfeil) mit konti-nuierlicher Fortsetzung auf die linke dorsale Gelenkkapsel (weißer Pfeil-kopf) und eine starke Signal-anhebung des iliakalen Knochen-marks (k) links dorsal auf. Schmale, mäßig signalangehobene Randsäume, welche neben den Diszi, den Sakroiliakalgelenken (gebogene kurze Pfeile) und um die Sakrumsegmentapophysen erkennbar sind, entsprechen Proliferations- bzw. Wachstums-zonen (Säulenknorpel) an den Knorpel-Knochen-Übergangs-zonen. Erst durch den additiven T_1-/T_2-Bildkontrast der STIR-Sequenz werden diese Zonen sichtbar

Abb. 100
In einer 3 Minuten postkontrast durchgeführten, schicht-äquivalenten T_1-gewichteten gegenphasierten Gradienten-echosequenz imponiert bei nahezu unverändertem Aspekt des rechten Sakroiliakalgelenkes (gebogener Pfeil) eine ausgeprägte Kontrastierung im linken Gelenkkavum (Pfeil) mit kontinuierlicher Fortsetzung auf die dorsale Gelenkkapsel (Pfeilkopf) als Ausdruck einer Synovitis und Kapsulitis, wobei sich dorsal die Entzündung auf das iliakale Periost sowie auf Sehnen- und Muskelansätze als Ausdruck einer begleitenden Enthesitis fortsetzt. Die ventralen Gelenkkapseln beidseits und die dorsale Gelenkkapsel rechts (schlanke Pfeile) weisen eine lineare Kontrastierung auf, welche bei Kindern physiologisch ist. Eine kontrastmittelbedingte Signalzunahme im juxta- und periartikulären iliakalen Knochenmark (k) links ist aufgrund eines steilen Kontrastmittelanstiegs in der dynamischen Unter-suchung als juxta- und periartikuläre Osteitis zu interpretieren

Abb. 101 und 102

Bei einer Verlaufskontrolle mit der MRT 2 Jahre später gab der Patient nur geringe nächtliche Rückenschmerzen links an. 2 paraxial im Verlauf der langen Achse des Os sacrum verlaufende äquivalente MRT-Schichten durch die Sakroiliakalgelenke unter Anwendung einer nativen T_2*-gewichteten gegenphasierten Gradientenechosequenz (Abb. 101: erkennbar an der signalreichen Darstellung der Bandscheibe L5/S1) und unter Anwendung einer kontrastmittelgestützten T_1-gewichteten gegenphasierten Gradientenechosequenz nach Kontrastmittelgabe (Abb. 102: erkennbar an der signalarmen Darstellung der Bandscheibe L5/S1) finden sich bei unverändert normaler Abbildung des rechten Sakroiliakalgelenkes (gebogener Pfeil) Zeichen des chronisch-entzündlichen Umbaues des linken Sakroiliakalgelenkes mit der Symptomtrias des sog. »bunten Bildes«: Neben signalarmen iliakalseitigen subchondralen Sklerosierungen (s) kommen perlschnurartig aneinandergereihte, konfluierende Erosionen mit konsekutiver Pseudodistension des linken Gelenkes zur Darstellung, welche nach Applikation von GdDTPA eine mäßige Kontrastierung aufweisen (Pfeile). In dieser Schicht ist darüber hinaus eine große Knochenknospe mit beginnender transartikulärer Überbrückung (offener gebogener Pfeil) sichtbar. Durch diesen Nachweis des bunten Sakroiliakalgelenkbildes hat sich die Diagnose von einer ursprünglich undifferenzierten juvenilen Spondylarthropathie zu einer differenzierten juvenilen Spondylarthropathie, nämlich zu einer ankylosierenden Spondylitis, gewandelt

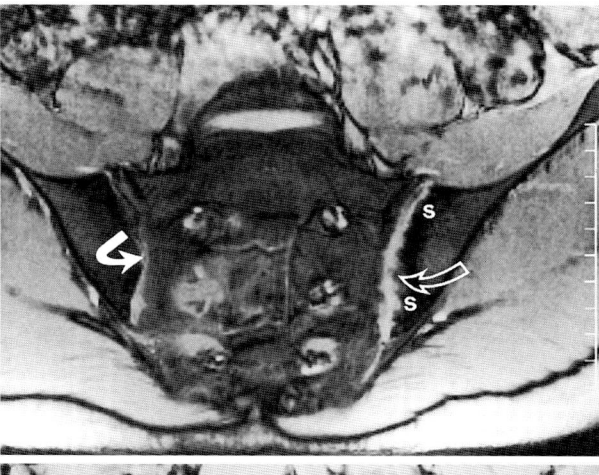

101

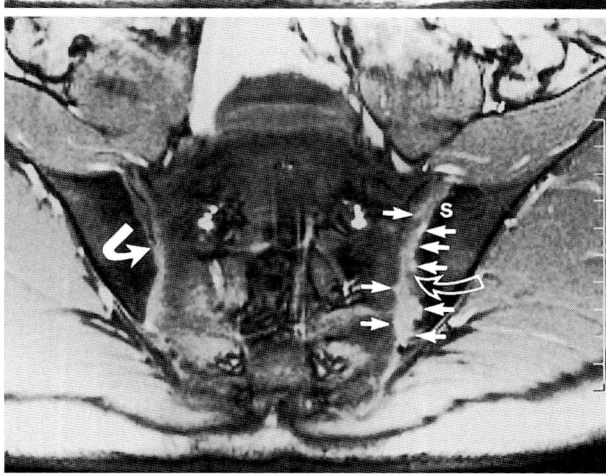

102

Abb. 103–108

Bilder eines 17-jährigen Mädchens mit einer 10-jährigen Krankheitsdauer einer HLA-B27-positiven polyartikulären Manifestation einer Psoriasis arthropathica. Bei einer routinemäßigen Röntgenverlaufskontrolle wird erstmalig die HWS mituntersucht. Schmerzen oder neurologische Ausfälle an der HWS sind nicht zu verzeichnen

Abb. 103
Röntgenaufnahme der seitlichen HWS mit vergrößerter Distanz zwischen vorderem Atlasbogen (offener Pfeil) und deformiertem Dens axis (d) von 11 mm als Ausdruck einer erheblichen ventralen Atlasdislokation

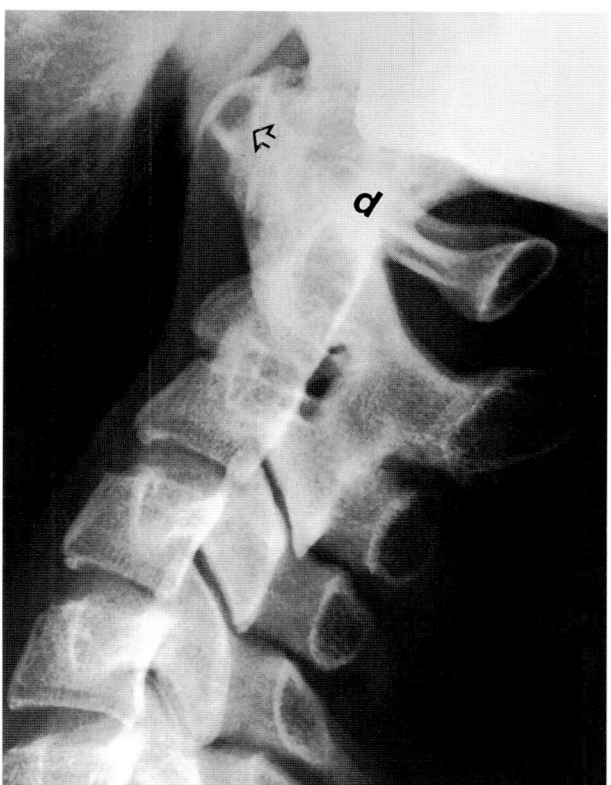

Abb. 104
Native CT des okzipitoatlanto-axialen Komplexes: Bestätigung der ventralen Atlasdislokation von 11 mm zwischen vorderem Atlas-bogen (offener Pfeil) und Dens axis (d) bei Verdacht auf Ruptur des Lig. cruciforme atlantis (Kreuzband), welches sich aus dem zwischen beiden Massae laterales atlantis quer ausgespannten und hinter dem Dens verlaufenden Lig. transversum atlantis und den längs zwischen dem Vorderrand des Foramen magnum und der Hinterfläche des Axis-körpers verlaufenden Fasciculi longitudinales zusammensetzt. Das Lig. transversum atlantis (schräger Pfeil) ist deutlich ver-schmälert, man erkennt rupturierte Anteile (kleiner gebogener Pfeil) medial der noch intakten Fasern. Eine Aussage über eine Kompres-sionsmyelopathie im Halsmark war in der CT mangels Differenzierbar-keit zwischen Liquor und Myelon nicht möglich. Der Abstand des Dens axis zur rechten Massa lateralis atlantis (m) ist größer als der Abstand zur linken, sodass auch eine geringe laterale Atlas-dislokation nach rechts vorliegt

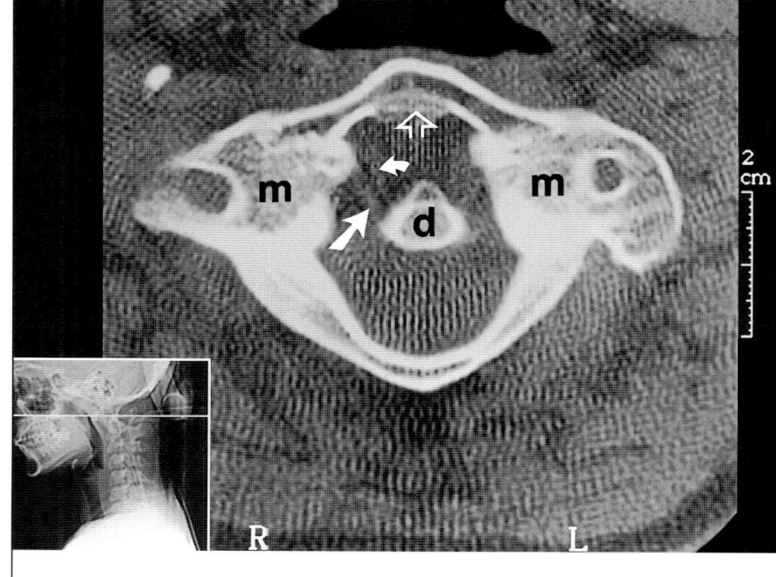

105

106

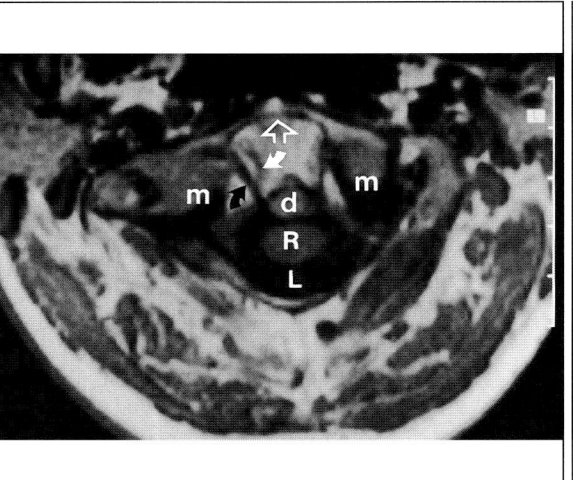

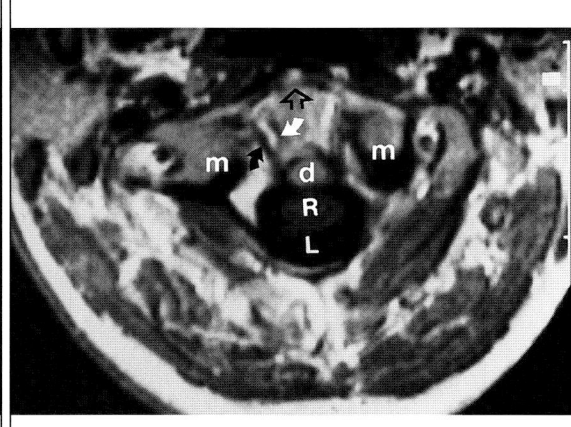

107

108

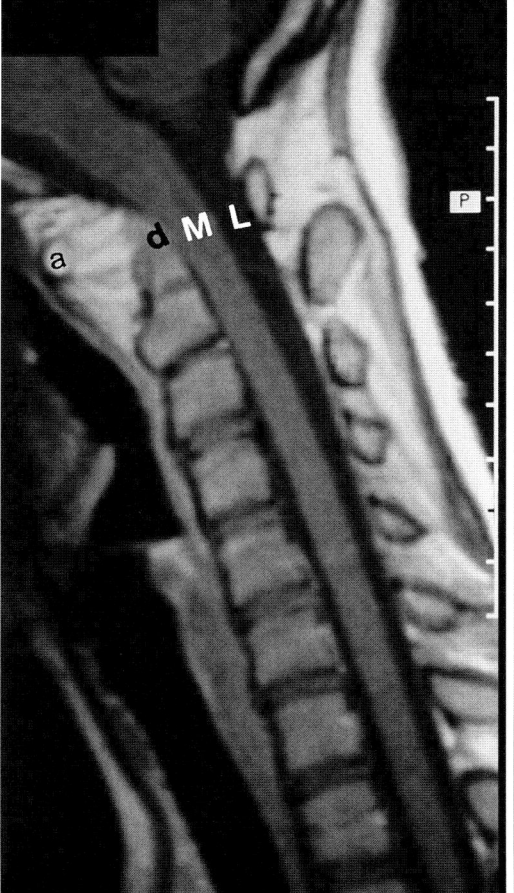

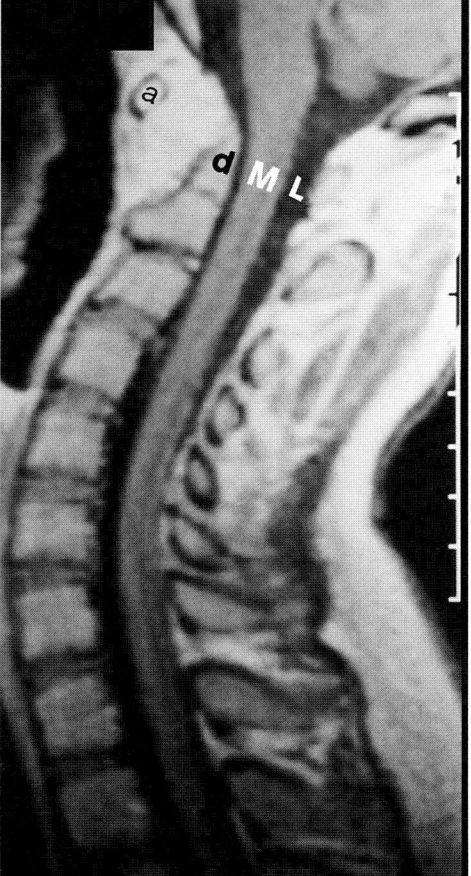

◁

Abb. 105 und 106
Äquivalente Schichten einer transversalen
T$_1$-gewichteten Spinechosequenz vor
(Abb. 105) und nach Kontrastmittelgabe
(Abb. 106) verdeutlichen ein zwischen dem
Dens axis (d) und dem vorderen Atlas-
bogen (offener Pfeil) lokalisiertes signal-
reiches, fibrolipomatöses Pannusgewebe,
welches nach GdDTPA-Applikation
(Abb. 106) keine Kontrastierung zeigt.
Postkontrast (Abb. 106) deutlicher als
präkontrast (Abb. 105) sind Reste des
Lig. cruciforme atlantis (Kreuzbandes)
erkennbar. Das normalerweise sehr kräftige
Kreuzband, welches den Dens am vorderen
Atlasbogen fixieren soll, ist durch das
Pannusgewebe destruiert und rupturiert.
Das Kreuzband setzt sich aus einem beidseits ausgedünnten Rest (schwarzer
gebogener Pfeil) des teilweise
rupturierten (weißer gebogener Pfeil)
Lig. transversum atlantis zusammen.
Der Spinalkanal mit dem hypointensen
Rückenmark (R) und dem signallosen
Liquor im Duralsack ist durch die anteriore
Atlasdislokation nur gering eingeengt,
ohne dass es zu einer Myelon-
kompression gekommen ist, soweit
dies in Untersuchungen des Kopfes
in einer Mittelstellung beurteilbar ist

Abb. 107 und 108
Sagittale Bilder durch die HWS im Niveau
des deformierten Dens axis (d) mit einer
T$_1$-gewichteten Spinechosequenz in
Inklinations- (Abb. 107) und in Reklinations-
stellung (Abb. 108) belegen, dass auch in
den extremen Funktionsstellungen keine
Zunahme der Distanz zwischen Dens axis
(d) und vorderem Atlasbogen (a) sowie
keine Abnahme der Weite des liquor-
haltigen (L) Duralsackes provoziert
werden kann. Eine Kompression
des Myelons (M) ist daher in Inklination
und in Reklination nicht zu erwarten

gulären Gelenkverschmälerungen und
schließlich zur Ankylosierung. Diese in allen Sequenzen hypointensen Ankylose-
bezirke können durch eine sekundäre Fett-
einlagerung eine intermediäre bis hyperintense Signalcharakteristik annehmen.

Periartikuläre Fettakkumulationen: Im periartikulären Knochenmark
kommen umschriebene bis generalisierte
Verfettungen zur Darstellung, welche einem Ersatz des hämatopoetisch aktiven
Knochenmarks durch reines Fettmark entsprechen. Diese sakralseitig ausgeprägter
als iliakalseitig lokalisierten periartikulären Fettakkumulationen sind in der Regel
eng mit dem Chronizitätsgrad einer Sakroiliitis assoziiert. Sie weisen eine hyperintense Signalcharakteristik in T$_1$-gewich-
teten Bildern und eine intermediäre bis
hypointense Signalcharakteristik in gegenphasierten T$_2$*-gewichteten Bildern auf.

Da in der STIR-Sequenz Fettprotonen infolge eines Zerfalls ihrer Längsmagnetisierung nicht zum Signal beitragen, stellen sich die periartikulären Fettakkumulationen hypointens bis signallos dar. Mit
zunehmender Chronifizierung zeigt sich
eine Tendenz zur Generalisation der Verfettungen, welche im Stadium der Ankylose auch den ehemaligen Gelenkspalt
einbeziehen.

Erosionen (Abb. 96–102): Unterschieden wird zwischen entzündlich aktiven
und postentzündlich residualen, sog. »ge-
glätteten« Erosionen. Entzündlich aktive
Erosionen sind kontrastmittelaufnehmen-
de Areale, welche sich hypointens bei Anwendung nativer T$_1$-gewichteter Sequenzen und hyperintens bei Anwendung T$_2$*-
gewichteter und STIR-Sequenzen darstellen. Sie führen zu einer Kontinuitätsunterbrechung der juxtaartikulären Kortikalis
und stehen kontinuierlich mit dem Gelenkbinnenraum in Verbindung. Große
(>2 mm) bzw. konfluierende Erosionen
imponieren als sog. Pseudodilatationen
des Gelenks. Kleine (≤1 mm) Erosionen
sind häufig erst nach Kontrastmittelgabe
sicher erkennbar. Das histomorphologi-

sche Korrelat der Erosionen entspricht einem invasiv-destruierenden Pannus an der Knorpel-Knochen-Übergangszone (74).

Als juxtaartikuläre Osteitiden (Abb. 96–102) werden gelenkbenachbarte Knochenmarkareale mit hohem und steilem Enhancement bezeichnet, die sich vor der Kontrastmittelinjektion hypointens in T_1-gewichteten Bildern, intermediär in T_2*-gewichteten Bildern und hyperintens in STIR-Sequenzen darstellen. Im Gegensatz zur Osteitis verläuft bei dem differenzialdiagnostisch zu berücksichtigenden reinen Knochenmarködem die Signalintensitätszeitkurve nach Kontrastmittelgabe sehr viel flacher. Im Gegensatz zu Erosionen führen die Osteitisareale nicht zu einer Kontinuitätsunterbrechung der juxtaartikulären Kortikalissäume. Die nach Gd-DTPA-Gabe starke Kontrastierung dieser Knochenmarkareale ist durch eingesprosste bzw. neu gebildete Gefäße im Pannusgewebe zu erklären.

Im Gegensatz zum physiologischen Kapselenhancement geht ein pathologisches Kapselenhancement (Abb. 96–102) mit einer hohen und steil ansteigenden Kontrastierung in der dynamischen, kontrastmittelgestützen Untersuchung und mit einer Kapselverdickung einher. Die Kontrastierung der Kapsel kann sich kontinuierlich in den Gelenkspalt und auf die Enthesen (kapselnahe Sehnen- und Muskelansätze) fortsetzen. Die perikapsulären Weichteile (subperiostale Fettgewebe und periartikuläre Muskeln) sind dagegen immer ausgespart.

Bei der differentialdiagnostisch wichtigen septischen Sakroiliitis kommen dagegen immer kapselüberschreitend destruierende Infiltrationen zur Darstellung, welche zunächst auf die subperiostalen Regionen von Os ileum und/oder Os sacrum begrenzt sein können und sich im weiteren Verlauf nach ventral auf das intermuskuläre parapelvine Fettgewebe und/oder auf die Ileopsoasmuskulatur und/oder nach dorsal auf die gluteale Muskulatur ausbreiten können. In der Regel kommt es zeitgleich zu einer diffusen entzündlichen Infiltration des periartikulären sakralen und/oder iliakalen Knochenmarks.

Diese Phänomene erinnern an die Eruption von Lava und werden daher als »Lavaspaltenphänomene« bezeichnet (75).

Literatur

1. Bloch R, Hansen WW. Packard. Nuclear induction. Physiol Rev 1946; 69: 127.
2. Purcell EM, Torrey HC, Pound RV. Resonance absorption by nuclear magnetic moments in solid. Physiol Rev 1946; 69: 37.
3. Lauterbur PC. Image formation by induced local interactions: examples employing nuclear magnetic resonance. Nature 1973; 242: 190–191.
4. Fullerton GD. Basic concepts for nuclear magnetic resonance imaging. Magn Reson Imaging 1982; 1: 39–55.
5. Gadian DG. Nuclear Magnetic Resonance and its Application in Living System. London: Oxford University Press; 1982.
6. Haase A, et al. FLASH imaging: rapid NMR imaging using low flip-angle pulses. J Magn Reson 1986; 67: 256–266.
7. Chien D, Edelman RR. Ultrafast imaging using gradient-echoes. Magn Reson Quart 1991; 7: 31–56.
8. Elster AD. Gradient-echo MR imaging: techniques and acronyms. Radiology 1993; 186: 1–8.
9. Oppelt A, et al. FISP: Eine neue schnelle Pulssequenz für die Kernspintomographie. Electromedia 1986; 54: 15–18 .
10. Jones KM, et al. Fast spin-echo MR imaging of the brain and spint: current concepts. Am J Roentgenol 1992; 158: 1313–1320.
11. Dwyer AJ, Frank JA, Sank VJ. Short-TI inversion-recovery pulse sequence: analysis and initial experience in cancer imaging. Radiology 1988; 168: 827–836.
12. Vahlensieck M, et al. Magnetresonanztomographie mit schneller STIR-Technik: Optimierung und Vergleich mit anderen Sequenzen an einem 0,5-Tesla-System. Rofo Fortschr Röntgenstr 1993; 159: 288–294.
13. Speck U. Besonderheiten der Kontrastmittel für die Magnetresonanztomographie. In: Speck U, Hrsg. Kontrastmittel. Berlin: Springer; 1991. S. 84–98.
14. Farrar TC, Becker ED. Pulse and Fourier tranform NMR: Introduction to theory and methods. New York: Academic Press; 1971.

15. Cooley JW, Tukey JW. An algorithm for machine calculation of complex Fourier series. Math Comput 1965; 19: 297.

16. Kumar A, Welti D, Ernst R. NMR Fourier zeumatography. J Magn Reson 1975; 18: 69.

17. Mohr W, Hrsg. Gelenkkrankheiten. Stuttgart: Thieme; 1984.

18. Vahlensieck M, et al. Indirekte MR-Arthrographie: Optimierung der Methode und erste klinische Erfahrungen bei frühen degenerativen Gelenkschäden am oberen Sprunggelenk. Rofo Fortschr Röntgenstr 1995; 162: 338–341.

19. Vahlensieck M, Layer G. Knochenmark. In: Vahlensieck M, Reiser M, Hrsg. MRT des Bewegungsapparates. Stuttgart-New York: Thieme; 1997. S. 289–312.

20. Hosten N, et al. Kernspintomographische Screeninguntersuchungen des Knochenmarkes mit Gradientenecho-Sequenzen. Rofo Fortschr Röntgenstr 1991; 154: 614–620.

21. Lang P, et al. Residuales und rekonvertiertes hämatopoetisches Knochenmark im distalen Femur – Spinecho und gegenphasierte Gradientenecho-MRT. Rofo Fortschr Röntgenstr 1992; 156: 89–95.

22. Vogler JB, Murphy WA. Bone marrow imaging. Radiology 1988; 168: 679–693.

23. Bollow M, et al. Initial experience with dynamic magnetic resonance imaging in evaluation of normal bone marrow versus malignant bone marrow infiltrations in human. Magn Reson Imaging 1996; 7: 241–250.

24. Beese M, Winkler G, Hrsg. MRT der Muskulatur. Stuttgart-New York: Thieme; 1997.

25. Brewer EJ, et al. Current proposed revision of JRA criteria. Arthritis Rheum 1977; 20 (Suppl): 195–199.

26. Cassidy JT, et al. A study of classification criteria for a diagnosis of juvenile rheumatoid arthritis. Arthritis Rheum 1986; 29: 274–281.

27. Huppertz HI, Suschke HJ. Chronisch entzündliche Gelenkerkrankungen im Kindes- und Jugendalter. Monatsschr Kinderheilk 1994; 142: 367–382.

28. Wood PHN. Special meeting on nomenclature and classification of arthritis in children. In: Munthe E, Hrsg. The care of rheumatic children. EULAR monograph series no 3. Basel: EULAR; 1978. p. 47–50.

29. Eich GF, et al. Juvenile chronic arthritis: imaging of the knees and hips before and after intraarticular steroid injection. Pediatr Radiol 1994; 24: 558–563.

30. Ramsey SE, et al. Knee magnetic resonance imaging in childhood chronic monarthritis. J Rheumatol 1999; 26: 2238–2243.

31. de Pellegrin M, Fracessetti D, Ciampi P. Coxitis fugax. Die Rolle der bildgebenden Verfahren. Orthopäde 1997; 26: 858–867.

32. Harty MP, et al. MRI of the pediatric shoulder: non-traumatic lesions. Eur Radiol 1997; 7: 352–360.

33. Bollow M, et al. Normal morphology of sacroiliac joints in children: magnetic resonance studies related to age and sex. Skeletal Radiology 1997; 26: 697–704.

34. Bollow M, et al. Use of dynamic magnetic resonance imaging to detect sacroiliitis in HLA-B27 positive and negative children with juvenile chronic arthritis. J Rheumatol 1998; 25: 556–564.

35. Bollow M, et al. Use of contrast enhanced magnetic resonance imaging to detect sacroiliitis in children. Skeletal Radiol 1998; 27: 606–616.

36. Taylor DB, et al. MR evaluation of the temporomandibular joint in juvenile rheumatoid arthritis. Journal Computed Assisted Tomography 1993; 17: 449–454.

37. Kuseler A, et al. Contrast enhanced magnetic resonance imaging as a method to diagnose early inflammatory changes in the temporomandibular joint in children with juvenil chronic arthritis. J Rheumatol 1998; 25: 1406–1412.

38. Remedios D, et al. Juvenile chronic arthritis: diagnosis and management of tibio-talar and sub-talar disease. Br J Rheumatol 1997; 36: 1214–1217.

39. Oren B, et al. Juvenile rheumatoid arthritis: cervical spine involvement and MRI in early diagnosis. Turk J Pediatr 1996; 38: 189–194.

40. König H, Sieper J, Wolf KJ. Rheumatoid arthritis: Evaluation of hypervascular and fibrous pannus with dynamic MR imaging enhanced with Gd-DTPA. Radiology 1990: 176: 473–477.

41. Backhaus M, et al. Arthritis of finger joints. A comprehensive approach comparing radiology, scintigraphy, ultrasound, and MRI. Arthritis Rheum 1999; 42: 1232–1245.

42. Burgos-Vargas R, et al. Ankylosing spondylitis in the Mexican Mestizo: patterns of disease according to age at onset. J Rheumatol 1989; 16: 186–191.

43. Burgos-Vargas R. Vazquez-Mellado J. The early clinical recognition of juvenile-onset ankylosing spondylitis and its differentiation from juvenile rheumatoid arthritis. Arthritis Rheum 1995; 38: 835–844.

44. Calabro JJ, Gordon RD, Miller KI. Bechterew's syndrome in children: diagnostic criteria. Scan J Rheumatol 1980: 32 (Suppl): 45–48.

45. Marks S, Bennett M, Calin A. The natural history of juvenile ankylosing spondylitis: a case control study of juvenile and adult onset disease. J Rheumatol 1982; 9: 739–741.

46. Lambert JR, et al. Psoriatic arthritis in childhood. Clin Rheum Dis 1976; 2: 339–352.

47. Shore A, Ansell BM. Juvenile psoriatic arthritis – an analysis of 60 cases. J Pediatr 1982; 100: 529–535.

48. Sills EM. Psoriatic arthritis in childhood. Johns Hopkins Med J 1980; 146: 49–53.

49. Truckenbrodt H, Hafner R. Die Psoriasisarthritis im Kindesalter. Ein Vergleich mit den Subgruppen der juvenilen chronischen Arthritis. Z Rheumatol 1990; 49: 88–94.

50. Lindsley CB, Schaller JG. Arthritis associated with inflammatory bowel disease in children. J Pediatr 1974; 84: 16–20.

51. Schaller JG. The arthritis of inflammatory bowel disease in children. Clin Rheum Dis 1976; 2: 353–367.

52. Wright V. Seronegative polyarthritis: A unified concept. Arthritis Rheum 1978; 21: 619–633.

53. Hussein A. Das Spektrum der postenteritischen reaktiven Arthritiden im Kindesalter. Monatsschr Kinderheilk 1987; 135: 93–98.

54. Keat A. Reiter's syndrome and reactive arthritis in perspective. N Engl J Med 1983; 309: 1606–1615.

55. Leirisalo Repo M, et al. Followup study on patients with Reiter´s disease and reactive disease with special reference to HLA B27. Arthritis Rheum 1982; 25: 249–259.

56. Rosenberg AM, Petty RE. Reiter's disease in children. Am J Dis Child 1979; 133: 394–398.

57. Schuchmann L, Michels H, Renz K. Die postinfektiöse (reaktive) Arthritis, eine wichtige Differentialdiagnose zur juvenilen chronischen Arthritis (JCA). Klin Padiatr 1982; 194: 23–28.

58. Jacobs JC, Berdon WE, Johnston AD. HLA-B27-associated spondyloarthritis and enthesopathy in childhood. Clinical, pathologic, and radiographic observations in 58 patients. J Pediatr 1982; 100: 521–528.

59. Rosenberg AM, et al. Rheumatic diseases in western canadian indian children. J Rheumatol 1982; 9: 589–592.

60. Rosenberg AM. Analysis of a pediatric rheumatology clinic population. J Rheumatol 1990; 17: 827–830.

61. Ansell BM. Spondyloarthropathy in childhood: a review. J R Soc Med 1981; 74: 205–209.

62. Schaller JG. Pauciarticular arthritis of childhood (pauciarticular juvenile rheumatoid arthritis). Ann Pediatr 1983; 30: 557–563.

63. Ström H, et al. Clinical, HLA, and roentgenological follow up study of patients with juvenile arthritis: comparison between the long term outcome of transient and persistent arthritis in children. Ann Rheum Dis 1989; 48: 918–923.

64. Hall MA, Burgos-Vargas R, Ansell BM. Sacroiliitis in juvenile chronic arthritis: a 10-year follow-up. Clin Exp Rheumatol 1987; 5 (Suppl): 65–67.

65. Mau W, et al. Clinical features and prognosis of patients with possible ankylosing spondylitis: results of a 10-year follow up. J Rheumatol 1988; 15: 1109–1114.

66. Schaller JG. Chronic childhood arthritis and the spondyloarthropathies. In: Calin A, editor. Spondyloarthropathies. Orlando: Grune & Stratton; 1984. p. 187–208.

67. Petty RE, Malleson P. Spondyloarthropathies in childhood. Pediatr Clin North Am 1986; 33: 1079–1096.

68. Gran JT, Husby G. The epidemiology of ankylosing spondylitis. Semin Arthr Rheum 1993; 22: 319–334.

69. Häfner R. Die juvenile Spondarthritis. Retrospektive Untersuchung an 71 Patienten. Monatsschr Kinderheilk 1987; 135: 41–46.

70. Hussein A, Abdul-Khaliq H, von der Hardt H. A typical spondyloarthritis in children: proposed diagnostic criteria. Eur J Pediatr 1989; 148: 513–517.

71. Hussein A. Die HLA-B27-assoziierten Spondyloarthritiden im Kindesalter. Monatsschr Kinderheilk 1987; 135: 185–194.

72. Dougados M, et al. The European Spondyloarthropathy Study Group Peliminary Criteria for the Classification of Spondyloarthropathy. Arthritis Rheum 1991; 34: 1218–1227.

73. Huppertz HI. Die undifferenzierte juvenile Spondylarthropathie. Kinderarzt 1994; 25: 455–465.

74. Bollow M, et al. Quantitative analysis of sacroiliac biopsies in spondyloarthropathies: T cells and macrophages predominate in early and active sacroiliitis – cellularity correlates with the degree of enhancement detected by magnetic resonance imaging. Ann Rheum Dis 2000; 59: 135–140.

75. Stürzebecher A, et al. MR imaging of septic sacroiliitis. Skeletal Radiol 2000; 29: 439–446.

76. Vahlensieck M, et al. Magnetisation Transfer Contrast (MTC) and MTC-subtraction enhances cartilage lesions and intrasubstance degeneration in vitro. Skeletal Radiol 1994; 23: 535–539.

77. Bundesgesundheitsamt: Empfehlungen zur Vermeidung gesundheitlicher Risiken verursacht durch magnetische und hochfrequente elektromagnetische Felder bei der NMR-Tomographie und in vivo NMR-Spektroskopie. Bundesgesundheitsbl Gesundheitsforsch Gesundheitsschutz 1984; 27: 92–96.

78. Hoult DI, Richards RE. The signal-to-noise ratio of the nuclear magnetic resonance experiment. J Magn Reson 1976; 24: 71.

79. Winalski CS, et al. Enhancement of joint fluid with intravenously administered Gadopentetate Dimeglumine: technique, rationale, and implications. Radiology 1993; 187: 179–185.

Szintigraphie

D. SANDROCK, Berlin

Skelettszintigraphie

D. SANDROCK, Berlin

Die in der pädiatrischen Rheumatologie am häufigsten eingesetzten nuklearmedizinischen Verfahren sind die Skelett- und die Entzündungsszintigraphie. Dabei werden nach i.v. Applikation eines Radiopharmakons mit einer Gammakamera Aufnahmen des Körpers und/oder einzelner Regionen, sog. Szintigramme, angefertigt. Die Methode ist ein »Ganzkörpersuchsystem«, bei dem nach Mehr- oder Minderanreicherungen in Knochen und Weichteilen gefahndet wird. Sie ist zur Aufdeckung pathologischer Weichteil- und Gelenkprozesse sensitiv (Skelettszintigraphie) und zur Klärung von Entzündungsprozessen spezifisch (Entzündungsszintigraphie).

Das Prinzip der Skelettszintigraphie liegt in der Darstellung der Aktivitätsverteilung in Weichteilen, Knochen und Gelenken nach i.v. Applikation von osteotropen Radiopharmaka mit einer Gammakamera. Bei der Skelettszintigraphie werden mit Technetium-99m markierte Phosphonate (z. B. Tc-99m-MDP = Tc-99m-Methylen-Diphosphonat) verwendet, die reversibel an der Hydroxylapatitmatrix des Knochens angelagert werden (keine echte chemische Verbindung, sondern »Chemisorption«). Diese Anlagerung erreicht 2–5 Stunden nach Applikation einen für die Skelettszintigraphie aussagefähigen Kontrast zwischer Knochen und Weichteilen/Untergrund (zu diesem Zeitpunkt 50% der Aktivität über den Harn ausgeschieden). Die Anreicherung ist abhängig von der regionalen Knochenperfusion, dem Knochenstoffwechsel (Osteoblasten) und der Adsorption an der Apatitmatrix (1).

Indikationen

Die zahlenmäßig häufigste Indikation ist derzeit der Nachweis bzw. Ausschluss von Knochenmetastasen bei osteotrop metastasierenden Tumoren (bei Erwachsenen vor allem Mamma-, Prostata-, Bronchialkarzinom und Hypernephrom). Bei Kindern wird die Skelettszintigraphie zum

Primärstaging bei Osteosarkom und zur Bewertung des Ansprechens z. B. der Chemotherapie genutzt.

In der Rheumatologie (und Orthopädie/ Traumatologie) sind folgende Indikationen bedeutsam (Reihenfolge ohne Wertung, Szintigraphie nicht notwendigerweise p r i m ä r e s bildgebendes Verfahren):

1. Nachweis bzw. Ausschluss einer Weichteil- bzw. Gelenkbeteiligung bei rheumatischen bzw. entzündlichen Erkrankungen (vor allem bei rheumatoider Arthritis) bzw. »objektive« Beurteilung der Florididät (auch Algodystrophie und avaskuläre Nekrosen).

2. Beurteilung der Vaskularisation und des Stoffwechsels von (auch benignen, aber vor allem malignen) Knochentumoren (Osteosarkom).

3. Nachweis bzw. Ausschluss von unbekannten Frakturen und der Frakturheilung bzw. der Vitalität von Knochentransplantaten (2).

Methode

Bei der häufigsten Fragestellung nach »Knochenmetastasen« beschränkt man sich im Regelfall nur auf eine Ganzkörperdarstellung 2–5 Stunden nach der i.v. Applikation des Radiopharmakons. Dabei können entweder statische Einzelaufnahmen (Dauer 3–5 Minuten) verschiedener Körperregionen angefertigt werden, oder (heute üblich): es fährt je ein Kamerakopf von ventral und dorsal den Patienten von Kopf bis Fuß langsam ab (»G a n z k ö r p e r s z i n t i g r a p h i e«, Dauer etwa 20 Minuten).

Soll eine bestimmte Körperregion des Patienten überlagerungsfrei abgebildet werden (z. B. Intervertebralgelenke), können durch den Umlauf der Kameraköpfe um die Körperregion (»Rotation«, Dauer etwa 30 Minuten) und Datenakquisition aus den verschiedenen Kamerapositionen (ähnlich wie bei der Röntgen-Transmissions-Computertomographie) durch Rekonstruktionsalgorithmen Schnittbilder in beliebigen Ebenen erzeugt werden. Da die Kameraköpfe einzelne aus dem Patienten emittierte Photonen registrieren, heißt diese Aufnahmetechnik SPECT (»Single Photon Emission Computed Tomography«).

Bei rheumatologischen Fragestellungen wird in der Regel eine sog. » M e h r p h a s e n s z i n t i g r a p h i e « eingesetzt. Dabei macht man sich zunutze, dass i.v. applizierte Radiopharmaka zunächst im Blut zirkulieren (erst arteriell, dann kapillär/ venös), um sich dann in einem bestimmten Organ bzw. Organsystem anzureichern (z. B. im Falle von Tc-99m-MDP in das Skelett).

Man unterscheidet folgende P h a s e n :

1. ≤ 1 Minute p.i.: Perfusionsphase (synonym auch: Einstromphase, arterielle Phase).

2. 2–5 Minuten p.i.: Blutpoolphase (synonym auch: kapilläre/venöse Phase, Weichteilphase).

3. 2–5 Stunden p.i.: Knochenstoffwechselphase.

Gegebenenfalls kann bei bestimmten Fragestellungen noch eine Spätaufnahme 24 Stunden p.i. angefertigt werden (z. B. bei der Differenzierung alte vs. frische Wirbelkörperfraktur).

Nimmt man eine bestimmte Körperregion (z. B. Hände) mit einer Gammakamera in allen 3 Phasen auf (Applikation des Radiopharmakons unter der Kamera und sofortiger Aufnahmebeginn nach Applikation), bezeichnet man dies als » D r e i p h a s e n s k e l e t t s z i n t i g r a p h i e «. Da nur e i n m a l Aktivität appliziert wird, kann auch in nur e i n e r Körperregion, deren Größe durch das Gesichtsfeld der Gammakamera limitiert ist (Großfeldkamera etwa 60 × 40 cm), der arterielle Einstrom (Perfusion) mit einer dynamischen Szintigraphie (z. B. 12 Bilder à 5 Sekunden) erfasst werden. Verzichtet man auf diese erste Phase und beschränkt sich darauf, eine frühe (Blutpool) und eine späte (Knochenstoffwechsel-) Ganzkörperszintigraphie anzufertigen, spricht man von einer »Zweiphasen-(Ganzkörper)-Skelettszintigraphie«.

Die Blutpoolphase erlaubt Aussagen über die entzündliche (Weichteil-)Komponente (»Arthritis«), die Knochenstoffwechselphase über länger dauernde knöcherne Prozesse (»Arthrose«), wiewohl auch z. B. periartikuläre Verkalkungen erfasst werden (z. B. bei Implantatmaterial/Prothesen). Ist eine semiquantitative Auswertung der Szintigramme (z. B. Rechts-Links-Quotienten) zur Charakterisierung z. B. der Florität einer Kniegelenksanreicherung gewünscht, können am Bildschirm die Impulszahlen einer frei wählbaren (einzuzeichnenden Knie-) Region ermittelt werden. Dieses Vorgehen wird häufig als »ROI-Technik« bezeichnet (»Region-of-Interest-Technique«) und ist für intraindividuelle Verlaufsbeurteilungen hilfreich.

Kontraindikation

Gravidität (aber z. B. bei Malignom gegebenenfalls sehr wohl indiziert).

Risiken bzw. Strahlenexposition

Aufgrund der minimalen Substanzmengen gibt es keine parmakologischen Wirkungen bzw. Allergien.

Die effektive Dosis bei der Skelettszintigraphie des Erwachsenen mit 600 MBq Tc-99m-MDP beträgt 4,8 mSv, die eines 10-jährigen Kindes (30 kg; 360 MBq) 5,0 mSv, die eines 5-jährigen Kindes (15 kg; 160 MBq) 3,4 mSv. Die Exposition der Knochenoberfläche (Epiphysenfugen) beträgt beim Erwachsenen 35,4 mSv, bei einem 10-jährigen Kind 43,2 mSv und bei einem 5-jährigen Kind 33,6 mSv.

Zum Vergleich: Die jährliche natürliche Strahlenexposition in Deutschland beträgt 1–5 mSv.

Literatur

1. Conolly LP, Treves ST. Pediatric Sceletal Scintigraphy – With Multimodality Imaging Correlations. Berlin-Heidelberg-New York: Springer; 1998.
2. Schicha H, Schober O, Hrsg. Nuklearmedizin – Basiswissen und klinische Anwendung. Stuttgart: Schattauer; 2000.
3. Deutsche Gesellschaft für Nuklearmedizin. Leitlinien. www.nuklearmedizin.de

Entzündungsszintigraphie

D. SANDROCK, Berlin

Das Prinzip der Entzündungsszintigraphie ist die Darstellung der Aktivitätsverteilung als Maß für einen entzündlichen Prozess in Weichteilen, Knochen und Gelenken nach i.v. Applikation entsprechender Radiopharmaka mit einer Gammakamera. Die Kinetik und der Anreicherungsmechanismus bedingen die zum Teil sehr unterschiedlichen Aufnahmeprotokolle. Im Allgemeinen wird eine frühere und eine spätere Szintigraphie durchgeführt und nach pathologischen Herden mit einer zunehmenden Aktivitätsakkumulation gesucht.

Indikationen

Allgemein kann jeder unklare Prozess, dem eine entzündliche (»inflammation«, [unspezifische] Entzündungsreaktion auf eine Vielzahl von Noxen) oder infektiöse (»infection«, klassischerweise Auseinandersetzung mit Bakterien, Viren, Pilzen) Ursache zugrunde liegt, als Indikation gelten. Die Vielfältigkeit möglicher Ursachen spiegelt sich in der zunächst unübersichtlich erscheinenden Vielzahl der Radiopharmaka mit ihren unterschiedlichen Aufnahmezeitpunkten wider (Tab. 20).

Wird nach einer (akuten) granulozytären Komponente eines Krankheitsprozesses gefahndet, sind Tc-99m-markierte Antikörper (oder -Fragmente), die gegen Diffe-renzierungsantigene der Granulopoese gerichtet sind und das Knochenmark, die Granulozyten im Blut und im Entzündungsherd darstellen, einzusetzen (kommerziell erhältlich). Die Alternative besteht in der Markierung von patienteneigenen Leukozyten (aus 50 ml Blut) nach entsprechenden Zentrifugations- und Waschschritten (aufwendig) mit In-111-Oxin oder Tc-99m-Hexamethyl-Propylenamin-Oxim (HMPAO). Dies ist z. B. bei der Suche nach bzw. Charakterisierung von entzündlichen Darmerkrankungen bzw. Niereninfektionen erforderlich, da die erwähnten Antikörper physiologischerweise einer Anreicherung in Darm und Nieren unterliegen können.

Ist eine rasche Aussage z. B. zu einer Arthritis bzw. Osteomyelitis erforderlich, kann man die gesteigerte Kapillarpermeabilität bzw. Makrophagenaktivität nutzen und frühe Aufnahmen nach Gabe von Tc-99m als Pertechnetat, Tc-99m-MDP, polyklonalem humanem Immunglobulin (HIG) oder Tc-99m-markiertem Nanokolloid einsetzen. Aufgrund ihrer physiologischen Aktivitätsverteilung im Körper bzw. in den Ausscheidungsmechanismen sind diese Substanzen aber z. B. für abdominelle Prozesse nicht oder nur eingeschränkt einsetzbar.

Wird nach einem chronischen Prozess, gegebenenfalls mit lymphozytärer bzw. granulomatöser und/oder maligner Komponente (auch Lymphome oder z. B. Sarkoidose) gefahndet, können das Eisenanalogon, (an Transferrinrezeptoren bindendes) Gallium-67-zitrat oder (Glukosestoffwechsel) Fluor-18-Fluodeoxyglukose (F-18-FDG; F-18: Positronenstrahler, erfordert besonderes Aufnahmesystem, Positronen-Emissions-Tomographie [»PET«]) genutzt werden.

Bei der Indikationsstellung zur Entzündungsszintigraphie sollte sowohl eine klinische Fragestellung formuliert werden als auch das geeignete Radiopharmakon dann vom Nuklearmediziner in Absprache mit dem Kliniker ausgewählt werden.

Indikationen	Radiopharmakon	Aufnahme-zeitpunkt
Osteomyelitis (peripher)	Tc-99m-Antigranulozytenantikörper (bzw. Fragment) Tc-99m-Nanokolloid (Tc-99m-HMPAO/In-111-oxin-Leukozyten)	4/24 Std. 1/4 Std. 30 Min. 1/4 Std. bzw. 4/24 Std.
Osteomyelitis (Wirbelsäule)	Ga-67-zitrat	48 Std.
Aktivität einer (Poly)arthritis	Tc-99m-MDP, Tc-99m-Pertechnetat, Tc-99m-/In-111-HIG	2 Min./4 Std. 2 Min. 1/4 Std.
Fieber unklarer Genese	Tc-99m-Antigranulozytenantikörper (bzw. Fragment) Ga-67-zitrat F-18-FDG	4/24 Std. 1/4 Std. 48 Std. 1 Std.
Gefäßprotheseninfektion, Endokarditis	Tc-99m-HMPAO-Leukozyten Tc-99m-Antigranulozytenantikörper (bzw. Fragment)	1/4 Std. 4/24 Std. 1/4 Std.
Abdominelle »Entzündung«	Tc-99m-HMPAO-Leukozyten Tc-99m-Antigranulozytenantikörper	1/4 Std. 4/24 Std.
Lungeninfektion	Ga-67-zitrat	48 Std.
Aktivität chronischer Darmerkrankungen	In-111-oxin-Leukozyten	4/24 Std.
Niereninfektion/Trans-plantatinfektion	In-111-oxin-Leukozyten	4/24 Std.

Tab. 20
Radiopharmakaübersicht
Entzündungsszintigraphie

Methode

Bei der häufigsten Fragestellung nach Fieber unklarer Genese und Osteomyelitis beschränkt man sich in der Regel auf eine Ganzkörperdarstellung zu 2 unterschiedlichen Zeitpunkten nach der i.v. Applikation des Radiopharmakons. Dabei können entweder statische Einzelaufnahmen (Dauer 3–5 Minuten) verschiedener Körperregio-nen angefertigt werden oder (heute üblich) es fährt je ein Kamerakopf von ventral und dorsal den Patienten von Kopf bis Fuß langsam ab (»G a n z k ö r p e r s z i n t i g r a p h i e«, Dauer etwa 20 Minuten).

Soll eine bestimmte Körperregion des Patienten überlagerungsfrei abgebildet werden, können durch den Umlauf der Kameraköpfe um die Körperregion (»Rotation«,

Dauer etwa 30 Minuten) und Datenakquisition aus den verschiedenen Kamerapositionen (ähnlich wie bei der Röntgen-Transmissions-CT) durch Rekonstruktionsalgorithmen Schnittbilder in beliebigen Ebenen erzeugt werden. Da die Kameraköpfe einzelne aus dem Patienten emittierte Photonen registrieren, heißt diese Aufnahmetechnik SPECT (»Single-Photon-Emission-Computed-Tomography«).

Üblicherweise wird die (Ganzkörper-) Entzündungsszintigraphie bei der Suche nach abdominellen und intrathorakalen Herden durch eine SPECT von Abdomen bzw. Thorax ergänzt.

Ist die entzündliche Region bekannt, kann man diese (z. B. Hände) mit einer Gammakamera in mehreren Phasen – ähnlich wie bei der Skelettszintigraphie – aufnehmen (Applikation des Radiopharmakons, z. B. Tc-99m-HIG, unter der Kamera und sofortiger Aufnahmebeginn nach Applikation, » M e h r p h a s e n s z i n t i g r a p h i e «). Da nur   e i n m a l   Aktivität appliziert wird, kann auch in nur   e i n e r   Körperregion, deren Größe durch das Gesichtsfeld der Gammakamera limitiert ist (Großfeldkamera etwa 60 × 40 cm), der arterielle Einstrom (Perfusion) mit einer dynamischen Szintigraphie (z. B. 12 Bilder à 5 Sekunden) erfasst werden

Ist eine semiquantitative Auswertung der Szintigramme (z. B. Rechts-Links-Quotienten) zur Charakterisierung z. B. der Floridität einer granulozytären Anreicherung rund um eine Hüft-TEP gewünscht, können am Bildschirm die Impulszahlen einer frei wählbaren (einzuzeichnenden Hüft-) Region ermittelt werden. Dieses Vorgehen wird häufig als »ROI-Technik« bezeichnet (»Region-of-Interest-Technique«) und ist für intraindividuelle Verlaufsbeurteilungen hilfreich.

Kontraindikation

Gravidität (aber: z. B. bei Sepsis gegebenenfalls sehr wohl indiziert).

Risiken bzw. Strahlenexposition

Aufgrund der minimalen Substanzmengen gibt es keine parmakologischen Wirkungen bzw. Allergien.

Die Strahlenexposition (effektive Dosis) variiert je Radiopharmakon (so z. B. bei 400 MBq Tc-99m-Antigranulozytenantikörper 4,4 mSv, bei 75 MBq Ga-67-zitrat 9 mSv).

Z u m   V e r g l e i c h : Die jährliche natürliche Strahlenexposition in Deutschland beträgt 1–5 mSv.

Literatur

1. Treves ST. Pediatric Nuclear Medicine. Berlin-Heidelberg-New York: Springer; 1995.
2. Schicha H, Schober O, Hrsg. Nuklearmedizin – Basiswissen und klinische Anwendung. Stuttgart: Schattauer; 2000.
3. Deutsche Gesellschaft für Nuklearmedizin. Leitlinien. www.nuklearmedizin.de

Gelenkpunktionen

J. OPPERMANN, Cottbus
H.-I. HUPPERTZ, Bremen

Der größte Anteil invasiver Interventionen an erkrankten Gelenken wird auch im Kindesalter durch Gelenkpunktionen repräsentiert. Gelenkpunktionen können sowohl aus diagnostischen als auch therapeutischen Erwägungen indiziert sein.

Indikationen

Diagnostische Gelenkpunktionen bei Kindern erscheinen heute nur noch dann als berechtigt, wenn klinische und sonographische Untersuchungen einen intraartikulären Erguss bzw. eine intraartikuläre Flüssigkeitsansammlung zur Darstellung gebracht haben oder wenn sonographisch der Verdacht auf Ablagerungen von »rice bodies« besteht. Die Punktion dient der Entnahme von Ergussflüssigkeit zur mikrobiologischen, biochemischen, polarisationsmikroskopischen, zytologisch/zytochemischen und immunologischen Untersuchung. Sie sollte durchgeführt werden, wenn die Synoviaanalyse zur differenzialdiagnostischen Klärung beiträgt, vor allem zum Ausschluss einer septischen Arthritis.

Diagnostische Gelenkpunktionen mit speziellen Nadeln (Biopsienadel nach PARKER und PEARSON) für die Entnahme von Synovialis zur histomorphologischen Untersuchung (Synovialisbiopsie) sind heute weitgehend ersetzt durch die wesentlich aussagekräftigere Arthroskopie mit den Möglichkeiten gezielter Gewebsentnahmen für eine histomorphologische Analyse.

Als nicht mehr indiziert müssen auch die sog. »diagnostischen Gelenkspülungen« von »trockenen Gelenken« zur Materialgewinnung für mikrobiologische und zytologische Untersuchungen gewertet werden. Gleiches gilt für diagnostische Gelenkpunktionen zur Instillation von Röntgenkontrastmitteln (Arthrographie). Moderne bildgebende Verfahren und Arthroskopie sind aussagekräftiger und haben damit die arthrographische Darstellung weitgehend verdrängt.

Therapeutische Gelenkpunktionen (siehe auch »Intraartikuläre Injektionen, Synoviorthese, Synovektomie«, Seite 177) sind indiziert, wenn die Notwendigkeit zur intraartikulären Behandlung (Lokaltherapie) mit Entzündungsblockern oder Oberflächenadstringenzien (chemische Synoviorthese) gegeben ist oder wenn therapeutische Gelenkspülungen bei massiver Fibrinexsudation sowie bei »rice body«-Ablagerungen als erfolgversprechend erscheinen.

Technik der Gelenkpunktionen

Gelenkpunktionen bei Kindern sollten nur erfahrenen und trainierten Kinderrheumatologen bzw. Orthopäden vorbehalten bleiben. Nach den Qualitätskriterien der Deutschen Gesellschaft für Rheumatologie sind sie als invasive Gelenkeingriffe unter aseptischen Bedingungen durchzuführen und bedürfen der Zustimmung durch die Eltern.

In der Regel sind auch bei kleineren Kindern alle Gelenke einschließlich der kleinen Finger-, Kiefer- und Sakroiliakalgelenke für eine Punktion zugänglich. Für diagnostische Zwecke bleibt die Materialgewinnung jedoch vorwiegend auf größere Ge-

lenke (Sprung-, Knie-, Hüft-, Hand-, Ellen-
bogen- und Schultergelenke) beschränkt.

Gelenkpunktionen sollen nur nach vor-
bereitenden Gesprächen, allgemeiner Sedierung und unter Lokalanästhesie vorgenommen werden. Bei kleineren Kindern
erscheinen Kurznarkosen als sinnvoll. In
der Hand geübter Kinderrheumatologen
sind Gelenkpunktionen durchaus zumut-
bar und auch weitgehend schmerzarm.
Unverzichtbare Voraussetzungen sind jedoch genaue Kenntnisse über die topo-
graphische Anatomie der Einzelgelenke
sowie die bewährten Zugangswege. Auf
entsprechende Lehrbücher (1, 2) sei verwiesen.

Erwartungen
an eine diagnostische Gelenkpunktion
und deren Leistungsgrenzen

Die Aussagemöglichkeiten diagnostischer
Gelenkpunktionen werden einerseits häufig überschätzt, andererseits jedoch auch
nicht voll ausgeschöpft. So erscheint beispielsweise die ausschließlich mikrobiologische Untersuchung eines Gelenkpunktates zum Ausschluss eines septischen
Gelenkergusses als durchaus sinnvoll

und notwendig, gleichzeitig verhindert jedoch der Verzicht auf die weitere Punktatanalytik gegebenenfalls wichtige differenzialdiagnostische Aussagen. Zahlreiche
Übersichtsarbeiten (3–6) belegen den
Wert der Punktatdiagnostik bzw. der Synoviaanalyse.

Mikrobiologische Untersuchung
von Gelenkpunktaten

Die mikrobiologische Punktatanalyse erfolgt mit der Zielstellung, eine septische
Arthritis durch Direktnachweis und Kultur
vitaler pathogener Keime (Bakterien, Pilze, Borrelien) zu bestätigen bzw. differenzialdiagnostisch auszuschließen und bei
undifferenzierten oder bei wahrscheinlich
reaktiven Arthritiden mit speziellen Unter-
suchungstechniken (PCR, Ligaseketten-
reaktion) mikrobielle antigene Strukturen
(Erreger DNS, RNS, YOP-1 u. a.) als Hinweis auf mögliche initiale Trigger (Viren,
Borrelien, Chlamydien, Yersinien) zu identifizieren.

Auf die Notwendigkeit zur sofortigen Untersuchung eines Gelenkpunktates zum
Direktnachweis mikrobieller Keime sei
hingewiesen.

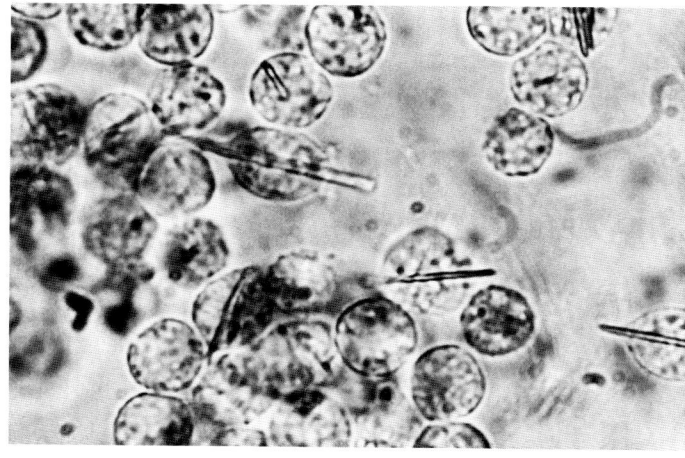

Abb. 109
Gichtzellen im Gelenk-
erguss eines 17-jährigen
Patienten mit Arthritis urica

Parameter	Synoviaanalyse bei Gesunden	Synoviaanalyse bei Patienten mit juveniler idiopathischer Arthritis
Farbe	Farblos/klar	Hellgelb/klar bis bernsteinfarbig/trüb
Konsistenz	Zähflüssig/hoch viskös	Erniedrigte Viskosität
Menge	0–1 Tropfen (Kniegelenk)	1–>100 ml (Kniegelenk)
Zellgehalt	0,01–0,2 Gpt/l*	5,5 + 3,1 bis 39,8 + 18,8 Gpt/l*
Zellkomposition	Zellen lokaler Herkunft Lining-Cells, monozytoide Zellen	Bunt! Lymphomonozytär + Lining-Cells + segmentierte Granulozyten**
Charakteristische und spezifische Zellelemente		
Rhagozyten	Nicht nachweisbar	>10% aller Zellen
HARGROVES-Zellen	Nicht nachweisbar	Nur bei Lupus-erythematodes-Arthritis
REITER-Zellen	Nicht nachweisbar	Bei etwa 1% der Patienten mit juveniler idiopathischer Arthritis nachweisbar, obligat bei reaktiven Arthritiden
Gichtzellen	Nicht nachweisbar	Nur bei Arthritis urica
Tumorzellen	Nicht nachweisbar	Nicht bei juveniler idiopathischer Arthritis nachweisbar

Tab. 21
Synoviaanalyse zur Differenzialdiagnose kindlicher Gelenkerkrankungen

* Gpt/l = SI-Einheit (1 Gpt/l = 1000 Zellen pro μl)
** ansteigend mit zunehmender Entzündlichkeit auf mehr als 80% aller Zellen

Biochemische Punktatanalytik

In der Routinediagnostik existieren in der Regel leider nur Untersuchungen zur groben Beurteilung des Entzündungsgrades. Man bedient sich dabei der Bestimmung der Viskosität, des Glukose- und des Laktatwertes. Mit steigender Entzündlichkeit vermindern sich Viskosität und Glukosegehalt, und die Laktatwerte steigen bei bakteriellen Infektionen an.

Die Analyse der Zytokinexpression in Gelenkpunktaten (TNF, IL-2, IL-6) zur gezielten Führung moderner Therapien mit monoklonalen Antikörpern gewinnt zunehmend an Bedeutung.

Polarisationsmikroskopische Ergussanalysen

Auf polarisationsmikroskopische Untersuchungen, die den Nachweis von Kristallablagerungen im Gelenk (Kristalle aus Na-Monourat, Ca-Pyrophosphat, Hydroxyapatit, Cholesterin, Ca-Oxalat, Lipid) dienen, kann im Kindesalter verzichtet werden. Bis auf die sich nur selten bereits im jugendlichen Alter manifestierende Harnsäuregicht, bei der stark negativ doppelbrechende schmale und spitze Natriummonouratkristalle (Abb. 109) in intrazellulärer Lagerung sichtbar werden, kommen Kristallopathien bei Kindern und Jugendlichen praktisch nicht vor.

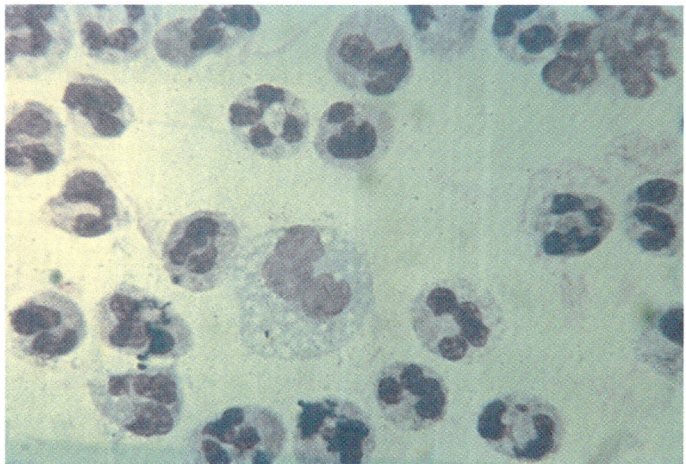

Abb.110
Segmentierte Granulo-
zyten dominieren das
Zellbild bei juveniler
chronischer/juveniler
idiopathischer Arthritis
mit hoher lokaler
Entzündungsaktivität

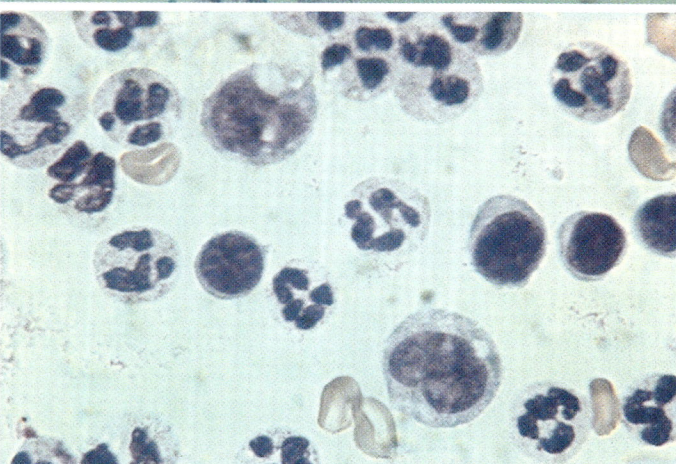

Abb.111
Charakteristisches Gelenk-
ergusszellbild bei juveniler
chronischer/juveniler
idiopathischer Arthritis mit
Rundzellen und Granulo-
zyten (subakute Phase)

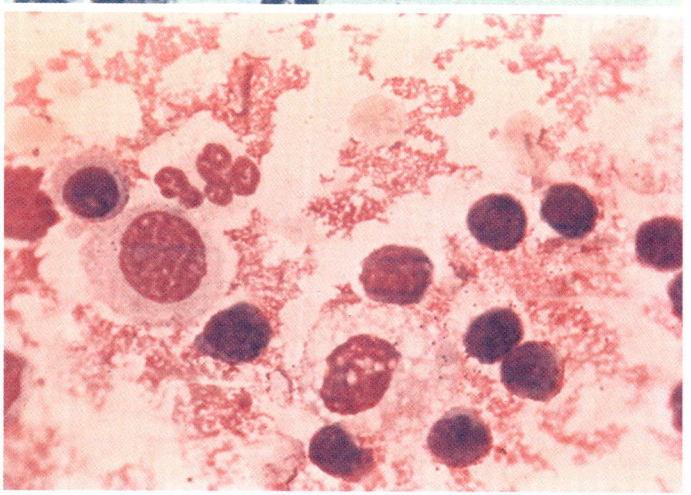

Abb.112
Lymphomonozytärer
Gelenkerguss bei juveniler
chronischer/juveniler
idiopathischer Arthritis
(geringe lokale
Entzündungsaktivität)

Abb. 113
Mit Immunzellen infiltrierte
Synovialmembran bei juve-
niler chronischer/juveniler
idiopathischer Arthritis.
Die lockere Deckzellschicht
besteht aus »Lining-Cells«

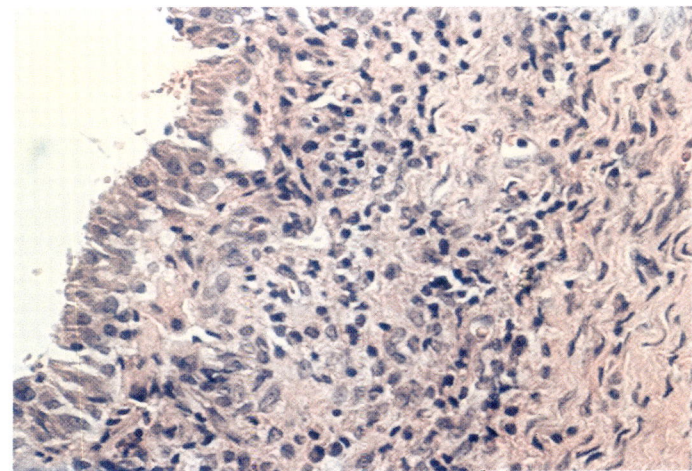

Abb. 114
Dichte follikuläre Lympho-
zytenproliferation in der
Synovialis. Die Synovial-
membran erscheint als
»aktivierter Lymphknoten«

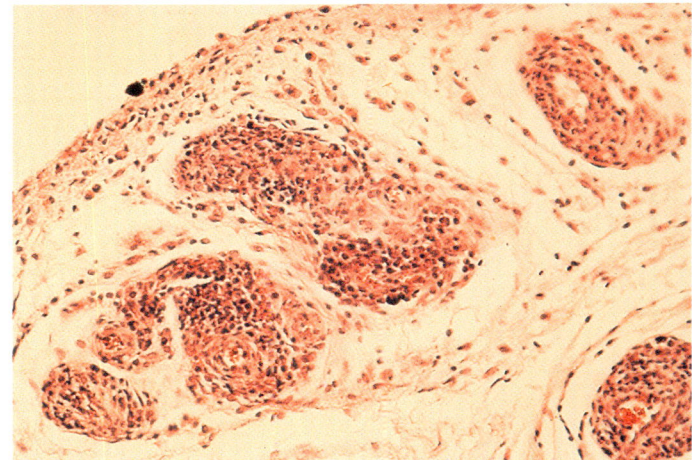

Abb. 115
Rhagozytendarstellung
mit PAS-Färbung

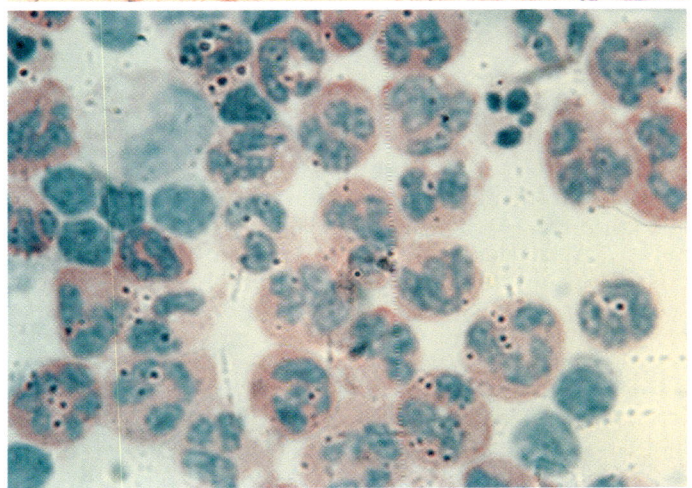

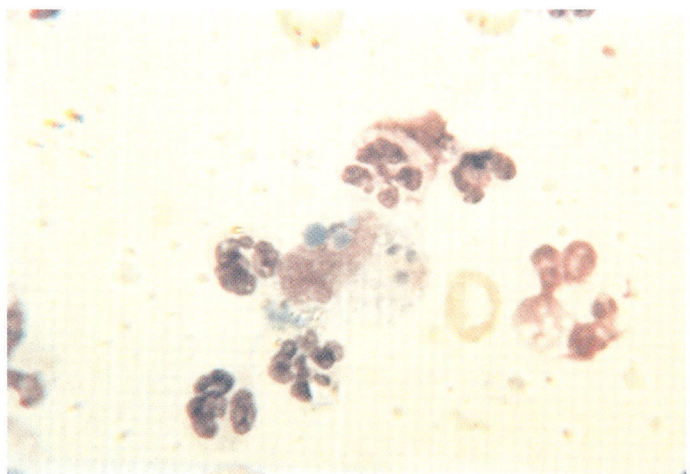

Abb. 116
»REITER-Zellen« im
Gelenkerguss bei einem
Kind mit reaktiver Arthritis

Zytologisch/zytochemische Punktatanalyse

Die Gelenkergusszytologie erlaubt die Differenzierung rheumatisch-entzündlicher von reaktiven Gelenkergüssen sowie von synovialen Begleitergüssen bei Chondropathien. Darüber hinaus gestattet der Nachweis charakteristischer (Rhagozyten, REITER-Zellen) oder spezifischer Zellelemente (HARGRAVES-Zellen) eine Differenzierung und Zuordnung innerhalb der rheumatischen Erkrankungen sowie gegebenenfalls die Abgrenzung von tumorbedingten Gelenkergüssen (4).

Mit der zytologischen Gelenkergussanalyse muss sofort nach der Punktatgewinnung begonnen werden. Sie umschließt die Bestimmung der Gesamtzahl der Leukozyten (Granulozyten, Lymphoidzellen, Lymphozyten, monozytoide Zellen und Zellen lokaler Herkunft) pro ml Gelenkflüssigkeit, die mikroskopische Zelldifferenzierung eines nach PAPPENHEIM gefärbten Sedimentes und die Registrierung krankheitscharakteristischer oder -spezifischer Zellelemente. Es empfiehlt sich, sofort nach der Punktion die Leukozytenzählung nach Defibrinieren (10 Minuten Schütteln, EDTA oder Na-Heparinisie-

rung) durchzuführen, nach milder Zentrifugation der Ergüsse über 10 Minuten bei 1200–1400 Umdrehungen das Sediment direkt auszustreichen und nach Lufttrocknung für die Zelldifferenzierung zu färben (PAPPENHEIM-Färbung und Spezialfärbungen zur Darstellung besonderer Zellelemente). Anstelle des Sedimentausstriches kann auch die Zellsedimentation in einer SAYK-Kammer genutzt werden.

Während normale Synovia einen Zellgehalt von 0,01–0,2 Gpt/l (Tab. 21) aufweist, lassen sich bei Oligoarthritiden mit geringer lokaler Entzündungsaktivität Zellzahlen um 3,0 Gpt/l und bei Systemverläufen der juvenilen idiopathischen Arthritis mit hoher Entzündlichkeit bis zu 40–60 Gpt/l nachweisen (4, 7). Mit zunehmender Entzündung steigt der Anteil segmentierter Granulozyten auf über 80% aller Zellen an (Abb. 110), während in Stadien mit niedrigerer Entzündungsaktivität das zytologische Bild durch zahlreiche rundzellige Elemente (Lymphoidzellen, Lymphozyten, monozytoide Zellen, Monozyten) geprägt wird (Abb. 111 und 112). Da die Synovialis keine Basalmembran besitzt (Abb. 113), können nahezu alle Zellen aus dem Stroma der Synovialis durch die relativ lockere Deckzellschicht der Lining-Cells in die Synovia migrieren. Das Zellbild in der Gelenkflüssigkeit reflektiert somit in etwa die Zellkomposition in der Synovialmembran und erlaubt damit Rückschlüsse auf die dort ablaufenden immunologisch-inflammatorischen Vorgänge (Abb. 114).

Differenzialdiagnostisch von Bedeutung ist der Nachweis der von HOLLANDER entdeckten »Rhagozyten« (Abb. 115) sowie der REITER- (Abb. 116) und der LE-Zellen (HARGRAVES-Zellen) (8). Imponieren mehr als 10% aller Zellen eines Ergusses als Rhagozyten, dann kann mit hoher Wahrscheinlichkeit vom Vorliegen einer juvenilen idiopathischen Arthritis ausgegangen werden. Als krankheitsspezifisch können die HOLLANDER-Zellen jedoch nur dann gewertet werden, wenn fluoreszenzoptisch die Zellinklusionen als Rheumafaktorimmunkomplexe identifiziert werden können. Als REITER-Zellen werden Makrophagen gewertet, in denen phagozytierte Granulozyten noch erkennbar sind. Die Präsenz von REITER-Zellen ist charakteristisch für reaktive bzw. postinfektiöse Gelenkergüsse.

Immunologische Punktatanalyse

Immunologische Untersuchungen haben sich in der Vergangenheit im Wesentlichen auf den Nachweis von Rheumafaktoren in Gelenkflüssigkeiten beschränkt. Für wissenschaftliche Fragestellungen bieten sich jedoch sowohl die Isolierung von aktivierten Lymphozytenpopulationen als auch Untersuchungen zur Expressionsleistung dieser Zellen im Milieu Synovialis/Synovia an.

Literatur

1. Lackner CK, Schmidtbauer S. Praxis-Handbuch zur erfolgreichen Punktion. Gräfelfing: Sayla; 1993.

2. Kaiser H, Hatz HJ. Punktionen und Injektionen in der Rheumatologie. Stuttgart: Enke; 1996.

3. Huth F, Klein W. Punktionsdiagnostik von Gelenken. Stuttgart: Enke; 1977.

4. Oppermann J. Vergleichende zytologische Gelenkergussuntersuchungen zur Diagnostik, Aktivitätsbeurteilung und Differenzierung verschiedener Formen der juvenilen chronischen Arthritis (jcA) sowie zur Differentialdiagnose anderer mit Ergußbildung einhergehender Gelenkerkrankungen im Kindesalter [Dissertation]. Halle: Univ. Halle; 1984.

5. Schumacher HR. Synovial fluid analyses. In: Katz WA, editor. Rheumatic diseases. 2nd ed. Philadelphia: Lippincott; 1988

6. Schumacher HR. Synovial fluid analysis. In: Kelley WN, et al., editors. Textbook of Rheumatology. 4. ed. Philadelphia: Saunders; 1993.

7. Lorenz K, Oppermann J. Kinderrheumatologie. Stuttgart: Enke; 1993.

8. Hollander JL. The »R.A.-cell«, »ragocyte« or »inclusion-body-cell«. Bull Rheum Dis 1965; 16: 282–283.

Therapie chronisch-entzündlicher Gelenkerkrankungen

H.-I. Huppertz, Bremen

Die erfolgreiche Behandlung der chronischen Arthritis im Kindes- und Jugendalter muss 2 Tatsachen berücksichtigen:

1. Die Behandlung umfasst 3 Therapiemodalitäten – Aufklärung, Physiotherapie und pharmakologische Therapie –, die fast immer gemeinsam, wenn auch eventuell zeitlich versetzt, einzusetzen sind.
2. Die Behandlung ist Teamarbeit, der behandelnde Arzt allein kann kein optimales Ergebnis erzielen.

Aufklärung, Physiotherapie, pharmakologische Therapie

Die Aufklärung von Eltern und Patient beinhaltet die Informationen, dass es sich beim kindlichen Rheuma um eine chronische Erkrankung mit ungewissem Ausgang handelt, der Patient von Behinderung bedroht ist und es keine kausale Therapie gibt.

Es muss aber auch verdeutlicht werden, dass sich das kindliche Rheuma fast immer von der rheumatoiden Arthritis der Erwachsenen unterscheidet, die Erkrankung von selbst zum Stillstand kommen kann, unter entsprechender Therapie bleibende Schäden meistens zu vermeiden sind und die Kinder dann gesunde Erwachsene werden können, dies aber ein erhebliches Engagement der Eltern erfordern kann.

Diese Aufklärung ist für die erfolgreiche Therapie, vor allem für eine gute Compliance, unerlässlich und nicht bei einem einzigen Besuch zu erledigen. Dem hat die Arbeitsgemeinschaft Kinder- und Jugendrheumatologie Rechnung getragen, indem ein Kompendium für Eltern und ein Schulungsprogramm erarbeitet werden (siehe auch »Psychologische Aspekte, Schulung«, Seite 192). Viele Eltern begreifen das Ausmaß dessen, was der Arzt ihnen erzählt, erst in der Anschauung und in den Worten anderer betroffener Eltern, weshalb die Selbsthilfegruppen von Eltern rheumakranker Kinder von großer Bedeutung für die erfolgreiche Behandlung des Kindes mit Gelenkentzündung sein können (siehe auch »Selbsthilfegruppen«, Seite 196). Da die Patienten von Behinderung bedroht sind, müssen die Eltern nicht selten über die Möglichkeiten sozialer Hilfen aufgeklärt werden (siehe auch »Sozialpädiatrische Aspekte und soziale Hilfen in der Kinderrheumatologie«, Seite 199).

Die Physiotherapie kann die Entzündung nicht unterdrücken, aber die Folgen der Entzündung durch Wiedergewinnung des Bewegungsumfanges und Kräftigung von Muskulatur und Bändern zurückdrängen (siehe auch »Physiotherapie, Hilfsmittel«, Seite 184). Zudem kann bei unvollständiger Remission ein Gelenkschutz bleibende Schäden hinauszögern oder vermeiden helfen.

Nur im Zusammenhang mit Aufklärung und Physiotherapie kann die Pharmakotherapie des kindlichen Rheumas ihr Potential ausschöpfen. Neben etablierten Verfahren mit nicht steroidalen Antirheumatika, Glukokortikoiden und langsam wirkenden Antirheumatika (siehe auch »Pharmakotherapie«, Seite 148) kommen zunehmend neue experimentelle Therapien mit sog. »Biologicals«

zum Einsatz (siehe auch »Experimentelle Therapien«, Seite 161) sowie die direkte pharmakologische Therapie am entzündeten Gelenk (siehe auch »Intraartikuläre Injektionen, Synoviorthese, Synovektomie«, Seite 177).

Teamarbeit

Die wichtigsten Mitglieder im Team der Behandler des Kindes mit chronisch-entzündlicher Gelenkerkrankung sind der Patient selbst und seine Eltern, die sich aufgeklärt und kundig um eine Beherrschung der Erkrankung bemühen. Dabei kommt in unserer Gesellschaft meist der Mutter eine zentrale Rolle zu, sodass ihr alle nur mögliche Unterstützung zu gewähren ist.

Der Haus- oder Kinderarzt ist im günstigen Fall der der Familie vertraute und mit der Familie vertraute Fachmann, der die Betreuung des Kindes gewährleistet. Da ihm im Allgemeinen die notwendigen Kenntnisse der speziellen pädiatrischen Rheumatologie fehlen, wird ein mit diesen Erkrankungen besonders erfahrener Kinderarzt hinzugezogen, der die Behandlung verantwortlich übernimmt.

Großen Anteil an der weiteren erfolgreichen Behandlung haben die Krankengymnastin, bei einigen Kindern auch Ergotherapeut, Sozialarbeiter, Psychologe und der Lehrer oder die Lehrerin in Krankenhaus, Schule oder beim Hausunterricht.

Schließlich müssen bei einigen Kindern weitere ärztliche Spezialisten hinzugezogen werden: Augenarzt, Orthopäde, Kinderchirurg oder Radiologe. Eventuell wird auch ein weiterer Kinderrheumatologe zugezogen, um in schwierigen Situationen eine 2. Meinung zu erfahren.

Bei der Vielzahl von Betreuern muss der Kinderarzt in der Praxis oder im Krankenhaus darauf achten, dass alle Teammitglieder ihre dienende Rolle zur Gesundung des Patienten begreifen und den eigenen Beitrag dazu richtig einschätzen. Es

sollte keine Behandlung einsetzen oder weitergeführt werden, die nicht unumgänglich notwendig ist. Jede Maßnahme kostet Zeit, die das Kind besser mit altersgemäßer Betätigung zubringt, wenn es nicht von der Maßnahme profitiert. Jede Maßnahme kostet Engagement, das die Mutter besser in andere Unternehmungen investiert, wenn der Einsatz dem Kind keinen Vorteil bringt.

Das Gleiche gilt auch für den Umgang mit alternativen Methoden. Möchten Eltern sie anwenden, sollten sie offen darüber reden können. Die alternativen Methoden sollten nicht zum Absetzen der anerkannten Therapien führen, nicht die Zeit des Kindes über Gebühr beanspruchen, nicht schädlich sein und sollten die Eltern nicht finanziell belasten.

Besteht am Ende der Adoleszenz die Gelenkentzündung fort, sollte dem Jugendlichen die Möglichkeit des Übergangs der Behandlung in die Hände eines Erwachsenenrheumatologen angeboten werden. Viele Jugendliche fühlen sich nach der relativen Geborgenheit in der Behandlung durch den Kinderarzt von der vergleichsweise unpersönlichen Funktionalität in der Betreuung erwachsener Patienten abgestoßen, möchten aber auch nicht mehr zusammen mit Kleinkindern auf die Behandlung warten, sodass sie aus einer optimalen Therapieplanung herausfallen. Deshalb werden sog. »Transition Clinics« erprobt, in denen Kinder- und Erwachsenenrheumatologen gemeinsam Sprechstunde für Jugendliche und junge Erwachsene abhalten, um den Übergang in die Erwachsenenklinik erfolgreich unter ununterbrochener Fortführung der Therapie zu gestalten.

Pharmakotherapie

G. Horneff, Halle
J. Oppermann, Cottbus

Die Therapie der juvenilen idiopathischen (chronischen) Arthritis beruht auf interdisziplinärer Kooperation; sie bezieht den Pädiater, pädiatrischen Rheumatologen, Orthopäden, Ophthalmologen und Physiotherapeut ein und besteht demnach aus einer medikamentösen, physikalischen, physiotherapeutischen und Hilfsmittelversorgung. Die Indikation muss dabei individuell gestellt werden und darf nicht außer Acht lassen, dass der Verlauf der Erkrankung gutartig, aber auch sehr aggressiv sein kann.

Zudem ist eine Reihe von Medikamenten speziell zur Behandlung der juvenilen idiopathischen (chronischen) Arthritis nicht zugelassen; es fehlen weitgehend Studien, die die Wirksamkeit und Sicherheit der Substanzen eindeutig belegen. Der Einsatz dieser Substanzen erfordert daher ein ausführliches aufklärendes Gespräch mit den betroffenen Kindern und Jugendlichen bzw. mit den Eltern.

Prinzipiell wird die medikamentöse Therapie derzeit nach einem Stufenkonzept durchgeführt (Step up). So kann bei milden Verläufen eine alleinige Therapie mit nicht steroidalen Antirheumatika ausreichend sein. Fieberhafte und schwere Verläufe erfordern oft schon frühzeitig den Einsatz von Steroiden. Eine erste Evaluierung des Therapieerfolges sollte nach etwa 6-wöchiger Therapie erfolgen. Eine Therapie mit Basistherapeutika/Immunsuppressiva wird dann, falls erforderlich, initiiert. Ein Standard steht für diesen Therapieschritt leider nicht zur Verfügung.

Nicht steroidale Antirheumatika

Nicht steroidale Antirheumatika sind die am häufigsten eingesetzten Medikamente bei der Therapie entzündlicher Gelenkerkrankungen (Tab. 22). Sie zeigen analgetische, antiphlogistische und zum Teil antipyretische Wirkungen, wobei ihr Wirkprofil von Substanz zu Substanz unterschiedlich ausfällt.

Eine große Zahl verschiedener nicht steroidaler Antirheumatika steht derzeit zur antiphlogistisch-analgetischen Therapie zur Verfügung. Die wahrscheinlich wichtigsten Wirkmechanismen nennt Tab. 23. Zu ihnen zählt die Inhibition der Cyclooxygenase und somit die Hemmung der Prostaglandinsynthese. Dabei scheint die Stärke der Prostaglandinsynthesehemmung die antiinflammatorische Potenz widerzuspiegeln.

Neuere Erkenntnisse haben zur Identifikation mindestens zweier unterschiedlicher Cyclooxygenasen, COX-1 und COX-2, geführt. COX-1 wird offenbar konstitutiv exprimiert und bewirkt die Prostaglandinsynthese der Magenschleimhaut und die Thromboxansynthese in den Blutplättchen, während COX-2 aufgrund inflammatorischer Prozesse induziert wird. In Bezug auf den Angriffspunkt bei der Hemmung der Cyclooxygenase bzw. der Spezifität für COX-1 bzw. COX-2 unterscheiden sich einzelne nicht steroidale Antirheumatika deutlich, sodass sich ein sehr unterschiedliches Toxizitätspotenzial ergibt.

Bei einem COX-2-spezifischen Präparat fehlen die typischen Nebenwirkungen an

Freiname	Halbwertzeit (Std.)*	Dosierung
Acetylsalicylsäure**	0,25	50–100 mg/kg KG in 4 Einzeldosen
Ibuprofen	2,1 ± 0,3	40 mg/kg KG in 3 Einzeldosen
Naproxon	14 ± 2	10–15 mg/kg in 2 Einzeldosen
Diclofenac	1,1 ± 0,2	2–3 mg/kg in 3 Einzeldosen
Indometacin	4,6 ± 0,7	3 mg/kg in 3 Einzeldosen

* Nach BROOKS und DAY (1); zum Teil Retardpräparate erhältlich, fehlende Zulassung und limitierte Erfahrungen im Kindesalter
** In hoher (antiphlogistischer) Dosis nur noch bei der Therapie des KAWASAKI-Syndroms zu empfehlen

Magenschleimhaut und Blutgerinnung weitgehend. Dies konnte bei der Therapie erwachsener Patienten mit Gelenkerkrankungen in mehreren Studien gezeigt werden. Auch Lipoxygenasen metabolisieren Arachidonsäuren zu Produkten, die für den inflammatorischen Prozess bedeutsam sind. Einige nicht steroidale Antirheumatika wie z. B. Diclofenac und Indometacin, haben auch einen – wenngleich begrenzten – hemmenden Einfluss auf die Lipoxygenasen.

Pharmakokinetisch zeigen nicht steroidale Antirheumatika einige gemeinsame, aber auch deutlich unterschiedliche Eigenschaften. Sie zeichnen sich durch eine meist fast vollständige Resorption, einen niedrigen bis fehlenden hepatischen »First-pass«-Effekt, eine hohe Eiweißbindung und ein kleines Verteilungsvolumen aus. Die Plasmahalbwertszeiten der einzelnen Substanzen sind sehr verschieden und variieren von 15 Minuten für Acetylsalicylsäure bis zu über 60 Stunden für Tenoxicam. Ebenso unterschiedlich ist die Gewebegängigkeit. Dabei wird den Konzentrationen in der synovialen Flüssigkeit die größte Aufmerksamkeit geschenkt. Im Allgemeinen werden in der synovialen Flüssigkeit nur etwa 60% der Plasmakonzentration erreicht. Eine rektale Anwendung von nicht steroidalen Antirheumatika kann zur Dauertherapie nicht empfohlen werden und bleibt akuten Schmerzzuständen vorbehalten.

Tab. 22
In Deutschland bevorzugte nicht steroidale Antirheumatika; mit anderen nicht steroidalen Antirheumatika bestehen zum Teil keine, zum Teil nur limitierte Erfahrungen

Tab. 23
Inhibitorische Wirkung von nicht steroidalen Antirheumatika (1)

1. Prostaglandinsynthese
2. Leukotriensynthese
3. Superoxidproduktion
4. Lysosomale Enzymfreisetzung
5. Zellmembranprozesse
6. Aufnahme von Arachidonsäure und Insertion in die Membran von Makrophagen
7. Membranassoziierte Enzymaktivitäten (NADPH-Oxidase, Phospholipase C)
8. Oxidative Phosphorylierung in den Mitochondrien
9. Neutrophilenaggregation und -adhäsion

Nicht steroidale Antirheumatika entfalten ein bedeutendes N e b e n w i r k u n g s - p o t e n z i a l. Den größten Anteil nehmen gastrointestinale Nebenwirkungen ein (Verdauungsstörungen, Magenschleim- hauterosionen, Ulzera und Perforationen). Renale Nebenwirkungen, Hautreaktionen und zentralnervöse Nebenwirkungen fol- gen in abnehmender Häufigkeit. Zu den sehr seltenen Nebenwirkungen gehören Blutbildungsstörungen, Urtikaria, Exan- thema multiforme, Arzneimittelexanthe- me, Asthma, Alveolitis, hepatische Stoff- wechselstörungen, Übelkeit, Kopfschmerz, aseptische Meningitis und Bewusstseins- störungen.

A c e t y l s a l i c y l s ä u r e wird derzeit nur noch sehr zurückhaltend verordnet. Dies ist mit seiner geringen therapeutischen Breite begründet. Acetylsalicylsäure wird in einer Dosis von 80–100 mg/kg/d (aufge- teilt auf 4 Dosen) verabreicht. Dies führt zu einer problematisch großen Zahl und Häufigkeit von Tabletteneinnahmen und somit zu Complianceproblemen. Spiegel- messungen sind möglich und sinnvoll; Ziel ist ein Wirkspiegel von 20–25 mg/dl.

Schon unter dieser Dosierung sind N e - b e n w i r k u n g e n häufig. Beobachtet wer- den Nasen- und Schleimhautblutungen, Bauchschmerzen, Erbrechen, Ulzeratio- nen, Tinnitus und Asthmaanfälle. Auch das Reye-Syndrom ist mit einer Acetylsali- cylsäuretherapie assoziiert, vor allem bei gleichzeitig bestehenden Varizellen oder einer Influenza-A-Infektion. Der nahezu regelhafte Anstieg der Transaminasen bis auf das 10fache der Norm ist dagegen trotz Fortführung der Behandlung norma- lerweise reversibel. Aufgrund der Fähig- keit zur Hemmung der Thrombozyten- aggregation ist Acetylsalicylsäure zumin- dest 1 Woche vor einer geplanten Opera- tion abzusetzen.

K o n t r a i n d i k a t i o n e n für Acetylsali- cylsäure sind bestehende oder anamnes- tische Magendarmulzera, Asthma, eine bekannte Überempfindlichkeit für Acetyl- salicylsäure oder andere Salicylate und Hämorrhagien. Relative Kontraindikatio- nen bestehen bei Niereninsuffizienz, Le- berfunktionsstörungen, Herzinsuffizienz sowie bei Glukose-6-Phosphatdehydro- genasemangel.

Aufgrund der erwähnten Problematik ist Acetylsalicylsäure derzeit nicht mehr zur Behandlung der juvenilen idiopathischen (chronischen) Arthritis zu empfehlen. In antiphlogistischer Dosierung behält Ace- tylsalicylsäure ihren Platz bei der Behand- lung des Kawasaki-Sydroms und in niedri- ger Dosierung (1–3 mg/kg) zur Thrombo- zytenaggregationshemmung.

I n d o m e t a c i n steht in Tablettenform, als Suppositorien und als Suspension zur Verfügung. Die Dosis beträgt 2–3 mg/kg/d in 3 Einzeldosen. Neben den unter Acetyl- salicylsäure genannten N e b e n w i r k u n - g e n sind Nausea, Schwindel, Müdigkeit, Schlafstörungen und Konzentrationsstö- rungen hervorzuheben. Auf nachlassende Schulleistungen sollte geachtet werden. Aufgrund seines nephrotoxischen Poten- zials ist eine gemeinsame Anwendung mit Cyclosporin A zu vermeiden.

N a p r o x e n ist in Tablettenform und als Suspension erhältlich. Aufgrund seiner hohen Halbwertszeit ist die 2-malige Ein- nahme (Tagesdosis von 10–15 mg/kg) möglich, wodurch eine bessere Compli- ance erreicht wird. Die Anwendbarkeit bei Niereninsuffzienz ist eingeschränkt. Spe- zifische Risiken bestehen in einer Pseudo- porphyrie. Vor allem bei hellhäutigen Kin- dern soll vor Sonnenexposition gewarnt werden.

D i c l o f e n a c ist in Tablettenform und als Suppositorium erhältlich. Aufgrund sei- ner kurzen Halbwertszeit ist eine 3-mal tägliche Gabe erforderlich (2–3 mg/kg/d). Neuere Präparate mit einer 2-maligen Ein- nahme (Diclofenac-Cholestyramin, *Volta- ren Resinat)* oder lösliche Tabletten *(Vol- taren Dispers)* sind zur Behandlung im Kindesalter nicht zugelassen. Im Ver- gleich zu Indometacin oder Naproxen ist der Quotient der COX-1/COX-2-Inhibition zugunsten COX-2 verschoben, ohne das Ausmaß der Selektivität spezieller COX-2-Inhibitoren (z. B. Celecoxib, Rofecoxib) zu erreichen. Dies mag die g u t e V e r t r ä g - l i c h k e i t der Substanz im Kindesalter erklären, sodass Diclofenac zu den bevorzugten Präparaten zählt, sobald die Kinder Tabletten einnehmen können.

I b u p r o f e n zeichnet sich ebenfalls durch eine kurze Halbwertszeit aus. Die Tagesdosierung beträgt 20–40 mg/kg in 3 Dosen. Die Substanz ist als Tablette, Sirup und Suppositorium erhältlich und zeichnet sich zusätzlich durch eine gute antipyretische Wirkung aus.

Mit anderen nicht steroidalen Antirheumatika (Celecoxib, Rofecoxib, Ketoprofen, Meloxicam, Piroxicam, Tenoxicam, Tolmetin) bestehen derzeit im Kindesalter keine oder unzureichende Erfahrungen.

Prophylaxe der Nebenwirkungen von nicht steroidalen Antirheumatika

Häufige Nebenwirkungen unter nicht steroidalen Antirheumatika sind Übelkeit, Erbrechen, Bauchschmerzen, Blutungen, Ulzerationen, Durchfälle, renale, hepatische und ZNS-Nebenwirkungen, Hautreaktionen, Blutbildungsstörungen sowie Asthmaanfälle bei Disposition. Eine Dauertherapie mit nicht steroidalen Antirheumatika erfordert eine klinische Kontrolle mit gezielter Frage nach Nebenwirkungen sowie die Analyse von Blutbild, Transaminasen, Retentionswerten und Harnstatus zumindest alle 3 Monate. Es empfiehlt sich, nicht steroidale Antirheumatika stets mit etwas Nahrung und reichlich Flüssigkeit einzunehmen.

Da gastrointestinale Manifestationen zu den häufigsten Nebenwirkungen zählen, stehen verschiedene Medikamente zur Verfügung, die prophylaktisch angewendet werden können. Histamin-2-Rezeptorantagonisten (Ranitidin, 1-mal 150–300 mg abends) reduzieren bei Erwachsenen die Häufigkeit duodenaler Ulzera, Omeprazol (1–2-mal 10–20 mg) die Bildung von gastralen Ulzera und das Prostaglandin Misoprostol (Dosierung für Erwachsene 2–3-mal 200 mg) gastrale und duodenale Ulzerationen.

COX-2-selektive nicht steroidale Antirheumatika (Celecoxib, Rofecoxib) sind im Kindesalter noch nicht zugelassen und können aus diesem Grunde (noch) nicht empfohlen werden. Vor allem im Kleinkindes- und frühen Schulalter ist bei alleiniger Therapie mit nicht steroidalen Antirheumatika eine Prophylaxe dyspeptischer Läsionen nicht unbedingt erforderlich. Dagegen empfiehlt sich die Prophylaxe bei älteren Kindern und Jugendlichen, besonders wenn parallel Kortikosteroide verabreicht bzw. anamnestische gastrointestinale Beschwerden angegeben werden.

Kortikosteroide

Kortikosteroide sind die wirksamsten bekannten antiinflammatorischen Substanzen. Sie entfalten ihre Wirkung nach Bindung an intrazelluläre Steroidrezeptoren, die ubiquitär verteilt sind. Ihre vielfältigen inhibitorischen Effekte betreffen Enzyme des Prostaglandinstoffwechsels und auf Transkriptionsebene zahlreiche Stoffwechselvorgänge. Kortikosteroide beeinflussen wirksam die Produktion proinflammatorischer Zytokine wie TNF-α und Interleukin-1. Sie beeinflussen das Wachstum und hemmen alle Reaktionen des mesenchymalen Gewebes.

Unter bestimmten Bedingungen sind Steroide unverzichtbar. Hierzu gehört die Herzbeteiligung bei der systemischen Arthritis, eine die Sehkraft bedrohende Uveitis, oder die anders nicht beherrschbare Gelenkaffektion, die zur Immobilisation oder Rollstuhlbedürftigkeit führt.

Kortikosteroide können systemisch oder lokal appliziert werden. Zur lokalen, intraartikulären Applikation eignen sich z. B.

Triamcinolonsalze. Lokal am Auge werden Dexamethasontropfen angewendet oder ein Triamcinolondepot injiziert. Zur systemischen i.v. Therapie wird in der Regel Methylprednisolon verwendet. Die systemische orale Therapie kann mit Prednison, Prednisolon oder Methylprednisolon durchgeführt werden. Therapierisiken sind vor allem bei der Langzeittherapie zu beachten (Tab. 24). Vielversprechende initiale Studien mit neueren synthetischen Prednisonderivaten wie Cloprednol *(Syntestan)* und Deflazacort *(Cal-*

Tab. 24
Nebenwirkungsspektrum der Steroide.
Bei intraartikulärer Applikation von Steroidkristallen wurde eine mehrwöchige ACTH-Suppression beschrieben.
Somit muss auch bei lokaler Steroidapplikation mit Nebenwirkungen gerechnet werden.
Bei Therapie nach einem alternierenden Schema (day on/day off) möglicherweise geringere Inhibition des Wachstums/Osteoporoseinduktion

1. Wachstumshemmung
2. Cushingoid mit Adipositas, Stammfettsucht, Muskelatrophie
3. Steroidakne, Striae distensae
4. Bluthochdruck
5. Verminderte Glukosetoleranz
6. Osteoporose – Kompressionsfrakturen
7. Gastrointestinale Blutungen und Ulzerationen
8. Glaukom und Katarakt
9. Aseptische Knochennekrosen
10. Myopathie
11. Pseudotumor cerebri, Psychose
12. Infektionen (Soor, Pneumocystis-carinii-Pneumonie, Herpes zoster)

cort) suggerierten zunächst einen knochensparenden Effekt. Trotzdem haben sie sich nicht durchsetzen können.

Wird die Indikation für eine hochdosierte Kortikosteroidtherapie gestellt, so können Prednison, Prednisolon oder Methylprednisolon oral oder i.v. in einer Dosis von 2 mg/kg verabreicht werden. Die Tagesdosis ist dabei auf 3–4 Gaben zu verteilen. Nach sicherem klinischen Ansprechen muss die Dosis reduziert werden. Ein allgemein zu empfehlendes Reduktionsschema ist nicht verfügbar. In der Regel kann in der 2. Therapiewoche mit einer Dosisreduktion begonnen und wöchentlich etwa 10–30% der Dosis entzogen werden.

Unterhalb von 1 mg/kg empfiehlt sich die einmal tägliche Gabe morgens. Anschließend wird ein Wechsel auf eine alternierende Medikation jeden 2. Tag propagiert. In der Nähe der »CUSHING-Schwelle« von 0,15 mg Prednisolon/kg ist eine langsamere Dosisreduktion zu empfehlen. Prinzipiell muss bei Langzeittherapie die kleinste notwendige Dosis verabreicht werden. Auch die schwere Gelenkaffektion kann oft mit kleinen oralen Dosierungen mit einem alternierenden Schema soweit vermindert werden, dass der Patient eine deutliche Erleichterung erhält. Das Therapierisiko ist dabei geringer einzuschätzen.

Die intraartikuläre Applikation von Triamcinolonhexacetonid *(Lederlon)* wird häufig bei Problemgelenken verwendet. Doch auch bei der Behandlung der Monarthritis (Kniegelenk) ist sie von großem Wert. Therapieeffekte können deutlich über die pharmakologische Wirkdauer (etwa 4–6 Wochen) anhalten und den Einsatz von langzeitwirksamen Antirheumatika erübrigen. Unter klinischen Bedingungen ist das Punktionsrisiko gering, sodass u. U. schon bei der Initialtherapie der Oligo-/Monarthritis einer Gelenkpunktion der Vorzug gegenüber der täglichen Gabe von nicht steroidalen Antirheumatika gegeben werden kann.

Bei therapierefraktären Verläufen kann mit einer i.v. Pulstherapie mit Methylprednisolon, 10–30 mg/kg an 3 aufeinander folgenden Tagen, eine erhebliche Antiinflammation erreicht und der tägliche Kortikosteroidbedarf deutlich gesenkt werden. Die Therapie kann man initial alle 2–3 Wochen wiederholen, mit dem Ziel, die Intervalle zu verlängern.

Aufgrund gastrointestinaler Nebenwirkungen empfiehlt sich eine Gastritis/Ulkusprophylaxe mit Ranitidin, Misoprostol oder nur mit Antazida. Bei kleinen Kindern kann oft darauf verzichtet werden, bei großen Kindern ist eine Ulkusprophylaxe zu empfehlen, vor allem bei Komedikation mit nicht steroidalen Antirheumatika. Regelmäßige Kontrolluntersuchungen sind anzuraten, Blutdruck, Blutzucker und Wachstumskurve zu kontrollieren. Bei längerfristiger Kortikosteroidtherapie empfiehlt sich die Untersuchung der Knochendichte, wobei nur die Knochenmineralisation und nicht die von der Kortikosteroidtherapie negativ beeinflusste Osteoidbilanz bestimmt wird.

Pharmakologische Ansätze zur Verminderung der kortikosteroidbedingten Osteoporose bestehen in der Anwendung von Fluoriden, der Kombination aus Kalzium und Vitamin-D-Gaben und Calcitonininjektionen. Neuere Behandlungsstrategien bei Erwachsenen verwenden Biphosphonate (Etidronat, Pamidronat, Alendronat) als potente Inhibitoren der Knochenresorption. Etidronat wird 2 Wochen oral verabreicht, gefolgt von einer mehrwöchigen Kalziumapplikation. Diese Zyklen werden wiederholt.

Alendronat kann kontinuierlich gegeben werden, wobei die täglichen Kalziumgaben zeitlich getrennt verabreicht werden müssen. Pamidronat muss parenteral verabreicht werden. Studien zur Therapie der steroidinduzierten Osteoporose an Erwachsenen ergaben eine deutliche Zunahme der Knochendichte bei Therapie mit Biphosphonaten. Biphosphonate sind speziell für diese Indikation derzeit noch

nicht zugelassen und können daher auch im Kindesalter aufgrund der Beeinflussung des Knochenstoffwechsels des wachsenden Skeletts nicht empfohlen werden.

Langzeittherapeutika und Immunsuppressiva

Zur Gruppe der Langzeitantirheumatika gehören die Antimalariamittel, Penicillamin, Sulfasalazin und die Goldpräparate, zu den Immunsuppressiva Methotrexat, Azathioprin und Cyclosporin A. Sowohl die Langzeitantirheumatika wie auch die Immunsuppressiva haben bei unterschiedlichem Wirkmechanismus eine Gemeinsamkeit: Die Beeinflussung der Krankheitsaktivität ist erst nach längerer Therapiedauer (etwa 2–3 Monate) zu erwarten.

Chloroquin und Hydroxychloroquin

Beide Substanzen wurden vor ihrem Einsatz bei chronisch-entzündlichen Erkrankungen als Antimalariamittel eingeführt. Der Wirkmechanismus der immunsuppressiven und antiinflammatorischen Effekte dieser Substanzen ist offensichtlich vielschichtig. Antientzündliche Effekte könnten durch einen Prostaglandinantagonismus, verzögerte Freisetzung lysosomaler Enzyme, Inhibition der Bildung von Sauerstoffradikalen, O_2-Ionen (Superoxid) und H_2O_2 in neutrophilen Granulozyten und Hemmung der Chemotaxis erklärt werden. Chloroquin erhöht den für die proteolytische Funktion wichtigen niedrigen pH-Wert in den Lysosomen, mit der Folge einer gestörten Antigenprozessierung und -präsentation. Die T-zelluläre Stimulation kann sowohl hierdurch als auch durch eine verminderte Interleukin-1-Sekretion beeinträchtigt werden.

Chloroquin und HO-Chloroquin sind zur Therapie der juvenilen idiopathischen (chronischen) Arthritis zugelassen, obwohl keine kontrollierte Studie verfügbar ist, die die Wirksamkeit belegt. Sie werden nach oraler Einnahme vollständig resorbiert, haben eine hohe Eiweißbindung von 55–60% und eine Eliminationshalbwertszeit von 10–14 Tagen. Sie reichern sich in zahlreichen Geweben in 200–700facher Serumkonzentration an. Am Auge können Ablagerungen zu reversiblen Hornhauttrübungen, aber auch zu irreversiblen Retinaschäden mit Makuladegeneration führen, wobei der Störung des Farbensehens als Frühsymptom Bedeutung zukommt.

Weitere bedeutende, wenngleich seltene Nebenwirkungen sind gastrointestinale Störungen, Übelkeit, Kopfschmerzen, neurotoxische Reaktionen, zentralnervöse Störungen, Myopathien, Exantheme, Haarausfall, Pigmentverschiebungen, Agranulozytose und Thrombozytopenie. Kumulative Dosen von über 250–400 g bedingen ein höheres Risiko von retinalen Schäden. Bei Hydrochloroquin ist das Risiko retinaler Schädigung möglicherweise geringer.

Chloroquin wird in einer Einmaldosis von 3–4 mg/kg/d verabreicht, Hydroxychloroquin in einer Dosis von 5–7 mg/kg/d. Nach 6 Monaten wird die Dosis reduziert. Die Therapiedauer sollte 2–3 Jahre nicht überschreiten. Neben regelmäßigen Blutbildkontrollen sind ophthalmologische Untersuchungen erforderlich, welche Spaltlampenuntersuchung, Gesichtsfeldkontrolle, Fundoskopie und Prüfung des Farbensinns einschließen sollen. Im Zweifel ist die Substanz umgehend abzusetzen, da sich die Retinaschädigung noch über die aktive Medikation hinaus verschlechtern kann.

Organische Goldverbindungen

Organische Goldverbindungen sind zur Behandlung der polyartikulären juvenilen idiopathischen (chronischen) Arthritis zugelassen, obwohl kontrollierte Studien an Kindern, die die Wirksamkeit beweisen, nicht verfügbar sind. In offenen Studien bewirkten parenterale Goldsalze ein Ansprechen bei etwa 50% der Patienten. Orales Gold scheint nur marginal effektiv zu sein. Goldsalze haben bei der Therapie der juvenilen idiopathischen Arthritis dementsprechend eine vergleichsweise geringe Verbreitung. Obwohl zahlreiche Arbeiten zu In-vitro- und In-vivo-Effekten von Goldsalzen existieren, ist der genaue Wirkmechanismus bisher unbekannt.

Gold wird in Geweben, zum Teil gebunden an extrazelluläre Proteine, wie z. B. Kollagene, zum Teil intrazellulär, vor allem in Lysosomen gespeichert. Diese Speicherung findet zu über 50% in Leber, Milz, Lymphknoten und Knochenmark, aber auch in der Synovialmembran und im Knorpel statt. In entzündlichen Geweben könnte die Goldbindung an proteolytische und andere hydrolytische Enzyme oder Prostaglandinsynthetasen deren Funktion beeinträchtigen.

Ebenso wird eine Veränderung der Antigenität von abgebauten Matrixproteinen durch die Bindung von Gold diskutiert. Diese Proteinbindung wird über Thiolgruppen hergestellt, denen häufig eine funktionelle oder strukturelle Bedeutung zukommt. Zu den in vitro beschriebenen Effekten auf unspezifische Immunfunktionen gehören gestörte Chemotaxis, verminderte Phagozytose, beeinträchtigte Differenzierung von Monozyten zu Makrophagen und die Hemmung der Freisetzung lysosomaler Enzyme.

Goldsalze zeigen eine vergleichsweise hohe Nebenwirkungsrate: Nausea, Erbrechen, Glossitis, Geschmacksstörungen, Knochenmarksuppression, Nephrotoxizität, Hauterscheinungen, Schleimhautulzerationen, Leukopenie, Thrombopenie, Anämie, Polyneuropathie, Cholestase und medikamenteninduzierter Lupus erythematodes sind zu nennen. Gefürchtet ist die häufig tödlich verlaufende aplastische Anämie.

Trotz Zulassung wird heute aufgrund der Nebenwirkungshäufigkeit die Indikation für eine Chrysotherapie sehr selten gestellt. Aus diesem Grund wird auf eine Dosierungsempfehlung verzichtet.

D-Penicillamin

Diese natürlicherweise nicht vorkommende Aminosäure wird vom Organismus nicht in Proteine eingebaut (D-Valinderivat) und kaum verstoffwechselt. Wichtig für die Therapie der chronisch-entzündlichen Gelenkerkrankungen ist die Fähigkeit, mit Aldehyden zu reagieren und so die Kollagenvernetzung zu hemmen. Durch Spaltung von Immunglobulinen und anderen Makromolekülen könnte seine Fähigkeit, Disulfidbrücken zu sprengen, immunsuppressive Bedeutung haben (Rheumafaktoren).

Schon in therapeutischer Dosierung sind N e b e n w i r k u n g e n zu erwarten. Eine verminderte Kollagensynthese führt zu einer Verschlechterung der Hautqualität mit einer Minderung der mechanischen Belastbarkeit. Dieser antifibrotische Effekt wird aber z. B. bei der Sklerodermie therapeutisch genutzt. Auf weitere Nebenwirkungen, wie gastrointestinale Reaktionen, eine Polyneuropathie (Vitamin-B_6-Mangelerscheinungen), Überempfindlichkeitsreaktionen wie allergische Hautreaktionen, Proteinurie, Polymyositis, Cholestase, Blutbildungsstörungen und Fieber ist zu achten. Über die Induktion eines medikamenteninduzierten Lupus erythematodes wurde mehrfach berichtet. Dabei geht das Vorliegen des DR3-Antigens mit einem erhöhten Risiko allergischer Nebenwirkungen einher.

Zwar ist D-Penicillamin zur Behandlung der polyartikulären juvenilen idiopathischen (chronischen) Arthritis zugelassen, doch fehlen auch hier kontrollierte Studien. Wegen seines hohen toxischen Potenzials sollte das Medikament zur Therapie der juvenilen idiopathischen (chronischen) Arthritis nicht mehr verwendet werden.

Sulfasalazin

Sulfasalazin ist zur Therapie der juvenilen idiopathischen (chronischen) Arthritis nicht zugelassen. Bis auf eine Ausnahme sind nur unkontrollierte Studien verfügbar. In der kontrollierten Studie ergab sich ein signifikant besseres Abschneiden im Vergleich zu Plazebo (2). Etwa 50% der Patienten zeigten eine Besserung. Aufgrund des Studiendesigns konnten nur Patienten mit wenig aktiver Erkrankung behandelt werden. Der Einfluss auf Gelenkschmerzen, Gelenkschwellungen, Gelenkscore und Laborwerte war zwar signifikant, aber nur marginal. In offenen Studien waren klinische Effekte vor allem bei HLA-B27-assoziierten Oligoarthritiden zu beobachten. Nach oraler Gabe erfolgt die Resorption von etwa 30%, verbleibende Substanzen werden von Darmbakterien in Sulfapyridin und 5-Aminosalicylsäure gespalten, wodurch eventuell eine immunmodulierende Wirkung im Darm erzielt wird.

Der genaue Wirkmechanismus dieser Substanz in Bezug auf das chronisch-entzündliche Geschehen ist nicht bekannt. Als mögliche Wirkmechanismen werden ein antibiotischer Effekt im Darm mit Veränderung der fäkalen Mikroflora, eine Beeinflussung des Prostaglandinstoffwechsels und eine immunsuppressive Wirkung diskutiert. Die Erhöhung der Adenosinkonzentration am Ort des entzündlichen Geschehens mit dem daraus resultierenden antiinflammatorischen Effekt kann wie bei Methotrexat auch bei Salazosulfapyridin beobachtet werden. Die Abnahme zuvor erhöhter Immunglobulinspiegel spricht für eine Beeinflussung von B-Zellfunktionen.

Das N e b e n w i r k u n g s r i s i k o ist moderat: Anorexie, Nausea, Erbrechen, blutige Diarrhö, Kopfschmerzen, Hepatotoxizität, Azoospermie, Knochenmarksuppression, Hemmung der Folsäureabsorption, Hämolyse, allergische Hautreaktionen, Medikamentenfieber, Medikamenten-Lupus-erythematodes, Hypogammaglobulinämie. Bei Glukose-6-Phosphatdehydrogenasemangel sind hämolytische Krisen möglich. Dosiert wird einschleichend mit 10 mg/kg und wöchentlicher Steigerung auf 30–40 mg/kg.

Methotrexat

Methotrexat zählt als Folsäureantagonist zu den Antimetaboliten. Es hat eine 100fach größere Affinität zur Dihydrofolsäurereduktase als das natürliche Substrat und blockiert damit die Biosynthese von Adenin, Guanin und Thymidin. Der immunsuppressive und antiinflammatorische Wirkmechanismus ist noch nicht aufgeklärt. Bei längerer Therapie sind Veränderungen der Lymphozytensubpopulationen beobachtet worden, so eine relative Zunahme der CD4-Zellen, wahrscheinlich vor allem der naiven $CD4^+CD45R0^+$-Zellen, deren Zahl bei hochaktiver rheumatoider Arthritis häufig stark vermindert ist.

Methotrexat vermindert die Sekretion von Interleukin-1, Interleukin-6, Interleukin-8, Tumornekrosefaktor-α und anderen Zytokinen. Eine verminderte Monozytenexsudation in entzündliche Gewebe und eine beeinträchtigte Granulozytenchemotaxis oder Superoxidproduktion konnten beobachtet werden. Eine direkte antiphlogistische Wirkung durch Hemmung der Synthese von Leukotrienen durch Granulozyten wurde nachgewiesen.

Methotrexat ist zur Therapie der juvenilen idiopathischen (chronischen) Arthritis gut etabliert und derzeit die wirksamste Substanz, wenngleich eine Zulassung dazu in Deutschland fehlt. Im Gegensatz zu Antimalariamitteln, Goldsalzen, Penicillamin und Azathioprin existiert aber eine doppelblind kontrollierte Studie mit ausreichender Patientenzahl (3), bei der sich Methotrexat mit 10 mg/m² gegenüber einer Dosis von 5 mg/m² bzw. Plazebo als überlegen erwies. Nicht nur wegen dieser Ergebnisse, sondern auch aufgrund eigener Erfahrungen ist Methotrexat die Substanz der Wahl zur Behandlung therapierefraktärer chronischer Arthritiden und kommt vor allem auch bei der systemischen Arthritis zum Einsatz.

Methotrexat wird bei oraler Gabe gut resorbiert. Die Dosis von 10 mg/m² wird 1-mal wöchentlich nüchtern verabreicht.

Die orale Dosis kann bis zu 15 mg/m² gesteigert werden. Höhere Dosierungsschemata erfordern eine parenterale Applikation und sind bisher bei Kindern nur unzureichend erprobt. In therapierefraktären Situationen kann eine mittelhohe Dosis von bis zu 1 mg/kg wöchentlich parenteral von Wert sein. Schemata der Methotrexat-Hochdosis-Therapie mit *Leucovorinrescue* sind bei Patienten mit rheumatoider Arthritis versucht worden. Die tägliche Gabe von Folsäure oder Folinsäure 24 Stunden nach Einnahme von Methotrexat kann die Nebenwirkungsrate beeinflussen, ohne die Effektivität zu vermindern.

Nebenwirkungen sind Knochenmarksuppression, gastrointestinale Beschwerden, Nausea, Erbrechen, Mukositis, Haarausfall, Leberfibrose. Eine Immunsuppression mit Risiko für opportunistische Infektionen und das Risiko für Lungenfibrose und Pneumonitis im Kindesalter ist fraglich. Bei eingeschränkter Nierenfunktionen ist eine Therapie mit Methotrexat nur bei strenger Indikation zu erwägen; die Dosis ist zu reduzieren. Eine gleichzeitige antibiotische Therapie mit Sulfonamid-Trimethoprim-Kombinationen ist mit einem erhöhten Nebenwirkungsrisiko behaftet und sollte vermieden werden. Bei Patienten mit rheumatoider Arthritis gab es bei der Therapie mit Methotrexat kein erhöhtes Malignomrisiko. Dagegen hat die Substanz ein ausgeprägtes teratogenes Potenzial und erfordert gegebenenfalls eine Kontrazeption.

Azathioprin

Azathioprin ist ein schon lange verwendetes Immunsuppressivum. Es wird oral zu etwa 90% resorbiert und in der Leber gespalten, wobei das entstehende 6-Mercaptopurin die eigentliche Wirksubstanz darstellt. Es hemmt mehrere Enzyme des Purinstoffwechsels und beeinflusst vor allem die DNS-, weniger die RNS-Synthese. Da Azathioprin im Wesentlichen durch das Enzym Xanthinoxidase abgebaut wird, ist eine gleichzeitige Therapie mit

Allopurinol kontraindiziert. Die Beeinflussung der natürlichen Killerzellpopulation ist der bedeutendste nachweisbare Effekt. Dies betrifft sowohl die Anzahl zirkulierender natürlicher Killerzellen wie auch die Killerzellfunktionen. Suppressor-zytotoxische T-Zellen werden weniger beeinflusst. Immunglobulinspiegel bleiben im Wesentlichen unverändert, obwohl vor allem die humorale Sekundärantwort (= IgG) supprimiert wird, wahrscheinlich durch einen suppressiven Effekt auf die terminale B-Zelldifferenzierung.

Azathioprin ist nicht zur Therapie der juvenilen idiopathischen (chronischen) Arthritis zugelassen. Kontrollierte Studien sind verfügbar, konnten die Wirksamkeit aber nicht sicher belegen. Die verwendete Dosierung von 2–4 mg/kg liegt über der bei anderen Autoimmunerkrankungen. Bei Verwendung dieser Substanz muß etwa 6–8 Wochen abgewartet werden, bevor ein therapeutischer Effekt beurteilbar wird. Da die Wirkung nur langsam einsetzt, wurde z. B. für adulte Patienten mit akutem M. CROHN, systemischem Lupus erythematodes und rheumatoider Arthritis auch die hochdosierte i.v. Therapie mit 40–50 mg/Std. über 36 Stunden und anschließender oraler Fortführung in üblicher Dosis berichtet. Diese Therapieform muss aber noch als ausgesprochen experimentell beurteilt werden, kontrollierte Studien stehen auch für Erwachsene aus.

Bedeutende Nebenwirkungen einer Therapie mit Azathioprin sind Hepatotoxizität, Haarausfall, Knochenmarksuppression, Übelkeit, Exantheme, Medikamentenfieber, Pankreatitis und Aktivierung endogener Infektionen, wie z. B. Herpes zoster. Regelmäßige Kontrollen von Blutbild und Transaminasen sind erforderlich. Leukopenien werden – außer bei Vorliegen einer Thiopurinmethyltransferasedefizienz – selten beobachtet. Das Risiko für opportunistische Infektionen ist geringfügig erhöht. Im Gegensatz zu Cyclophosphamid hat Azathioprin aber ein kaum bedeutendes teratogenes und karzinogenes Potenzial.

Cyclosporin A und Tacrolimus

Aufgrund seiner Antizytokinwirkung wird Cyclosporin A ausführlich im Kapitel »Experimentelle Therapien«, Seite 161, abgehandelt. Es ist nicht zur Therapie der juvenilen idiopathischen (chronischen) Arthritis zugelassen, kontrollierte Studien sind nicht verfügbar, und seine Wirksamkeit ist nicht sicher belegt. Zudem besteht ein erhebliches Nebenwirkungsrisiko: Niereninsuffizienz (zum Teil reversibel), arterieller Hypertonus, Gingivahyperplasie, Hypertrichose, Hepatopathie, Nausea, Neurotoxizität, Myopathie, Immunsuppression mit Risiko für opportunistische Infektionen. Die Dosierung beträgt 2–5 mg/kg oder 100–150 mg/m^2 mit Anpassung in Relation zum Blutspiegel (Ziel 100–150 μmol/l) bzw. bei dosisabhängigen Nebenwirkungen.

Kontraindikationen für eine Therapie mit Cyclosporin A sind ein vorbestehender Hypertonus, Tumorerkrankungen, Niereninsuffizienz, Leberfunktionsstörung, floride Infektionen und eine schlechte Compliance. Regelmäßige Kontrolluntersuchungen in initial 1–2-wöchigem Abstand sind empfehlenswert. Die Substanz wird bei der juvenilen idiopathischen (chronischen) Arthritis in unseren Kliniken derzeit nur zur Kombination und bei therapierefraktären Erkrankungen (auch Uveitis) bzw. bei Kontraindikationen oder Nebenwirkungen anderer Immunsuppressiva verwendet.

Tacrolimus zeigt ein ähnliches Wirkprofil bei vergleichbarer Toxizität. Derzeit stehen noch keine Untersuchungen zur Therapie der juvenilen idiopathischen (chronischen) Arthritis mit Tacrolimus zur Verfügung.

Mycophenolatmofetil

Mycophenolatmofetil ist ein neues Immunsuppressivum, das, ähnlich wie Azathioprin, die Purinneosynthese inhibiert. Aufgrund einer Hemmung der Ionosinmonophosphatdehydrogenase, die vor allem für den Guanosinstoffwechsel von T- und B-Zellen von Bedeutung ist, wird die Proliferation vor allem dieser Zellen behindert. Bisher hat es seinen Platz bei der Prophylaxe und Therapie von Abstoßungsreaktionen in der Transplantationsmedizin eingenommen. Ein Einsatz bei chronisch-entzündlichen Erkrankungen bzw. Autoimmunerkrankungen wie der rheumatoiden Arthritis, dem systemischen Lupus erythematodes, M. CROHN und Colitis ulcerosa, Vaskulitiden und Glomerulonephritiden wird derzeit erprobt.

Neben den bei der Therapie mit Azathioprin bekannten Nebenwirkungen sind auch gastrointestinale Nebenwirkungen wie Übelkeit und Durchfälle zu befürchten. Erfahrungen im Kindesalter sind noch äußerst limitiert. Zum Einsatz bei juveniler idiopathischer (chronischer) Arthritis kann deshalb keine Stellung bezogen werden.

Leflunomid

Dieses neue Immunsuppressivum, ein Isoxazolderivat, fand ebenfalls erste Anwendung bei der Prophylaxe und Therapie der Transplantatabstoßung und auch schon bei der Therapie der rheumatoiden Arthritis. Nach oraler Gabe wird es gut absorbiert und rasch zur aktiven Form metabolisiert. Die immunsuppressive Wirkung beruht wahrscheinlich auf der Beeinflussung des Nukleinsäurestoffwechsels (Pyrimidinsynthese) über eine Hemmung der Dihydro-Orotat-Dehydrogenase, wichtig für die Uridinmonophosphatproduktion, und der Tyrosinkinasen mit einem resultierenden antiproliferativen Effekt auf B- und T-Zellen.

Die Effektivität von Leflunomid zur Therapie der rheumatoiden Arthritis wurde in kontrollierten Studien geprüft. In einer kontrollierten Studie gegen Sulfasalazin zeigte sich eine gleichwertige Effektivität bei günstigerer Verträglichkeit von Leflu-

nomid. Es ist zur Behandlung der rheumatoiden Arthritis zugelassen. Die Behandlung erfolgt initial mit 100 mg/d, gefolgt von 20 mg/d.

Die Nebenwirkungen sind Übelkeit, Durchfälle, Erhöhung der Transaminasen, Alopezie und Hautausschläge. Kontraindikationen sind Gravidität und vorbestehende Lebererkrankungen. Eine effektive Kontrazeption ist notwendig, Transaminasen sind regelmäßig zu kontrollieren.

Aufgrund der renalen Elimination von Metaboliten muss die Nierenfunktion überprüft werden. Bei Intoxikationen kann die Ausscheidung durch Gabe von Colestyramin, 3×8 g über 11 Tage, beschleunigt werden. Plasmaspiegelmessungen sind möglich. Aufgrund sehr langer Halbwertszeiten würde die Elimination ohne die erwähnte Prozedur bis zu 2 Jahre in Anspruch nehmen. Pharmakokinetische Interaktionen zwischen Methotrexat und Leflunomid sind nicht bekannt, doch erhöht sich die Hepatotoxizität. Kombinationsstudien stehen derzeit noch aus. Erfahrungen im Kindesalter stehen nicht zur Verfügung. Eine Indikationserweiterung bzw. der Einsatz im Kindesalter bleibt abzuwarten.

Cyclophosphamid und Chlorambucil

Cyclophosphamid und Chlorambucil sind alkylierende Substanzen. Sie unterbrechen die DNA-Synthese und den Zellzyklus in der prämitotischen Phase. In niedriger Dosierung hat Cyclophosphamid neben der Induktion einer Panlymphopenie immunsuppressive Effekte. Humane CD4-positive Helferzellen sind gegenüber Cyclophosphamid sensibler als CD8-positive zytotoxische T-Zellen. Vor allem die CD45RA-exprimierenden naiven T-Helferzellen sind betroffen. Eine Reduktion der zirkulierenden Lymphozytenpopulationen auf 50% des Ausgangswertes ist nach 1–2-monatiger Behandlung zu erwarten, auf etwa 25% nach 5–6 Monaten.

Einige Therapiestudien weisen auf die therapeutische Wirksamkeit einer oralen Cyclophosphamidtherapie bei der rheumatoiden Arthritis oder beim systemischen Lupus erythematodes hin. Alternativ hierzu wird die i.v. hochdosierte Pulstherapie z. B. bei der Lupusnephritis favorisiert. Dies gilt vor allem für das Kindesalter, für das neben der Therapie von schweren Verlaufsformen des systemischen Lupus erythematodes und Vaskulitiden auch Erfahrungen bei schweren Verlaufsformen der juvenilen idiopathischen Arthritis bestehen.

Die immunsuppressive Potenz birgt die Gefahr schwerer Infektionen. Die Therapie ist bei Masern- oder Varizelleninkubation zu unterbrechen. Weitere bedeutende N e b e n w i r k u n g e n sind Sterilität, hämorrhagische Zystitis, Alopezie und dosisabhängige Knochenmarksuppression. Vor allem wird das Risiko für Non-HODGKIN-Lymphome, Blasen- und Hautneoplasien erhöht. Das karzinogene Risiko ist bei der i.v. Pulstherapie vermutlich geringer. Langzeit-Follow-up-Studien in genügender Zahl zur Einschätzung der Therapierisiken im Kindesalter stehen allerdings noch aus.

Cyclophosphamid und Chlorambucil wurden und werden zur Therapie der juvenilen idiopathischen (chronischen) Arthritis nur in Ausnahmesituationen nach Abwägung von Nebenwirkungspotenzial und Lebensqualität eingesetzt. Oral wird Cyclophosphamid in einer Dosis von 1–3 mg/kg über 6 Monate, gefolgt von einer reduzierten Dosis für weitere 6 Monate verabreicht. Bei der parenteralen Therapie in Anlehnung an das AUSTIN-Schema werden etwa 15 mg/kg (beginnend mit 0,5 g/m² KO, steigerbar auf 1g/m²) i.v. als Kurzinfusion alle 3–4 Wochen für 6 Monate appliziert. Die Lymphozytenzahl soll dabei unter 1000/μl abfallen. Bei Nichterreichen kann die Dosis um 10% (auf max. 1,5 g/m²) gesteigert werden. Die absolute Neutrophilenzahl sollte 1500/μl etwa 8 Tage nach Infusion nicht unterschreiten. Im Anschluss kann eine niedrigdosierte orale

Cyclophosphamidtherapie oder eine Fortsetzung der i.v. Pulse alle 3 Monate für 2 Jahre erfolgen.

Chlorambucil kann in einer Dosis von täglich 0,01–0,16 mg/kg verabreicht werden. I n d i k a t i o n e n können sein: Amyloidose, visusbedrohende therapierefraktäre Uveitis, unkontrollierbare systemische Manifestationen. Die Risiken – Teratogenität und Kanzerogenität – limitieren den Einsatz dieser Substanz auf ausgewählte Patienten.

Kombinationen

Aufgrund nicht seltener Therapierefraktärität sind Kombinationstherapien recht häufig erforderlich, ohne dass bisher eine Absicherung durch Studien vorliegt. Studen über die Kombinationstherapie bei der rheumatoiden Arthritis stehen in großer Zahl zur Verfügung. Tab. 25 gibt einen Überblick über sinnvolle und weniger sinnvolle Kombinationen. Da alle Kombinationen ohne Methotrexat im Vergleich zur Monotherapie keine Verbesserung brachten, sind diese nicht aufgeführt. Zur Behandlung der schweren therapierefraktären juvenilen idiopathischen (chronischen) Arthritis wird eine Kombination aus Methotrexat (30 mg/kg/d an 3 Tagen) mit i.v. Pulstherapie mit Methylprednisolon und Cyclophosphamid (0,4 g/m² KO) alle 3 Monate für 1 Jahr mit wöchentlicher oraler Methotrexatgabe (10 mg/m²) propagiert. In einer Untersuchung zeigten alle 18 behandelten Patienten ein rasches und klinisch dramatisches Ansprechen (4).

Weitere Substanzen

Andere Medikamente, wie z. B. das Spindelgift Colchizin, das Androgen Danazol, Dapson, Thalidomid und Tetracycline, haben neben ihren weithin bekannten pharmakologischen Effekten auch immunmodulatorische Eigenschaften. Sie lassen sich aber allenfalls auf experimenteller Basis einsetzen. Lediglich für Co-trimoxa-

Kombination	Toxizität	Effektivität	Sinnvoll?
Methotrexat + Azathioprin	+	?	?
Methotrexat + Sulfasalazin	0	+ +	ja
Methotrexat + Sulfasalazin + HO-Chloroquin	0	+ +	ja
Methotrexat + *Tauredon*	+ +	+	?
Methotrexat + Cyclosporin A	(+)	+ +	ja
Methotrexat + Leflunomid	0	+	ja
Methotrexat + Etanercept*	0	+ +	ja
Methotrexat + Infliximab	0	+ +	ja

Tab. 25
Steigerung von Effektivität und Toxizität
bei Kombinationstherapie der rheumatoiden
Arthritis (Erwachsene)

* Etanercept ist seit dem Jahre 2000 zur
  Behandlung von Kindern >4 Jahre
  mit einer aktiven Polyarthritis zugelassen

zol besteht bei lokalisierter WEGENER-Granulomatose eine gesicherte Indikation. Zu
möglichen Wirkmechanismen dieser vielfältigen Substanzen muss auf die Spezial-
literatur verwiesen werden.

Literatur

1. Brooks PM, Day RO: Nonsteroidal antiinflammatory drugs – differences and similarities. N Engl J Med 1991; 323: 1716–1725.
2. Van Rosum MAJ, et al. Sulfasalazin in the treatment of juvenile chronic arthritis. A randomized double-blind placebo-controlled multicenter study. Arthritis Rheum 1998; 41: 808–816.
3. Gianinni EH, et al. Methotrexate in resistant juvenile rheumatoid arthritis. Results of the U.S.A.–U.S.S.R. double blind, placebo-controlled trial. N Engl J Med 1992; 326: 1043–1049.
4. Shaikov AV, et al. Repetive use of pulse therapy with methylprednisolone and cyclophosphamide in addition to oral methotrexate in children with systemic juvenile rheumatoid arthritis – preliminary results of a long term study. J Rheumatol 1992; 19: 612–616.
5. Brewer EJ jr, et al. Current proposed revision of JRA criteria. JRA Criteria Subcommittee of the Diagnostic and Therapeutic Criteria Committee of the American Rheumatism Section of The Arthritis Foundation. Arthritis Rheum 1977; 20 (Suppl): 195–199.
6. Brewer EJ, et al. Penicillamin and hydroxychloroquin in the treatment of severe juvenile rheumatoid arthritis. Results of the USA-USSR double-blind, placebo-controlled trial. N Engl J Med 1986; 314: 1269–1276.
7. Giannini EH, et al. Auranofin in the treatment of juvenile rheumatoid arthritis. USA-USSR double-blind, placebo-controlled trial. Arthritis Rheum 1990; 33: 466–476.
8. Petty RE. Prognosis in children with rheumatic diseases: justification for consideration of new therapies. Rheumatology 1999; 38: 739–742.
9. Petty RE, et al. Revision of the proposed criteria for juvenile idiopathic arthritis: Durban 1997. J Rheumatol 1998; 25: 1991–1994.
10. Wallace CA, Levinson LE. Juvenile rheumatoid arthritis: outcome and treatment for the 1990s. Rheum Dis Clin North Am 1991; 17: 891–905.
11. Wood PHN. Nomenclature and classification of arthritis in children. In: Munthe E, editor. The care of rheumatic children. Basel: EULAR Publishers; 1978. p. 47–50.

Experimentelle Therapien

V. Wahn, Schwedt/Oder
G. Horneff, Halle

Meistens gelingt es, für Kinder mit rheumatischen Erkrankungen eine wirksame Therapie zu finden. Jeder pädiatrische Rheumatologe kennt aber Patienten, bei denen er den Therapieerfolg als unbefriedigend einstufen wird. Für solche Patienten müssen in Zukunft neue Therapien entwickelt werden.

In diesem Kapitel wird versucht, Ideen für neue Therapieansätze zu charakterisieren und den Stand für den klinischen Einsatz zu werten.

Hintergrund

Um die Mehrzahl der innovativen Therapieansätze zu verstehen, seien noch einmal die Grundprinzipien der Pathogenese verdeutlicht (weitere Details siehe »Pathogenese von Autoimmunerkrankungen«, Seite 45).

Autoimmunität hat nicht e i n e Ursache, sondern sie entwickelt sich auf der Basis multipler genetischer und exogener Faktoren (Abb. 117). Zum Verständnis der Therapieansätze ist es von erheblicher Bedeutung, ob die Erkrankung durch einen einzelnen T-Zellklon oder polyklonal ausgelöst wird (Abb. 118). Tiermodelle beziehen sich oft auf monoklonale Erkrankungen, bei denen immunmodulatorische Therapien sehr gut einsetzbar sind. Beim

Menschen liegen aber in der Regel polyklonale Erkrankungen vor, bei denen viele dieser Therapieprinzipen nicht infrage kommen.

Ansätze zur immunmodulatorischen Therapie

Tab. 26 nennt Ansätze, die nach heutigem Verständnis noch als experimentell eingestuft werden müssen. Dabei haben noch nicht alle Ideen die Entwicklung von der Zellkultur über das Tiermodell bis hin zur klinischen Prüfung durchlaufen. Im Folgenden werden nur die Therapieansätze näher besprochen, die klinisch geprüft wurden und zunächst die Konzepte genannt, die antigenunspezifisch arbeiten.

Antigenunspezifische Ansätze

T-Zelleliminierende Verfahren

Schon seit Jahrzehnten ist die zentrale Rolle der T-Zellen bei der Entstehung von rheumatischen Erkrankungen bekannt, und es war naheliegend, sich von T-Zelleliminierenden Verfahren Besserung zu versprechen. Das Antithymozytenglobulin wird heute für diese Zwecke praktisch nicht mehr verwendet (Ausnahme: schwere aplastische Anämie), ebenso wenig Lymphapherese (Leukapherese) oder Ductus-thoracicus-Drainage. Von der extrakorporalen Photochemotherapie hat man nach einer Pilotstudie an 7 erwachsenen Patienten mit rheumatoider Arthritis nichts mehr gehört. Die Thymektomie hat heute noch bei der Therapie der Myasthenia gravis ihren Platz. Lymphknoten- oder Ganzkörperbestrahlung verbieten sich im Kindesalter wegen des strahlenbedingten Krebsrisikos.

Apheresen

Die Plasmapherese spielt in der Erwachsenenmedizin in bestimmten Situationen durchaus noch eine Rolle, gegebenenfalls

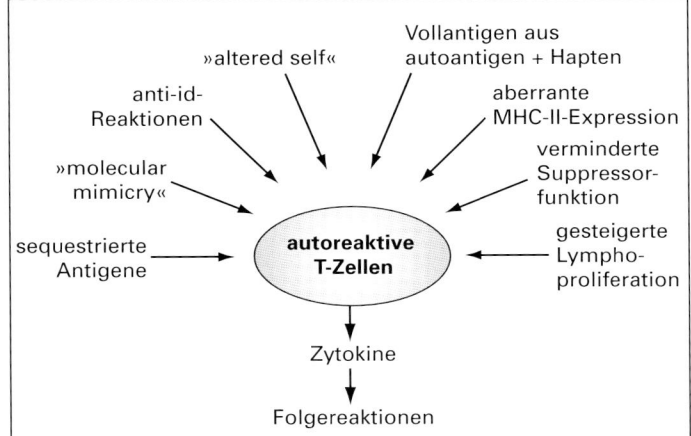

Abb. 117
Multiple Faktoren tragen dazu bei, dass autoreaktive T-Zellen entstehen.
Die von diesen freigesetzten Zytokine steuern dann Folgereaktionen, die schließlich den Charakter der Erkrankung bestimmen

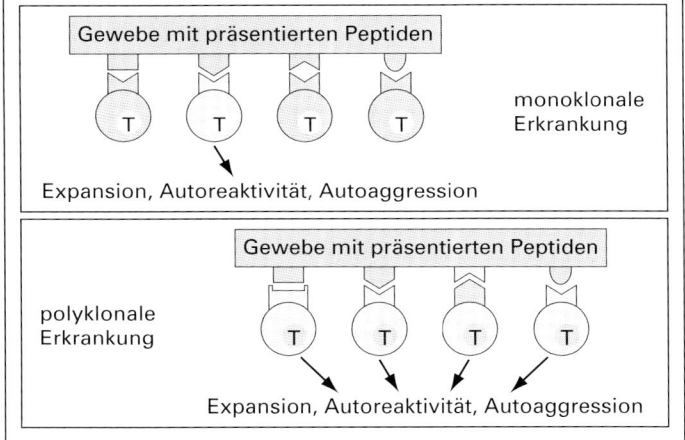

Abb. 118
Im Gewebe finden sich diverse Autoantigene. Wird nur eine der autoreaktiven T-Zellen mit Hilfe des passenden T-Zellrezeptors erkannt, entsteht eine monoklonale Erkrankung. Werden diverse Autoantigene erkannt, kommt es zu einer polyklonalen Erkrankung

kombiniert mit immunsuppressiver Therapie. Dabei kann das Plasma nicht nur ausgetauscht, sondern alternativ über Affinitätschromatographiesäulen geleitet werden, um spezifische Bestandteile wie Autoantikörper aus dem Plasma zu entfernen, bevor dem Patienten der Rest wieder verabreicht wird (= Immunadsorption).

Knochenmark- und Stammzelltransplantation

Allogene Transplantationen sind wegen rheumatischer Erkrankungen bisher nur vereinzelt durchgeführt worden. Dagegen werden autologe Transplantationen, vor allem von $CD34^+$-Stammzellen derzeit auch bei Kindern klinisch geprüft (Übersicht bei 1). Das Prinzip der autologen Stammzelltransplantation bei Autoimmunerkrankungen beruht auf der Verabreichung einer intensiven Immunsuppression bei einer ablativen Chemotherapie und auf der Rekonstitution eines »naiven« Immunsystems in der Hoffnung, dass die zuvor zur Autoimmunität führenden Mechanismen nicht erneut einsetzen.

Autologe Stammzell- oder Knochenmarktransplantationen bei Autoimmunerkrankungen werden seit wenigen Jahren in zunehmender Zahl durchgeführt. Im europäischen Register sind derzeit mehr als 150 Patienten mit unterschiedlichen Autoimmunerkrankungen registriert. Behandelt wurden adulte Patienten mit rheumatoider Arthritis, systemischem Lupus erythematodes, systemischer Sklerose, Vaskulitiden, hämatologischen Autoimmunerkrankungen, chronisch-entzündlichen Darmerkrankungen und multipler Sklerose. Behandelt wurden nur Patienten mit konventionell-therapeutisch nicht ausreichend beeinflussbaren schweren Krankheiten.

Die Ergebnisse sind in Abhängigkeit von der Diagnose überraschend ermutigend. So zeigten einige Patienten mit systemischer Sklerodermie sogar ein Ansprechen der Lungenfibrose. Bei dieser konventionell-therapeutisch oft nur ungenügend beeinflussbaren Erkrankung mit einer für nicht maligne Erkrankungen niedrigen 5-Jahresüberlebensrate hatte allerdings auch die autologe Stammzelltransplantation (ASCT) eine bemerkenswerte Letalität von bis zu 25%. Trotz deutlicher klinischer Besserung verschwanden z. B. bei Lupuspatienten die antinukleären Antikörper nicht vollständig, sodass an der Hypothese der Rekonstitution eines »neuen«, autoimmunologisch naiven Immunsystems zumindest im Erwachsenenalter gezweifelt werden muss.

Nur wenige Kinder mit einem STILL-Syndrom oder einer Polyarthritis, einige Kinder mit systemischem Lupus erythematodes oder einer systemischen Sklerodermie sind bisher behandelt worden. Für die juvenile idiopathische Arthritis stehen Empfehlungen zur ASCT zur Verfügung (2). Zu den Einschlusskriterien zählen zumindest das Versagen einer hochdosier-

1. T-Zell-eliminierende Verfahren:
   Antithymozytenglobulin
   Lymphapherese
   Ductus-thoracicus-Drainage
   Thymektomie
   Ganzkörperbestrahlung

2. Apheresen

3. Knochenmarks- und Stammzelltransplantation

4. Monoklonale Antikörper
   gegen T-Zellmarker (mit und ohne Toxine): CD3, CD4, CD5, CD7, CD25, CD45RB, CD52, CTLA-4 (CD152) und Adhäsionsproteine: CD2, CD11a, CD18, CD28, CD29/CD49d, CD54, CD106 u. a.

5. Synthetische Analoga von T-Zelloberflächenmolekülen: CD4, lösliche CTLA-4/IgG-Fc, HLA-Peptide

6. Monoklonale Antikörper gegen antigenpräsentierende Zellen: HLA-Klasse II (möglichst allelspezifisch)

7. Zytokinantagonisten/-rezeptorantagonisten:
   IL-1-Rezeptorantagonist,
   IL-1-Inhibitor(en?)
   TNF-α-Antagonist, sTNFR/IgG-Fc
   (Etanercept)

8. Monoklonale Antikörper gegen Zytokine/Zytokinrezeptoren:
   anti-TNF-α, anti-IL-1, anti-IL-6, anti-IL-1 R

9. Zytokine:
   IFN-α, IFN-β
   IL-2/Ricin, Diphtherietoxin/IL-2-Fusionsprotein
   IL-4 (einschließlich Verabreichung mit transduzierten T-Zellen),
   IL-13, TGF-β
   IGF-1 oder IGF-1/IGFBP3-Komplexe

10. Immunmodulatoren (Immunsuppressiva):
    Pentoxifyllin mit und ohne Thalidomid, Minocyclin
    γ-Linolensäure
    CsA, FK506 (Tacrolimus)
    Hochdosiert i.v. Immunglobuline
    Immunstimulanzien einschließlich Thymushormone

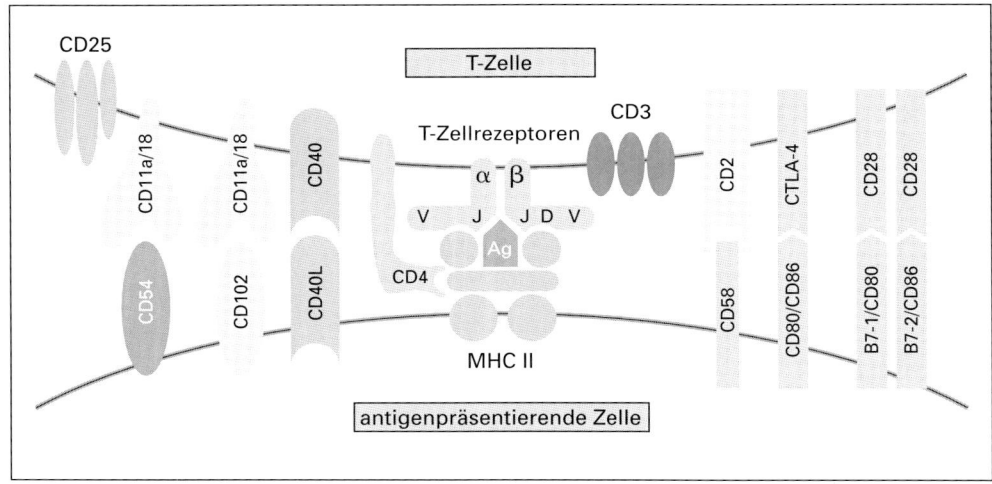

Abb. 119
An der Interaktion zwischen T-Zelle
und antigenpräsentierender Zelle ist
nicht nur der trimere Komplex aus MHC II,
immunogenem Peptid und T-Zellrezeptor
beteiligt, sondern eine Reihe von
kostimulatorischen Molekülen.
Die Mehrzahl dieser Moleküle war bereits
in präklinischen oder klinischen
Untersuchungen Gegenstand
immuntherapeutischer Interventionen

ten Methotrexattherapie (1 mg/kg/Woche, maximal 40 mg) bzw. einer Kombination aus Methotrexat und Cyclosporin A, einer Steroidbedürftigkeit von über 0,3 mg/kg/d oder das unzureichende Ansprechen auf eine Therapie nach dem Seattle-Protokoll, bestehend aus i.v. Pulsen mit hoch dosiertem Cyclophosphamid, Steroiden und oralem Methotrexat.

Erste Therapieversuche an Kindern mit STILL-Syndrom zeigten innerhalb von 2 Wochen eine deutliche Abnahme der Gelenkschwellungen, der Schmerzen und der Morgensteifigkeit. BSG und CRP-Spiegel normalisierten sich. Bis auf nicht steroidale Antiphlogistika konnten alle Medikamente abgesetzt werden (3). Bei

den meisten Patienten (7 von 9) wird eine Vollremission beobachtet. Nach Wachstumsarrest v o r ASCT zeigen die Kinder n a c h ASCT ein Aufholwachstum. Die Remissionen halten derzeit bis über 2 Jahre nach Transplantation. Leider ist die überwiegend ermutigende Erfahrung mit Kindern mit einer juvenilen idiopathischen Arthritis durch eine hohe Rate an Todesfällen (4 von 21 in der European Cooperative Group for Bone Marrow Transplantation [= EBMT] registrierten Patienten) getrübt. Zudem sind die Langzeitfolgen der Konditionierung und der Bestrahlung nicht abzusehen. Aus diesen Gründen sollte diese in hohem Maße experimentelle Therapie nur in Studien eingesetzt werden.

Monoklonale Antikörper gegen T-Zellmarker (mit und ohne Toxine)

Während das Antithrombozytenglobulin nicht zuletzt wegen seiner ausgeprägten Nebenwirkungen (Serumkrankheit) weitgehend aus der Therapie rheumatischer Erkrankungen verschwunden ist, finden monoklonale Antikörper weiter in klinischen Prüfungen Anwendung. Zu Beginn der klinischen Prüfung wurden Mausantikörper eingesetzt, derzeit verwendet man nur noch »humanisierte« Antikörper. Es liegt dabei ein Hybridmolekül vor, bei dem die Spezifität des Antikörpers im F(ab')2-Fragment vom Mausantikörper stammt, der Fc-Teil jedoch vom humanen IgG. Bei einigen Antikörpern ist nur noch die CDR3-Region murinen Ursprungs.

Diese Antikörper sind zum Teil gegen Oberflächenstrukturen von T-Zellen gerichtet (CD3, CD4, CD5, CD7, CD25, CD45RB, CD52), zum Teil gegen typische Adhäsionsmoleküle (CD2, CD11a, CD18, CD28, CD29/CD49d, CD54, CD106, CD152 u. a.). Die Abb. 119 verdeutlicht die Interaktion dieser Adhäsionsmoleküle. Das Ziel all dieser Interventionen ist es, die Anzahl zirkulierender T-Zellen zu reduzieren, ihre Aktivierung oder Funktion zu hemmen oder die Interaktion von T-Zellen mit antigenpräsentierenden Zellen und B-Zellen zu behindern.

Die breiteste klinische Anwendung haben monoklonale Antikörper gegen CD4 erfahren. CD4 ist in erster Linie auf Helferzellen exprimiert, aber auch auf Monozyten. Seine Struktur zeigt Abb. 120. Bei Erwachsenen wurden anti-CD4-Antikörper in erster Linie bei der rheumatoiden Arthritis erprobt, aber auch bei juveniler idiopathischer Arthritis, kutanem und systemischem Lupus erythematodes, systemischer Vaskulitis, Polychondritis, chronisch-entzündlichen Darmerkrankungen, Autoimmunhepatitis, multipler Sklerose, Myasthenia gravis, Diabetes mellitus, Uveitis posterior, Psoriasis vulgaris und bei Herztransplantation.

Zum hypothetischen Wirkmechanismus wird auf Tab. 27 verwiesen. Einige Antikörper bewirken eine drastische Verminderung der CD4-Zellen im peripheren Blut (Depletion), während die Anzahl der Helferzellen nach Therapie mit anderen anti-

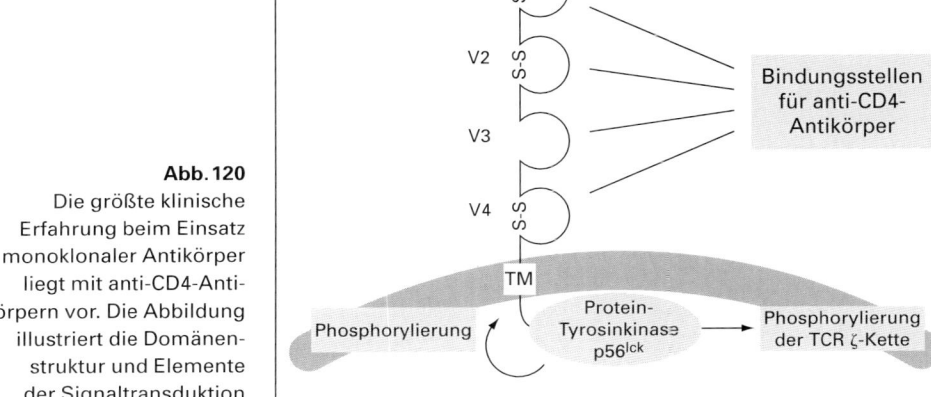

Abb. 120
Die größte klinische Erfahrung beim Einsatz monoklonaler Antikörper liegt mit anti-CD4-Antikörpern vor. Die Abbildung illustriert die Domänenstruktur und Elemente der Signaltransduktion

Tab. 27
Wirkmechanismus
von anti-CD4-Antikörpern

1. Blockade der HLA-Klasse-II/Antigen/T-Zellrezeptor-
   interaktion und Verhinderung der antigenspezifischen
   T-Zellaktivierung

2. Hemmung der T-Zellrezeptor/CD3-vermittelten
   T-Zellaktivierung durch intrazelluläre Signale

3. Modulation des CD4-Antigens von der Zelloberfläche

4. Depletion von T-Helferzellen und Monozyten –
   verminderter Nachschub in das entzündliche Gewebe

5. Induktion von Apoptose (programmierter Zelltod)

6. Minderung der Zytokinsekretion

7. Ausbleibende Hilfe für B-Zellen
   (Verminderung der Immunglobulinsynthese)

8. Reduktion der Monozyten/Makrophagenaktivierung (?)

CD4-Antikörpern unbeeinflusst blieb. Unabhängig hiervon wurde bei allen offenen Pilotstudien über klinische Besserungen bei allen oder den meisten Patienten berichtet. Den Untersuchungen an Erwachsenen folgte eine einzige Untersuchung an 5 Patienten mit einer juvenilen (chronischen) idiopathischen Arthritis. Eine klinische Vollremission wurde bei keinem Kind erreicht. Lediglich bei Kindern mit systemischer juveniler idiopathischer Arthritis konnte eine Beschwerdefreiheit mit Verlust von Gelenkschmerzen und Morgensteifigkeit für 8 Wochen dokumentiert werden (4).

Den offenen Studien mit murinen monoklonalen Antikörpern folgten zunächst offene Studien mit chimären (humanisierten) anti-CD4-Antikörpern, gefolgt von ersten kontrollierten Studien. Verwendet wurden dabei humanisierte Antikörper, die in größerer Menge gentechnologisch hergestellt werden konnten. Sie bieten den Vorteil einer geringeren Immunogenität, aber auch eine bessere Bindung an humanes Komplement und humane Fc-Rezeptoren, sodass effektivere antikörperinduzierte zytopathische Effekte erzielt werden. Erste Therapieerfahrungen bei

über 50 Patienten mit rheumatoider Arthritis waren ermutigend. Allerdings zeigte sich eine T-Helferzelldepletion, die im Kontrast zu den Vorerfahrungen mit murinen Antikörpern während der 6-monatigen Beobachtungszeit persistierte. Nebenwirkungen wie Fieber, Myalgien, Mattigkeit und ein asymptomatischer Blutdruckabfall traten bei bis zu 20% der Patienten auf. Erwartungsgemäß zeigte sich eine nur geringe Sensibilisierung.

In 2 nachfolgenden randomisierten plazebokontrollierten doppelblinden Studien konnte zwar bei einigen Patienten eine klinische Besserung und ein Absinken der Akute-Phase-Reaktion beobachtet werden, ein signifikanter Unterschied zur Plazebogruppe bestand aber nicht (5). Vor allem die anhaltende CD4-Lymphopenie nach Therapie mit den chimären anti-CD4-Antikörpern erscheint problematisch, obwohl nicht über eine erhöhte Inzidenz opportunistischer Infektionen berichtet wurde.

Eine neue Generation nicht-depletierender anti-CD4-Antikörper wurde in einer plazebokontrollierten Therapiestudie an insgesamt 136 Patienten mit rheumatoider Arthritis erprobt (6). Mit einem Primaten-anti-CD4-Antikörper in verschiedenen Dosierungen ergaben sich Besserungen bei 77% der Patienten der Hochdosisgruppe (p <0,002), bei 47% der Patienten der mittelhohen Dosisgruppe (p <0,03) und 42% der Patienten der Niedrigdosisgruppe (p >0,05). Die klinischen Besserungen waren bei etwa der Hälfte der Patienten für zumindest 3 Monate stabil. Nur wenige Patienten zeigten bei Therapieende eine transiente Verminderung der Helferzellzahl unter 250/µl. Während in den beiden Gruppen mit niedriger bzw. mittelhoher Dosierung keine therapieassoziierten Nebenwirkungen erkennbar waren, traten in der Hochdosisgruppe Hauterscheinungen im Sinne einer leukozytoklastischen Vaskulitis auf.

Z u s a m m e n f a s s e n d bleibt die Frage nach dem Stellenwert der anti-CD4-Therapie bei Autoimmunerkrankungen auch 12 Jahre nach ersten Therapieversuchen offen. Die guten experimentellen Ergebnisse ließen sich bisher nicht unmittelbar auf die Situation des erkrankten Menschen übertragen. Für eine endgültige Bewertung sind die Ergebnisse derzeit laufender multizentrisch randomisierter plazebokontrollierter Studien abzuwarten.

Synthetische Analoga von T-Zelloberflächenmolekülen

Verschiedene Produkte wurden mit dem Ziel hergestellt, bestimmte T-Zellfunktionen zu behindern. Sie zeigten in Tierversuchen Aktivität, sind aber klinisch bisher nicht erprobt worden.

Monoklonale Antikörper gegen antigenpräsentierende Zellen

Nicht nur T-Zellen sind als Ziel immunmodulatorischer Therapien überprüft worden. Auch der HLA-Komplex wurde diesbezüglich überprüft. Monoklonale Antikörper gegen HLA-Klasse II waren im Tiermodell dann besonders wirksam, wenn sie allelspezifisch eingesetzt wurden.

Zytokinantagonisten, Zytokinrezeptorantagonisten

Proinflammatorische Zytokine wie TNF-α, IL-1 und IL-6 spielen fraglos eine zentrale Rolle in der Pathogenese verschiedener rheumatischer Erkrankungen. In Abb. 121 wird ihre Rolle am Beispiel der rheumati-

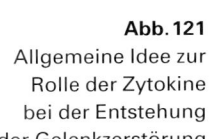

Abb. 121
Allgemeine Idee zur
Rolle der Zytokine
bei der Entstehung
der Gelenkzerstörung

MΦ = Makrophage
F = Fibroblast
Ch = Chondrozyt

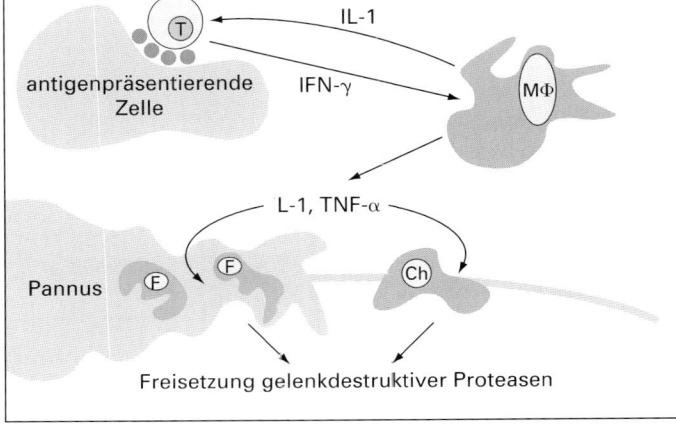

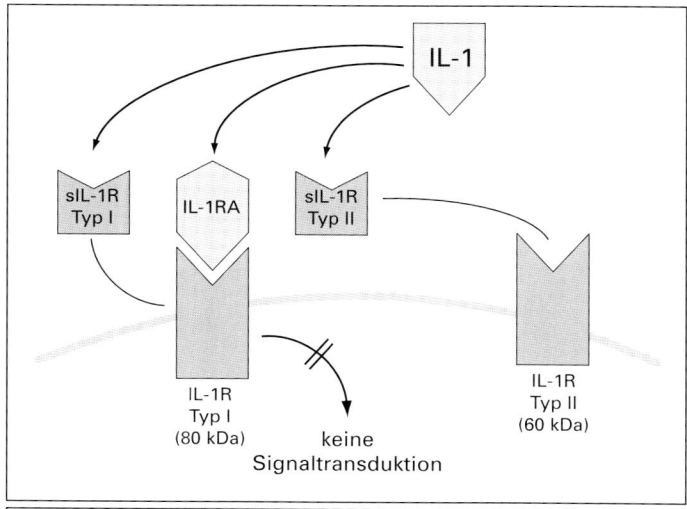

Abb. 122
Die Wirkung von IL-1 kann in der löslichen Phase durch die verschiedenen Formen der löslichen Rezeptoren, auf der Ebene des Rezeptors durch den IL-1-Rezeptor-Antagonisten neutralisiert werden

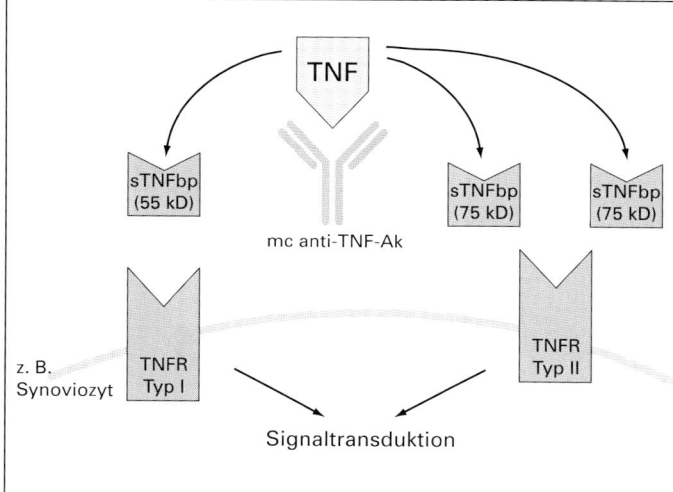

Abb. 123
Die Wirkung von TNF kann durch monoklonale anti-TNF-Antikörper und durch lösliche TNF-Rezeptoren neutralisiert werden. Der lösliche TNF-Rezeptor II steht als Fusionsprotein mit IgG Fc zur Verfügung

schen Synovitis verdeutlicht. Dabei wird die Zytokinwirkung nach Bindung an hochspezifische Rezeptoren entfaltet und verständlich, dass die Zytokinwirkung sowohl auf der Ebene der Zytokine selbst als auch auf der Ebene der Rezeptoren moduliert werden kann (Abb. 122 und 123).

Zur Blockade wurden nicht nur monoklonale Mausantikörper (anti-TNF-α, anti-IL-1, anti-IL-6, anti-IL-1R) überprüft, sondern auch körpereigene Proteine wie der IL-1-Rezeptorantagonist, der TNF-α-Antagonist und lösliche TNF-α-Rezeptoren eingesetzt. Letztere wurden allerdings aus pharmakokinetischen Gründen gentechnologisch an IgG-Fc gekoppelt.

ELLIOTT et al. (7) beschrieben 73 erwachsene Patienten mit aktiver rheumatoider Arthritis, die in einer randomisierten plazebokontrollierten Doppelblindstudie mit einem chimärischen (human/Maus) anti-TNF-Antikörper in 2 verschiedenen Dosierungen (1 bzw. 10 mg/kg) behandelt worden waren. Die Ergebnisse waren eindrucksvoll: Die Therapie sprach nach 4 Wochen in der Plazebogruppe bei 2 von 24, mit der niedrigen Dosis bei 11 von 25 und mit der hohen Dosis bei 19 von 24 Patienten an. Ernst zu nehmende Nebenwirkungen wurden nicht beobachtet. Das CRP fiel über mehrere Wochen deutlich ab. Die Arbeitsgruppe war auch die erste, die ein Kind mit schwerer systemischer juveniler idiopathischer Arthritis erfolgreich mit diesem Antikörper behandelt hat (8).

Etanercept ist ein Dimer eines gentechnologisch hergestellten Fusionsproteins aus dem extrazellulären ligandenbindenden Anteils des 75-kD-TNF-Rezeptors (p75) und dem Fc-Teil der Immunglobulin-γ-1-Kette. Es bindet lösliches TNF-α und Lymphotoxin-α (TNF-β) effektiv. Durch die Fusion wurde eine Verlängerung der biologischen Halbwertszeit erreicht. Bei einer t½ von 19 Stunden ist eine 2-mal wöchentliche Gabe möglich, wodurch sich die notwendige parenterale Therapie (s.c. Injektionen) auch bei kleineren Kindern weniger problematisch gestaltet.

Erste Therapieerfahrungen mit Etanercept wurden an erwachsenen Patienten mit rheumatoider Arthritis gewonnen (9). Bei dreimonatiger Therapie zeigte sich ein signifikanter dosisabhängiger Therapieeffekt auf Gelenkschmerz und -schwellung wie auch Inflammationswerte (BSG, CRP-Spiegel). Zwischenzeitlich liegen Therapiestudien mit längerer Laufzeit (10) und in Kombination mit Methotrexat (11) vor, wobei sich ein additiver Effekt ergab. Etanercept ist in den USA zur Behandlung der rheumatoiden Arthritis und der polyartikulären juvenilen idiopathischen Arthritis zugelassen.

An der zur Zulassung führenden Studie nahmen 69 Patienten mit juveniler idiopathischer Arthritis teil. In einem ersten offenen Teil erhielten alle Kinder Verum (0,4 mg/kg, maximal 25 mg) für 90 Tage.

74% der Patienten sprachen auf alle Aspekte wie Allgemeinbefinden, Morgensteifigkeit, Gelenkschmerz und -schwellung, Bewegungseinschränkung, und Laborwerte in gleicher Weise an. Bei den so definierten Respondern erfolgte dann in Teil 2 eine Randomisierung auf Plazebo bzw. Verum, wobei die Verumgruppe weitere Besserung zeigte, sich bei der Plazebogruppe aber ein Wirkverlust einstellte. Während der 4-monatigen Studiendauer in Teil 2 ergaben sich neue Symptome (Flare-up) bei 81% der mit Plazebo behandelten und bei 28% der mit Etanercept behandelten Patienten mit juveniler idiopathischer Arthritis (p < 0,001). Beide Studienteile belegen die therapeutische Wirksamkeit.

Nebenwirkungen unter Etanercept sind neben der Lokalreaktion, die in der Regel keinen Therapieabbruch erfordert, ein mögliches Auftreten bzw. die Aggravation von Infektionen, wobei in den plazebokontrollierten Studien im Kindesalter bisher keine signifikante Infekthäufung auftrat. Dagegen wurde über schwere und auch letale Infektionen bei adulten Patienten mit rheumatoider Arthritis berichtet. Wie auch bei Therapie mit anti-TNF-α Antikörpern lassen sich anti-Etanercept-Antikörper nachweisen, die aber nur geringe klinische Bedeutung haben. Bei ersten Therapieerfahrungen in Deutschland an erheblich vorbehandelten Kindern und Jugendlichen mit bis dato therapierefraktärer hoher Krankheitsaktivität zeigte Etanercept eine hohe Effektivität. Die Kinder verloren schon in der 1. Therapiewoche (nach 1–2 Injektionen) Gelenkschmerzen und Morgensteifigkeit. Dies führte auch zu ungeahnten physiotherapeutischen Fortschritten. Parallel dazu sinken sehr rasch die Entzündungswerte (BSG, CRP-Spiegel).

Derzeit sind Dauer und Ausmaß der Therapieeffekte aber noch nicht absehbar; es bleibt abzuwarten, welcher Stellenwert der Antizytokintherapie, vor allem der Therapie mit TNF-Rezeptorhybridmolekülen, zukommen wird.

Auch der IL-1-Rezeptorantagonist hat sich in einer plazebokontrollierten Studie als wirksam erwiesen. Insgesamt wurden 472 erwachsene Patienten mit rheumatoider Arthritis rekrutiert (12). IL-1RA erwies sich bei außerordentlich geringen Nebenwirkungen dem Plazebo als überlegen. Zudem wurde erstmals mit einer biologischen Substanz erreicht, dass die radiologisch messbare Erosion an den Gelenken verlangsamte.

Zytokine

Dank der Gentechnologie können Zytokine in großer Menge produziert werden. Nur unter dieser Voraussetzung war es möglich, dass sie auch therapeutisch überprüft wurden. So wurde etwa IFN-γ bei der adulten und juvenilen rheumatoiden Arthritis (juvenile idiopathische Arthritis), IFN-β bei der multiplen Sklerose versucht. Nur teilweise waren die Ergebnisse so überzeugend, dass diese Therapien auch heute noch eingesetzt werden. Bei der adulten rheumatoiden Arthritis hat der Vergleich mit Plazebo bei IFN-γ keine Wirkung erkennen lassen (13).

Das Diphtherietoxin/IL-2-Fusionsprotein, welches zytotoxisch für aktivierte T-Zellen ist, wurde bereits klinisch geprüft (14). An der Studie nahmen 45 Erwachsene mit refraktärer rheumatoider Arthritis teil, das Design war doppelblind und plazebokontrolliert. Ab Woche 5 erfolgte eine offene Gabe an alle. Die Substanz wurde über 5 Tage i.v. verabreicht (75 μg/kg/d). Während der blinden Phase zeigte sich ein Response mit Verum bei 4 von 22, mit Plazebo bei keinem von 23 Patienten, während der offenen Phase nach weiteren 3 Zyklen bei 11 von 33 Patienten. Diese mäßigen Ergebnisse wurden durch e r h e b l i c h e N e b e n w i r k u n g e n erkauft: Fieber und Schüttelfrost bei 45%, erhöhte Transaminasen bei 55%, verstärkte Gelenkschmerzen bei 45% der Patienten.

Während atopische Erkrankungen in der Regel mit einer Prädominanz von TH2-Zellen, die IL-4, IL-5 und IL-13 produzieren, einhergehen, ist bei rheumatischen Erkrankungen das Gleichgewicht zugunsten der TH1-Zellen, die IL-2 und IFN-γ produzieren, verschoben.

So hat man in Tiermodellen versucht, IL-4 therapeutisch zu verabreichen. Dabei war sowohl die Gabe des freien Zytokins erfolgreich, wie auch die Gabe von T-Zellen, die mit dem IL-4-Gen transfiziert worden waren. Ähnliche Wirkungen hatte IL-13, was in Anbetracht der IL-4/IL-13-Rezeptorstruktur nicht verwunderlich ist. TGF-β ist ein Zytokin, das zumindest im Mausmodell einer weiteren TH-Subpopulation zugeordnet wird, den TH3-Zellen. Dass es entzündungshemmende Effekte hat, konnte in Modellen gezeigt werden.

IGF-1- oder IGF-1/IGFBP3-Komplexe

IGF-1- oder IGF-1/IGFBP3-Komplexe sind nur beim Tiermodell der experimentellen autoimmunen Enzephalomyelitis geprüft worden, weil man gefunden hatte, dass IGF-1 die Entwicklung von Oligodendrozyten und Myelinproduktion stimuliert. Die Effekte waren nicht sehr beeindruckend. Bei anderen rheumatischen Erkrankungen ergibt dieser Ansatz keinen Sinn.

Immunmodulatoren (Immunsuppressiva)

Auch medikamentös wurden verschiedene Versuche unternommen, das Immunsystem zu modulieren (z. B. Lobenzarit, Levamisol, Ciamexon, Clotrimazol). Pentoxifyllin wurde wegen seiner hemmenden Funktion auf die TNF-Produktion versucht. Weder allein noch in Kombination mit Thalidomid hat sich dieser Ansatz als erfolgversprechend erwiesen. Minocyclin kam wegen seiner hemmenden Einflüsse auf verschiedene Entzündungszellen zur klinischen Prüfung. Im Vergleich zu Plazebo zeigte es bei erwachsenen Patienten mit rheumatoider Arthritis signifikante positive Effekte bei vertretbarer Toxizität (15, 16).

γ-Linolensäure ist seit einigen Jahren als Therapeutikum beim atopischen Ekzem im Gespräch. Es wurde aber auch bei rheumatoider Arthritis versucht (17). Hintergrund dabei ist, daß γ-Linolensäure im Tiermodell die Arthritis supprimiert. Untersucht wurden 56 Patienten mit rheumatoider Arthritis. Es kam zu einem Vergleich zwischen 2,8 g/d γ-Linolensäure vs. Plazebo über 6 Monate, dann γ-Linolensäure über weitere 6 Monate. Während der kontrollierten Phase zeigten sich Besserungen bei 14 von 22 Patienten in der Verum- vs. 4 von 19 Patienten in der Plazebogruppe; während der einfach blinden Phase besserten sich auch mit Plazebo vorbehandelte Patienten.

Cyclosporin A und FK506 (Tacrolimus) sind eher den klassischen Immunsuppressiva zuzurechnen. Den Wirkmechanismus erläutert Abb. 124. Klinische Studien bei verschiedenen rheumatischen und Autoimmunerkrankungen sowie in der Transplantationsmedizin haben beiden Substanzen inzwischen einen festen Platz verschafft.

Bei Kindern liegen allerdings nur wenige Erfahrungen vor. Die Indikation zur Behandlung der juvenilen idiopathischen (rheumatoiden) Arthritis ist daher eher restriktiv zu stellen. Eine Ausnahme bildet

Abb. 124
Mechanismus der Wirkung von Cyclosporin A und Tacrolimus (FK506). Nach Aktivierung der T-Zelle über den T-Zellrezeptor/CD3-Komplex kommt es zur Synthese von IP3 (Inositoltriphosphat), welches eine Ca-Freisetzung bewirkt. Normalerweise folgt danach die Aktivierung von Calcineurin, welches die zytoplasmatische Form von NF-AT (nuclear factor of activated T cells) aktiviert.

NF-ATc kann daraufhin in den Zellkern transloziert werden, bindet an die DNS im Bereich des IL-2-Promotors und bewirkt so eine IL-2-Transkription. Die Aktivierung von Calcineurin kann durch den Komplex aus Cyclophilin/Cyclosporin A oder den Komplex aus FK506/FKBP (FK-bindendes Protein) gehemmt werden, während der Ras-Transduktionsweg unbeeinflusst bleibt

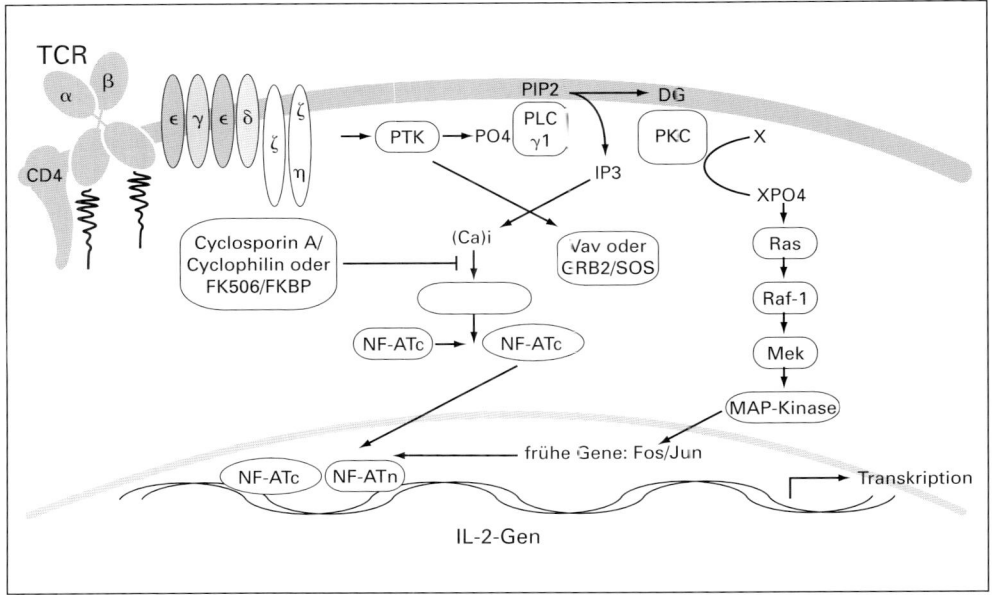

1. T-Zelldepletion durch Hochdosisantigentherapie
2. Antikörper gegen T-Zellrezeptoridiotyp
3. Antikörper gegen T-Zellrezeptorgerüst
4. TCR-Antagonisten, Analoga
   zu pathogenen Peptiden
5. T-Zellvakzinierung
6. TCR-Vβ-Peptidvakzinierung
7. MHC-II-Blockade durch Kompetitor-
   peptide
8. Orale Toleranzinduktion
9. Toleranzinduktion durch intrathymische Peptidinjektion
10. DNA-Vakzinierung (DNA kodiert
    für Autoantigen)

Tab. 28
Antigenspezifische Verfahren

die gegenüber lokaler Behandlung mit Steroiden, oralen, nicht steroidalen Antirheumatika oder kurzzeitig oraler hochdosierter Steroidgabe refraktäre Uveitis, bei der einer Therapie mit Cyclosporin A der Vorzug gegeben werden kann, wenngleich kontrollierte Studien fehlen (18). Sonst wird Cyclosporin A als Kombinationspartner bei der therapierefraktären polyartikulären juvenilen idiopathischen (rheumatoiden) Arthritis bzw. bei den systemischen Verläufen eingesetzt. Kontrollierte Studien fehlen auch hier. Zum Teil bessere Erfahrungen bestehen bei der Behandlung von Vaskulitiden und Kollagenosen, und hier vor allem bei der Behandlung der Dermatomyositis, aber auch der systemischen Sklerodermie (19, 20). Cyclosporin A wurde erfolgreich eingesetzt beim Makrophagenaktivierungssyndrom (siehe auch »Systemische Erkrankung«, Seite 205), einer ätiologisch ungeklärten Komplikation der juvenilen idiopathischen

(chronischen) Arthritis mit Zeichen der systemischen Histiozytose (Fieber, Hepatosplenomegalie, Panzytopenie, Hypofibrinogenämie u. a.) (21).

Hochdosierte i.v. Immunglobuline wurden in der Pädiatrie bisher wegen ihrer Wirkung bei vergleichsweise wenigen Nebenwirkungen vielfältig klinisch geprüft. Nur wenige Indikationen sind weltweit akzeptiert, und es besteht Bedarf für weitere Studien. Vorläufige Beobachtungen suggerieren positive Effekte bei der Dermatomyositis, der juvenilen idiopathischen Arthritis, verschiedenen Vaskulitiden u. a. m. HORNEFF und WAHN (22) haben die Daten von 76 Kindern mit juveniler idiopathischer Arthritis zusammengefasst. Bei diesen zeigte sich durch hochdosiertes i.v. Gammaglobulin (HDivGG) eine Besserung der Gelenksymptomatik bei 39 von 66 Patienten (59%), eine Besserung extraartikulärer Symptome bei 32 von 38 Patienten (84%); eine Steroiddosisreduktion war möglich bei 28 von 38 Patienten (74%).

Mehrfach wurden in den vergangenen Jahren Immunstimulanzien einschließlich Thymushormone klinisch geprüft. Die Erfolge waren nicht überzeugend, sodass diese Ansätze heute nicht mehr ernsthaft diskutiert werden.

Antigenspezifische Ansätze

Therapien gegen den T-Zellrezeptor und seine Funktion

Fast alle der in Tab. 28 genannten Ideen wurden am Modell der experimentellen autoimmunen Enzephalomyelitis überprüft, also am Modell einer klonalen Erkrankung. Nur so sind die Erfolge zu erklären, wenn gegen T-Zellen gerichtete Strategien verwendet wurden, wie T-Zelldepletion durch Hochdosisantigentherapie, Antikörper gegen T-Zellrezeptoridiotyp, Antikörper gegen T-Zellrezeptorgerüst, T-Zellrezeptorantagonisten oder Analoga zu pathogenen Peptiden.

T-Zellvakzinierung,
T-Zellrezeptor-Vβ-Peptidvakzinierung

Anders verhält es sich mit der T-Zellvakzinierung oder der T-Zellrezeptor-Vβ-Peptidvakzinierung, die auch am Menschen erprobt wurden. Das Prinzip ist, dass man durch die Vakzine versucht, antiklonotypische Immunität zu erzeugen (Abb. 125). Diese antiklonotypischen Reaktionen sollen dann den Autoimmunprozess dämpfen. In Tiermodellen hat man dieses Verfahren mit Erfolg bei induzierter Arthritis, der experimentell-allergischen Enzephalomyelitis, der Autoimmunthyreoiditis und dem spontanen Diabetes versucht. Beim Menschen wurde es bei rheumatoider Arthritis und bei multipler Sklerose eingesetzt.

Bei multipler Sklerose konnten HAFLER et al. (23) zeigen, dass die autologe MLC (= mixed lymphocyte culture) nach Vakzinierung positiv wird. ZHANG et al. (24) zeigten dann, dass spezifisch die MBP-Reaktivität (MBP = myelin basic protein) supprimiert wird, während etwa die Immunität gegenüber Tetanustoxoid unverändert bestehen bleibt. MEDAER et al. (25) verglichen 8 Patienten mit multipler Sklerose, die T-Zellvakziniert worden waren, mit 8 nicht behandelten Kontrollen. Die Vakzine war durch Expansion MBP-spezifischer T-Zellen mit nachfolgender Fixierung erzeugt worden.

Bei den vakzinierten Patienten ging die Zahl der Exazerbationen zurück, es entstanden signifikant weniger durch MRT nachweisbare neue Läsionen, und MBP-spezifische T-Zellen wurden erfolgreich depletiert.

Das Prinzip der T-Zellrezeptor-Vβ-Peptidvakzinierung ist in Abb. 126 dargestellt. Hierbei wird die klonotypische Immunantwort nicht durch eine Ganzzellvakzine, sondern nur durch ein Peptid induziert, das einer bestimmten T-Zellrezeptor-Vβ-

Abb. 125
Idee einer T-Zellvakzinierung.
Autoreaktive T-Zellen mit ihren Rezeptoren
werden spezifisch in vitro expandiert.
Die Injektion dieser Vakzine löst dann
eine antiklonotypische Immunantwort aus,
die autoreaktive T-Zellen blockiert

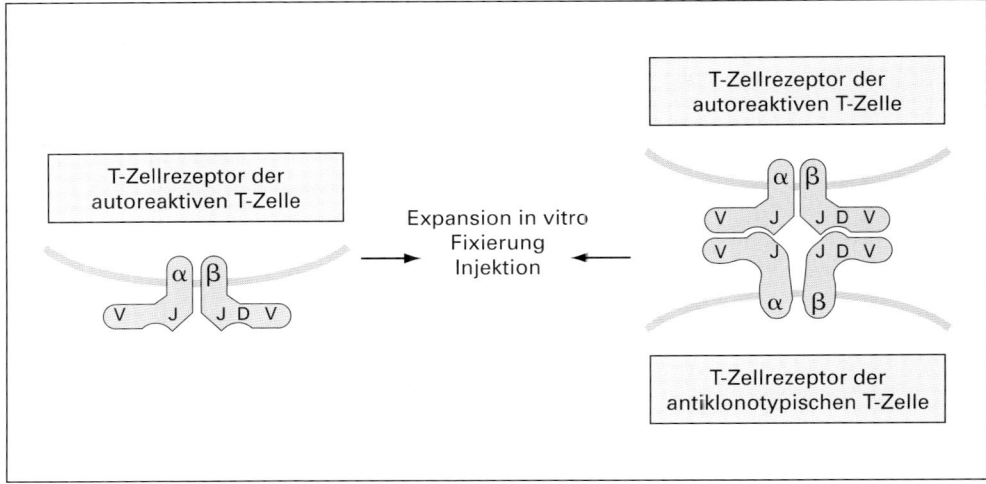

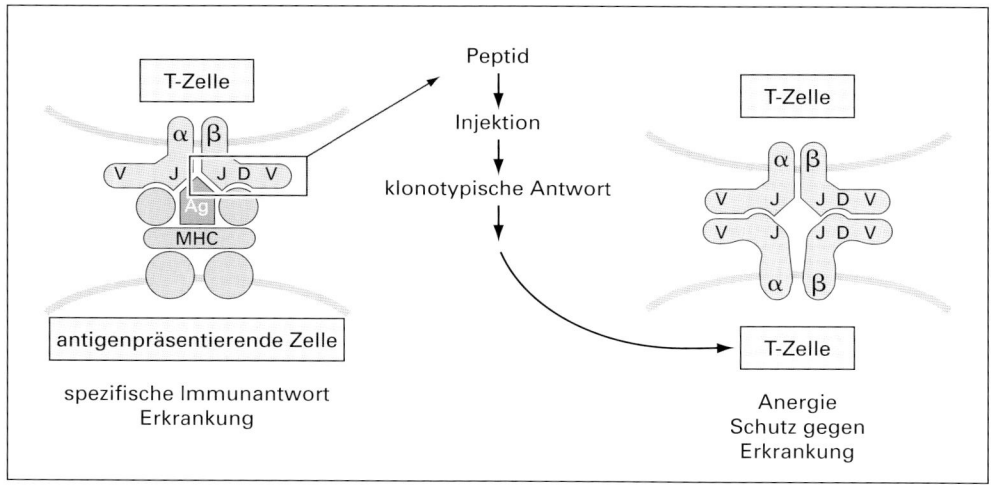

Abb. 126
Die Idee der T-Zellvakzinierung kann auch mit Peptiden erreicht werden, die aus der CDR3-Region des T-Zellrezeptors »herausgeschnitten« wurden. Die antiklonotypische T-Zelle blockiert dann wiederum die autoreaktive T-Zelle

Region entspricht. In Tiermodellen wurde ein solches Peptid mit Erfolg bei experimenteller autoimmuner Enzephalomyelitis oder Adjuvansarthritis eingesetzt. Bei 99 Patienten mit aktiver rheumatoider Arthritis wurde eine Kombination aus Vβ3, Vβ14 und Vβ17 in einer doppelblinden plazebokontrollierten Studie untersucht (26). Das Peptidgemisch wurde dabei in inkomplettem FREUND-Adjuvans verabreicht. Es erfolgte ein Vergleich von inkomplettem FREUND-Adjuvans (Plazebo) vs. 90 μg vs. 300 μg i.m. nach 0, 4, 8 und 20 Wochen. Die Autoren fanden, dass gegen alle Peptide zelluläre Immunität entwickelt wurde. Klinisch gab es mit 90 μg signifikant bessere Resultate als mit 300 μg oder Plazebo.

MHC-II-inibitorische Peptide

Die spezifische Interaktion zwischen antigenpräsentierender und T-Zelle kann natürlich auch auf Ebene der antigenpräsen-

tierenden Zelle unterbrochen werden. Mit diesem Ziel sind MHC-II-inibitorische Peptide überprüft worden, so etwa die Aminosäuren 180–188 von hsp 60 (hsp = heat shock protein). Der Ersatz einer einzigen Aminosäure im Peptid genügte, um eine Adjuvansarthritis zu verhindern. Ähnlich dürfte die Wirkung am Modell der experimentellen autoimmunen Enzephalomyelitis durch die Gabe eines p87-99-Analogs zu erklären sein, bei dem Aminosäure 96 ausgetauscht und damit die Pathogenität eliminiert wurde. Ein klinischer Einsatz ist mit diesen Strategien allerdings wohl nicht zu erwarten.

Orale Toleranzinduktion

Das Prinzip der oralen Toleranzinduktion ist in Abb. 127 erläutert. Nachdem dieses Verfahren in Tiermodellen erfolgreich war (Kollagen-Typ-II-Arthritis, Adjuvansarthritis, experimentelle Autoimmunuveoretinitis, experimentell-allergische Enzephalomyelitis, chronisch-rezidivierende Enzephalomyelitis, Diabetes mellitus, experimentelle Autoimmunmyasthenia gravis, Thyreoiditis), wurden auch am Menschen Studien durchgeführt (rheumatoide Arthritis, multiple Sklerose, Uveitis, Pars planitis, Diabetes mellitus).

Bei der rheumatoiden Arthritis kam dabei Typ-II-Kollagen (Rind, Huhn) zum Einsatz, bei der multiplen Sklerose basisches Myelinprotein, beim Diabetes Humaninsulin und bei der Uveitis bovines retinales Antigen S.

Die größte Studie bei 274 Patienten mit rheumatoider Arthritis ließ eine Dosiswirkungsbeziehung erkennen, wobei der größte klinische Effekt erstaunlicherweise bei einer Dosis von 20 µg/d erzielt wurde (27). Diese Studie beinhaltet einen randomisierten Vergleich von Plazebo mit 20, 100, 500 oder 2500 µg Hühnerkollagen II. Erfolgskriterium war eine >30%ige Abnahme geschwollener und schmerzhafter Gelenke. Der Nachweis von Antikörpern gegen Kollagen II steigerte die Erfolgswahrscheinlichkeit.

Wegen offensichtlicher Unbedenklichkeit kam es auch zu einer, allerdings offenen, Kinderstudie (28). Untersucht wurden dabei 10 Kinder mit juveniler idiopathischer (rheumatoider) Arthritis (8–14 Jahre) und

aktiver Arthritis. Sie erhielten Hühnerkollagen Typ II für 12 Wochen. Danach zeigte sich bei 8 Kindern eine Reduktion geschwollener (–61%) und schmerzhafter (–54%) Gelenke. Auch die 20-m-Gehzeit, die Morgensteifigkeit und klinische Scores besserten sich. Kontrollierte Studien müssen folgen, bevor diese Therapieoption realistisch bewertet werden kann.

Den Erfolgsmeldungen steht die Untersuchung von S EPER et al. (29) an insgesamt 90 Patienten mit rheumatoider Arthritis gegenüber, bei der mit bovinem Kollagen II praktisch kein klinischer Effekt zu erzielen war.

Die 1. Studie bei multipler Sklerose hatten WEINER et al. (30) vorgelegt. Je 15 Patienten mit multipler Sklerose erhielten für 1 Jahr entweder 300 mg bovines Myelin oder Plazebo. Hinsichtlich MBP-Reaktivität zeigte sich in der Verumgruppe eine Reduktion der humoralen und zellulären Immunität. Schwere Schübe bei multipler Sklerose gab es in der Verumgruppe bei 6 von 15 Patienten, in der Plazebogruppe bei 12 von 15 Patienten.

Man fragt sich natürlich, wo bei einem therapeutischen Nutzen denn die erforderlichen Mengen an Autoantigenen herkommen sollen. Denkbar wäre z. B., dass das entsprechende Kollagen-Gen in Obst

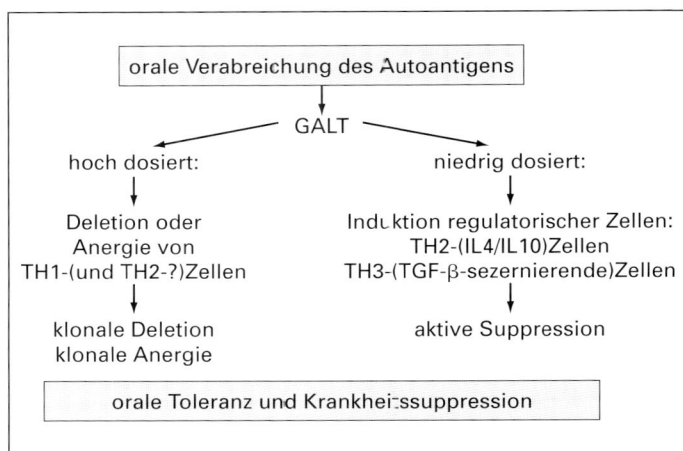

Abb. 127
Interaktion zwischen unterschiedlichen Mengen eines Nahrungsmittels und dem darmassoziierten Immunsystem (GALT) bei der Induktion oraler Toleranz

oder Gemüse eingeschleust und exprimiert wird. So wurde im Tiermodell des
Diabetes mellitus Toleranz durch transgene Tabakpflanzen oder Kartoffeln erzeugt, in die das Gen für Glutaminsäure-
decarboxylase, ein wichtiges Autoantigen
beim Diabetes mellitus, eingebracht worden war.

**Toleranzinduktion
durch intrathymische Peptidinjektion**

Die Toleranzinduktion durch intrathymi-
sche Peptidinjektion kann verständlicher-
weise nur im Tiermodell erfolgen. Solche
Modelle sind auch eher mit dem Ziel
»Proof of Principle« als für den klinischen
Einsatz konzipiert.

DNA-Vakzinierung

Dasselbe gilt derzeit für die Vakzinierung
mit DNS, die für ein autoantigenes Peptid
kodiert (bei der experimentellen autoimmunen Enzephalomyelitis z. B. MBP 68–85).
Möglicherweise kommen auch andere
Ideen aus dem Bereich der Gentherapie
(Übersicht bei 31). So wurden Injektionen
von Plasmid-DNS in kationischen Lipo-
somenkomplexen beim Modell der experimentellen autoimmunen Enzephalomyelitis mit Erfolg vorgenommen. Die DNS
kodierte dabei für IL-4, IFN-β, TGF-β oder
p75 TNF-Rezeptor.

Literatur

1. Jantunen EJ, et al. Stem cell transplantation – a treatment for severe rheumatic diseases? A review. Scand J Rheumatol 1999; 28: 69–74.
2. Wulffraat NM, et al. Proposed guidelines for autologous stem cell transplantation in juvenile chronic arthritis. Rheumatology 1999; 38: 777–778.
3. Wulffraat NM, et al. Autologous haematopoietic stem-cell transplantation in four patients with refractory juvenile chronic arthritis. Lancet 1999; 353: 550–553.
4. Horneff G, et al. Anti-CD4 antibodies for treatment of refractory juvenile rheumatoid arthritis. Ann Rheum Dis 1995; 54: 846–849.

5. Van der Lubbe P, et al. A randomized, double-blind, placebo-controlled study of CD4 monoclonal antibody therapy in early rheumatoid arthritis. Arthritis Rheum 1995; 38: 1097–1106.
6. Levy R, et al. Results of a placebo-controlled, multicenter trial using a primatized non-depleting, anti-CD4 monoclonal antibody in the treatment of rheumatoid arthritis. Arthritis Rheum 1996; 39: 122.
7. Elliott MJ, et al. Randomised double-blind comparison of chimeric monoclonal antibody to tumour necrosis factor alpha (cA2) versus placebo in rheumatoid arthritis. Lancet 1994; 344, 1105–1110.
8. Elliott MJ, et al. Suppression of fever and the acute-phase response in a patient with juvenile chronic arthritis treated with monoclonal antibody to tumour necrosis factor alpha (cA2). Br J Rheumatol 1997; 36: 589–593.
9. Moreland LW, et al. Treatment of rheumatoid arthritis with a recombinant human tumor necrosis factor receptor (p75)-fc fusion protein. N Engl J Med 1997; 337: 141–147.
10. Moreland LW, et al. Etanercept therapy in rheumatoid arthritis. Ann Intern Med 1999; 130: 478–486.
11. Weinblatt ME, et al. A trial of etanercept, a recombinant tumor necrosis factor receptor: Fc fusion protein, in patients with rheumatoid arthritis receiving methotrexate. N Engl J Med 1999; 340: 253–259.
12. Bresnihan B, et al. Treatment of rheumatoid arthritis with recombinant human interleukin-1 receptor antagonist. Arthritis Rheum 1998; 41: 2196–2204.
13. Veys EM, et al. A randomized, double-blind study comparing twenty-four-week treatment with recombinant interferon-γ versus placebo in the treatment of rheumatoid arthritis. Arthritis Rheum 1997; 40: 62–68.
14. Moreland LW, et al. Interleukin-2 diphtheria fusion protein (DAB486IL-2) in refractory rheumatoid arthritis. A double-blind, placebo-controlled trial with open-label extension. Arthritis Rheum 1995; 38: 1177–1186.
15. Tilley BC, et al. Monocycline in Rheumatoid arthritis – a 48-week, double-blind, placebo-controlled trial. Ann Intern Med 1995; 122: 81–89.
16. O'Dell JR, et al. Treatment of early rheumatoid arthritis with minocycline or placebo. Arthritis Rheum 1997; 40: 842–848.
17. Zurier RB, et al. Gamma-linolenic acid treatment of rheumatoid arthritis. A randomized, placebo-controlled trial. Arthritis Rheum 1996; 39: 1808–1817.
18. Kilmartin DJ, et al. Cyclosporin A therapy in refractory non-infectious childhood uveitis. Br J Ophthalmol 1998; 82: 737–742.
19. Mouy R, et al. Efficacy of cyclosporine A in the treatment of macrophage activation syndrome in juvenile

arthritis: report of five cases. J Pediatr 1996; 129: 750–754.

20. Reiff A, et al. Preliminary evidence for cyclosporin A as an alternative in the treatment of recalcitrant juvenile rheumatoid arthritis and juvenile dermatomyositis. J Rheumatol 1997; 24: 2436–2443.

21. Heckmatt J, et al. Cyclosporin in juvenile dermatomyositis. Lancet 1989; I: 1063–1066.

22. Horneff G, Wahn V. Intravenöse Immunglobuline zur Therapie der juvenilen rheumatoiden Arthritis. In: Wahn V, Hrsg. Intravenöse Immunglobuline – zukünftige Indikationen in der Pädiatrie. Berlin-Heidelberg-New York: Springer; 1998. S. 33–44.

23. Hafler DA, et al. T cell vaccination in multiple sclerosis: a preliminary report. Clin Immunol Immunopathol 1992; 62: 307–313.

24. Zhang J, et al. MHC-restricted depletion of human myelin basic protein-reactive T cells by T cell vaccination. Science 1993; 261: 1451–1454.

25. Medaer R, et al. Depletion of myelin-basic-protein autoreactive T cells by T-cell vaccination: a pilot trial in multiple sclerosis. Lancet 1995; 346: 807–808.

26. Moreland LW, et al. T cell receptor peptide vaccination in rheumatoid arthritis: a placebo-controlled trial using a combination of Vbeta3, Vbeta14, and Vbeta 17 peptides. Arthritis Rheum 1998; 41: 1919.

27. Barnett ML, et al. Treatment of rheumatoid arthritis with oral type II collagen. Results of a multicenter, double-blind, placebo-controlled trial. Arthritis Rheum 1998; 41: 290–297.

28. Barnett ML, et al. A pilot trial of oral type II collagen in the treatment of juvenile rheumatoid arthritis. Arthritis Rheum 1996; 39: 623–628.

29. Sieper J, et al. Oral type II collagen treatment in early rheumatoid arthritis. A double-blind, placebo-controlled, randomized trial. Arthritis Rheum 1996; 39: 41–51.

30. Weiner H, et al. Double-blind pilot trial of oral tolerization with myelin antigens in multiple sclerosis. Science 1993; 259: 1321–1324.

31. Evans CH, et al. Gene therapy for rheumatic diseases. Arthritis Rheum 1999; 42: 1–16.

Intraartikuläre Injektionen, Synoviorthese, Synovektomie

H.-I. HUPPERTZ, Bremen

Bei der intraartikulären Injektion werden Medikamente, meist Steroide, in die freie Gelenkhöhle gespritzt. Daneben können Steroide auch in andere Weichteile, wie Zysten, Bursen oder Sehnenscheiden, injiziert werden. Bei der Synoviorthese werden kaustische Substanzen in die Gelenkhöhle gespritzt, die zur Nekrose der entzündlich veränderten Synovialis führen. Bei der Synovektomie wird die entzündlich proliferierte Synovialis mechanisch entfernt.

Intraartikuläre Steroidtherapie
(Tab. 29)

Pharmakologie

Zur intraartikulären Injektion werden kristalline Steroide mit milchartigem Aussehen verwendet, die als intraartikuläres Depot mehrere Wochen im Gelenk verbleiben. Mittel der Wahl ist Triamcinolonhexacetonid, für das die meisten Erfahrungen im Kindesalter vorliegen (1); Triamcinolonacetonid kann aber vermutlich ebenfalls angewendet werden. Die Besserung steroidsensitiver Erkrankungen wie einer Neurodermitis weist darauf hin, dass Spuren des Medikaments in die Zirkulation gelangen, wobei vermutlich auch die Metabolisierung in der Leber erfolgt.

Medikament:	Triamcinolonhexacetonid
Dosis:	Knie: 1 mg/kg (min. 20 mg, max. 60 mg), kleinere Gelenke weniger
Indikationen:	Mono- oder Oligoarthritis, die auf nicht steroidale Antirheumatika nicht anspricht
Nebenwirkungen:	Subkutane Fettatrophie, intraartikuläre Verkalkungen, intraartikuläre Infektion
Ansprechrate:	>95%
Prognose:	6 Monate nach Injektion sind 60% der injizierten Gelenke in Remission
Probleme:	Langzeitnebenwirkungen und Sicherheit sequentieller Injektionen noch unbekannt

Tab. 29
Intraartikuläre Steroidtherapie

Je nach Dosis sind Spuren des Medikaments für 2–3 Wochen nach der intraartikulären Applikation in der Zirkulation nachweisbar. Die endogene Cortisolproduktion ist für 10–30 Tage nach der Injektion partiell supprimiert. Innerhalb dieser Zeit ist die zirkadiane Rhythmik der Cortisolsekretion aufgehoben und die hypothalamisch-hypophysär-adrenale Achse gestört (2).

Bei der Injektion in das Kniegelenk wird allgemein 1 mg/kg KG Triamcinolonhexacetonid empfohlen. Der Autor selbst verabreicht als Mindestdosis 20 mg, als Maximaldosis 60 mg Triamcinolonhexacetonid. Bei kleineren Gelenken wird eine kleinere Dosis empfohlen, zum Beispiel ¼–⅓ dieser Dosis beim Sprung- oder Ellenbogengelenk. Für kleine Fingergelenke sind 5 mg oder weniger Triamcinolonhexacetonid ausreichend (3).

Zur Injektion in die Weichteile werden wasserlösliche Steroide wie Methylprednisolon oder Prednisolon eingesetzt.

Nebenwirkungen

Nebenwirkungen sind in geübter Hand selten. Subkutane Fettatrophie kann an der Stelle der Injektion durch im Stichkanal liegendes Steroid auftreten und zu einer unschönen eingezogenen Narbe führen, die zu einem kosmetischen Problem werden kann und sich erst nach Jahren allmählich zurückbildet (Abb. 128). Das Risiko kann durch Anpassung der Injektionstechnik zwar vermindert werden, bleibt aber dennoch bestehen und ist bei Injektionen ins Sprunggelenk höher als bei Injektionen ins Kniegelenk (4).

Intra- oder periartikuläre Verkalkungen können sich bei bis zu 15% der behandelten Gelenke entwickeln. Da die Verkalkungen meist asymptomatisch bleiben und nur radiologisch fassbar sind, werden sie eventuell übersehen. Möglicherweise treten sie häufiger in vorgeschädigten Gelenken auf (5).

Obwohl bisher nicht erwähnt, muss man mit der Möglichkeit einer intraartikulären Infektion durch Einbringen von Keimen während der Injektion rechnen. Eine solche Infektion wäre möglicherweise durch die steroidgedämpfte Immunabwehr nicht sofort an den klassischen Entzündungszeichen zu erkennen. Allerdings erscheint eine intraartikuläre Infektion bei aseptischer Injektionstechnik unwahrscheinlich, da es sich dabei um Bakterien der residenten, wenig pathogenen Hautflora handeln würde, die vermutlich von der hochentzündlichen Synovialmembran rasch beseitigt würden.

Ob die berichtete transiente Suppression der endogenen Cortisolproduktion die Patienten dem Risiko einer Nebennierenrindeninsuffizienz aussetzt, ist unbekannt. Es erscheint aber sinnvoll, bei einem Polytrauma in den 4 Wochen nach einer intraartikulären Steroidtherapie eine Hydrocortisonsubstitution mit 30–50 mg/m^2 in 3 Dosen/d durchzuführen (2).

Selten wird wenige Stunden bis Tage nach intraartikulärer Steroidtherapie über eine Kristallsynovitis berichtet. Dabei sollen die Steroidkristalle wie bei der Gicht zur Arthritis führen. Bei Erwachsenen hat man deshalb die Steroidkristalle in Lipidmicellen verpackt injiziert. Es gibt jedoch keine Erfahrungen mit diesem Medikament bei Kindern und Jugendlichen; wegen der Seltenheit der Kristallsynovitis scheint es hierfür auch keinen Bedarf zu geben.

Es gibt bisher keine ausreichenden Erfahrungen über mögliche Langzeitnebenwirkungen intraartikulärer Steroide auf das wachsende Gelenk. Eine Schädigung der Proliferations- und Regenerationsfähigkeit des Gelenkknorpels kann nicht vollständig ausgeschlossen werden. Deshalb ist es möglich, dass Gelenke, die mit intraartikulären Steroiden behandelt wurden, später zu vorzeitiger Abnutzung oder der Entwicklung einer Arthrose neigen.

Indikationen

Allgemein akzeptiert ist die intraartikuläre Steroidtherapie für gut zugängliche Gelenke bei einer chronischen Oligoarthritis, die auf einen Therapieversuch mit nicht steroidalen Antirheumatika gar nicht oder nicht ausreichend angesprochen hat. Dies gilt für Patienten mit frühkindlicher Oligoarthritis, enthesopathieassoziierter Arthritis, juveniler Spondylarthropathie und nicht klassifizierter Arthritis.

Zur Zeit wird von der Arbeitsgemeinschaft Kinder- und Jugendrheumatologie eine Studie durchgeführt, die den Wert eines frühzeitigen Einsatzes intraartikulärer Steroide vor der Gabe nicht steroidaler

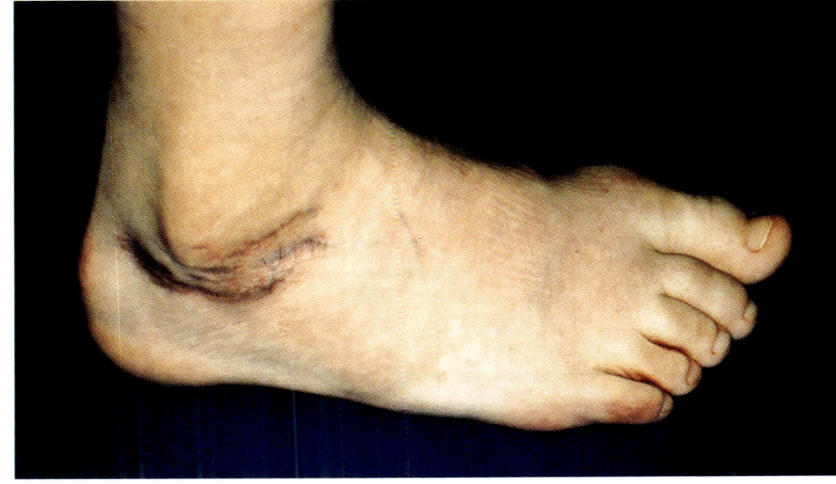

Abb. 128
Subkutane Fettatrophie nach intraartikulärer Steroidtherapie des unteren Sprunggelenkes

Antirheumatika untersucht. Intraartikuläre Steroide sind besonders gut bei kontrakten Gelenken einzusetzen, die mit medikamentöser Therapie und Krankengymnastik nicht ausreichend gebessert werden konnten; hierbei kann wenige Tage nach der Injektion meist sehr effektiv der Bewegungsumfang mit Physiotherapie vergrößert und möglicherweise vollständig wiedergewonnen werden.

Intraartikuläre Steroide können auch bei einzelnen besonders betroffenen Gelenken bei Patienten mit Polyarthritis gegeben werden, wenn nicht steroidale Antirheumatika und langsam wirkende Medikamente wie Methotrexat in diesen Gelenken nicht zur ausreichenden Besserung geführt haben. Es ist auch von der gleichzeitigen Injektion vieler Gelenke bei Patienten mit Polyarthritis berichtet worden. Aufgrund der hohen Gesamtdosis ist der Therapieerfolg im Vergleich zur systemischen Depotgabe aber nur schwer zu beurteilen. Intraartikuläre Steroide wirken oft nur vorübergehend bei Patienten mit systemischer juveniler idiopathischer Arthritis, sodass man bei hoher systemischer Entzündungsaktivität zurückhaltender sein sollte.

Prinzipiell können alle Gelenke mit intraartikulären Steroiden behandelt werden. Die Technik der Injektion ist in Lehrbüchern nachzulesen und kann nur am Patienten unter Anleitung eines erfahrenen Arztes erlernt werden. Manchmal ist es hilfreich, sich die Gelenkanatomie und die Stelle der Injektion mit Ultraschall darzustellen. Auch über ultraschallgeführte Punktion ist berichtet worden (6).

Die meisten publizierten Erfahrungen liegen für Injektionen in das Kniegelenk vor. Gute Erfahrungen wurden auch für das obere Sprunggelenk, das Ellenbogengelenk, das Handgelenk und die kleinen Fingergelenke berichtet. Wegen der Möglichkeit der Induktion einer aseptischen Knochennekrose des Hüftkopfes und ungünstiger früherer Berichte war man zunächst zurückhaltend mit dem Einsatz intraarti-

kulärer Steroide im Hüftgelenk. Neuere Erfahrungen konnten diese Befürchtungen nicht bestätigen.

Das untere Sprunggelenk scheint mit intraartikulären Steroiden nur schwer erreichbar zu sein; eine neuere Arbeit berichtet über bessere Ergebnisse mit der kernspintomographiegesteuerten Punktion (7). An einigen Zentren erfolgt die Injektion in das Iliosakralgelenk CT-gesteuert. Über die Injektionsbehandlung anderer Gelenke, wie des Kiefergelenkes, gibt es Einzelberichte.

Zur Zulässigkeit von sequentiellen Injektionen in dasselbe Gelenk gibt es keine guten Daten. Es wird empfohlen, nicht mehr als 3 Injektionen pro Jahr und Gelenk zu verabreichen. Der Mindestabstand zwischen 2 Injektionen sollte 6–8 Wochen betragen. Aus Tierversuchen ist eine Schädigung des Gelenkknorpels durch hohe Steroiddosen bekannt. Die vorliegenden Daten zeigen, dass eine einzelne intraartikuläre Steroidinjektion bei Kindern und Jugendlichen den Knorpel nicht schädigt, die Wachstums- und Regenerationspotenz des Knorpels nicht nachteilig zu beeinflussen scheint und die Körperlänge nicht nachteilig beeinflusst. Ob dies auch für mehrere sequentielle Injektionen gilt, ist unbekannt.

Da bei mehrjährigem Verlauf einer Arthritis und sequentiellen Steroidinjektionen Schäden durch die Grundkrankheit oder durch die Therapie nicht mehr auseinanderzuhalten sind, empfiehlt es sich, den Zustand des Gelenkes vor weiteren Injektionen mit der Kernspintomographie zu dokumentieren und den Patienten und seine Eltern speziell auf ein mögliches Risiko einer Voralterung des Knorpels durch sequentielle Injektionen hinzuweisen.

Wirksamkeit

Es gibt kein therapeutisches Verfahren in der pädiatrischen Rheumatologie mit einer ähnlich hohen Ansprechrate, die auf über 95% angesetzt werden muss. Daneben gibt es kein auch nur annähernd so schnell wirksames Verfahren, denn meist ist die Arthritis schon nach wenigen Tagen gebessert oder verschwunden. Dies erklärt die hohe Akzeptanz der Therapie bei Eltern und Patienten. Mit der Kernspintomographie konnte gezeigt werden, dass die intraartikuläre Steroidtherapie nicht nur zur Minderung oder zum Verschwinden der Entzündung führt, sondern dass sich auch proliferiertes Synovialgewebe (»Pannus«) zurückbilden kann (3).

Fehlendes Ansprechen auf die Therapie kann durch fehlerhafte Injektionstechnik, wie paraartikuläre Injektion, unzureichende Dosis des Steroids oder intraartikuläre Septen, bedingt sein. Letztere sind selten, können bei schlechter Beweglichkeit des Gelenkergusses vermutet und mit Ultraschall dargestellt werden.

Nicht selten findet man nach der Steroidinjektion bei Patienten mit Oligoarthritis auch eine Besserung in nicht behandelten Gelenken. Es ist unklar, ob dies durch systemische Wirkung der resorbierten Steroide im Sinne eines »Overflows« aus dem behandelten Gelenk zu erklären ist oder dadurch, dass mit Behandlung des »Indexgelenkes« und deutlicher Verminderung der Masse des entzündlich veränderten Gewebes auch andere Gelenke von der abnehmenden Entzündungsaktivität profitieren. Die als Folge hoher einseitiger Entzündungsaktivität auftretende Beinlängendifferenz kann durch intraartikuläre Steroidtherapie vermieden oder vermindert werden (8).

Die Dauer der Remission nach Steroidinjektion ist variabel und nicht gut vorherzusagen. Ein rasches und vollständiges Ansprechen auf die Injektion ist keine Garantie für eine lange Dauer der Remission. Wir rechnen damit, dass nach 6 Monaten 60% der behandelten Gelenke noch frei von Entzündung sind, nach 1 Jahr etwas weniger als die Hälfte. Obwohl es Gelenke gibt, die beim Rückfall die gleiche hohe exsudative Entzündungsaktivität bieten

wie vor der Injektion, zeigen viele Gelenke einen nur milden Rückfall, der sich besser behandeln lässt als die ursprüngliche Arthritis. Bei Kleinkindern hat man zudem den Vorteil, dass die Kinder älter und die pharmakologische Therapie und die Krankengymnastik einfacher geworden sind.

Durchführung

Die intraartikuläre Steroidtherapie sollte nur in Zentren durchgeführt werden, die umfangreiche Erfahrung in der Behandlung chronischer Arthritiden bei Kindern und Jugendlichen haben und in der Technik intraartikulärer Injektionen geübt sind. Dabei ist es unerheblich, ob der kinderrheumatologisch tätige Kinderarzt die Injektion selbst vornimmt oder dies z. B. einem Kinderchirurgen oder Orthopäden überlässt, solange die Indikation hierzu kinderrheumatologisch gestellt wird.

Patient und Eltern müssen ausführlich über Wirksamkeit und Nebenwirkungen der intraartikulären Steroidtherapie aufgeklärt werden – und zwar nicht erst am Tag der Injektion, sondern dann, wenn der Tag der Injektion gemeinsam mit Patient und Eltern festgelegt wird.

Die Injektion muss unter aseptischen Kautelen stattfinden. Der Autor bevorzugt einen Behandlungsraum, der während der Intervention nicht anderweitig genutzt oder betreten wird. Alle im Raum anwesenden Personen, einschließlich des Patienten, tragen einen Mundschutz. Auf einem sterilen Tuch werden eine ausreichende Anzahl von Kanülen und Spritzen bereitgelegt. Die Haut über dem Gelenk wird großflächig und von innen nach außen dreimal desinfiziert. Der injizierende Arzt lässt sich nun in sterilen Handschuhen das Steroid anreichen, wobei das Medikament in kleinem Volumen aufgezogen werden sollte. Das Medikament wird auf dem sterilen Tuch abgelegt.

Nun wird die Punktionsstelle aufgesucht, was sich durch die großflächige Desinfek-

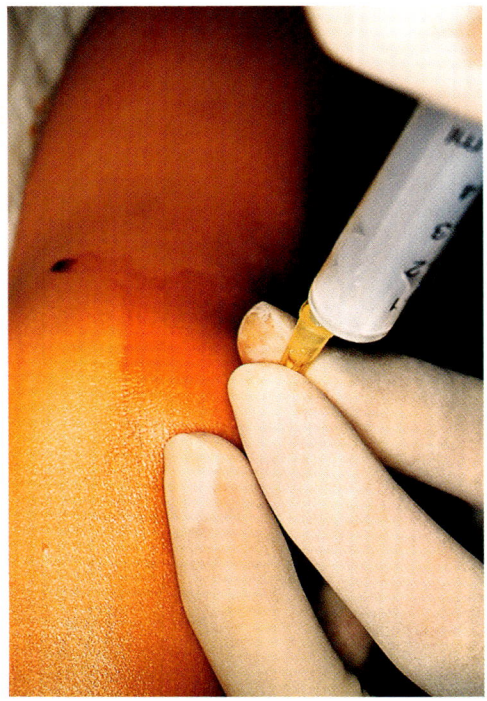

Abb. 129
Intraartikuläre Injektion
von Triamcinolonhexacetonid
über einen medialen Zugang
ins rechte Kniegelenk

Ist keine Aspiration möglich, kann man die Spritze entfernen und versuchen, das Gelenk bei Änderung der Lage der Nadelspitze zu »melken«, wobei die Sterilität zu wahren ist. Lässt sich keine Synovialflüssigkeit finden, kann dies nicht nur an einer Fehllage der Nadelspitze liegen, sondern auch durch Synovialzotten bedingt sein, die sich vor die Nadelspitze gelegt haben, oder durch intraartikuläre Fibringerinnsel (»Reiskörner«). In diesem Fall kann man versuchen, über die liegende Nadel sterile 0,9%ige Kochsalzlösung zu injizieren und dann zu exprimieren. Lässt sich dabei die injizierte Flüssigkeit leicht durch die liegende Nadel herausdrücken (»Springbrunnenphänomen«), ist die intraartikuläre Lage der Nadelspitze bewiesen.

Beim Aufsetzen der Spritze mit dem Medikament sollte ein Verrutschen der Nadelspitze vermieden werden. Bei intraartikulärer Lage lässt sich das Medikament ohne Widerstand spritzen (Abb. 129). Die Spritze sollte vollständig entleert werden, um die Ablagerung von Steroid im Stichkanal zu vermeiden. Nach Entfernung der Kanüle wird die Injektionsstelle mit einem Tupfer bedeckt und das Gelenk mehrfach durchbewegt, um das Medikament im ganzen Gelenkkavum zu verteilen, wodurch hohe örtliche Steroidkonzentrationen vermieden werden sollen. Schließlich wird ein Pflaster für 24 Stunden appliziert. Sind mehrere Gelenke zu injizieren, ist im Allgemeinen nach dem Durchbewegen des Gelenkes ein Handschuhwechsel erforderlich. Eine Kanüle darf nie ein zweites Mal durch die Haut gestochen werden.

Zur örtlichen Betäubung können Lokalanästhetika eingesetzt werden. Bei kooperativen Jugendlichen mit großem Erguss und problemloser Auffindung des Gelenkkavums ist dies aber meist nicht nötig und würde eine zusätzliche Injektion bedeuten. Mit der Lokalanästhesie können zudem nur Haut und Unterhautfettgewebe betäubt werden, nicht aber die viel stärker schmerzempfindlichen Gelenkstrukturen. Eine Analgosedierung mit Midazolam (i.v. 0,2 mg/kg KG) und Keta-

tion steril durchführen lässt. Das Kniegelenk wird mit einer 1-er Nadel und aufgesetzter Spritze punktiert, bei Hand- oder Fingergelenken nimmt man kleinere Nadeln ohne aufgesetzte Spritze. Durch kulissenartige Punktion von Haut und Synovialmembran kann die Gefahr einer s.c. Hautatrophie gemindert werden. Durch Aspiration von Synovialflüssigkeit wird die intraartikuläre Lage der Nadelspitze dokumentiert. Um das Medikament nicht zu stark zu verdünnen, sollte ein wesentlicher Teil eines großen Ergusses entfernt werden. Dies verschafft dem Patienten zudem eine rasche Schmerzlinderung.

min (i.v. 1 mg/kg, eventuell Gabe wiederholen) oder Propofol (2–4 mg/kg) oder sogar eine Narkose ist immer bei Kleinkindern und bei der Injektion des Hüftgelenkes notwendig. Zunehmend wünschen dies auch ältere Kinder und deren Eltern auch beim Kniegelenk.

Obwohl die Analgosedierung eine sehr sichere Schmerzbetäubung darstellt und großzügig eingesetzt werden sollte, müssen die Eltern und der Patient über das zusätzliche Risiko aufgeklärt werden. Die Analgosedierung sollte nie vom injizierenden Arzt selbst, sondern von einem zweiten, mit dieser Narkosetechnik vertrauten Arzt in Intubationsbereitschaft durchgeführt werden.

Synoviorthese

Bei der Synoviorthese werden entzündete und proliferierte synoviale Strukturen durch Injektion toxischer Substanzen von innen zerstört. Bei Erwachsenen sieht man eine Indikation bei Patienten mit Mono- oder Oligoarthritis, die auch auf intraartikuläre Steroide keine Besserung zeigen. Verwendet werden Natrium-Morrhuat oder Osmiumsäure. Durch Entzündung und Nekrose kommt es bei beiden Substanzen nach der Injektion zu erheblichen Schmerzen. Es gibt nur wenige Berichte über diese Therapie bei Kindern und Jugendlichen. Die Wirkung auf den Knorpel des wachsenden Gelenkes ist nicht bekannt.

Bei der R a d i o s y n o v i o r t h e s e werden radioaktive Substanzen ins Gelenk gespritzt, um durch eine therapeutische Anwendung ionisierender Strahlen eine Nekrose der Synovialis zu erreichen; diese Therapie ist bei Kindern und Jugendlichen k o n t r a i n d i z i e r t!

Synovektomie

Bei der Synovektomie wird die Synovialis mechanisch entfernt, offen mit operativer Eröffnung des Gelenkes oder arthroskopisch. Der Eingriff stellt die Ultima ratio bei Monoarthritis oder Oligoarthritis dar, die nicht auf die medikamentöse Behandlung und mehrfache intraartikuläre Steroidtherapien angesprochen haben. Dabei soll eine weitere Progredienz mit der Gefahr der Zerstörung des Gelenkes verhindert werden.

Bereits am 1. postoperativen Tag muss mit Krankengymnastik begonnen werden, um eine die Beweglichkeit des Gelenkes behindernde narbige Schrumpfung der neu entstehenden Synovialmembran zu verhindern. Da dies äußerst schmerzhaft ist, bedarf die postoperative Phase der guten Mitarbeit des Patienten, sodass der Eingriff nicht vor dem Schulalter durchgeführt werden darf. Die Möglichkeiten der Schmerzlinderung – einschließlich patientenkontrollierter Analgesie mit Opiaten – sollten genutzt werden. Der Nachteil des offenen Vorgehens ist die größere Schmerzhaftigkeit nach der Operation, die mit der notwendigen Krankengymnastik interferieren kann, und die große Narbe, die neben kosmetischen Problemen auch durch Narbenzug die Gelenkbeweglichkeit beeinträchtigen kann.

Bei der arthroskopischen Synovektomie wird der hintere Recessus bei der Standardtechnik nicht erreicht, sodass die notwendige Radikalität des Eingriffs nicht gewährleistet ist. Deshalb muss zusätzlich der hintere Recessus ausgeräumt werden. Auch nach Synovektomie kann in bis zu 20% erneut eine Arthritis auftreten. Nach Synovektomie muss mit einer bleibenden Einschränkung der Gelenkbeweglichkeit und mit einer Voralterung des Gelenkes und der Möglichkeit einer frühzeitigen Arthrose gerechnet werden.

Literatur

1. Allen RC, et al. Intraarticular triamcinolone hexacetonide in the management of chronic arthritis in children. Arthritis Rheum 1986; 29: 997–1001.
2. Huppertz HI, Pfüller H.: Transient suppression of endogenous cortisol production after intraarticular

steroid therapy for chronic arthritis in children. J Rheumatol 1997; 24: 1833–1837.

3. Huppertz HI, et al. Intraarticular corticosteroids for chronic arthritis in children: Efficacy and effects on cartilage and growth. J Pediatr 1995; 127: 317–321.

4. Breit W, et al. Subgroup specific evaluation of multiple joint intraarticular triamcinolone-hexacetonide injections in juvenile chronic arthritis (abstr). Clin Exp Rheumatol 1995; 13: 559.

5. Cassidy JT, Petty RE. Textbook of pediatric rheumatology. Philadelphia: Saubers; 1995. p. 195.

6. Padeh S, Passwell JH. Intraarticular corticosteroid injection in the management of children with chronic arthritis. Arthritis Rheum 1998; 41: 1210–1214.

7. Remedios D, et al. Juvenile chronic arthritis: diagnosis and management of tibio-talar and subtalar disease. Br J Rheumatol 1997; 36: 1214–1217.

8. Sherry DD, et al. Prevention of leg length discrepancy in young children with pauciarticular juvenile rheumatoid arthritis by treatment with intraarticular steroids. Arthritis Rheum 1999; 42: 2330–2334.

Physiotherapie, Hilfsmittel

RENATE HÄFNER, H. TRUCKENBRODT
und MARIANNE SPAMER,
Garmisch-Partenkirchen

Die Physiotherapie sowie die Versorgung der Patienten mit Hilfsmitteln sind von Anfang an unverzichtbar. Dieser Therapiebereich umfasst die Krankengymnastik, Ergotherapie, physikalische Maßnahmen sowie die individuelle Anpassung von Schienen, Einlagen und entlastenden Hilfsmitteln.

Physikalische Maßnahmen

Sie dienen in erster Linie der Schmerzlinderung, Entzündungshemmung und Muskelentspannung (1, 2). Für akut entzündete Gelenke eignet sich lokale Kälte (Eiswürfel, Gelpackungen, Alkohol- oder Quarkumschläge). Die Dauer der Eisanwendungen sollte etwa 10–15 Minuten betragen, weniger intensive Kälte 20 Minuten.

Bei Muskelverspannungen oder Kontrakturen an Gelenken, die nicht mehr akut entzündet sind, hilft lokale Wärme mit z. B. Gel- oder Fangopackungen. Hypertone und kontrakte Muskulatur kann auch mit einer heißen Rolle detonisiert werden.

Eine breite Indikation besteht für den Einsatz von Elektrotherapie. Interferenzstrom- oder Hochvolttherapie (50–100 Hz) beeinflussen das vegetative Nervensystem, aktivieren den Parasympathikus und detonisieren den Sympathikus. Sie wirken somit schmerzlindernd und muskelrelaxierend. Die Applikation über Saugelektroden wird von Kindern gut toleriert. Mit einfach zu handhabenden TENS-Geräten (transkutane elektrische Nervenstimulation) kann niederfrequente Elektrotherapie auch zu Hause durchgeführt werden.

Die Ultraschalltherapie entspricht einer hochfrequenten Mikromassage. Sie darf bei Kindern nur angewendet werden, wenn der thermische Effekt ausgeschaltet wird. Andernfalls ist eine Schädigung der noch offenen Epiphysenfugen nicht auszuschließen. Der Ultraschall wird deshalb in gepulster Form angewendet (Intensität maximal $0,2\,\mathrm{W/cm^2}$). Die Therapie eignet sich vor allem für die Behandlung schmerzhafter Tenosynovitiden und Enthesopathien.

Weiche Massagen tragen zur Muskelentspannung bei und sind indiziert bei Verspannungen im Schulter-Nacken-Bereich oder in der Rückenmuskulatur. Sie helfen auch bei der Behandlung von Gelenkkontrakturen. Lymphödeme, die gelegentlich mit einer chronischen Arthritis auftreten, erfordern regelmäßige Lymphdrainage.

Wichtig in Schubsituationen mit schmerzhafter Arthritis ist die richtige Lagerung der Kinder. Die in Flexion gehaltenen Gelenke müssen so weit unterpolstert werden, bis sie locker aufliegen und die Muskulatur entspannen kann. Eine Lagerung in Streckstellung würde die Muskelanspannung verstärken und Kontrakturen eher Vorschub leisten. Zur Kontrakturprophylaxe müssen die Gelenke mehrmals täglich durchbewegt werden.

Krankengymnastik

Sie ist bereits früh im Verlauf indiziert. Nur so lassen sich Fehlstellungen und Kontrakturen vermeiden. Die Therapie muss individuell gestaltet werden, abhängig vom Gelenkbefallsmuster, dem Krankheitsstadium und Alter des Kindes. Auch im akuten Krankheitsschub ist eine krankengymnastische Behandlung indiziert. Fachgerecht durchgeführt trägt sie zur Schmerzlinderung bei und verhindert Kontrakturen.

Die Behandlung von Kleinkindern setzt Geduld, Einfühlungsvermögen und Fantasie voraus. Der Therapeut muss ein Vertrauensverhältnis zum Kind aufbauen und die Behandlung kindgerecht gestalten. Eine erste Annäherung gelingt meist, wenn das Kind auf dem Schoß der Mutter sitzt und mit Singen, Spielen oder Vorlesen abgelenkt wird. Schmerzen bei der Therapie müssen unbedingt vermieden werden.

Eine effektive Krankengymnastik gliedert sich in einzelne Therapieschritte, deren Reihenfolge eingehalten werden muss (2–4) (Tab. 30).

Im 1. Schritt erfolgt ein langsames passives bzw. aktiv-assistives Bewegen der Gelenke im schmerzfreien Bereich. Diese Maßnahme dient zunächst der Schmerzlinderung und Muskelentspannung, kann

Tab. 30
Krankengymnastischer Stufenplan
nach dem Garmischer Behandlungskonzept

1. Entspannung, Schmerzlinderung Passives bzw. aktiv-assistives Bewegen unterhalb der Schmerzgrenze **2. Verbessern der Gelenkbeweglichkeit** Dehnen verkürzter Strukturen Aktivieren hypotoner Muskeln **3. Bahnen physiologischer Bewegungsabläufe**

aber auch durch vorsichtige Erweiterung der Bewegung zur Gelenkmobilisation beitragen.

Die Bewegungserweiterung wird fortgesetzt durch D e h n e n der verkürzten Muskeln und Gelenkstrukturen. Die vorsichtige Dehnung erfolgt aus der bestmöglich korrigierten Stellung heraus. Subluxationsgefährdete Gelenkanteile, z. B. der Carpus oder die Tibia, müssen unterstützt werden (Abb. 130). Bei kleinen Kindern werden die Gelenkanteile überwiegend passiv gedehnt. Bei größeren Kindern können zusätzlich aktive Dehntechniken angewendet werden, beispielsweise die Antagonistenhemmung oder postisometrische Relaxation. Am Ende der Dehnung sollen die Kinder das erreichte Bewegungsausmaß gegen leichten Widerstand isometrisch halten.

Damit beginnt bereits der nächste Schritt in der Behandlung: Das A k t i v i e r e n h y p o t o n e r M u s k e l n. Die schmerzhafte Arthritis hat dazu geführt, dass die gelenkbelastende Bewegungsrichtung reflektorisch vermieden wird. Die dazugehörige Muskulatur wird rasch hypoton und atrophiert (siehe auch »Klinische Untersuchung von Gelenken und Wirbelsäule«, Seite 88). Nach Abklingen der akuten Entzündung müssen die Kinder lernen, diese Muskeln wieder bewusst anzuspannen. Dabei muss gleichzeitig der Widerstand der hypertonen Muskulatur überwunden werden, die das Gelenk in die gewohnte Schonhaltung ziehen will. Deshalb wird zunächst die Fehlhaltung vom Therapeuten korrigiert und das Kind aufgefordert, in dieser Ausgangsstellung statisch anzuspannen.

Sobald das Kind gelernt hat, die korrigierte Stellung auch aktiv zu halten, darf es, zunächst noch unterstützt, später auch selbstständig, aus der Fehlhaltung heraus in die eingeschränkte Richtung bewegen (Abb. 131). Hierbei soll das gesamte wiedergewonnene Bewegungsausmaß durchlaufen werden. Kompensationsbewegungen durch benachbarte Gelenke muss der

Therapeut sofort korrigieren bzw. schon im Vorfeld durch Fixation verhindern.

Sobald die Kinder gelernt haben, gezielt die einzelnen Bewegungen in entlasteter Stellung auszuführen, beginnt der letzte Teil der Therapie: das W i e d e r e r l e r - n e n p h y s i o l o g i s c h e r B e w e g u n g s - a b l ä u f e, wie sie im Alltag vorkommen.

Dies geschieht zunächst in Entlastung, dann auch unter Belastung (Abb. 132). Dabei muss man mit einfachen Bewegungen in langsamem Tempo beginnen, damit die Kinder nicht überfordert werden und automatisch in ihr altes Bewegungsmuster zurückfallen. Anfangs müssen die Bewegungsabläufe vom Therapeuten geführt werden, da das Kind mündliche Anweisungen nicht unmittelbar umsetzen kann.

Werden die einfachen Übungen problemlos beherrscht, dürfen schnellere und komplexere Bewegungsabläufe trainiert werden. Dabei muss der Therapeut das Kind sorgfältig beobachten. Sobald es in die Fehlhaltung ausweicht, war die Übung zu schwierig. Die Behandlung muss wieder einen Schritt zurückgehen.

Die neu erarbeiteten physiologischen Bewegungsabläufe müssen ständig wiederholt und in Alltagsaktivitäten umgesetzt werden. Wenn die Kinder sie unbewusst in ihren täglichen Ablauf einbauen, erholt sich die hypotone Muskulatur auch ohne zusätzliche Kräftigung. Krafttraining zum Muskelaufbau ist nicht notwendig, bei akuter Arthritis sogar kontraindiziert. Nur wenn die Entzündung abgeklungen ist, die Fehlstellung aktiv korrigiert werden kann und das Röntgenbild keine destruktiven Veränderungen aufweist, dürfen in der Therapie leichte Bewegungswiderstände gesetzt werden.

Ergotherapie

Sie ist vor allem indiziert bei Arthritis im Hand-Finger-Bereich und hat zum Ziel, physiologische Bewegungsmuster im All-

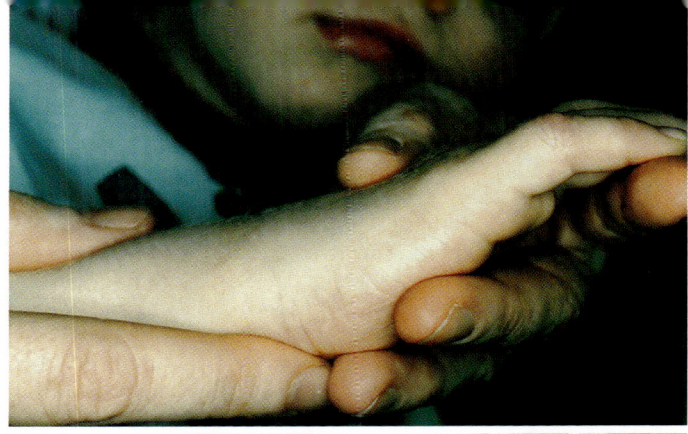

Abb. 130
Bewegungserweiterung am Handgelenk: Dehnen des verkürzten M. flexor carpi ulnaris mit Unterstützung des Carpus von volar

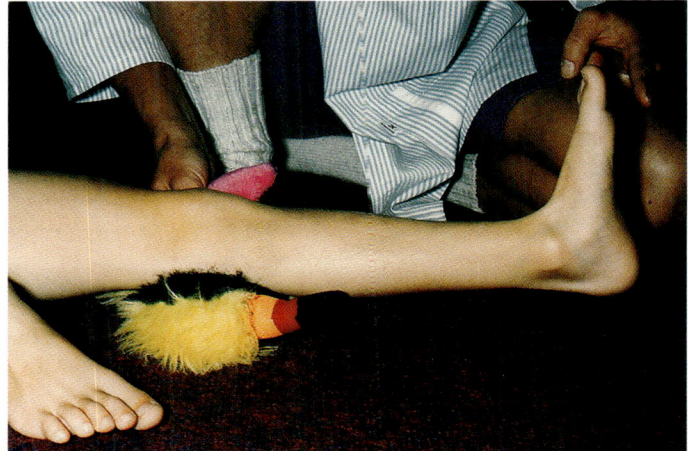

Abb. 131
Aktivieren des hypotonen M. quadriceps bei Arthritis im Kniegelenk: Das Kind wird aufgefordert, das Stofftier unter dem Knie festzuhalten

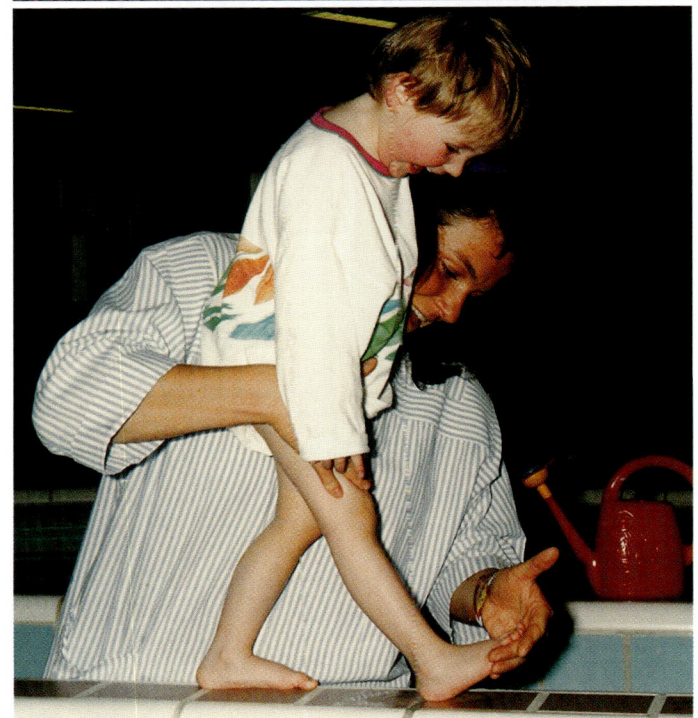

Abb. 132
Gangschulung bei einem Kleinkind mit Oligoarthritis: Das physiologische Gangbild muss wieder Schritt für Schritt erarbeitet werden. Jede einzelne Bewegung wird von der Krankengymnastin geführt bzw. korrigiert

tag gelenkschonend umzusetzen (2–5). Dies geschieht spielerisch beim kreativen Gestalten mit verschiedenen Materialien (Abb. 133). Kleinkinder lieben z. B. das Malen mit Fingerfarben oder Formen mit Knetmasse. Größere Kinder und Jugendliche können mit Töpfern, Seidenmalerei, Korbflechten und Ähnlichem begeistert werden. Der Umgang mit unterschiedlichen Werkstoffen, vor allem Knetmasse oder Ton, stimuliert auch die Sensibilität im Hand-Finger-Bereich.

Wichtige Aufgaben der Ergotherapie sind die gezielte G e l e n k s c h u t z b e r a t u n g und entsprechendes Training. Die Kinder und Jugendlichen müssen lernen, ihre kranken Gelenke im Alltag schonend ein-

zusetzen, das bedeutet, Gelenkbelastungen und Fehlstellungen zu vermeiden. Bei kraftraubenden Bewegungen kann z. B. die Belastung von einzelnen auf mehrere Gelenke verteilt oder von kleinen auf große Gelenke verlagert werden. Gleichbleibende Positionen und eintönige Bewegungsabläufe sollten rechtzeitig unterbrochen bzw. verändert werden. Ein Wechsel zwischen Sitzen und kurzem Umhergehen ist grundsätzlich günstig.

Für Schulkinder muss die Ergotherapie ein gezieltes S c h r e i b t r a i n i n g anbieten. Kinder mit Arthritis im Handgelenk müssen lernen, mit den angefertigten Handschienen zu schreiben. Die Fingergelenke können durch Griffverdickungen

Abb. 133
Kreatives Gestalten in der Ergotherapie.
Die Therapeutin korrigiert Fehlhaltungen

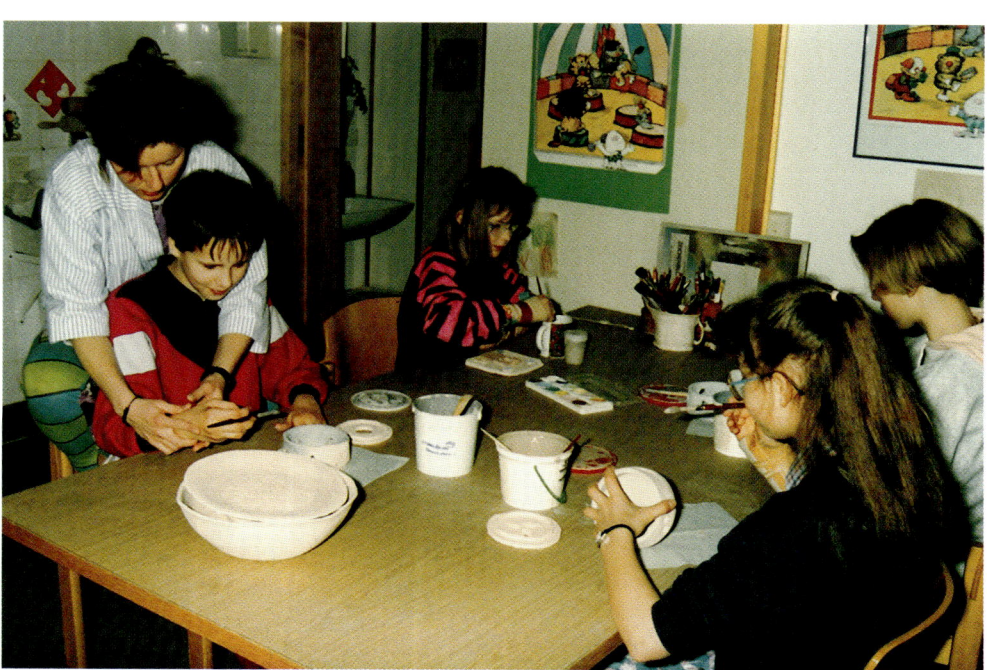

Abb. 134
Schreibtraining mit Hand-
schiene und verändertem
Schreibstil zur Entlastung
der Fingergelenke.
Der Stift wird zwischen
Zeige- und Mittelfinger
gehalten und vom Daumen
nur geführt

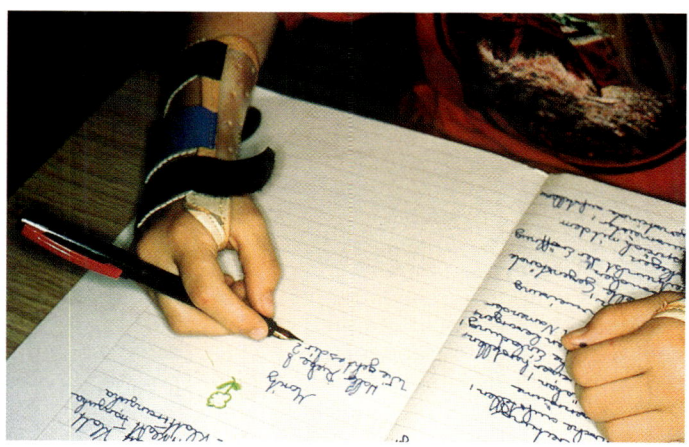

oder einen veränderten Schreibstil mit Halten des Stiftes zwischen Zeige- und Mittelfinger entlastet werden (Abb. 134).

Je älter die Kinder werden, desto mehr sind sie in der Ergotherapie zur Selbstän-digkeit anzuleiten. Vor allem Jugendliche mit schweren Behinderungen brauchen Hilfe, um sich ein möglichst unabhängi-ges Leben aufzubauen. Hierbei ist oft der Einsatz von behindertengerechten Hilfs-mitteln notwendig.

Die auf dem Markt angebotenen Gegen-stände, wie Anziehhilfen oder adaptierte Küchengeräte, müssen manchmal indi-viduell verändert und angepasst werden, besonders bei kleinwüchsigen Patienten. Vor allem müssen die Jugendlichen ler-nen, mit den Hilfsmitteln umzugehen. Ein solches Training kann Freude bereiten – z. B. beim gemeinsamen Kochen in klei-nen Gruppen.

Ergänzende Hilfsmittel

Sie helfen, die Gelenke im Alltag zu ent-lasten, Fehlstellungen zu vermeiden bzw. zu korrigieren und das Wiedererlernen des physiologischen Bewegungsablaufes zu erleichtern. Bei der kindlichen Arthritis kommen vor allem Funktions- und Lage-rungsschienen, Einlagen sowie Hilfsmittel zur Entlastung der tragenden Gelenke zum Einsatz.

Schienenversorgung

Funktionsschienen sind wichtig zur Kor-rektur von Fehlhaltungen bei Arthritis im Handgelenk (2–6) (Abb. 135). Sie sind indi-ziert, sobald sich eine muskuläre Dysba-lance zeigt, die mit einer Insuffizienz der Extensoren beginnt. In diesem frühen Sta-dium sind Fehlstellungen noch zu verhin-dern. Im Spätstadium kann allenfalls noch versucht werden, die Handgelenksachse bestmöglich zu korrigieren.

Die Handschienen sollten möglichst ganz-tags getragen werden, vor allem aber bei allen manuellen Tätigkeiten. Eine Schwä-chung der Muskulatur durch regelmäßi-ges Tragen der Schiene ist nicht zu be-fürchten, da fast alle Unterarmmuskeln über das Handgelenk hinwegziehen und erst im Fingerbereich ansetzen. Durch Stabilisierung des Handgelenks und Achsenkorrektur mit der Schiene verbessern sich Fingerkraft und -funktion. Sind auch die Fingergelenke erkrankt, werden ihre Fehlstellungen durch Lagerungsschienen korrigiert, welche die Kinder stundenweise tagsüber oder in der Nacht anlegen.

Die Schienen sollten aus leichtem Plastikmaterial bestehen und vom Ergotherapeuten oder einem erfahrenen Orthopädiemechaniker in Zusammenarbeit mit dem Therapeuten nach Maß angefertigt werden. Sie sollten das Handgelenk in Nullstellung oder leichter Dorsalextension

stabilisieren und den Carpus von ventral unterstützen, um seiner Tendenz zur Subluxation entgegenzuwirken.

Lagerungsschienen können auch zur Behandlung von Kontrakturen im Ellbogen- oder Kniegelenk beitragen. Da sich bei intensiver Krankengymnastik der Befund oft rasch bessert, kommen hier einfache Gipsschienen zum Einsatz, die problemlos erneuert und dem jeweiligen Befund angepasst werden können. Lagerungsschienen werden stundenweise während der Mittagspause oder am Abend ange-

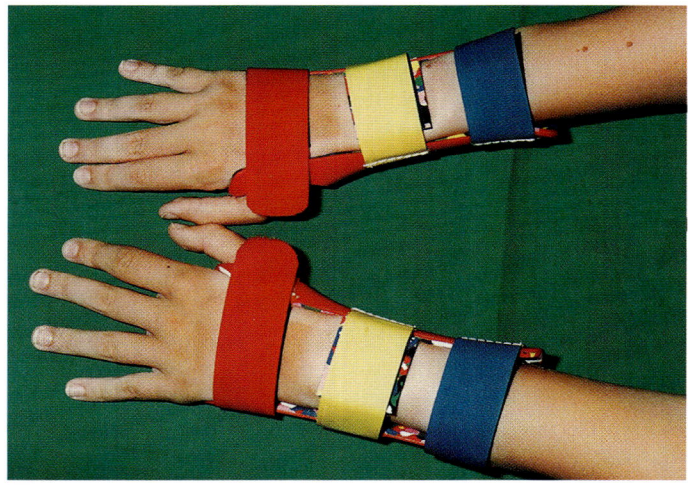

Abb. 135
Funktionsschienen aus leichtem Plastik zur Korrektur der Handachsen

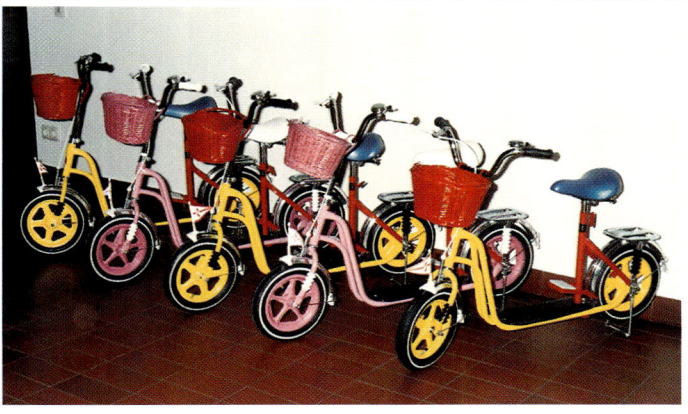

Abb. 136
Spezialroller zur Entlastung bei Arthritis im Bereich der unteren Extremitäten

legt. Ihre Anwendung im Anschluss an die Krankengymnastik für etwa ½ Stunde verbessert das erreichte Ergebnis.

Einlagen, Schuhversorgung

Bei Arthritis an Gelenken der unteren Extremität sind weiche Schuheinlagen mit Fersenführung zur Schmerz- und Gelenkentlastung günstig. Sie müssen individuell in Abhängigkeit des Gelenkbefalls angefertigt werden. Auf diese Weise werden Schonhaltungen und Fehlstellungen im Bereich des Fußes durch die Einlagen gebettet. Solange die Arthritis schmerzhaft ist, muss der Fuß weich gepolstert und befallene Gelenke durch Unterfütterung gezielt entlastet werden. Nur so kann sich die Muskulatur entspannen und die ganze Fußsohle Kontakt bekommen. Eine korrigierende Einlage wird im weiteren Verlauf sinnvoll, wenn die Fehlhaltung ohne Schmerzen unter Belastung ausgeglichen werden kann.

Zu den Einlagen gehören die passenden Schuhe. Sie sollen stabil sein, möglichst weiche Sohlen haben und nach der WMS-Norm gefertigt sein. Für Kinder mit ausgeprägten Fußdeformitäten sind orthopädische Schuhe oft die einzige Möglichkeit, um eine zufriedenstellende Stabilität und Schmerzfreiheit zu erreichen.

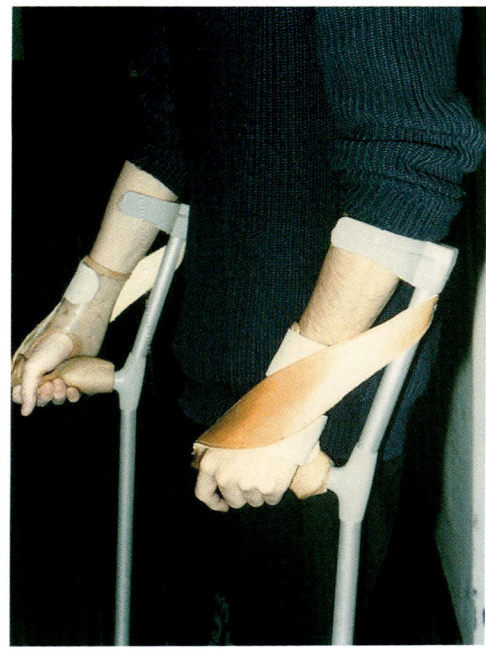

Abb. 137
Stützen mit anatomischer Griffstellung und seitlichen Haltebändern. Die Handgelenke können damit in Neutralstellung und durch Funktionsschienen stabilisiert bleiben

Hilfsmittel zur Entlastung der Gelenke vom Körpergewicht

Bei einer Arthritis der tragenden Gelenke sind vorübergehend entlastende Maßnahmen erforderlich. Sie helfen, die Arthritis im entzündlichen Stadium zum Abklingen zu bringen und Fehlstellungen zu vermeiden. Bestehen bereits Achsenabweichungen, wird deren Verschlechterung durch Belastung beim Gehen und Laufen verhindert. Entlastende Fahrzeuge sind außerdem hilfreich, wenn das physiologische Gehen wieder neu gebahnt werden muss. Die Fortbewegung mit dem Fahrzeug unterscheidet sich grundlegend

vom Gehen und trägt dazu bei, dass die Kinder ihr pathologisches Gangmuster möglichst rasch verlieren.

Je nach Alter des Patienten kommen unterschiedliche Gehhilfen zum Einsatz. Für kleine Kinder eignen sich Holzpferdchen und – sobald sie die Pedale bedienen können – auch das Therapiedreirad. Die Altersgruppe der 6–10-jährigen Kinder akzeptiert meist einen Spezialroller mit festem Sitz (Abb. 136).

Für größere Kinder und Jugendliche ist dieses »Kinderfahrzeug« meist indiskutabel. Sie können mit dem Fahrrad entlasten und nehmen für notwendige Gehstrecken eher Stützen. Sie müssen bei Arthritis in den Handgelenken allerdings umgerüstet werden auf anatomische Griffstellung, mit seitlichen Haltebändern für die Unterarme (Abb. 137). Bei ausgeprägter Arthritis im Bereich der oberen Extremität ist die regelmäßige Benutzung von Gehstützen meist weniger angebracht. Hier sind Kompromisse und eine individuelle Beratung für den Alltag erforderlich.

Literatur

1. Senn E. Prinzipien und Möglichkeiten der Schmerzbehandlung mit Physikalischer Therapie. Rheumatol Eur 1997; 26: 46–52.
2. Spamer M, Häfner R. Physiotherapie bei Kindern mit chronischer Arthritis. Krankengymnastik 1998; 4: 622–640.
3. Häfner R, Truckenbrodt H, Spamer M. Rehabilitation in children with juvenile chronic arthritis. Baillieres Clin Rheumatol 1998; 12: 329–361.
4. Häfner R, Spamer M. Rehabilitation of Children. In: Maddison PJ, et al., editors. Oxford textbook of rheumatology. 2nd ed. Oxford-New York-Tokyo: Oxford University Press; 1998. p. 1737–1755.
5. Melvin JL. Rheumatic disease in the adult and child: occupational therapy and rehabilitation. Philadelphia: Davis Company; 1989.
6. Findley TW, Halpern D, Easton JKM. Wrist subluxation in juvenile rheumatoid arthritis: Pathophysiology and management. Arch Phys Med Rehabil 1983; 64: 69–74.

Psychologische Aspekte, Schulung

J. Oppermann und Petra Töpfer, Cottbus

Eine chronische Erkrankung bedeutet für das betroffene Kind und dessen Eltern immer eine – zumeist ebenfalls chronische – psychische Belastung. Die Lebenssituation der Familie ändert sich in vielfältiger Weise. Neben der Notwendigkeit, mit Schmerzen und Mobilitätsverlusten umzugehen, sind Kind, Eltern (und Geschwister) einer Reihe psychosozialer Belastungen ausgesetzt. In der Bewertung von krankheitsspezifischen negativen Konsequenzen stehen diese nach den aktuellen Beschwerden an 2. Stelle (1).

Psychosoziale Belastungen

1. Wiederholte Hospitalisierung des kranken Kindes mit altersspezifischer Trennungsproblematik.
2. Abweichungen von der »normalen« sozialen, emotionalen und intellektuellen Entwicklung (einzelne Bereiche der Persönlichkeit des betroffenen Kindes erscheinen akzeleriert, andere retardiert oder unverändert) und nachfolgende Adaptationsprobleme in Familie und Peer-Group.
3. Chronischer Zeitmangel durch die Realisierung notwendiger therapeutischer Maßnahmen, dadurch auch Verlust sozialer Aktivität (2).

4. Erhöhte Anforderungen
   an das Erziehungsverhalten
   (bei Umsetzung der Verordnungen,
   durch phasenweise erhöhten
   Zuwendungsbedarf u. a.).
5. Schulversäumnis und infolgedessen Leistungsprobleme und eingeschränkte Berufschancen. Weiterhin
   gibt es eine Reihe sekundärer Folgen:
6. Anhaltende Ängste vor Erkrankungs-
   reaktivierung, Medikamentenneben-
   wirkungen, dauerhafter Behinderung
   usw.
7. Partnerschaftsprobleme infolge
   unterschiedlichen Bewältigungsverhaltens und Zeitmangels.
8. Überforderung bzw. Vernachlässigung
   der Geschwister.
9. Soziale Ausgrenzung und Konflikte
   durch Unwissenheit und Intoleranz
   der Umwelt.

Die Bewältigung dieser Anforderungen hängt von verschiedenen Faktoren ab (Abb. 138), wobei neben objektiven Variablen des Krankheitsverlaufs auch die Persönlichkeit des betroffenen Kindes (und immer auch der Eltern) eine entscheidende Rolle spielt. Von der Wechselwirkung dieser Faktoren hängt ab, ob vorhandene Ressourcen genutzt werden können und die Anpassung an die veränderte Lebens-situation – im Sinne einer aktiven Krankheitsbewältigung – immer wieder gelingt.

Psychische Überforderung durch einen oder mehrere der genannten Problembereiche ist eine häufige Ursache für die sog. »Complianceprobleme«: ein Teufelskreis zwischen Unsicherheit, Ängsten und mangelhafter therapeutischer Mitarbeit entsteht. Da die beste stationäre Therapie wenig effektiv ist, wenn die konsequente Weiterführung zu Hause fehlt, lohnt es sich, die Probleme sensibel und gründlich zu hinterfragen und gegebenenfalls Hilfen anzubieten. Unbedingt angezeigt ist dies bei anhaltenden psychopathologischen Auffälligkeiten.

Neben akuten (und zumeist passageren) Belastungsreaktionen können durchaus psychische Störungen mit Krankheitswert auftreten, deren Behandlung das Hinzuziehen eines psychologischen oder ärztlichen Psychotherapeuten erfordert. Primär zu nennen sind hierbei Angststörungen, Depressionen, Störungen des Sozialverhaltens und/oder der Emotionen und – häufiger – somatoforme (psychosomatische) Störungen. Sie können jeweils Ursache oder Folge inadäquaten Bewältigungsverhaltens sein. Nach HÜRTER (4) ist die Prävalenz psychischer Störungen bei

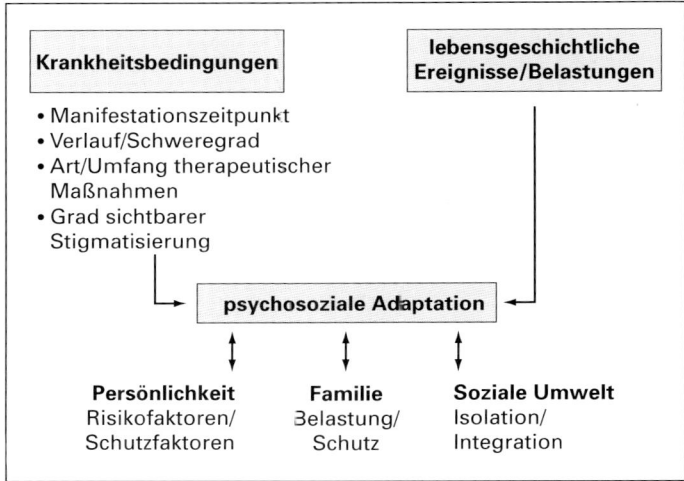

Abb. 138
Modell der psychosozialen
Adaptation bei chronischer
Krankheit (3)

chronischer Erkrankung um das 2–3fache erhöht.

Psychologische Mitbetreuung sollte generell in die Gesamttherapie der rheumatischen Erkrankung integriert sein und sich in Umfang und Inhalten neben dem objektivierten psychopathologischen Befund nach den Bedürfnissen des Patienten und seiner Familie richten (5).

Möglichkeiten psychologischer Unterstützung

1. Regelmäßig stattfindende Gesprächsgruppen

Ziel: Erfahrungsaustausch, Entlastung, Herausarbeiten positiver Bewältigungsstrategien, Informationsvermittlung (und Anregung zur aktiven Beschaffung derselben!), Erfassen weitergehenden Therapiebedarfs (Einzelberatung/Einzeltherapie).

Grenzen: Gruppen sollten weitgehend altershomogen sein, unterschiedliche Interessen in Abhängigkeit von Krankheitsdauer und -verlauf, Nachteile für sozial und/oder verbal unsichere Patienten, Motivationsprobleme vor allem bei Jugendlichen.

2. Gestaltungstherapie und Musiktherapie

Ziel: Wahrnehmen und nonverbales Ausdrücken der eigenen Befindlichkeit (Abb. 139) und damit Entlastung, sekundär auch Stärkung des Selbstwertgefühls über die Wertschätzung des »Werkes«, dabei erheblich geringere Schwellenangst als bei verbal orientierten Angeboten, u. E. als »Einstiegsangebot« gut geeignet (6).

Grenzen: Annähernd altershomogene Gruppe notwendig.

3. Schmerzbewältigung

Ziel: Unterstützung und gegebenenfalls Begleitung des Patienten bei invasiven diagnostischen Prozeduren (Schmerzpro-

phylaxe und -bewältigung durch geeignete Verfahren); Erarbeitung und Anwendung von Methoden im Umgang mit chronischen Schmerzen.

Grenzen: Teilweise höherer Zeitbedarf bis zum Wirkungseintritt (vor allem bei hochwirksamen Methoden wie Hypnose oder Imagination), infolgedessen organisatorische und motivationale Probleme.

4. Elternberatung

Ziel: Entlastung und Informationsvermittlung, Erziehungsberatung, Entscheidungshilfen bei Schulverlaufs- und Berufsentscheidungen (z. B. Leistungsdiagnostik), Vermittlung in weiterführende Psychotherapie.

Grenzen: Weiterer zeitlicher und organisatorischer Aufwand für die Eltern, entsprechende motivationale und damit Kontinuitätsprobleme.

5. Patientenschulung

Angebote zur multiprofessionellen Patientenbetreuung sollten bereits während des stationären Aufenthaltes gemacht werden (»psychologische Routineprävention«, die nach Hürter [4] zum Zeitpunkt der Diagnosestellung einsetzen sollte). Wohnortnahe Weiterbetreuung und Zusammenarbeit mit Organisationen der Selbsthilfe (z. B. Elternkreise der Deutschen Rheuma-Liga, Young Rheumis) sollten sich sinnvoll ergänzen und im Idealfall nahtlos ineinander übergehen.

Patientenschulung muss auch in der Kinderrheumatologie ein integrierter Bestandteil komplexer Behandlungsstrategien sein.

Zielstellung der Schulung für rheumakranke Kinder ist die Vermittlung von Wissen und Kenntnissen für eine aktive und eigenverantwortliche Mitgestaltung bei der Krankheitsbewältigung. Die Patientenschulung soll Zusammenhänge und

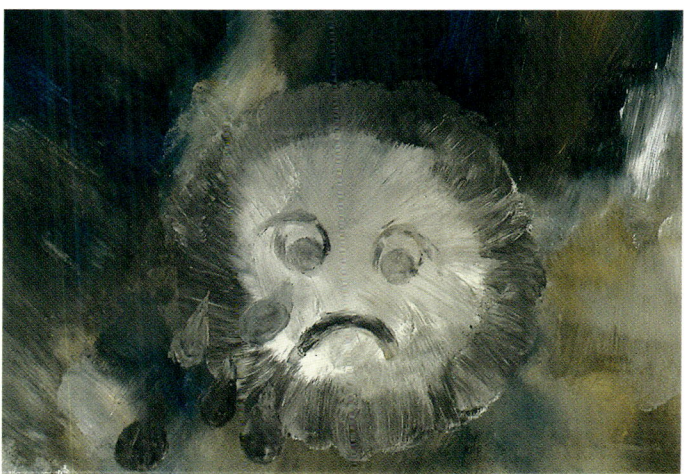

Abb. 139
Bild aus der Gestaltungs-
therapie: 15-jähriges Mädchen mit juveniler
idiopathischer Arthritis:
»Ich«

Wechselbeziehungen zwischen Krankheit
und Umfeld aufzeigen, Möglichkeiten der
direkten Einflussnahme auf das Krank-
heitsgeschehen trainieren und Einfluss
auf nicht mehr adäquate Lebens- und Ver-
haltensweisen nehmen.

Instrument der Patientenschulung in der
Kinderrheumatologie sind Schulungspro-
gramme für rheumakranke Kinder und deren Eltern, die interdisziplinär von Kinderrheumatologen, Psychologen, Krankengymnasten, Ergotherapeuten und Sozial-
arbeitern aus nahezu allen kinderrheumatologischen Zentren der Bundesrepublik
entwickelt wurden und an denen auch
Elternvertreter aus dem Bundesverband
sowie aus den Landesverbänden der Deutschen Rheuma-Liga mitgearbeitet haben.

Das Programm besteht aus 6 Modulen,
deren Inhalte different und den lokalen
Möglichkeiten entsprechend von »zertifi-
zierten Schulerteams«, das heißt ausge-
wiesenen Kinderrheumatologen, Psychologen, Ergotherapeuten und Sozialarbei-
tern mit speziellen Kenntnissen und Erfahrungen in der Kinderrheumatologie
vermittelt werden sollen.

Im Einzelnen erfassen die Schulungsmo-
dule folgende K o m p l e x e :

○ *Was bedeutet Rheuma bei Kindern?*
○ *Wie behandelt man Rheuma*
  beim Kind?
○ *Rheuma braucht Bewegung –*
  Physiotherapie bringt's.
○ *Ergo fürs Ego – wie kann ich*
  Ergotherapie für mich nutzen?
○ *Bewältigung im Alltag.*
  Soziales und Rechtliches.

Literatur

1. Wiedebusch S. Krankheitskonzepte von Kindern und Jugendlichen mit juveniler chronischer Arthritis. Göttingen: Hogrefe; 1992.
2. Schwind H. Aspekte rheumatischer Erkrankungen bei Kindern und Jugendlichen. In: Michels, HP, Hrsg. Chronisch kranke Kinder und Jugendliche. Tübingen: dgvt-Verlag; 1996. S. 165–186.
3. Steinhausen HCH Psychische Störungen bei Kindern und Jugendlichen. München-Wien-Baltimore: Urban & Schwarzenberg. 1993.
4. Hürter A. Bedarf nach psychologischer Hilfe bei chronischen Erkrankungen im Kindes- und Jugendalter. In: Michels HP, Hrsg. Chronisch kranke Kinder und Jugendliche. Tübingen: dgvt-Verlag; 1996. S. 49–65.
5. Hürter A. Familiäre Bewältigung chronischer Erkrankungen im Kindes- und Jugendalter. Kontext. Z Familienther 1994; 25: 56–72.
6. Töpfer P. Rheuma bei Kindern – was kann dabei ein Psychologe? Rheuma-Journal 1998; 4: 16–19.

Selbsthilfegruppen

Claudia Grave, Hamburg

Eltern machen vor allem eine Erfahrung:
Unwissen begrenzt.
Aber Wissen macht stark und kämpferisch.

»Rheuma bei Kindern – daran denkt niemand«

Unter diesem Motto informieren die Elternkreise der Deutschen Rheuma-Liga seit vielen Jahren über das Krankheitsbild der »juvenilen chronischen Arthritis«, nach neuer Nomenklatur der »juvenilen idiopathischen Arthritis«.

Mit den ersten Anzeichen der Erkrankung beginnt für die Familien oft eine endlose Odyssee von Arzt zu Arzt, bis endlich die Diagnose gestellt und eine wirksame Therapie eingeleitet wird. Über kindlich-rheumatische Erkrankungen wissen eben auch »Fachleute« noch viel zu wenig, aber gerade die frühzeitige Diagnose und Therapie bieten den Kindern eine große Chance, die Krankheit zur Ruhe zu bringen und Spätschäden zu vermeiden.

Die gesamte Familie ist von der Krankheit betroffen

Erst ganz langsam begreift man, was eine chronische Krankheit für das zukünftige Leben bedeuten kann. Sei es, dass das Kind im Krankenhaus ist oder aber zu Hause, wo der Alltag sich schlagartig verändert: Durchwachte Nächte, in denen die schmerzenden Gelenke gekühlt werden müssen, Besuche beim Kinder- und Augenarzt, regelmäßige Einnahme von Medikamenten, tägliche Krankengymnastik, ambulante Untersuchungen im kinderrheumatologischen Zentrum und ein ständiges »dem Kind Mut machen«, prägen den Tagesablauf. Soziale Kontakte reduzieren sich, weil Freunde und Verwandte sich aus Unverständnis zurückziehen, Partnerschaften sind gefährdet, und Geschwisterkinder fühlen sich vernachlässigt.

In Kindergärten und Schulen, bei Kranken- und Pflegekassen und bei der Erlangung eines Schwerbehindertenausweises sind die Eltern oft harten Kämpfen ausgeliefert, um ihre berechtigten Forderungen durchzusetzen. Die Kinder und Jugendlichen müssen sich immer wieder rechtfertigen, denn Rheuma bei Kindern, das kann doch nicht sein!

Dies sind nur einige Gründe, warum sich 1980 der erste Elternkreis rheumakranker Kinder gründete. Damals waren die Informationen sehr rar, und die Eltern standen hilflos, allein gelassen und voller Ängste und Fragen vor dieser neuen Situation. Was haben wir falsch gemacht? Warum gerade wir?

Wie Elternkreise helfen können

Allein gelassen und unsicher fühlen sich die Eltern anfangs immer noch, aber heute können wir vielfältige Hilfe anbieten.

Und wer könnte besser helfen als die Menschen, die diese Ängste und Fragen erlebt haben und nachvollziehen können? Diese Eltern können Vorbilder sein, es zu schaffen, es zu probieren. Eine Mutter sagte mir: »*Wenn ich damals, als ich mit der Diagnose ›vor der Tür stand‹, schon Ihre Adresse gehabt hätte, ich hätte mir viele Tränen ersparen können*«.

Deshalb engagieren sich bundesweit etwa 120 Eltern ehrenamtlich in der Deutschen Rheuma-Liga durch:

1. Weitergabe von Informationsmaterial;
2. Treffen zum Erfahrungsaustausch;
3. individuelle persönliche Beratung;
4. Hilfestellung bei schwierigen Situationen (Behörden, Schule, Kindergarten, usw.);
5. Hilfestellung bei seelischen Belastungen;
6. Informationsveranstaltungen und Tagesseminare, zu denen Fachleute als Referenten eingeladen werden (Abb. 140);
7 Familienwochenenden;
8. Eltern und Patientenschulungen.

**Hilfe zur Selbsthilfe –
ein Weg zur Krankheitsbewältigung**

Für die Alltagsbewältigung sind gute Mitarbeit und die Akzeptanz der Erkrankung wichtig. Eltern benötigen von Anfang an ausführliche und informative Gespräche, um die Krankheit verarbeiten zu können.

Der Schritt in eine Selbsthilfegruppe kann der erste Schritt zur Auseinandersetzung mit der Krankheit und ihrer Bewältigung sein. Dieser Schritt bedeutet oft eine erhebliche Entlastung. Informierte Eltern, so die Erfahrung der Elternkreise, haben weniger Ängste, und sie können den Verlauf der Erkrankung häufig positiv beeinflussen.

Einen Weg finden, das heißt aber auch lernen, mit der Krankheit zu leben, ohne die Krankheit zum beherrschenden Thema in der Familie werden zu lassen. Aber – es dauert seine Zeit, bis jeder seinen Weg gefunden hat.

**Verbesserung der Situation
der Familien mit rheumakranken Kindern**

Die Elternkreise der Deutschen Rheuma-Liga wollen aber nicht nur die Familien

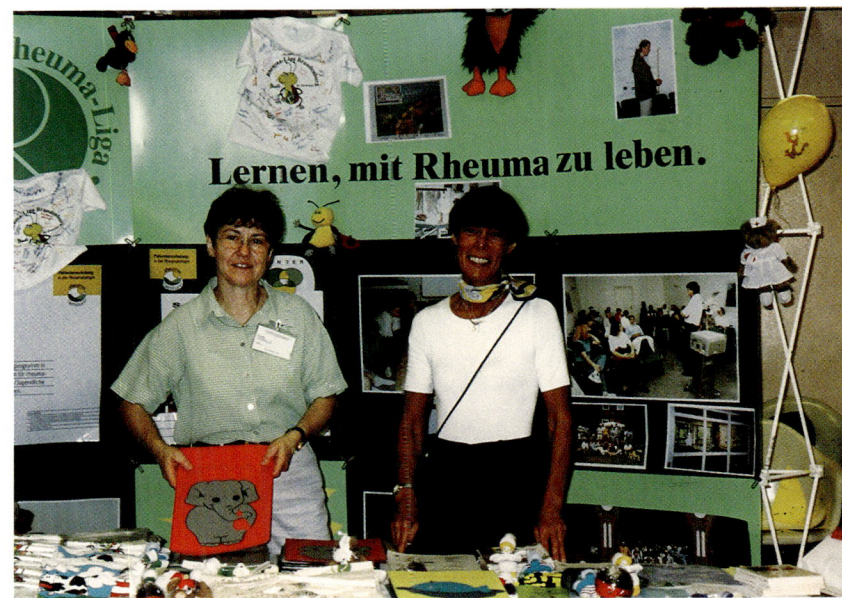

Abb. 140
Informationsstand
der Rheuma-Liga

beraten, unterstützen und begleiten, sondern sie wollen auch, dass

1. die Öffentlichkeit über rheumatische Erkrankungen im Kindes- und Jugendalter aufgeklärt wird;

2. die Aufklärung in Kindergärten und Schulen von den Politikern unterstützt wird;

3. die Aus-, Weiter- und Fortbildung der Studenten und Ärzte verbessert wird, damit die Diagnose schneller gestellt werden kann;

4. jedes Kind mit dem Verdacht auf eine rheumatische Erkrankung einer kinderrheumatologischen Fachambulanz oder einem kinderrheumatologischen Zentrum vorgestellt wird;

5. die Teilgebietsbezeichnung »Kinderrheumatologe/Kinderrheumatologin« eingeführt wird;

6. Krankengymnasten, Ergotherapeuten, Schwestern und Pfleger besser kinderrheumatologisch ausgebildet werden;

7. die psychosozialen Dienste ausgebaut werden – sowohl im stationären als auch im ambulanten Bereich;

8. Versorgungsstrukturen für den Übergang ins Erwachsenenalter geschaffen werden (Adoleszenteneinheiten);

9. Modellprojekte zur beruflichen Orientierung entwickelt werden, um die berufliche Integration junger Rheumatiker zu gewährleisten.

Wie finden Sie einen Elternkreis?

Die 120 Elternkreise sind über das gesamte Bundesgebiet verteilt. Viele Elternkreise arbeiten sehr aktiv mit regelmäßigen Treffen, andere kommen nur unregelmäßig zusammen.

Informationen erhalten Sie über:

Deutsche Rheuma-Liga, Bundesverband
Maximilianstraße 14
53111 Bonn
Telefon: 0228/766060

oder

die örtlichen Landesverbände (siehe Telefonbuch)

oder

Kontaktstelle der Elternkreise in der Kinderabteilung der Rheumaklinik Bad Bramstedt

Bundeselternsprecherin:
Claudia Grave
Gryphiusstraße 2
22299 Hamburg
Telefon/Fax: 040/4807860

Sozialpädiatrische Aspekte und soziale Hilfen in der Kinderrheumatologie

GABRIELE VATER, Berlin

Die Ziele der Sozialarbeit lassen sich verwirklichen, wenn die Familien mit ihren Problemen an Sozialarbeiter überwiesen werden. Die Sozialarbeit ist eine übertragende Tätigkeit, die in Zusammenarbeit mit Ärzten, Schwestern und Therapeuten zum Erfolg führt.

Schwerpunkte der sozialpädiatrischen Arbeit

Dazu gehören Information, Beratung, Interessensvertretung, Vermittlung, Koordination und emotionale Begleitung. Je nach Situation und Notwendigkeit stehen einzelne Bereiche im Vordergrund oder wechseln sich ab. Im Mittelpunkt der Beratung mit den Patienten steht die Auseinandersetzung mit der Situation des Krankseins und den sich daraus ergebenden Problemen.

Die Förderung der individuellen Kräfte der betroffenen Kinder und ihrer Angehöriger ist das Hauptziel bei der Problembewältigung. Zuhören können, Verständnis haben, Anregungen schaffen, Beziehungen herstellen – diese traditionell fürsorgerischen Arbeitsinhalte stehen vor der Beratung und der Mithilfe bei der Therapiegestaltung.

Beratung

Die Beratung umfasst die Informationen über finanzielle Hilfen; rechtliche Bestimmungen und Nachteilsausgleiche; Hilfen nach dem Kinder- und Jugendhilfegesetz, Bundessozialhilfegesetz und Schwerbehindertenrecht; die Anerkennung von Pflegebedürftigkeit durch die Krankenkassen; Heilbehandlungen oder Mutter-Kind-Kuren und berufliche Eingliederung.

Für viele sozialrechtliche Angelegenheiten sind Krankenkassen, Rentenversicherungen, Versorgungs-, Sozial- oder Jugendämter zuständig. Die Mitarbeiter dieser Institutionen sind mit der Problematik rheumakranker Kinder selten vertraut, sodass ein Gespräch oder eine kurze Einschätzung der Sozialarbeiter über die Familiensituation, Mittel und Möglichkeiten eröffnen, die Familien zu unterstützen.

Im Mittelpunkt der Beratungen steht die Beantragung des Schwerbehindertenausweises, von Kuren, technischen Hilfsmitteln, Kostenübernahmen bei Krankenkassen und Sozialämtern für Fahrkosten, Pflegegeld, Nachhilfeunterricht und steuerlichen Erleichterungen.

Entlastungsmöglichkeiten in der Schule

1. Ein zweiter Satz Schulbücher.

2. Die Verlängerung der Zeit beim Schreiben von Arbeiten und Klausuren.

3. Die Verlegung des Klassenraumes in die unterste Etage der Schule.

4. Das Verbleiben während der Hofpausen im Klassenraum.

5. Das Nutzen der Sportunterrichtsstunde für die krankengymnastische Behandlung.

Treten größere schulische Probleme auf, wird ein Förderausschuss beantragt, um gemeinsam mit den Lehrern und den Eltern zu beraten, welche zusätzlichen Fördermaßnahmen für das erkrankte Kind eingeleitet bzw. durchgeführt werden müssen oder welche Schulform (Regel-, Integrations- oder Sonderschule) am besten geeignet wäre.

Berufsausbildung

Es ist besonders wichtig, frühzeitig mit den Überlegungen zur Berufswahl zu beginnen, da es überaus problematisch ist, für Jugendliche, die aufgrund ihrer rheumatischen Krankheit Einschränkungen haben, einen Ausbildungsplatz zu finden. Es muss spätestens in der 9. Klasse für Real- und Hauptschüler mit der Berufsberatung begonnen werden.

Mit Hilfe eines Berufsinteressentests beschäftigt sich der Jugendliche mit seinen beruflichen Neigungen und Interessen, muss überlegen, womit er es beruflich gern zu tun haben möchte, in welchen Institutionen und mit welchen Materialien

er arbeiten möchte, wobei sich ursprünglich gefasste Berufswünsche leider oft nicht verwirklichen lassen. Im anschließenden Gespräch gibt es dann zahlreiche Hinweise, welche Berufe infrage kommen, und der Schüler kann mit konkreten Vorstellungen zum Arbeitsamt gehen.

Chronisch Kranke neigen zum Rückzug. Die Isolierung kann die ganze Familie behindern. Gelingt es, die Isolationsneigung früh zu erkennen, kann durch die Mitarbeit in einer Elterngruppe die H i l f e z u r S e l b s t h i l f e durch den Sozialarbeiter angeregt werden.

Z u s a m m e n f a s s e n d richtet sich die Sozialarbeit in der Kinderrheumatologie darauf, der Familie die nötige soziale Kompetenz zu vermitteln, die das Akzeptieren der Krankheit und das Umgehen mit deren andauernden Folgen ermöglicht. Daher ist die Kooperation mit den an den Maßnahmen beteiligten Fachdiensten ebenso wichtig wie die Kenntnis und Weitervermittlung bürokratischer, rechtlicher und finanzieller Hilfen.

»Klassische« Krankheitsbilder

Entzündliche Arthritiden

V. WAHN, Schwedt/Oder

Juvenile idiopathische Arthritis

ANGELIKA THON, Hannover
V. WAHN, Schwedt/Oder
RENATE HÄFNER,
Garmisch-Partenkirchen

Entzündung ist nicht gleich Infektion. Dies wird nicht zuletzt durch die große Zahl entzündlich-rheumatischer Erkrankungen deutlich, die in diesem Buch ausführlich dargestellt werden. Im Sinne einer klaren Gliederung halten die Herausgeber es für sinnvoll, diese entzündlichen Erkrankungen in einem Kapitel zusammenzufassen.

Eigenständige Kapitel sind auch für andere Gruppen von Erkrankungen vorgesehen, so für Autoimmunerkrankungen, Vaskulitiden und Arthritiden im Zusammenhang mit Infektionen. Auch bei weiteren Erkrankungen können Entzündungsprozesse im Gelenk ablaufen, sei es primär oder sekundär. Die Entzündungsvorgänge stehen aber hier nicht so im Vordergrund wie bei den »klassischen« Krankheitsbildern, sodass sie separat besprochen werden.

Die chronischen Arthritiden im Kindes- und Jugendalter stellen heterogene Erkrankungen dar. Da die Ätiologie der chronisch-entzündlichen Gelenkerkrankungen nach wie vor nicht bekannt ist, kann die Diagnose nach Ausschluss anderer definierter Erkrankungen nur anhand von Diagnosekriterien gestellt werden. In Europa wird überwiegend die Klassifikation nach den Kriterien der europäischen Rheumaliga (European League Against Rheumatism = EULAR) verwendet und die Erkrankung als juvenile chronische Arthritis bezeichnet (1).

Definition und Klassifikation

1. Entzündung eines oder mehrerer Gelenke mit Gelenkschwellung und Schmerz und/oder Bewegungseinschränkung bzw. Überwärmung;

2. Auftreten vor dem 16. Lebensjahr;

3. Krankheitsdauer von mindestens 3 Monaten;

4. Diagnose nach Ausschluss anderer definierter Erkrankungen.

Im Gegensatz hierzu finden in Nordamerika Kriterien der amerikanischen Rheumaliga (American Rheumatism Association

Charakteristika	Amerikanische Rheumaliga	Europäische Rheumaliga
Manifestationstypen	3	6
Krankheitsbezeichnung	Juvenile rheumatoide Arthritis	Juvenile chronische Arthritis
Subgruppen	Systemisch	Systemisch
	Polyartikulär	Polyartikulär Juvenile chronische Arthritis (Rheumafaktor negativ) Juvenile rheumatoide Arthritis (Rheumafaktor positiv)
	Pauci-/oligoartikulär	Pauci-/oligoartikulär Juvenile Psoriasisarthritis Juvenile ankylosierende Spondylitis
Alter	≤ 16 Jahre	≤ 16 Jahre
Krankheitsdauer	6 Wochen	3 Monate
Ausschlusskriterien	Ja	Ja

= ARA) Anwendung, die sich im Wesentlichen dadurch unterscheiden, dass die Erkrankung bereits nach einer Dauer von 6 Wochen diagnostiziert werden kann und als j u v e n i l e   r h e u m a t o i d e   A r t h r i t i s bezeichnet wird (2). Beide Klassifikationen unterscheiden nach Art der Manifestation in den ersten 6 Krankheitsmonaten verschiedene Subtypen (Tab. 31).

Unterschiedliche Definition und Klassifikation der Erkrankung erschweren die Vergleichbarkeit von epidemiologischen Daten (siehe auch »Epidemiologie«, Seite 20), aber auch die Ergebnisse aus Therapiestudien. Um diese Probleme zu überwinden, wurde eine internationale Expertengruppe beauftragt, neue Klassifikationskriterien zu erarbeiten mit dem Ziel, in Zukunft eine international anerkannte und einheitliche Terminologie anzuwenden.

Das Pädiatrische Komitee der internationalen Liga gegen Rheumatismus (International League of Associations of Rheumatologists = ILAR) hat erstmals 1994 neue Kriterien vorgeschlagen, die 1997 überarbeitet wurden (3, 4). Danach wer-

Tab. 31
Charakteristika der bisherigen Klassifikationskriterien

Tab. 32
Klassifikation der internationalen Liga gegen Rheumatismus der juvenilen idiopathischen Arthritis (4)

1. Systemische Arthritis

2. Polyarthritis (Rheumafaktor negativ)

3. Polyarthritis (Rheumafaktor positiv)

4. Oligoarthritis
   a) persistierend
   b) erweitert (extended)

5. Enthesitisassoziierte Arthritis

6. Psoriasisarthritis

7. Andere:
   a) Kriterien für 1–6 nicht erfüllt oder
   b) Kriterien für mehr als eine Kategorie erfüllt

den die chronischen Arthritiden ohne bekannte Ursache als j u v e n i l e i d i o p a - t h i s c h e A r t h r i t i s bezeichnet, die Krankheitsdauer auf mindestens 6 Wochen festgelegt und 7 Subgruppen definiert (Tab. 32).

Die Klassifikation der internationalen Liga gegen Rheumatismus basiert, wie die bisherigen Klassifikationen, auf klinischen Charakteristika der ersten 6 Krankheitsmonate. Sie ist jedoch detaillierter; mit dem Ziel, nach heutigem Wissen möglichst homogene Krankheitsgruppen zu definieren – in der Annahme, dass klinische Homogenität zumindest bis zu einem gewissen Grad ätiologische und pathogenetische Homogenität repräsentiert und das Ansprechen einer Krankheitsgruppe auf eine spezifische Therapie vorhersagbarer macht.

Jede Krankheitskategorie umfasst Definitions- und Ausschlusskriterien. Zusätzlich sollen für jede Subgruppe weitere Charakteristika (sog. Deskriptoren), wie Alter bei Manifestation, Gelenkbefallsmuster etc., erfasst werden. Diese beschreibenden Charakteristika dienen nicht als Kriterien, sondern als wichtige Informationen, um in Zukunft möglicherweise weitere Untergruppen klassifizieren zu können.

Die Definitions- und Ausschlusskriterien der Subgruppen der juvenilen idiopathischen Arthritis werden bei der Beschreibung der Einzelerkrankungen (siehe die Seiten 205–247) erläutert.

Bei erster Evaluation der neuen Kriterien zeigte sich, dass nicht jedes Kind mit chronischer Arthritis die Kriterien der verschiedenen Subgruppen erfüllt. Deshalb wurde in der revidierten Fassung eine neue Kategorie aufgenommen, in die Kinder, die entweder in keine oder in mehr als 1 Kategorie eingeordnet werden können, klassifiziert sind.

Wie die früheren Klassifikationen enthalten die Kriterien der internationalen Liga gegen Rheumatismus einige willkürliche

Faktoren, wie die Zahl der betroffenen Gelenke in den ersten 6 Krankheitsmonaten, das Manifestationsalter ≤16 Jahren und sowohl aus historischen als auch empirischen Gründen der Nachweis bzw. das Fehlen des Rheumafaktors. Derzeit sind Verfügbarkeit, Standardisierung und/oder Signifikanz anderer serologischer bzw. immungenetischer Marker (noch) nicht ausreichend, um in eine neue Klassifikation aufgenommen zu werden.

Auch wenn die Einführung einer neuen und einheitlichen Nomenklatur nicht neuen wissenschaftlichen Erkenntnissen entspricht, so wird die Klassifikation der internationalen Liga gegen Rheumatismus die weltweite Kommunikation aller in der pädiatrischen Rheumatologie Tätigen verbessern, internationale multizentrische Studien erleichtern und Studienergebnisse vergleichbarer machen.

Die Klassifikation der juvenilen idiopathischen Arthritis bedarf in den nächsten Jahren einer kritischen Evaluation und kontinuierlicher Überarbeitung: die weitere Aufklärung der Ätiologie und Immunpathogenese dieser Erkrankungen sollen die bisherige Klassifikation nach ausschließlich klinischen Gesichtspunkten ergänzen und verändern.

Literatur

1. Wood P. Nomenclature and classification of arthritis in children. In: Munthe E, editor. The Care of Rheumatic Children. Basel: EULAR; 1978. p. 47–50.
2. Brewer E, Bass J, Baum J. Current proposed revision of JRA criteria. Arthritis Rheum 1977; 20: 195–199.
3. Fink CW. Proposal for the development of classification criteria for idiopathic arthritides of childhood. J Rheumatol 1995; 22: 1566–1569.
4. Petty RE, et al. Revision of the proposed classification criteria for juvenile idiopathic arthritis: Durban 1997. J Rheumatol 1998; 25: 1991–1994.

Systemische Erkrankung

V. WAHN, Schwedt/Oder
ANGELIKA THON, Hannover
RENATE HÄFNER,
Garmisch-Partenkirchen

Definition und Häufigkeit

Die systemische Verlaufsform der juvenilen idiopathischen Arthritis, früher auch als STILL-Syndrom bezeichnet, hat gegenüber den rein arthritischen Verläufen einige Besonderheiten, die in diesem Beitrag diskutiert werden.

Innerhalb des Kollektivs der Kinder mit juveniler idiopathischer Arthritis verlaufen etwa 10% der Erkrankungen systemisch. Die Erkrankung manifestiert sich in den meisten Regionen der Welt gleichmäßig über das ganze Jahr verteilt. Nur in der kanadischen Prärie wurden statistische Häufigkeitsgipfel im Herbst und frühen Frühjahr beobachtet (1). Weitere Hinweise zur Epidemiologie finden sich im Kapitel »Epidemiologie«, Seite 20.

Klinisches Bild

Der Altersgipfel des systemischen Krankheitsbildes liegt bei etwa 2 Jahren (2). Bei Jugendlichen und Erwachsenen wird sehr selten die »adult-onset STILL'S disease« beobachtet, bei der allerdings gefragt werden muss, ob es sich wirklich um dieselbe Erkrankung handelt.

Allgemeinsymptome

Von allen Kindern mit juveniler idiopathischer Arthritis weisen die mit systemischem Verlauf am häufigsten Allgemeinsymptome auf (Tab. 33). Besonders charakteristisch ist das Fieber, das typischerweise mit 1–2 Spikes/d über mehrere Wochen auftritt und antibiotikaresistent ist.

Hautbefunde

Bereits an der Haut können wichtige Krankheitszeichen zu sehen sein. Der typische, oft nur im Fieberschub vorhandene Rash bei systemischer juveniler idiopathischer (chronischer) Arthritis (Abb. 141 und 142) wird gebildet aus vorwiegend am Stamm lokalisierten makulopapulösen Effloreszenzen mit einem Durchmesser von meist nicht mehr als 1 cm. Sie sind lachsrot, oft mit zentraler Aufhellung und erinnern teilweise an ein Erythema exsudativum multiforme. Morbilliforme, rubeoliforme und urtikarielle Exantheme können ebenfalls auftreten. Gelegentlich besteht Juckreiz. Rheumaknoten, wie sie bei Erwachsenen häufig sind, kommen bei dieser Verlaufsform nicht vor.

Eine relativ seltene Manifestation ist das idiopathische Lymphödem, das auch bei der systemischen juvenilen idiopathischen Arthritis auftreten kann (3). Meist ist die untere Extremität betroffen, und dann meist auch nur einseitig. Es besteht keine Beziehung zur Krankheitsaktivität oder zur Therapie.

Arthritis

Der Nachweis einer Arthritis gehört zur Diagnose der systemischen juvenilen idiopathischen (chronischen) Arthritis. Sie tritt bei vielen Kindern jedoch erst Wochen oder sogar Monate nach Beginn der systemischen Zeichen in Erscheinung. Bei etwa 40% der Patienten verläuft die Arthritis oligoartikulär, bei den anderen über-

Symptom/Befund	Häufigkeit (%)
Fieber	100
Exanthem	91
Hepatomegalie	83
Splenomegalie	67
Karditis	61
Lymphadenopathie	54
Pleuritis	15
Iridozyklitis	2

Tab. 33
Extraartikuläre Symptome
bei 187 Patienten
mit systemischem Verlauf (4)

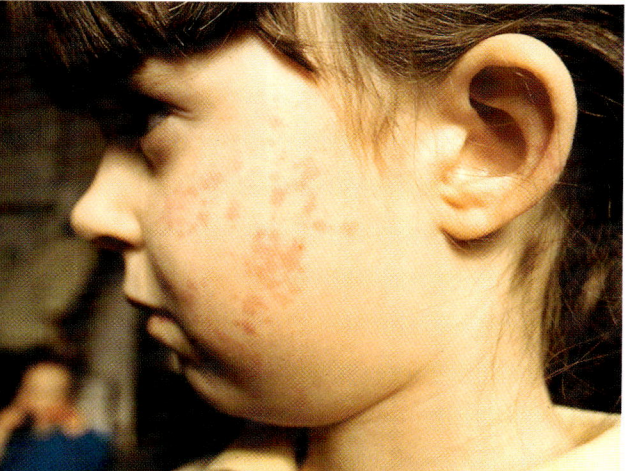

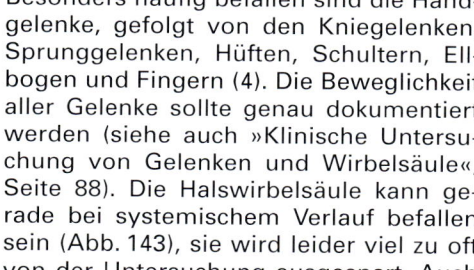

Abb. 141 und 142
Rash

wiegt der symmetrische, polyartikuläre Befall (4).

Besonders häufig befallen sind die Handgelenke, gefolgt von den Kniegelenken, Sprunggelenken, Hüften, Schultern, Ellbogen und Fingern (4). Die Beweglichkeit aller Gelenke sollte genau dokumentiert werden (siehe auch »Klinische Untersuchung von Gelenken und Wirbelsäule«, Seite 88). Die Halswirbelsäule kann gerade bei systemischem Verlauf befallen sein (Abb. 143), sie wird leider viel zu oft von der Untersuchung ausgespart. Auch hier ist die Beweglichkeit in allen Richtungen zu dokumentieren. Ein Tortikollis muss immer an einen HWS-Befall denken lassen.

Am Kniegelenk wird im Bereich der Beugeseite nach BAKER-Zysten gesucht. Derartige Zysten können gelegentlich auch am Oberarm registriert werden, ausgehend von einer Arthritis des Schultergelenkes. Auch auf Sehnen und Sehnenscheiden ist zu achten. Oft liegt ja nicht nur eine Arthrosynovitis vor, sondern auch eine Tenosynovitis. Diese Befunde sollten ebenso dokumentiert werden wie Atrophien von bestimmten Muskelgruppen. Die genaue Vermessung der Kinder gestattet den Nachweis von lokalen und systemischen Wachstumsstörungen.

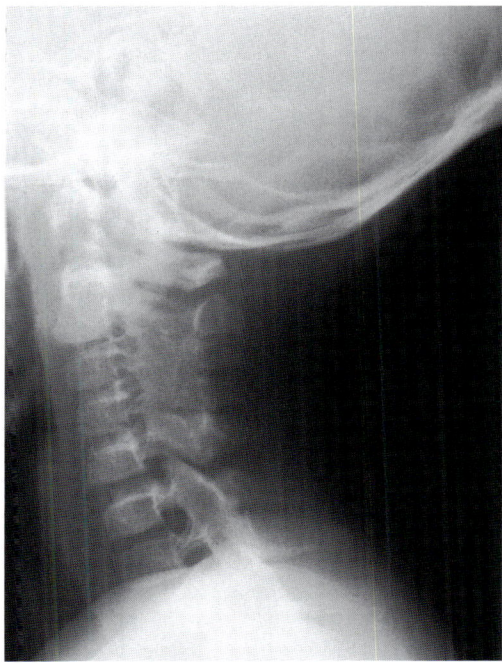

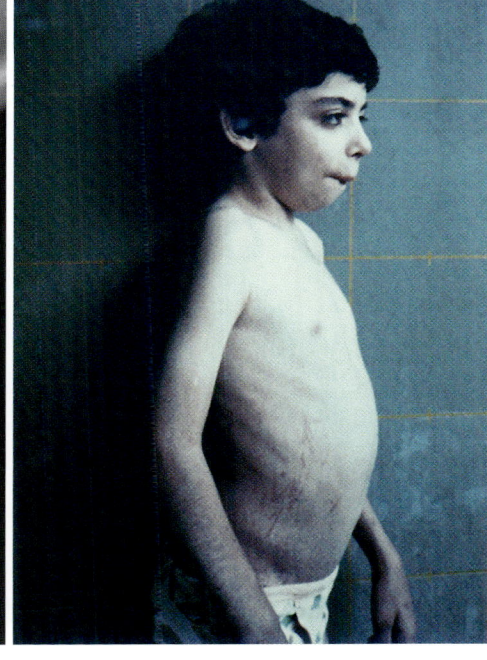

Abb. 143
Blockwirbelbildung bei systemischer
juveniler idiopathischer Arthritis

Abb. 144
Mandibulahypoplasie nach langjähriger
Kiefergelenksarthritis

Vor allem bei unzureichend behandelten Erkrankungen kommt es im Verlauf zu Gelenkdestruktionen mit Fehlstellungen und Deformitäten. Bei der systemischen Verlaufsform stehen destruktive Veränderungen an den Hand- und Hüftgelenken im Vordergrund. Besonders die Destruktion der Hüftgelenke schränkt Funktion und Lebensqualität der Patienten erheblich ein. Langjährige Erkrankung der Kiefergelenke kann zu Kieferasymmetrie, Retrognathie und Problemen bei der Nahrungsaufnahme führen (Abb. 144).

Lymphatisches System

Wesentliche Befunde, auf die geachtet werden sollte, sind Lymphadenopathie und Hepatosplenomegalie. Eine Mitbeteiligung der Leber kann an Transaminasenerhöhungen, die man anders nicht erklären kann, abgelesen werden.

Herz

Nur eine begrenzte Anzahl von Kindern mit Herzbeteiligung entwickelt Symptome oder bei der klinischen Untersuchung auffällige Befunde. Es muss daher zumindest jeder Patient mit Anhaltspunkten für eine systemische juvenile idiopathische (chronische) Arthritis ausführlich kardiologisch untersucht werden, was die zweidimensionale Echokardiographie mit einschließt. Nur so werden kleinere Perikardergüsse sicher identifiziert, während größere (Abb. 145) bereits röntgenologisch erkennbar sind. Eine Myokarditis tritt im

Vergleich zur Perikarditis erheblich seltener auf. Endokarditis und Klappenfehler gehören nicht zum Bild der systemischen juvenilen idiopathischen (chronischen) Arthritis.

Lunge

Neben einer Pleuritis werden vereinzelt auch interstitielle Lungenerkrankungen im Sinne einer Pneumonitis beobachtet. Letztere können auch Nebenwirkungen bestimmter Medikamente (z. B. Methotrexat) repräsentieren. Vor allem bei interstitiellen Lungenerkrankungen erweist sich neben der Röntgendiagnostik die Lungenfunktionsprüfung als sinnvoll und gestattet eine Longitudinalüberwachung. Nach jüngeren Veröffentlichungen sind Lungenfunktionsstörungen, abhängig vom Subtyp der juvenilen idiopathischen Arthritis, nicht selten (5). Findet sich eine extrathorakale Stenose mit inspiratorischem Stridor, ist an eine krikoarytenoide Arthritis zu denken.

Niere

Die Niere hat ihre Bedeutung nicht nur für die Medikamententoxizität, sondern auch im Hinblick auf eine Amyloidose (Abb. 146): Eine Proteinurie kann als erster Hinweis auf eine einsetzende Sekundäramyloidose gewertet werden (bei einzeln Patienten schon nach nur 1-jährigem Krankheitsverlauf). Daneben beschrieben türkische Autoren eine erstaunlich hohe Rate von Hyperkalziurie und Hämaturie, wobei allerdings die Mehrzahl der Kinder Steroide einnahm (6).

Zentralnervensystem

Selten kommt es bei der systemischen juvenilen idiopathischen (chronischen) Arthritis zu zentralnervösen Symptomen wie Krämpfen, Verwirrtheit und Meningismus, ohne dass eine gleichzeitige Salicylattherapie durchgeführt worden wäre. Bei zerebralen Symptomen muss immer auch an ein Makrophagenaktivierungssyndrom oder ein CINCA-Syndrom (siehe Seite 631) gedacht werden.

Makrophagenaktivierungssyndrom

Unter diesem Begriff verstehen wir eine Komplikation, die vor allem bei der systemischen juvenilen idiopathischen Arthritis vorkommt. Sie geht mit einer ausgeprägten Makrophagenaktivierung einher, in deren Gefolge massiv Zytokine, wie TNF-α oder IFN-γ, freigesetzt werden (7). Das Makrophagenaktivierungssyndrom kann neben rheumatischen auch durch verschiedene infektiöse oder maligne Erkrankungen induziert werden, bei einzelnen Patienten spielten möglicherweise Medikamente wie Methotrexat oder Sulfasalazin eine auslösende Rolle. Differenzialdiagnostisch müssen die akzelerierte Phase des CHEDIAK-HIGASHI-Syndroms sowie die familiäre erythrophagozytäre Lymphohistiozytose abgegrenzt werden.

Klinisch ist das Makrophagenaktivierungssyndrom gekennzeichnet durch persistierendes Fieber, Lymphadenopathie, Hepatosplenomegalie, zerebrale Auffälligkeiten und Panzytopenie. PTT ist verlängert, Fibrinogen erniedrigt. Das CRP geht mit dem Ausmaß des Entzündungsprozesses parallel (8). Im Knochenmark findet man zahlreiche gut differenzierte Makrophagen mit aktiver Hämophagozytose. Mit diesen Befunden kann das Makrophagenaktivierungssyndrom gut von einem rheumatischen Schub abgegrenzt werden. Das Makrophagenaktivierungssyndrom ist eine ernste Komplikation mit oft tödlichem Ausgang.

Amyloidose

Bei Kindern mit systemischer Verlaufsform kann nach mehrjährigem Krankheitsverlauf, vor allem bei unzureichender Immunsuppression, in bis zu 10% eine Sekundäramyloidose auftreten. Amyloide

Abb. 145
Perikarderguss vor Therapie

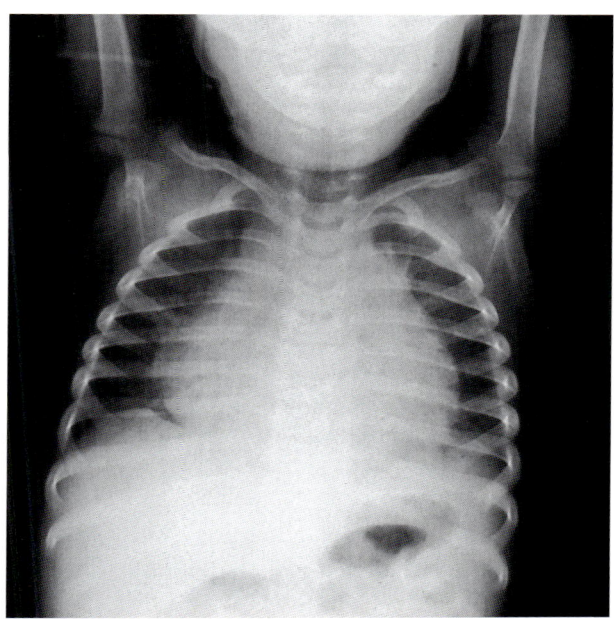

Abb. 146
Nierenamyloidose bei jahrelang
unzureichend behandelter
systemischer Erkrankung

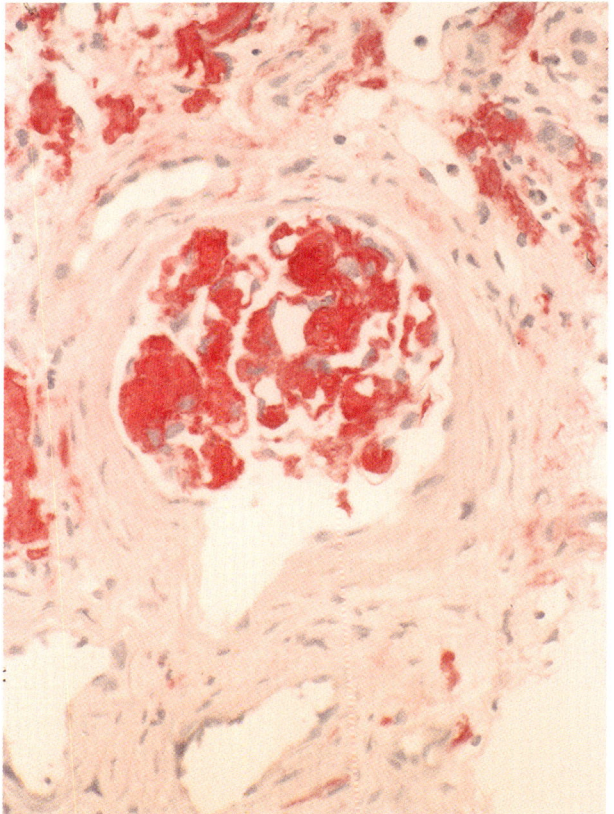

sind histochemisch charakterisiert durch ihre Anfärbbarkeit mit Kongorot (Abb. 146) und ihre grüne Farbe im Polarisationsmikroskop. Biochemisch handelt es sich um eine Gruppe verschiedener Eiweiße, die aus unterschiedlichen Serumeiweißvorstufen entstehen (AL-λ und AL-κ aus Immunglobulinleichtketten, AA aus HDL-Protein und Serumamyloid A, AFT aus Präalbumin etc.). Bei rheumatischen Erkrankungen einschließlich der juvenilen idiopathischen Arthritis dominiert AA. Ergeben sich Verdachtsmomente auf eine Amyloidose, sind Biopsien durchzuführen. Die Überlebensprognose wird durch eine Amyloidose erheblich beeinträchtigt.

Diagnose

Die Diagnose beruht auf der Symptomkombination von typischen Fieberschüben, rheumatoidem Rash und Arthritis (2). Die Spezifität der Diagnose erscheint den Autoren aber unzureichend, weil eine Reihe anderer Erkrankungen ähnliche Symptome hervorrufen kann, und es wäre zu wünschen, würden Kriterien entwickelt, die eine Diagnose sowohl mit hoher Sensitivität wie auch Spezifität stellen ließen.

Laboruntersuchungen

Typisch für die systemische Verlaufsform ist die zum Teil eindrucksvolle Entzündungsaktivität, ablesbar an der Erhöhung von BSG und Akute-Phase-Proteinen, aber auch an Neutrophilie oder Thrombozytose. Autoantikörper fehlen. Es besteht eine lockere Assoziation mit HLA-B35. Vor allem im Hinblick auf therapieinduzierte Nebenwirkungen gehört zur initialen Evaluierung auch die Analyse von Leber- und Nierenfunktion.

Therapie

Die Zahl der Kinder mit systemischer juveniler idiopathischer (chronischer) Arthritis, die mit nichtsteroidalen Antirheu-

matika allein erfolgreich behandelt werden können, ist gering. Bei der Mehrzahl ist eine Kombination zumindest mit Steroiden erforderlich. Je nach klinischem Verlauf werden die Steroide oral bis zu 2 mg/kg/d verabreicht, oder aber als i.v. Gabe in Dosierungen bis zu 30 mg/kg, die dann aber über maximal 3 Tage verabreicht werden kann; i.v. Gaben sind auch eingesetzt worden, um orale Steroide einzusparen (9). Über den Einsatz von Deflazacort liegen bei Kindern erst wenige Erfahrungen vor (10), sodass eine generelle Therapieempfehlung nicht gegeben werden kann.

Ist eine Vollremission erreicht, lassen sich bei einigen Kindern die Steroide langsam auf niedrige Dosierungen unterhalb der CUSHING-Schwelle reduzieren, bei anderen gelingt dies nur bei gleichzeitigem Einsatz von steroidsparenden Kombinationspartnern.

Zur Steroidersparnis geeignet sind Azathioprin oder Methotrexat, möglicherweise auch hochdosierte i.v. Immunglobuline (11). Auch Kombinationen aus diesen Therapieelementen sind möglich, wenn eine einfache Behandlung nicht den gewünschten Erfolg nach sich zieht. Die Therapie wird in der Regel gut vertragen. Das onkogene Potenzial von Azathioprin ist gering. Unter Methotrexat wurde bei 2 Kindern mit juveniler idiopathischer Arthritis ein HODGKIN-Lymphom berichtet (12,13). Es bleibt abzuwarten, ob hier eine zufällige Koinzidenz vorliegt oder ob Methotrexat bei Langzeitanwendung maligne lymphoproliferative Erkrankungen begünstigt. Zu weiteren Nebenwirkungen von Methotrexat siehe »Pharmakotherapie«, Seite 148.

Nur wenige Kinder werden auch mit solchen Kombinationen immer noch Krankheitsaktivität haben. Für solche Patienten können dann keine Empfehlungen gegeben werden, da alles weitere nur auf der Basis von »trial and error« geschieht. Einige Autoren halten in dieser Situation sogar den Einsatz von Alkylanzien für legitim. Eine Studie an Kindern liegt vor (14). Experimentelle Therapien, wie etwa mit anti-CD4-Antikörpern oder Antikörpern gegen TNF-α (siehe auch »Experimentelle Therapien«, Seite 161), bedürfen weiterer Überprüfung.

Bei den wenigen Patienten, bei denen sich eine Amyloidose ausbildet, können alkylierende Substanzen, vor allem Chlorambucil, versucht werden (15).

Jede medikamentöse Behandlung wird durch physikalische Therapiemaßnahmen ergänzt (siehe »Physiotherapie, Hilfsmittel«, Seite 184).

Begleittherapie

Wegen des krankheits- und therapiebedingten Minderwuchses wurde die Gabe von Wachstumshormon versucht (16). Die Wachstumsgeschwindigkeit konnte damit gesteigert werden, der Einfluss auf die Endgröße bleibt abzuwarten. Auch die mikrozytäre Anämie infolge der chronischen Entzündung stellt gelegentlich ein Problem dar. FANTINI et al. (17) verabreichter daher Erythropoietin s.c. oder i.v. (mittlere Dosis etwa 300 E/kg/Woche). Damit stieg der Hb von etwa 7 auf 12 g/dl an. Ein anderer Ansatz war die i.v. Verabreichung von Eisensaccharat (18). Auch diese Maßnahme erwies sich bei 8 untersuchten Kindern als wirksam, der Hb stieg im Mittel von 8 auf 11 g/dl an.

Therapie des Makrophagenaktivierungssyndroms

Wegen der Seltenheit dieser Verlaufsform gibt es nur wenige Therapiestudien, an denen man sich orientieren kann. Hochdosierte Steroide reichen zur Therapie bei einigen Patienten nicht aus. MOUY (19) berichteten über 3 Kinder, die in einer solchen Situation zusätzlich Cyclosporin A (2–5 mg/kg/d) erhalten hatten. 2 Kinder mit weniger bedrohlichem Verlauf wurden nur mit Cyclosporin A (2–8 mg/kg/d)

behandelt. Bei allen 5 Kindern sistierte das Fieber innerhalb von 24 Stunden, die Hämozytopenie normalisierte sich in wenigen Tagen.

Literatur

1. Feldman BM, et al. Seasonal onset of systemic-onset juvenile rheumatoid arthritis. J Pediatr 1996; 129: 513–518.

2. Woo P, Wedderburn LR. Juvenile chronic arthritis. Lancet 1998; 351: 969–973.

3. Bardare M, et al. Idiopathic limb edema in children with chronic arthritis: A multicenter report of 12 cases. J Rheumatol 1997; 24: 384–388.

4. Häfner R, Truckenbrodt H. Verlauf und Prognose der Arthritis bei systemischer juveniler chronischer Arthritis. Aktuelle Rheumatol 1986; 11: 111–115.

5. Pelucchi A, et al. Lung function and diffusing capacity for carbon monoxide in patients with juvenile chronic arthritis: Effect of disease activity and low dose methotrexate therapy. Clin Exp Rheumatol 1994; 12: 675–679.

6. Kasapcopur Ö, et al. Hypercalciuria and hematuria in juvenile rheumatoid arthritis. J Rheumatol 1998; 25: 993–996.

7. Grom AA, Passo M. Macrophage activation syndrome in systemic juvenile rheumatoid arthritis. J Pediatr 1996; 129: 630–632.

8. Morhart R, Truckenbrodt H. Makrophagenaktivierungssyndrom (MAS) – eine ernste Komplikation bei Kindern mit rheumatischen Erkrankungen. Monatsschr Kinderheilk 1997; 145: 918–927.

9. Adebajo AO, Hall MA. The use of intravenous pulsed methylprednisolone in the treatment of systemic-onset juvenile chronic arthritis. Br J Rheumatol 1998; 37: 1240–1242.

10. Loftus JK, et al. Deflazacort in juvenile chronic arthritis. J Rheumatol 1993; 20: 40–42.

11. Horneff G, Wahn V. Intravenöse Immunglobuline zur Therapie der juvenilen rheumatoiden Arthritis. In: Wahn V, Hrsg. Intravenöse Immunglobuline – zukünftige Indikationen in der Pädiatrie. Berlin-Heidelberg-New York: Springer; 1998. S. 33–44.

12. Padeh S, et al. Hodgkin's lymphoma in systemic onset juvenile rheumatoid arthritis after treatment with low dose methotrexate. J Rheumatol 1997; 24: 2035–2037.

13. Londino AV, et al. Hodgkin's disease in a patient with juvenile rheumatoid arthritis taking weekly low dose methotrexate. J Rheumatol 1998; 25: 1245–1246.

14. Wallace CA, Sherry DD. Trial of intravenous pulse cyclophosphamide and methylprednisolone in the treatment of severe systemic-onset juvenile rheumatoid arthritis. Arthritis Rheum 1997; 40: 1852–1855.

15. Berglund K, et al. Results, principles and pitfalls in the management of renal AA-amyloidosis; a 10–21 year followup of 16 patients with rheumatic disease treated with alkylating cytostatics. J Rheumatol 1993; 20: 2051–2057.

16. Davies UM, et al. Treatment of growth retardation in juvenile chronic arthritis with recombinant human growth hormone. J Rheumatol 1994; 21: 153–158.

17. Fantini F, et al. Severe anemia associated with active systemic-onset juvenile rheumatoid arthritis successfully treated with recombinant human erythropoietin: A pilot study. Arthritis Rheum 1992; 35: 724–726.

18. Martini A, et al. Intravenous iron therapy for severe anemia in systemic-onset juvenile chronic arthritis. Lancet 1994; 344: 1052–1054.

19. Mouy R, et al. Efficacy of cyclosporine A in the treatment of macrophage activation syndrome in juvenile arthritis: report of five cases. J Pediatr 1996; 129: 750–754.

20. Kiessling U, et al. Incidence and prevalance of juvenile chronic arthritis in East Berlin 1980-1989. J Rheumatol 1998; 25: 1837–1843.

21. Cassidy JT, Petty RE, editors. Textbook of pediatric rheumatology. 2nd ed. New York-Edinburgh-London-Melbourne: Churchill Livingstone; 1990.

Oligoarthritis

RENATE HÄFNER,
Garmisch-Partenkirchen
ANGELIKA THON, Hannover
V. WAHN, Schwedt/Oder

Definition

Die Oligoarthritis ist definiert als Arthritis mit Befall von 1 Gelenk bis maximal 4 Gelenken während der ersten 6 Krankheitsmonate. Erkranken auch im weiteren Verlauf nicht mehr als 4 Gelenke, spricht man von einer persistierenden Oligoarthritis. Dehnt sich die Arthritis nach dem 6. Krankheitsmonat auf 5 und mehr Gelenke aus, wird die Erkrankung als erweiterte (extended) Oligoarthritis bezeichnet.

Ausschlusskriterien: positive Familienanamnese (Verwandte 1. oder 2. Grades) für Psoriasis oder Spondylarthropathie; Nachweis des IgM-Rheumafaktors; HLA-B27-positive Jungen mit Krankheitsbeginn nach dem 8. Lebensjahr.

Häufigkeit

Der oben definierte oligoartikuläre Beginn betrifft etwa 30–40% der Kinder mit juveniler idiopathischer Arthritis (1). Krankheitsbeginn überwiegend im Kleinkindalter. 70–80% der Patienten sind Mädchen.

Anamnese

Die Oligoarthritis beginnt manchmal im Zusammenhang mit einer Infektion oder einem Trauma. Bei den meisten Patienten lässt sich jedoch keine auslösende Situation ermitteln. In manchen Familien erkranken 2 oder gar mehr Kinder an einer Oligoarthritis und/oder Iridozyklitis. Auch andere Verwandte können betroffen sein.

Klinische Befunde

Gelenkbeteiligung

Weitaus am häufigsten betroffen ist das Kniegelenk mit bis zu 50%, gefolgt vom Sprunggelenk, das bei 20–30% der Kinder erkrankt (Abb. 147). Hand-, Ellbogengelenk oder einzelne Gelenke an Fingern und Zehen sind bei 5–10% der Kinder beteiligt (2). Wahrscheinlich häufiger als beachtet kommt es auch zur Arthritis im Bereich der HWS sowie der Kiefergelenke. Der Befall von Hüft- oder Schultergelenk ist bei der frühkindlichen Oligoarthritis eher die Ausnahme.

Die Arthritis beginnt bei 50–60% der Patienten als Monarthritis, bei etwa 30% sind 2 Gelenke betroffen (2). Im Gelenkmuster überwiegt die Asymmetrie. Bei bilateralem Gelenkbefall erkrankt meist eine Seite früher oder heftiger. Beim Handgelenk fällt auf, dass die Arthritis die Gebrauchshand bevorzugt.

Folgezustände der Arthritis

Die Arthritis führt schon nach wenigen Wochen zu sekundären Veränderungen der Muskulatur (siehe auch »Klinische Untersuchung von Gelenken und Wirbelsäule«, Seite 88). Bei asymmetrischem Befall sind Muskelatrophien besonders gut zu erkennen (3). Die bei der Oligoarthritis am häufigsten betroffenen Gelenke – Knie- und Sprunggelenk – hinterlassen eine Umfangsminderung am Oberschenkel bzw. der Wade.

Die Asymmetrie deckt auch Wachstumsstörungen auf, die vor allem bei Beginn im Kleinkindalter zum Tragen kommen

(siehe auch »Klinische Untersuchung von Gelenken und Wirbelsäule«, Seite 88). Dabei kann sowohl ein vermehrtes als auch ein vermindertes Wachstum auftreten. Das betroffene Kniegelenk wächst schneller und führt zur Beinlängendifferenz, die durch Schuherhöhung auf der gesunden Seite ausgeglichen werden muss (3, 4). Ein zunächst vermehrtes

Abb. 147
Kleinkind mit antinukleärer antikörperpositiver Oligoarthritis. Befall des linken Kniegelenkes mit erheblicher Beugekontraktur

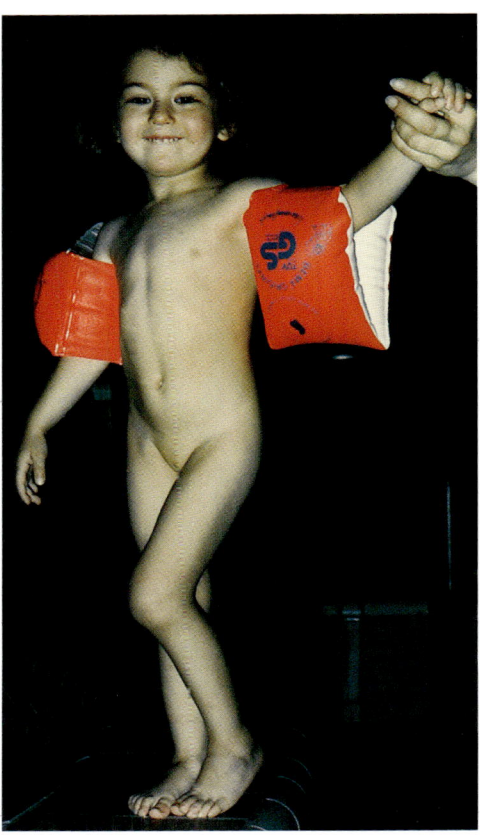

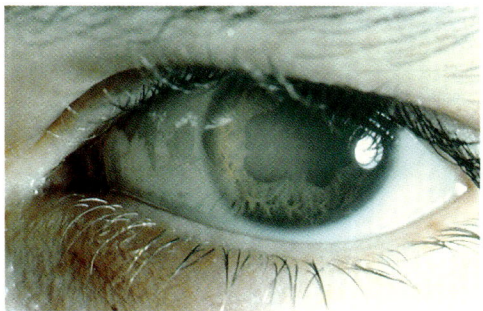

Abb. 148
Defekte am Auge bei einem Kind mit
Oligoarthritis und chronischer
Iridozyklitis. Entrundung der Pupille
durch zahlreiche hintere Synechien,
außerdem deutliche Hornhauttrübung

Wachstum fällt auch auf bei Arthritis der Finger- und Zehengelenke. Im weiteren Verlauf bleiben die Finger und Zehen jedoch meist kürzer, u. a. bedingt durch einen vorzeitigen Schluss der Wachstumsfugen. Schonung eines erkrankten Körperteils führt zu verzögertem Wachstum. Dies wird besonders deutlich bei betroffenem Hand- oder Sprunggelenk. Die verminderte Belastung hat zur Folge, dass die gesamte Hand bzw. der Fuß kleiner bleiben.

Iridozyklitis

Alle Kinder mit einer Oligoarthritis, vor allem bei Beginn im Kleinkindalter, müssen regelmäßig vom Augenarzt untersucht werden. Etwa 30% entwickeln eine Iridozyklitis, die meist keine Symptomatik oder Rötung des Auges verursacht. Sie kann deshalb nur durch Spaltlampenuntersuchungen (mindestens alle 2–3 Monate) rechtzeitig erkannt und gegebenenfalls behandelt werden. Arthritis und Iridozyklitis verlaufen nicht parallel. Schübe

an den Augen können durchaus auch auftreten, wenn die Gelenkserkrankung in Remission ist und umgekehrt (5–7).

Eine heftige Iridozyklitis kann zu bleibenden Schäden am Auge mit Visusverlust bis zur Erblindung führen. Erste Komplikation sind hintere Synechien, die durch intensive lokale und systemische Therapie in den ersten Tagen und Wochen oft noch gesprengt werden können. Andernfalls entsteht eine bleibende Entrundung der Pupille und bei zirkulärer Synechierung eine Seclusio pupillae. Als weitere Komplikationen können Katarakt, Hornhautdystrophie, Glaukom oder selten eine Phthisis bulbi auftreten (Abb. 148).

Gelegentlich manifestiert sich die Iridozyklitis vor der Gelenkserkrankung. Bei aggressivem Verlauf haben diese Kinder dann bleibende Schäden am Auge, die durch Zufall entdeckt werden oder bei der Routineuntersuchung nach Manifestation der Arthritis auffallen. Meist geht jedoch die Gelenksentzündung der Iridozyklitis voraus. Regelmäßige augenärztliche Untersuchungen können Defekte am Auge verhindern. Besonders kritisch in Bezug auf die Augenbeteiligung sind die ersten 2–3 Jahre nach Beginn der Arthritis. Allerdings entwickeln noch etwa 5% der Patienten mehr als 5 Jahre nach Beginn der Arthritis erstmals eine Iridozyklitis (2, 7–9).

Laborbefunde

Im akuten Schub sind häufig BSG und CRP erhöht. Etwa 30% der Kinder mit Oligoarthritis haben jedoch normale Entzündungswerte im Blut trotz klinisch aktiver Arthritis. Wichtig für die Diagnose ist die Bestimmung der antinukleären Antikörper. Sie sind in niedriger bis mittlerer Titerstufe bei 70–80% der Kinder erhöht. Erhöhte antinukleäre Antikörper gelten auch als Risikofaktor für das Auftreten einer Iridozyklitis. Bei einigen Patienten findet man außerdem eine Erhöhung des IgG als Hinweis auf einen chronischen Entzündungsprozess.

Einen Hinweis auf die genetische Disposition liefert das HLA-System. So findet man bei der frühkindlichen Oligoarthritis gehäuft das HLA-A2 sowie DRB1*1301, DRB1*0801 und DPB1*0201 (siehe auch »Immungenetik und HLA-Assoziationen«, Seite 27). Kombinationen dieser Allele scheinen das Erkrankungsrisiko zu steigern (2, 10).

Diagnose

Die Verdachtsdiagnose ergibt sich bei einem Kleinkind, das ohne wesentliche Allgemeinsymptomatik an einer Arthritis weniger Gelenke erkrankt. Der Nachweis von antinukleären Antikörpern im Serum erhärtet den Verdacht.

Zu Krankheitsbeginn müssen einige Differenzialdiagnosen bedacht werden. Es gilt vor allem, rasch eine septische Arthritis bzw. Osteomyelitis sowie einen malignen Prozess auszuschließen.

Therapie

Zur Schmerz- und Entzündungshemmung sollten frühzeitig nichtsteroidale Antirheumatika eingesetzt werden. Kommt die Arthritis damit nicht ausreichend zur Ruhe, können einzelne Gelenke mit Steroiden injiziert werden. Vor allem bei monartikulären Verläufen sind damit langdauernde Remissionen zu erzielen. Bei hartnäckigem Verlauf über 6–12 Monate, vor allem, wenn sich destruktive Veränderungen anbahnen, besteht die Indikation zur antirheumatischen Langzeittherapie. Die antinukleäre antikörperpositive Oligoarthritis spricht gut auf Antimalariamittel an. Bei schweren Verläufen können auch Immunsuppressiva (Azathioprin, Methotrexat) zum Einsatz kommen (2, 11).

Eine Iridozyklitis wird zunächst lokal mit steroidhaltigen Augentropfen oder -salben behandelt. Bei Synechiegefahr muss die Pupille mit lokalen Mydriatika weit gestellt werden. Ein schwerer Schub mit Synechie erfordert rasches Handeln. Intensive Lokaltherapie und eine systemische Steroidtherapie (z. B. i.v. Stoßtherapie mit 20–40 mg Prednisolon/kg KG) können Synechien in den ersten Tagen und Wochen oft noch sprengen. Immunsuppressiva sind indiziert, wenn eine chronische Iridozyklitis unter Lokaltherapie mit Steroiden nicht ausreichend zur Ruhe kommt oder wenn sich bereits Synechien gebildet haben. Neben Azathioprin und Methotrexat sind dabei in den letzten Jahren gute Erfolge mit Cyclosporin A zu verzeichnen.

Die krankengymnastische Therapie ist eine wichtige Säule in der Behandlung der Oligoarthritis. Dabei müssen Kleinkinder besonders behutsam und kindgerecht behandelt werden. Mit Geduld und Zuwendung sind auch kleinste Kinder effektiv zu behandeln. Die Behandlungsprinzipien sind im Kapitel »Physiotherapie, Hilfsmittel«, Seite 184, erläutert.

Prognose

Bei den meisten Kindern mit Oligoarthritis bleibt der Verlauf oligoartikulär (12). Bei 50–60% lassen sich auch Langzeitremissionen erzielen. Allerdings können manchmal nach mehrjährigem beschwerdefreiem Intervall Rezidive auftreten.

Bei 20–30% der Patienten geht die Erkrankung über in eine erweiterte (extended) Oligoarthritis oder in eine symmetrische Polyarthritis (1, 13). Letztere erweist sich meist als therapieresistent und führt zu schweren Destruktionen und Funktionsbehinderungen.

Die Prognose der Iridozyklitis konnte in den letzten Jahren durch regelmäßige Augenuntersuchungen und bei Bedarf raschem therapeutischem Eingreifen verbessert werden (14). Vor allem die Einführung der immunsuppressiven Therapie hat vielen Kindern eine gute Sehfähigkeit erhalten. Dennoch können bis zu 30% der Patienten bleibende Augenschäden entwickeln, die bei der Hälfte davon auch zum Visusverlust führen (9).

Literatur

1. Michels H, et al. Five year follow-up of a prospective cohort of juvenile chronic arthritis with recent onset. Clin Rheumatol 1987; 6 (Suppl): 87–92.
2. Sherry DD, Mellins ED, Nepom BS. Pauciarticular-onset juvenile chronic arthritis. In: Maddison PJ, et al. Oxford Textbook of Rheumatology, 2nd ed. Oxford: University Press; 1998. p.1099–1114.
3. Vostrejs M, Hollister JR. Muscle atrophy and leg length discrepancies in pauciarticular juvenile rheumatoid arthritis. Am J Dis Child 1988; 142: 343–345.
4. Truckenbrodt H, Häfner R. Allgemeine und lokale Wachstumsstörungen bei chronischer Arthritis im Kindesalter. Schweiz Med Wochenschr 1991; 121: 608–620.
5. Rosenberg AM, Oen KG. The relationship between ocular and articular disease activity in children with juvenile rheumatoid arthritis and associated uveitis. Arthritis Rheum 1986; 29: 797–800.
6. Leak AM, Ansell BM. The relationship between ocular and articular disease activity in juvenile rheumatoid arthritis complicated by chronic anterior uveitis. Arthritis Rheum 1987; 30: 1196–1197.
7. Dollfus H. Eye involvement in children's rheumatic diseases. Baillieres Clin Rheumatol 1998; 12: 309–328.
8. Malagon C, et al. The iridocyclitis of early onset pauciarticular juvenile rheumatoid arthritis: Outcome in immunogenetically characterized patients. J Rheumatol 1992; 19: 160–163.
9. Cabral DA, et al. Visual prognosis in children with chronic anterior uveitis and arthritis. J Rheumatol 1994; 21: 2370–2375.
10. Paul C, et al. Immunogenetics of juvenile chronic arthritis. Tissue antigens 1995; 45: 280–283.
11. Pelkonen PM. Juvenile arthritis with oligoarticular onset. Baillieres Clin Rheumatol 1998; 12: 273–286.
12. Hertzberger ten Cate R, et al. Disease pattern in early onset pauciarticular juvenile chronic arthritis. Eur J Pediatr 1992; 151: 339–341.
13. Cush JJ, Fink CW. Clinical outcome of pauciarticular onset juvenile arthritis. Arthritis Rheum 1987; 30 (Suppl): 34.
14. Sherry DD, Mellins ED, Wedgwood RJ. Decreasing severity of chronic uveitis in children with pauciarticular arthritis. Am J Dis Child 1991; 145: 1026-1028.

Erweiterte (extended) Oligoarthritis

RENATE HÄFNER, Garmisch-Partenkirchen
ANGELIKA THON, Hannover
V. WAHN, Schwedt/Oder

Definition und Häufigkeit

Es handelt sich um eine Arthritis mit Befall von 1–4 Gelenken während der ersten 6 Krankheitsmonate und insgesamt mindestens 5 oder mehr betroffenen Gelenken im weiteren Verlauf.

Bei bis zu 30% der Kinder mit oligoartikulärem Beginn dehnt sich im Verlauf die Arthritis auf 5 und mehr Gelenke aus (1, 2). Bei 5–10% entsteht eine symmetrische Polyarthritis mit ungünstiger Prognose.

Klinische Befunde

Gelenkbeteiligung

Der erweiterte Gelenkbefall bezieht vermehrt Gelenke der oberen Extremität mit ein. Relativ häufig sind Hand- und Ellbogengelenke betroffen, aber auch die Schultergelenke können erkranken. An der unteren Extremität ergreift die Arthritis nun vermehrt auch die Hüftgelenke. Halswirbelsäule, Kiefergelenke sowie die kleinen Gelenke der Finger und Zehen kommen hinzu. Bei den meisten Kindern herrscht ein asymmetrisches Gelenkmuster vor. Bei ihnen erkranken selten mehr als 8–9 Gelenke. Bei etwa 5–10% entwickelt sich jedoch eine Polyarthritis mit

Abb. 149
14-jähriges Mädchen mit schwerer
Polyarthritis. Krankheitsbeginn
im Kleinkindalter mit antinukleärer
antikörperpositiver Oligoarthritis

▷

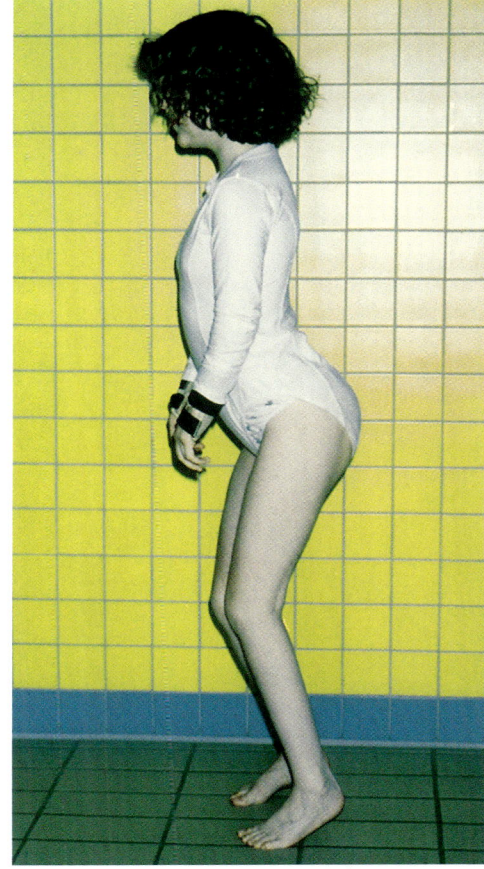

▽

Abb. 150
Röntgenbild des Kindes von Abb. 149
im Alter von 11 Jahren.
Schwere Destruktionen der Hüftgelenke

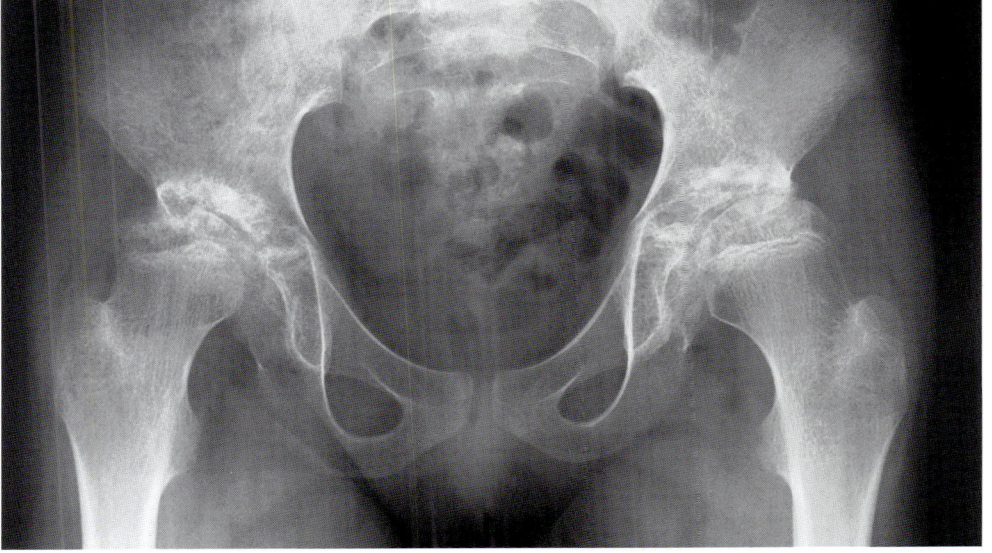

überwiegend symmetrischem Befall kleiner und großer Gelenke. Das Krankheitsbild gleicht dann der rheumafaktornegativen Polyarthritis (siehe »Polyarthritis [Rheumafaktor negativ]«, Seite 219) (Abb. 149).

Iridozyklitis

Häufigkeit und Schwere der Iridozyklitis unterscheiden sich beim erweiterten Gelenkbefall nicht von den Befunden bei persistierender Oligoarthritis (3, 4) (siehe auch »Oligoarthritis«, Seite 212).

Therapie

Dem erweiterten Gelenkbefall muss in der medikamentösen Therapie Rechnung getragen werden. Bei der erweiterten Oligoarthritis ist die Einleitung einer Basistherapie indiziert. Bei relativ mildem Verlauf können Antimalariamittel ausreichen. Mit dem Einsatz von Immunsuppressiva sollte jedoch nicht zu lange gezögert werden. Infrage kommt in erster Linie Methotrexat (5), alternativ auch Azathioprin, eventuell kombiniert mit Antimalariamitteln. Bei schweren Verläufen, vor allem bei destruierender Polyarthritis, kann auch die Kombination mit Cyclosporin A oder der Einsatz von Anti-TNF-α erwogen werden. Eine Low-dose-Steroidtherapie hilft vor allem Kindern, die an starken Gelenkschmerzen und Morgensteifigkeit leiden. Die tägliche Dosis sollte jedoch auf keinen Fall über 0,15 bis maximal 0,2 mg Prednisolon/kg KG liegen.

Zu Krankengymnastik, Ergotherapie und Hilfsmittelversorgung siehe »Physiotherapie, Hilfsmittel«, Seite 184.

Prognose

Bleibt die Arthritis auf weniger als 8–10 Gelenke beschränkt – mit vorherrschend asymmetrischem Muster –, kann durch rechtzeitige intensive Therapie der Verlauf oft noch günstig beeinflusst werden. Bei einem Teil dieser Kinder kommt es zu anhaltenden Remissionen. Aber auch chronisch progrediente Verläufe mit Gelenkdestruktionen und bleibender Behinderung sind möglich.

Dehnt sich der Gelenkbefall zur symmetrischen Polyarthritis aus, sind destruktive Veränderungen die Regel (Abb. 150). Diese Verlaufsform erweist sich als prognostisch besonders ungünstig. Viele Patienten entwickeln schwere Behinderungen, entsprechend den STEINBROCKER-Funktionsstadien III oder gar IV (1, 2, 4). Bei anhaltend hoher Krankheitsaktivität über mehrere Jahre muss auch bei dieser nicht systemischen Verlaufsform mit einer Amyloidose gerechnet werden (6).

Literatur

1. Cush JJ, Fink CW. Clinical outcome of pauciarticular onset juvenile rheumatoid arthritis. Arthritis Rheum 1987; 30 (Suppl): 34.
2. Michels H, et al. Five year follow-up of a prospective cohort of juvenile chronic arthritis with recent onset. Clin Rheumatol 1987; 6 (Suppl): 87–92.
3. Leak AM, Ansell BM. The relationship between ocular and articular disease activity in juvenile rheumatoid arthritis complicated by chronic anterior uveitis. Arthritis Rheum 1987; 30: 1196–1197.
4. Cimaz RG, Fink CW. The articular prognosis of pauciarticular onset juvenile arthritis is not influenced by the presence of uveitis. J Rheumatol 1996; 23: 357–359.
5. Ravelli A, et al. The extended oligoarticular subtype is the best predictor of methotrexate efficacy in juvenile idiopathic arthritis. J Pediatr 1999; 135: 316–320.
6. David J, et al. Amyloidosis in juvenile chronic arthritis: a morbidity and mortality study. Clin Exp Rheumatol 1993; 11: 85–90.

Polyarthritis (Rheumafaktor negativ)

ANGELIKA THON, Hannover
RENATE HÄFNER,
Garmisch-Partenkirchen
V. WAHN, Schwedt/Oder

Definition und Häufigkeit

Die Krankheit wird definiert als Arthritis mit Befall von 5 oder mehr Gelenken während der ersten 6 Krankheitsmonate. Rheumafaktoren dürfen nicht nachweisbar sein. Ausschlusskriterien sind: positiver IgM-Rheumafaktor; systemische Arthritis.

Etwa 20–30% (1, 2) der Kinder mit juveniler idiopathischer Arthritis leiden an einer rheumafaktornegativen Polyarthritis. Die Erkrankung kann sich während der gesamten Kindheit manifestieren. Oft beginnt die Erkrankung jedoch zwischen dem 2. und 3. Lebensjahr und in der Präpubertät; etwa 50% der Kinder sind bei Erkrankungsbeginn jünger als 6 Jahre (3). 70–75% der Patienten sind Mädchen.

Anamnese

Bei jungen Kindern beginnt die Erkrankung nicht selten schleichend und bleibt zunächst häufig unerkannt, da eindrucksvolle Gelenkschwellungen und -schmerzen fehlen können (»trockene Synovitis«). Erst die zunehmende Bewegungseinschränkung in mehreren Gelenken lässt dann an eine Gelenkerkrankung denken.

Klinische Befunde

Gelenkbefall

Die Arthritis ist gekennzeichnet durch ein überwiegend symmetrisches Verteilungsmuster unter Einschluss von großen und kleinen Gelenken (Abb. 151). Am häufigsten sind die Hand- und Finger-, die Ellbogen-, Knie- und Sprunggelenke betroffen, Schulter- und Hüftgelenke sind meist erst im späteren Krankheitsverlauf involviert. Eine sorgfältige Untersuchung deckt häufig eine frühzeitige Mitbeteiligung der Halswirbelsäule und der Kiefergelenke auf.

Zusätzlich zur Arthritis besteht nicht selten eine Tenosynovitis, besonders im Bereich der Handgelenke. Sind die Sehnenscheiden der Extensoren betroffen, führt dies zu einer dorsalen Schwellung über dem Handgelenk und ist nicht immer leicht von einer interkarpalen Arthritis zu unterscheiden. Die Beteiligung der Sehnenscheiden der Fingerbeugesehnen führt zu einer volaren Schwellung mit Beugeschonhaltung der Finger. Ein klinisch bedeutsames Karpaltunnelsyndrom tritt dagegen nur selten auf.

Als Folge der Arthritis kommt es zu einer Verkürzung der Muskulatur und Sehnen, was zu Beugekontrakturen und im weiteren Verlauf zu Fehlstellungen der Gelenke führen kann. Bei meist symmetrischem Gelenkbefall wird ein vermehrtes lokales Wachstum mit z. B. Beinlängendifferenz seltener als bei der Oligoarthritis beobachtet. Bei lang anhaltendem Entzündungsprozess sind vermindertes Längenwachstum und verzögerte Pubertätsentwicklung häufige Befunde.

Allgemeinsymptome

Leichte Allgemeinsymptome, wie subfebrile Temperaturen, leichte Hepatosplenomegalie, Müdigkeit und Appetitlosigkeit, können die Arthritis begleiten, ausgeprägte und persistierende extraartikuläre Symptome wie bei der systemischen Verlaufsform treten jedoch nicht auf.

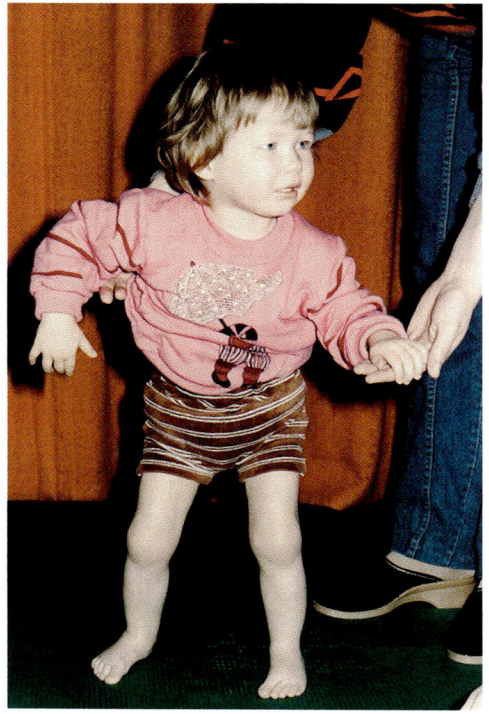

Abb. 151
5-jähriges Mädchen mit rheumafaktor-
negativer Polyarthritis. Symmetrischer
Befall der Knie-, oberen Sprung-, Hand-
und Fingergelenke mit Gelenkschwellungen
und typischer Schonhaltung

Etwa 5–10% der betroffenen Kinder erkranken im Verlauf an einer chronischen
Iridozyklitis (siehe auch »Oligoarthritis«,
Seite 212). Subkutane Knötchen, bei der
rheumafaktorpositiven Form häufig, werden nur selten beobachtet.

Laborbefunde

Je nach Aktivität und Ausmaß des Entzündungsprozesses können die BSG und die
Akute-Phase-Proteine, wie C-reaktives Pro-

tein (CRP) u. a., mäßig bis deutlich erhöht
sein. Ebenso findet man bei der polyartikulären Form eine Leukozytose mit Neutrophilie wechselnden Ausmaßes und eine
(bei schwerer Polyarthritis häufig eindrucksvolle) Thrombozytose. Infolge der
chronischen Entzündung besteht häufig
eine mäßige mikrozytäre Anämie und fast
immer eine Erhöhung der Immunglobuline.

Positive antinukleäre Antikörper sind bei
25% der Kinder nachweisbar (4).

Untersuchungen im HLA-System (Klasse-I-
bzw. Klasse-II-Allele) zeigen unterschiedliche Assoziationen für die verschiedenen
Subgruppen der juvenilen idiopathischen
Arthritis (5, 6). Bei der rheumafaktornegativen Polyarthritis findet man häufig
DPB1*0301 (6, 7), wohingegen DRB1*1301
und DRB1*0201 mit der Oligoarthritis assoziiert sind (siehe auch »Immungenetik
und HLA-Assoziationen«, Seite 27, und
»Oligoarthritis«, Seite 212).

Bildgebende Diagnostik

Die Arthrosonographie als nicht invasive
Methode bietet die Möglichkeit, Gelenkergüsse und Begleitzysten zu objektivieren und für Verlaufsuntersuchungen zu
quantifizieren. Der Geübte kann auch das
Ausmaß der Synoviaproliferation (Pannusbildung) beurteilen.

Röntgenuntersuchungen der betroffenen
Gelenke bei Diagnose dienen als Aus-
gangsbefunde für spätere Verlaufsbeurteilungen. Destruktionen treten, von der
rheumafaktorpositiven Polyarthritis (siehe auch Seite 224) abgesehen, erst in
fortgeschrittenen Stadien auf. In frühen
Phasen der Erkrankung sind eine gelenknahe Osteopenie und Reifungsbeschleunigung häufig (Tab. 34). Im Zweifel müssen auch andere Ursachen, wie Traumen
oder Neoplasien, radiologisch ausgeschlossen werden. Die bildgebenden Verfahren sind auf den Seiten 97–138 ausführlich dargestellt.

1. Weichteilschwellung
2. Gelenknahe Osteopenie
3. Epiphysäre Tüpfelung
4. Vergrößerung der Epiphyse
5. Reifungsbeschleunigung
   (Abb. 152)
6. Vorzeitiger Epiphysenschluss
7. Periostitis (Abb. 153)
8. Usuren (spät!)

1. Andere Untergruppen
   der juvenilen idiopathischen Arthritis
2. Kollagenosen
3. Maligne Erkrankungen (Leukämie,
   Neuroblastom)
4. Reaktive Arthritiden
5. Sarkoidose
6. Familiäre hypertrophe Synovitis
7. Mukopolysaccharidosen

Tab. 34
Röntgenzeichen der juvenilen idiopathischen
Arthritis

Tab. 35
Differenzialdiagnose der
juvenilen idiopathischen Polyarthritis

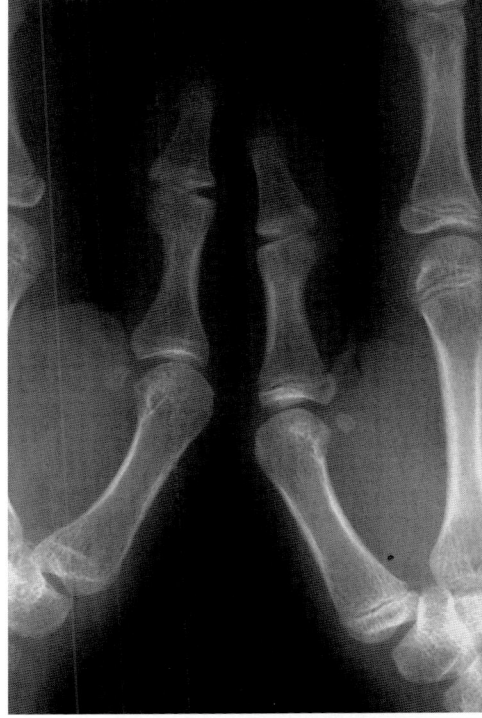

△

▷

Abb. 152
Arthritis des Metakarpale I links.
Im Seitenvergleich Ossifikations-
beschleunigung mit deutlich größerem
Sesambein und bereits verschlossener
Epiphysenfuge links

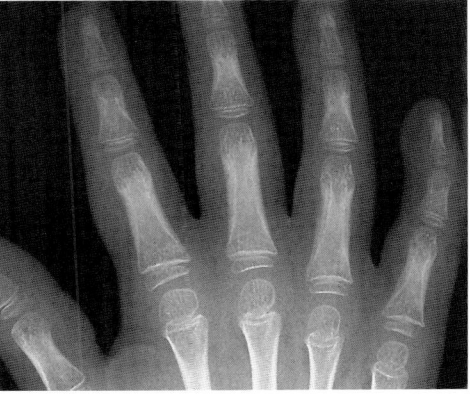

▷

Abb. 153
5-jähriges Mädchen mit Arthritis in
den proximalen Interphalangealgelenken
der rechten Hand. Deutliche Periostitis
mit multilamellärer Periostreaktion der
Grundphalangen II–IV

Zur frühen Diagnose einer Beteiligung der Temporomandibulargelenke ist eine MRT mit Gadolinium (Gd-DTPA-MRT) besonders geeignet. Von 15 Kindern mit juveniler idiopathischer Arthritis hatten 87% eine im MRT nachgewiesene Arthritis der Kiefergelenke. Klinisch waren nur 60% diagnostiziert worden, radiologisch fanden sich Veränderungen nur bei 40% (8).

Diagnose

Die Diagnose basiert auf der sorgfältigen klinischen Untersuchung mit Nachweis einer Arthritis in mindestens 5 Gelenken mit einer symmetrischen Beteiligung großer und kleiner Gelenke. Laboruntersuchungen dienen zur Erfassung der entzündlichen Aktivität bzw. zur Klassifikation in die Untergruppe; definitonsgemäß muss der IgM-Rheumafaktor negativ sein.

Differenzialdiagnostisch müssen andere Formen der juvenilen idiopathischen Arthritis (Psoriasisarthritis, enthesitisassoziierte Arthritis), die polyartikulär verlaufen können, abgegrenzt werden. Die Arthritis beim systemischen Lupus erythematodes kann eine juvenile idiopathische Arthritis imitieren, weitere klinische Zeichen des systemischen Lupus erythematodes bzw. der Nachweis hochtitriger antinukleärer Antikörper und ds-DNS-Antikörper klären die Diagnose. Auch reaktive Arthritiden oder eine Sarkoidose sowie einige seltene Erkrankungen kommen differenzialdiagnostisch infrage (Tab. 35).

Anamnese und klinische Befunde, gegebenenfalls ergänzt durch Bildgebung und Laboruntersuchungen, können meist schon im Frühstadium die Diagnose sichern.

Therapie

Eine kausale Therapie der juvenilen idiopathischen Arthritiden ist bisher nicht verfügbar. Die Behandlung umfasst Maßnahmen zur Beseitigung der Schmerzen, Hemmung der Entzündung, Erhaltung bzw. Wiederherstellung der Gelenkfunktion, Kontrolle von extraartikulären Manifestationen, soweit vorhanden, sowie Prävention bzw. frühzeitige Behandlung von Komplikationen mit dem Ziel einer möglichst normalen physischen und psychischen Entwicklung für die betroffenen Kinder.

Da es sich bei den Polyarthritiden um Erkrankungen handelt, die über Jahre aktiv bleiben können und die somit eine Langzeittherapie erforderlich machen, sind die genannten Behandlungsziele nur in einem multiprofessionellen Behandlungsteam und in enger Kooperation der Therapeuten zu erreichen (9). Zum Behandlungsteam gehören rheumatologisch erfahrene Kinder- und Jugendmediziner, Physio- und Ergotherapeuten sowie Psychologen und Sozialpädagogen.

Medikamentöse und physikalische Therapie sind von gleichrangiger Bedeutung. Die Prinzipien der Krankengymnastik, Ergotherapie und Hilfsmittelversorgung werden ausführlich im Kapitel »Physiotherapie, Hilfsmittel«, Seite 184, erläutert.

Medikamentöse Therapie

Zur Behandlung der rheumafaktornegativen Polyarthritis werden zunächst nicht steroidale Antirheumatika eingesetzt (siehe auch »Pharmakotherapie«, Seite 148).

Auch bei konsequenter Therapie tritt eine Wirkung mit großer Variationsbreite im Mittel erst nach 4–5 Wochen ein, sodass ein Behandlungsversuch mindestens 6–8 Wochen dauern sollte, bevor von einem unzureichenden Therapieerfolg ausgegangen werden kann (10). Die seronegative Polyarthritis verläuft zwar in Bezug auf destruktive Veränderungen langsam, nur die Minderzahl der betroffenen Kinder ist aber mit nicht steroidalen Antirheumatika alleine ausreichend behandelbar.

Bei anhaltender Entzündungsaktivität oder Progredienz der Erkrankung ist die Gabe von Immunsuppressiva indiziert. An der 1. Stelle steht heute Methotrexat, nachdem erstmals 1992 in einer plazebokontrollierten Doppelblindstudie gezeigt werden konnte, dass bei 63% der Kinder mit juveniler idiopathischer Arthritis, die mit 10 mg Methotrexat/m^2 KO p.o. als wöchentliche Einzeldosis behandelt wurden, innerhalb von 6 Monaten eine signifikante Besserung eintrat (11). Ist der Therapieerfolg unter der Standarddosierung von 10 mg/m^2/Woche nicht ausreichend, kann die Gabe parenteral erfolgen (i.m. oder s.c.) und die Dosis bei akzeptablen Nebenwirkungen bis auf 20–25 mg/m^2/Woche gesteigert werden (12).

Bei leichteren Formen können Antimalariamittel versucht werden, kontrollierte Studien liegen für diese Medikamentengruppe jedoch nicht vor. Bei fehlendem Ansprechen auf Methotrexat oder Abbruch der Therapie wegen Nebenwirkungen kann auch Azathioprin verwendet werden. In einer unkontrollierten prospektiven skandinavischen Studie an 129 Patienten mit refraktärer juveniler idiopathischer Arthritis erreichten unter einer Therapie mit Azathioprin 29% eine Voll- bzw. Teilremission. Die Abbruchrate wegen Nebenwirkungen betrug 14% (13). Bei schweren Verläufen werden Kombinationen mehrerer Immunsuppressiva, zunehmend auch unter Einsatz von Ciclosporin A, verwendet. Zusätzliche hochdosierte i.v. Immunglobulingaben können kurzzeitige Besserungen bewirken, der Effekt ist aber nicht anhaltend (14).

Bleiben unter der Langzeittherapie einzelne Gelenke aktiv, ist eine intrartikuläre Steroidinjektion von Triamcinolonhexacetonid häufig sehr hilfreich. Sie führt bei mehr als 80% der behandelten Gelenke zu einer Remission von mehr als 6 Monaten. In der Hand Erfahrener ist sie eine sichere Behandlungsmaßnahme ohne ernste Nebenwirkungen. Gelegentlich können an der Injektionsstelle Hautatrophien auftreten (15,16).

Die systemische Steroidgabe sollte sich auf schwere polyartikuläre Verläufe beschränken, z. B. zur Überbrückung einer krisenhaften Situation (»bridging agent«), bis die Wirkung einer begonnenen immunsuppressiven Therapie einsetzt. Wird eine Therapie über längere Zeit beibehalten, ist darauf zu achten, dass die tägliche Dosis unter 0,15–0,2 mg Prednisolonäquivalent/kg KG liegt. Wenn immer möglich, ist eine alternierende Gabe nur jeden 2. Tag vorzuziehen.

Prognose

Die Langzeitprognose wird negativ beeinflusst durch langanhaltende Entzündungsaktivität, häufig frühzeitig einsetzende Funktionseinschränkung in vielen Gelenken und mögliche Gelenkdestruktion, die vor allem bei der rheumafaktorpositiven Polyarthritis rasch auftreten kann (siehe auch »Polyarthritis [Rheumafaktor positiv]«, Seite 224).

Bedingt durch unterschiedliche Nomenklatur, unterschiedliche Patientenkollektive, aber auch unterschiedliche Ergebnisse sind Studien häufig nicht miteinander vergleichbar. Viele Patienten mit Polyarthritis zeigen nach einer Krankheitsdauer von 5–10 Jahren noch eine deutliche Krankheitsaktivität bzw. stehen noch unter medikamentöser Therapie. Die Angaben schwanken zwischen 25 und 82% (1, 17, 18). Bei jahrelang bestehender Entzündungsaktivität ist auch eine sekundäre Amyloidose möglich (siehe auch »Systemische Erkrankung«, Seite 205).

Literatur

1. Martin K, Woo P. Juvenile idiopathic arthritides. In: Isenberg DA, Miller JJ, editors. Adolescent Rheumatology. London: Martin Dunitz Ltd; 1999. p. 71–94.
2. Net J, et al. Correlates of disablement in polyarticular juvenile chronic arthritis – a cross-sectional study. Br J Rheumatol 1996; 35: 91–100.

3. Fink CW, Fernandez-Vina M, Stastny P. Clinical and genetic evidence that juvenile arthritis is not a single disease. Pediatr Clin North Am 1995; 42: 1155–1169.

4. Haynes DC, et al. Autoantibody profiles in juvenile arthritis. J Rheumatol 1986; 13: 358–362.

5. De Inocencio J, Giannini EH, Glass DN. Can genetic markers contribute to the classification of JRA? J Rheumatol 1993; 20: 12–18.

6. Glass DN, Giannini EH. Juvenile rheumatoid arthritis as a complex genetic trait. Arthritis Rheum 1999; 42: 2261–2268.

7. Fernandez-Vina MA, Fink CW, Stastny P. HLA antigens in juvenile rheumatoid arthritis: pauciarticular and polyarticular juvenile arthritis are immunogenetically distinct. Arthritis Rheum 1990; 33: 1787–1794.

8. Küseler A, Pedersen TK, Gelineck J. Contrast enhanced magnetic resonance imaging as a method to diagnose early inflammatory changes in the temporomandibular joint in children with juvenile chronic arthritis. J Rheumatol 1998; 25: 1406–1412.

9. Ullrich G, et al. Pädiatrische Rheumaambulanz als interdisziplinäre Aufgabe. Monatsschr Kinderheilk 1996; 144: 872–877

10. Lovell DJ, Giannini EH, Brewer EJ. Time course of response to nonsteroidal anti-inflammatory drugs in juvenile rheumatoid arthritis. Arthritis Rheum 1984; 27: 1433–1437.

11. Giannini EH, et al. Methotrexate in resistant juvenile rheumatoid arthritis. N Engl J Med 1992; 326: 1046–1049 .

12. Reiff A, et al. High dose methotrexate in the treatment of refractory juvenile rheumatoid arthritis. Clin Exp Rheumatol 1995; 13: 113–118.

13. Savolainen, et al. Azathioprine in patients with juvenile chronic arthritis : a longterm followup study. J Rheumatol 1997; 24: 2444–2450.

14. Giannini EH, et al. Intravenous immunoglobulin in the treatment of polyarticular juvenile rheumatoid arthritis: a phase I/II Study. J Rheumatol 1995; 23: 919–924.

15. Huppertz HI, et al. Intraarticular corticosteroids for chronic arthritis in children: efficacy and effects on cartilage and growth. J Pediatr 1995; 127: 317–321.

16. Padeh S, Passwell JH. Intraarticular corticosteroid injection in the management of children with chronic arthritis. Arthritis Rheum 1998; 41: 1210–1214.

17. Michels H, et al. Five year follow-up of a prospective cohort of juvenile chronic arthritis with recent onset. Clin Rheumatol 1987; 6: 87–92.

18. Gäre BA, Fasth A. The natural history of juvenile chronic arthritis: a population based cohort study. II. Outcome. J Rheumatol 1995; 22: 308–319.

Polyarthritis (Rheumafaktor positiv)

ANGELIKA THON, Hannover
RENATE HÄFNER, Garmisch-Partenkirchen
V. WAHN, Schwedt/Oder

Definition und Häufigkeit

Die Erkrankung ist definiert als Arthritis mit Befall von 5 oder mehr Gelenken während der ersten 6 Krankheitsmonate. Der Rheumafaktor muss positiv sein (mindestens 2 positive Ergebnisse im Abstand von 3 Monaten).

Ausschlusskriterien sind: negativer IgM-Rheumafaktor zu 2 Untersuchungszeitpunkten im Abstand von mindestens 3 Monaten; systemische Arthritis.

Etwa 5% der Kinder mit juveniler idiopathischer Arthritis sind von einer rheumafaktorpositiven Polyarthritis betroffen (1, 2). Ganz überwiegend (80–90%) erkranken Mädchen in der späten Kindheit oder Adoleszenz, das mittlere Manifestationsalter beträgt 9–11 Jahre.

Anamnese

Die Symptomatik gleicht der seropositiven chronischen Polyarthritis des Erwachsenen. Die Patienten berichten häufig über eine ausgeprägte Morgensteifigkeit.

Klinische Befunde

Gelenkbefall

Wie bei der rheumafaktornegativen Polyarthritis ist das Verteilungsmuster überwiegend symmetrisch; die Arthritis betrifft sowohl große als auch kleine Gelenke der oberen und unteren Extremitäten. Häufig sind bereits zu Beginn 3 oder mehr Gelenkregionen involviert. Hand- und Fingergelenke (Metakarpophalangeal- und proximale Interphalangealgelenke), Ellbogen-, Knie- und Fußgelenke erkranken am häufigsten, die Hüftgelenke vergleichsweise selten. Die Erkrankung kann aber jedes Gelenk erfassen; eine Arthritis in 20 oder mehr Gelenken ist keine Seltenheit. An der Hand entwickelt sich nicht selten die beim Erwachsenen bekannte Fehlstellung mit Radialabweichung der Mittelhand und Ulnardeviation der Metakarpophalangealgelenke (Abb. 154).

In den proximalen Interphalangealgelenken kommt es häufig zur sog. Knopflochdeformität mit Beugekontraktur im proximalen Interphalangealgelenk und Überstreckung im distalen Interphalangealgelenk (Abb. 155). Eine Tenosynovitis der Beugesehnen ist ebenfalls häufig, gelegentlich treten Sehnenrupturen oder ein Karpaltunnelsyndrom auf.

Der klinische Verlauf ist häufig durch persistierende Aktivität der Arthritis und zunehmende Beteiligung weiterer Gelenke gekennzeichnet.

Extraartikuläre Symptome

Als Besonderheit treten bei der rheumafaktorpositiven Polyarthritis bei einem Teil der Kinder R h e u m a k n o t e n auf. Diese sind gut verschieblich, von fester Konsistenz und teilweise nicht schmerzhaft. Sie können einzeln oder multipel auftreten und über Monate bzw. Jahre persistieren. Die darüber liegende Haut kann gerötet sein. Typischerweise werden sie über dem Olekranon beobachtet, können

jedoch auch an anderen Druckpunkten wie Fingerbeugesehnen, Achillessehne oder am Hinterhaupt auftreten (Abb. 156). Klinisch sind sie nicht von den Rheumaknoten beim rheumatischen Fieber zu unterscheiden.

Abgegrenzt werden müssen sog. »benigne Rheumaknoten« oder »Pseudorheumaknoten«, die ebenfalls über knöchernen Vorsprüngen bei sonst gesunden Kindern ohne Assoziation zu einer rheumatischen Erkrankung vorkommen und histologisch nicht vom Granuloma anulare zu unterscheiden sind (3).

Eine chronische Iridozyklitis tritt bei dieser Subgruppe der juvenilen idiopathischen Arthritis nicht auf; gelegentlich werden andere Augenmanifestationen wie Keratitis, Episkleritis und SJÖGREN-Syndrom in Analogie zur adulten seropositiven Polyarthritis beobachtet.

Allgemeinsymptome wie leichtes Fieber, Abgeschlagenheit, diskrete Hepatosplenomegalie sind wie bei der rheumafaktornegativen Polyarthritis möglich, aber eher selten.

Obwohl bei systematischer Untersuchung Veränderungen der Lungenfunktion bei Kindern mit juveniler idiopathischer Arthritis gar nicht selten sind (siehe auch »Systemische Erkrankung«, Seite 205), werden klinisch bedeutsame, überwiegend interstitielle Lungenerkrankungen selten beobachtet. Bei einzelnen Patienten kann eine pulmonale Erkrankung auch bei der rheumafaktorpositiven Polyarthritis der Gelenkmanifestation vorausgehen (4).

Bedrohlich ist das Auftreten einer Vaskulitis, die meist kleine bis mittlere Gefäße betrifft.

Laborbefunde

Die unspezifischen Entzündungswerte können wie bei der rheumafaktornegativen Polyarthritis (siehe Seite 219) er-

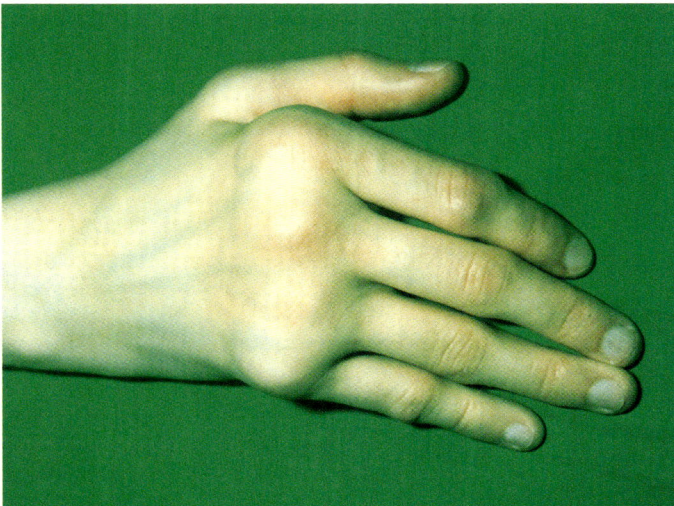

Abb. 154
14-jähriges Mädchen mit rheumafaktorpositiver Polyarthritis. Typische Ulnardeviation in den Metakarpophalangeal-gelenken

Abb. 155
Knopflochdeformitäten der Finger III–V der linken Hand

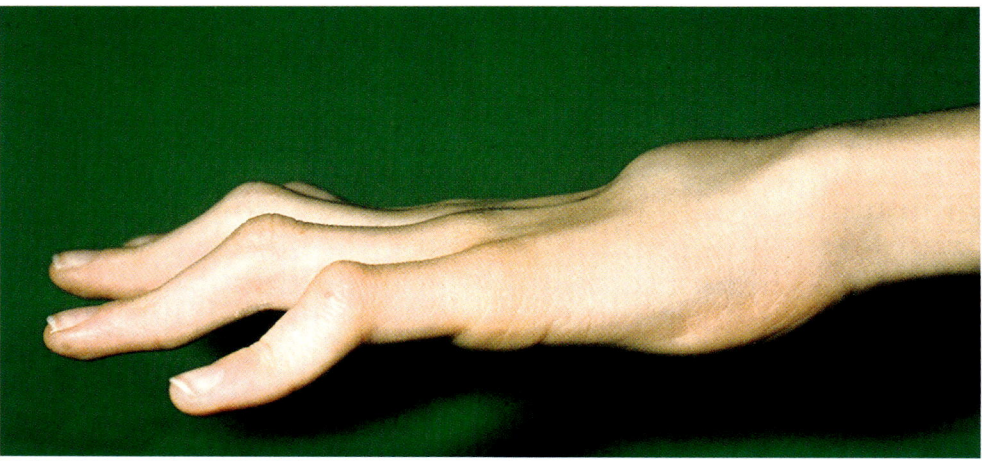

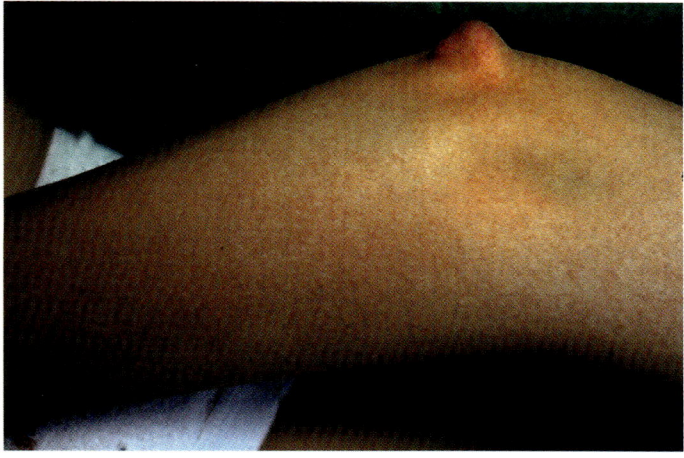

Abb. 156
Rheumaknötchen über dem rechten Olecranon bei einem 15-jährigen Mädchen mit rheuma-faktorpositiver Polyarthritis

höht, aber auch normal sein. Bei 75% der Kinder finden sich die antinukleären Antikörper positiv.

Die Erkrankung entspricht auch immungenetisch der adulten seropositiven Polyarthritis.

Es besteht eine starke Assoziation zu HLA-DR4 sowie zur Subregion DRB*0401 (5). Homozygotie für DR4 steigert das Krankheitsrisiko und ist mit einer früheren Krankheitsmanifestation assoziiert (6).

Rheumafaktor

Definitionsgemäß müssen Rheumafaktoren zweimal – im Mindestabstand von 3 Monaten – positiv sein.

Rheumafaktoren sind Immunglobuline, die gegen den Fc-Teil des IgG-Moleküls gerichtet sind (Antiglobuline). Rheumafaktoren werden üblicherweise mit dem WAALER-ROSE-Test (Schaferythrozyten, IgG-sensibilisiert) oder dem Latextest (Latexagglutination) untersucht. Hierbei wird der »klassische« Rheumafaktor der IgM-Klasse bestimmt. IgG- und analog IgA- und IgE-Rheumafaktoren führen zur Bildung von großen Immunkomplexen mit gegenseitiger Bindung der Autoantikörper und sind deshalb in den klassischen Testsystemen nicht nachweisbar.

Die Bestimmung des IgM-Rheumafaktors ist zur weiteren Klassifikation einer chronischen Polyarthritis von entscheidender Bedeutung, sie ist aber keine Screeninguntersuchung für rheumatische Erkrankungen im Kindes- und Jugendalter!

Positive IgM-Rheumafaktoren können bei einer Vielzahl anderer Erkrankungen auftreten (Tab. 36).

Bildgebende Diagnostik

Röntgenuntersuchungen der betroffenen Gelenke bei Diagnose und im Verlauf ha-

Tab. 36
Häufigkeit des IgM-Rheumafaktors
bei anderen Erkrankungen

Bis 20%	30%	50–65%
Akute virale Infektionen	Systemischer Lupus erythematodes	Subakute bakterielle Endokarditis
Kürzliche Impfungen	Sklerodermie	Interstitielle Lungenfibrose
Tuberkulose	Mischkollagenose (MCTD)	
Lues	SJÖGREN-Syndrom	
Parasitosen		
Sarkoidose		
Chronische Lebererkrankungen		

ben für die rheumafaktorpositive Polyarthritis eine besondere Bedeutung, da die Arthritis häufig rasch progredient mit Erosionen und knöchernen Destruktionen verläuft (Abb. 157). Erste erosive Veränderungen können auf dem Röntgenbild bereits nach einer Krankheitsdauer von 6 Monaten erkennbar sein. Am häufigsten sind die Hand- und Fingergelenke, etwas seltener die Fußgelenke betroffen. Mit fortschreitender Erkrankung treten nicht selten eine Fusion der Karpalknochen (Os carpale) und zunehmende Gelenkfehlstellungen auf (7).

Abb. 157
Rechte Hand eines 13-jährigen Mädchens mit rheumafaktorpositiver Polyarthritis nach 3-jährigem Krankheitsverlauf. Bizarre Deformierung der Karpalknochen und der Epiphysen von Radius und Ulna. Usuren im Os capitatum. Verkürzung der karpalen Distanz. Zerstörung der Grenzlamelle der Epiphysen von Metakarpale II und III. Befall des Daumens mit Sinterung der Gelenkfläche an Metakarpale I

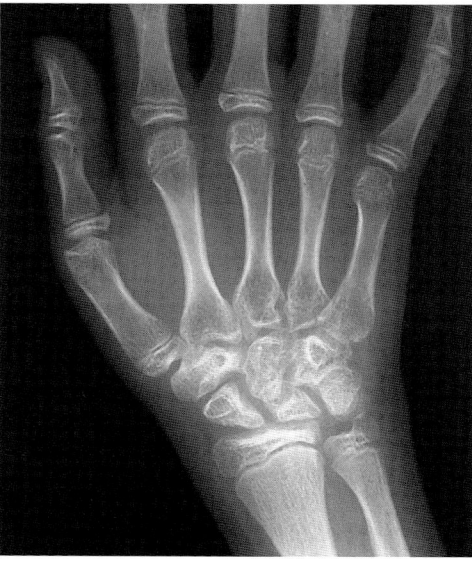

Diagnose

Erkrankt ein Mädchen, seltener ein Junge, in der späten Kindheit oder in der Pubertät an einer symmetrischen Polyarthritis unter Einschluss von großen und kleinen Gelenken, nicht selten mit deutlicher Morgensteifheit, besteht die Verdachtsdiagnose einer rheumafaktorpositiven Polyarthritis. Das typische klinische Bild, der chronische Verlauf und der Nachweis des IgM-Rheumafaktors (zweimal positiv im Abstand von mindestens 3 Monaten) bestätigen nach Ausschluss anderer rheumatischer Erkrankungen, die ebenfalls mit einem positiven Rheumafaktor verlaufen können (Tab. 36), die Diagnose.

Therapie

Allgemeine Therapieprinzipien siehe »Polyarthritis (Rheumafaktor negativ)«, Seite 219; Ausführungen zu Physiotherapie, Ergotherapie und Hilfsmittelversorgung siehe »Physiotherapie, Hilfsmittel«, Seite 184.

Medikamentöse Therapie

Da die Erkrankung überwiegend progredient verläuft und frühzeitig erosive Veränderungen auftreten, ist eine frühe und aggressive Therapie entscheidend. Eine alleinige Behandlung mit nicht steroidalen Antirheumatika ist für diese Patientengruppe nicht ausreichend. Frühzeitig nach Diagnosestellung, bei typischem klinischem Bild und ausgeprägtem Gelenkbefall schon vor der 2. Bestätigung des positiven Rheumafaktors nach 3 Monaten, ist eine immunsuppressive Behandlung indiziert.

Methotrexat ist auch für die rheumafaktorpositive Polyarthritis heute das Mittel der 1. Wahl. Frühe Behandlung mit Methotrexat erhöht die Wahrscheinlichkeit, dass die radiologische Progredienz, z. B. messbar an der karpalen Distanz, verzögert wird (8). Bei fehlendem bzw. ungenügendem Therapieerfolg werden andere Immunsuppressiva eingesetzt bzw. es wird rasch eine Kombinationsbehandlung begonnen (siehe auch »Polyarthritis [Rheumafaktor negativ]«, Seite 219). Nur vereinzelt kommt heute noch eine parenterale Goldtherapie zur Anwendung. Therapieunterstützend ist die intraartikuläre Steroidbehandlung einzelner, besonders aktiver Gelenke indiziert.

Auch wenn Studien für Kinder und Jugendliche mit juveniler idiopathischer Arthritis bisher nicht vorliegen, sind Ergebnisse aus der Erwachsenenrheumatologie ermutigend, die zeigen, dass eine Therapie mit Ciclosporin A in einer Dosis von 3 mg/kg KG/d über 12 Monate bei Erwachsenen mit seropositiver Polyarthritis die radiologische Progression der Erkrankung verzögert (9). Ähnlich günstige Effekte in Bezug auf die Zunahme radiologischer Veränderungen sind für Erwachsene unter einer niedrig dosierten täglichen Steroidtherapie über 2 Jahre beschrieben worden (10).

Neue Therapieansätze wie die Behandlung mit Antikörpern gegen TNF-α zeigen erste positive Ergebnisse. Auch die Behandlung mit Etanercept (rekombinantes, lösliches TNF-α-Rezeptorfusionsprotein), s.c. zweimal pro Woche in einer Dosis von 0,4 mg/kg verabreicht, führte in einer offenen Studie bei 51 von 69 Patienten (74%) mit polyartikulärem Verlauf einer juvenilen idiopathischen Arthritis innerhalb von 3 Monaten zu einer profunden klinischen Besserung (11). Unter der Kurzzeittherapie traten keine ernst zu nehmenden Nebenwirkungen auf. Weitere Untersuchungen an einer größeren, möglichst homogenen Patientengruppe sind erforderlich, bevor Effektivität und mögliche Nebenwirkungen einer solchen Therapie beurteilt werden können.

Der Stellenwert einer autologen Stammzelltransplantation (siehe auch »Experimentelle Therapien«, Seite 161) für schwerst betroffene Patienten ist derzeit nicht absehbar.

Prognose

Von allen Subgruppen der juvenilen idiopathischen Arthritis zeigt die rheumafaktorpositive Polyarthritis am häufigsten über Jahre anhaltende Krankheitsaktivität mit chronisch-progredientem Verlauf und resultierenden bleibenden Gelenkveränderungen bzw. teilweise auch Gelenkzerstörungen. Bei schweren Verläufen mit drohender Immobilisation sind rekonstruktive operative Eingriffe, teilweise auch ein totaler Gelenkersatz bereits in der späten Adoleszenz bzw. im jungen Erwachsenenalter erforderlich (12). Es ist zu hoffen, dass frühe und aggressive Therapie dieser Subgruppe in Zukunft die Prognose der Gelenkdestruktionen verbessert.

Eine kontinuierliche psychologische und sozialpädagogische Mitbetreuung dieser Patienten ist unverzichtbar. Bei nicht selten bereits in der Adoleszenz bestehenden erheblichen Gelenkveränderungen kann dies für die Betroffenen eine Einschränkung der gerade im Jugendalter so wichtigen körperlichen Mobilität bedeuten. Ein negatives Selbstwertgefühl, vermittelt durch das Erscheinungsbild (Stigmatisierung) oder durch eine beschränkte Erfüllung der Erwartungen und Anforderungen der »Peer-Group« können die Folge sein. Zusätzlich kann sich ein negatives Körperselbstbild durch die Erkrankung, aber auch durch Auswirkungen der Therapie (z. B. Nebenwirkungen einer Steroidbehandlung) entwickeln. Hinzu kommt bei Erkrankungsbeginn in der Pubertät, dass die Individualprognose zunächst unsicher ist und die Jugendlichen neben der Bewältigung der medizinischen Probleme u. U. auch bereits getroffene Entscheidungen zu Berufswahl und weiterer Lebensplanung revidieren müssen.

Eine wichtige Aufgabe des pädiatrisch-rheumatologischen Behandlungsteams besteht darin, für diese Patienten, die in der Regel auch als Erwachsene noch weiterer Therapie bedürfen, den Übergang in eine internistisch-rheumatologische Betreuung vorzubereiten und die kontinuierliche Weiterbehandlung zu sichern.

Literatur

1. Ansell BM. Juvenile chronic arthritis: classification, differential diagnosis and prognosis. Schweiz Med Wochenschr 1991; 121: 595–597.

2. Fink CW, Fernandez-Vina M, Stastny P. Clinical and genetic evidence that juvenile arthritis is not a single disease. Pediatr Clin North Am 1995; 42: 1155–1169.

3. Simons FER, Schaller JG. Benign rheumatoid nodules. Pediatrics 1975; 29: 29–33.

4. Noyes BE, et al. Early onset of pulmonary parenchymal disease associated with juvenile rheumatoid arthritis. Pediatric Pulmonology 1997; 24: 444–446.

5. Vehe RK, Begovich AB, Nepom BS. HLA Susceptibility genes in rheumatoid factor positive juvenile rheumatoid arthritis. J Rheumatol 1990; 17 (suppl 26): 11–15.

6. Nepom B. The immunogenetics of juvenile rheumatoid arthritis. Rheum Dis Clin North Am 1991; 17: 825–842.

7. Reed MH, Wilmot DM. The radiology of juvenile rheumatoid arthritis: a review of the english language literature. J Rheumatol 1991; 18 (Suppl 31): 2–22.

8. Ravelli A, et al. Radiographic progression in juvenile rheumatoid arthritis patients treated with methotrexate. Arthritis Rheum 1996; 39 (Suppl): 59.

9. Pasero G, et al. Slow progression of joint damage in early rheumatoid arthritis treated with cyclosporin A. Arthritis Rheum 1996, 39: 1006–1015.

10. Kirwan JR, et al. The effect of glucocorticoids on joint destruction in rheumatoid arthritis. N Engl J Med 1995; 333: 142–146.

11. Lovell D, et al. Safety and efficacy of TNF receptor p 75 Fc fusion protein (TNFR : Fc Enbrel) in polyarticular course juvenile rheumatoid arthritis. Arthritis Rheum 1998; 41: 130.

12. David J, et al. The functional and psychological outcomes of juvenile chronic arthritis in young adulthood. Br J Rheumatol 1994; 33: 876–881.

Juvenile Psoriasisarthritis

RENATE HÄFNER,
Garmisch-Partenkirchen
R.-M. KÜSTER, Bad Bramstedt

Definition und Häufigkeit

Die juvenile Psoriasisarthritis wird definiert entweder als Arthritis mit Psoriasis oder als Arthritis mit mindestens 2 der folgenden Kriterien: Psoriasis bei einem Verwandten 1. Grades, Daktylitis oder psoriasiforme Nagelveränderungen (1).

Angaben zur Häufigkeit der juvenilen Psoriasisarthritis schwanken erheblich, da den einzelnen Studien unterschiedliche Kriterien und Nachbeobachtungszeiten zugrunde gelegt wurden (2–7). Mit der genannten Definition betrifft die juvenile Psoriasisarthritis in den meisten Untersuchungen etwa 5–8% der Patienten mit juveniler idiopathischer Arthritis. Nach den Erfahrungen der Rheumaklinik Bad Bramstedt ist die juvenile Psoriasisarthritis sogar die häufigste Verlaufsform der juvenilen idiopathischen Arthritis (2).

Anamnese

Die juvenile Psoriasisarthritis kann in jedem Lebensalter beginnen. Mädchen erkranken etwas häufiger als Jungen, vor allem bei Krankheitsbeginn vor dem 6. Lebensjahr. Etwa 10% der Kinder mit manifester Hautpsoriasis entwickeln Arthritis und Psoriasis gleichzeitig. Bei den übrigen 90% erscheint zu jeweils der Hälfte die Arthritis vor bzw. nach den Hautveränderungen. Das Intervall kann mehrere Monate, aber auch 10 Jahre und mehr betragen (3, 4).

Eine positive Familienanamnese mit Psoriasis bei einem Verwandten 1. oder 2. Grades kann bei mindestens der Hälfte der Kinder erfragt werden. Auch Arthritiden oder chronische entzündliche Darmerkrankungen treten in den Familien vermehrt auf.

Klinische Befunde

Haut- und Nagelveränderungen

Die Psoriasis manifestiert sich typischerweise als Psoriasis vulgaris, selten als pustulöse Form. Nach einer Psoriasis inversa, die sich in der Analfalte, im Nabel oder im Genitalbereich verbergen kann, muss gezielt gesucht werden (Abb. 158). Wir haben auch 3 Patienten mit einer generalisierten psoriatrischen Erythrodermie und Polyarthritis beobachtet.

Nagelveränderungen erscheinen überwiegend als Tüpfelnägel, aber auch als Längs- oder Querrillen. Bei etwa 10% der Kinder beobachtet man Hyperkeratosen oder andere schwere Verhornungsstörungen bis hin zur Onycholyse (Abb. 159).

Skelettbefunde

Bei der Arthritis überwiegt der oligoartikuläre Befall mit 1–4 Gelenken. Je etwa 15–20% der Kinder weisen eine erweiterte (extended) Oligoarthritis mit vorherrschend asymmetrischem Muster bzw. eine symmetrische Polyarthritis auf (3, 4, 6, 7). Am häufigsten betroffen sind die Kniegelenke. Die kleinen Gelenke der Finger und Zehen erkranken bei jedem 3. Kind (3, 4, 6–8). Charakteristisch ist dabei eine Rötung über den betroffenen Finger- oder Zehengelenken. Typisch und somit Diagnosekriterium für die juvenile

Psoriasisarthritis ist auch die Daktylitis (3, 4. 7, 9). Sie wird bei bis zu 50% der Patienten gefunden und äußert sich in Schwellung eines gesamten Fingers oder einer Zehe, verursacht durch eine gemeinsame Entzündung von Gelenken, Periost und Sehnenscheide (Abb. 160).

10–40% der Patienten entwickeln eine Sakroiliitis, vor allem wenn die Arthritis erst im Schulalter beginnt. Jungen und Mädchen sind gleichermaßen betroffen. Die Hälfte dieser Patienten weist den genetischen Marker HLA B 27 auf (4, 6, 8, 10).

Kinder mit spätem Krankheitsbeginn neigen auch zu Enthesitiden, die bevorzugt am Kalkaneus als Fasziitis plantaris oder Achillodynie auftreten. Seltener betroffen sind Insertionsstellen an der Tuberositas tibiae, am Beckenkamm oder Schulterblatt.

Iridozyklitis

Sie kommt bei der juvenilen Psoriasisarthritis sowohl in ihrer chronischen Form als auch akut vor. Die chronische Iridozyklitis betrifft bevorzugt Mädchen mit frühkindlichem Beginn und Nachweis von antinukleären Antikörpern. Häufigkeit und Schweregrad dieser Augenbeteiligung unterscheiden sich nicht von den Befunden bei frühkindlicher Oligoarthritis ohne Psoriasis (3, 4, 6–9, 11) (siehe auch »Oligoarthritis«, Seite 212).

Die einseitige akute Form manifestiert sich eher im späteren Kindesalter. Sie entspricht der Iridozyklitisform, wie sie bei Arthritiden mit Enthesitisneigung gefunden wird (4, 6, 8) (siehe auch »Arthritiden mit Enthesitisneigung«, Seite 234).

Laborbefunde

Wie bei allen Formen der kindlichen Arthritis sind im akuten Stadium die Entzündungswerte oft erhöht. Sie können aber auch trotz klinisch aktiver Arthritis normal

158

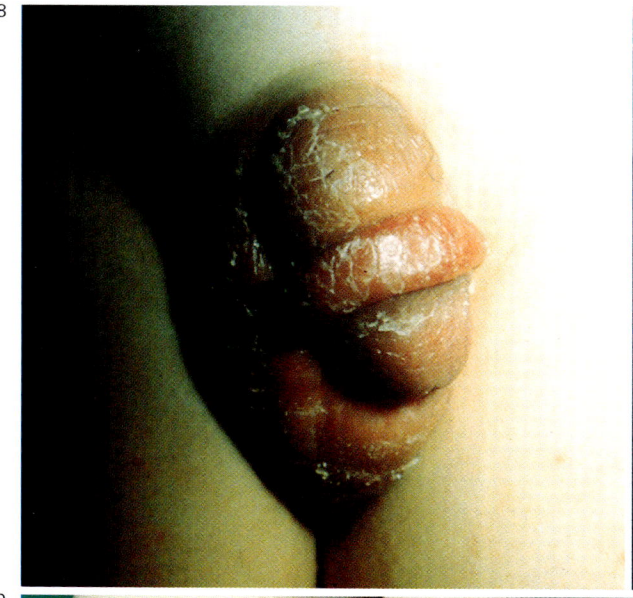

159

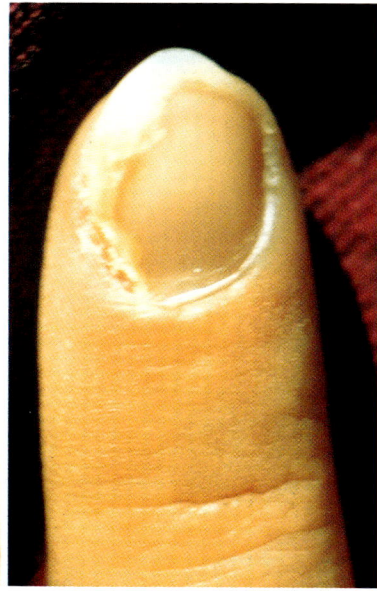

160

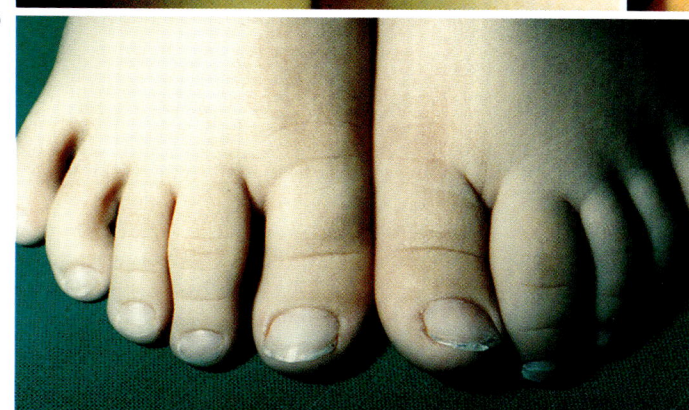

Abb. 158
Psoriasis inversa
im Genitalbereich

Abb. 159
Verhornungsstörung am
Fingernagel bei einem Kind
mit Psoriasisarthritis

Abb. 160
Daktylitis der 2. Zehe links

sein. Auffallend ist der häufige Nachweis von antinukleären Antikörpern, nicht nur bei frühkindlichem Beginn. Auch bei Erstmanifestation der Arthritis im Schulalter findet man bei jedem 3.–4. Kind positive antinukleäre Antikörper (3, 4, 6, 8, 11).

Der Nachweis eines IgM-Rheumafaktors gilt nach der neuesten Definition als Ausschlusskriterium für die juvenile Psoriasisarthritis. Dennoch sehen wir auch bei Kindern mit einer rheumafaktor-positiven Arthritis eine Psoriasis häufiger, als nach dem zufälligen Auftreten beider Symptome zu erwarten wäre (4, 6, 10).

Die Beobachtungen zeigen, dass eine gemeinsame genetische Disposition für Arthritis und Psoriasis vorliegen muss. Zahlreiche Studien zur HLA-Assoziation ergeben jedoch widersprüchliche Ergebnisse und keine einheitlichen HLA-Gene für die juvenile Psoriasisarthritis (2–4, 7–11). Lediglich das HLA-B 27 kommt in den meisten Untersuchungen mit 20–40% häufiger vor als in der Normalbevölkerung (2–4, 9).

Diagnose

Die Diagnose der juvenilen Psoriasisarthritis wird klinisch gestellt, wenn bei einem Patienten aktuell oder anamnestisch eine Arthritis und eine Psoriasis vorliegen oder bei fehlenden Hautveränderungen die unter »Definition« genannten Kriterien erfüllt sind. Die Verdachtsdiagnose ergibt sich bei einem Kind mit typischer Daktylitis, Psoriasis in der Familie oder psoriasiformen Nagelveränderungen. Nach unseren Erfahrungen muss auch an eine juvenile Psoriasisarthritis gedacht werden, wenn bei Manifestation einer Oligoarthritis im späteren Kindesalter antinukleäre Antikörper nachweisbar sind (6).

Therapie

Die medikamentöse Therapie beginnt mit dem Einsatz von nichtsteroidalen Antirheumatika. Bei Mon- oder Oligoarthritis können auch intraartikuläre Steroide indiziert sein. Etwa 20–30% der Patienten benötigen bei chronisch progredientem Verlauf eine antirheumatische Langzeittherapie (3, 4, 7, 10). Mit immunsuppressiven Medikamenten (Azathioprin, Methotrexat) können sowohl die Gelenk- als auch die Hautveränderungen günstig beeinflusst werden. Steht die Arthritis im Vordergrund, können auch andere Basismedikamente eingesetzt werden (z. B. Sulfasalazin, Chloroquin oder Gold). Bei den Antimalariamitteln wird oft befürchtet, dass sie die Psoriasis verschlechtern. Viele Patienten mit juveniler Psoriasisarthritis konnten jedoch mit Chloroquin ohne Auswirkungen auf die Hautsymptomatik behandelt werden.

Krankengymnastik, Ergotherapie, Hilfsmittelversorgung und physikalische Maßnahmen sind auch in der Behandlung der juvenilen Psoriasisarthritis unverzichtbar. Es gelten die allgemeinen Prinzipien für die Therapie chronischer Arthritiden im Kindesalter (siehe auch »Physiotherapie, Hilfsmittel«, Seite 184).

Prognose

Die meister Patienten mit juveniler Psoriasisarthritis weisen einen oligoartikulären Befall auf. Im Verlauf können zeitweise mehr Gelenke erkranken, sodass eine »extended Oligoarthritis« oder Polyarthritis vorherrscht. Die Langzeitprognose ist jedoch überwiegend günstig. Auch nach jahrelangem Verlauf befinden sich bis zu 90% der Patienten in den Funktionsstadien I oder II (3, 4, 7, 10). Je nach Beobachtungszeit werden in 20–40% Remissionen berichtet (3, 4, 7, 8). Aber auch nach längerem beschwerdefreiem Intervall sind Rezidive immer möglich. Etwa 10–20% der Patienten entwickeln eine progrediente Polyarthritis mit Destruktionen und funktioneller Behinderung (3, 4, 7, 8, 10).

Literatur

1. Petty RE, et al. Revision of the proposed classification criteria for juvenile idiopathic arthritis: Durban, 1997. J Rheumatol 1998; 25: 1991–1994.
2. Küster RM, Neumann-Kiesel I, Heide KG. Juvenile psoriatic-arthritis. Follow-up study from 1st quarter of 1984 to 9/1985 of first-time outpatients. Rev Int Rheumatol 1986; 84: 127–128.
3. Southwood TR, et al. Psoriatic arthritis in children. Arthritis Rheum 1989; 32: 1007–1013.
4. Truckenbrodt H, Häfner R. Die Psoriasisarthritis im Kindesalter. Z Rheumatol 1990; 49: 88–94.
5. Andersson GB, Fasth A. Epidemiology of juvenile chronic arthritis in southwestern Sweden: a 5 year prospective population study. Pediatrics 1992; 90: 950–958.
6. Häfner R, Michels H. Psoriatic arthritis in children. Curr Opin Rheumato 1996; 8: 467–472.
7. Roberton DM, et al. Juvenile psoriatic arthritis: Followup and evaluation of diagnostic criteria. J Rheumatol 1996; 23: 166–170.
8. Ansell BM. Juvenile psoriatic arthritis. Baillieres Clin Rheumatol 1994; 8: 245–261.
9. Ansell BM, et al. HLA and juvenile psoriatic arthritis. Br J Rheumatol 1993; 32: 836–837.
10. Hamilton ML, et al. Juvenile psoriatic arthritis and HLA antigens. Ann Rheum Dis 1990; 49: 694–697.
11. Petty RE. Juvenile psoriatic arthritis, or juvenile arthritis with psoriasis? Clin Exp Rheumatol 1994; 12 (Suppl 10): 55–58.

Arthritiden mit Enthesitisneigung

RENATE HÄFNER,
Garmisch-Partenkirchen
TH. BIEDERMANN, Berlin

Definition und Häufigkeit

Arthritiden mit Enthesitisneigung sind definiert als Arthritis und Enthesitis oder als Arthritis oder Enthesitis mit mindestens 2 der folgenden Kriterien: Sakroiliitis; akute Iridozyklitis; HLA-B 27 positiv; Junge mit Erkrankungsalter >8 Jahre; Familienanamnese (Verwandte 1. oder 2. Grades) positiv für Spondylarthropathien oder akute Iridozyklitis.

A u s s c h l u s s k r i t e r i e n sind: Familienanamnese positiv für Psoriasis; Nachweis eines IgM-Rheumafaktors; Nachweis von antinukleären Antikörpern (1).

Das Krankheitsbild entspricht in etwa der bisherigen Oligoarthritis Typ II als Subgruppe der juvenilen chronischen Arthritis oder auch dem SEA-Syndrom aus der amerikanischen Nomenklatur (Seronegative Enthesopathy and Arthropathy) (2). Danach dürften etwa 30% der Kinder mit idiopathischer Arthritis die genannten Kriterien erfüllen.

Anamnese

In der Familienanamnese findet man gehäuft Spondylarthropathien bzw. einzelne Symptome, die auf eine derartige Erkrankung hinweisen.

In der Eigenanamnese lassen sich gelegentlich Infektionen als Auslöser eruieren. Hier besteht eine Überlappung zu den reaktiven Arthritiden (siehe auch Seite 402).

Auch Überlastung oder Traumen werden immer wieder im Zusammenhang mit den ersten Krankheitssymptomen berichtet.

Klinische Befunde

Periphere Arthritis

Sie manifestiert sich vorwiegend als Mon- oder Oligoarthritis. Bevorzugt erkranken große Gelenke der unteren Extremität in asymmetrischer Anordnung. Zu Beginn stehen Knie- und Sprunggelenke ganz im Vordergrund. Sie sind bei 60–70% der Patienten betroffen. Im Verlauf erkranken zunehmend häufiger auch die Hüftgelenke (3, 4). Die grossen Gelenke der oberen Extremität sind nur bei 20–30% beteiligt, Hand- und Ellbogengelenke etwas häufiger als die Schultern (3, 4). Bei ungefähr jedem 3. Kind findet man auch eine Arthritis einzelner Finger- oder Zehengelenke (3, 4). Seltener, aber recht typisch, sind Arthritiden im Sternoklavikulargelenk sowie im Bereich des Mittelfußes (Tarsitis) (5–7).

Die einzelnen Gelenke neigen in unterschiedlichem Ausmaß zu destruktiven Veränderungen. Besonders gefährdet sind die Hüftgelenke (Abb. 161). Sie limitieren den Bewegungsradius der Patienten in besonderer Weise und müssen manchmal schon im frühen Erwachsenenalter endoprothetisch versorgt werden (8, 9). Destruktionen findet man außerdem oft schon früh im Verlauf an betroffenen Zehengelenken oder auch am Handgelenk.

Befall des Achsenskeletts

Symptome von Seiten der Wirbelsäule oder der Iliosakralgelenke treten häufig erst nach jahrelangem Verlauf hinzu (3, 5, 10, 11). Gelegentlich sind aber auch Beschwerden am Stammskelett erste Krankheitszeichen, vor allem bei Beginn im jugendlichen Alter. Die Sakroiliitis äußert

Abb. 161
Einseitige Hüftgelenksdestruktion
bei einem 16-jährigen Jungen
mit HLA-B-27-positiver Arthritis

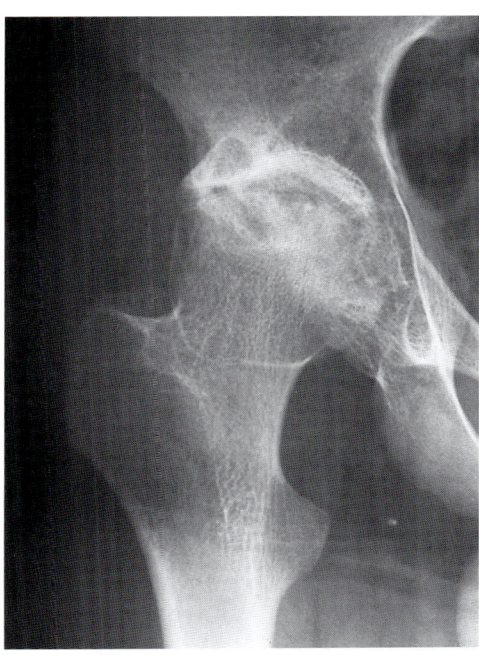

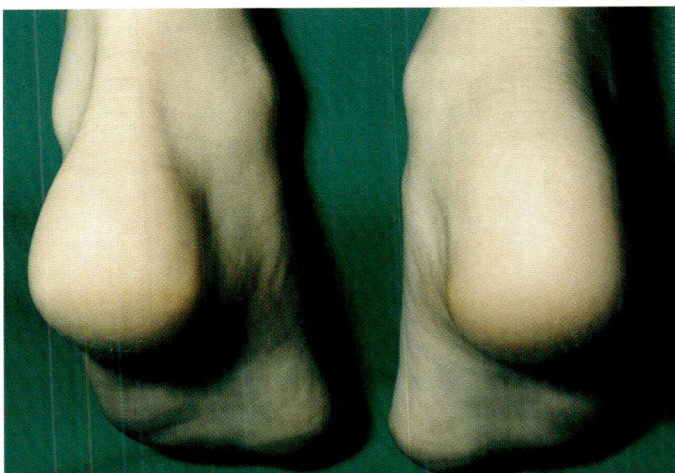

Abb. 162
Enthesitis am Ansatz der
rechten Achillessehne bei
einem 10-jährigen Jungen.
Schmerzhafte Schwellung
des Sehnenansatzes sowie
der Bursa subachillea

Abb. 3
Akute Iridozyklitis mit Rötung
des Auges

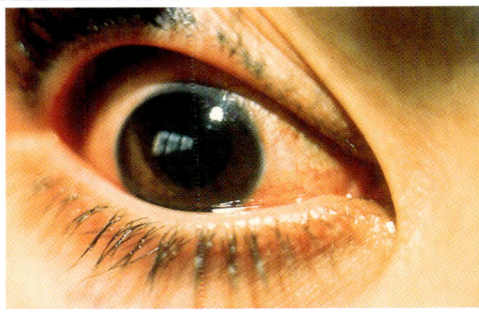

sich als Spontan- oder Druckschmerz über den Iliosakralgelenken, oft mit Ausstrahlung ins Gesäß oder entlang der Oberschenkelrückseite bis zu den Kniekehlen. Auch LWS-Beschwerden können auf eine Sakroiliitis hinweisen. Sie entstehen durch kompensatorische Fehlbelastung der LWS bei Schonhaltung der Iliosakralgelenke mit Beckenaufrichtung. Beschwerden entlang der Wirbelsäule können aber auch Ausdruck einer Spondylodiszitis sein, die sich gelegentlich schon früh im Verlauf manifestiert.

Enthesitis

Hierunter versteht man Entzündungen im Bereich der Sehnenansätze. Sie gelten als typisch für diese Arthritisform und treten bei mindestens 50–60% der Patienten auf (3, 4, 7, 11). Bevorzugte Lokalisation ist die Ferse. Hier findet man Enthesopathien sowohl kranial am Ansatz der Achillessehne (Abb. 162) als auch kaudal an der Insertionsstelle der Plantaraponeurose. Seltener entstehen Enthesitiden an der Tuberositas tibiae, am Beckenkamm oder Schulterblatt.

Iridozyklitis

Sie wird bei etwa 10–15% der Patienten im Verlauf beobachtet (2, 3, 12). Betroffen ist typischerweise nur ein Auge. Im Gegensatz zur Iridozyklitis bei frühkindlicher Oligoarthritis geht diese Form mit akuter Symptomatik wie Rötung, Schmerzen und Lichtscheu einher (Abb. 163). Sie klingt unter Lokaltherapie meist innerhalb von Tagen bis Wochen folgenlos ab. Bleibende Veränderungen am Auge entstehen nur selten.

Laborbefunde

Im klinisch hochentzündlichen Stadium sind meist auch die Entzündungswerte im Blut erhöht. Einige Kinder weisen jedoch normale Laborwerte trotz klinisch aktiver Arthritis auf. Bei den Arthritiden mit Enthesitisneigung ist häufig auch das

Immunglobulin A erhöht, vor allem im aktiven Krankheitsstadium. Eine eigene Untersuchung an 71 Patienten ergab deutlich erhöhte IgA-Werte in Krankheitsphasen mit erhöhter BSG.

Als diagnostischer Marker gilt das HLA-B 27. Es lässt sich bei 80–90% der Patienten nachweisen. Für seine Bedeutung in der Pathogenese gibt es mehrere Hypothesen, jedoch noch keine gesicherten Daten. Man kennt inzwischen mehrere Subtypen des HLA-B 27, die sich wahrscheinlich unterschiedlich auf die Krankheitsdisposition auswirken (13). Auch eine Kombination mit anderen HLA-Genen (z. B. HLA-A 2, HLA-B 28) kann möglicherweise das Risiko erhöhen (13).

Diagnose

Sie ergibt sich aus der Konstellation Oligoarthritis und Enthesitis, vor allem dann, wenn es sich um einen Jungen im Schulalter handelt, der HLA-B-27-positiv ist. Weitere Kriterien wie positive Familienanamnese, akute Iridozyklitis oder Auftreten einer Sakroiliitis erhärten die Diagnose. Fehlt die Enthesitis, müssen mindestens 2 der zusätzlichen Kriterien erfüllt sein. Als häufigste Differenzialdiagnose muss an eine Lyme-Borreliose gedacht werden. Besonders wichtig ist der Ausschluss einer septischen Arthritis, vor allem auch einer septischen Sakroiliitis.

Therapie

Viele Patienten werden allein durch die Gabe von nichtsteroidalen Antirheumatika beschwerdefrei. Einzelne Gelenke können auch mit Steroiden injiziert werden, wenn sie durch nichtsteroidale Antirheumatika nicht beschwerdefrei werden. Sehr schmerzhafte Sehnenansätze reagieren meist günstig auf Infiltrationen mit Steroiden und/oder Lokalanästhetika. Bleibt trotz dieser symptomatischen Maßnahmen die Arthritis über Monate aktiv, besteht die Indikation zur Einleitung einer Basistherapie. Die Arthritiden mit Enthesitisneigung sprechen häufig auf eine Therapie mit Sulfasalazin an (11). Alternativ kommen auch Immunsuppressiva (Azathioprin, Methotrexat) oder i.m. Gold infrage.

Die Iridozyklitis wird lokal mit Steroiden behandelt, bei Synechierungsgefahr zusätzlich mit lokalen Mydriatika. Haben sich in einem schweren Schub bereits Synechien gebildet, muss sofort gehandelt werden. Neben intensivierter Lokaltherapie ist eine Cortisonstoßtherapie angezeigt (z. B. i.v. Gabe von 20–40 mg Prednisolon/kg KG). Selten ist auch bei dieser Form der Arthritis die Augenbeteiligung so gravierend, dass sich die Indikation zur immunsuppressiven Therapie stellt.

In der Krankengymnastik muss neben der Behandlung der peripheren Arthritis frühzeitig das Achsenskelett mit einbezogen werden (siehe auch »Physiotherapie, Hilfsmittel«, Seite 184). Die Enthesopathien sprechen gut an auf physikalische Maßnahmen wie Ultraschall oder Elektrotherapie. Diese können auch zur Behandlung von Rückenschmerzen eingesetzt werden.

Prognose

Sie wird sehr unterschiedlich beurteilt. In manchen Untersuchungen sind bei über der Hälfte der Kinder lang anhaltende Remissionen beschrieben (4, 12). Allerdings sind Rezidive auch nach jahrelangem beschwerdefreiem Intervall möglich. Im Erwachsenenalter kann sich ein M. BECHTEREW entwickeln.

In einigen Studien wird die Langzeitprognose eher ungünstig geschildert mit kontinuierlicher oder immer wieder rezidivierender Krankheitsaktivität bei der Mehrzahl der Patienten (2, 5, 8, 14). Die Unterschiede lassen sich u. a. durch verschiedene Diagnosekriterien und unterschiedliche Beobachtungszeiten in den einzelnen Untersuchungen erklären. Bei anhaltend hochentzündlichen Verläufen kann sich eine Amyloidose entwickeln, die dann auch die Prognose quod vitam einschränkt (15).

Literatur

1. Petty RE, et al. Revision of the proposed classification criteria for juvenile idiopathic arthritis: Durban, 1997. J Rheumatol 1998; 25: 1991–1994.
2. Rosenberg AM, Petty RE. A syndrome of seronegative enthesopathy and arthropathy in children. Arthritis Rheum 1982; 25: 1041–1047.
3. Häfner R. Die juvenile Spondarthritis. Retrospektive Untersuchung an 71 Patienten. Monatsschr Kinderheilk 1987; 135: 41–46.
4. Jacobs JC, Berdon WE, Johnston AD. HLA B27 associated spondylarthritis and enthesopathy in childhood: clinical, pathologic and radiographic observations in 58 patients. J Pediatr 1982; 100: 521–528.
5. Burgos-Vargas R, Vazquez-Mellado J. The early clinical recognition of juvenile-onset ankylosing spondylitis and its differentiation from juvenile arthritis. Arthritis Rheum 1995; 38: 835–844.
6. Levi S, Ansell BM, Klenerman L. Tarsometatarsal involvement in juvenile ankylosing spondylitis. Foot Ankle Int 1990; 11: 90–92.
7. Prieur AM. Spondyloarthropathies in childhood. Baillieres Clin Rheumatol 1998; 12: 287–307.
8. Calin A, Elswood J. The natural history of juvenileonset ankylosing spondylitis: a 24-year retrospective case-control study. Br J Rheumatol 1988; 27: 91–93.
9. Claudepierre P, et al. Features associated with juvenile onset of spondylarthropathies in North Africa. Rev Rheumatol 1996; 63: 87–91.
10. Burgos-Vargas R, Petty RE. Juvenile ankylosing spondylitis. Rheum Dis Clin North Am 1992; 18: 123–142.
11. Southwood TR, Murray HP. Spondylarthropathies in childhood. In: Maddison PJ, et al., editors. Oxford Textbook of Rheumatology, 2nd ed. Oxford: Oxford University Press; 1993. p.1049–1058.
12. Michels H, et al. Five year follow-up of a prospective cohort of juvenile chronic arthritis with recent onset. Clin Rheumatol 1987; 6 (Suppl 2): 87–92.
13. Calin A. Spondylarthropathy, undifferentiated spondylarthritis and overlap. In: Maddison PJ, et al., editors. Oxford Textbook of Rheumatology, 2nd ed. Oxford: Oxford University Press; 1998. p.1037–1049.
14. Cabral DA, Oen KG, Petty RE. SEA syndrome revisited: a longterm follow-up of children with a syndrome of seronegative enthesiopathy and arthropathy. Arthritis Rheum 1992; 19: 1282–1285.
15. David J, et al. Amyloidosis in juvenile chronic arthritis: a morbidity and mortality study. Clin Exp Rheumatol 1993; 11: 85–90.

Juvenile Spondylitis ankylosans

TH. BIEDERMANN, Berlin
RENATE HÄFNER,
Garmisch-Partenkirchen

Definition

Die für die Spondylitis ankylosans (syn.: ankylosierende Spondylitis, M. BECHTEREW) des Erwachsenenalters geltenden modifizierten New-York-Kriterien (1) werden durch den Zusatz »juvenile« Spondylitis ankylosans an das Kindes- und Jugendalter (Krankheitsbeginn vor dem vollendeten 16. Lebensjahr) adaptiert:

Diagnose

1. Klinische Kriterien

a) Tiefer Rückenschmerz und Steifigkeit der Wirbelsäule von mindestens 3 Monaten Dauer, die durch Bewegung, jedoch nicht in Ruhe abnehmen.

b) Einschränkung der Lendenwirbelsäulenbeweglichkeit in der Frontal- und Sagittalebene.

c) Einschränkung der Thoraxexkursionen gegenüber alters- und geschlechtsbezogenen Normwerten.

2. Radiologisches Kriterium
Sakroiliitis mindestens Grad 2 bilateral oder Grad 3–4 unilateral.

Grading

1. Definitive Spondylitis ankylosans: Radiologisches Kriterium und mindestens 1 klinisches Kriterium.

2. Mögliche Spondylitis ankylosans:

a) 3 klinische Kriterien.

b) Radiologisches Kriterium (Ausschluss anderer Ursachen einer Sakroiliitis).

Die den Prototyp der Spondylarthropathien bzw. deren mögliche gemeinsame Perspektive darstellende definitive juvenile Spondylitis ankylosans fordert somit obligat die Beteiligung des Achsenskeletts (Sakroiliitis) wie im Erwachsenenalter.

Häufigkeit

Der Beginn der juvenilen Spondylitis ankylosans erfolgt meist nach dem 10. Lebensjahr als Arthritis mit Enthesitisneigung (siehe auch »Epidemiologie«, Seite 20). Es besteht eine ausgesprochene Knabenwendigkeit ($>6:1$) sowie eine strenge Assoziation zu HLA-B 27 (82–95%). Etwa 20% der undifferenzierten Frühformen sollen in eine juvenile Spondylitis ankylosans übergehen. Daraus resultierende Angaben zur Inzidenz bei Kindern <16 Jahre (etwa 0,3–0,4/100 000/Jahr) und Prävalenz (etwa 1,6/100 000 Kinder) der juvenilen Spondylitis ankylosans besitzen allenfalls orientierenden Charakter. Die Häufigkeit der juvenilen Spondylitis ankylosans wird sowohl durch das Nord-Süd-Gefälle des HLA-B-27-Vorkommens (Mitteleuropa etwa 8–9%) als auch durch die Durchseuchung mit arthritogenen Bakterien beeinflusst (2, 3).

Ätiologie und Pathogenese

Die Ätiopathogenese der juvenilen Spondylitis ankylosans ist bisher ungeklärt. Es werden Hypothesen diskutiert, die dem Gesamtkonzept der

Spondylarthropathien Rechnung tragen. Exemplarisch soll hier auf die Ätiopathogenese der reaktiven Arthritis (REITER-Syndrom) verwiesen werden (siehe »Reaktive Arthritiden, REITER-Syndrom, Morbus WHIPPLE«, Seite 402). Neben der endogenen genetischen Komponente (HLA-B-27-Assoziation und deren Polymorphismus [besonders HLA-B 2705], HLA-B 60, HLA-B 39, HLA-DR 8, bei juveniler Spondylitis ankylosans auch HLA-DRB 1*08, HLA-DPB 1*0301 sowie homozygote LMP2-Gene) ist eine exogene Umweltkomponente (gramnegative Darmbakterien wie Salmonellen, Yersinien u. a.; bei Spondylitis ankylosans auch Klebsiellen), wahrscheinlich infolge einer akut oder chronisch gestörten Darmmukosabarriere für die Manifestation erforderlich. Durch Theorien des »molekularen Mimikry« bzw. einer spezifischen Reaktionsweise des Immunsystems (z. B. Arthritogenic-Peptide-Theorie, sensibilisierte T-Lymphozyten) werden beide Ursachen im Zusammenhang gesehen (siehe auch Seiten 27–64) (2–5).

Pathogenetisch interessant, bisher jedoch nicht erklärbar, ist die überwiegende Erstmanifestation der juvenilen Spondylitis ankylosans als periphere Arthritis mit Enthesitisneigung, wärend bei adulter Manifestation ein primärer, zum Teil isolierter Achsenskelettbefall im Vordergrund steht. Hypothetisch können hier hormonell beeinflusste Reifungsvorgänge am Skelett wie Unterschiede der Perfusion, des Ossifikationsstandes und der Knorpeldicke (Protektion?) eine Rolle spielen.

Anamnese

F a m i l i e n a n a m n e s t i s c h ist hier vor allem Hinweisen auf das Vorkommen eines M. BECHTEREW oder chronischer Rückenbeschwerden mit Einschränkungen der Wirbelsäulenbeweglichkeit nachzugehen.

Die jugendlichen Patienten selbst müssen gezielt nach dem entzündlichen Rückenschmerz befragt werden. Neben ungenauer Lokalisation (z. B. Hüftgelenk, Leiste, Knie) wird häufiger eine Verstärkung der Beschwerden im Tagesverlauf und unter Belastung angegeben. Bei älteren Kindern und Jugendlichen ist oft eine typische Zunahme der Schmerzen und Stei-

figkeit in Ruhe, besonders nachts und morgens, zu eruieren. Fersenschmerzen, orale Schleimhautaphthen sowie entzündliche Augenerkrankungen oder selten dysurische Beschwerden sind ebenfalls diagnoseweisend.

Klinischer Befund

Zu Beginn manifestiert sich die juvenile Spondylitis ankylosans häufig als Arthritis mit Enthesitisneigung, das heißt, als asymmetrische Oligoarthritis bevorzugt der unteren Extremität. Zum Teil werden auch hochaktive polyarthritische Verläufe beobachtet. Bevorzugt sind Knie- und Sprunggelenke betroffen. Seltener, aber typisch im Verlauf, treten die Hüft-, Schulter-, einzelne Zehen- sowie Sternoklavikulargelenke hinzu. Rasch einsetzende Kontrakturen sind das Resultat der Synovialitis und der Enthesitis, Bursitis und Tenosynovitis des Kapsel- und Bandapparates der Gelenke (2–4, 6).

Als charakteristisches Symptom stellt die E n t h e s i t i s eine zunächst erosive, später proliferative Entzündung der Sehnen-, Bänder,- Faszien- und Kapselansätze an knöchernen Strukturen dar. Ankylosen als Folge der sekundären Ossifikation des entzündeten Kapselbandapparates im Gelenkbereich werden im Kindesalter selten manifest. Die Enthesitis im Kalkaneusbereich (Achillessehne, Plantaraponeurose) ist als klassisches Frühsymptom einer juvenilen Spondylitis ankylosans zu werten. Klinisch imponieren druckschmerzhafte, zum Teil gerötete Schwellungen im Fersenbereich (Achillodynie) und Schmerzen beim Auftreten (Fersensporn). Auch der Ansatz der Plantaraponeurose an der Basis des Os metatarsale V und der Köpfchen der Ossa metatarsalia I–V ist nicht selten mitbetroffen.

Weitere Enthesitislokalisationen im Verlauf sind u. a. Patellar- und Quadrizepssehnenansätze, die Tuberositas tibiae, Spinae iliacae, Christae iliacae, der Trochanter major, die Scapulae, Claviculae sowie die Symphysen (Symphysitis). Die Enthesitis persistiert häufig über die Dauer der peripheren Oligoarthritis hinaus, kann aber auch isoliert von Beginn an auftreten (2–4, 6).

Nicht selten parallel mit der Enthesitis im Fußbereich zeigen T e n o s y n o v i t i - d e n (Peroneus-, Tibialis anterior/poste-rior-Sehnen) und B u r s i t i d e n chronische, therapeutisch schwer beeinfluss-bare Verläufe.

Die T a r s i t i s als Ausdruck des entzündlichen Befalls des Mittelfußes zeigt pathogenetische Parallelen zum klassischen Achsenskelettbefall und ist somit klinisch hinweisend auf die Entwicklung einer juvenilen Spondylitis ankylosans. Sie ist das Resultat einer Arthritis, Enthesitis, Bursitis und Tenosynovitis im Mittelfußbereich. Bei chronischem Verlauf resultiert eine ankylosierende Tarsitis mit kontrakten Mittelfüßen (3).

Der pathognomonische A c h s e n s k e - l e t t b e f a l l (Sakroiliitis) manifestiert sich initial als tief sitzender, einseitiger, später auch alternierender Gesäß- oder Rückenschmerz, der typisch nachts und in Ruhe zunimmt. Teilweise wird eine Lokalisation in der Hüft-, Leisten- oder Knieregion angegeben. Die aszendierende Enthesitis im Bereich der Disci intervertebrales und des Kapselbandapparates der lumbalen Wirbelsäule sowie die Arthritis kleiner Wirbelgelenke (Spondylitis) wird im Kindesalter sehr selten gesehen. Schmerzhafte Einschränkungen der zervikalen Wirbelsäule mit beginnenden knöchernen Ankylosen oder seltener atlantookzipitale Subluxationen sind auch bei Kindern beschrieben worden.

Insgesamt ist der Verlauf oft episodisch. Öfters wird nach Abklingen florider Arthritiden über andauernde A r t h r a l g i e n berichtet (2–4, 6, 7).

Die akute I r i d o z y k l i t i s (siehe auch »Arthritiden mit Enthesitisneigung«, Seite 234) ist die häufigste e x t r a s k e l e t t a l e M a n i f e s t a t i o n der juvenilen Spondy-litis ankylosans (5–27%). Schmerzen, Licht-scheu und Augenrötung sind die Leitsymptome. Der Verlauf ist meist gutartig (8, 9).

Schmerzlose A p h t h e n und U l z e r a werden in bis zu 80% im Bereich der Intestinalschleimhaut beschrieben. Diese eher zufälligen Befunde (orale Inspektion!) besitzen jedoch einen relativ hohen Voraussagewert in Bezug auf die Entwicklung einer juvenilen Spondylitis ankylosans (10, 11). Weitere Organmanifestationen (Aortitis, Aorteninsuffizienz, Rhythmusstörungen, Oberlappenfibrose, Amyloidose) sind mit unter 1% sehr selten (2–4, 6).

Die k l i n i s c h e U n t e r s u c h u n g (siehe auch Seite 88) zielt vor allem auf eine Beteiligung der Iliosakralgelenke. Hierbei wird durch mechanischen Stress auf das Iliosakralgelenk (Druck, Zug, Scherung) der entzündliche Rückenschmerz provoziert (Druckschmerz, PATRICK-, MENNELL-, THOMAS-Zeichen). Die selten frühzeitige Beteiligung der Lendenwirbelsäule kann durch ein positives SCHOBER-Zeichen bzw. eine Abflachung der Lendenlordose objektiviert werden. Die Brustwirbelsäule ist im Kindesalter selten eingeschränkt (OTT-Zeichen). Beschwerden im Halswirbelsäulenbereich werden öfter spontan geäußert. Eingeschränkte Thoraxexkursionen (Kostovertebral-, Kostosternalgelenkarthritis) sind im Kindesalter selten. Altersgemäße Normwerte für die genannten Untersuchungen existieren bisher nur eingeschränkt (2, 6, 11).

Laborbefunde

In 82–95% gelingt der Nachweis des HLA-B 27. Rheumafaktoren und antinukleäre Antikörper (Ausnahme Psoriasisarthritis!) sind negativ. Eine milde Anämie, geringfügig erhöhte BSG und seltener ein erhöhtes CRP können zur Aktivitätskontrolle herangezogen werden. Bei hochakuten polyarthritischen Verläufen sind stark erhöhte Entzündungswerte möglich (Cave:

Sepsis!). Erhöhte Immunglobulin-A-Spiegel werden von einigen Autoren als Hinweis auf eine triggernde Schleimhautinfektion gewertet. Der Nachweis arthritogener Infektionserreger gelingt gelegentlich (2–4, 6, 9, 10, 12).

Apparative Untersuchung

Die Bildgebung (siehe auch Seite 97) umfasst zunächst die S o n o g r a p h i e peripherer Gelenke und Enthesen. Ergüsse, Weichteilschwellungen, Synovialitis und Veränderungen der Knochenoberfläche (Erosionen) können zuverlässig im Verlauf beurteilt werden. Das Achsenskelett entzieht sich weitgend dieser Untersuchungstechnik.

R ö n t g e n o l o g i s c h sind neben initial geringen knöchernen Veränderungen peripherer Gelenke später gelenknahe Osteoporose, Gelenkspaltverschmälerung, Erosionen mit unregelmäßigen Knochenappositionen an den Gelenkrändern zu erwarten. Die zunächst erosive, später reparativ ossifizierende Enthesitis ist initial im

Bereich des Kalkaneus (Achillessehne, Plantaraponeurose) röntgenologisch erfassbar. Im Erwachsenenalter typische Syndesmophyten als Ausdruck der Enthesitis im Wirbelsäulenbereich (Ossifikation der Disci intervertebrales und des Bandapparates, »Bambusstab«) sind im Kindesalter nicht üblich. Der für die Diagnose obligate röntgenologische Sakroiliitisnachweis (ventral-kaudaler und iliakaler Anteil primär) gelingt bei Latenzen bis zu 10 Jahren selten im Kindesalter. Eine Beckenübersichtsaufnahme mit Beurteilung der Hüftgelenke ist hierzu ausreichend (Abb. 164).

Frühformen der Sakroiliitis sind der dynamischen MRT (Gadoliniumenhancement/Zeiteinheit) zugänglich. Hierbei wird initial eine gelenknahe Osteitis (Knochenmarködem) – zum Teil Jahre vor dem Nachweis knöcherner Veränderungen – sichtbar. Verlaufskontrollen u. a. nach topischer Steroidtherapie sind möglich. Strahlenintensive Methoden (CT, Szintigraphie) sollten nur bei differenzialdiagnostischen Erwägungen Anwendung finden (6, 13–15).

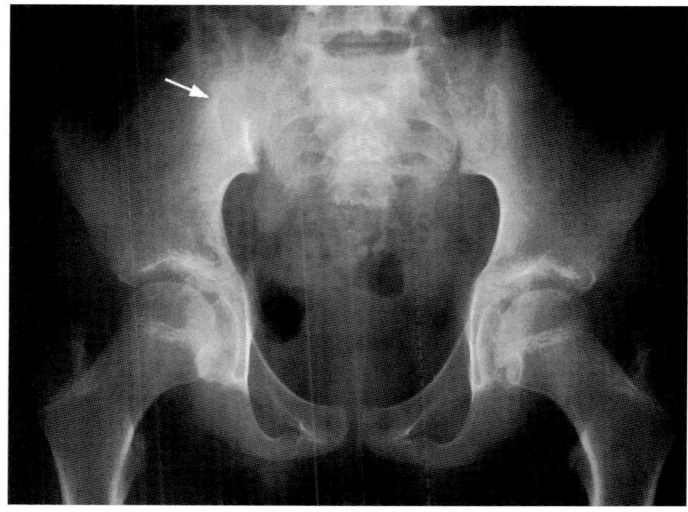

Abb. 164
Beckenübersicht
eines 11-jährigen Knaben:
Sakroiliitis 1.–2. Grades
rechts (iliakale Sklerosierung)

165

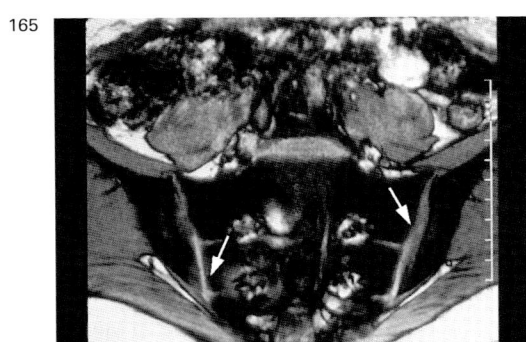

166

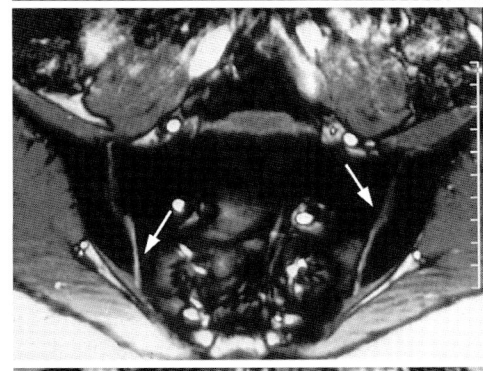

167

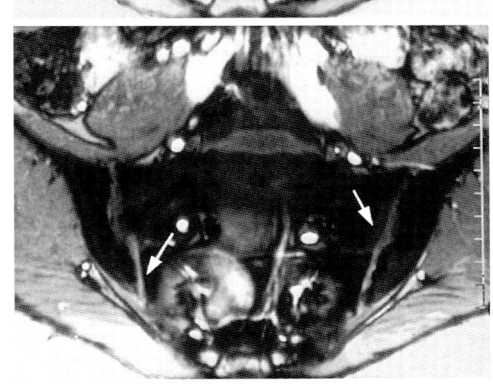

168

Abb. 165 und 166
Dynamische MRT der Iliosakralgelenke
bei einem 15-jährigen Mädchen: Juxtaartikuläre Osteitis, das heißt Frühform
einer Sakroiliitis beidseits mit Gadoliniumenhancement (Pfeile)

Abb. 167 und 168
Dynamische MRT der Iliosakralgelenke
bei einem 15-jährigen Mädchen
7 Monate nach lokaler Kortikosteroid-
applikation in beide Iliosakralgelenke:
Kein Gadoliniumenhancement mehr
nachweisbar (Pfeile)

Abb. 169
CT-gestützte Punktion des rechten
Iliosakralgelenks bei
einem 15-jährigen Mädchen

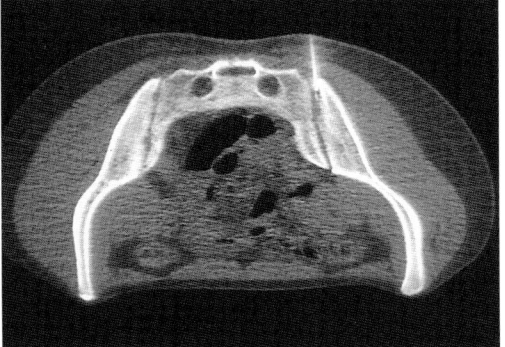

169

Diagnose

Die juvenile Spondylitis ankylosans beginnt in der Regel im Kindes- und Jugendalter als Arthritis mit Enthesitisneigung (siehe Seite 234) oder als eine andere Form der Spondylarthropathien (siehe »Arthritiden bei chronisch entzündlichen Darmerkrankungen«, Seite 245, und »Reaktive Arthritiden, REITER-Syndrom, Morbus WHIPPLE«, Seite 402). Erst röntgenologische Zeichen einer Sakroiliitis (bilateral Grad 2 bzw. unilateral Grade 3–4; siehe »Bildgebende Verfahren einschließlich Szintigraphie«, Seite 97) neben mindestens einem klinischen Kriterium des Achsenskelettbefalls (a, b oder c) erlauben die diagnostische Zuordnung. Eine sichere Diagnosestellung ist so nicht selten erst retrospektiv nach jahrelangem Verlauf bei adulten Patienten möglich. Irreführend sind daher in der Vergangenheit zum Teil die Begriffe »juvenile Spondylitis ankylosans« und »juvenile Spondylarthropathie« synonym angewendet worden (1–4, 6, 15, 16).

Differenzialdiagnose

Die juvenile Spondylitis ankylosans stellt eine Ausschlussdiagnose dar. Weitere juvenile Spondylarthropathien, septische Sakroiliitiden (Staphylokokken, Mykobakterien, Brucellen u. a.), Spondylodiszitis, familiäres Mittelmeerfieber, SAPHO-Syndrom und Malignome stellen wichtige Differenzialdiagnosen dar (3, 4).

Therapie

Standardtherapie

Die medikamentöse Therapie erfolgt zunächst mit nichtsteroidalen Antirheumatika wie Diclofenac, Naproxen oder Indometacin. Entzündungshemmung und Schmerzlinderung ermöglichen intensive krankengymnastische Bewegungsübungen. Bei unzureichendem Erfolg ist die intraartikuläre Gabe von Steroiden (Triamcinolon-

hexacetonid) indiziert. Rezidive einzelner Gelenke auch unter Disease-Modifying-Antirheumatic-Drugs (DMARD) können ebenso behandelt werden. Der Erfolg intraartikulärer Steroide kann über Monate bis Jahre anhalten; gegebenenfalls kann die Injektion nach frühestens 1 Monat bis zu viermal jährlich wiederholt werden.

Bei persistierender peripherer Arthritis ist der Einsatz von Sulfasalazin sinnvoll. Für die Achsenskelettbeteiligung (Sakroiliitis) hat die lokale Steroidapplikation eine Symptomfreiheit von durchschnittlich 7–9 Monaten sowohl im Kindesalter (persönliche Erfahrung) als auch bei adulten Patienten bewirkt. Bei einzelnen Patienten sind langanhaltende Remissionen der Sakroiliitis erzielt worden (Abb. 165–169). Schwere remittierende Verläufe der juvenilen Spondylitis ankylosans werden auch mit Methotrexat oder Azathioprin, seltener mit Gold behandelt. Die zuweilen therapieresistente Enthesitis kann niedrig dosierte orale Steroidgaben erfordern, zum Teil werden auch lokale Steroidinjektionen angewendet. Daneben sind Ultraschall- und Strombehandlungen (z. B. TENS, Iontophorese mit nichtsteroidalen Antirheumatika) sinnvoll (siehe auch »Arthritiden mit Enthesitisneigung«, Seite 234).

Lokale, druckentlastende Maßnahmen vor allem im Fersenbereich sind bei Spornbildungen notwendig. Das intensive krankengymnastische Übungsprogramm (siehe auch »Physiotherapie, Hilfsmittel«, Seite 184) dient neben der Vermeidung von Kontrakturen peripherer Gelenke (Hüften!) und dem Aufbau atrophischer Muskulatur (M. quadriceps femoris, M. triceps surae u. a.) besonders dem Erhalt und der Wiederherstellung der Beweglichkeit von Achsenskelett und Thorax (2–4, 6, 15, 17).

Weitere Therapieoptionen

In letzter Zeit wurden adulte BECHTEREW-Patienten mit hoher Entzündungsaktivität erfolgreich mit TNF-α-Antagonisten behandelt (18). Der Nutzen neuerer DMARD (z. B. Leflunomid) bleibt ebenso abzuwarten wie der neuerer COX-2-selektiver nichtsteroidaler Antirheumatika (Rofecoxib, Celecoxib). Operative Korrekturen sind im Hüftbereich (Gelenkersatz) und an den Füßen (z. B. Keilosteotomie nach GRICE-GREEN) gelegentlich erforderlich.

Prognose

Wahrscheinlich entwickeln etwa 20–30% der Patienten mit Arthritis und Enthesisneigung eine juvenile Spondylitis ankylosans (siehe auch »Arthritiden mit Enthesisneigung«, Seite 234). Dies geschieht jedoch meist erst im Erwachsenenalter. Das weibliche Geschlecht hat dabei eine deutlich bessere Prognose. Früher Erkrankungsbeginn (Knaben im 8.–10. Lebensjahr) und Achsenskelettbeteiligung sind ungünstige prognostische Faktoren. Weitere positive Prädiktoren für die Entwicklung einer juvenilen Spondylitis ankylosans sind ein akuter polyarthritischer Beginn, eine ausgeprägte Enthesitis bei HLA-B-27-assoziierter chronischer Arthritis sowie eine ankylosierende Tarsitis. Eine frühe, prognostisch ungünstige Hüftbeteiligung und chronisch unspezifische Schleimhautaphthen sowie Ulzera sind ebenfalls diagnoseweisend (2–4, 6, 10, 12, 19, 20).

Literatur

1. van der Linden S, Valkenburg HA, Cats A. Evaluation of diagnostic criteria for Ankylosing spondylitis. Arthritis Rheum 1984; 27: 361–368.
2. Cabral DA, et al. Spondylarthropathies of childhood. Rheum Dis Clin North Am 1995; 42: 1051–1070.
3. Burgos-Vargas R, Pacheco-Tena C, Vasquez-Mellado J. Juvenile onset spondylarthropathies. Rheum Dis Clin North Am 1997; 23: 569–598.
4. Prieur AM. Spondylarthropathies in childhood. Baillieres Clin Rheumatol 1998; 12: 287–307.
5. Ploski R, et al. Immunogenetic difference between juvenile and adult ankylosing spondylitis. Clin Exp Rheumatol 1994; 12 (Suppl 10): 122.
6. Häfner R. Die juvenile Spondarthritis. Retrospektive Untersuchung an 71 Patienten. Monatsschr Kinderheilk 1987; 135: 41–46.
7. Reid GD, Patterson MVH. Atlantoaxial subluxation in juvenile ankylosing spondylitis. J Pediatr 1979; 95: 78–80
8. Dollfus H. Eye involvement in children's rheumatic diseases. Baillieres Clin Rheumatol 1998; 12: 309–327.
9. Burgos-Vargas R, et al. Uveitis of juvenile ankylosing spondylitis. J Rheumatol 1988; 15: 1039.
10. Mielants EM, et al. Gut inflammation in children with late onset pauciarticular juvenile chronic arthritis and evolution to adult spondylarthropathy – a prospective study. J Rheumatol 1993; 20: 1567–1572.
11. Burgos-Vargas R, et al. Chest expansion in healthy adolescents and patients with the seronegative ethesopathy and arthropathy syndrome or juvenile ankylosing spondylitis. J Rheumatol 1993; 20: 1957–1960.
12. Veys E, et al. Juvenile spondylarthropathies in 1992. J Rheumatol 1993; 20 (Suppl 37): 19–25.
13. Azuz MD, et al. Juvenile spondylarthropathies: clinical manifestations and medical imaging. Skeletal Radiol 1995; 24: 399–408.
14. Bollow M, et al. Use of dynamic magnetic resonance imaging to detect sacroiliitis in HLA-B27 positive and negative children with juvenile arthritides. J Rheumatol 1998; 25: 556–564.
15. Malleson PN, Petty RE. Clinical and therapeutic aspects of juvenile-onset spondylarthropathies. Curr Opin Rheumatol 1997; 9: 291–294.
16. Petty RE. HLA-B27 and rheumatic diseases of childhood. J Rheumatol 1990; 17 (Suppl 26): 7–10.
17. Braun J, et al. Computed tomography guided corticosteroid injection of the sacroiliac joint in patients with spondylarthropathy with sacroiliitis: clinical outcome and followup by dynamic magnetic resonance imaging. J Rheumatol 1996; 23: 659–664.
18. Braun J. Persönliche Mitteilung. 2000.
19. Burgos-Vargas R, Vazquez-Mellado J. The early clinical recognition of juvenile-onset ankylosing spondylitis, and its differentiation from juvenile Arthritis. Arthritis Rheum 1995; 19: 835–844.
20. Feldkeller E. Unterschiede im Krankheitsverlauf männlicher und weiblicher Spondylarthritis-Patienten. Akt Rheumatol 1998; 23: 145–153.

Arthritiden bei chronisch entzündlichen Darmerkrankungen

MONIKA SCHÖNTUBE, Berlin
W. MARG, Bremen

Definition

Bei chronisch entzündlichen Darmerkrankungen im Kindesalter handelt es sich um M. CROHN, Colitis ulcerosa und Zöliakie. Die dabei auftretenden nicht infektiösen Arthritiden sind die häufigsten extraintestinalen systemischen Komplikationen der Grundkrankheiten.

Häufigkeit

M. CROHN und Colitis ulcerosa (deren Inzidenz im Gegensatz zum M. CROHN nicht ansteigt), sind relativ seltene meist im Schul- und Adoleszentenalter auftretende Erkrankungen (1). Die Zuordnung der sich dabei manifestierenden Arthritiden ist schwierig, da sie bereits vor, aber auch nach längerem, sogar manchmal jahrelangem Bestehen der Darmsymptomatik auftreten können. Außerdem werden oft Arthralgien bei retrospektiven Analysen übersehen. Die Häufigkeit bei Kinder wird auf 5–20% Arthritiden bei chronisch entzündlichen Darmerkrankungen geschätzt (2–5). Für den M. CROHN werden Arthritiden (im Mittel 11,8%) etwas häufiger als für Colitis ulcerosa (im Mittel 8,6%) angegeben (4–6).

Es gibt keine verlässlichen Angaben für Prävalenz und Inzidenz von Arthritiden bei Zöliakie. LEPORE et al. untersuchten 119 Kinder mit juveniler chronischer Arthritis und fanden bei 3,3% Endomysiumantikörper (7). Da die Zöliakie atypisch verlaufen kann (1), sind gezielte epidemiologische Studien notwendig, um die Koinzidenz von Zöliakie und Arthritiden zu erfassen (8).

Ätiologie und Pathogenese

Weil die Ätiologie der chronisch entzündlichen Darmerkrankungen noch immer unbekannt ist, gibt es bislang nur Hypothesen. Ursachen könnten sein:

1. Eine genetische Disposition, auf die eine positive Familienanmnese hinweisend ist und die Präsenz des Allels HLA-B 27 bei Patienten, die später eine Spondylarthropathie neben den entzündlichen Darmveränderungen entwickeln.

2. Eine Permeabilitätsstörung des Darmes, speziell des Kolons, und damit eine Distribution von Antigenen, z. B. von bakteriellen Bestandteilen der Dickdarmflora.

3. Eine primäre immunologische Störung im Sinne einer gestörten Balance zwischen proinflammatorischen und antiinflammatorischen Zytokinen.

4. Umweltfaktoren, auf die epidemiologische Daten hinweisen, z. B. Infektion und diätetische Komponenten (3, 9).

5. Die extraintestinalen Symptome, das heißt besonders Arthritiden, lassen eine Immunpathogenese gleich der durch enterogene Bakterien hervorgerufenen reaktiven Arthritiden vermuten (6, 9).

Anamnese und klinischer Befund

Aufgrund der vermuteten genetischen Disposition muss die Familienanamnese sorgsam erfragt werden. Auch wenn die Arthritis Monate und eventuell Jahre vor einer entzündlichen Darmerkrankung auftreten kann, sollte stets gezielt nach Bauchschmerzen, Durchfällen, Gewichtsverlust, Wachstumsstillstand und unklaren Fieberschüben gefragt werden (2, 10).

Es werden 2 unterschiedliche G e l e n k - v e r t e i l u n g s m u s t e r beobachtet.

1. P e r i p h e r e A r t h r i t i d e n : Oligoarthritiden mit asymmetrischem Befall der großen Gelenke der unteren Extremität, wobei auch Schulter- und Handgelenke betroffen sein können. Bei M. CROHN ist dieses Gelenkmuster (20%) häufiger als bei der Colitis ulcerosa (9%) (6). Als weitere intestinale Manifestation sind zusätzlich ein Erythema nodosum, Uveitis anterior und selten ein Pyoderma gangraenosum möglich. Die Arrhitiden sind flüchtig, migrierend und klingen in der Regel nach 2–4 Wochen wieder ab. Sie sind häufig mit der Aktivität der Darmsymptomatik verbunden.

2. Arthritis des Achsenskeletts, das heißt Sakroiliitis und seltener bei Kindern eine Spondylitis. Bei dieser Form kann zusätzlich eine Entzündung der großen, aber auch der kleinen Gelenke auftreten. Ein polyarthritischer Verlauf ist möglich. Eine Korrelation zwischen der Achsenskelettarthritis und der Aktivität der Darmentzündung ist nicht gegeben (4, 6). Meist sind mehr Knaben als Mädchen betroffen. Bei Expression des Allels HLA-B 27 und einer entzündlichen Darmerkrankung ist das Risiko, eine Sakroiliitis oder Spondylitis zu entwickeln, 7–10-mal größer (6).

3. Arthritis bei Zöliakie tritt symmetrisch besonders an Knie- und Fußgelenken auf, kann auch polyarthritisch sein, ist flüchtig und sistiert nach glutenfreier Kost (7).

Laborbefunde

Die auf Entzündungen hinweisenden Laborwerte ESR, CRP und Elektrophorese erfassen sowohl die Aktivitäten im Darm als auch in den Gelenken. Rheuma- und antinukleärer Faktor sind negativ. Bei Ver-

dacht auf Zöliakie sollten Gliadin-, Endomysium- und Transglutaminaseantikörper bestimmt werden. Fakultativ ist die Bestimmung des Allels HLA-B 27. Die Synovialflüssigkeit ist steril und zeigt eine erhöhte Zellzahl um 5000–12000/μl, wobei Granulozyten und mononukleäre Zellen überwiegen. Der Eiweißgehalt ist normal.

Apparative Diagnostik

1. Sicherung chronisch entzündlicher Darmerkrankung: Gastroduodenoskopie, Koloskopie (11).
2. Arthritisdiagnostik: Sonographie, Röntgen (meist keine knöchernen Erosionen vorhanden), MRT, dynamisches MRT zur Frühdiagnostik der Sakroiliitis (siehe »Bildgebende Verfahren einschließlich Szintigraphie«, Seite 97).

Diagnose

Die Diagnose ergibt sich aus Familien- und Eigenanamnese, Vorliegen einer Darmsymptomatik und dem Auftreten von Arthritiden. Darmbeschwerden und Gelenkentzündungen brauchen nicht gleichzeitig auftreten. Arthritiden können sich vorher oder Jahre nach der Erstsymptomatik zeigen. Die Differenzialdiagnose ist schwierig, da bereits bei Einsatz von nicht steroidalen Antirheumatika 10% der Kinder Bauchbeschwerden angeben (12).

Therapie

Die periphere Arthritis und die Arthritis des Achsenskelettes sollten symptomatisch mit Physiotherapie, Kälte- und Wärmeanwendung und Krankengymnastik behandelt werden. Die Verordnung von nicht steroidalen Antirheumatika wird kontrovers diskutiert, weil die Darmsymptomatik verstärkt werden kann und gerade bei der Colitis ulcerosa weitere intestinale Blutverluste auftreten können (13–15). Bei Medikation von nichtsteroidalen Antirheumatika ist daher eine Balance zwischen Effektivität und Toleranz zu wahren. Intraartikuläre Steroidgaben werden empfohlen (6), nicht jedoch der systemische Einsatz von Glukokortikoiden. Eine Therapie mit Sulfasalazin erweist sich als effektiv, kann jedoch die Evolution der entzündlichen Darmerkrankung nicht verhindern (11).

Bei der gluteninduzierten Zöliakie wird eine glutenfreie Diät als ausreichend erachtet.

Prognose

Über die Prognose der Arthritiden bei entzündlichen Darmerkrankungen gibt es wenige Aussagen, da dies eine Erkrankung von älteren Kindern bzw. Adoleszenten ist. Die peripheren Arthritiden sind meist flüchtig im Gegensatz zu den Arthritiden des Achsenskelettes, die in eine Spondylitis ankylosans übergehen können.

Literatur

1. Askling J, et al. Incidence of pediatric crohn's disease in Stockholm Sweden. Lancet 1999; 354: 1179.
2. Prieur AM. Arthropathies in inflammatory bowel disease. In: Prieur AM, Dougados M, editors. Pediatric Rheumatology. Baillieres Clin Rheumatol 1998; 12: 293–294.
3. Leirisalo-Repo M. Enteropathic arthritis, Whipple's disease, juvenile spondylarthopathy and uveitis. Curr Opin Rheumatol 1994; 6: 385–390.
4. Lindsley C, Greenschaller J. Arthritis associated with inflammatory bowel disease in children. J Pediatr 1974; 84:16–20.
5. Passo MH, Fitzgerald JF, Brant KD. Arthritis associated with inflammatory bowel disease in children, relationship of joint disease to activity and severity of bowel lesion. Dig Dis Sci 1986; 31: 492–497.
6. West S. Enteropatic arthritides. In: West S, editor. Rheumatology secrets. Philadelphia: Hanley & Belfus; 1997. p. 219–221.
7. Lepore L, et al. Prevalence of celiac disease in patients with juvenile chronic arthritis. J Pediatr 1996; 129: 311–313.
8. Lang T, Behrens R. Atypische Zöliakie im Kindesalter. Monatsschr Kinderheilk 1999; 147: 469–472.
9. Schölmerich J. Autoimmunerkrankungen des Magen-Darm-Traktes. In: Peter H, Pichler WJ, Hrsg. Klinische Immunologie 2. Aufl. München-Wien-Baltimore: Urban & Schwarzenberg; 1996.
10. Mielants H, et al. Gut inflammation in children with late onset pauciarticular juvenile chronic arthritis and evaluation to adult spondyloarthropathy – a prospective study. J Rheumatol 1993; 20: 1567–1572.
11. Mielants H, et al. Course of gut inflammation in spondylarthropathies and therapeutic consequences. Baillieres Clin Rheumatol 1996; 10: 147–164.
12. Len C, et al. Gastroduodenal lesions in children with juvenile Arthritis. Hepatogasteroenterology 1999; 46: 991–996.
13. Bolten W. Rheuma und Magen-Darm-Trakt. Dtsch Ärztebl 1996; 93: 303–307.
14. De Keyser F. et al. Bowel inflammation and the spondylarthropathies. Rheum Dis Clin North Am 1998; 24: 785–813.

Autoimmunerkrankungen

V. WAHN, Schwedt/Oder

Autoimmunerkrankungen zeichnen sich gegenüber anderen entzündlich-rheumatischen Erkrankungen dadurch aus, dass sich gut definierbare humorale und zelluläre Autoimmunreaktionen nachweisen lassen (Ausnahme: eosinophile Fasziitis). Nicht selten wurden Autoantigene und auf diesen bestimmte Epitope molekular definiert. Die Präsenz von Autoimmunphänomenen legt bei allen diesen Erkrankungen eine Autoimmunpathogenese nahe.

Systemischer Lupus erythematodes

V. WAHN, Schwedt/Oder
H. RUDER, Feldberg

Definition

Der systemische Lupus erythematodes ist die »klassische« Autoimmunerkrankung, wobei ein Multiorganbefall das klinische Bild kennzeichnet. Im Gegensatz dazu sind andere Varianten des Lupus erythematodes auf die Haut beschränkt. Für diese reinen Dermatosen sei auf geeignete dermatologische Lehrbücher verwiesen.

Ätiologie und Pathogenese

Es gibt inzwischen eine große Anzahl an genetischen Faktoren, die zur Manifestation eines systemischen Lupus erythematodes disponieren, so HLA-Gene der Klassen I, II und III, aber auch andere Gene, deren Genprodukte in den Ablauf der autoimmunologischen Entzündung eingreifen. Ein »Genomscan« des systemischen Lupus erythematodes beim Menschen belegt fraglos die Komplexität des genetischen Hintergrundes (1, 2).

Serologisches Kennzeichen des systemischen Lupus erythematodes ist das Auftreten von Antikörpern gegen Bestandteile des Zellkerns, vor allem Doppelstrang-DNS (dsDNS). Diese Antikörper sind aller Wahrscheinlichkeit nach nicht Epiphänomene oder Produkt einer polyklonalen B-Zellstimulation, sondern Produkt eines T-Zell-abhängigen Immunprozesses und gerichtet gegen DNS selbst, gegen Chromatin (Komplex aus DNS, Histonen und anderen Proteinen) oder auch gegen Nukleosomen (= Strukturuntereinheit von Chromatin). Antikörper (Ak) bei systemischem Lupus erythematodes reagieren auch mit einem kleinen Kern-Ribonukleoprotein, dem Sm-Antigen (3). Andere Arbeitsgruppen gehen davon aus, dass es bereits durch eine Störung der Apoptose zu einem immunologischen Abbau von z. B. durch UV-Licht apoptotisch gewordener Zellen kommt, was in der Folge Ursache für die T- und B-Zellaktivierung ist (4).

Nach heutigem Verständnis spielen Antikörper gegen Doppelstrang-DNS eine wichtige Rolle zumindest bei der Pathogenese der Lupusnephritis. In transgenen Mäusen, die ein Transgen für anti-dsDNS-Ak trugen, konnte gezeigt werden, dass genetisch nicht zur Autoimmunität disponierte Tiere eine Glomerulonephritis entwickeln. Nicht klar ist dabei, ob die Nierenpathologie durch Kreuzreaktionen gegen noch nicht identifizierte glomeruläre Antigene oder durch subendothelial abgelagerte DNS-anti-DNS-Immunkomplexe verursacht wird, wovon die meisten Autoren ausgehen (5).

Nicht alle Patienten mit anti-dsDNS-Ak entwickeln eine Glomerulonephritis. Was kann dafür eine sinnvolle Erklärung sein? Möglicherweise differieren die Antikörper in ihrer IgG-Subklasse, ihrer Avidität zur dsDNS, ihrer kationischen Ladung, ihrer Idiotypexpression oder in ihrer Fähigkeit, mit glomerulären Bestandteilen kreuzzureagieren. Was die Produktion von dsDNS-Ak auslöst, ist nicht abschließend geklärt. Mit einer gewissen Wahrscheinlichkeit spielen neben der erwähnten Immunisierung gegen Chromatin/DNS Kreuzreaktionen mit mikrobiellen Antigenen eine wichtige Rolle.

Mädchen und junge Frauen erkranken 5–10-mal häufiger als Jungen. Je jünger die Patienten sind, desto weniger gibt es eine Mädchenwendigkeit.

Anamnese

Bei der Erhebung der Familienanamnese finden sich oft weitere Autoimmunerkrankungen, was in Anbetracht der HLA-Disposition nicht überrascht. Bei der Eigenanamnese muss das gesamte Manifestationsspektrum erfragt werden, wobei die ersten auf systemischen Lupus erythema-

todes hinweisenden Beschwerden durchaus um Jahre zurückliegen können.

Klinisches Bild

Etwa 30% aller Erkrankungen an systemischem Lupus erythematodes werden bereits im Kindesalter manifest (6). Das klinische Bild des systemischen Lupus erythematodes ist völlig uneinheitlich. Jedes Einzelsymptom kann bereits initial oder erst im Verlauf der Erkrankung auftreten. In Tab. 37 sind diese Einzelsymptome bei 76 Kindern zusammengestellt. Einige der typischen Organmanifestationen werden im Folgenden näher dargestellt:

Allgemeinsymptome

Das häufigste Allgemeinsymptom ist Fieber, das sich weder einer Virusinfektion noch bakteriellen Infektionen zuordnen lässt. Die Temperaturen können subfebril sein, erreichen aber oft auch Spitzen von über 40°C. Daneben können Gewichtsverlust, Müdigkeit und allgemeines Krankheitsgefühl auf einen systemischen Lupus erythematodes hinweisen.

Haut- und Schleimhautmanifestationen

Leitsymptom an der Haut ist zweifelsohne das schmetterlingsförmige Erythem im Gesicht (daher früher: Schmetterlingsflechte, Abb. 170), das sich aber zum Teil erst nach mehrjährigem Krankheitsverlauf ausbildet. Erheblich seltener kommen umschriebene diskoide Läsionen vor, vereinzelt auch Blasenbildung und Ulzerationen. Solche Ulzera finden sich auch im Bereich der Mundschleimhaut und sind, im Gegensatz zu etwa der Stomatitis aphthosa, meist schmerzlos. Einige Patienten weisen ein RAYNAUD-Phänomen (früher ein Kriterium der amerikanischen Rheumaliga) auf und entwickeln im Bereich von Händen und Fingerkuppen Nekrosen (sog. Rattenbissnekrosen, Abb. 171) als Ausdruck einer bestehenden Vaskulitis. Weitere Symptome siehe Tab. 38, eine Livedo zeigt die Abb. 172.

Tab. 37   Tab. 38

Symptom	Bei Erkran-kungsbeginn (%)	Im Verlauf (%)
Schmetterlingserythem	55	79
Dikoider Rash	8	12
Subakute Hautläsionen	3	5
Photosensibilität	33	47
Orale Ulzera	13	34
Arthralgie/Arthritis	64	87
Serositis	14	41
Glomerulonephritis	28	46
ZNS-Lupus	20	39
Thrombozytopenie	16	32
Hämolytische Anämie	8	13
Fieber	39	61
RAYNAUD-Phänomen	13	29
Livedo reticularis	9	20
Thrombosen	4	16
Myositis	5	12
Lungenbefall	3	7
Chorea	4	5
Sicca-Syndrom	3	9
Lymphadenopathie	11	6

Spezifische Hautläsionen bei Lupus erythematodes

1. Akuter kutaner Lupus erythematodes
   Lokalisiert (Schmetterlingserythem)
   Generalisiert
      Ausgedehntes Erythem
      Bullöse oder toxische epidermale
      nekroseähnliche Läsionen

2. Subakuter kutaner Lupus erythematodes
   Papulosquamöse Form
   Annulär polyzyklische Form

3. Chronisch kutaner Lupus erythematodes
   Diskoider Lupus erythematodes
   (lokalisiert oder generalisiert)
   Hypertrophischer oder verruköser
   Lupus erythematodes
   Palmarer oder plantarer Lupus
   erythematodes
   Lupus profundus (Lupuspannikulitis)

Nicht spezifische Hautläsionen bei Lupus erythematodes

1. Vaskuläre Läsionen	2. Alopezie
Teleangiektasien	Frontal
Hautvaskulitis	Diffus
Rheumaknötchen	
Livedo reticularis	3. Urtikaria

Tab. 37
Symptome und Befunde bei 76 Kindern
mit systemischem Lupus erythematodes
bei Krankheitsbeginn und im Verlauf (6)

Tab. 38
Klassifikation der Hauterscheinungen
bei Lupus erythematodes.
Diese Klassifikation kann sowohl für
den »reinen« Hautlupus wie für den
systemischen Lupus erythematodes
verwendet werden (3)

△

◁

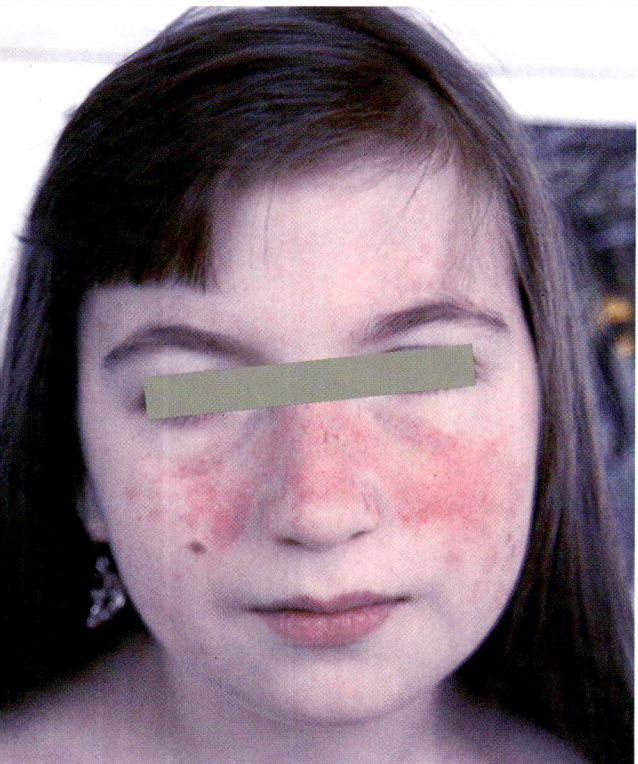

Abb. 170
Schmetterlingserythem

Abb. 171
Rattenbissnekrosen

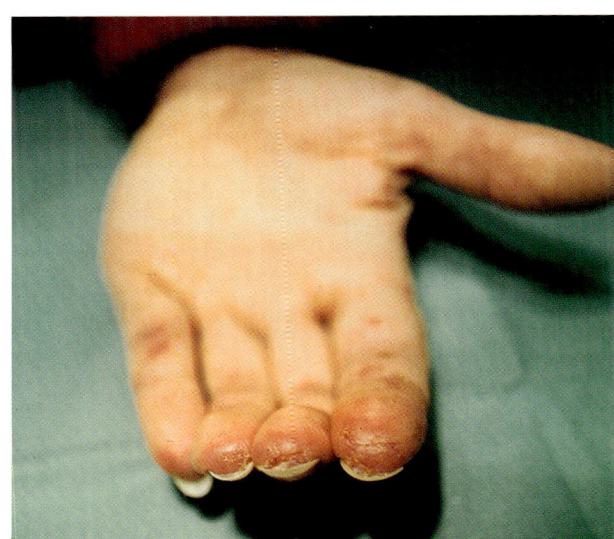

Abb. 172
Livedo reticularis

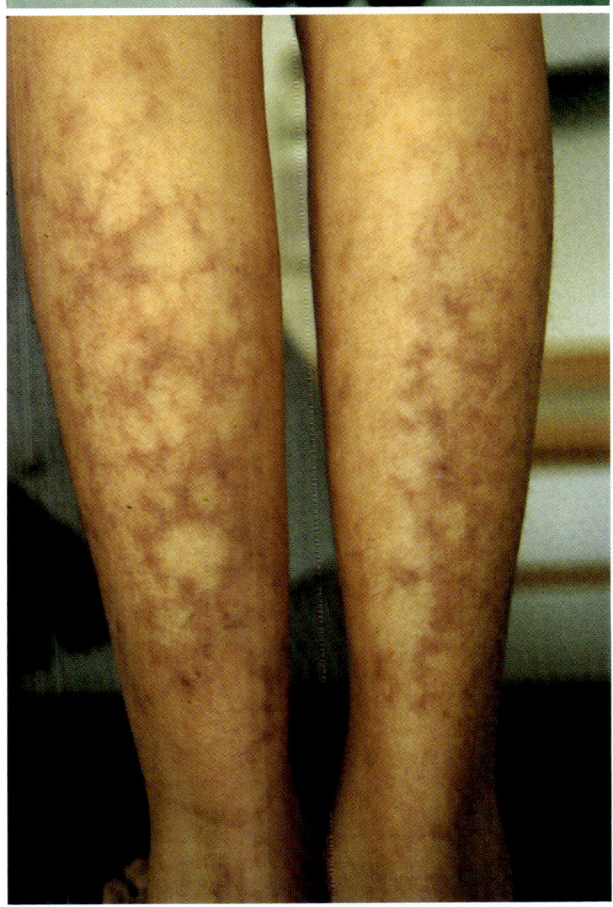

Eine Hautbiopsie zeigt neben charakteristischen histologischen Veränderungen Ablagerungen von Immunglobulinen und Komplement an der dermal-epidermalen Junktionszone. Zur Diagnosestellung beim systemischen Lupus erythematodes ist die Hautbiopsie heutzutage verzichtbar, während sie bei anderen Lupusvarianten durchaus ihren Stellenwert hat.

Gelenke

Arthralgien sind das häufigste Symptom eines systemischen Lupus erythematodes. Synovitische Schwellungen mit Ergussbildung kommen dagegen nur gelegentlich vor. Im Gegensatz zu schweren Verläufen bei Kindern mit juveniler idiopathischer Arthritis ist die systemische-Lupus-erythematodes-Arthritis kaum erosiv oder deformierend. Das Gelenkpunktat bringt keine wesentlichen diagnostischen Hinweise.

Selten können trotz fehlender Erosionen Deformitäten infolge von Subluxationen auftreten (sog. JACCOUD-Arthropathie). Diese ist reversibel, wenn therapeutische Maßnahmen frühzeitig eingesetzt werden, bevor sie durch Muskelatrophie und Kontrakturen irreversibel wird.

Niere

Etwa ⅔ aller Kinder mit systemischem Lupus erythematodes haben bei Diagnosestellung eine chronische Glomerulonephritis oder entwickeln diese im Verlauf der Erkrankung (7). Auch eine Glomerulonephritis kann den systemischen Zeichen eines Lupus erythematodes vorausgehen. Sie bedeutet die prognostisch wichtigste Organmanifestation.

Proteinurie und Mikrohämaturie sind die häufigsten Befunde bei der Harnanalyse. Zur Einteilung des Schweregrades der Proteinurie eignen sich bei Kindern folgende Definitionen:

○ Normalbefund: Harneiweiß <100 mg/m²/d
○ Mäßige Proteinurie: Harneiweiß 100–1000 mg/m²/d
○ Große Proteinurie: Harneiweiß >1 g/m²/d
○ Nephrotisches Syndrom: Harneiweiß >1 g/m²/d, Serumalbumin <2,5 g/dl, und Ödeme.

Bereits initial oder im Krankheitsverlauf zeigen sich weitere Störungen der Nierenfunktion: Eingeschränkte Kreatininclearance, eingeschränktes Konzentrationsvermögen, arterielle Hypertonie. Selten kommt es zum akuten Nierenversagen. Leider korreliert die akute Symptomatik oft nicht gut mit dem Schweregrad und vor allem der Langzeitprognose der Nephritis.

Pathophysiologisch gesehen ist die Lupus-erythematodes-Glomerulonephritis eine Immunkomplexvaskulitis. Als Besonderheit finden sich in den Glomeruli Ablagerungen sowohl der Immunglobulinfraktionen IgA, IgG und IgM sowie Komplementfaktoren (sog. Full-House-Immunhistologie). Das Verteilungsmuster der Immunkomplexablagerungen im Glomerulus sowie das Ausmaß der lichtmikroskopischen Veränderungen sind variabel. Es gibt keine einheitliche Klassifikationen der Lupus-erythematodes-Glomerulonephritis. Am weitesten verbreitet ist die Einteilung nach WHO (Tab. 39), ergänzt durch einen Aktivitäts- und Chronizitätsindex.

Die WHO-Klasse I umfasst lichtmikroskopisch normale Glomeruli ohne (Ia) oder mit (Ib) milden Immunkomplexablagerungen. Symptome für eine Nephritis (Proteinurie oder Erythrozyturie) fehlen.

Bei der WHO-Klasse II lässt sich eine mesangiale Hyperzellularität mit Anreicherung von Immunglobulinen (Abb. 173) nachweisen. Eine mäßige Proteinurie und/oder Hämaturie sind üblicherweise vorhanden. Ein Anstieg der Proteinurie ist oft Zeichen einer Progredienz der Entzündung.

Bei der WHO-Klasse III besteht fokale und segmentale intrakapilläre Proliferation mit Okklusion, nekrotischen Veränderungen, kleinen Halbmonden und sklerotischen Bezirken. Gleichzeitig

173

174

175

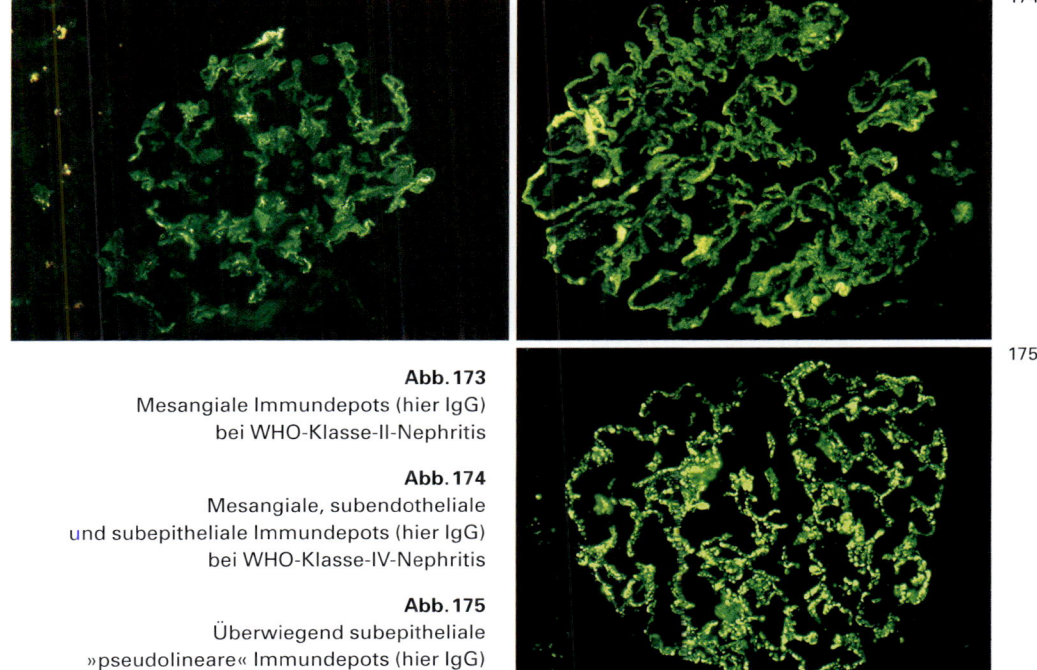

Abb. 173
Mesangiale Immundepots (hier IgG)
bei WHO-Klasse-II-Nephritis

Abb. 174
Mesangiale, subendotheliale
und subepitheliale Immundepots (hier IgG)
bei WHO-Klasse-IV-Nephritis

Abb. 175
Überwiegend subepitheliale
»pseudolineare« Immundepots (hier IgG)
bei WHO-Klasse-V-Nephritis

finden sich häufig chronische und aktive Veränderungen nebeneinander. Maximal 50% der Glomeruli dürfen betroffen sein. Ein Teil der Glomeruli kann auch völlig normal sein. Klinisch findet man Proteinurie, Hämaturie, arterielle Hypertonie, eventuell eine mäßige Erhöhung des Serumkreatinins oder ein nephrotisches Syndrom.

Die häufigste Form der Lupus-erythematodes-Glomerulonephritis ist die diffus-proliferative Glomerulonephritis (WHO-Klasse IV). Hier besteht eine diffuse intrakapilläre zelluläre Proliferation mit Verschluss der Kapillarlumina, zum Teil fibrinösen Nekrosen und Halbmondbildung. Auch mesangial findet sich eine Proliferation (Abb. 174). Zusätzlich wird die Glomerulonephritis oft von einer interstitiellen Nephritis begleitet. Auch bei der Typ-IV-Nephritis kann es zu fokal segmentalen oder globalen glomerulären Sklerosierungen kommen. Klinisch finden sich – wie bei der Typ-III-Nephritis – Hämaturie, Proteinurie,

arterielle Hypertonie oder ein nephrotisches Syndrom. Ohne aggressive Behandlung führt die Erkrankung oft zu einer rasch voranschreitenden Niereninsuffizienz. Zu Beginn kann eine Typ-IV-Nephritis allerdings auch symptomarm (z. B. ausschließlich geringe Proteinurie) verlaufen. Oft ist diese Nephritisform verbunden mit schwerer systemischer Beteiligung und gepaart mit starkem Komplementverbrauch.

Die WHO-Klasse V geht mit einer Verdickung der Kapillarwand und nur geringer mesangialer Proliferation einher. Es zeigt sich das Bild einer membranösen Glomerulonephritis (Abb. 175). Klinisch steht eine große Proteinurie oder ein nephrotisches Syndrom im Vordergrund. Ein Übergang in eine terminale Niereninsuffizienz ist sehr viel seltener als bei der Klasse-IV-Nephritis.

Neben der Einteilung nach WHO kommt es ebenso darauf an, ob es sich um aktive,

Klasse I	**Normale Glomeruli** ohne (Ia) oder mit (Ib) Ablagerungen in Immunfluoreszenz oder Elektronenmikroskopie	
Klasse II	**Mesangiale Veränderungen** (IIa) = milde mesangiale Hyperzellularität (IIb) = mäßige mesangiale Hyperzellularität Ablagerungen in Immunfluoreszenz und Elektronenmikroskopie sind obligat	
Klasse III	**Fokal proliferative Glomerulonephritis** Diffuse mesangiale und fokal subendotheliale und subepitheliale Ablagerungen in Immunfluoreszenz und Elektronenmikroskopie	
Klasse IV	**Diffus-proliferative Glomerulonephritis** Mesangiale, subendotheliale und subepitheliale Ablagerungen in Immun- fluoreszenz und Elektronenmikroskopie	
Klasse V	**Membranöse Glomerulonephritis** Überwiegend subepitheliale Ablagerungen in Immunfluoreszenz und Elektronenmikroskopie	

chronische oder nebeneinander aktive und chronische Läsionen handelt. Nach PIRANI zählen intrakapilläre Proliferation, Leukozytenexsudation, Nekrosen, zelluläre Halbmonde, »Wire Loops« und interstitielle mononukleäre Infiltrate zu den aktiven Läsionen. Chronische Veränderungen sind glomeruläre Sklerose, fibröse Halbmonde, tubuläre Atrophie und interstitielle Fibrose (8). Während aktive Läsionen vor allem unter zytostatischer Therapie voll reversibel sind (Abb. 176 und 177), ist eine Immunsuppression bei überwiegend chronischen Veränderungen von zweifelhaftem Wert. Je früher man z. B. eine diffus proliferative Nephritis entdeckt, desto größer sind die Chancen einer erfolgreichen Therapie (9).

Indikation zur Nierenbiopsie

Die erwähnte Symptomatik beschreibt die typischen Befunde; abweichende Einzelbeobachtungen sind aber nicht selten (10). Dennoch ist eine Routinebiopsie nicht anzuraten. Eine Biopsieindikation besteht immer bei Verdacht auf eine Klasse-III-, Klasse-IV- oder Klasse-V-Nephritis, also bei großer Proteinurie, nephrotischem Syndrom oder eingeschränkter Nierenfunktion. Histologische Befunde ändern sich im Verlauf der Erkrankung.

Im Weiteren ist eine Nierenbiopsie vor geplanten Therapieänderungen, wie Intensivierung der Therapie durch z. B. i.v. Cyclophosphamid, auch bei vorwiegend extrarenal hoher Lupusaktivität oder vor Beenden einer zytostatischen Therapie hilfreich. Bei oligosymptomatischem Verlauf mit unsicherer Diagnose ist der immunhistologische Befund weiterführend, ob ein pathologischer Harnbefund durch eine Lupusnephritis oder eine andere Läsion, wie ein medikamenteninduziertes akutes Nierenversagen oder die auch bei systemischem Lupus erythematodes gehäuft vorkommende thrombotisch-thrombopenische Purpura, verursacht wird.

Abb. 176
Diffus proliferative Lupus-
erythematodes-Glomerulo-
nephritis (WHO-Klasse IV)
unter Prednison-Hydroxy-
Chloroquin-Therapie.
Gleichzeitig bestand
eine schwere zerebrale
Vaskulitis

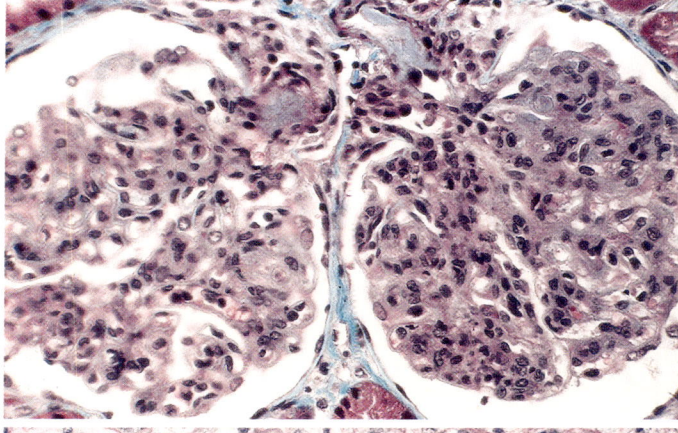

Abb. 177
Mesangial proliferative
Glomerulonephritis
(WHO-Klasse IIa) bei
derselben Patientin 6 Mo-
nate später nach i.v. Cyclo-
phosphamid- und
Immunabsorptionstherapie

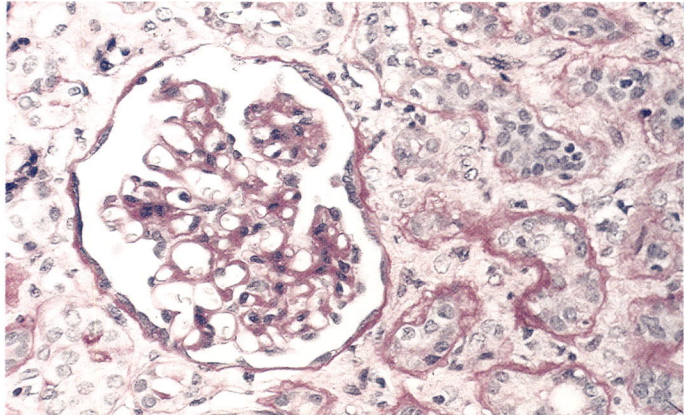

Abb. 178
Perikarderguss bei
einem 10-jährigen
Mädchen mit systemischem
Lupus erythematodes

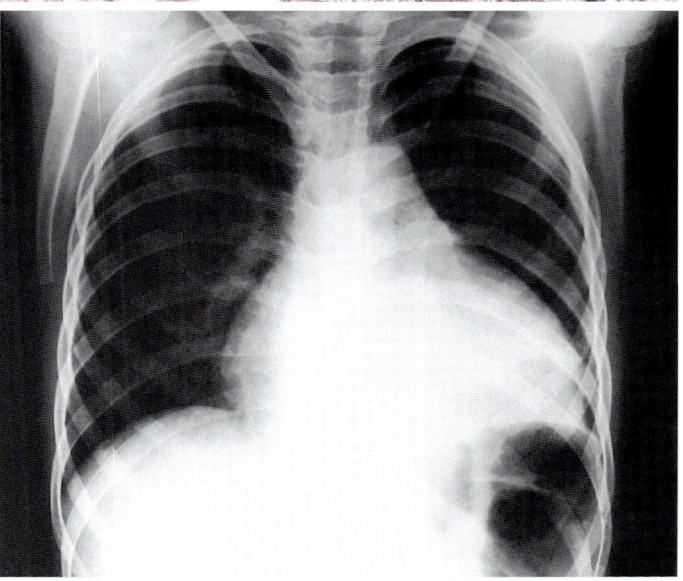

Herz, Kreislauf

Klinisch auffällige Perikardergüsse (Abb. 178) unterschiedlichen Ausmaßes entwickeln etwa 40% aller Patienten mit systemischem Lupus erythematodes, nach Autopsiestatistiken sogar noch mehr. Seltener kommt es zur Myokarditis (oft in Verbindung mit peripherer Myositis) oder Endokarditis (Typ LIBMAN-SACHS) mit dem Risiko für spätere Herzklappenfehler. Aus einer Läsion des Erregungsleitungssystems resultieren Arrhythmien.

Mit der Vaskulitis kann sich eine Stenosierung der Koronarien entwickeln. Diese Stenosen werden dann durch Hyperlipidämie, Hypertension und Steroideffekte aggraviert, sodass schon im Kindesalter vereinzelt Myokardinfarkte beschrieben

wurden. GAZARIAN et al. (11) fanden bei Kindern mit systemischem Lupus erythematodes bei immerhin 16% Abnormitäten der koronaren Perfusion! Das Vorhandensein von anti-SS-A- oder anti-SS-B-Antikörpern kann als Risikofaktor für kardiale Beteiligung angesehen werden (12).

Die arterielle Hypertonie manifestiert sich bei einem Teil der Patienten ausschließlich nachts und kann dann nur in der 24-Stunden-Langzeitblutdruckmessung erfasst werden. Dies zu wissen sollte dazu beitragen, dass neben den kardiologischen Untersuchungen auch regelmäßig der Blutdruck gemessen wird. Die Arteriosklerose setzt bei Lupuspatienten vorzeitig ein, hat aber im Kindesalter noch wenig Auswirkungen.

Lunge

Pulmonale Manifestationen gehören mit Ausnahme der Pleuritis nicht zu den 11 Kriterien der amerikanischen Rheumaliga in Bezug auf den systemischen Lupus erythematodes, müssen aber dem behandelnden Pädiater bekannt sein. Pleuraergüsse werden in der Sonographie oder im Röntgenbild entdeckt. Eine interstitielle Lupuspneumonitis wird zwar nur bei etwa 10% der Patienten diagnostiziert, ist nach Autopsieergebnissen aber fast obligat zu finden. Es ist daher zu begründen, eine Lungenfunktionsprüfung (eventuell einschließlich Diffusionsuntersuchungen) in die klinisch-apparative Evaluierung der Patienten mit einzubeziehen. Labormäßig gibt es Hinweise auf ein häufigeres Auftreten einer Pneumonitis bei Vorliegen von Antikörpern gegen SS-A (Ro-Antigen). Auch Pneumothoraces und chronisch-restriktive Ventilationsstörungen sind beschrieben. Sekundärinfektionen unter Einschluss auch opportunistischer Erreger können die vorbestehende Grunderkrankung komplizieren.

Thrombembolien und Vaskulitis können zur Entwicklung einer pulmonalen Hypertension beitragen. Eine seltene, lebens-

Abb. 179

Akute Lungenblutung bei einem
10-jährigen Jungen mit systemischem
Lupus erythematodes

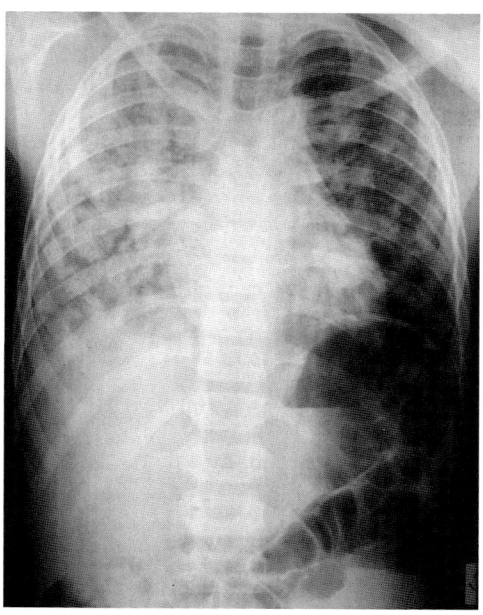

bedrohliche Komplikation ist die akute Lungenblutung (Abb. 179) (Differenzialdiagnose: GOODPASTURE-Syndrom, mikroskopische Polyangiitis und idiopathische Lungenhämosiderose). Auch sie kann, ebenso wie die schon erwähnten Phänomene, durch rechtzeitig einsetzende immunsuppressive Therapiemaßnahmen unter Kontrolle gebracht werden. Bei schweren und progressiven Lungenmanifestationen wurde bei Erwachsenen auch Cyclophosphamid eingesetzt.

Gastrointestinaltrakt

Gastrointestinale Manifestationen treten bei etwa 10% aller Patienten mit systemischem Lupus erythematodes auf. Mögliche Symptome neben Gewichtsverlust und Bauchschmerzen sind Dysphagie, Übelkeit, Erbrechen, Durchfälle, Blutungen, Hepatosplenomegalie und (fraglich) eine Pankreatitis. Selten kommt es zu einer Proteinverlustenteropathie mit Diarrhö ohne Steatorrhö. Die α_1-Antitrypsinclearance ist hierbei pathologisch. Abdominelle Beschwerden können sich bis zum akuten Abdomen entwickeln und erfordern dann oft eine chirurgische Intervention (13).

Zentralnervensystem

Neuropsychiatrische Manifestationen des systemischen Lupus erythematodes sind sehr vielfältig. Jede auffällige Verhaltensänderung bei einem Kind mit bekanntem systemischem Lupus erythematodes sollte bis zum Beweis des Gegenteils als organische Krankheitsmanifestation betrachtet werden. Dasselbe gilt für Kopfschmerzen. Bei Krampfanfällen ist zu bedenken, dass außer einem ZNS-Lupus auch arterielle Hypertonie, Blutungen oder eine Azotämie dafür verantwortlich sein können. In Tab. 40 ist eine Klassifikation neuropsychiatrischer Manifestationen des systemischen Lupus erythematodes wiedergegeben, die vom American College of Rheumatology publiziert wurde (14).

Am ZNS

Aseptische Meningitis
Zerebrovaskuläre Ereignisse
Demyelinisierungssyndrome
Kopfschmerzen
(einschließlich Migräne und benigne intrakranielle Hypertension)
Bewegungsstörungen (Chorea)
Myelopathie
Krampfanfälle
Akute Konfusion
Angstzustände
Kognitive Dysfunktion
Stimmungsauffälligkeiten
Psychose

Am peripheren Nervensystem

Akute entzündliche demyelinisierende Polyradikuloneuropathie (GUILLAIN-BARRÉ-Syndrom)
Autonome Neuropathie
Mononeuritis oder Mononeuritis multiplex
Myasthenia gravis
Kranielle Neuropathie
Plexopathie
Polyneuropathie

Tab. 40
Neuropsychiatrische Syndrome bei systemischem Lupus erythematodes (14)

Als Ursachen für ZNS-Symptome werden Gefäßverschlüsse bei Vaskulopathie, Vaskulitis, Leukoagglutination oder Thrombose, schließlich auch antikörper- oder zytokinvermittelte Neuronenschäden angeschuldigt. Neben diesen durch die Grunderkrankung hervorgerufenen Symptomen müssen differenzialdiagnostisch eine Reihe von Sekundärprozessen bedacht werden (15).

180

181

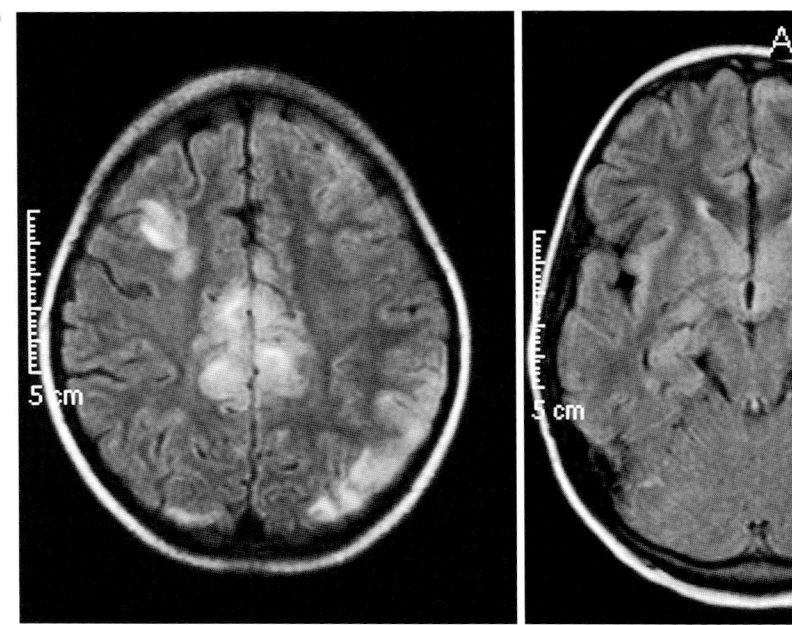

Abb. 180 und 181
Kernspintomographie bei einem
12-jährigen Mädchen mit ZNS-Lupus,
Glomerulonephritis und Autoimmun-
hämolyse. Klinisch wiesen Krämpfe,
Kopfschmerzen, Wesensveränderungen
und motorische Aphasie auf die
ZNS-Beteiligung hin. In der Kernspin-
tomographie zeigen sich multiple Herde
(Vaskulitis) im Sinne eines ZNS-Befalls

ZNS-Symptome treten bei Patienten mit
Anti-Sm-Antikörpern gehäuft auf. Spezifische neuropsychiatrische Manifestationen wie Depression und Psychose sind
mehrfach mit Antikörpern gegen ein ribo-
somales P-Protein assoziiert beschrieben
worden. Diese Antikörper wurden ursprünglich als gegen zytoplasmatische
Proteine gerichtet beschrieben. Später
konnte gezeigt werden, dass sie auch mit
Zelloberflächen reagieren können, sodass
durchaus direkte Zellschäden denkbar
sind. IsSHI et al. (16) zeigten, dass Lupus-
psychosen mit dem anti-P in der systemischen Zirkulation und mit einem gegen
neuronale Zellen gerichteten anti-N im
Liquor assoziiert waren. Auch gesunde
Personen können offenbar anti-P bilden,
welches aber infolge antiidiotypischer Regulation ohne besondere Labortechniken
nicht nachgewiesen werden kann.

Auch andere Antikörper könnten beim
ZNS-Lupus diagnostische Bedeutung erlangen. So wurde ein 50-kD-Antigen in
Hirnsynapsen beschrieben, gegen das bei
19 von 20 Patienten mit ZNS-Lupus Antikörper gefunden wurden. Auch Cardiolipinantikörper treten bei bestimmten Manifestationen des ZNS-Lupus gehäuft auf
(siehe auch »Antiphospholipidsyndrom«,
Seite 274).

Neben der allgemeinen serologischen Lupusdiagnostik (ANA-Titer, Anti-DNS-Ak im ELISA oder RIA, CH50, C3, C4) empfiehlt sich eine Untersuchung auf die erwähnten Autoantikörper. Diese helfen auch, eine idiopathische ZNS-Manifestation des Lupus von medikamentös induzierten Ereignisssen abzugrenzen (z. B. durch Hydantoine, Trimethadion oder Ethosuximid).

Mehrere Arbeiten der vergangenen Jahre weisen aus, dass der Kernspintomographie (Abb. 180 und 181) eine wichtige Rolle bei der Diagnostik des ZNS-Lupus zukommt. Sie ist zumindest der Computertomographie überlegen. Vor allem bei Patienten mit Herdsymptomen ist mit MRT-Befunden zu rechnen, weniger bei Patienten mit diffuser Hirnbeteiligung. Gelegentlich werden auffällige Befunde ohne klinisches Korrelat gefunden.

Die Rolle der Einzelphotonen-Emissions-Computertomographie (SPECT) bei der Diagnostik ist derzeit noch nicht klar zu beurteilen. Eine Untersuchung an Kindern belegte eine hohe Sensitivität, aber eine weniger hohe Spezifität. Die klinische Bedeutung von abnormen SPECT-Befunden bei klinisch unauffälligen Kindern muss noch belegt werden (17).

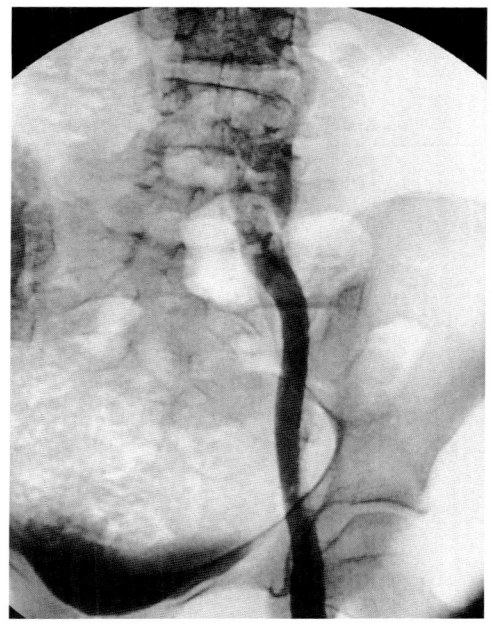

Abb. 182
Vollständige Thrombose der V. cava bei einem 13-jährigen Mädchen mit hochtitrigen Phospholipidantikörpern. Nachweis mit digitaler Subtraktions-angiographie (DSA)

Hämatopoese

Zu den Zielzellen, gegen die bei systemischem Lupus erythematodes Autoantikörper gebildet werden können, gehören auch sämtliche Zellen des blutbildenden Systems. Die hämatologischen Manifestationen gehören zu den Kriterien der amerikanischen Rheumaliga. Etwa die Hälfte der Kinder mit systemischem Lupus erythematodes ist leukopenisch, teilweise auch lymphopenisch. Oftmals lassen sich dann Autoantikörper gegen Granulozyten oder aber Lymphozyten nachweisen. Die Synthese von Autoantikörpern gegen Erythrozyten führt zur COOMBS-Test-positiven autoimmunhämolytischen Anämie.

Die Anämie kann verstärkt werden durch Eisenmangel und chronische Entzündung, aber auch Autoantikörper gegen Erythropoietin sind beschrieben. Werden Autoantikörper gegen Thrombozyten gebildet, entsteht das Bild einer immunthrombozytopenischen Purpura. Sie kann die Erstmanifestation eines systemischen Lupus erythematodes sein, weshalb bei allen Kindern mit dieser Erstmanifestation die antinukleären Antikörper bestimmt werden sollten. Bei einer Kombination von immunthrombozytopenischer Purpura mit autoimmunhämolytischer Anämie sprechen wir vom EVANS-Syndrom.

Blutgerinnung

Besondere Bedeutung hat auch das Antiphospholipidantikörpersyndrom (siehe Seite 274). Wir sprechen davon, wenn hochtitrige Antiphospholipidantikörper z. B. gegen Cardiolipin oder ein positiver Test für das Lupusantikoagulans (auch ein Antiphospholipidantikörper) in Verbindung mit typischen klinischen Ereignissen auftreten. Da in Relation zum Antiphospholipidsyndrom der systemische Lupus erythematodes die Grunderkrankung darstellt, muss von einem sekundären Antiphospholipidsyndrom gesprochen werden. Dies kann auch durch bestimmte Medikamente induziert werden. Ohne Grunderkrankung sprechen wir vom primären Antiphospholipidsyndrom.

Klinisch muss bei Patienten mit Antiphospholipidsyndrom gehäuft mit Thrombosen (Abb. 182), mit Spontanaborten, mit Thrombozytopenie und mit Krämpfen gerechnet werden. Diese Angaben stammen von Erwachsenen, scheinen aber auch für Kinder zu gelten (18). In einer Gruppe von 59 Kindern mit systemischem Lupus erythematodes kam es bei 10 Kindern zu thrombembolischen Ereignissen. Die Präsenz von Lupusantikoagulans war mit einem gesteigerten Thromboserisiko assoziiert (19). Eine Unterteilung verschiedener Subtypen des Antiphospholipidsyndroms erscheint auf das Kindesalter bezogen wenig sinnvoll. Für besonders schwer verlaufende Formen wurde in der Literatur der Begriff des »katastrophalen Antiphospholipidsyndroms« geprägt.

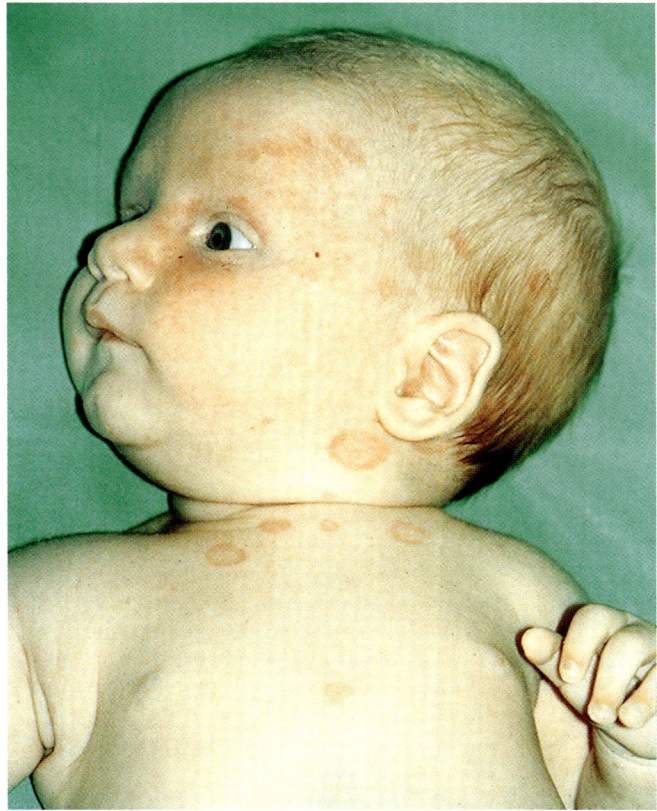

Abb. 182a
Diskoider Lupus bei einem
Säugling. Bei der Mutter
asymptomatischer Lupus

Klinische Manifestation (Kriterium-Nr.)	Betroffenes Organ/Bedeutung
1. Schmetterlingserythem	Haut
2. Diskoider Lupus erythematodes	
3. Photosensibilität	
4. Mundulzera	Schleimhaut
5. Arthralgien/Arthritis	Gelenke
6. Pleuritis, Perikarditis	Seröse Häute
7. Glomerulonephritis	Niere
8 Krämpfe, Psychosen	ZNS
9. Immunzytopenien	Hämatopoese
10. LE-Zellen, Antikörper gegen dsDNS oder Sm*	Spezifische Autoantikörper
11. Antinukleäre Antikörper	Autoantikörper allgemein

Tab. 41

Diagnosekriterien des systemischen Lupus
erythematodes (20)

Der systemische Lupus erythematodes ist
gesichert, wenn 4 dieser 11 Kriterien erfüllt sind

* = Kürzel für SMITH, ein Patient, bei dem der
Autoantikörper erstmals beschrieben wurde

Blutungskomplikationen sind selten. Weitere Details siehe Kapitel »Antiphospholipidsyndrom«, Seite 274; dort wird auch auf die Labordiagnostik eingegangen.

Sonstige Manifestationen

Weitere Symptome untermauern den Charakter des systemischen Lupus erythematodes als den einer Systemerkrankung: Myalgie/Myositis, RAYNAUD-Phänomen, Hepatosplenomegalie u. a. m. Bei einer begleitenden Vaskulitis oder nekrotisierenden Glomerulonephritis finden sich häufig c-ANCA (= Autoantikörper gegen Antigene in neutrophilen Granulozyten) (siehe auch »Autoantikörper, Rheumafaktoren«, Seite 65, und »Vaskulitiden«, Seite 314).

**Diagnose des
systemischen Lupus erythematodes**

Sie basiert auf den 1982 formulierten Kriterien der amerikanischen Rheumaliga (20). Diese Kriterien sind in Tab. 41 in ver-

kürzter Form wiedergegeben und können mit einer Sensitivität und Spezifität von nahezu 100% auch für das Kindesalter verwendet werden. Die Diagnose eines systemischen Lupus erythematodes wird gestellt, wenn mindestens 4 dieser Kriterien erfüllt sind (simultan oder im Verlauf der Erkrankung). Schwierigkeiten können im Frühstadium der Erkrankung auftreten, wenn erst 3 oder weniger der 11 Kriterien vorliegen. Hier sollte man von einer Verdachtsdiagnose sprechen.

**Neonataler
systemischer Lupus erythematodes**

Symptome des systemischen Lupus erythematodes beim Neugeborenen werden durch Übertragung mütterlicher Autoantikörper hervorgerufen, wobei die Mutter selbst an einem systemischen Lupus erythematodes oder einer anderen Autoimmunerkrankung, vor allem dem SJÖGREN-Syndrom, erkrankt sein kann, aber nicht muss. Oft verlieren diese Mütter ihre Kinder durch Aborte.

Wird die Schwangerschaft ausgetragen, lassen 2 Leitsymptome beim Neugeborenen an einen diaplazentar erworbenen Lupus erythematodes denken:

1. Transitorischer kutaner Lupus erythematodes.
2. Angeborener AV-Block 3. Grades.

Seltener treten weitere Symptome auf: COOMBS-Test-positive hämolytische Anämie, Thrombopenie, Glomerulonephritis, Hepatosplenomegalie, Cholestase, Lymphadenopathie, Pneumonitis, Myokarditis, Perikarditis und Myastenia gravis. Wenige Kinder sind hypokomplementämisch.

Mütter von Kindern mit angeborenem AV-Block sind oft HLA-DR3-positiv. Sie haben fast obligat Antikörper gegen SS-A- oder SS-B-Antigen im Serum. Bei Neugeborenen tritt am Herzen vor allem dann ein Schaden auf, wenn Antikörper gegen SS-A gegen ein 52-kD-Peptid gerichtet sind (21). Dabei mag von Bedeutung sein, dass 52β, ein alternatives Transscript des SS-A-Gens, gerade während der Fetalzeit maximal exprimiert wird (22). Andere Autoren rechnen dem 60-kD-Peptid eine größere Bedeutung zu (23). Beim SS-B- (= La-) Antigen scheinen Antikörper gegen ein 48-kD-Peptid die größte Bedeutung zu haben. Die wichtigen Peptide sind reichlich im Herzgewebe vorhanden, das SS-A-Peptid vor allem auch im Erregungsleitungssystem.

Während der angeborene AV-Block III irreversibel ist, ist die Prognose der übrigen Symptome gut: Die Erkrankung ist selbstlimitierend, die Autoantikörper nur transitorisch nachweisbar. Nur vereinzelt entwickeln dieselben Kinder einige Jahrzehnte später mit ihrer genetischen Disposition einen idiopathischen systemischen Lupus erythematodes.

Möglicherweise können Steroidgaben an die Mutter, eventuell kombiniert mit Plasmapheresen oder Immunadsorption, in der Phase der Embryogenese des Erregungsleitungssystems bleibende Schäden verhindern (24, 25).

Medikamentös (bzw. durch Drogen) induzierter systemischer Lupus erythematodes

Etwa 5–10% der erwachsenen Patienten mit systemischem Lupus erythematodes werden durch Medikamente induziert. Der Prozentsatz ist bei Kindern sicher niedriger. Einige Substanzen, die einen systemischen Lupus erythematodes induzieren können, sind in Tab. 42 aufgeführt (26).

Zur Diagnose eines drogeninduzierten systemischen Lupus erythematodes sollten folgende 3 Diagnosekriterien vorliegen:

1. Es muss zweifelsfrei nachgewiesen sein, dass zum Zeitpunkt der 1. Gabe des Medikamentes kein idiopathischer systemischer Lupus erythematodes vorgelegen hat.
2. Antinukleäre Antikörper sollten nachgewiesen sein in Verbindung mit mindestens einem Kriterium des systemischen Lupus erythematodes gemäß der amerikanischen Rheumaliga.
3. Nach Elimination der auslösenden Substanz tritt eine zunehmende klinische und serologische Normalisierung ein. Die Rückbildung der Erkrankung erfordert in der Regel Tage bis Wochen, während serologische Autoimmunphänomene über Monate bis Jahre persistieren können.

Wie der spontan entstandene ist auch der drogeninduzierte systemische Lupus erythematodes eine systemische Immunvaskulitis. Das Krankheitsbild ist aber insgesamt milder: Während allgemeines Krankheitsgefühl, Fieber, Arthralgien (Arthritis), Thoraxschmerzen (Pleuroperikarditis) und Hepatomegalie häufig vorkommen, sind Hauterscheinungen, RAYNAUD-Phänomen, Glomerulonephritis und ZNS-Lupus vergleichsweise selten.

Serologisch gibt es im Vergleich zum idiopathischen systemischen Lupus erythematodes einige Besonderheiten: Die antinukleären Antikörper sind zwar meist positiv, oft auch die Lupus-erythematodes-Zellen, dagegen zeigen sich nur selten Antikörper gegen Doppelstrang-DNS oder Sm-Antigen, und das Komplement ist meist normal. Antinukleäre Antikörper sind meist gegen andere Bestandteile des Zellkerns gerichtet, wie etwa denaturierte Einzelstrang-DNS, Ribonukleoproteine, vor allem aber Histone. Dies muss bei der serologischen Diagnostik berücksichtigt werden. Das Auftreten von antinukleären Antikörpern unter der Behandlung mit den in Tab. 42 erwähnten Medikamenten bedeutet nicht automatisch, dass ein drogeninduzierter systemischer Lupus erythematodes vorliegt. Während einige Substanzen bei zum Teil mehr als 50% der Patienten antinukleäre Antikörper induzieren, sind Krankheitssymptome vergleichsweise selten. Nimmt man neben dem drogeninduzierten systemischen Lupus erythematodes auch andere autoimmunologische Manifestationen (immunhämolytische Anämie, Myastenia gravis etc.) hinzu, lassen sich Autoimmunerkrankungen bei bis zu 20% der behandelten Patienten induzieren.

Beim drogeninduzierten systemischen Lupus erythematodes gehen die Symptome zurück, sobald das auslösende Agens identifiziert und eliminiert ist. Einige Patienten bedürfen, zeitlich begrenzt, zusätzlich einer immunsuppressiven Behandlung.

Laborbefunde

Antinukleäre Antikörper

Wegen der Wichtigkeit dieser Faktoren ist ihnen ein eigener Abschnitt gewidmet (siehe »Autoantikörper, Rheumafaktoren«, Seite 65). Die Wertigkeit der einzelnen Autoantikörper wird dort diskutiert.

Zirkulierende Immunkomplexe (CIC)

Sie sind meist aus DNS und anti-DNS zusammengesetzt und lassen sich in der Zirkulation (zirkulierende Immunkomplexe,

Antiarrhythmika
Procainamid, Chinidin

Antikonvulsiva
Phenytoin

Tuberkulostatika
Isoniazid

Antihypertensiva
Hydralazin, Methyldopa

Verschiedene
D-Penicillamin

Tab. 42
Beispiele für Medikamente, die einen systemischen Lupus erythematodes induzieren können (26). Substanzen, die nur fraglich verantwortlich zu machen sind, fehlen

CIC) und im Gewebe nachweisen. Während die in der Niere abgelagerten IC dem Immunpathologen wichtige Hilfen bei der Klassifizierung der Glomerulonephritis liefern, sind CIC-Bestimmungen im Serum meist verzichtbar.

Komplement (C)

Im Gegensatz zu den CIC- eignen sich C-Bestimmungen nicht nur zur Differenzialdiagnose, sondern auch zur Verlaufsbeobachtung bei Patienten mit systemischem Lupus erythematodes. Die überwiegende Mehrzahl der Patienten weist bei Diagnosestellung eine Hypokomplementämie auf (CH50, C3, C4) als Zeichen der Komplementaktivierung durch CIC. Unter einer erfolgreichen Therapie kommt es in der Regel zum C-Anstieg, anderenfalls ist ein genetischer C-Defekt auszuschließen (siehe auch »Komplementdefekte«, Seite 435). Bei Patienten mit Glomerulonephritis ist eine Normalisierung von C mit einer günstigen, eine persistierende Hypokomplementämie mit einer ungünstigen Prognose assoziiert. C-Bestimmungen sind in Verbindung mit dem quantitativen anti-DNS-Antikörpertiter die wichtigsten immunserologischen Verlaufsparameter bei Kindern mit systemischem Lupus erythematodes.

Weitere Autoimmunphänomene

Beim systemischen Lupus erythematodes ist eine Vielzahl weiterer Befunde erhoben worden, die seinen Charakter als Autoimmunerkrankung weiter unterstützen: Rheumafaktoren, Kryoglobuline, Antikörper gegen endokrine Organe, Antikörper gegen Enzyme, gegen die kollagenähnliche Struktur von C1q, gegen p24 von HIV-1, gegen CD15 und CD16 auf Granulozyten, gegen ein 73-kD-Stressprotein, gegen Zytoskeletfilamente, gegen Vimentin, gegen Interferon-α u. v. a. m. Für die routinemäßige Evaluierung von Kindern mit systemischem Lupus erythematodes haben alle diese Faktoren keine Bedeutung erlangt.

Apparative Untersuchungen

Alle apparativen Untersuchungen wurden bereits im Zusammenhang mit den klinischen Manifestationen erwähnt.

Therapie

Für die Behandlung der Grunderkrankung stehen uns zahlreiche wirksame Substanzen zur Verfügung (27): nicht steroidale Antirheumatika, Glukokortikoide, Chloroquin/OH-Chloroquin, Azathioprin, Methotrexat, Cyclophosphamid, Cyclosporin A und hochdosierte i.v. Immunglobuline. Hinzu kommen symptomatische Maßnahmen z. B. bei arterieller Hypertension (ACE-Hemmer), Hyperlipidämie (Diät), Photosensibilität (Lichtschutz, kurzfristig topische Steroide), Antiphospholipidantikör-

persyndrom (Antikoagulanzien) o. ä. Die Wahl der Medikamente richtet sich nach dem Schweregrad der Erkrankung.

Nichtsteroidale Antirheumatika

Sie kommen in erster Linie bei Schmerzen im Bereich des Bewegungsapparates zum Einsatz (Arthralgien/Arthritis, Myalgien). Der Nutzen der Medikamente ist gegen die möglichen Risiken (Blutungsneigung, Magendarmulzera, interstitielle Nephritis, bei Ibuprofen aseptische Meningitis u. a. m.) abzuwägen.

Glukokortikoide

Sie bilden nach wie vor die Basis der Lupusbehandlung, wenn es um die Einleitung einer Remission geht, etwa bei Allgemeinsymptomen, Arthritis, Serositis, hämolytischer Anämie, Thrombopenie, Nephritis oder ZNS-Lupus. Oral werden je nach Schweregrad der Erkrankung bis zu 2 mg/kg verabreicht. Bei bedrohlichen Komplikationen können i.v. Methylprednisolonpulse von bis zu 30 mg/kg (maximal 1 g für 1–3 Tage) verwendet werden. Im Verlauf erhöhen derzeit die meisten Rheumatologen die Steroiddosis bei einem klinisch erkennbaren Krankheitsschub. Eine holländische Arbeitsgruppe konnte allerdings zeigen, dass die Prognose möglicherweise besser wird, wenn bereits der Anstieg der DNS-Antikörper mit einer Intensivierung der Therapie beantwortet wird (28).

Eine dauerhafte Kontrolle der Krankheitsaktivität gelingt durch Steroide in Dosierungen unterhalb der CUSHING-Schwelle selten, sodass dann auf Kombinationen übergegangen werden muß. Steroide können mit allen im Folgenden aufgeführten Substanzen kombiniert werden.

Chloroquin/OH-Chloroquin

Ein Versuch mit einer der beiden Substanzen ist bei Haut-, eventuell auch bei Gelenkmanifestationen sinnvoll. Auch über positive Einflüsse auf Mundulzera, Haarausfall, leichte Serositis oder Exazerbationen beim systemischen Lupus erythematodes wurde berichtet. Bei angemessener Dosierung (Chloroquin 4 mg/kg, OH-Chloroquin 5–6 mg/kg) und regelmäßiger ophthalmologischer Überwachung sind Nebenwirkungen außerordentlich gering. Beide Substanzen eignen sich zur Kombinationstherapie. Chloroquin ist zur Behandlung der Lupusnephritis ungeeignet.

Azathioprin

Azathioprin kann als Kombinationstherapeutikum in das Behandlungskonzept integriert werden, wenn schwere Manifestationen auftreten, die sich mit vertretbaren Steroiddosierungen nicht kontrollieren lassen. Bei Dosen zwischen 2 und 3 mg/kg sind Nebenwirkungen selten. Trotzdem ist die Überwachung von Blutbild und Leberwerten anzuraten. Das onkogene Potenzial gilt als gering.

Methotrexat

In der Literatur existieren einige Berichte über positive Effekte von Methotrexat bei systemischem Lupus erythematodes mit Hautbefall, Arthritis, Vaskulitis, Nephritis oder auch Lungenbefall. Eine doppelblinde plazebokontrollierte Studie an Erwachsenen mit systemischem Lupus erythematodes belegte einen positiven Einfluss von Methotrexat auf Haut- und Gelenksymptome sowie den Steroidverbrauch (29). Die Dosierung in dieser Studie lag zwischen 15 und 20 mg/Woche. Erfahrungen mit 11 Kindern (30) waren dagegen weniger beeindruckend und ließen keinen steroidsparenden Effekt erkennen. Methotrexat kann mit Steroiden und Antimalariamitteln kombiniert gegeben werden; bei Kombination mit Azathioprin ist Vorsicht geboten, da die Nebenwirkungen ähnlich sind. Welchen Platz Methotrexat bei der Therapie des Lupus in Zukunft einnehmen wird, kann derzeit noch nicht abgeschätzt werden.

Cyclophosphamid

Nach wie vor umstritten ist der optimale Einsatz alkylierender Substanzen, vor allem der von Cyclophosphamid. Die Substanz hat eine Reihe von e r h e b l i c h e n R i s i k e n : Akute myeloische Leukämie, Blasenkarzinom, hämorrhagische Zystitis, Blasenfibrose, Lungenfibrose, Knochenmarksdepression, Immunsuppression mit Infektionsrisiko, Gonadenunterfunktion bis hin zur Infertilität. Aus diesem Grunde kommt Cyclophosphamid nur bei schwersten und lebensbedrohlichen Erkrankungen zum Einsatz, etwa einer aktiven WHO-Klasse-III- oder -IV-Glomerulonephritis (Abb. 176 und 177), schweren Vaskulitiden oder auch einem schweren ZNS-Lupus.

Um die bei oraler Applikation beobachtete Toxizität zu verringern, sind in den vergangenen Jahren zunächst bei Erwachsenen, später auch bei Kindern Studien über die Wirksamkeit von i.v. Cyclophosphamidpulsen durchgeführt worden. Obwohl die verfügbaren Daten noch begrenzt sind, lässt sich sagen, dass durch diese Pulse die Blasentoxizität, wahrscheinlich auch die Gonadentoxizität und die Rate von Sekundärtumoren günstig beeinflusst werden. Diese Vorteile sowie die wahrscheinlich größere Effektivität der Pulstherapie gegenüber der oralen Dauertherapie lassen der Pulstherapie den Vorrang geben. Die Dosierung liegt zwischen 500 und 1000 mg/m^2 KO. Durch eine gute Hydrierung (Spülbehandlung) während der ersten 24 Stunden nach Cyclophosphamidgabe sollte das spezifische Gewicht des Harns unter 1,015 gehalten werden, um das Zystitisrisiko zu minimieren.

Bei Erwachsenen hat es sich als günstig erwiesen, Cyclophosphamidpulse 6 Monate lang einmal monatlich, anschließend für die Dauer von bis zu 2 Jahren alle 3 Monate einmal zu verabreichen. Diese Daten mögen auch für Kinder eine Orientierungsgröße darstellen.

GOURLEY et al. (31) stellen die Frage, ob bei Patienten mit aktiver proliferativer Lupus nephritis die Kombination von Cyclophosphamid- mit Steroidpulsen effektiver ist als eine der beiden Therapien allein. Mit der Kombination konnten die Autoren in 85% Remissionen erzielen, mit Cyclophosphamid allein in 62%, mit Methylprednisolon allein dagegen nur in 29%. Der Therapieeffekt wurde erkauft durch eine deutlich erhöhte Rate an Nebenwirkungen, die allerdings in erster Linie dem Cyclophosphamid zuzuordnen waren.

Cyclosporin A

Bereits seit Jahren gibt es Hinweise, dass Cyclosporin A im Frühstadium einer systemischen-Lupus-erythematodes-Glomerulonephritis, vor allem WHO-Klasse-V-Nephritis, wirksam ist. Vor kurzem konnten CACCAVO et al. (32) an erwachsenen Patienten mit systemischem Lupus erythematodes ohne Kreatininerhöhung und ohne Hypertension zeigen, dass Cyclosporin A einen deutlichen steroidsparenden Effekt hatte, allerdings bei doch deutlichen Nebenwirkungen. Bei Kindern liegt bisher nur 1 Studie vor, bei der 8 von 13 mit Cyclosporin A behandelten Kindern mit steroidabhängigem oder -resistentem systemischem Lupus erythematodes eine verbesserte Kontrolle der Erkrankung erkennen ließen (33). Unter Cyclosporin A muss der Blutdruck besonders intensiv kontrolliert werden.

Hochdosierte i.v. Immunglobuline

Immunglobuline gehören nicht zur Standardtherapie des systemischen Lupus erythematodes. Allenfalls bei Immunzytopenien oder bei bestimmten Verlaufsformen, bei denen die Immunglobuline auch ohne systemischem Lupus erythematodes therapeutisches Potenzial bewiesen haben, kann ihr Einsatz erwogen werden. Man muss aber wissen, dass möglicherweise beim systemischen Lupus erythematodes besondere Risiken der Immunglobulintherapie existieren, wie etwa eine

aseptische Meningitis oder auch die Verschlechterung der Nephritis.

Ein vor kurzem publizierter Vergleich von hochdosierten i.v. Immunglobulinen versus Cyclophosphamidpulse bei 14 Erwachsenen mit proliferativer Lupusnephritis ließ eine vergleichbar gute Wirksamkeit der Immunglobuline erkennen (34).

Nierentransplantation

Gerät ein Patient mit Lupusnephritis in eine terminale Niereninsuffizienz, wird eine Nierentransplantation wie bei jedem anderen Patienten mit Niereninsuffizienz angestrebt. Die Überlebensraten sind ähnlich wie bei Nierenversagen anderer Genese. Gelegentlich muss mit einer erneuten Lupusnephritis im Transplantat gerechnet werden. In der Arbeit von STONE (35) betraf dies 9 von 97 Patienten, frühere Veröffentlichungen gaben sogar niedrigere Raten an.

Symptomatische Maßnahmen

Verschiedene Manifestationen erfordern zusätzliche Maßnahmen: Für die arterielle Hypertonie werden heute vorwiegend ACE-Hemmer, gefolgt von Diuretika und β-Blockern empfohlen, wobei der Blutdruck in den unteren größenbezogenen Normbereich (36) gesenkt werden sollte. Krämpfe bedürfen gelegentlich antikonvulsiver Maßnahmen. Bei manifestem Antiphospholipidsyndrom ist eine Antikoagulation erforderlich (siehe auch »Antiphospholipidsyndrom«, Seite 274).

Experimentelle Therapien

Da der systemische Lupus erythematodes bevorzugt beim weiblichen Geschlecht auftritt, wurde ein schwaches adrenales Androgen (Dehydroepiandrosteron) bei leichtem bis mäßig schwerem systemischem Lupus erythematodes versucht

Erwachsene). Im Vergleich zu Plazebo er-wies es sich als wirksam. 2-Chloro-2'-Des-oxyadenosin wurde in einer Pilotstudie an Erwachsene mit Lupusnephritis mit ge-wissen positiven Effekten verabreicht, so-dass weitere Untersuchungen zu erwar-ten sind. Mit monoklonalen Antikörpern (anti-CD4, anti-CD5/Ricin) konnten gewis-se Erfolge erzielt werden. Mycophenolat-mofetil scheint in seiner Wirksamkeit zwi-schen Azathioprin und Cyclophosphamid zu liegen und wird möglicherweise zu-künftig häufiger eingesetzt werden (37). Plasmapherese, mit denen Autoantikör-per entfernt werden sollen, können nicht empfohlen werden, da in kontrollierten Studien keine positiven Effekte nachge-wiesen werden konnten. Allerdings gibt es Ausnahmen wie die mit einem syste-mischen Lupus erythematodes assoziier-te thrombotisch-thrombopenische Purpu-ra (38). Knochenmark- oder Stammzell-transplantationen können derzeit in Be-zug auf Indikation und Risiken noch nicht beurteilt werden (37).

Prognose

Mit allen diesen Maßnahmen werden bei Kindern inzwischen 5-Jahresüberlebens-raten von über 90% und 10-Jahresüber-lebensraten von über 80% erreicht. Dies ist ein eindeutiger Effekt der Therapie, da früher die Mehrzahl der Kinder unbehan-delt innerhalb weniger Jahre verstorben war. Die Prognose wird entscheidend durch die Nierenerkrankung bestimmt. Sie wird nicht einheitlich beurteilt. Mit Sicher-heit gibt es ethnische Unterschiede, so-eine besonders ungünstige Prognose bei schwarzen Amerikanern (5, 37, 39). Eben-falls ungünstig ist das Auftreten einer Niereninsuffizienz und histologisch eine WHO-Klasse-IV-Nephritis sowie Chronizi-tätszeichen. Für die 10-Jahreswahrschein-lichkeit, eine terminale Niereninsuffizienz zu entwickeln, werden Raten zwischen 20% und 70% angegeben, wobei Unter-schiede in der Zusammensetzung der Patientenkollektive eine wichtige Rolle spielen dürften.

Literatur

1. Gaffney PM, et al. A genome-wide search for sus-ceptibility genes in human systemic lupus erythemato-sus sib-pair families. Proc Natl Acad Sci 1998; 95: 14875–14879.

2. Moser KL, et al. Genome scan of human systemic lupus erythematosus: Evidence for linkage on chromo-some 1q in African-American pedigrees. Proc Natl Acad Sci 1998; 95: 14869–14874.

3. Boumpas DT, et al. Systemic lupus erythematosus: Emerging concepts part 2: Dermatologic and joint dis-ease, the antiphospholipid antibody syndrome, preg-nancy and hormonal therapy, morbidity, mortality, and pathogenesis. Ann Intern Med 1995; 123: 42–53.

4. Herrmann M, et al. Impaired phagocytosis of apo-ptotic cell material by monocyte-derived macrophages from patients with systemic lupus erythematosus. Ar-thritis Rheum 1993; 41: 1241–1250 .

5. Bono L, Cameron JS, Hicks JA. The very long-term prognosis and complications of lupus nephritis and its treatment. QJM 1999; 92: 211–218.

6. Cervera R, et al. Systemic lupus erythematosus: Clinical and immunologic patterns of disease expres-sion in a cohort of 1000 patients. Medicine 1993; 72: 113–124.

7. Lehman TJA, Mouradian JA. Systemic lupus erythe-matodes. In Barrat TM, Avner ED, Harmon WE, editors. Pediatric Nephrology. 4th ed. Baltimore: Lippincott Williams & Wilkens; 1999. p. 793–810.

8. Austin HA, et al. Therapy of lupus nephritis. N Engl J Med 1986; 314: 491–495.

9. Rosenberg AM. Systemic lupus erythematosus in children. Springer Semin Immunopathol 1994; 16: 261–279.

10. Leehay DJ, et al. Silent diffuse lupus nephritis: long term follow up. Am J Kidney Dis 1982; 2 (Suppl): 188–196.

11. Gazarian M, et al. Assessment of myocardial per-fusion and function in childhood systemic lupus ery-thematosus. J Pediatr 1998; 132: 109–116.

12. Oshiro AC, et al. Anti-Ro/SS-A and anti-La/SS-B antibodies associated with cardiac involvement in childhood systemic lupus erythematosus. Ann Rheum Dis 1997; 56: 272–274 .

13. Medina F, et al. Acute abdomen in systemic lupus erythematosus: The importance of early laparatomy. Am J Med 1997; 102: 100–105.

14. Liang MH, et al. The American College of Rheuma-tology nomenclature and case definitions for neuro-psychiatric lupus syndromes. Arthritis Rheum 1999; 42: 599–608.

15. Boumpas DT, et al. Systemic lupus erythematosus: Emerging concepts part 1: Renal, neuropsychiatric, pulmonary and hematologic disease. Ann Intern Med 1995; 122: 940–950.

16. Isshi K, et al. Differential roles of the anti-ribosomal P antibody and antineuronal antibody in the pathogenesis of central nervous system involvement in systemic lupus erythematosus. Arthritis Rheum 1998; 41: 1819–1827.

17. Russo R, et al. Single photon emission computed tomography scanning in childhood systemic lupus erythematosus. J Rheumatol 1998; 25: 576–582.

18. Seaman DE, et al. Antiphospholipid antibodies in pediatric systemic lupus erythematosus. Pediatrics 1995; 96: 1040–1045.

19. Berube C, et al. The relationship of antiphospholipid antibodies and thromboembolic events in pediatric patients with systemic lupus erythematosus: A cross-sectional study. Pediatr Res 1998; 44: 351–356.

20. American Rheumatism Association. Guidelines for rheumatic disease management. From the Committee on Rheumatologic Practice of the American Rheumatism Association. Orthop Nurs 1982; 1: 26–28.

21. Boutjdir M, et al. Arrhythmogenicity of IgG and anti-52-kD SSA/Ro affinity-purified antibodies from mothers of children with congenital heart block. Circ Res 1997; 80: 354–362.

22. Buyon JP, et al. Cardiac expression of 52β, an alternative transscript of the congenital heart block-associated 52-kd SS-A/Ro autoantigen, is maximal during fetal development. Arthritis Rheum 1997; 40: 655–660.

23. Reichlin M, et al. Concentration of autoantibodies to native 60-kd Ro/SS-A and denatured 52-kd Ro/SS-A in eluates from the heart of a child who died with congenital heart block. Arthritis Rheum 1994; 37: 1698–1703.

24. Carreira PE, et al. Successful intrauterine therapy with dexamethasone for fetal myocarditis and heart block in a woman with systemic lupus erythematosus. J Rheumatol 1993; 20: 1204–1207.

25. Rider LG, et al. Treatment of neonatal lupus: case report and review of the literature. J Rheumatol 1993; 20: 1208–1211.

26. Krohn K, Bennett R. Drug-induced autoimmune disorders. Immunol Allergy Clin North Am 1998; 18: 897–911.

27. Silverman E, Lang B. An overview of the treatment of childhood SLE. Scand J Rheumatol 1997; 26: 241–246.

28. Bootsma H, et al. Prevention of relapses in systemic lupus erythematosus. Lancet 1995; 345: 1595–1599.

29. Carneiro JR, Sato EI. Double blind, randomized, placebo-controlled clinical trial of methotrexate in systemic lupus erythematosus. J Rheumatol 1999; 26: 1275–1279.

30. Ravelli A, et al. Methotrexate therapy in refractory pediatric onset systemic lupus erythematosus. J Rheumatol 1998; 25: 572–575.

31. Gourley MF, et al. Methylprednisolone and cyclophosphamide, alone or in combination, in patients with lupus nephritis. Ann Intern Med 1996; 125: 549–557.

32. Caccavo D, et al. Long-term treatment of systemic lupus erythematosus with cyclosporin A. Arthritis Rheum 1997; 40: 27–35.

33. Feutren G, et al. Effects of cyclosporine in severe lupus erythematosus. J Pediatr 1987; 111: 1063–1068.

34. Boletis JN, et al. Intravenous immunoglobulin compared with cyclophosphamide for proliferative lupus nephritis. Lancet 1999; 354: 569–570.

35. Stone JH, et al. Frequency of recurrent lupus nephritis among ninety-seven renal transplant patients during the cyclosporine era. Arthritis Rheum 1998; 41: 678–686.

36. Soergel M, et al. Oscillometric twenty-four-hour ambulatory blood pressure values in healthy childrens and adolescents: a multicenter trial including 1141 subjects. J Pediatr 1997; 130: 178–184.

37. Balow JE, Boumpas DT, Austin HA. New prospects for treatment of lupus nephritis. Semin Nephrol 2000; 20: 32–39.

38. Wallace DJ. Apheresis for lupus erythematosus. Lupus 1999; 8: 174–180.

39. Arce-Salinas CA, et al. Factors associated with chronic renal failure in 121 patients with diffuse proliferative lupus nephritis: a case-control study. Lupus 1995; 4: 197–203.

40. Baqi N, et al. Lupus nephritis in children: a longitudinal study of prognostic factors and therapy. J Am Soc Nephrol 1996; 7: 924–929.

41. Donadio JV jr. Renal involvement in SLE: the argument for aggressive treatment. In: Bacon PA, Hadler NM, editors. The kidney and rheumatic disease. Boston: Butterworth Scientific; 1982. p. 45.

Wir danken Herrn Prof. Dr. R. WALDHERR, Heidelberg, für die Überlassung der Abbildungen 173–177, und Frau Priv.-Doz. Dr. MONIKA SCHÖNTUBE, Berlin-Buch, für die Überlassung der Abbildung 182a.

Mixed-Connective-Tissue-Disease (SHARP-Syndrom)

H. MICHELS, Garmisch-Partenkirchen

Definition

Das SHARP-Syndrom bzw. Mixed-Connective-Tissue-Disease (MCTD = gemischte Bindegewebskrankheit) ist eine erstmals 1972 von SHARP et al. beschriebene Krankheit, bei der die Patienten eine überlappende klinische Symptomatik mit Merkmalen aus den klassischen Kollagenosen, d. h. systemischer Lupus erythematodes, Dermatomyositis und Sklerodermie aufweiser (1). Zu den Leitsymptomen gehören diffuse Hand- und Fingerschwellungen, RAYNAUD-Phänomen, eine nicht so selten im Vordergrund stehende Polyarthritis, Myositis, sklerodermiforme Hautveränderungen und in etwa 5% eine sich schleichend entwickelnde pulmonale Hypertonie. In Abgrenzung zu anderen Overlapsyndromen weisen Patienten mit Mixed-Connective-Tissue-Disease hochtitrige U1-RNP-Antikörper auf. Die Frage, ob das SHARP-Syndrom eine eigene Krankheitsentität oder ein Subset des systemischen Lupus erythematodes oder der Sklerodermie darstellt, wird unterschiedlich beurteilt (2–4).

Häufigkeit

Von einem größeren US-amerikanischen Kinderrheumazentrum wurde die Häufigkeit des SHARP-Syndroms mit 1/100 Patienten mit juveniler rheumatoider Arthritis geschätzt (5). Das Verhältnis von Mädchen zu Jungen betrug im Krankengut einer deutschen Kinderrheumaklinik 4,5:1 (n = 33) (6).

Ätiologie und Pathogenese

Wie bei anderen Autoimmunerkrankungen nimmt man auslösende exogene Faktoren an, z. B. Viren, bei Erwachsenen auch eine berufsbedingte Polyvinylchloridexposition (7), die bei einem genetisch Prädisponierten eine chronische Autoimmunreaktion hervorrufen. Medikamente sind im Gegensatz zur Situation beim systemischen Lupus erythematodes als auslösende Faktoren bislang nicht berichtet worden. Für eine Immunpathogenese spricht eine Reihe immunologischer Auffälligkeiten. Einen charakteristischen Hauptbefund stellen per definitionem die hochtitrigen U1snRNP-Antikörper dar. Sie richten sich gegen die für die U1sn-Ribonukleoproteine spezifischen Proteine 68 kD, A und C. Dabei stellt das 68-kD-Protein das wichtigste Antigen dar (»MCTD = Anti-68-kD-Krankheit«) (8). Die Epitope für die U1snRNP-Antikörper innerhalb des 68-kD-Proteins enthalten Aminosäuresequenzen, die mit bestimmten viralen Sequenzen übereinstimmen, mit der Möglichkeit entsprechender Kreuzreaktionen (retrovirales GAG-Protein bzw. Influenza-B-M1-Matrixprotein) (9,10). Die U1snRNP-Antikörper sollen in den Zellkern lebender Zellen penetrieren und schließlich eine Apoptose herbeiführen können (11,12).

Die polyklonale Hypergammaglobulinämie ist Ausdruck einer erhöhten B-Zelltätigkeit und kann sehr ausgeprägt sein. Einen Hinweis auf die Bedeutung genetischer Faktoren für die Ätiopathogenese stellt die bei mindestens 50% der betroffenen Kinder nachzuweisende positive Familienanamnese für Autoimmunerkrankungen dar. Darüber hinaus bilden Patienten mit Antikörpern gegen das 68-kD-Protein eine genetisch und klinisch homogene Gruppe: sie weisen zu einem hohen Prozentsatz HLA-DR4 auf und sind klinisch durch RAYNAUD-Phänomen, diffuse Hand- und Fingerschwellungen, Ösophagushypomobilität, Myositis und Sklerodaktylie gekennzeichnet (13). Desweiteren besteht eine Assoziation von U1snRNP-Antikörpern mit den Immunglobulinallotypen Gm (1,3; 5,21) (14).

Anamnese

Anfangs berichten die Patienten in der Regel lediglich unspezifische Symptome wie Müdigkeit, Abgeschlagenheit, Gewichtsabnahme oder subfebrile Temperaturen. Wichtig ist, nach den frühzeitig im Krankheitsverlauf auftretenden Hauptsymptomen zu fragen, also vor allem nach dem RAYNAUD-Phänomen, nach wiederkehrenden Speicheldrüsenschwellungen (»mehrfach Mumps«), gegebenenfalls in Verbindung mit einem »Sicca-Syndrom« (trockener Mund? Fremdkörpergefühl in den Augen?), nach Muskelschmerzen oder Muskelschwäche, nach Hand- und Fingerschwellungen (»Wurstfinger«, »Swollen Hands«), aber auch nach Polyarthritis/Polyarthralgien.

Klinischer Befund

Im Erkrankungsverlauf können praktisch alle Organsysteme betroffen werden. Der Kinderrheumatologe wird in der Regel hinzugezogen, wenn Symptome von Seiten des Muskelskelettsystems, unerklärbares Fieber oder Hautsymptome einschließlich RAYNAUD-Phänomen auftreten. Die charakteristische überlappende Symptomatik mit Merkmalen verschiedener Kollagenosen wird weniger simultan, sondern eher sequenziell beobachtet. Dabei treten die Symptome aus dem Bereich des systemischen Lupus erythematodes und der Dermatomyositis eher frühzeitig, die sklerodermiformen Hautveränderungen später im Erkrankungsverlauf auf. Gelegentlich kann sich ein Antiphospholipidsyndrom entwickeln (siehe auch Seite 274).

Bewegungsapparat

In der schon erwähnten Untersuchung von 33 Kindern und Jugendlichen mit Mixed-Connective-Tissue-Disease wiesen 97% Arthritiden auf, bei einem Mädchen wurden lediglich Arthralgien beobachtet (6). Damit waren Arthritiden/Arthralgien die häufigsten Symptome dieser Kinder (Tab. 43). Meist handelt es sich um symmetrische Polyarthritiden vor allem kleiner, aber auch großer Gelenke. Die Gelenksymptomatik ist im Allgemeinen nicht so ausgeprägt wie bei der juvenilen idiopathischen Arthritis, kann aber im Vordergrund der Symptomatik stehen und durchaus zu deutlichen funktionellen Einschränkungen und auch zu destruktiven Veränderungen führen.

Proximale Muskelschmerzen und Muskelschwäche als Ausdruck einer Myositis treten bei etwa $2/3$ der Kinder auf. Sie manifestieren sich eher früh im Krankheitsverlauf und sind im typischen Verlauf dann auch von Muskelenzymerhöhungen begleitet. Histologisch entsprechen die Veränderungen denen bei Dermatomyositis (15).

Haut (Schleimhaut)

Zu den frühzeitig auftretenden und häufigen Symptomen gehört das RAYNAUD-Phänomen (Tab. 43). Es kann über Monate bis Jahre der übrigen Symptomatik vorausgehen. Bei ausgeprägter Symptomatik sind Fingerkuppennekrosen möglich. Über die Jahre schwächt sich die Ausprägung des RAYNAUD-Phänomens aber meist ab. Die sklerodermiformen Hautveränderungen wie Sklerodaktylie oder Akrosklerose treten meist erst später auf. Nicht selten finden sich ausgeprägte Palmarerytheme. Darüber hinaus werden auch unspezifische polymorphe Exantheme gesehen. An der Mundschleimhaut kommt es des Öfteren zur Ausbildung von Aphthen. Trockenheit der Schleimhäute tritt beim sekundären SJÖGREN-Syndrom bei bis zu $2/3$ der pädiatrischen Patienten mit Mixed-Connective-Tissue-Disease auf (6).

Nasenseptumperforationen verlangen eine differenzialdiagnostische Abgrenzung zur WEGENER-Granulomatose, zumal bei der Mixed-Connective-Tissue-Disease auch vaskulitische Hauterscheinungen auftreten können.

Kardiopulmonale Manifestationen

Am Herzen können vor allem Peri-, aber auch gelegentlich Myokarditiden und Reizleitungsstörungen gefunden werden. Bei 3–5% der Patienten entwickelt sich eine pulmonale Hypertonie, die dann für die Prognose entscheidend sein kann. Mit der pulmonalen Hypertonie kommt es zur Rechtsherzbelastung. Pulmonale Manifestationen stehen sonst nicht im Vordergrund der Symptomatik, werden aber subklinisch bei systematischer Untersuchung mit Lungenfunktionstests in einem hohen Prozentsatz gefunden (16).

Renale Manifestation

SHARP et al. hatten ursprünglich die Seltenheit renaler Manifestationen an der Niere als wichtigen Unterschied in der Abgrenzung zum systemischen Lupus erythematodes herausgestellt und deshalb auch eine günstigere Prognose vermutet (1). Beides hat sich nicht bestätigt. Bei Kindern wurden inzwischen ebenso wie bei Erwachsenen mit Mixed-Connective-Tissue-Disease in einem relativ hohen Prozentsatz Nierenbeteiligungen, vor allem membranöse, seltener proliferative Glomerulonephritiden berichtet (6, 15). Bei diesen Patienten handelt es sich eher um Kinder mit niedrigen U1RNP-Antikörpertitern, während hohe Titer diesbezüglich einen »Schutzfaktor« darzustellen scheinen.

Gastrointestinale Manifestationen

Es handelt sich vor allem um Ösophagusmotilitätsstörungen mit oder ohne gastroösophagealen Reflux, die bei etwa 1/3 der Fälle auftreten, eher im späteren Verlauf gesehen werden und in der Regel das untere Ösophagusdrittel betreffen (6,16).

Neuropsychiatrische Manifestationen

Im Vergleich zum sytemischen Lupus erythematodes werden schwerwiegende

Symptome	%
Arthritis	97
RAYNAUD-Phänomen	94
»Puffy Fingers«	85
Sicca-Syndrom	79
Muskelschwäche, Myalgien	70
Sklerodermiforme Hauterscheinungen	52
Subkutane Knötchen	40
Thrombophlebitis	9
Periartikuläre Kalzinose	9
Pleuritis	7
Perikarditis, Myokarditis	6
Nasenseptumperforation	3

Tab. 43
Symptomatik bei 33 Kindern
mit Mixed-Connective-Tissue-Disease

ZNS-Komplikationen, wie zerebrale Anfälle oder Psychosen, seltener gesehen. Bei etwa 5% der Kinder mit Mixed-Connective-Tissue-Disease muss jedoch mit ZNS-Manifestationen gerechnet werden (6). Beschrieben sind aseptische Meningitiden, Grand-mal-Epilepsie, zerebrovaskuläre Komplikationen, chronische Kopfschmerzen, Depressionen und transverse Myelitis (6, 17). Patienten mit Mixed-Connective-Tissue-Disease scheinen ähnlich wie Patienten mit systemischem Lupus erythematodes bei Behandlung mit bestimmten nichtsteroidalen Antirheumatika (Ibuprofen, Sulindac) eher aseptische Meningitiden zu entwickeln als andere Menschen (18, 19). Die bei erwachsenen Patienten mit Mixed-Connective-Tissue-Disease häufig beschriebene Trigeminusneuralgie findet sich bei Kindern offenbar kaum.

Laborbefunde

Patienten mit Mixed-Connective-Tissue-Disease weisen hochtitrige antinukleäre Antikörper mit gesprenkeltem Immunfluoreszenzmuster auf. Die weitere Spezifizierung der antinukleären Antikörper ergibt die für das Krankheitsbild charakteristischen U1snRNP-Antikörper, die in hoher Konzentration vorliegen müssen. Niedrigere Anti-U1RNP-Konzentrationen finden sich auch beim systemischen Lupus erythematodes oder bei juveniler idiopathischer Arthritis. Von den immunologischen Laborbefunden sind noch die bei etwa 60–70% der Patienten gefundenen IgM-Rheumafaktoren und teils extreme IgG-Erhöhungen hervorzuheben. Wie auch bei anderen Kollagenosen ist die BSG in der Regel deutlich beschleunigt, bei nur gering bis mäßig erhöhtem CRP (und Serum-Amyloid-A). Daraus erklärt sich, dass Patienten mit Mixed-Connective-Tissue-Disease bzw. mit Kollagenosen nur ausnahmsweise eine Amyoid-A-Amyloidose entwickeln. Etwa ⅔ der Patienten mit Mixed-Connective-Tissue-Dis-

ease weisen leichte bis mäßige hypochrome Anämien auf. Seltener sind COOMBS-Test-positive hämolytische Anämien. Nicht selten werden Leukozytopenien beobachtet, gelegentlich auch Thrombozytopenien (6). Bei Myositiden lassen sich Muskelenzymerhöhungen nachweisen.

Apparative Untersuchungen

Bei Erkrankungsbeginn und etwa einmal pro Jahr bzw. bei klinischem Verdacht sollte nach Organmanifestationen gesucht werden. In Abhängigkeit von der Symptomatik können Lungenfunktionsprüfungen, Ekg, Echokardiographie, EEG, Röntgenuntersuchungen (Gelenke, Thorax), kraniale Kernspintomographie, Elektromyogramm, Ösophagusmanometrie und Nierenpunktion indiziert sein.

Diagnose

In frühen Stadien mit unspezifischen Symptomen wie Müdigkeit, Gewichtsverlust, Lymphknotenschwellungen und BSG-Beschleunigung ist die Diagnosestellung schwierig. Richtungweisend sind hier auffällig hohe Titer antinukleärer Antikörper (>1:1280, HEp2-Methode) mit gesprenkelter Immunfluoreszenz. Die dann unbedingt indizierte Differenzierung der antinukleären Antikörper führt mit Nachweis der U1RNP-Antikörper zum Verdacht auf eine Mixed-Connective-Tissue-Disease. Nun muss nach weiteren Manifestationen, wie RAYNAUD-Phänomen oder nicht-destruktive Polyarthritis, gesucht werden (Tab. 43). 3 Kriteriensets bei Mixed-Connective-Tissue-Disease stehen derzeit gleichberechtigt nebeneinander, von denen das von ALARCON-SEGOVIA et al. vorgeschlagene Set bei hoher Sensitivität und Spezifität am einfachsten zu handhaben ist (Tab. 44) (3, 20).

Die Differenzialdiagnose umfasst hauptsächlich die klassischen, sich hier in ihren Merkmalen überlappenden Kollagenosen, die polyarthritischen Formen der

---

Tab. 44
Klassifikationskriterien bei Mixed-Connective-Tissue-Disease (20)

1	Hochtitrige U1snRNP-Antikörper
2	Diffuse Hand-/Fingerschwellungen
3	Synovitis
4	Myositis
5	RAYNAUD-Syndrom
6	Akrosklerose

Diagnose: 1 + drei weitere Kriterien (Ausnahme: bei 2, 5 + 6 wird noch 3 oder 4 benötigt)

juvenilen idiopathischen Arthritis, aber auch das primäre RAYNAUD- oder das primäre SJÖGREN-Syndrom.

Therapie

Eine ursächliche Therapie steht nicht zur Verfügung. Auch fehlen bislang kontrollierte Studien über die derzeit eingesetzten nichtsteroidalen Antirheumatika, Glukokortikoide, Chloroquin und Immunsuppressiva/Zytostatika. Nichtsteroidale Antirheumatika werden bei Arthritis/Arthralgien eingesetzt. Auf Ibuprofen und Sulindac sollte allerdings wegen möglicher Induktion einer aseptischen Meningitis verzichtet werden (18, 19). Chloroquin kommt ergänzend infrage, zumal, wenn gleichzeitig Exantheme und/oder eine milde Symptomatik des systemischen Lupus erythematodes bestehen.

Voraussetzung für den Einsatz von Kortikosteroiden und zytotoxischen Substanzer muss sein, dass die gewünschten Effekte die eingegangenen Risiken rechtfertigen. Kortikosteroide kommen bei schwereren bzw. bedrohlichen Manifestationen wie Myositis, Nierenbeteiligung, Polyserositis, Myokarditis oder Thrombozytopenie infrage, während sie bei sklerodermietypischen Symptomen einschließlich Lungenbeteiligung meist wenig helfen.

Bei Langzeittherapie soll die in einer Morgendosis verabreichte Prednisonäquivalentmenge von 0,15–0,2 mg/kg KG/d möglichst nicht überschritten werden; sonst wäre der zusätzliche Einsatz von Azathioprin oder Methotrexat zu erwägen. Bei schwerer Nieren-, Lungen oder ZNS-Beteiligung kann Cyclophosphamid, in der Regel wie beim systemischen Lupus erythematodes als Stoßtherapie, eingesetzt werden. Bei schwereren peripheren Durchblutungsstörungen, gegebenenfalls auch bei pulmonaler Hypertonie, ist die i.v. Gabe von Iloprost zu erwägen. Ergänzend kommen physikalisch-krankengymnastische und ergotherapeutische Maßnahmen sowie die Hilfsmittelversorgung hinzu.

Prognose

Bei etwa 70% der Patienten darf mit einem insgesamt günstigen Verlauf gerechnet werden (6). Das RAYNAUD-Phänomen und die sklerodermiformen Hautveränderungen können für Jahre persistieren. Bei etwa 5% der Patienten kann eine Vollremission eintreten. Dem steht eine Letalität von 7–8% gegenüber. Zu den Todesursachen gehören die zum Teil vermutlich iatrogen begünstigten Infektionen sowie renale, zerebrale und kardiovaskuläre Komplikationen einschließlich der pulmonalen Hypertonie.

Literatur

1. Sharp GC, et al. Mixed connective tissue disease – an apparently distinct rheumatic disease syndrome associated with a specific antibody to an extractable nuclear antigen (ENA). Am J Med 1972; 52: 148–159.
2. Black C, Isenberg DA. Mixed connective tissue disease – goodbye to all that. Br J Rheumatol 1992; 31: 695–700.
3. Kasukawa R. Mixed connective tissue disease. Intern Med 1999; 38: 386–393.
4. Smolen JS, Steiner G. Mixed connective tissue disease: to be or not to be. Arthritis Rheum 1998; 41: 768–777.
5. Singsen BH. Mixed connective tissue disease in childhood. Pediatr Rev 1986; 7: 309–314.
6. Michels H. Course of mixed connective tissue disease in children. Ann Med 1997; 29: 359–364.
7. Kahn MF, et al. Mixed connective tissue disease after exposure to polyvinyl chloride. J Rheumatol 1989; 16: 533–535.
8. Kahn MF, Kolsi R, Elleuch M. MCTD – Sharp's Syndrome. Clinical and Biogical Correlations. In: Kasukawa R, Sharp GC, editors. Mixed Connective Tissue Disease and Anti-Nuclear Antibodies. Amsterdam: Excerpta Medica; 1987. p. 249–260.
9. Query CC, Keene JD. A human autoimmune protein associated with U1 RNA contains a region of homology that s cross-reactive with retroviral p30gag antigen. Cell 1987; 51: 211–220.
10. Guldner HH, et al. Human anti-p68 autoantibodies recognize a common epitope of U1 RNA containing small nuclear ribonucleoprotein and influenza B virus. J Exp Med 1990; 171: 819–829.

11. Alarcón-Segovia D, Ruiz-Argüelles A, Fishbein E. Antibody to nuclear ribonucleoprotein penetrates live human mononuclear cells through Fc receptors. Nature 1978; 271: 67–69.

12. Alarcón-Segovia D, Ruiz-Argüelles A, Llorente L. Broken dogma: penetration of autoantibodies into living cells. Immunol Today 1996; 17: 163–164.

13. Hoffman RW, et al. Human autoantibodies against the 70-kd polypetide of U1 small nuclear RNP are associated with HLA-DR4 among connective tissue disease patients. Arthritis Rheum 1990; 33: 666–673.

14. Genth E, et al. HLA-DR4 and Gm(1,3;5,2) are associated with U1-nRNP antibody positive connective tissue disease. Ann Rheum Dis 1987; 46: 189–196.

15. Singsen BH, et al. A histologic evaluation of mixed connective tissue disease in childhood. Am J Med 1980; 68: 710–717.

16. Tiddens HAWM, et al. Juvenile-onset mixed connective tissue disease: Longitudinal follow-up. J Pediatr 1993; 122: 191–197.

17. Pedersen C, Bonen H, Boesen F. Transverse myelitis in mixed connective tissue disease. Clin Rheumatol 1987; 6: 290–292.

18. Yasuda Y, Akiguchi I, Kameyama M. Sulindac-induced aseptic meningitis in mixed connective tissue disease. Clin Neurol Neurosurg 1989; 91: 257–260.

19. Hoffman M, Gray RG. Ibuprofen-induced meningitis in mixed connective tissue disease. Clin Rheumatol 1982; 2: 128–130.

20. Alarcón-Segovia D, Villarreal M. Classification and diagnostic criteria for mixed connective tissue disease. In: Kasukawa R, Sharp GC, editors. Mixed connective tissue disease and antinuclear antibodies. International Congress Series 719. Amsterdam: Excerpta Medica; 1987. p. 33–40.

Antiphospholipidsyndrom

ERIKA GROMNICA-IHLE, Berlin
I. FOELDVARI, Hamburg

Definition

Das Antiphospholipidsyndrom ist eine Erkrankung mit venösen und arteriellen Thrombosen, Schwangerschaftskomplikationen, wie das HELLP-Syndrom (Hemolysis, Elevated Liver enzymes, and/or Low Platelet count Syndrome) oder rezidivierende Aborte, bei wiederholtem Nachweis von Antiphospholipidantikörpern, die gegen Phospholipidproteinkomplexe gerichtet sind. Dabei sind Cardiolipinautoantikörper die wichtigsten Phospholipidantikörper.

Das Antiphospholipidsyndrom kann mit weiteren Autoimmunerkrankungen, besonders dem systemischen Lupus erythematodes, assoziiert sein (sekundäres Antiphospholipidsyndrom) oder isoliert als primäres Antiphospholipidsyndrom auftreten.

HUGHES (1) beschrieb 1983 als erster ein klinisches Syndrom, bestehend aus Thrombosen, rezidivierenden Aborten, neurologischen Symptomen und dem Nachweis von Antiphospholipidantikörpern. Die Geschichte des Antiphospholipidsyndroms (Tab. 45) geht jedoch bis 1952 zurück, als CONLEY und HARTMANN (2) ein zirkulierendes Antikoagulans bei Patienten mit systemischem Lupus erythematodes beschrieben.

Literatur	Jahr	Entdeckung/Ereignis
(2)	1952	Zirkulierendes Antikoagulans bei systemischem Lupus erythematodes
(45)	1952	Biologisch falsch-positive WASSERMANN-Reaktion bei systemischem Lupus erythematodes
(46)	1963	Thrombosen bei systemischem Lupus erythematodes trotz zirkulierendem Antikoagulans
(47)	1972	Einführung des Begriffs »Lupusantikoagulans«
(48)	1975	Systemischer Lupus erythematodes mit Lupusantikoagulans ist mit rezidivierenden Aborten assoziiert
(49)	1980	Das Lupusantikoagulans ist ein Antiphospholipidantikörper
(1)	1983	Beschreibung des Anticardiolipinsyndroms
(41)	1983	Anticardiolipinantikörpernachweis durch Radioimmunoassay
(42)	1985	Anticardiolipinantikörpernachweis durch ELISA
(50)	1990 ⎫	
(51)	1990 ⎬	β_2-Glycoprotein-1-Entdeckung als Kofaktor
(52)	1990 ⎭	
(5)	1999	Klassifikationskriterien des Antiphospholipidsyndroms

Tab. 45
Geschichte des Antiphospholipidsyndroms

Die Erstbeschreibungen einer Assoziation zwischen einem Lupusantikoagulans und einer Thrombose bei Kindern erfolgten 1979 und 1981 (3, 4). Seither wurde eine Vielzahl von Kasuistiken und kleine Einzelstudien über das Antiphospholipidsyndrom bei Kindern veröffentlicht.

Die Klassifikationskriterien des Antiphospholipidsyndroms (Tab. 46), die in jüngster Zeit vorgeschlagen wurden (5), unterscheiden sich von anderen Klassifikationskriterien in der Rheumatologie dadurch, dass sie nicht an großen Patientenzahlen geprüft wurden und somit auch keine Sensitivitäts- und Spezifitätsangaben vorliegen.

Häufigkeit

Möglicherweise ist das Antiphospholipidsyndrom im Erwachsenenalter eine der häufigsten Autoimmunerkrankungen überhaupt. Es existieren jedoch weder an Erwachsenen noch an Kindern epidemiologische Studien über seine Häufigkeit.

Gefäßverschlüsse sind im Kindesalter bei fehlender präthrombotischer Situation, z. B. einer Arteriosklerose, sehr selten. Bei arteriellen und venösen Okklusionen bei Kindern muss daher nach angeborenen oder erworbenen Hämostasedefekten gesucht werden. Nuss et al. (6) fanden bei mehr als ⅓ der von ihnen untersuchten

Klinische Kriterien

1. Gefäßverschlüsse
≥ 1 klinisches Ereignis einer arteriellen,
venösen oder »Small-Vessel«-Thrombose
(Bestätigung durch Angiographie,
Dopplersonographie oder histologischen
Befund)

2. Schwangerschaftskomplikationen
≥ 1 Abort in oder nach der 10. SSW
    oder
≥ 1 Frühgeburt in oder vor der 34. SSW
    oder
≥ 3 Aborte (konsekutiv) vor der 10. SSW

Laborkriterien

1. Cardiolipinautoantikörper (IgG und/
oder IgM) in mittlerem oder hohem Titer,
bei 2 oder mehr Bestimmungen
von mindestens 6 Wochen Abstand,
gemessen mit einem ELISA mit β_2GP1-
abhängigen Cardiolipinautoantikörpern

2. Lupusantikoagulans bei 2 oder
mehr Bestimmungen von mindestens
6 Wochen Abstand, gemessen in
Übereinstimmung mit den Richtlinien der
International Society on Thrombosis and
Hemostasis in den folgenden Schritten:

a) Verlängerung eines phospholipid-
abhängigen Gerinnungstests als
Screeningtest, z. B. PTT, KCT, dRVVT,
Textarintest

b) Keine Korrektur der verlängerten
Gerinnungszeit durch Zusatz von
normalem PPP (Platelet-Poor-Plasma =
thrombozytenarmes Plasma)

c) Verkürzung oder Korrektur der
verlängerten Gerinnungszeit durch
Zusatz von Phospholipid

d) Ausschluss anderer Koagulopathien,
z. B. Faktor-VIII-Inhibitor oder Heparin

Tab. 46
Vorläufige Kriterien für die Klassifikation
des Antiphospholipidsyndroms (5).
Ein definitives Antiphospholipidsyndrom
liegt vor, wenn mindestens ein klinisches
und ein Laborkriterium erfüllt sind

Kinder mit Thrombosen positive Antiphospholipidantikörper, mehr als $^2/_3$ der
Kinder mit idiopathischer zerebraler Ischämie erfüllten die Kriterien des Antiphospholipidsyndroms (7). In 2 großen Kinderkliniken Philadelphias wurden in der Zeit
von 1988–1993 9 Kinder im Alter von
8 Monaten bis 17 Jahren mit einem Antiphospholipidsyndrom detektiert. 5 wiesen ein primäres Antiphospholipidsyndrom und 4 ein sekundäres Antiphospholipidsyndrom bei systemischem Lupus
erythematodes auf (8). In einer Medline-
Analyse (9) wurden 1997 Berichte über 31
Mädchen und 19 Knaben zwischen 18 Monaten und 16 Jahren (Median 12,5 Jahre)
mit einem Antiphospholipidsyndrom zusammengestellt.

Somit ist das Antiphospholipidsyndrom
im Kindesalter ein sehr seltenes Ereignis,
das jedoch bei allen thrombotischen Verschlüssen mit in Betracht gezogen werden muss.

Ätiologie und Pathogenese

Die Antiphospholipidantikörper sind eine Gruppe
von heterogenen Antikörpern, die gegen phos-
pholipidbindende Proteine gerichtet sind; solche
sind β_2-Glykoprotein 1 (β_2GP1), Prothrombin, Protein C, Protein S, Thrombomodulin, Annexin V,
Kininogen u. a. Der Begriff »Antiphospholipidantikörper« ist somit nicht mehr korrekt, da der
Antikörper gegen einen Phospholipidprotein-
komplex gerichtet ist. Die Bezeichnung wird aber
aus historischen Gründen beibehalten.

Obwohl dem negativ geladenen Phospholipid
Cardiolipin die größte Bedeutung zukommt, können Phospholipide des Komplexes auch Phosphatidylserin, Phosphatidyläthanolamin oder Phos-
phatidylcholin sein. Die Targetepitope sind dabei
noch ungeklärt. Am besten sind die Reaktionen
zwischen Cardiolipin und β_2GP1 bekannt. Letzteres ist seit 1961 beschrieben. Seine Aminosäure-
sequenz ist aufgeklärt. Es wirkt als natürlicher
Inhibitor der Blutgerinnung an verschiedenen Stellen der Gerinnungskaskade. Die Bindungsstelle
für Cardiolipin am β_2GP1-Protein ist bekannt.

Die Antiphospholipidantikörper beeinflussen alle phospholipidabhängigen Hämostaseprozesse. Durch die Hemmung der Prothrombinaktivierung sind die phospholipidabhängigen Hämostasetests in vitro verlängert. Die Interaktionen zwischen Antiphospholipidantikörpern und den natürlichen Inhibitoren der Blutgerinnung, wie aktiviertem Protein C, Protein S oder Thrombomodulin u. a., kann die thrombophile Situation dieser Patienten erklären. Den Antiphospholipidantikörpern kommt somit eine pathogenetische Bedeutung für die Entstehung von Thrombosen zu. Ihre pathogenetische Rolle wird auch durch Tierexperimente untermauert. Antiphospholipidantikörper erzeugen bei ihrer passiven Übertragung oder bei aktiver Immunisierung Thrombozytopenie, Resorption des Feten (entspricht Spontanaborten beim Menschen) und Thrombosen.

Nicht alle Patienten mit Antiphospholipidantikörpern entwickeln Thrombosen. Zusätzliche pathogenetische Mechanismen müssen zur Entstehung einer Thrombose beitragen (sekundärer »hit«). Die größte Bedeutung kommt dabei der Endothelschädigung der Gefäße zu (Infektion?). Somit ist die Ursache der Hauptsymptome des Antiphospholipidsyndroms, sei es primär oder sekundär, die Thrombose. Diese kann Venen und Arterien allerorts und aller Kaliber betreffen.

Für das Antiphospholipidsyndrom scheint es eine genetische Basis zu geben. Bei 10% der Betroffenen tritt das primäre Antiphospholipidsyndrom familiär auf. Es bestehen Assoziationen zu den HLA-Loci DR4, DR7 und DRw53.

Klinisches Bild

Die klinischen Manifestationen des Antiphospholipidsyndroms unterscheiden sich bei Kindern nicht grundsätzlich von denen der Erwachsenen (Tab. 47). Das häufigste Symptom ist die Phlebothrombose der unteren Extremitäten. Sie führt deutlich seltener zur Lungenembolie als bei Erwachsenen. Eine pulmonale Hypertonie im Zusammenhang mit einer Lungenembolie kann jedoch ebenso auftreten wie eine primäre pulmonale Hypertonie im Zusammenhang mit positiven Antiphospholipidantikörpern (8). Beide Ereig-

Betroffenes Gefäß	Klinik
Venen	
Extremitäten	Phlebothrombose Thrombophlebitis
V. cava	Thrombose der V. cava superior. bzw. der V. cava inferior
Lunge	Lungenembolie Pulmonale Hypertension
Haut	Livedo reticularis
Gehirn	Sinusvenenthrombose
Nebennieren	M. ADDISON
Pfortader	Pfortaderthrombose
Leber	BUDD-CHIARI-Syndrom
Augen	Retinalvenenthrombose
Arterien	
Gehirn	Schlaganfall, transitorischer ischämischer Anfall
Niere	Nierenarterienthrombose, hämolytisch-urämisches Syndrom
Extremitäten	Ischämie, Gangrän
Herz	Myokardinfarkt
Leber	Leberinfarkt
Darm	Mesenterialarterienthrombose
Rückenmark	Querschnittsmyelitis

Tab. 47
Antiphospholipidsyndrom bei Kindern (9)

nisse sind jedoch im Vergleich zur Situation bei Erwachsenen deutlich seltener. Auch Thrombophlebitiden sind bei Kindern möglich. Thrombosen der V. cava, der Lebervenen, der V. retina und des Hirnsinus werden in Kasuistiken ebenso dargestellt. Ein 22 Monate altes Mädchen mit Sinusvenenthrombose, tiefer Beinvenenthrombose, Thrombozytopenie und dem Nachweis des Lupusantikoagulans ist das jüngste Kind, das bisher mit Sinusvenenthrombose beim Antiphospholipidsyndrom beschrieben wurde (10).

Von 50 Kindern der erwähnten Medline-Analyse (9) mit einem Antiphospholipidsyndrom erlitten 35 einen venösen und 22 Kinder einen arteriellen thrombotischen Verschluss, bei 7 Kindern wurden sowohl venöse als auch arterielle Okklusionen gesehen. Dabei waren die arteriellen Thrombosen häufiger bei jüngeren Kindern (Altersgrenze: 10 Jahre) zu finden (62% versus 28%).

Bei den arteriellen Verschlüssen spielen wie bei Erwachsenen die zerebralen Okklusionen die Hauptrolle. Allerdings gehen die meisten zerebrovaskulären Erkrankungen bei Kindern auf vaskuläre Anomalien, angeborene Herzfehler, Infektionen oder Stoffwechselstörungen zurück. Bei vielen Patienten wird die Ursache zerebraler Infarkte gar nicht gefunden. Werden Antiphospholipidantikörper ursächlich vermutet, so handelt es sich häufig um Verschlüsse im Stromgebiet der A. cerebri media.

Es existieren nur Berichte über wenige Patienten. In einer retrospektiven Studie an 14 Kindern mit zerebraler Ischämie wurden bei 8 entweder zum Zeitpunkt des Ereignisses oder im Krankheitsverlauf Cardiolipinautoantikörper nachgewiesen (11). Es handelte sich bei 4 Kindern um Antikörper vom IgM- und bei 4 Kindern um Antikörper vom IgG-Subtyp. In einer prospektiven Studie (7) an 13 Kindern mit idiopathischer zerebraler Ischämie wurden bei 10 Kindern Cardiolipinautoantikörper, meist vom IgG-Subtyp, oder das Lupusantikoagulans gefunden. 6 von 13 Kindern hatten multiple ischämische Attacken. Das klinische Bild des Insults in dieser Studie war unabhängig vom Nachweis der Antikörper. Bei 3 von 5 Kindern mit idiopathischem zerebralem Infarkt (12) wurden ebenso Cardiolipinautoantikörper vom IgG-Subtyp nachgewiesen. Das Lupusantikoagulans wurde nicht gefunden.

In einer prospektiven Studie an 10 Kindern (Durchschnittsalter 5,8 Jahre) mit akuter zerebraler Ischämie wurden bei 7 Kindern Cardiolipinautoantikörper (dreimal vom Isotyp IgM, dreimal vom Isotyp IgG und einmal vom Isotyp IgG und IgM) nachgewiesen, die sich bei einer Wiederholungsmessung nur bei 4 Kindern bestätigen ließen (13). Die Autoren wiesen bei 2 Patienten zusätzlich einen temporären Protein-C-Mangel nach. In einer 5-Jahresstudie an 92 Kindern in Kanada (14) vom Neugeborenenalter bis zum 18. Lebensjahr mit Schlaganfall fanden sich bei 39% pathologische Hämostasebefunde. Der Nachweis von Cardiolipinautoantikörpern gelang am häufigsten (38%). Bei 8% der Kinder war das Lupusantikoagulans nachweisbar. 21 der 35 Kinder zeigten Kombinationen ihrer pathologischen Hämostasedefekte.

Neben Schlaganfall und Sinusvenenthrombose können weitere Erkrankungen Ausdruck zerebraler Schädigung bei einem Antiphospholipidsyndrom sein, wie Hemidystonie, Hemichorea, benigne intrakranielle Hypertension oder Migräne mit akutem oder subakutem Beginn. 28% der Epilepsiepatienten unter 18 Jahren wiesen Antiphospholipidantikörper und/oder β_2GP1-Antikörper auf (15). Der pathogenetische Mechanismus lässt sich hierbei noch nicht erklären.

Weitere arterielle Verschlüsse betreffen die Koronararterien. Das jüngste Kind mit einem systemischen Lupus erythematodes und einem sekundären Antiphospholipidsyndrom mit letalem Myokardinfarkt war 8 Jahre alt (16). Bei Kindern mit systemischem Lupus erythematodes und Myokardinfarkt muss jedoch stets ursächlich auch eine Vaskulitis in Erwägung gezogen werden. Weitere kardiale Symptome, wie intrakardiale Thromben oder Endokarditiden, sind im Zusammenhang mit dem Nachweis von Antiphospholipidantikörpern in Einzelkasuistiken dargestellt.

Abb. 183
Thrombotischer Verschluss
eines Gefäßes bei einem
17-jährigen Mädchen
mit Livedo reticularis

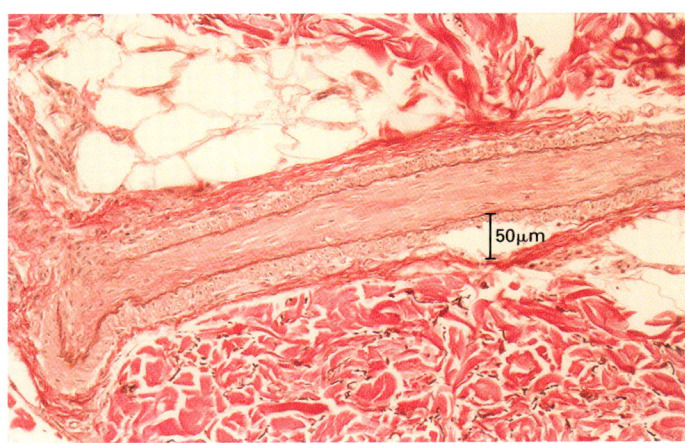

50μm

Renale, mesenteriale und Arterienverschlüsse der Extremitäten können ebenso vorkommen. Avaskuläre Nekrosen der Femurepiphyse (M. Perthes) werden ebenso in Beziehung zum Vorkommen von Antiphospholipidantikörpern gebracht (17).

Gelegentlich finden sich auch retikuläre Hautveränderungen im Sinne einer Livedo reticularis, manchmal mit Thrombenbildung in den subkutanen Gefäßen (Abb. 183). In diesem Zusammenhang sei auch das Auftreten eines Sneddon-Syndroms bei Kindern erwähnt. Bei diesem Syndrom mit der Trias Livedo reticularis, zerebrovaskuläre Erkrankung und Hypertension können bei 50% der Patienten Antiphospholipidantikörper nachgewiesen werden.

Auch bei Kindern sind nicht thromboseassoziierte Symptome des Antiphospholipidsyndroms nachweisbar. Thrombozytopenie, Herzklappenentzündungen und hämolytische Anämie werden beschrieben. Eine begleitende Autoimmunthrombozytopenie ist nicht selten bei Kindern mit einem Antiphospholipidsyndrom. Die Thrombozytopenie ist in der Regel mild (50–150 Gpt/l).

Auf die geburtshilflichen Komplikationen, die ein wesentliches Kriterium des Antiphospholipidsyndroms im Erwachsenen-

alter darstellen, wie rezidivierende Aborte, Frühgeburten oder vermindertes Geburtsgewicht des Neugeborenen, wird hier nicht eingegangen.

Selten ist ein Transfer der mütterlichen Antiphospholipidantikörper auf das Neugeborene anzunehmen. Bei den betroffenen Kindern kommt es zu schweren thrombotischen Komplikationen. Zuerst berichteten Sheridan-Pereira et al. 1988 (18) über ein Neugeborenes mit einer Thrombose der Aorta bei Nachweis des Lupusantikoagulans bei Mutter und Kind. In einer weiteren Kasuistik wird über eine Mutter mit einem Antiphospholipidsyndrom bei wahrscheinlichem systemischem Lupus erythematodes berichtet, deren Neugeborenes eine Thrombose der linken Nierenarterie sowie der V. cava inferior aufwies (19). Bei Mutter und Kind waren positive Cardiolipinautoantikörper-IgG nachweisbar. Die Cardiolipinautoantikörper verschwanden beim Kind nach 4 Monaten und persistierten bei der Mutter. Silver et al. (20) berichteten über 2 Neugeborene mit einem Verschluss der A. cerebri media bei mütterlichen Cardiolipinautoantikörpern.

Weitere Berichte über eine Mutter mit Antiphospholipidsyndrom und Thrombosen ihres Neugeborenen, die die Aorta, die linke Nierenarterie, die A. cerebri media und den Sinus sagittalis betrafen (21), über ein Neugeborenes mit Verschlüssen der linken A. cerebri media und der rechten posterioren Temporalregion bei mütterlichen

Cardiolipinautoantikörpern (22), über ein Neugeborenes mit Verschluss der A. cerebri media bei einer klinisch gesunden Mutter mit Lupusantikoagulansnachweis sowohl bei der Mutter als auch beim Kind (23) folgten. In einer deutschen Studie an 9 Neugeborenen mit Schlaganfall konnten in 7 Familien Antiphospholipidantikörper gefunden werden (24).

Die Unterscheidung zwischen der Frühmanifestation eines Antiphospholipidsyndroms und einer Übertragung der Antiphospholipidantikörper von der Mutter auf das Kind ist sehr schwierig. Bei einem 3 Tage alten reifen Neugeborenen wurden zerebrovaskuläre Ischämie und bilaterale massive Blutung nachgewiesen. Mutter und Kind zeigten Antiphospholipidantikörper, die auch noch 7 Monate nach der Geburt beim Kind nachweisbar waren. Die Autoren (25) sehen in diesem Fall eine Frühmanifestation eines primären Antiphospholipidsyndroms.

Schlussfolgerung: Bei allen neonatalen Thrombosen ist die Suche nach Antiphospholipidantikörpern dringend indiziert.

Eine andere Komplikation (26), die bei Antiphospholipidantikörpern in der Schwangerschaft auftreten kann, ist das HELLP-Syndrom. Es kann die frühzeitige Einleitung der Geburt notwendig machen.

Antiphospholipidsyndrom bei systemischem Lupus erythematodes

Über die Häufigkeit von Antiphospholipidantikörpern und ihre klinische Signifikanz ist bei kindlichem systemischem Lupus erythematodes wenig bekannt. Für den kindlichen systemischen Lupus erythematodes mit Antiphospholipidsyndrom liegen nur kleine Serien vor (27–29). Bei 10–62% der Kinder mit einem systemischen Lupus erythematodes ist ein Lupusantikoagulans nachweisbar, 30–78% zeigen Antiphospholipidantikörper bei immunologischen Tests. Die große Diskrepanz in den Angaben der Literatur beruht auf der unterschiedlichen Krankheitsaktivität der untersuchten Kinder. Es existiert

eine Beziehung zwischen der Aktivität des systemischen Lupus erythematodes und der Höhe der Antiphospholipidantikörper. Bei klinischer Remission des systemischen Lupus erythematodes sind nur selten Antiphospholipidantikörper nachweisbar (27). Bei ¼ bis zu ⅓ der Kinder mit systemischem Lupus erythematodes kann ein sekundäres Antiphospholipidsyndrom nachweisbar sein (30, 31). Sind sowohl Cardiolipinautoantikörper als auch das Lupusantikoagulans nachweisbar, so ist das Risiko für die Entwicklung klinischer Symptome des Antiphospholipidsyndroms besonders hoch.

In der Studie von SEAMAN et al. (31) in Pittsburgh von 1985–1992 an 29 Kindern mit systemischem Lupus erythematodes zeigten 19 Antiphospholipidantikörper, 16 waren Lupusantikoagulans-positiv, 18 wiesen Cardiolipinautoantikörper und 11 eine biologisch falsch-positive WASSERMANN-Reaktion auf. Bei 10 Kindern waren alle 3 genannten Tests positiv. Es bestand eine hohe Assoziation zwischen Antiphospholipid- und ds-DNS-Antikörpern. Eine aktuelle Studie von BERUBE et al. (32) an 59 Kindern mit systemischem Lupus erythematodes ergab thromboembolische Ereignisse bei 10 Kindern (17%). 14 Kinder (24%) zeigten das Lupusantikoagulans und 19 Kinder (32%) waren Cardiolipinautoantikörper-positiv. Der stärkste Risikofaktor für die Entwicklung einer Thrombose war der Nachweis des Lupusantikoagulans (relatives Risiko: 28,7).

Weitere Erkrankungen im Kindesalter und sekundäres Antiphospholipidsyndrom

Bei der juvenilen idiopathischen Arthritis werden Cardiolipinautoantikörper in 8–53% angegeben. Sie sind allenfalls niedrigtitrig und meist nur temporär nachweisbar. Hinweise für das Auftreten des Lupusantikoagulans finden sich in der Literatur nicht. Bei einer juvenilen idiopathischen Arthritis kommt es in der Regel nicht zu einem Antiphospholipidsyndrom. Es sei jedoch auf ein Kind mit systemischer juveniler idiopathischer Arthritis und Beinvenenthrombose während einer Immobilisation bei positivem Lupusantikoagulans sowie Cardiolipinautoantikörpern hingewiesen (33).

Bei einer j u v e n i l e n D e r m a t o m y o - s i t i s wurden bei 3 von 14 Kindern (21%) Cardiolipinautoantikörper detektiert (34). Ein Antiphospholipidsyndrom entwickelte sich nicht.

Ebenso wie im Erwachsenenalter finden sich bei vielen K i n d e r n m i t A I D S Cardiolipinautoantikörper (35), offenbar sind sie hier Ausdruck einer Dysregulation des Immunsystems im Sinne einer polyklonalen Aktivierung.

Bei einer V a r i z e l l e n i n f e k t i o n kann es zur Entwicklung von Autoantikörpern sowohl gegen Protein S als auch zum Auftreten des Lupusantikoagulans kommen. Die Kinder haben einen Protein-S-Mangel und sind hochgradig für die Entwicklung lebensbedrohlicher Thrombosen prädisponiert (36). Häufig besteht noch gleichzeitig eine Infektion mit Streptokokken.

Sonderformen des Antiphospholipidsyndroms

Eine disseminierte Thrombenbildung in zahlreichen Gefäßen mit Multiorganversagen und Thrombozytopenie wird als » C a t a s t r o p h i c « - Antiphospholipidsyndrom bezeichnet. Es kann letal enden. 3 von 50 Patienten mit »Catastrophic«-Antiphospholipidsyndrom entwickelten ihre Erkrankung vor dem 18. Lebensjahr (37).

Eine weitere Sonderform des Antiphospholipidsyndroms ist das e r w o r b e n e H y p o p r o t h r o m b i n ä m i e - L u p u s - a n t i k o a g u l a n s - S y n d r o m (38), das auch im Erwachsenenalter vorkommt. Auch hier ist die Prävalenz völlig unklar. Die Kranken haben bei verminderter Prothrombinaktivität eine deutliche hämor-

rhagische Diathese. Es wird angenommen, dass bei dieser Sonderform nicht-neutralisierende Antikörper gegen das Prothrombin auftreten und eine rasche Clearance des Prothrombinantikörperkomplexes bedingen, sodass ein Prothrombinverbrauch resultiert (39). Ein 15-jähriges sowie ein 17-jähriges Mädchen mit diesem Syndrom wurden beschrieben (29, 40).

Antiphospholipidantikörper bei Infektionskrankheiten

Es gibt eine strenge Assoziation zwischen Antiphospholipidantikörpern und Infektionskrankheiten. Syphilis war im Erwachsenenalter die erste Infektionskrankheit, bei der Cardiolipinautoantikörper als »Reagin« nachgewiesen wurden. AIDS, Malaria, Borreliose, Lepra, Tuberkulose, Streptokokken-, Mykoplasmen-, Salmonellen- und Coliinfektionen gehen ebenso wie Röteln, Mumps oder das PFEIFFER-Drüsenfieber in unterschiedlicher Häufigkeit mit Antiphospholipidantikörpern einher. Allerdings bedürfen die Antiphospholipidantikörper bei Infektionskrankheiten zu ihrer Bindung im Enzymimmunoassay (ELISA) nicht des β_2GP1. Sie sind auch nicht mit der Entwicklung von Symptomen des Antiphospholipidsyndroms assoziiert. Die bei Infektionskrankheiten nachgewiesenen Antiphospholipidantikörper unterscheiden sich somit in ihrer pathogenetischen Bedeutung grundsätzlich von denen bei systemischem Lupus erythematodes oder primärem Antiphospholipidsyndrom.

Labordiagnostik

Als Kriterium im Sinne eines Antiphospholipidsyndroms wird der zweimalige Nachweis von Antiphospholipidantikörpern entweder als Lupusantikoagulans mit hämostaseologischen Methoden oder als Cardiolipinautoantikörper durch immunologische Tests im Abstand von mindestens 6 Wochen gefordert.

Lupusantikoagulans

Für die Bestimmung des Lupusantikoagulans liegen Richtlinien vor, die seinen Nachweis in mehreren Schritten empfehlen (Tab. 46).

Als S c r e e n i n g t e s t s zum Nachweis des Lupusantikoagulans sind in Deutschland vor allem die Bestimmung der aktivierten partiellen Thromboplastinzeit (APTT), die Kaolin-Clotting-Time (KCT) sowie die diluted-Russell-Viper-Venom-Time (dRVVT) gebräuchlich. Allerdings können diese Tests in Abhängigkeit von verschiedenen Herstellern in Bezug auf Sensitivität und Spezifität erhebliche Unterschiede aufweisen.

Die Identifizierung des Lupusantikoagulans als Inhibitor erfolgt im P l a s m a - t a u s c h v e r f a h r e n. Hierbei lässt sich bei Vorliegen eines Lupusantikoagulans die verlängerte Gerinnungszeit, z. B. der APTT, nicht durch Zusatz von Normalplasma korrigieren. Als B e s t ä t i g u n g s t e s t für das Lupusantikoagulans muss die Phospholipidabhängigkeit nachgewiesen werden. Der Zusatz von Phospholipiden zu den Screeningstests des Lupusantikoagulans normalisiert die verlängerten Gerinnungszeiten. Dazu sind jetzt kommerzielle Testkits vorhanden. Andere Hämostasestörungen wie Hämophilie A oder B sowie Hemmkörperhämophilien müssen ausgeschlossen werden.

Immunologische Tests

Neben den angeführten Gerinnungstests sollte die Diagnostik unbedingt die immunologische Bestimmung der Antiphospholipidantikörper (meistens Cardiolipinautoantikörper, aber auch andere Antiphospholipidantikörper, bevorzugt Antiphosphotidylserinantikörper) umfassen. Seit der Einführung eines Radioimmunoassays durch HARRIS et al. (41) und kurz darauf eines ELISA (42) wird die immunologische Bestimmung der Antiphospholipidantikörper heute fast ausschließlich

mit dem ELISA durchgeführt. Das Prinzip des ELISA basiert auf der Bindung von Cardiolipin oder anderen Phospholipiden (z. B. Phosphatidylserin, Phosphatidsäure, Phosphatidyläthanolamin) an die ELISA-Platte mit nachfolgender Bindung von Antiphospholipidantikörpern. Der Nachweis der gebundenen Antikörper erfolgt dann durch enzymmarkierte isotypspezifische Antihumanantikörper. Obwohl sich der Antiphospholipidantikörper-ELISA grundsätzlich nicht von anderen ELISA unterscheidet, erfordert doch gerade dieser ELISA die Beachtung von Besonderheiten und setzt Erfahrungen voraus. Trotz zahlreicher Bemühungen lässt die Standardisierung der vorhandenen ELISA noch Wünsche offen.

β_2Glycoprotein-1-Antikörper

Neben der Funktion von β_2GP1 als Kofaktor für die Bindung von Antiphospholipidantikörpern konnten mehrere Gruppen unabhängig voneinander nachweisen, dass zumindest ein Teil der »Antiphospholipidantikörper« gegen β_2GP1 gerichtet sind und in vitro bestimmt werden können, wenn β_2GP1 an negativ geladene Oberflächen gebunden wird. Im Erwachsenenalter sind Patienten bekannt, die isolierte Antikörper gegen β_2GP1 aufweisen. Untersuchungen im Kindesalter liegen nicht vor.

Apparative Diagnostik

Der Nachweis der Thrombosen beim Antiphospholipidsyndrom erfolgt mit gleicher Methodik wie auch sonst im Kindesalter üblich. Duplexsonographie und Angiographie sowie (in Ausnahmesituationen) histologische Untersuchungen müssen zur Anwendung kommen.

Diagnose und Differenzialdiagnose

Von besonderer Bedeutung ist die Überschneidung der Symptome des Antiphospholipidsyndroms mit anderen Autoimmunerkrankungen, besonders dem systemischen Lupus erythematodes. Es wurden daher zur Trennung zwischen systemischem Lupus erythematodes und primärem Antiphospholipidsyndrom für das Erwachsenenalter die in Tab. 48 dargestellten Ausschlusskriterien entwickelt. Im Kindesalter kann zeitweilig die Trennung zwischen primärem Antiphospholipidsyndrom und systemischem Lupus erythematodes mit sekundärem Antiphospholipidsyndrom besonders problematisch sein, da häufig das klassische Bild des systemischen Lupus erythematodes nicht nachweisbar ist.

Therapie

Die optimale Therapie des Antiphospholipidsyndroms ist nicht unumstritten, da im Erwachsenenalter nur wenige und im Kindesalter gar keine Behandlungsstudien vorliegen. Prinzipiell unterscheidet sich die Therapie bei Kindern mit Thrombosen nicht grundsätzlich von der Strategie bei Erwachsenen.

Patienten mit akuten Gefäßverschlüssen können bei Fehlen von Kontraindikationen einer Fibrinolyse zugeführt werden. Über erfolgreich durchgeführte Fibrinolysen bei Patienten mit Antiphospholipidsyndrom im Erwachsenenalter liegen Berichte vor. Nach der ersten Phlebothrombose ist eine suffiziente Daueranticoagulation mit Cumarinderivaten erforderlich.

Bei arteriellen Thrombosen (speziell bei Schlaganfällen) mit hohen Titern von Cardiolipinautoantikörper-IgG oder mit Lupusantikoagulans ist auch bei Kindern mit rezidivierenden thrombotischen Komplikationen zu rechnen. Therapeutisch ist auch hier die Antikoagulation Methode der Wahl. Thrombozytenaggregationshemmung durch Acetylsalicylsäure verhindert bei Erwachsenen Thromboserezidive nicht, für Kinder gibt es dafür keine Studien. Auch die Behandlung mit Kortikosteroiden und Immunsuppressiva zur Verminderung des Titers der Antiphospho-

1. Schmetterlingserythem
2. Diskoider Lupus
3. Orale oder pharyngeale Ulzera
4. Arthritis
5. Pleuritis (ohne Lungenembolie oder Rechtsherzinsuffizienz)
6. Perikarditis (ohne Herzinfarkt oder Urämie)
7. Proteinurie bei bioptisch nachgewiesener Immunkomplexnephritis
8. Lymphopenie ($<1000/\mu l$)
9. Anti-DNS-Antikörper
10. Anti-ENA-Antikörper
11. Antinukleäre Antikörper ($>1:320$)
12. Antiphospholipidantikörperinduzierende Medikamente

Tab. 48
Ausschlusskriterien eines primären Antiphospholipidsyndroms (53)

lipidantikörper ist bei Phlebothrombosen und arteriellen Verschlüssen zur Reokklusionsprophylaxe nicht sinnvoll (43).

Sowohl bei arteriellen als auch bei venösen Thrombosen ist bei Erwachsenen eine INR ≥ 3 (INR = International Normalized Ratio) die beste Methode, um Thromboserezidive zu verhindern. Von einigen Autoren wird für venöse Thrombosen eine INR von 2–3 und für arterielle Thrombosen eine solche von 3–4 empfohlen. Natürlich besteht bei einer Antikoagulation immer das Risiko einer Blutung. Dieses ist jedoch bei Patienten mit Antiphospholipidsyndrom und Antikoagulation nicht höher als bei anderen Patienten, die eine Antikoagulation erhalten. Bei Absetzen der Antikoagulation besteht bei Erwachsenen ein hohes Risiko für eine erneute Thrombose; dieses Risiko ist in den ersten 6 Monaten nach Therapieende am höchsten (43).

Bei Kindern besteht unter einer Antikoagulation natürlich immer das Risiko von Verletzungen durch Spiel und Sport. Auch ist die Rezidivrate für Thrombosen bei Kindern wegen des Fehlens weiterer Risikofaktoren vermindert.

RAVELLI und MARTINI (9) empfehlen daher in Übereinstimmung mit SILVERMAN (44) für Kinder folgende Therapiestrategie: Nach einer Akuttherapie der Thrombose mit Heparin ist eine Antikoagulation mit Cumarinpräparaten für 6 Monate bei einer INR von 2,5 anzustreben. Anschließend sollte eine »Low-dose«-Cumarinmedikation bei einer INR zwischen 1,5 und 2 angestrebt werden. Über die Wirksamkeit der »Low-dose«-Antikoagulation liegen keine Ergebnisse vor, daher ist es zu überlegen, doch eine INR-Einstellung zwischen 3,0 und 3,5 anzustreben. Für die Dauer der Antikoagulation im Kindesalter liegen keinerlei Angaben vor. Sie ist der jeweiligen Situation anzupassen.

Die Thrombozytopenie bei einem Antiphospholipidsyndrom ist meist mild und erfordert keine Therapie. Eine i.v. Immunglobulingabe kann z. B. vor chirurgischen Eingriffen zum Thrombozytenanstieg führen. Ein »Catastrophic«-Antiphospholipidsyndrom erfordert häufig neben einer Antikoagulation noch Kortikosteroide, diese sind auch beim erworbenen Hypoprothrombinämie-Lupusantikoagulans-Syndrom indiziert.

Prophylaxe

Es gibt keine Notwendigkeit, Kinder mit Antiphospholipidantikörpern ohne klinische Thrombosemanifestation zu antikoagulieren oder einer Thrombozytenaggregation zuzuführen, aber bei Positivität der Antiphospholipidantikörper mit systemi-

schem Lupus erythematodes wird eine niedrig dosierte Prophylaxe mit Acetylsalicylsäure (<2 mg/kg KG/d) empfohlen. In Abhängigkeit vom Ausmaß der Antiphospholipidantikörper ist jedoch bei chirurgischen Eingriffen und Immobilisierung eine »Low-dose«-Heparingabe zu erwägen. Mädchen ist von einer oralen Kontrazeption mit Östrogenpräparaten abzuraten. Grundsätzlich sollten weitere Gefäßschädigungen, z. B. durch Rauchen, vermieden werden.

Literatur

1. Hughes GRV. Thrombosis, abortion, cerebral disease and lupus anticoagulant. BMJ 1983; 187: 1088–1089.
2. Conley CL, Hartmann RC. A haemorrhagic disorder caused by circulating anticoagulant in patients with disseminated lupus erythematodes: J Clin Invest 1952; 31: 621–622.
3. Olive D, et al. Systemic lupus erythematosus manifested by thrombophlebitis of the lower limbs. Arch Fr Pediatr 1979; 36: 807–811.
4. St Clair W, et al. Deep venous thrombosis and a circulating anticoagulant in systemic lupus erythematosus. Am J Dis Child 1981; 135: 230–232.
5. Wilson WA, et al. International consensus statement on preliminary classification criteria for definite antiphospholipid syndrome: report of an international workshop. Arthritis Rheum 1999; 42: 1309–1311.
6. Nuss R, Hays T, Manco-Johnson M. Childhood thrombosis. Pediatrics 1995; 96: 291–294.
7. Angelini L, et al. High prevalence of antiphospholipid antibodies in children with idiopathic cerebral ischemia. Pediatrics 1994; 94: 500–503.
8. von Scheven E, et al. Clinical characteristics of antiphospholipid antibody syndrome in children. J Pediatr 1996; 129: 339–345.
9. Ravelli A, Martini A. Antiphospholipid antibody syndrome in pediatric patients. Rheum Dis Clin North Am 1997; 23: 657–676.
10. Alper G, et al. Sagittal sinus thrombosis associated with thrombocytopenia: a report of two patients. Pediatr Neurol 1999; 21: 573–575.
11. Schoning M, et al. Antiphospholipid antibodies in cerebrovascular ischemia and stroke in childhood. Neuropediatrics 1994; 25: 8–14.
12. Takanashi J, et al. Antiphospholipid antibody syndrome in childhood strokes. Pediatr Neurol 1995; 13: 323–326.

13. Baca V, et al. Cerebral infarction and antiphospholipid syndrome in children. J Rheumatol 1996; 23: 1428–1431.

14. de Veber G, et al. Prothrombotic disorders in infants and children with cerebral thromboembolism. Arch Neurol 1998; 55: 1539–1543.

15. Cimaz R, et al. High prevalence of anticardiolipin and/or anti-β2 glycoprotein I antibodies in young patients with epilepsy. Lupus 1998; 7 (Suppl 2): 182.

16. Miller DJ, et al. Fatal myocardial infarction in an 8-year-old girl with systemic lupus erythematosus, raynaud's phenomenon, and secondary antiphospholipid antibody syndrome. J Rheumatol 1995; 22: 768–773.

17. Ura Y, et al. Development of Perthes' disease in a 3-year-old boy with idiopathic thrombocytopenic purpura and antiphospholipid antibodies. Pediatr Hematol Oncol 1992; 9: 77–80.

18. Sheridan-Pereira M, et al. Neonatal aortic thrombosis associated with the lupus anticoagulant. Obstet Gynecol 1988; 71: 1016–1018.

19. Contractor S, et al. Neonatal thrombosis with anticardiolipin antibody in baby and mother. Am J Perinatol 1992; 9: 409–410.

20. Silver RK, et al. Fetal stroke associated with elevated maternal anticardiolipin antibodies. Obstet Gynecol 1992; 80: 497–499.

21. Tabbutt S, et al. Multiple thromboses in a premature infant associated with maternal phospholipid antibody syndrome. J Perinatol 1994; 14: 66–70.

22. Akanli LF, et al. Neonatal middle cerebral artery infarction: association with elevated maternal anticardiolipin antibodies. Am J Perinatol 1998; 15: 399–402.

23. de Klerk OL, de Vries TW, Sinnige LGF. An unusual causal of neonatal seizures in a newborn infant. Pediatrics 1997; 100: E8.

24. Niemann G, et al. Why do newborn infants already suffer from »stroke«. Studies of focal, arterial, ischemic infarct. Klin Pädiatr 1999; 211: 154–160.

25. Teyssier G, et al. Anticardiolipin antibodies, cerebral ischemia and adrenal hemorrhage in a newborn infant. Arch Pediatr 1995; 2: 1086–1088.

26. Brckmann CM, et al. HELLP syndrome an antiphospholipid and coagulopathy associated disease? Arthritis Rheum 1998; 41 (Suppl): Abstract 842, Seite 173.

27. Molta C, et al. Childhood-onset systemic lupus erythematosus: antiphospholipid antibodies in 37 patients and their first-degree relatives. Pediatrics 1993; 92: 849–853.

28. Montes de Oca MA, et al. Thrombosis in systemic lupus erythematosus: a French collaborative study. Arch Dis Child 1991; 66: 713–717.

29. Shergy WJ, Kredich DW, Pisetsky DS. Patterns of autoantibody expression in pediatric and adult systemic lupus erythematosus. J Rheumatol 1989; 16: 1329–1334.

30. Gattorno M, et al. Antiphospholipid antibodies in paediatric systemic lupus erythematosus, juvenile chronic arthritis and overlap syndromes: SLE patients with both lupus anticoagulant and high-titre anticardiolipin antibodies are at risk for clinical manifestations related to the antiphospholipid syndrome. Br J Rheumatol 1995; 34: 873–881.

31. Seaman DE, et al. Antiphospholipid antibodies in pediatric systemic lupus erythematosus. Pediatrics 1995; 96: 1040–1045.

32. Berube C, et al. The relationship of antiphospholipid antibodies to thromboembolic events in pediatric patients with systemic lupus erythematosus: a cross-sectional study. Pediatr Res 1998; 44: 351–356.

33. Caporali R, et al. Antiphospholipid antibody associated thrombosis in juvenile chronic arthritis. Arch Dis Child 1992; 67 1384–1385.

34. Montecucco C, et al. Autoantibodies in juvenile dermatomyositis. Clin Exp Rheumatol 1990; 8: 193–196.

35. Carreno L, et al. Anticardiolipin antibodies in pediatric patients with human immunodeficiency virus. J Rheumatol 1994; 21: 1344–1346.

36. Manco-Johnson MJ, et al. Lupus anticoagulant and protein S deficiency in children with postvaricella purpura fulminans or thrombosis. J Pediatr 1996; 128: 319–323.

37. Asherson RA. The catastrophic antiphospholipid syndrome, 1998. A review of the clinical features, possible pathogenesis and treatment. Lupus 1998; 7 (Suppl 2): 55–62.

38. Vivaldi P, et al. Severe bleeding due to acquired hypoprothrombinemia-lupus anticoagulant syndrome. Case report and review of literature. Haematologica 1997; 82: 345–347.

39. Bajaj SP, et al. A mechanism for the hypoprothrombinemia of the acquired hypoprothrombinemia-lupus anticoagulant syndrome. Blood 1983; 61: 684–692.

40. Hudsun N, et al. Case report: Catastrophic haemorrhage in a case of paediatric primary antiphospholipid syndrome and factor II deficiency. Lupus 1997; 6: 68–71.

41. Harris EN, et al. Anticardiolipin antibodies: Detection by radioimmunoassay and association with thrombosis in systemic lupus erythematosus. Lancet 1983; 322: 1211–1214.

42. Loizou S, et al. Measurement of anticardiolipin antibodies by an enzyme-linked immunosorbent assay (ELISA): Standardizaton and quantitation of results. Clin Exp Immunol 1985; 62: 738–742.

43. Khamashta MA, et al. The management for thrombosis in the antiphospholipid-antibody syndrome. N Engl J Med 1995; 332: 993–997.

44. Silverman E. What's new in the treatment of pediatric SLE. J Rheumatol 1996; 23: 1657–1660.

45. Moore JE, Mohr CF. Biologically false positive serological tests for syphilis. Type, incidence, and cause. JAMA 1952; 150: 467–473.

46. Bowie WEF, et al. Thrombosis in systemic lupus erythematosus despite circulating anticoagulants. J Lab Clin Med 1963; 62: 416–430.

47. Feinstein DI, Rapaport SI. Acquired inhibitors of blood coagulation. Prog Hemostas Thromb 1972; 1: 75–95.

48. Nilsson IM, et al. Intrauterine death and circulating anticoagulant (antithrombo-plastin). Acta Med Scand 1975; 197: 153–159.

49. Thiagarajan P, Shapiro SS, DeMarco L. Monoclonal immunoglobulin M lambda coagulation inhibitor with phospholipid specificity: Mechanisms of a lupus anticoagulant. J Clin Invest 1980; 66: 397–405.

50. Galli M, et al. Anticardiolipin antibodies (ACA) directed not to cardiolipin but to a plasma protein cofactor. Lancet 1990; 335: 1544–1547.

51. McNeil HP, et al. Antiphospholipid antibodies are directed against a complex antigen that includes a lipid-binding inhibitor of coagulation: β2-glycoprotein I. Proc Natl Acad Sci USA 1990; 87: 4120–4124.

52. Matsuura E, et al. Anticardiolipin co-factor(s) and differential diagnosis of autoimmune disease. Lancet 1990; 336: 177–178.

53. Piette JC, et al. Exclusion criteria for primary antiphospholipid syndrome. J Rheumatol 1993; 20: 1802–1804.

Juvenile Dermatomyositis

H.-I. HUPPERTZ, Bremen

Definition

Die juvenile Dermatomyositis ist eine entzündliche Multisystemerkrankung, die neben der quergestreiften Muskulatur und der Haut auch andere Organe betreffen kann (1). Die juvenile Dermatomyositis ist keine paraneoplastische Erkrankung, während man bei der Dermatomyositis des Erwachsenen nach einem auslösenden Tumor suchen muss. Die beim Erwachsenen häufigere Polymyositis, bei der die entzündlichen Hautveränderungen fehlen, ist im Kindesalter sehr selten.

Häufigkeit

Die Inzidenz liegt bei 0,4 pro 100 000 Kinder, der Häufigkeitsgipfel zwischen 6 und 12 Jahren. Die Abnahme der Häufigkeit nach dem 15. Lebensjahr ist nicht mit einer Zunahme der Erkrankung in Statistiken erwachsener Patienten gepaart und zeigt, dass die juvenile Dermatomyositis eine genuine Erkrankung des Kindesalters ist. Die Erkrankung tritt häufiger bei Mädchen als bei Jungen auf (3:2). Geographische oder rassische Unterschiede konnten bisher nicht gefunden werden.

Ätiologie und Pathogenese

Die Ursache der juvenilen Dermatomyositis ist unbekannt. Eine ätiologische Rolle von Viren, z. B. Coxsackie- oder Influenzaviren, die ein der Polymyositis ähnliches Bild hervorrufen können, konnte nicht bestätigt werden. Vermutlich handelt es sich um eine Autoimmunerkrankung, die zu einer nekrotisierenden Vaskulitis der kleinen Gefäße in quergestreiftem Muskel, Haut und Gastrointestinaltrakt führt. Das Ausmaß der Vaskulitis und nachfolgende Infarkte sind mit der Schwere der Erkrankung assoziiert. Die charakteristische mikroskopische Läsion ist die überwiegend perivaskuläre lymphozytäre Infiltration von Muskel und Haut.

Das entzündliche Infiltrat findet sich besonders in den Muskelsepten; es ist häufig nur spärlich zu erkennen und fokal sehr ungleichmäßig verteilt. Nach längerer Krankheitsdauer überwiegen die reparativen und degenerativen Veränderungen mit Ersatz der Muskulatur durch Bindegewebe und Fett. Gelegentlich besteht eine Assoziation mit Hypogammaglobulinämie, IgA-Mangel und Komplementdefekt des C2. Neben zirkulierenden und in Gefäßen abgelagerten Immunkomplexen finden sich autoreaktive und muskelzytotoxische Lymphozyten (2). Eine Assoziation mit dem HLA-Haplotyp B8/DR3 konnte nicht bestätigt werden. Selten wurde ein familiäres Vorkommen der Erkrankung beschrieben.

Anamnese

Die juvenile Dermatomyositis beginnt mit allgemeinem Krankheitsgefühl, proximaler muskulärer Schwäche, leichter Ermüdbarkeit, Fieber und Hautausschlag. Dabei gibt es in der zeitlichen Aufeinanderfolge und der Ausprägung der einzelnen Symptome große Variabilität. Meist ist der Beginn schleichend über mehrere Wochen, seltener akut. Retrospektiv ist der Beginn wegen der uncharakteristischen Symptome oft wesentlich früher anzusetzen als zunächst berichtet. Die Eltern beobachten Unlust, Reizbarkeit, mangelnden Appetit und Verlust motorischer Fähigkeiten. Fast immer betrifft die Schwäche die Hüftgür-

telmuskulatur, gefolgt vom Schultergürtel, der Nacken- und der Schlundmuskulatur. Letzteres kann zu Dysphagie und Änderung der Essgewohnheiten führen.

Die große Variabilität der Symptome, die scheinbar nicht zusammengehörenden Beschwerden und die psychische Beeinträchtigung der Kinder führen nicht selten zur Vermutung seelischer Ursachen und damit zu psychotherapeutischen Behandlungsversuchen.

Klinischer Befund

Bei der physikalischen Untersuchung fällt die Schwäche der Muskulatur eventuell schon dadurch auf, dass die Kinder nicht auf die Untersuchungsliege klettern können, was zusammen mit dem missmutigen Gesichtsausdruck als mangelnde Kooperationsbereitschaft missdeutet werden kann. Die Muskulatur ist oft druckschmerzhaft. Die Kraftminderung zeigt sich im positiven GOWERS-Zeichen, Problemen beim Treppensteigen und der Unfähigkeit, den Kopf aus der Horizontale zu heben.

Wichtig zur Verlaufsbeurteilung ist die formale Messung der Muskelkraft in Schweregraden von 0/5 (keine Muskelkontraktion) bis 5/5 (normale Kraft mit Bewegung gegen starken Widerstand) (Tab. 49). Allerdings erfordert die Messung der Muskelkraft die Mitarbeit des Patienten, die durch Muskelschmerzen, Unlust, Reizbarkeit und junges Alter des Kindes beeinträchtigt sein kann.

Beim Befall der Schlundmuskulatur kommt es zu Schluckstörungen, Räuspern und Sprachauffälligkeiten mit der Gefahr einer Aspiration. Bei schwerem Verlauf können auch die periphere oder die Atemmuskulatur betroffen sein. Nicht selten kommen auch Arthralgien oder milde Arthritiden, meist der großen Gelenke, vor, die Kontrakturen sind aber meist muskulär und nicht artikulär bedingt.

0/5:	Keine Kontraktilität sicht- oder tastbar
1/5:	Keine aktive Bewegung
2/5:	Aktive Bewegung unter Ausschaltung der Schwerkraft
3/5:	Aktive Bewegung gegen die Schwerkraft
4/5:	Aktive Bewegung gegen wenig Widerstand
5/5:	Normale Muskelkraft

Tab. 49
Beurteilung der Muskelkraft
nach 6 Stärkegraden

In voller Ausprägung sind die Hauterscheinungen, die der Muskelschwäche oft einige Tage bis Wochen folgen, pathognomonisch. Neben einem fleckigen Erythem des Gesichtes und einem periorbitalen Ödem findet sich eine violette Verfärbung und Schwellung der Oberlider besonders am freien Rand, wo auch ektatische Gefäße sichtbar sein können (Abb. 184 und 185).

Über den Streckseiten der Gelenke, besonders charakteristisch als Gottron-Zeichen über den Metakarpophalangeal- und den proximalen Interphalangealgelenken (Abb. 186), findet sich ein schuppendes Erythem mit Atrophie oder Verdickung der Haut. Bei mikroskopischer Betrachtung zeigt das Nagelbett Teleangiektasien. Oft besteht eine Photosensitivität. Schwere Hautveränderungen oder die Mundschleimhaut können ulzerieren.

Bei viszeraler Vaskulitis kann es zur Angina abdominalis mit Perforation kommen. Weitere mögliche Veränderungen sind Myokarditis, arterielle Hypertension, Lipoatrophie, Raynaud-Phänomen, restriktive Ventilationsstörung, Hämaturie, Hepatosplenomegalie, Lymphadenopathie und Retinitis.

Im Verlauf der Erkrankung entwickeln bis zu 50% der Kinder eine Kalzinose, die Ablagerung von Verkalkungen in Subkutis oder Muskel, besonders bei schwerem Befall und nach längerer Dauer. Die Verkalkungen können flächenhaft als subkutanes Exoskelett eine erhebliche Bewegungseinschränkung bewirken oder als tumoröse Knoten zur Ulzeration der Haut und zur schmerzhaften Kalkabsonderung führen.

Laborbefunde

Die Myositis äußert sich in einer Erhöhung muskelständiger Enzyme im Serum (CK, GOT, LDH und Aldolase). Hat die Erkrankung bereits längere Zeit bestanden, kann die Muskelenzymerhöhung fehlen, möglicherweise gibt es auch schleichende Verläufe mit völligem Fehlen erhöhter Muskelenzyme. Im Verlauf unter Therapie sind nur ein Rückgang ehemals erhöhter Werte oder ein erneuter Anstieg verwertbar. Unauffällige Muskelenzymbestimmungen schließen ein Versagen der Therapie oder einen Rückfall nicht aus.

Etwa die Hälfte der betroffenen Kinder hat eine Erhöhung der antinukleären Antikörper; die Bestimmung von »muskelspezifischen« Antikörpern (wie anti-Jo1, anti-Ku oder anti-PM1) hilft in der Diagnostik nicht, ist ohne therapeutische Konsequenz und hat bisher keine gesicherte prognostische Bedeutung. Entzündungswerte, wie BSG und C-reaktives Protein, können erhöht sein.

Apparative Untersuchungen

Im Elektromyogramm findet sich bei typischem Verlauf ein myopathisches Muster. Da die Untersuchung schmerzhaft ist und

Abb. 184
Gesicht eines 4 Jahre alten Mädchens mit juveniler Dermatomyositis: Fleckige Rötung unter den Lidern bis zur Nase und bitemporal, dort auch leichtes periorbitales Ödem. Rötlich violette Verfärbung des freien Randes der Oberlider

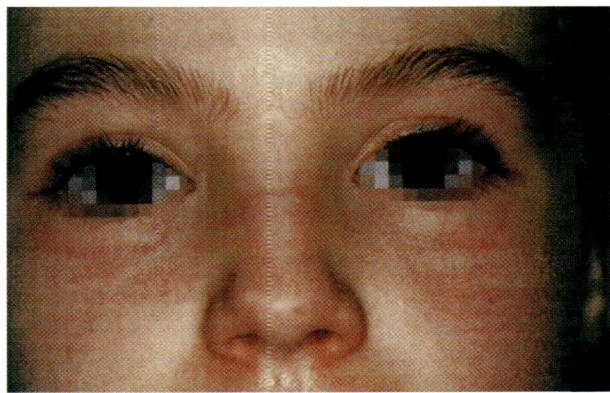

Abb. 185
Gesicht eines 18 Jahre alten Mannes, dessen juvenile Dermatomyositis im Alter von 14 Jahren begann und 3 Jahre unbehandelt blieb. Nach Kontrolle der Myositis mit oralen Steroiden und Steroid-Puls-Therapie blieb die lila Verfärbung der Oberlider mit ausgeprägter Dilatation der Gefäße im freien Lidrand als Ausdruck der abgelaufenen Vaskulitis zurück

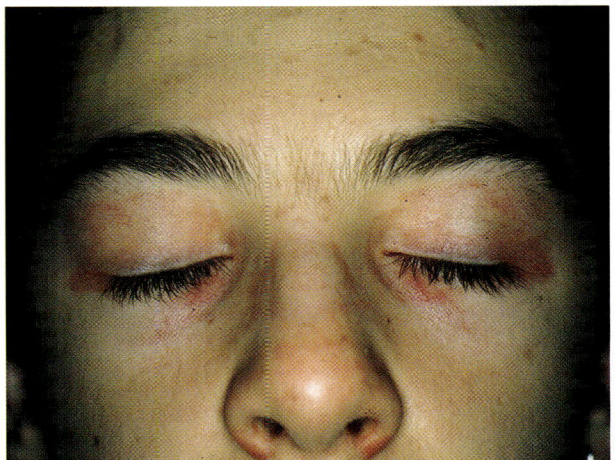

Abb. 186
Dorsalseite der Finger eines 10 Jahre alten Mädchens mit juveniler Dermatomyositis: Schuppendes Erythem besonders über den proximalen Interphalangealgelenken (GOTTRON-Zeichen)

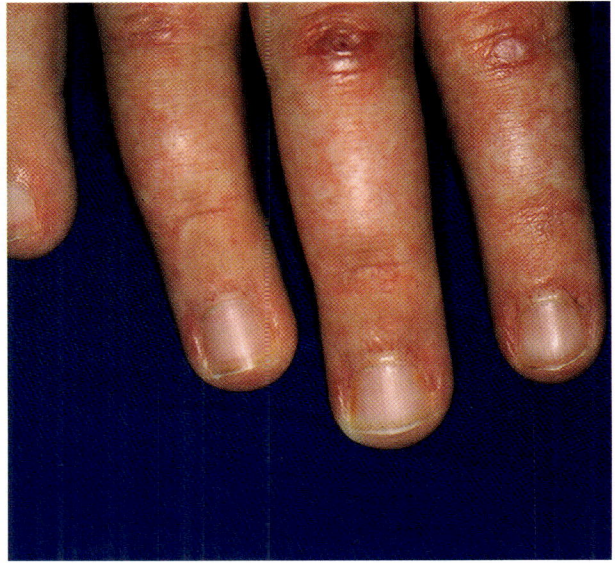

die Mitarbeit des Patienten erfordert, ist sie im Kindesalter oft nicht aussagefähig. Möglicherweise ist das Elektromyogramm auch unabhängig von methodischen Problemen – besonders bei längerem schwelenden Verlauf – unauffällig oder zum Untersuchungszeitpunkt unauffällig geworden.

Unter den bildgebenden Verfahren hat die Kernspintomographie die größte Bedeutung. In den T_2-gewichteten Sequenzen kommt die Entzündung der Muskulatur als Ödem mit vermehrtem Signal zur Darstellung, während die T_1-gewichteten Sequenzen unauffällig sind (3) (Abb. 187). Eventuell sind zur Differenzierung auch Sequenzen mit Fettsuppression notwendig.

Im Ultraschall findet sich eine erhöhte Echogenität der Muskulatur. Allerdings ist die Eichung der Echogenität z. B. an der Leber, nicht betroffener Muskulatur des Patienten oder an der Muskulatur eines gesunden gleichaltrigen Kindes problematisch. Der Befall der Schlundmuskulatur kann im Bariumbreischluck objekti-

viert werden; szintigraphische Methoden bedürfen spezieller Erfahrung. Verkalkungen können mit konventionellem Röntgen auch im Verlauf dargestellt werden (Abb. 188 und 189).

Die Muskelbiopsie kann offen oder als Stanze durchgeführt werden. Wegen des ungleichmäßigen Befalls auch innerhalb eines Muskels mit scheckiger Verteilung entzündeter und unauffälliger Partien kann es sinnvoll sein, die offene Biopsie der Stanzbiopsie vorzuziehen, obwohl eine Allgemeinnarkose notwendig ist und eine Narbe zurückbleibt. Der Substanzverlust der Muskulatur durch die Biopsie ist im Prädilektionsalter der juvenilen Dermatomyositis zu vernachlässigen. Eventuell kann es sinnvoll sein, eine günstige Stelle für eine Biopsie, z. B. die Quadrizepsmuskulatur, in der Kernspintomographie darzustellen und die Biopsie an Stellen erhöhter Signalintensität durchzuführen. Da das Einstechen von Nadeln bei der Elektromyographie zu einer Entzündung der Muskulatur führen kann, dürfen Muskeln, von denen ein Elektromyogramm

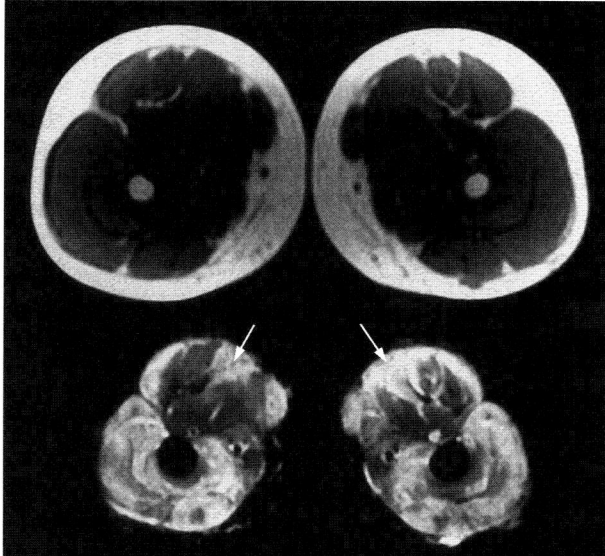

Abb. 187
Kernspintomographie beider Oberschenkel eines 10 Jahre alten Mädchens mit juveniler Dermatomyositis. Die T_1-gewichtete Untersuchung zeigt ein unauffälliges Signal. In den T_2-gewichteten Bildern findet sich im Bereich der Quadrizepsmuskulatur (Pfeile) ein erhöhtes Signal als Ausdruck des entzündlichen Ödems, während das subkutane Fett unauffällig erscheint

188

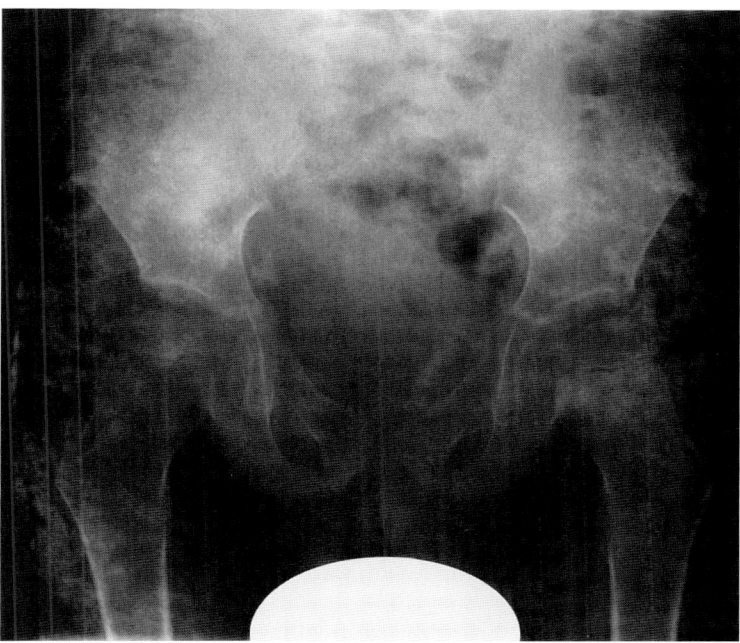

189

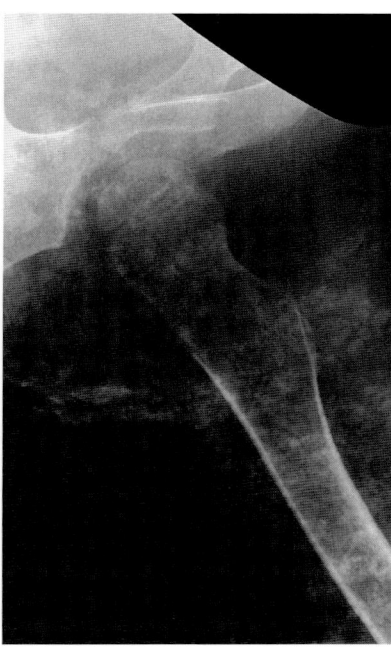

Abb. 188 und 189

Übersichtsaufnahme des Beckens eines
4½ Jahre alten Jungen mit juveniler
Dermatomyositis 1½ Jahre nach Beginn
der Erkrankung, die zunächst nicht erkannt
und dann nicht konsequent behandelt wurde.
Man sieht multiple subkutane Verkalkungen,
die als plattenförmige Verhärtungen unter der
Haut tastbar waren und sich ausbreiteten.

Unter Intensivierung der Steroidtherapie
einschließlich Steroid-Puls-Therapie
und Gabe von Methotrexat kam es zunächst
zum Verschwinden der Myositis, sowohl
klinisch als auch in der Kernspintomographie,
dann zum Stillstand des Wachstums
der Verkalkungen und schließlich zu deren
Rückgang

abgeleitet wurde, nicht mit Kernspintomographie und/oder Biopsie untersucht
werden.

Diagnose

Die Kombination von charakteristischen
Hauterscheinungen und proximaler Muskelschwäche kann zu einer Blickdiagnose
führen. Wegen der erheblichen therapeutischen Konsequenzen sollte eine Bestätigung der Myositis angestrebt werden. Als
Kriterien gelten eine Erhöhung muskel-

ständiger Enzyme, ein myopathisches
Muster im Elektromyogramm und eine
lymphozytäre Infiltration in der Muskelbiopsie.

Traditionell hat man 2 dieser 3 Kriterien
zusammen mit einer Schwäche der proximalen Muskulatur zum Nachweis der
Myositis gefordert, was oft zur Notwendigkeit einer Biopsie als »Goldstandard«
führt. Mit Einführung der Kernspintomographie ist ein weiteres objektives Kriterium zur Darstellung der Myositis hinzu-
gekommen.

Bei klassischem Verlauf ist eine Muskelbiopsie nicht unbedingt notwendig. Es empfiehlt sich aber, den Nachweis der Myositis mit mindestens 2 der 4 Kriterien (Muskelenzyme, Elektromyogramm, Biopsie, Kernspintomographie) zu führen.

Wird die Diagnose nicht frühzeitig gestellt oder die Erkrankung nicht konsequent behandelt, kann nach längerem schwelenden Verlauf die Biopsie die einzige Möglichkeit sein, die Myositis nachzuweisen. Vermutlich ist dann aber auch die Kernspintomographie aussagekräftig, wenn moderne Verfahren dazu genutzt werden. Bei initial schleichendem Beginn und Fehlen bedrohlicher Zeichen kann eine kurze Phase der Beobachtung sinnvoll sein.

Differenzialdiagnose

Verschiedene neuromuskuläre Erkrankungen müssen bei Fehlen der charakteristischen Hauterscheinungen ausgeschlossen werden: Poliomyelitis, GUILLAIN-BARRÉ-Syndrom, Myasthenia gravis, Muskeldystrophie. Infektionserreger können eine transiente Myositis auslösen, die initial der juvenilen Dermatomyositis ähneln kann. Bei Infektion mit Influenzaviren sind die allgemeinen Muskelschmerzen während der fieberhaften Akutphase abzugrenzen von einer echten Myositis während der Rekonvaleszenz mit spontan und auf Druck schmerzhafter Muskulatur vor allem der Waden. Die Muskelenzyme sind erhöht, die Symptome verschwinden nach wenigen Tagen.

Andere Infektionserreger, die eine Myositis bewirken können, sind Coxsackie-B-Viren (Pleurodynie mit Befall der Muskulatur von Thorax und Abdomen), Toxoplasma, Trichinella, Schistosoma und Trypanosoma. Die letzteren 3 Erreger können nur bei spezieller Exposition erworben werden. Die bakterielle Pyomyositis wird durch Staphylococcus aureus, selten auch durch Streptokokken, Pneumokokken oder gramnegative Keime hervorgerufen. Der Muskelabszess bildet sich nach einem

Muskeltrauma, unter schlechten hygienischen Bedingungen (»tropische Pyomyositis«) oder ohne erkennbare Risikofaktoren. Nicht selten sind in der Tiefe gelegene Muskelpartien an Hüfte, Becken oder Schultergürtel betroffen.

Die Diagnose »Pyomyositis« wird mit bildgebenden Verfahren wie Ultraschall und besonders Kernspintomographie gestellt, die auch die Abgrenzung von Osteomyelitis und Arthritis erlaubt. Die Therapie ist chirurgisch und antibiotisch.

Die Myositis ossificans progressiva (progressive ossifizierende Fibrodysplasie) ist eine sehr seltene Erkrankung mit Entzündung von Muskel und Faszie mit nachfolgender Fibrose und Verkalkung. Großzehe und Daumen können konnatal verkürzt sein, das Kinn fliehend. Die Erkrankung fällt zunächst durch eine unerklärte Gelenkkontraktur auf und schreitet langsam mit Verbesserungen und Exazerbationen fort zu eventuell schwerer Einschränkung der Gelenkbeweglichkeit und Behinderung. Die Diagnose wird meist erst gestellt, wenn radiologisch Verkalkungen oder Ossifikationen sichtbar werden. Außer symptomatischen Maßnahmen ist keine Therapie bekannt.

Geht der Organbefall bei Patienten mit juveniler Dermatomyositis über Haut und Muskulatur hinaus, ist auch an die Möglichkeit zu denken, dass zusätzlich Manifestationen des systemischen Lupus erythematodes oder der systemischen Sklerose vorliegen können (»Overlapsymptomatik«). Bei diesen Patienten werden dann eventuell solche zusätzlichen Manifestationen prognosebestimmend.

Standardtherapie

Es gibt keine kurative Behandlung der juvenilen Dermatomyositis, aber durch Unterdrückung der Entzündung können Muskelabbau, Bewegungseinschränkung, Behinderung und tödliche Komplikationen verhindert werden. In der akuten Phase sind eventuell Nasensondenernährung, Respiratorbeatmung oder eine chirurgische Behandlung gastrointestinaler Komplikationen notwendig. Der Patient und/oder die Eltern sind über die chronische Natur der Erkrankung und die Behandlungsmöglichkeiten aufzuklären.

Die physikalische Behandlung hat zunächst das Ziel, den Bewegungsumfang zu erhalten. Erst nach Abklingen der Entzündung sind Übungen zur Wiedergewinnung des vollen Bewegungsumfangs und Kräftigung der Muskulatur möglich. Die lokale Therapie besteht in Hautschutz und Sonnencremes mit hohem Lichtschutzfaktor, nicht jedoch in topischen Steroiden.

Mit der Gabe systemischer Steroide sind bis zu 80% der juvenilen Dermatomyositiden zu beherrschen. Man beginnt die Therapie mit Prednison mit 2 mg/kg KG in 3 täglichen Dosen, nach 4 Wochen kann man meist auf 1 mg/kg zurückgehen. Je nach Ansprechen auf die Therapie oder Zeichen erneuter Entzündung wird die Prednisondosis weiter vermindert. Man titriert die gerade noch wirksame Dosis.

Die Therapiedauer ist mit mehreren Jahren anzusetzen, kann jedoch – je nach Schwere der Erkrankung – erheblich kürzer oder länger sein. Bei sehr leichter Ausprägung kann initial auch die Gabe von 1 mg/kg KG Prednison ausreichend sein. Wegen der Seltenheit der Erkrankung und der zur Zeit einem raschen Wandel unterworfenen Therapieschemata empfiehlt es sich, die Therapie mit einem speziell erfahrenen pädiatrischen Zentrum abzusprechen.

Weitere Therapieoptionen

Bei Versagen der oralen Steroide kann Prednison bei Verdacht auf vaskulitische Veränderungen des Darms auch parenteral versucht werden.

Wegen der erheblichen Nebenwirkungen der lang dauernden systemischen Steroidtherapie hat man nach Alternativen gesucht. Die Steroidpulstherapie (20 mg/kg Methylprednisolon i.v. über 2 Stunden unter Monitorkontrolle an 3 aufeinander folgenden Tagen) oder die Gabe von Immunglobulinen (2 g/kg i.v. alle 4 Wochen, eventuell Verteilung der Dosis auf 2 oder mehr Tage) können zur Reduktion der oralen Steroiddosis und damit der Steroidtoxizität beitragen.

Immunglobuline sollten nicht als alleinige Initialtherapie eingesetzt werden, da bis zum möglichen Ansprechen dieser Therapie nach einigen Monaten wertvolle Zeit verloren gegangen sein kann: In dieser Zeit kann es zu Verkalkungen oder anderen Komplikationen kommen, die bei Anwendung der rasch wirksamen Steroidtherapie hätten vermieden werden können. Immunglobuline können aber besonders die Hautveränderungen positiv beeinflussen.

In einem neueren Therapieprotokoll wurde die Steroidpulstherapie in den Wochen 1, 2, 4, 7 und dann alle 4 Wochen mit einer täglichen niedrigen oralen Steroiddosis (Prednison 0,2 mg/kg KG/d) unter der CUSHING-Schwelle zur Verminderung der Steroidtoxizität erfolgreich kombiniert (4). Hydroxychloroquin (6 mg/kg KG/d) kann zur Besserung der Dermatitis führen.

Bei Versagen der systemischen Steroide oder starker Toxizität sind zytotoxische Medikamente indiziert: Methotrexat (15 mg/m² oral einmal pro Woche), Azathioprin (2 mg/kg KG/d) oder Cyclosporin (2,5–5 mg/kg KG/d). Wegen der geringen Toxizität und bisher nicht bekannter Sekundärmalignome sollte zunächst ein Therapieversuch mit Methotrexat unternommen werden. Der Wirkungseintritt ist innerhalb von 2–3 Monaten zu erwarten. Es können auch höhere Dosen bis 30 mg/m²/Woche eingesetzt werden, dann allerdings parenteral. Obwohl parenterales Methotrexat nur für die i.v. oder i.m. Injektion zugelassen ist, empfiehlt sich die

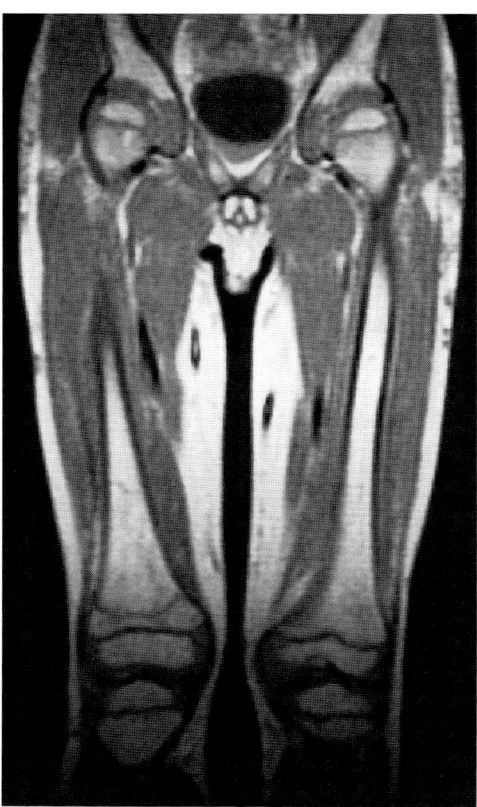

190

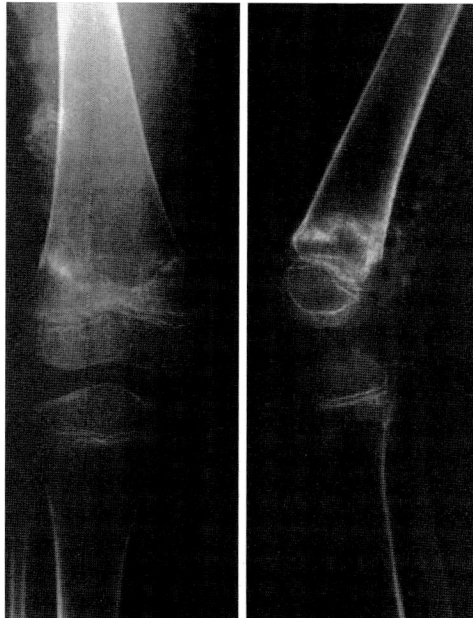

191   192

Abb. 190–192
Pathologische, kalzipenische Fraktur
des rechten distalen Femurs eines Jungen
mit juveniler Dermatomyositis. Nach über
1 Jahr ohne Behandlung mit nachfolgender
ausgeprägter Bewegungseinschränkung
und Gehunfähigkeit kam es unter oraler
Steroidtherapie und Steroid-Puls-Therapie
zu einer raschen Besserung mit zunehmender Mobilisierung des Kindes. Bei leerer
Anamnese für ein akutes Ereignis berichtete die Mutter dann über intermittierendes
Hinken. Es fanden sich eine verstärkte
Empfindlichkeit der Muskulatur des
Oberschenkels und eine schmerzhafte
Bewegungseinschränkung im Hüftgelenk,
sodass der Verdacht auf Arthritis des
Hüftgelenkes oder aseptische Nekrose
des Hüftkopfes entstand. Mit der Kernspintomographie lassen sich neben der Fraktur
auch subkutane Verkalkungen finden. Die
konventionelle Röntgenaufnahme zeigte
die Kallusbildung. Die Knochendichte-
messung mit peripherer quantitativer
Computertomographie vor Therapiebeginn
zeigte einen Z-Score von –4, der unter
Therapie mit Glukokortikoiden, Substitution von Kalzium (1 g/d) und Vitamin D
(500 E/d) und fortgesetzter Mobilisierung
innerhalb von 6 Monaten auf –2 anstieg.
Dies zeigt, dass die zunehmende Belastung
infolge der steroidbedingten Mobilisierung ein starker Reiz zur Remineralli-
sierung des Knochens darstellte, die
die demineralisierende Wirkung
der Steroide bei weitem überspielte

s.c. Applikation, da diese vom Patienten selbst oder seinen Eltern verabreicht werden kann, weniger Komplikationen aufweist und weniger schmerzhaft ist; allerdings müssen die Eltern über die rechtlich gesehen experimentelle Art dieser Applikation aufgeklärt werden und hierin einwilligen. Wollen die Eltern die Applikation selbst vornehmen, müssen sie über den Umgang mit einem Zytostatikum und die möglichen Folgen aufgeklärt werden.

Es gibt keine anerkannte Therapie der Kalzinose: Bevor man experimentelle Therapieprotokolle versucht, sollte die Myositis beherrscht sein. Oft kommt es zur Rückbildung von Verkalkungen, wenn die Entzündung nach Monaten und Jahren mit eventuell ineffektiver oder inkonsequenter Therapie unterdrückt ist.

Therapieüberwachung

Die Bestimmung der Entzündungsaktivität der Erkrankung und besonders der Muskulatur kann im Verlauf sehr schwierig sein (5). Es gibt bisher keine anerkannten Kriterien der Besserung. Ziel muss die komplette Unterdrückung der Entzündung sein, was sich in der Verbesserung der Muskelkraft und im Verschwinden der Druckschmerzhaftigkeit der Muskulatur äußert. Die klinische Untersuchung mit Messung der Muskelkraft ist abhängig von der Erfahrung des Untersuchers und weist erhebliche Unterschiede zwischen verschiedenen Untersuchern zum gleichen Zeitpunkt auf, weshalb im Verlauf immer vom gleichen Untersucher gemessen werden sollte.

Laborwerte helfen wenig bei der Bestimmung der Entzündungsaktivität. Die Kernspintomographie bildet noch bestehende Entzündungen ab, hinkt aber der klinischen Besserung nach, sodass sie nur den Verlauf vieler Monate dokumentieren kann (6). Angesichts dieser Unsicherheit der Bestimmung des Ausmaßes der aktuellen Entzündungsaktivität bedarf die Überwachung der Therapie der Erfahrung, der

Geduld und der Konstanz über viele Monate. Wichtig ist es, die Compliance zu erhalten und Eltern und Patient immer neu zu motivieren.

Prognose

Vor Einführung der Steroide in die Therapie der juvenilen Dermatomyositis starben etwa $\frac{1}{3}$ der Patienten, $\frac{1}{3}$ überlebte mit teilweise starker Behinderung und bei $\frac{1}{3}$ heilte die Krankheit aus. Es werden monozyklische Verläufe mit gutem Ansprechen auf die Steroidtherapie und guter Prognose und chronische Verläufe mit und ohne Ulzerationen der Haut und des Gastrointestinaltraktes beschrieben. Die chronischen Formen zeigen kein oder nur ein vorübergehendes Ansprechen auf die Steroidtherapie und können zu Kalzinose und schwerer Behinderung führen.

Diese Unterscheidung stammt jedoch aus der Zeit vor Einführung zytotoxischer Medikamente in die Therapie. Heute sterben nur noch wenige Kinder an der Erkrankung, und bis zu 80% der Kinder haben ein unauffälliges oder gutes funktionelles Ergebnis der oft mehrjährigen Behandlung.

Komplikationen unter der Behandlung können kalzipenische Frakturen (Abb. 190–192) oder opportunistische Infektionen sein. Leichte Kontrakturen und Residuen der Dermatitis finden sich bei bis zu $\frac{1}{4}$ der Patienten. Faktoren, die die Prognose beeinträchtigen können, sind: ausgedehnte Muskelschwäche, kutane Vaskulitis mit Ulzeration, gastrointestinale Ulzeration, in der Biopsie Muskelinfarkte als Folge der Vaskulitis, später Therapiebeginn, zu niedrig dosierte oder zu kurz applizierte Steroide, schlechtes Ansprechen auf die initiale Steroidtherapie, schlechte Compliance.

Die Prognose der Kalzinose ist ungewiss und abhängig vom Ausmaß.

Literatur

1. Cassidy JT, Petty RE. Textbook of pediatric rheumatology. Philadelphia: Saunders; 1995. p. 323–364.

2. Goebels N, et al. Differential expression of perforin in muscle-infiltrating T cells in polymyositis and dermatomyositis. J Clin Invest 1996; 97: 2905–2910.
3. Reimers CD, et al. Magnetic resonance imaging of skeletal muscles in idiopathic inflammatory myopathies of adults. J Neurol 1994; 241: 306–314.
4. Huppertz HI, et al. Treatment of juvenile dermatomyositis with high-dose oral steroids or with steroid-pulse-therapy plus low-dose oral steroids. Ann Rheum Dis 1999; 58 (Suppl): 345.
5. Pachmann LM, Rother E, Peter HH. Imperfect indications of disease activity in juvenile dermatomyositis. J Rheumatol 1995; 22: 193–197.
6. Huppertz HI, Kaiser WA. Serial magnetic resonance imaging in juvenile dermatomyositis: delayed normalization. Rheumatol Int 1994; 14: 127–129.

Sklerodermie

I. Foeldvari, Hamburg

Definition

»Scleroderma« bedeutet harte Haut. Die Erkrankung Sklerodermie besteht jedoch aus mehr Komplikationen als nur Verhärtung der Haut, obwohl dieser Befund bei allen Untergruppen der Sklerodermie auftritt und diese Erkrankung damit charakterisiert.

Alle Formen der Sklerodermie sind im Kindesalter selten. Die häufigste Form im Kindesalter ist die lokalisierte Sklerodermie. Sie unterscheidet sich von der systemischen Sklerodermie dadurch, dass sie meistens im Kindesalter auftritt und sich auf die Haut und das subkutane Gewebe beschränkt (1). Die systemische Sklerodermie ist sehr viel seltener im Kindesalter als die lokalisierte Sklerodermie, sie zeigt einen progressiven und langfristig tödlichen Verlauf, wird aufgrund der vorläufigen Kriterien des »American College of Rheumatology« diagnostiziert (2) und in 2 Subtypen aufgeteilt: diffuse systemische Sklerodermie und limitierte systemische Sklerodermie.

Lokalisierte Sklerodermie

Die lokalisierte Sklerodermie wurde erstmals 1854 beschrieben. Sie besteht aus einer charakteristischen Art der Induration der Haut in asymmetrischer Verteilung. Die lokalisierte Sklerodermie ist nicht verwandt mit der systemischen Sklerodermie, und es ist wichtig hervorzuheben, dass hierbei das RAYNAUD-Phänomen und wesentliche systemische Manifestationen nicht auftreten. Die lokalisierte Sklerodermie wird in 2 (3) bzw. in 3 Subtypen aufgeteilt (1): Morphea, lineare Sklerodermie und generalisierte Morphea. Ihre Prävalenz liegt bei 0,2–0,4/100 000. Die pädiatrischen Patienten stellen ungefähr 50% aller Patienten mit linearer Sklerodermie und 25% derjenigen mit Morphea dar.

Ätiologie

Es gibt verschiedene Theorien. Einerseits weisen die Autoantikörper auf eine Autoimmungenese hin. Es wird auch postuliert, dass es sich primär um eine Vaskulopathie handelt, wobei es durch abnorme Neuropeptidausschüttung zu einem sekundären Entzündungsprozess kommt. Zudem existieren Hinweise, dass die lokalisierte Sklerodermie durch eine Infektion ausgelöst wird, da sie stark dem Bild einer späten Borreliose ähnelt.

Klinischer Befund

Die Läsionen erscheinen spontan; häufig wird ein lokales Trauma im gleichen Bereich beschrieben. In der frühen Phase ist die Diagnose schwierig.

Die Morphea ist charakterisiert durch eine oder mehrere ovale oder runde, scharf abgegrenzte, asymmetrische umschriebene Indurationen der Haut, die im Zentrum geschmeidig und weißlich verfärbt sind. Ein lila Rand ist ein Hinweis auf aktive Entzündung. Im weiteren Verlauf verfärbt sich die Veränderung, sie wirkt unterschiedlich pigmentiert. Die Haut ist, verglichen mit normaler Haut, um 13–310% verdickt. Die Morphea tritt am häufigsten am Rumpf auf.

Die lineare Sklerodermie wird durch eine lineare Veränderung der Haut charakterisiert. Am häufigsten tritt diese Veränderung an den Extremitäten auf. Wenn die Läsion Gelenke überschreitet, kommt es häufig zu Gelenkkontrakturen (Abb. 193); ist die epiphyseale Wachstumszone involviert, so kommt es zu Längendifferenzen zwischen den Extremitäten.

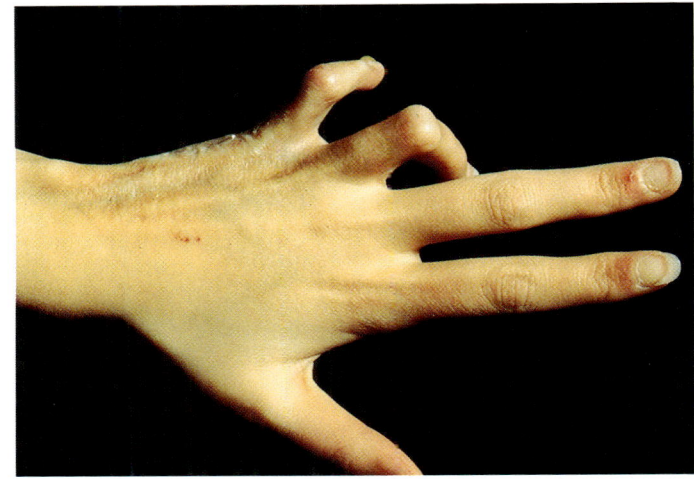

Abb. 193
Lineare Sklerodermie:
Typische Veränderungen
an der Hand

2 besondere Formen wurden beschrieben: Die Präsentation »en coup de sabre«, die im Gesicht auftritt und an eine Duellnarbe erinnert, und das PARRY-ROMBERG-Syndrom, das durch Hemiatrophie des Gesichts mit sklerodermoiden Veränderungen der Haut charakterisiert ist.

Differenzialdiagnose

Viele Hauterkrankungen können sklerodermaartige Veränderungen verursachen. Besonders zu erwähnen sind Sarkoidose, Phenylketonurie, Graft-versus-Host-Erkrankung, systemische Sklerodermie Mixed-Connective-Tissue-Disease, Dermatomyositis, eosinophile Fasziitis, Pannikulitis, Lipodystrophie und späte kutane Veränderungen der Borreliose (4).

Laborbefunde

Die meisten Patienten zeigen keine Laborveränderungen, und es gibt keine spezifischen diagnostischen Untersuchungen. Bei 31% der Patienten tritt im Differenzialblutbild eine Eosinophilie auf. Die Höhe der Eosinophilie korreliert mit der Ausbreitung und der Aktivität der Erkrankung. Bei 25–40% der Patienten ist der Rheumafaktor positiv, antinukleäre Antikörper bei 23–67%. Besonders Patienten mit linearer Beteiligung weisen antinukleäre Antikörper auf.

Histologie

Bei einer Biopsie zur Sicherung der Diagnose ist es wichtig, dabei bis zur Tiefe der Faszie vorzudringen. Die unterschiedlichen Phasen der Läsion zeigen unterschiedliche histologische Bilder. Nach einer neueren Studie kann man aufgrund des histologischen Bildes auch zwischen lokalisierter und systemischer Sklerodermie unterscheiden.

Therapie

Es existieren keine kontrollierten Therapiestudien. Über gute Erfahrungen mit Methotrexat wurde berichtet, vor kurzem über 2 Kombinationsstudien von Methotrexat p.o./i.m./s.c. und Methylprednisolon i.v. (5). Eine Pilotstudie zeigte eine gute Wirksamkeit von 1,25-Di-Hydroxyvitamin D_3 (Calcitriol) (6).

Die Läsionen sollten lokal mit niedrig konzentrierten steroidhaltigen Salben behandelt werden, um der Trockenheit der Haut entgegenzuwirken und den Juckreiz zu lindern. Bei Läsionen, die über Gelenke gehen, ist Krankengymnastik wichtig, um Kontrakturen zu verhindern.

Prognose

Die Lebenserwartung der Kinder ist normal. Die Erkrankung kommt nach 3–5 Jahren zum Stillstand. Die Läsionen sind dann meistens fibrosiert. Bei 15% der Kinder mit einer Veränderung »en coup de sabre« kommt es zum Wiederaufflackern der Erkrankung. Bei 1–5% der Patienten geht die Erkrankung in eine systemische Form über.

Systemische Sklerodermie

Die systemische Sklerodermie im Kindesalter ist sehr viel seltener als die lokalisierte Sklerodermie. Sie zeigt einen progressiven und langfristig tödlichen Verlauf, wobei die Mortalität im Kindesalter deutlich niedriger ist als im Erwachsenenalter (7). Die Inzidenz der systemischen Sklerodermie wird mit 2–10 pro 1 Million Einwohner/Jahr angegeben, wobei ungefähr 10% der Patienten vor dem 18. Lebensjahr erkranken. 1,5% der Patienten erkranken vor dem 10. Lebensjahr.

Die systemische Sklerodermie wird aufgrund der vorläufigen Kriterien des »American College of Rheumatology« diagnostiziert (8) und in 2 Subtypen aufgeteilt: die diffuse systemische Sklerodermie und die limitierte systemische Sklerodermie (2). Unter den 2. Subtyp fällt auch das CREST-Syndrom (Calcinosis, RAYNAUD-Phänomen, Ösophagusdysmotilität, Sklerodaktylie, Teleangiektasien). Das CREST-Syndrom ist im Kindesalter extrem selten; unter 135 systemischen Sklerodermien nur einmal (7).

Ätiologie

Das besondere Kennzeichen der systemischen Sklerodermie ist die Ablagerung von großen Mengen Kollagen in der Haut und in anderen Organen. Die Theorien, die die Pathogenese erklären, müssen die 3 »Wahrzeichen« der systemischen Sklerodermie berücksichtigen: die Beteiligung von Endothel, die Fibrose der Haut und von inneren Organen und die immunologischen Abnormitäten. Wie bei anderen Autoimmunerkrankungen tritt eine Aktivierung des Immunsystems durch ein unbekanntes Antigen (aus dem Umfeld oder aus dem eigenen Körper) in einem genetisch prädisponierten Wirt auf. Eine mögliche Kaskade kann durch die Aktivierung von Endothelzellen ausgelöst werden, was heute als primärer Mechanismus angesehen wird (9).

Neuere Studien wiesen auf einen Mikrochimärismus mit mütterlichen Zellen hin, die bei Patienten mit systemischer Sklerodermie bis ins Erwachsenenalter überlebt hatten. Diese Theorie würde die systemische Sklerodermie als eine chronische Graft-versus-Host-Erkrankung erklären.

Hautbeteiligung

Die systemische Sklerodermie beginnt meistens mit dem Auftreten des RAYNAUD-Phänomens in den Fingern sowie mit einer diffusen ödematösen Schwellung der Finger. Das Ödem ist schmerzlos, führt aber häufig zu Bewegungseinschränkungen. Die Hautbeteiligung breitet sich von distal nach proximal aus.

Die Dynamik des Prozesses ist individuell. Erst im Verlauf von Monaten wird dieses Ödem durch Fibrose ersetzt, wonach man die typischen Hautveränderung finden kann (zu straffe Haut ohne Faltenbild). Diese Art von Hautbeteiligung führt zu Gelenkkontrakturen und im Gesicht zur Mimikarmut (Abb. 194). Bei der diffusen Verlaufsform kommt es zu einer rapiden Ausweitung der Hautbeteiligung, die meist nach 1–3 Jahren ein Plateau erreicht. Durch wiederholte mikrovaskuläre Traumen treten Ulzerationen an den Fingerspitzen mit Gewebeverlust auf. Bei manchen Patienten kommt es zu ausgeprägter subkutaner Kalkablagerung.

Um die Wirksamkeit von Therapien beurteilen zu können, wurden verschiedene Hautscoresysteme entwickelt. Über die Nützlichkeit von Hautscores bei Kindern liegen keine Daten vor, doch wurden sie bei Erwachsenen validiert. Am häufigsten wird der modifizierte RODNAN-Score benuzt (10).

Das RAYNAUD-Phänomen (siehe auch Seite 610) tritt bei 90% der Patienten auf (7). Etwa bei 70% der Patienten ist es das erste Vorzeichen der Erkrankung. Die typische RAYNAUD-Attacke hat 3 Phasen. Zuerst kommt es durch Vasokonstriktion zu Blässe, dann zu bläulicher Verfärbung und schließlich durch Reperfusion zu einer rötlichen Färbung. Meistens sind die Finger distal des proximalen interphalangealen Gelenkes beteiligt, die Daumen bleiben häufig ausgespart. Bei schweren Verläufen kommt es zu Gewebsverlust an den Fingerspitzen, teilweise mit offenen Ulzera (sog. Rattenbissnekrosen). Mikrovaskuläre Veränderungen am Nagelbett sind pathognomisch für ein RAYNAUD-Phänomen, das sekundär bei einer Kollagenose auftritt. Mit einem RAYNAUD-Phänomen verwechselt werden kann die Wirkung von Kälte auf die Hände, die nur mit einer zyanotischen Phase einhergeht. Die Thermographie nach Kältestimulation ist bei der Diagnose des klassischen RAYNAUD-Phänomens hilfreich.

Muskuloskeletale Beteiligung

Während eine Gelenkschwellung seltener auftritt, sind Gelenkkontrakturen bei Fibrose der Haut häufig und bei Kindern bei 79% der Erkrankungen beschrieben (7). Aber auch subkutane Verkalkungen und Tenosynovitis können zu Gelenkkontrakturen führen. Das sog. »Sehnenreiben« ist ein typisches Merkmal der systemischen Sklerodermie; es kommt durch Fibrose der Sehnenscheiden zustande, ist spürbar und eventuell auch hörbar.

Eine Myopathie findet sich bei bis zu 10% der Patienten und wird durch Fibrose oder durch sekundäre Muskelatrophie verursacht. Sie kann auch bei einer Erkrankung aus dem Formenkreis der Mixed-Connective-Tissue-Disease auftreten.

Gastrointestinale Beteiligung

Der Magendarmtrakt ist das dritthäufigst betroffene Organsystem. Bei 48% der Kinder kommt es nur zu ösophagealer Beteiligung mit Ösophagusmotilitätsstörung, häufig mit gastroösophagealem Reflux. Diese kann man frühzeitig z. B. mit Ösophagusszintigraphie diagnostizieren.

Bei 17% kommt es auch zu einer Beteiligung des restlichen Gastrointestinaltraktes (7). Diese Patienten leiden häufig unter Motilitätsstörung mit Malabsorbtion, intestinaler Pseudoobstruktion, in extremen Formen Pneumatosis intestinalis. Bei 15% der Patienten können gastrointestinale Blutungen auftreten, am häufigsten aus Teleangiektasien.

Pulmonale Beteiligung

Pulmonale Beteiligung tritt bei 49% der Patienten auf und ist seit der Therapierbarkeit von renalen Krisen die häufigste zum Tode führende Komplikation. Sie kann bereits vor den Hauterscheinungen auftreten.

Es gibt 2 typische Manifestationen: Eine entzündliche Pneumonitis, die langfristig zu interstitieller Fibrose führt, tritt relativ früh im Krankheitsverlauf auf. Diagnostisch, noch vor dem Auftreten der belastungsabhängigen Dyspnoe, kann man sie durch Lungenfunktionsprüfung mit CO-Diffusionskapazität, hochauflösendem CT und bronchoalveoläre Lavage feststellen (Abb. 195). Es ist wichtig, relativ früh, noch vor dem Auftreten von Beschwerden, diese Beteiligung zu erkennen, um rechtzeitig eine wirksame Therapie einleiten zu können.

Die 2. Komplikation, die pulmonale Hypertension, tritt im späten Krankheitsverlauf auf und ist häufiger bei Patienten mit limitierter systemischer Sklerodermie. Sie kann primär durch die Fibrose der Pulmonalarterien verursacht werden oder sekundär durch die interstitielle Fibrose. Bei diesen Patienten ist eine Echokardiographie hilfreich, wobei dann eine Rechtsherzbelastung auffällt.

Kardiale Beteiligung

Neben der Rechtsherzbelastung durch die pulmonale Hypertension kann es auch zu einer myokardialen Fibrose kommen. Bei 10% der Patienten entsteht ein asymptomatischer Perikarderguss.

Renale Beteiligung

Nach unserer pädiatrischen Studie trat eine renale Beteiligung nur bei 10% der Patienten auf (7) und lag damit niedriger als in der Erwachsenenpopulation. »Renale Krisen« sind seit Einführung der ACE-Hemmer behandelbar; manchmal ist in der akuten Phase Hämodialyse notwendig. Eine renale Krise tritt am häufigsten in den ersten 5 Jahren der Erkrankung auf.

SJÖGREN-Syndrom

Diese Komplikation trat nur bei 4% des pädiatrischen Kollektivs auf. Bei diesen Patienten dominiert in den Zielorganen eine Fibrose anstelle der lymphozytären Infiltration des klassischen SJÖGREN-Syndroms (siehe auch Seite 306).

ZNS-Beteiligung

Überraschenderweise fanden wir bei 14% der Kinder eine Beteiligung des ZNS. Diese liegt damit deutlich höher als bei Erwachsenen, wo meistens ZNS-Vaskuliden beschrieben wurden. Die Situation ist somit ähnlich wie bei Kindern mit systemischem Lupus erythematodes.

Laborbefunde

Die Blutsenkung ist meistens normal. Häufiger tritt eine Hypergammaglobulin-ämie auf. Bei vermehrter vaskulitischer Entzündungsaktivität ist auch das Faktor-VIII-Antigen im Serum erhöht. Bei bis zu 90% der Patienten sind antinukleäre Anti-körper positiv. Die speziellen Autoantikör-per korrelieren mit den Subtypen. Anti-Scl 70 (Topoisomerase-1)-Antikörper treten bei 20–40% der Patienten mit diffusen Ver-läufen auf. Anticentromerantikörper sind typisch für das CREST-Syndrom. Antical-pastatinantikörper korrelieren bei man-chen Patienten mit der Entzündungsakti-vität und sind bei etwa 25% der Patienten positiv. Anticardiolipinantikörper treten bei bis zu 1/3 der Patienten auf, doch ist die Bedeutung dieser Antikörper bei dieser Erkrankung noch unklar.

Beurteilung der Schwere der Erkrankung

Die »Disease Severity Scale« von MEDSGER et al. (11) schätzt mit einem Scoresystem die Schwere der Erkrankung ein und hilft damit, die Agressivität der Therapie bes-ser zu begründen. Dieses Scoresystem wurde nur bei Erwachsenen validiert. In letzter Zeit steht die Erfassung der Le-bensqualität immer mehr im Vorder-grund. Es gibt validierte Instrumente, die die allgemeine Lebensqualität messen, wie z. B. den Child-Health-Questionnaire. Dieser kann auch bei systemischer Sklero-dermie angewendet werden. Im Erwach-senenbereich wurden auch krankheits-spezifische Instrumente entwickelt und getestet.

Therapie

Man unterscheidet eine immunsuppres-sive Therapie (um die Erkrankung global unter Kontrolle zu bringen und aufzuhal-ten) und eine supportive Therapie (für die einzelnen Problembereiche). Bei der im-munsuppressiven Therapie gibt es ledig-lich eine einzige prospektive kontrollierte

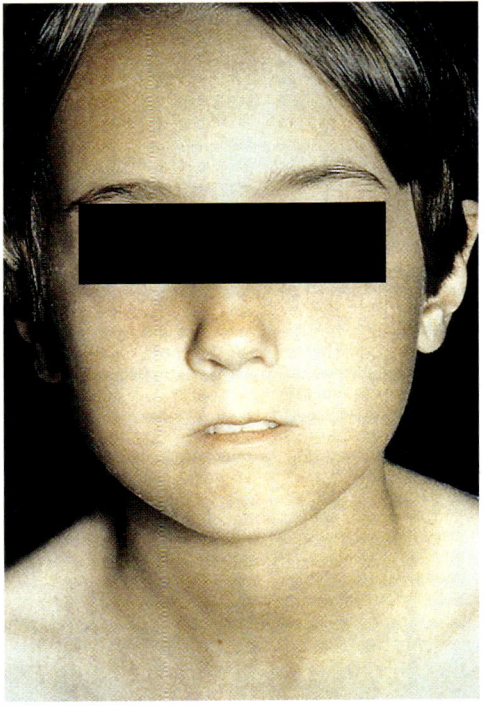

Abb. 194
Systemische Sklerodermie:
Typische Veränderungen im Gesicht

Abb. 195
Hochauflösendes Thorax-CT
bei systemischer Sklerodermie
bei Herz- und Lungenbefall

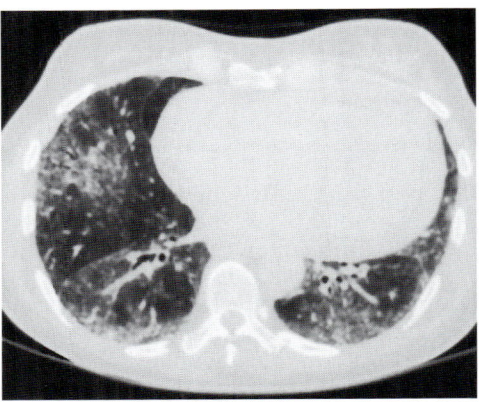

Studie bei systemischer Sklerodermie. Diese zeigte die Ineffektivität der D-Penicillaminbehandlung (12). Mehrere retrospektive Datenerhebungen weisen darauf hin, dass z. B. bei Lungenbeteiligung Cyclophosphamid (13) effektiv ist. Methotrexat zeigte in einer pädiatrischen Pilotstudie (14) eine gute Wirksamkeit, besonders, wenn die Therapie früh genug begonnen wurde. Generell sind die immunsuppressiven Therapien wirksam, wenn sie möglichst früh eingesetzt werden. Als »Rescue-Therapie« scheint eine autologe Stammzelltransplantation Erfolge zu zeigen (15, 16).

Für die einzelnen Organsysteme scheinen sich beim RAYNAUD-Phänomen Kalziumantagonisten wie Nifedipin zu bewähren. Nifedipin verstärkt allerdings den gastroösophagealen Reflux. Die Vermeidung von Kälteexposition ist ebenfalls wichtig. Niedrig dosierte Acetylsalicylsäure (<2 mg/kg/d) hilft bei der Vermeidung von Mikrothromben in den Endgefäßen. Bei arthritischen Beschwerden empfiehlt sich die Gabe von nicht steroidalen Antirheumatika, wie z. B. Naproxen. Niedrig dosierte Steroide spielen hier ebenfalls eine Rolle. Bei gastroösophagealem Reflux ist Omeprazol zu empfehlen. Bei Motilitätsstörungen im Gastrointestinaltrakt wurden Medikamente wie Erythromycin, Cisaprid oder Octreotide empfohlen. Eine faserreiche Diät sollte bei Verstopfung helfen, muss aber stufenweise aufgebaut werden. Bei der Behandlung der »renalen Krise« spielen die ACE-Hemmer eine große Rolle, in der akuten Phase auch die Hämodialyse.

Prognose

Bei der multizentrischen pädiatrischen Datensammlung lag die Überlebensrate nach 5 Jahren Erkrankung bei 95% (7) und war damit deutlich höher als in der Erwachsenenpopulation, wo sie mit 78% angegeben wird. Die Gründe für die bessere Prognose im Kindesalter sind mannigfaltig. Einerseits sind die Kinder insgesamt

gesünder, haben keine wesentliche Komorbidität und vertragen deswegen auch die immunsuppressive Therapie mit weniger Komplikationen. Andererseits könnte die juvenile systemische Sklerodermie eine mildere Form der Erkrankung bzw. vielleicht auch eine prinzipiell andersartige Erkrankung sein, was sich auch in den unterschiedlichen Organbeteiligungsmustern widerspiegelt.

Die endgültige Beantwortung dieser Frage erfordert noch ausgiebige prospektive Studien.

Literatur

1. Uziel Y, et al. Localized scleroderma in childhood: a report of 30 cases. Semin Arthritis Rheum 1994; 23: 328–340.
2. LeRoy EC, et al. Scleroderma (systemic sclerosis): classification, subsets and pathogenesis. J Rheumatol 1988; 15: 202–205.
3. Schachter RK. Localised scleroderma. Curr Opinion Rheumatol 1990; 2: 947–955.
4. Jablonska S, Blaszczyk M. Scleroderma-like disorders. Seminars in Cutaneous Medicine and Surgery 1998; 17: 65–76.
5. Uziel Y, et al. Methotrexate and glucocorticoids in pediatric localized scleroderma – A promising response [abstract]. Arthritis Rheum 1999; 42 (Suppl): 42 A 320.
6. Elst EF, van Suijlekom-Smit LW, Oranje AP. Treatment of linear scleroderma with oral 1,25 hydroxy-vitamin D_3 (calcitriol) in seven children. Pediatric Dermatology 1999; 16: 53–58.
7. Foeldvari I, et al. Favourable outcome in 135 children with juvenile systemic sclerosis (jSSc): Results of a multinational survey. Rheumatology 2000; 39: 556–559.
8. Subcommitee for Scleroderma Criteria of the American Rheumatism Association Diagnostic and Therapeutic Criteria Commitee. Preliminary criteria for the classification of systemic sclerosis (scleroderma). Arthritis Rheum 1980; 23: 581.
9. Pope JE, Seibold JR. International conference on systemic sclerosis. J Rheumatol 1999: 26: 938–944.
10. Furst DE, et al. The modified Rodnan skin score is an accurate reflection of skin biopsy thickness in systemic sclerosis. J Rheumatol 1998; 25: 84–88.
11. Medsger TAJ, et al. A disease severity scale for systemic sclerosis: development and testing. J Rheumatol 1999; 26: 2159–2167.

12. Clements PJ, et al. High-dose versus low-dose D-Penicillamine in early diffuse systemic sclerosis. Arthritis Rheum 1999; 42: 1194–1203.

13. Akesson A. Cyclophosphamide therapy for scleroderma. Curr Opinion Rheumatol 1998; 10: 579–583.

14. Foeldvari I, Lehmann TJ. Is Methotrexate a new Perspective in the treatment of Juvenile Progressive Systemic Scleroderma? [Abstract]. Arthritis Rheum 1993; 36 (Suppl): 218.

15. Martini A, et al. Marked and sustained improvement two years after autologous stem cell transplantation in a girl with systemic sclerosis. Arthritis Rheum 1999: 42: 807–811.

16. Clements PJ, Furst DE. Choosing appropriate patients with systemic sclerosis for treatment by autologous stem cell transplantation. J Rheumatol 1997; 24 (Suppl 48): 85–88.

Eosinophile Fasziitis

H. MICHELS, Garmisch-Partenkirchen

Definition und Häufigkeit

Bei der eosinophilen Fasziitis handelt es sich um eine 1974 erstmals von SHULMAN (»SHULMAN-Syndrom«) beschriebene Bindegewebserkrankung mit sklerodermiformen schmerzhaften Hautarealen, die in symmetrischer Ausprägung unter Aussparung des Gesichtes vor allem Arme und Beine betreffen (1, 2). Charakteristisch ist die Assoziation mit Bluteosinophilie und Hypergammaglobulinämie. Histologisch bestehen umschriebene Entzündungen der Muskelfaszien (»eosinophile Fasziitis«) unter Einbeziehung der angrenzenden Subkut s und des Stratum reticulare der Lederhaut, die im weiteren Verlauf sklerosieren und dann unregelmäßig eingesunkene Hautbezirke darstellen. Ob die eosinophile Fasziitis als »Pseudosklerodermie« oder als Sonderform der zirkumskripten Sklerodermie anzusehen ist, wird unterschiedlich beurteilt (3–5).

Die eosinophile Fasziitis ist selten. Bislang sind etwa 300 Erkrankungen beschrieben, davon 5–10% Kinder mit 75% Mädchenanteil.

Ätiologie und Pathogenese

Die Ursache der eosinophilen Fasziitis ist unbekannt. Einzelne Borrelienassoziationen wurden beschrieben und auch verschiedene chemische

Substanzen einschließlich Medikamente als Auslöser diskutiert (4, 6, 7). Eine geläufige Hypothese besagt, dass körperliche Überanstrengung bzw. Traumen über eine leichte Muskelgewebsschädigung zu Exposition von Autoantigenen führen und bei genetisch Prädisponierten zu einer chronischen Autoimmunantwort und somit zur eosinophilen Fasziitis führen können (8). Familiäre Häufungen sind beobachtet worden, aber keine HLA-Assoziationen (9).

Histologisch zeigen sich in den tieferen Koriumanteilen, in den Septen der Subkutis, in den tiefen Faszien und in der angrenzenden Muskulatur eine ödematöse Verdickung, Kollagenfaservermehrung und perivaskuläre lymphohistiozytäre Infiltrate, die bei 50–70% der Patienten auch vermehrt Eosinophile enthalten. Epidermis und obere Koriumanteile bleiben typischerweise frei von pathologischen Veränderungen. Im weiteren Verlauf kommt es zu zunehmender Sklerosierung der Faszie, der Septen der Subkutis und der tiefen Koriumanteile, sodass das histologische Bild dann kaum noch von dem bei Sklerodermie zu unterscheiden ist.

Anamnese

Zu erfragen sind in zeitlichem Zusammenhang vorausgehende körperliche Anstrengungen (bis zu 50%) sowie Myalgien und Arthralgien.

Klinischer Befund

Den Hautveränderungen kann ein Prodromalstadium mit Müdigkeit, Abgeschlagenheit und Muskelschmerzen vorausgehen (3). Bei häufig akutem Beginn entwickeln sich symmetrisch verteilt an Armen und Beinen druckempfindliche, ödematöse, eventuell erythematöse, eindrückbare Schwellungen (10). Das Gesicht bleibt in der Regel ausgespart, nicht selten auch Hände und Füße. In Tagen bis Wochen erreichen die Herde über ein apfelsinenschalenartiges Aussehen ein induratives, schließlich sklerodermiformes Erscheinungsbild.

Charakteristischerweise ist die Epidermis normal oder nur leicht atrophisch. Dort,

wo das Indurationsstadium erreicht ist, wirkt die Haut gegenüber den benachbarten Arealen eingesunken, sodass eine unregelmäßige, höckrige Hautoberfläche resultiert.

Bei 25% der Kinder werden Arthritiden beobachtet. Im Bereich der Ellenbogen-, Knie- und Sprunggelenke können sich auch ohne Synovialitis infolge der Hautveränderungen Kontrakturen entwickeln. Nicht selten finden sich leichte Myositiden (2).

Organmanifestationen fehlen in aller Regel. Bei Erwachsenen treten gelegentlich Knochenmarksaffektionen mit aplastischer Anämie, Thrombozytopenie oder myelodysplastischem Syndrom auf (4). Die eosinophile Fasziitis kann bei Erwachsenen zudem ein paraneoplastisches Syndrom darstellen (11). Bei Kindern ist dies bislang nicht beobachtet worden.

Laborbefunde

Die Hauptauffälligkeit ist eine teils extreme Bluteosinophilie bis über 30%. Das Ausmaß der Eosinophilie kann allerdings wechseln und sogar Normalwerte annehmen, sodass eine fehlende Eosinophilie die Diagnose nicht ausschließt (8, 12). Die BSG ist bei 75% der Patienten beschleunigt. Meist findet sich eine Hypergammaglobulinämie (IgG). Antinukleäre Antikörper und Rheumafaktoren sind nur gelegentlich nachzuweisen. Von den Muskelenzymen reagiert anscheinend eher die Aldolase, während die CK trotz leichter Myositiden meist normal bleibt (8).

Apparative Untersuchungen

Mit der Kernspintomographie kann die Fasziitis dargestellt werden. Das Elektromyogramm kann myopathische Muster zeigen. Zur Diagnosesicherung wird eine Biopsie aus betroffenen Hautarealen benötigt. Wichtig für die histologische Diagnostik ist, dass tief biopsiert werden muß, damit Haut-, Subkutis- und tiefe Faszienanteile gewonnen werden. Bei erwachsenen Patienten hat die Diagnostik Neoplasien auszuschließen, sodass je nach Klinik eine erweiterte apparative Diagnostik erforderlich werden kann.

Diagnose

Die Diagnose kann aufgrund der Bluteosinophilie bei Vorliegen der typischen Hautveränderungen vermutet und durch die tiefe Hautbiopsie bestätigt werden. Differenzialdiagnostisch ist vor allem eine zirkumskripte Sklerodermie auszuschließen, was durchaus schwierig, gelegentlich unmöglich sein kann. Beide Erkrankungen treten sporadisch beim selben Patienten auf (13, 14).

Bei der Morphea profunda, aber auch bei der systemischen Sklerodermie, wird die Muskelfaszie sekundär in den Erkrankungsprozess einbezogen, sodass auch die histologische Differenzialdiagnose sehr schwierig sein kann. Zudem können die Hautveränderungen bei Kindern mit eosinophiler Fasziitis nach längerem Verlauf wie bei der Sklerodermie die oberen Hautschichten erfassen (15).

Auch die Eosinophilie ist nicht nur auf Patienten mit eosinophiler Fasziitis beschränkt: Bei einer Eosinophiliedefinition von >400 Eosinophilen/μl wiesen 7% der erwachsenen Patienten mit systemischer Sklerodermie eine Eosinophilie auf, 31% der Patienten mit zirkumskripter Sklerodermie und 83% der Patienten mit eosinophiler Fasziitis (12). Die Spezifität dieses Kriteriums nahm allerdings zu, wenn eine Eosinophilenzahl von $>1000/\mu$l gewählt wurde: Nur 1% der Patienten mit systemischer Sklerodermie, 8% der Patienten mit zirkumskripter Sklerodermie, aber 61% der Patienten mit eosinophiler Fasziitis erfüllten diese Bedingung.

Von der Morphea unterscheidet sich die eosinophile Fasziitis durch ihren akuten Beginn, gegebenenfalls auch durch die Assoziation mit der Erkrankung unmittelbar vorausgehender körperlicher Überanstrengung, durch das meist symmetrische Verteilungsmuster der Hautveränderungen, eventuell auch durch das oft gute Ansprechen auf eine Therapie mit Glukokortikoiden.

Gegenüber der systemischen Sklerodermie und anderen mit Sklerodermie einhergehenden Kollagenosen fehlen bei der eosinophilen Fasziitis u. a. die Organbeteiligung, das RAYNAUD-Phänomen, die Sklerodaktylie, in der Regel auch die antinukleären Antikörper. Die Nagelfalz-Kapillarmikroskopie zeigt bei der eosinophilen Fasziitis Normalbefunde.

Therapie

Eine ursächliche oder kurative medikamentöse Therapie steht für die eosinophile Fasziitis nicht zur Verfügung. Die bisherigen Erfahrungen beruhen auf Untersuchungen an kleinen Patientenzahlen oder auf Einzelberichten, kontrollierte Studien stehen aus. Verwendet wurden Glukokortikoide, Antimalariamittel, Colchicin, Azathioorin, Methotrexat, D-Penicillamin und Cyclosporin. Das ursprünglich herausgestellte gute Ansprechen auf Kortikosteroide trifft offenbar nur für etwa 75% der Patienten zu. Die Auswahl der Medikamente sollte sich nach den klinischen Befunden und dem Verlauf richten und berücksichtigen, dass die Prognose insgesamt gut ist und Spontanremissionen vorkommen.

Neben der medikamentösen Therapie kommen physikalisch-krankengymnastische und ergotherapeutische Maßnahmen sowie Hilfsmittelversorgung, z. B. mit Orthesen, zum Einsatz, um Gelenkkontrakturen zu verhindern.

Prognose

Letale Verläufe sind bei Kindern mit eosinophiler Fasziitis wegen des weitgehenden Fehlens von Organmanifestationen nicht beschrieben. Bei einem Teil der Patienten kommt es zur Remission nach 3–5 Jahren.

Gelegentlich werden Übergänge in oder Assoziationen mit zirkumskripter Sklerodermie, vereinzelt auch mit der limitierten Form der systemischen Sklerodermie gesehen (13). Langzeitprobleme resultieren aus Gelenkkontrakturen und aus kosmetischen Veränderungen.

Literatur

1. Shulman LE. Diffuse fasciitis with hypergamma-globulinaemia and eosinophilia in a new syndrome. J Rheumatol 1974; 1 (Suppl): 46.

2. Grisanti MW, et al. Eosinophilic fasciitis in children. Sem Arthritis Rheum 1989; 19: 151–157.

3. Hintner H, et al. Fasziitis mit Eosinophilie – das Shulman-Syndrom. Der Hautarzt 1981; 32: 75–79.

4. Kasten R, Voigtländer V. Die eosinophile Fasziitis (Shulman-Syndrom). 3 Fallbeispiele und Literaturübersicht. Aktuelle Rheumatol 1999; 24: 165–173.

5. Peterson LS, Nelson AM, Su WPD. Classification of morphea (localized scleroderma). Mayo Clin Proc 1995; 70: 1068–1076.

6. Grantner SR, et al. Identification of Borrelia burgdorferi in diffuse fasciitis with peripheral eosinophilia: borrelial fasciitis. JAMA 1994; 272: 1283–1285.

7. Martin RW, Duffy J, Lie JT. Eosinophilic fasciitis associated with use of L-tryptophan: a case control study and comparison of clinical and histopathologic features. Mayo Clin Proc 1991; 66: 892–898.

8. Lakhanpal S, et al. Eosinophilic fasciitis: clinical spectrum and therapeutic response in 52 cases. Sem Arthritis Rheum 1988; 17: 221–231.

9. Rosenfeld K, Stodell MA. Eosinophilic fasciitis in a father and son. Ann Rheum Dis 1994; 53: 281.

10. Hoch O, et al. Eosinophile Fasziitis (Shulman-Syndrom). Aktuelle Dermatol 1998; 24: 239–242.

11. Naschitz JE, et al. Cancer-associated fasciitis panniculitis. Cancer 1994; 73: 231–235.

12. Falanga V, Medsger TAJ. Frequency, levels, and significance of blood eosinophilia in systemic sclerosis, localized scleroderma, and eosinophilic fasciitis. J Am Acad Dermatol 1987; 17: 648–656.

13. Miller JJ. The fasciitis-morphea complex in children. Am J Dis Child 1992; 146: 733–736.

14. Hulshof MM, Boom BW, Dijkmans BA. Multiple plaques of morphea developing in a patient with eosinophilic fasciitis. Arch Dermatol 1992; 128: 1128–1129.

15. Farrington ML, et al. Eosinophilic fasciitis in children frequently progresses to scleroderma-like cutaneous fibrosis. J Rheumatol 1993; 20: 128–132.

SJÖGREN-Syndrom

H. MICHELS, Garmisch-Partenkirchen

Definition

Das juvenile SJÖGREN-Syndrom ist eine den Kollagenosen zugerechnete, durch die Kernsymptome Xerostomie und Xerophthalmie gekennzeichnete chronisch-entzündliche Systemerkrankung der exokrinen Drüsen. Als charakteristisch gilt das lymphozytäre Infiltrat der betroffenen Gewebe, vor allem der Speichel- und Tränendrüsen. Wichtige extraglanduläre Organmanifestationen sind die interstitielle Nephritis und die Pneumonitis. Tritt das SJÖGREN-Syndrom bei anderen Systemerkrankungen auf, so spricht man vom sekundären, sonst vom primären SJÖGREN-Syndrom.

Das sekundäre SJÖGREN-Syndrom findet sich im Kindes- und Jugendalter am häufigsten mit der Mixed-Connective-Tissue-Disease (MCTD) und mit dem systemischen Lupus erythematodes assoziiert (1), seltener mit der systemischen Sklerodermie, der Dermatomyositis und selten mit der juvenilen idiopathischen Arthritis.

Häufigkeit

Das primäre juvenile SJÖGREN-Syndrom gilt als seltene Erkrankung. Verlässliche Zahlen über Inzidenz und Prävalenz liegen bislang nicht vor. Im ausgewählten Krankengut einer großen deutschen Kinderrheumaklinik wurde ungefähr 1 Patient mit primärem juvenilem SJÖGREN-Syndrom auf 1 000 Kinder beobachtet, während das sekundäre juvenile SJÖGREN-Syndrom, meist mit Mixed-Connective-Tissue-Disease, etwa doppelt so häufig auftritt.

Möglicherweise wird die Erkrankung gelegentlich übersehen und die Häufigkeit deshalb unterschätzt. Jedenfalls beschrieben STILLMAN und BARRY (2) ein sekundäres SJÖGREN-Syndrom bei 11 von 204 Kindern mit juveniler rheumatoider Arthritis (5%). Mädchen sind häufiger betroffen als Jungen, das Manifestationsalter liegt in der Regel jenseits des 10. Lebensjahres.

Ätiologie und Pathogenese

Die betroffenen Gewebe weisen ein lymphozytäres Infiltrat auf, das zu etwa 75% aus CD4-positiven T-Zellen besteht. Bei etwa 10% der Zellen handelt es sich um B-Lymphozyten, die meist innerhalb von T-Zell-Clustern lokalisiert sind und als Plasmazellen große Mengen oligoklonaler Immunglobuline sowie Autoantikörper (u. a. antinukleäre Antikörper, Anti-SS-A/-B, Rheumafaktoren) produzieren. Ätiopathogenetisch wird eine genetisch determinierte abnormale Immunreaktion auf bislang nicht identifizierte Antigene (Virus? Autoantigen? Parasit?) diskutiert.

Im Bereich der lymphozytären Infiltrate exprimieren die betroffenen Drüsenzellen massiv HLA-DR-Moleküle, mit denen sie die postulierten Antigene den T-Zellen präsentieren und so zu deren Aktivierung führen könnten. Neben anderen genetischen Assoziationen finden sich beim primären SJÖGREN-Syndrom gehäuft HLA-DR3, -DQ2 und -B8. Kürzlich konnte gezeigt werden, dass die infiltrierenden Lymphozyten weitgehend unfähig zur Apoptose sind, während die Drüsenzellen einer CD95-vermittelten Apoptose anheimfallen (3).

Da das Ausmaß der Gewebezerstörung in der Biopsie schlecht mit der messbaren Verminderung der Speichelproduktion korreliert und bei Patienten mit niedriger basaler Speichelsekretion durch Stimulation mit Pilocarpin eine normale Speichelproduktion erzeugt werden kann, könnte auch das autonome Nervensystem eine zusätzli-

che Rolle in der Pathogenese spielen. Als Mechanismen werden eine physikalische Zerstörung nervaler Strukturen oder eine pathologische nervale Funktion etwa durch verminderte Konzentration von Neurotransmitterpeptiden in den Nervenfasern diskutiert (4).

Anamnese

Der Schlüssel zur korrekten Diagnosestellung ist gerade im Kindes- und Jugendalter die gezielte Anamnese. Von sich aus geben Kinder und Jugendliche die spezifischen Beschwerden oft nicht an. Wegen des relativ guten Verhältnisses von Sensitivität und Spezifität wird der Beantwortung spezieller anamnestischer Fragen bei den »European Community Criteria« für das adulte SJÖGREN-Syndrom (Tab. 50) ein hoher Stellenwert eingeräumt. Dabei stellen gezielte Fragen nach den Leitsymptomen des SJÖGREN-Syndroms – der Xerophthalmie und der Xerostomie – die Grundlage der Diagnosestellung dar (Tab. 51). Die Einzelsymptome sind selbstverständlich keineswegs spezifisch für das SJÖGREN-Syndrom und müssen im Zusammenhang beurteilt werden. Ähnliches gilt für die bei SJÖGREN-Syndrom oft ausgeprägte Müdigkeit.

Klinischer Befund

Die Kernsymptome Xerophthalmie und Xerostomie werden zusammen häufig als »Sicca-Syndrom« zusammengefasst und können mit einer Vergrößerung der betroffenen Speicheldrüsen einhergehen. Bei etwa 25% der erwachsenen Patienten mit primärem SJÖGREN-Syndrom muss zusätzlich mit einem Befall innerer Organe gerechnet werden, bei Kindern dürfte der Prozentsatz ähnlich liegen. Gelegentlich kann sich ein malignes Non-HODGKIN-Lymphom entwickeln.

Xerostomie

Infolge der verminderten Produktion eines auch qualitativ pathologisch zusam-

Kriterium	Definition
① **Augensymptome**	Mindestens einmal »Ja« auf die 3 Fragen: a) Tägliche, persistierende, lästige trockene Augen für >3 Monate? b) Immer wieder Sand-/Fremdkörpergefühl in den Augen? c) Verwendung von künstlichen Tränen >3× pro Tag?
② **Mundsymptome**	Mindestens einmal »Ja« auf die 3 Fragen: a) Trockener Mund >3 Monate? b) Wiederkehrende oder ständige Speicheldrüsenschwellungen als Erwachsener? c) Häufiges Trinken beim Schlucken trockener Speisen erforderlich?
③ **Augentests**	Nachweis einer Augenbeteiligung durch Positivität eines der beiden Tests: a) SCHIRMER-Test ($\leq$5 mm in 5 Minuten) b) Bengalrosatest (nach dem VAN BIJSTERVELD-Scoring-System $\geq$4)
④ **Histopathologie**	$\geq$1 Fokus pro 4 mm² Drüsengewebe (siehe Text)
⑤ **Speicheldrüsentests**	Nachweis einer Speicheldrüsenbeteiligung durch Positivität eines der 3 Tests: a) Speicheldrüsenszintigraphie b) Parotisangiographie c) Unstimulierter Speichelfluss: $\leq$1,5 ml/15 Min.
⑥ **Autoantikörper**	Nachweis mindestens eines der 3 Autoantikörper: a) Anti-SS-A oder Anti-SS-B b) Antinukleäre Antikörper c) Rheumafaktor
Exklusionskriterien	Präexistierendes Lymphom, AIDS, Sarkoidose, Graft-versus-Host-Krankheit
Primäres SJÖGREN-Syndrom	$\geq$4 der 6 Items positiv, wobei ④ und/oder ⑥ a) positiv sein müssen
Sekundäres SJÖGREN-Syndrom	① und/oder ② positiv sowie mindestens 2 von ③, ④ oder ⑤ positiv

Tab. 50
»European Community Criteria« für das adulte
SJÖGREN-Syndrom (5, 6)

Tränendrüse	Speicheldrüsen im Mundbereich	Nase/Respirationstrakt
Sand-/Fremdkörpergefühl in den Augen?	Mehrfach »Mumps«?	Geruchs-/Geschmacks- störungen?
Gerötete Augen?	Trockener Mund?	Gehäuft Nasenbluten?
Lichtempfindlichkeit?	Können trockene Speisen ohne zusätzliches Trinken geschluckt werden?	Trockener Rachen?
»Juckende« Augen?	Mundgeruch?	Gehäuft Bronchitiden/ »Asthma«?
Morgens reichlich zähes Sekret im inneren Augen- winkel?	Auffällige Zahnkaries?	
	Faulecken (Perlèche)	
	Mundsoor?	

Tab. 51
Anamnese zur Beteiligung exokriner Drüsen
bei SJÖGREN-Syndrom

mengesetzten Speichels sind die Kinder außerordentlich kariesgefährdet. Es besteht ein erhöhtes Risiko für einen dann gegebenenfalls mit brennendem Schmerz verbundenen Candidabefall der Mundschleimhaut. Trockene Speisen können oft nur mit zusätzlichem Trinken gegessen werden.

Keratoconjunctivitis sicca

Bei Befall der Tränendrüsen kommt es im Verlauf von Monaten bis Jahren zu einem verminderten Tränenfluss auf Kosten der wässrigen Tränenkomponente, sodass die Tränenflüssigkeit einen mehr muközen Charakter annimmt. Als Folge weisen Kinder mit einem abendlichen Schwerpunkt gerötete, juckende, gereizte, eventuell lichtempfindliche Augen auf und haben ein Fremdkörpergefühl. Die Symptomatik kann so ausgeprägt sein, dass es zu Hornhauterosionen kommt.

Obere Luftwege

Als Folge einer Beteiligung der Drüsenzellen des respiratorischen Epithels kann sich die Austrocknung der Schleimhaut auf den gesamten Nasen-Rachen-Bereich einschließlich Nasennebenhöhlen, Larynx und Trachea sowie das Bronchialsystem ausdehnen mit Symptomen wie Nasenbluten, rezidivierenden Sinusitiden, rezidivierender Otitis media, permanent heiserer Stimme, trockenem Husten oder Bronchitis. Vorsicht ist bei Operationen in Narkose geboten, bei denen die Patienten oftmals anticholinerge Medikamente erhalten; das trockene Klima im Operationssaal wirkt zusätzlich dehydrierend. Dann können sich zusätzlich zur Austrocknung der Schleimhäute Schleimpfropfe im Bronchialsystem entwickeln.

Die auch bei primärem SJÖGREN-Syndrom geläufige Beteiligung »nicht-exokriner« Organe weist auf den Systemcharakter der Erkrankung hin:

Bewegungsapparat

Oft führt erst die Beteiligung des Bewegungsapparates die Patienten zum Kinderrheumatologen. Bei sekundärem SJÖGREN-Syndrom manifestieren sich Probleme vonseiten des Muskel-Skelett-Systems entsprechend der Grundkrankheit und stehen klinisch im Allgemeinen ebensowenig im Vordergrund wie beim primären SJÖGREN-Syndrom. Von 48 erwachsenen Patienten mit primärem SJÖGREN-Syndrom hatten 54% Arthralgien/Arthritiden entwickelt; bei ⅓ dieser Patienten stellte die Gelenksymptomatik die zum Arzt führende Erstsymptomatik dar (7).

Es handelt sich meist um Polyarthritiden mit symmetrischem Befall unter Beteiligung großer und kleiner Gelenke und um einen intermittierenden Verlauf. Gelegentlich entwickeln sich Erosionen, vor allem im Bereich der kleinen Fingergelenke, nur ausnahmsweise kommt es zu Gelenkdeformierungen. Gelegentlich werden Myositiden beobachtet, die klinisch meist wenig ausgeprägt sind.

Lunge

Zusätzlich zur Beteiligung des Bronchialsystems kann bei bis zu 25% der erwachsenen Patienten mit primärem SJÖGREN-Syndrom (bei Kindern möglicherweise seltener) auch das interstitielle Lungengewebe im Sinne einer lymphozytären interstitiellen Pneumonitis betroffen sein. Leitsymptome sind Dyspnoe und trockener, nicht produktiver Husten. Über den unteren Lungenabschnitten können feinoder mittelblasige Rasselgeräusche auskultierbar sein.

Röntgenologisch findet sich unter bibasilärer Betonung eine diskrete feinretikuläre oder auch mehr noduläre Zeichnung, gelegentlich sind auch gar keine Veränderungen erkennbar. Dann lassen sich mit Hilfe der hochauflösenden Computertomographie nicht selten doch noch Auffälligkeiten im Bereich der Bronchioli sowie interstitielle Verdickungen nachweisen. Bei Untersuchung der Lungenfunktion fallen eine restriktive Ventilationsstörung sowie eine erniedrigte Diffusionskapazität auf.

Niere

Das für das SJÖGREN-Syndrom charakteristische lymphozytäre Infiltrat kann auch das Niereninterstitium betreffen und entspricht dann einer interstitiellen Nephritis. Bei chronischem Verlauf drohen eine interstitielle Fibrose mit Kreatininanstieg sowie Tubulusschädigung mit FANCONI-Syndrom, renaler tubulärer Azidose, Diabetes insipidus (tubuläre Resistenz auf antidiuretisches Hormon) oder Hypokaliämie. Bei manchen Patienten kann das lymphozytäre Infiltrat mehr granulomatösen Charakter annehmen und zu Abgrenzungsproblemen gegen eine Sarkoidose führen.

Die Glomerula werden im Allgemeinen nicht in den Krankheitsprozess einbezogen, wenn auch gelegentlich Immunkomplexglomerulonephritiden beobachtet werden können.

Haut

Nicht selten neigt auch die Haut zu Trockenheit (»Xerodermie«), was mit Ekzematisierung und Pruritus einhergehen kann. Vaskulitiden kommen als palpable oder nicht palpable Purpura an den unteren Extremitäten vor, vor allem bei rheumafaktorpositiven Patienten mit SS-A- und SS-B-Antikörpern.

Gastrointestinum, Leber

Die relativ häufige Dysphagie wird auf die pathologische Speichelproduktion und/oder auf Ösophagusmotilitätsstörungen zurückgeführt. Erhöhte Leberenzyme deuten auf eine hepatische Beteiligung; leberbioptisch können ähnliche Veränderungen wie bei primär biliärer Zirrhose, eine portale Fibrose oder eine chronisch aktive Hepatitis gefunden werden.

Neurologische und psychiatrische Manifestationen

Gelegentlich werden auch das periphere und das zentrale Nervensystem (ZNS) in den Erkrankungsprozess einbezogen. Vonseiten des peripheren Nervensystems können Polyneuropathien, Befall von Hirnnerven oder autonome Dysfunktion auftreten. Den vielfältigen klinischen Manifestationen einer ZNS-Beteiligung liegen vermutlich Vaskulitiden zugrunde. Beobachtet werden motorische oder sensorische Defizite, zerebrale Anfälle, zerebelläre Symptome, aseptische Meningitis, psychiatrische Symptome oder kognitive Defizite.

RAYNAUD-Phänomen

Bei primärem SJÖGREN-Syndrom wird ein RAYNAUD-Phänomen in bis zu 30% gesehen. Bei diesen Patienten treten gehäuft Arthritiden, Vaskulitiden und eine Lungenfibrose auf. Das Autoantikörperprofil unterscheidet sich jedoch nicht von dem der Patienten ohne RAYNAUD-Phänomen. Bei sekundärem SJÖGREN-Syndrom richtet sich die Häufigkeit nach der Grundkrankheit.

Pseudolymphom, Lymphom

Bei charakteristischen mononukleären Zellinfiltrationen können sich gelegentlich lymphomähnliche Formationen mit pleomorphen Zellen entwickeln, die aber nicht die Kriterien der Malignität aufweisen und als »Pseudolymphom« bezeichnet werden. Im Erwachsenenalter wird bei 5–10% dieser Patienten mit einer Entartung in ein malignes Non-HODGKIN-Lymphom vom MALT-Typ (Mucosa-Associated-Lymphoid-

Tissue) gerechnet (8), Zahlen für das Kindesalter fehlen.

Laborbefunde

Den Laborbefunden kommt bei der Diagnostik eine ergänzende Funktion zu. Herausragende Bedeutung hat die Bestimmung der antinukleären Antikörper, der SS-A- und der SS-B-Antikörper (Antikörper gegen SJÖGREN-Syndrom-A-Antigen bzw. »Ro«, bei etwa 95% nachweisbar, sowie gegen SS-B bzw. »La«, etwa 85%). Sofern sich weder antinukleäre Antikörper noch SS-A- oder SS-B-Antikörper nachweisen lassen, sollten zunächst Zweifel an der Diagnose SJÖGREN-Syndrom aufkommen. SS-A-/B-Antikörper können durch diaplazentare Übertragung zum neonatalen Lupussyndrom führen (siehe auch »Systemischer Lupus erythematodes«, Seite 248).

Die Untersuchung auf Antikörper gegen Speicheldrüsenausführungsgänge ist verzichtbar. Neben einer BSG-Beschleunigung können meist milde hypochrome Anämien, Leuko-/Lymphopenien oder Thrombopenien sowie eine oft ausgeprägte Hypergammaglobulinämie (vor allem IgG-Erhöhung) gefunden werden.

Apparative Untersuchungen

Als aussagekräftigste Einzeluntersuchung wird die Unterlippenbiopsie mit Nachweis der typischen Lymphozyten-Foci angesehen. Unter einem »Fokus« versteht man die umschriebene Ansammlung von ≥ 50 Lymphozyten. In den »European-Community«-Klassifikationskriterien gilt der Befund von mindestens einem Fokus/4 mm² untersuchten Speicheldrüsengewebes als diagnostisches Kriterium (Tab. 50). Darüber hinaus wird den objektiven Nachweisen der Beteiligung der Tränendrüsen und der Speicheldrüsen besondere Bedeutung beigemessen (Tab. 52). Die Notwendigkeit weiterer apparativer Untersuchungen richtet sich nach

Anamnese und Symptomatik bzw. nach vermuteter Organbeteiligung.

Diagnose

Diagnostisch richtungweisend ist die Trias aus Xerostomie, Xerophthalmie und mononukleärer Speicheldrüseninfiltration (Unterlippenbiopsie). Die für erwachsene Patienten erarbeiteten »European Community Criteria« können unter Vorbehalt auch bei Kindern angewendet werden (Tab. 50). Wichtig ist die Differenzialdiagnose (Tab. 53), die auch die Suche nach assoziierten Kollagenosen und somit die Unterscheidung zwischen primärem und sekundärem SJÖGREN-Syndrom beinhaltet. Bei »nicht exokriner« Organbeteiligung kann sich die Differenzialdiagnose zu anderen Kollagenosen, vor allem zu einem systemischen Lupus erythematodes, stellen. Andererseits kann es sich bei einem Teil der sog. »ANA-negativen Lupuspatienten« um ein primäres SJÖGREN-Syndrom handeln, zumal, wenn SS-A- oder SS-B-Antikörper vorliegen.

Therapie und Prognose

Beim juvenilen SJÖGREN-Syndrom handelt es sich um eine Multisystemerkrankung, in deren Behandlung Kinder- und Jugendrheumatologen, Augenärzte, Gynäkologen, nicht zuletzt auch Zahnärzte und – je nach Organbefall – noch weitere Spezialisten einzubeziehen sind. Dem Kinder- und Jugendrheumatologen und/oder dem Kinder- und Jugendarzt obliegt die Koordi-

Tab. 52
Untersuchungen der exokrinen Drüsen
beim SJÖGREN-Syndrom

  * Durchführung durch Ophthalmologen, Spaltlampe erforderlich
** nur bei besonderen Fragestellungen indiziert

Tränenflüssigkeit	Mundspeicheldrüsen
SCHIRMER-Test Filterpapierstreifen wird in den unteren Konjunktivalsack eingebracht: als pathologisch gilt eine Befeuchtung von ≤5 mm in 5 Minuten bzw. als normal eine Durchtränkung von 2–3 mm/Min.	**Saxontest** Ein Mulltupfer wird 2 Minuten gekaut: die Gewichtsdifferenz des Tupfers vor und nach dem Kauen ergibt die Speichelmenge (Normalmenge bei Erwachsenen ≥2,75 g/2 Min.)
Bengalrosatest* Durch Anfärbung mit Bengalrosa werden devitale Stellen an Kornea und Konjunktiva sichtbar gemacht	**Speicheldrüsenszintigraphie*** Im Kindesalter in der Regel entbehrlich
Tränenfilmstabilität* Messung der Tränenfilmabbruchzeit nach Einbringen von Fluorescein in den Konjunktivalsack	**Bildgebende Verfahren** Sonographie Sialographie** MRI** Parotisangiographie**

Keratoconjunctivitis sicca	Xerostomie	Speicheldrüsen-vergrößerung
Infektion	Infektion	**Meist unilateral**
Sarkoidose	Sarkoidose	Bakterielle Infektion
Lymphom	Lymphom	Chronische Sialadenitis
M. REITER	Mundatmung	Parotistumoren (Häm-angiome, Lymphangiom)
Vaskulitissyndrome	Medikamente (z. B. Anticholinergika, Anti-histaminika, Neuroleptika, Antidepressiva)	Drüsenausführungsgang-obstruktion
Tränendrüsenaplasie	Speicheldrüsenaplasie	**Meist bilateral**
Verschluss der Tränen-drüsenausführungsgänge	Angstsyndrom/Angst-neurose	Virale Infektion (Mumps, EBV, CMV, Coxsackie A, HIV)
Hypovitaminose A	HIV-Infektion	Sarkoidose
Neurogen (z. B. familiäre Dysautonomie)	Dehydratation, Diuretika	Amyloidose

Tab. 53
Differenzialdiagnose des juvenilen SJÖGREN-Syndroms bzw. der Keratoconjunctivitis sicca, der Xerostomie und der Speicheldrüsen-vergrößerung

nation der verschiedenen erforderlichen Maßnahmen und deren Überwachung. Wichtig für eine gute »Compliance« als Voraussetzung für gute Langzeitverläufe ist die umfassende Aufklärung und Motivation der oft jugendlichen Patienten.

Eine Pharmakotherapie gegen die Ursachen des SJÖGREN-Syndroms steht bislang nicht zur Verfügung. Wesentlich ist die symptomatische Behandlung, also vor allem die Versorgung mit künstlichen Tränen und/oder Speichel.

Über die orale Pilocarpingabe zur Behandlung der Xerophthalmie und der Xerostomie liegen bei Kindern noch keine Erfahrungen vor (9); bei Erwachsenen scheint diese Therapie trotz unerwünsch-ter Wirkungen, wie vermehrtes Schwitzen, Bauchkoliken oder vermehrter Harndrang, von einem Teil der Patienten gern akzeptiert zu werden. Die Xerostomie kann bei einem Teil der Patienten auch durch orale Gabe von α-Interferon gebessert werden (10). Nur eine optimale Mundhygiene, verbunden mit häufigen zahnärztlichen Kontrollen sowie Fluoridprophylaxe, vermögen die drohende Zahnkaries aufzuhalten. Rauchen ist kontraindiziert. Lokale Mundinfektionen, vor allem Soor, sind chemotherapeutisch zu behandeln.

Regelmäßige augenfachärztliche Kontrollen dienen der Prophylaxe und Therapie allfälliger Hornhautschäden und Lokalinfektionen. Bei Trockenheit im Nasenbereich empfehlen sich Sprays aus physiologischer Kochsalzlösung/Meerwasser (z. B. *Rhinomer Nasenspray Lösung).* Glukokortikoide und/oder Immunsuppressiva bzw. Zytostatika können bei schweren Verläufen des Pseudolymphoms, aber auch bei der interstitiellen Pneumonitis und Nephritis sowie bei Vaskulitis oder ZNS-Beteiligung indiziert sein. Bei sekundärem SJÖGREN-Syndrom wird die Grundkrankheit behandelt.

Die P r o g n o s e ist im Allgemeinen gut und nicht lebensbedrohend, jedoch fehlen bislang Langzeitdaten bei Kindern.

Literatur

1. Deprettere AJ, Van Acker KJ, De Clerck LS. Diagnosis of Sjögren's syndrome in children. Am J Dis Child 1988; 142: 1185.

2. Stillman JS, Barry PE. Juvenile rheumatoid arthritis: series 2. Arthritis Rheum 1977; 20 (Suppl): 171–175.

3. Kong L, et al. FAS and FAS ligand expression in the salivary glands of patients with primary Sjögren's syndrome. Arthritis Rheum 1997; 40: 87–97.

4. Konttinen YT, et al. Peptid-containing nerves in labial salivary glands in Sjögren's syndrome. Arthritis Rheum 1992; 35: 815–820.

5. Vitali C, et al. Preliminary criteria for the classification of Sjögren's syndrome. Results of a prospective concerted action supported by the European Community. Arthritis Rheum 1993; 36: 340–347.

6. Vitali C, Bombardieri S, European Study Group D for Criteria. The European classification criteria for Sjögren's syndrome (SS): proposal for modification of the rules for classification suggested by the analysis of the receiver operating characteristic (ROCS) curve of the criteria performance. J Rheumatol 1997; 24 (Suppl): 18.

7. Pease CT, et al. The arthropathy of Sjögren's syndrome. Br J Rheumatol 1993; 32: 609–613.

8. Voulgarelis M, et al. Malignant lymphoma in primary Sjögren's syndrome. Arthritis Rheum 1999; 42: 1765–1772.

9. Papas AS, et al. Oral pilocarpine for symptomatic relief of dry mouth and dry eyes in patients with Sjögren's syndrome. Adv Exp Med Biol 1998; 438: 973–978.

10. Shiozawa S, Tanaka Y, Shiozawa K. Single-blinded controlled trial of low-dose oral IFN-alpha for the treatment of xerostomia in patients with Sjögren's syndrome. J Interferon Cytokine Res 1998; 18: 255–262.

Vaskulitiden

H. RUDER, Feldberg
V. WAHN, Schwedt/Oder

Unter einer Vaskulitis versteht man eine Entzündung größerer oder auch kleinerer Blutgefäße. Die primären Vaskulitiden wurden 1994 durch die Chapel-Hill-Konsensuskonferenz verbindlich neu eingeteilt (1). Entscheidend ist zunächst das Kaliber der betroffenen Gefäße (Abb. 196, Tab. 54) sowie im Weiteren der histologische (einschließlich immunhistologischer) Befund, eventuell unterstützt durch die Anwesenheit von Autoantikörpern.

Wesentlichen diagnostischen Fortschritt hat der Nachweis von ANCA (Anti-Neutrophil Cytoplasmatic Antibodies) in der indirekten Immunfluoreszenz an fixierten Granulozyten gebracht. Je nach Muster unterscheidet man c- (zytoplasmatische) oder p- (perinukleäre) ANCA. Erstere sind meist gegen die Proteinase 3 (PR3) gerichtet, letztere häufig, aber nicht immer gegen die Myeloperoxidase. Unserer Erfahrung nach sind nur einige spezialisierte, an der internationalen Standardisierung beteiligte Laboratorien sicher dazu in der Lage, diese Bestimmungen in der notwendigen Qualität durchzuführen (2).

Die Sensitivität von PR3-spezifischen c-ANCA beträgt 65% für die WEGENER-Granulomatose und 25% für die mikroskopische Polyangiitis, die von myeloperoxidasespezifischen p-ANCA 22% bzw. 58% (2, 3). ANCA werden aber auch bei der idiopathischen Glomerulonephritis, dem syste-

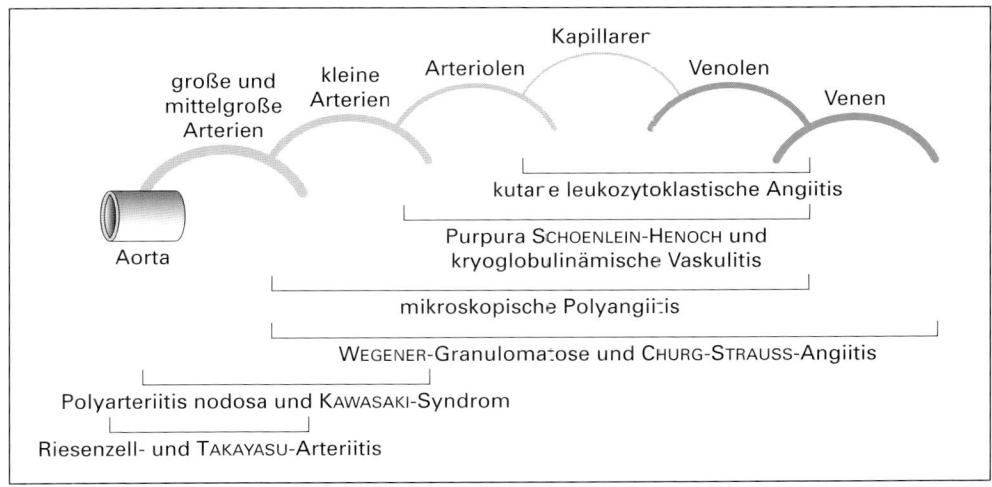

Abb. 196
Gefäßbefall bei unterschiedlichen
Vaskulitiden (1)

mischen Lupus erythematodes und anderen Erkrankungen wie Kollagenosen, rheumatoide Arthritis, juvenile idiopathische Arthritis, chronisch entzündliche Darmerkrankung, Autoimmunhepatitis, Endokarditis, zystische Fibrose und andere Infektionen (4, 5) gefunden. Es handelt sich dann am häufigsten um Myeloperoxidaseantikörper oder solche gegen Elastase, Kathepsin G, Azurozidin, Laktoferrin, Lysozym oder BPI (Bacterial/Permeability-increasing Protein), die alle ein p-ANCA-Muster in der Immunfluoreszenz zeigen.

Man unterscheidet primäre von sekundären Vaskulitiden. Zu den sekundären Formen zählt man Vaskulitiden durch Infektionen, parainfektiöse Kollagenosen, immunologische Erkrankungen und Medikamente. Tab. 55 stellt wichtige Ursachen sekundärer Vaskulitiden zusammen. Eine umfassende Übersicht findet sich bei DEL ROSSO et al. (6).

Der Zusammenhang zwischen dem schädigenden Agens und der Vaskulitis ist unterschiedlich: Teils direkt, z. B. durch eine Infektion der Endothelzellen, wie durch Rickettsien beim Rocky-Mountain-Fieber, teils indirekt durch Immunkomplexe, wie bei der Serumkrankheit oder septischen Embolisationen bei z. B. einer Endokarditis mit Lenta-Sepsis. Auch ANCA (z. B. gegen BPI) spielen hier eine Rolle. Der statistisch und durch den Erfolg antiviraler Therapie indirekt bestätigte Zusammenhang zwischen einem Teil der Erkrankungen von Polyarteriitis nodosa und Hepatitis-B-Virus ist eindeutig, auch wenn wir hier den pathophysiologischen Zusammenhang nicht kennen.

Viele Kollagenosen haben ebenfalls eine mehr oder weniger im Vordergrund stehende Begleitvaskulitis. Klassisches Beispiel hierfür ist der systemische Lupus erythematodes mit u. a. einer Glomerulonephritis oder die juvenile Dermatomyositis. Auch maligne Erkrankungen, Medikamente und Drogen (Exstasy) müssen in die differenzialdiagnostischen Überlegungen mit einbezogen werden.

Vaskulitis großer Gefäße

Arteriitis temporalis (Riesenzellarteriitis)

Granulomatöse Arteriitis der Aorta und ihrer Hauptäste mit einer Prädilektion der extrakraniellen Äste der A. carotis. *Häufig ist die Temporalarterie betroffen. Beginn in der Regel ab dem 50. Lebensjahr und häufig mit rheumatischen Polymyalgien assoziiert*

Takayasu-Arteriitis [1])

Granulomatöse Entzündung der Aorta und ihrer Hauptäste. *Üblicherweise bei Patienten unter 50 Jahren*

Vaskulitis mittlerer Gefäße

Polyarteriitis nodosa [1])[2])

Nekrotisierende Entzündung mittlerer oder kleiner Arterien ohne Glomerulonephritis oder Vaskulitis in Arteriolen, Kapillaren oder Venolen

Kawasaki-Erkrankung [3])

Nekrotisierende Entzündung großer, mittlerer oder kleiner Arterien mit Assoziation zum mukokutanen Lymphknotensyndrom. *Koronararterien sind häufig betroffen. Die Aorta und Venen können betroffen sein. Üblicherweise bei Kindern*

Vaskulitis kleiner Gefäße

Wegener-Granulomatose [1])[4])

Granulomatöse Entzündung des Respirationstraktes und nekrotisierende Vaskulitis kleiner bis mittlerer Gefäße (Kapillare, Venolen, Arteriolen, Arterien). *Eine nekrotisierende Glomerulonephritis ist häufig*

Churg-Strauss-Syndrom [4])

Eosinophile und granulomatöse Entzündung des Respirationstraktes und nekrotisierende Vaskulitis kleiner bis mittlerer Gefäße. *Assoziiert mit Asthma und Eosinophilie*

Mikroskopische Polyangiitis [2])[3])[4]) (mikroskopische Polyarteriitis)

Nekrotisierende Vaskulitis mit nur geringen oder ohne Immunablagerungen der kleinen Gefäße (Kapillare, Venolen, Arteriolen). *Eine nekrotisierende Arteriitis kleiner und mittlerer Arterien kommt vor. Eine nekrotisierende Glomerulonephritis gibt es sehr häufig. Pulmonale Kapillaritis erscheint häufig*

Purpura Schoenlein-Henoch [3])

Vaskulitis mit prädominanten IgA-Ablagerungen der kleinen Gefäße (Kapillare, Venolen oder Arteriolen). *Typische Manifestationsorte sind Haut, Darm und Glomeruli; sie ist mit Arthralgien und Arthritis assoziiert*

Essentielle Kryoglobulinämie

Vaskulitis mit Kryoglobulinablagerungen der kleinen Gefäße (Kapillare, Venolen oder Arteriolen), assoziiert mit Kryoglobulinen im Serum. *Haut und Glomeruli sind oft betroffen*

Kutane leukozytoklastische Vaskulitis

Isolierte leukozytoklastische Angiitis ohne systemische Vaskulitis oder Glomerulonephritis

Tab. 54
Bezeichnung und Definition der Vaskulitiden durch die Chapel-Hill-Konsensuskonferenz zur Nomenklatur der systemischen Vaskulitiden (1)

Große Gefäße meint Aorta und die größten Äste zu den Hauptkörperregionen (Extremitäten und Hals); mittlere Gefäße meint Arterien zu den Organen (Nieren-, Leber-, Koronar- und Mesenterialarterien); kleine Gefäße meint Venolen, Kapillare, Arteriolen und die intraparenchymatösen distalen Arterienäste, die sich in Arteriolen aufzweigen. Einige Vaskulitiden großer oder kleiner Gefäße können auch mittlere Arterien betreffen, aber Vaskulitiden großer oder mittlerer Arterien betreffen keine kleineren Gefäße als Arterien. Essentielles findet sich in Normalschrift, kursiv Geschriebenes umfasst übliche, aber nicht essentielle Komponenten

[1]) (Einzel)beobachtungen bei Kindern beschrieben
[2]) Bevorzugte Nomenklatur
[3]) Vorwiegend bei Kindern
[4]) Große Assoziation mit anti-neutrophil zytoplasmatischen Antikörpern

Viren

Direkte Infektion
Infektionsausgelöste Immunmechanismen

Hepatitis-B-Virus
Hepatitis-C-Virus
HIV
Zytomegalievirus
Varizellen-Zoster-Virus
Parvovirus B19

Bakterien und Pilze

Direkte Infektion
Septische Embolie (Endokarditis)
Immunkomplexvaskulitis

Mykoplasmen
Staphylokokken
Streptokokken
Neisseria meningitidis
Salmonellen
Borrelia burgdorferi
Mykobakterien
Candida, Aspergillus

Maligne Erkrankungen

Haarzellleukämie
Lymphome
Lymphoproliferative Syndrome

Kollagenosen

Systemischer Lupus erythematodes
Mixed-Connective-Tissue-Disease
Juvenile Dermatomyositis

Immunologische Erkrankungen

Hypergammaglobulinämische Purpura
Hypokomplementämische Purpura

Verschiedene

Morbus CROHN
Colitis ulcerosa

Medikamente und Fremdeiweiße

Serumkrankheit
(z. B. durch Antithrombozytenglobulin)
Anti-retrovirale Medikamente
GCSF (Granulozytenkolonie-Stimulie-
rungsfaktor), GM-CSF (Granulozyten-
Makrophagen-kolonienstimulierender
Faktor), α-Interferon, Erythropoeitin
Drogeninduzierte ANCA (Autoantikörper
gegen zytoplasmatische Antigene
in neutrophilen Granulozyten)
Amphetamin-, Kokain-, Heroin-, Ephedrin-
missbrauch

Tab. 55
Sekundäre Vaskulitiden

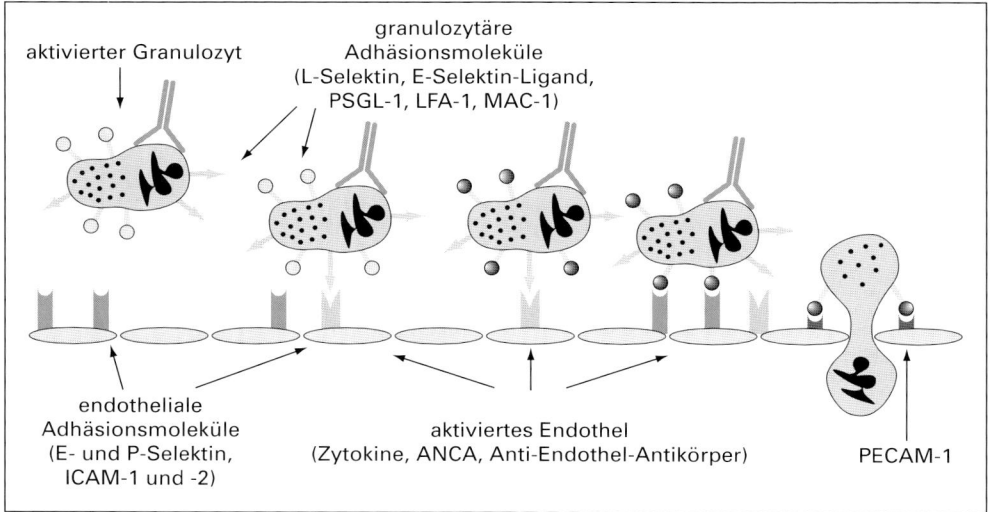

Abb. 197

Einer der hypothetischen Mechanismen der ANCA-vermittelten Vaskulitis: Die Aktivierung von Neutrophilen, z. B. durch ANCA, ist von der Translokation zahlreicher zytoplasmatischer Proteine an die Zelloberfläche begleitet. Antikörper (z. B. anti-PR3) können dann mit dem F(ab')2-Anteil binden und zusätzlich die Neutrophilen über den Fc-Rezeptor aktivieren. Sie fördern so Degranulation und Freisetzung von Sauerstoffradikalen. Sowohl ANCA als auch AECA (anti-Endothel-zellantikörper) stimulieren das Endothel zur vermehrten Expression von E-Selektin und ICAM-1 (10)

Primäre Vaskulitiden sind durch das Fehlen der genannten Ursachen gekennzeichnet. In der Pathogenese spielen unterschiedliche Entzündungstypen eine Rolle.

Typ-I-Reaktionen (anaphylaktischer Typ) liegen z. B. beim CHURG-STRAUSS-Syndrom vor. Über IL4, IL5 und IL13 wird eine Akkumulation von Mastzellen, Basophilen und vor allem Eosinophilen induziert. Typ-II-Reaktionen (zytotoxischer/zellaktivierender Typ) finden sich bei ANCA-assoziierten Vaskulitiden. In situ finden sich (fast) keine Immunkomplexablagerungen. Ein direkter pathogenetischer Zusammenhang zwischen ANCA und der Gefäßschädigung wird immer wieder vermutet, ist jedoch nicht lückenlos bewiesen. Abb. 197 zeigt die derzeitigen pathogenetischen Vorstellungen. Typ III (Immunkomplex-Typ) findet sich bei der Purpura SCHOENLEIN-HENOCH und den kollagenoseassoziierten Vaskulitiden. Reine Typ-IV-Reaktionen kommen beispielsweise bei der TAKAYASU-Arteriitis vor.

Eine aktuelle deutschsprachige Übersicht über Vaskulitiden im Erwachsenenalter bietet GROSS (7–9). Die folgenden Kapitel beschäftigen sich mit den im Kindesalter beschriebenen Vaskulitiden.

Literatur

1. Jennette JC, et al. Nomenclature of systemic vasculitides. Arthritis Rheum 1994; 37: 187–192.

2. Hagen EC, et al. Diagnostic value of standardized assays for anti-neutrophil cytoplasmic antibodies in idiopathic systemic vasculitides. Kidney Int 1998; 53: 743–753.

3. Haubitz M, et al. Intravenous pulse administration of cyclophosphamide versus daily oral treatment in patients with antineutrophil cytoplasmic antibody associated vasculitis and renal involvement. Arthritis Rheum 1998; 41: 1835–1844.

4. Hoffman GS, Specks U. Antineutrophil cytoplasmic antibodies. Arthritis Rheum 1998; 41: 1521–1537.

5. Sediva A, Kolarova I, Bartunkova J. Antineutrophil cytoplasmatic antibodies in children. Eur J Pediatr 1998; 157: 987–991.

6. Del Rosso A, et al. Vasculitides secondary to systemic diseases. Clin Dermatol 1999; 17: 533–547.

7. Gross WL. Primär systemische Vaskulitiden. Teil I, Allgemeine Übersicht. Internist 1999; 40: 779–794.

8. Gross WL. Primär systemische Vaskulitiden. Teil II, Krankheitsbild. Internist 1999; 40: 951–968.

9. Gross WL. Primär systemische Vaskulitiden. Teil III, Pathogenes und Therapie. Internist 1999; 40: 1194–1215.

10. Kevil CG, Bullard DC. Roles of Leukocyte/Endothelial Cell adhesion molecules in the pathogenesis of vasculitis. Am J Med 1999; 106: 677–687.

Panarteriitis nodosa

H. RUDER, Feldberg
SUSANNE BENSELER, Bonn

Definition und Häufigkeit

Bei der Panarteriitis nodosa (PAN), (Synonym: makroskopische Polyarteriitis) handelt es sich um eine nekrotisierende Vaskulitis vorwiegend mittlerer Arterien, die aneurysmatisch erweitert sind. Sie wurde erstmals 1866 von KUSSMAUL und MAIER beschrieben (1). Es gibt Übergangsformen zu anderen Vaskulitiden, vor allem auch der mikroskopischen Polyangiitis und systemischen Form der juvenilen idiopathischen Arthritis (eigene Erfahrung).

Nach der Chapel-Hill-Klassifikation werden aber alle Übergangsformen zwischen Kleingefäß- und makroskopischer Vaskulitis n i c h t zur Panarteriitis nodosa, sondern der jeweiligen mikroskopischen Form zugeordnet (siehe auch »Vaskulitiden«, Seite 314). Dies ist eine heute breit akzeptierte Modifikation des American College of Rheumatology (2). Unter Zugrundelegen dieser neuen Kriterien ist die klassische Panarteriitis nodosa sehr viel seltener als die mikroskopische Polyangiitis (siehe auch Seite 353) (3). Erkrankungen bei Kindern gibt es von der Neugeborenenperiode bis zur Adoleszenz (4–8).

	Gesicherter Befall
Niere	63%
Herz	26%
Nervensystem	26%
Respirationstrakt	21%
Darm	15%

Tab. 56
Organbeteiligung der Panarteriitis nodosa nach DILLON (4)

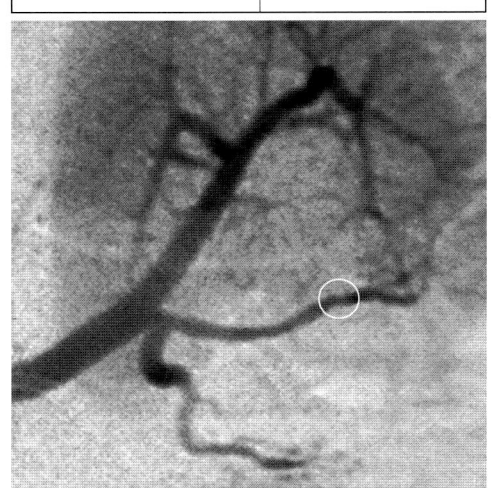

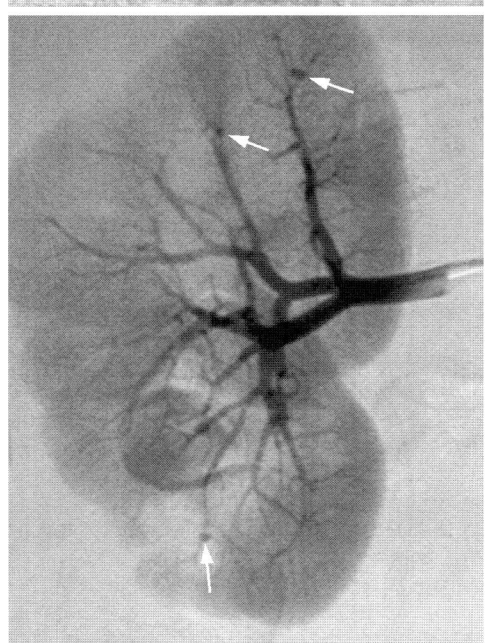

Ätiologie und Pathogenese

Die bei Erwachsenen gut dokumentierte Beziehung zur Hepatitis B (9) ist bei Kindern selten (4). Häufig kommt es wenige Monate nach einer Infektion zum Ausbruch der Panarteriitis nodosa. Da eine antivirale Therapie mit Vidarabin hilfreich ist, vermutet man einen sehr direkten Zusammenhang, wenn auch die exakte Pathophysiologie bisher unbekannt ist. Bedeutsam ist auch der Zusammenhang mit dem familiären Mittelmeerfieber, welches ein unumstrittener Risikofaktor ist (10).

Anamnese und klinischer Befund

Die häufigsten Symptome sind Abgeschlagenheit, Konzentrations- und Teilleistungsstörungen, Fieber, Gewichtsverlust, ein Erythema multiforme, Livido reticularis, Purpura, Bauchschmerzen, Myalgien und Gelenkbeschwerden. Weitere

Abb. 198 und 199
Nierenangiographie bei einem 11-jährigen Mädchen mit Panarteriitis nodosa. Eine Stenose ist mit einem Kreis und 3 Aneurysmata sind mit Pfeilen gekennzeichnet

1. Gewichtsverlust von über 4 kg, Allgemeinsymptome

2. Livedo reticularis

3. Hodenschmerz und -schwellung

4. Myalgien, Schwäche, Druckschmerz der Beinmuskulatur

5. Mono- oder Polyneuropathie, ZNS-Symptom

6. Hypertonus (diastolischer Blutdruck von über 90 mmHg)

7. Serumkreatinin von über 1,5 mg/dl

8. Hepatitis-B-Virus-Carrierstatus

9. Arteriographische Befunde: Aneurysmen, Verschlüsse

10. Typische Histologie von gefäßwandinfiltrierenden Granulozyten oder Granulozyten mit mononukleären Leukozyten in kleinen und mittleren Arterien

Beurteilung:
Mindestens 3 der 10 Kriterien sollten vorliegen, um die Diagnose klassische Panarteriitis nodosa zu stellen. Die Sensitivität beträgt 82,2%, die Spezifität 86,6%

Tab. 57
Klassifikationskriterien des American College of Rheumatology von 1990 (2)

Symptome betreffen hämorrhagische Komplikationen: Nekrotische tiefe Hautläsionen, Blutungen, z. B. ein hämorrhagischer Infarkt im ZNS oder ein perirenales Hämatom, das sich besonders gehäuft beim familiären Mittelmeerfieber findet, eine Hodenblutung und der Befall innerer Organe (Tab. 56).

**Laborbefunde
und apparative Untersuchungen**

Es finden sich allgemeine Entzündungszeichen, wie erhöhte BGS oder CRP, Anämie, Leukozytose, Neutrophilie und Thrombozytose. Eine Hepatitis-B-Serologie ist obligat, eine genetische Untersuchung auf familiäres Mittelmeerfieber ist zu empfehlen (siehe auch Seite 453). ANCA (sowohl p- als auch c-ANCA) sind selten positiv.

Herausragende diagnostische Bedeutung hat der angiographische Nachweis von Aneurysmata z. B. in den Mesenterial- oder Nierengefäßen (Abb. 198 und 199).

Eine Histologie aus einem betroffenen Gefäß ist sehr hilfreich. Es findet sich eine fibrinoide Nekrose der Gefäßwand mittlerer bis kleiner Arterien mit umgebender zellulärer Infiltration und selten auch Granulombildung. Biopsien, die keine mittleren Arterien beinhalten, z. B. eine oberflächliche Hautbiopsie, oder eine, die aus makroskopisch unauffälligem Gewebe stammt, sind für die Diagnose einer Panarteriitis nodosa wertlos.

Bei aktiv-nephritischem Sediment klärt eine Nierenbiopsie, ob der Prozess zu einer Panarteriitis nodosa passt, wie eine Nierenamyloidose bei familiärem Mittelmeerfieber oder eine mesangiokapilläre Hepatitis-B-assoziierte Glomerulonephritis. Findet sich hingegen eine pauciimmune Glomerulonephritis, schließt dies eine Panarteriitis nodosa aus. Bei nachgewiesenen Nierenaneurysmata ist von einer

Kriterium	Panarteriitis nodosa	Mikroskopische Polyangiitis
Histologie	Nekrotisierend mit granulozytär/mononukleär perivaskulärem Infiltrat, selten granulomatös von mittleren und kleineren muskulären Arterien, manchmal Arteriolen	Nekrotisierend mit granulozytär/mononukleär perivaskulärem Infiltrat, nie granulomatös von kleinen Gefäßen (Kapillare, Venolen, Arteriolen). Größere Gefäße können auch betroffen sein
Verteilungsmuster		
Niere Renale Vaskulitis mit Infarkt, Mikroaneurysmata und Hypertension	Ja	Nein
Rasch voranschreitende Glomerulonephritis	Nein	Häufig
Lunge Lungenhämorrhagie	Nein	Ja
Periphere Neuropathie	50–80%	10–20%
Rückfälle	Selten	Häufig
p-ANCA	<20%	50–80%
Hepatitis-B-Virusinfektion	Gelegentlich	Nein
Pathologische Angiographie (Mikroaneurysmata, Stenosen)	Ja	Nein

Tab. 58
Differenzialdiagnose zwischen Panarteriitis nodosa und mikroskopischer Polyangiitis nach GUILLEVIN und LHOTE (12)

geschlossenen Nierenbiopsie wegen der hohen Blutungsgefahr abzuraten.

Diagnose

Die Diagnosekriterien des American College of Rheumatology von 1990 finden sich in Tab. 57. Wichtigste Differenzialdiagnose ist die mikroskopische Polyangiitis, die nach diesen Kriterien nicht scharf von der Panarteriitis nodosa zu trennen ist, jedoch nach heutiger Sicht eine eigenständige Krankheit darstellt (Tab. 58).

Therapie

Die Therapie erfolgt vorwiegend mit Methylprednisolon und Cyclophosphamid oder Azathioprin, ähnlich beim systemischen Lupus erythematodes (siehe Seite 248) oder der WEGENER-Granulomatose (siehe Seite 346). Dies gilt jedoch nur für die überwiegenden, nicht mit Hepatitis-B-Virus assoziierten Erkrankungen. Bei letzteren wird eine Therapie aus Prednison, Plasmaaustausch und antiviraler Therapie, früher Vidarabin, heute α-Interferon empfohlen (9, 11).

Prognose

Dillon (4) rechnet mit einer Mortalität von 10%. Die Chance, dass die Krankheit nicht reaktiviert wird, ist bei ausreichend langer Behandlung besser als bei den mikroskopischen nekrotisierenden Vaskulitiden. Als prognostisch ungünstig gilt ein Erkrankungsalter von 2 Jahren.

Literatur

1. Kussmaul A, Maier K. Über eine bisher nicht beschriebene eigenthümliche Arterienerkrankung (Periarteriitis nodosa), die mit Morbus Brightii und rapid fortschreitender allgemeiner Muskelerlahmung einhergeht. Dtsch Arch Klin Med 1866; 1: 484–517.

2. Lightfood RW, et al. The American College of Rheumatology 1990. Criteria for the classification of polyarteritis nodosa. Arthritis Rheum 1990; 33; 1088–1093.

3. Lane SE, et al. Primary renal vasculitis in Norfolk – increasing incidence or increasing recognition? Nephrol Dial Transplant 2000; 15: 23–27.

4. Dillon MJ. Vasculitis. In: Barratt TM, Avner ED, Harmon WE, editors. Pediatric Nephrology. 4th ed. Baltimore: Lippincott Williams & Wilkins; 1999. p. 779–792.

5. Ettlinger RE, et al. Polyarteriitis nodosa in childhood. A clinical pathologic study. Arthritis Rheum 1979; 22: 820–825.

6. Magilavy DB, et al. A syndrome of childhood polyarteriitis. J Pediatr 1977; 91: 25–30.

7. Ozen S, et al. Diagnostic criteria for polyarteriitis nodosa in childhood. J Pediatr 1992; 120: 206–209.

8. Reimold EW, et al. Polyarteriitis in children. Am J Dis Child 1976; 130: 534–541.

9. Guillevin L, et al. Polyarteritis nodosa related to hepatitis B virus. A retrospective study of 66 patients. Ann Med Interne 1992; 143 (Suppl 1): 63–74.

10. Glikson M. Polyarteritis nodosa and familial Mediterranean fever: a report of 2 cases and review of the literature. J Rheumatol 1989; 16: 536–539.

11. Mouthon L. Périartérite noueuse liée au virus de l'hépatite B. Path Biol 1999; 47: 237–244.

12. Guillevin L, Lhote F. Distinguishing polyarteritis nodosa from microscopic polyangiitis and implications for treatment. Curr Opin Rheumatol 1995; 7: 20–24.

Kawasaki-Syndrom

V. Wahn, Schwedt/Oder

Definition

Die Erkrankung wurde erstmals 1967 im japanischen Schrifttum von T. Kawasaki unter dem Namen »akutes febriles mukokutanes Lymphknotensyndrom« beschrieben; die erste Beschreibung in einem englischsprachigen Journal erfolgte 1974 durch dieselbe Arbeitsgruppe. Das Kawasaki-Syndrom ist eine akut auftretende Vaskulitis von kleinen und mittleren Arterien. Bevorzugt erkranken ältere Säuglinge und Kleinkinder.

Das Kawasaki-Syndrom zeichnet sich u. a. durch die Neigung zur Koronararteriitis aus, in deren Gefolge sich Koronaraneurysmen entwickeln können, welche dann potentiell rupturieren können. Einige Autoren sprechen auch von infantiler Polyarteriitis nodosa.

Häufigkeit

Es dauerte einige Jahre, bis das Kawasaki-Syndrom auch außerhalb von Japan diagnostiziert wurde. Inzwischen wird die Diagnose weltweit gestellt, besonders häufig allerdings unverändert in Japan. In Deutschland hat die Arbeitsgemeinschaft

»Mukokutanes Lymphknotensyndrom« bis 1994 mehr als 1700 Erkrankungen erfasst (1), wobei die Erfassung auf freiwilligen Meldungen basierte. Es ist also realistisch, zu vermuten, dass in Deutschland jährlich etwa 200 Kinder am KAWASAKI-Syndrom erkranken. Jungen erkranken häufiger als Mädchen.

Ätiologie und Pathogenese

Eine einheitliche Ätiologie ist bis heute nicht bekannt. Diskutiert wurden Teppichshampoo und eine Reihe von Mikroorganismen, wie Propionibakterien, Superantigen produzierende Staphylokokken oder Streptokokken, Rickettsien, Retroviren oder auch Parvovirus B19. Einiges spricht für die Superantigenhypothese. Tab. 59 fasst hierzu einige Daten zusammen (2). Die Angaben von NOMURA et al. (3) würden die Hypothese stützen: Die Autoren fanden in der akuten Phase eine signifikante Depletion von Vβ9- und Vβ15-tragenden T-Zellen, verglichen mit gesunden Kindern. Die Superantigenhypothese wird allerdings von anderen Autoren durchaus noch kontrovers diskutiert.

In verschiedenen Regionen der Welt wurden Assoziationen mit HLA-Antigenen gefunden, jedoch keine einheitlichen. So mag eine genetische Veranlagung vorliegen, in der Praxis ist sie jedoch weder für die Diagnose noch für die Therapie von Bedeutung.

Wie kommt es nun zur Vaskulitis? In Abb. 200 ist eine der Hypothesen illustriert (4). Danach wird unter dem Einfluss von IFN-γ auf Endothelzellen ein noch nicht identifiziertes Antigen hochreguliert (nicht dem HLA-System zugehörig), welches dann von spezifischen IgM-Antikörpern erkannt wird, die im Serum von Patienten mit KAWASAKI-Syndrom nachgewiesen wurden. Diese Antikörper können dann mit Hilfe von Komplement-Endothelzellen lysieren. Damit wäre der primäre Schaden an den Gefäßen erklärt. FUJIEDA et al. (5) bestätigten die Befunde im Wesentlichen. Auch sie konnten komplementabhängige Zytotoxizität, induziert in erster Linie durch IgM-anti-Endothelzellantikörper, nachweisen. Vorbehandlung der Endothelzellen mit Tumornekrosefaktor verstärkte die Zytotoxizität.

Klinischer Befund

Die Hauptsymptome des KAWASAKI-Syndroms sind in Tab. 60 zusammengefasst. Die Mehrzahl der Befunde (Abb. 201–204) kann bereits in der Frühphase erhoben werden, die lamellöse Schuppung (Abb. 205) ist allerdings ein Befund, der erst nach etwa 2 Wochen auftritt. Nicht immer muss die gesamte Symptomatik vorliegen: Vor allem bei Säuglingen <6 Monate gibt es oligosymptomatische Verläufe, die eine Diagnosestellung schwierig machen.

Den kardiovaskulären Zeichen kommt besondere Bedeutung zu: Bei der Auskultation Galopprhythmus, im Ekg Arrhythmien, abnorme Q-Zacke, verlängerte PR- oder QT-Intervalle, Niedervoltage, ST-T-Veränderungen, in der Röntgenaufnahme Kardiomegalie, in der Echokardiographie neben Koronaraneurysmen Perikardergüsse oder verminderte myokardiale Kontraktilität, Mitral- oder Aortenklappeninsuffizienz, selten periphere Aneurysmen, Angina pectoris oder Herzinfarkt.

Daneben sind noch weitere Symptome beobachtet worden: Arthralgien oder Arthritis, meningeale Reizung mit Liquorpleozytose, Urethritis mit steriler Pyurie, Nephritis, Magendarmsymptome wie Durchfall, Erbrechen, Bauchschmerzen, Gallenblasenhydrops, paralytischer Ileus, leichte Transaminasenerhöhung und Ikterus, respiratorische Symptome mit Rhinorrhö, Husten und Lungeninfiltraten. Bei einem KAWASAKI-Rezidiv entwickelte sich während der hyperzytokinämischen Phase ein Hämophagozytosesyndrom, ähnlich etwa wie beim STILL-Syndrom.

Im Gefolge eines KAWASAKI-Syndroms entwickeln sich oft schon in der 1. Krankheitswoche Aneurysmen. Abb. 206 gibt eine Übersicht über die Häufigkeitsverteilung an verschiedenen Gefäßen. Danach sind die Koronarien mit 73% am häufigsten betroffen. Vereinzelt wurden aber auch Stenosen bis hin zum Koronarverschluss beschrieben (6). Die Mehrzahl der Aneurys-

Tab. 59
Immunologische Hinweise auf eine mögliche Superantigenätiologie beim KAWASAKI-Syndrom

1. Makrophagen- und T-Zellaktivierung
2. Erhöhte Produktion von IL-1, TNF-α, IFN-γ
3. Selektive Expansion von Vβ2+ und Vβ8+T-Zellen
4. Junktionale Diversität von Vβ2+ und Vβ8+T-Zellen
5. Isolierung von TSST-produzierenden S. aureus bei der Mehrzahl der Patienten
6. Isolierung von SPEC-produzierenden Streptokokken bei einer Minderzahl der Patienten

Abb. 200
Mögliche Pathogenese der Vaskulitis beim KAWASAKI-Syndrom. Durch Superantigene werden bestimmte T-Zellen zur Ausschüttung von IFN-γ angeregt, welches dann auf Endothelzellen Autoantigene hochreguliert. Diese werden durch IgM-Autoantikörper erkannt, welche dann nach Bindung von Komplement in der Lage sind, die Endothelzelle zu lysieren. Damit ist der Primärschaden am Gefäß gesetzt

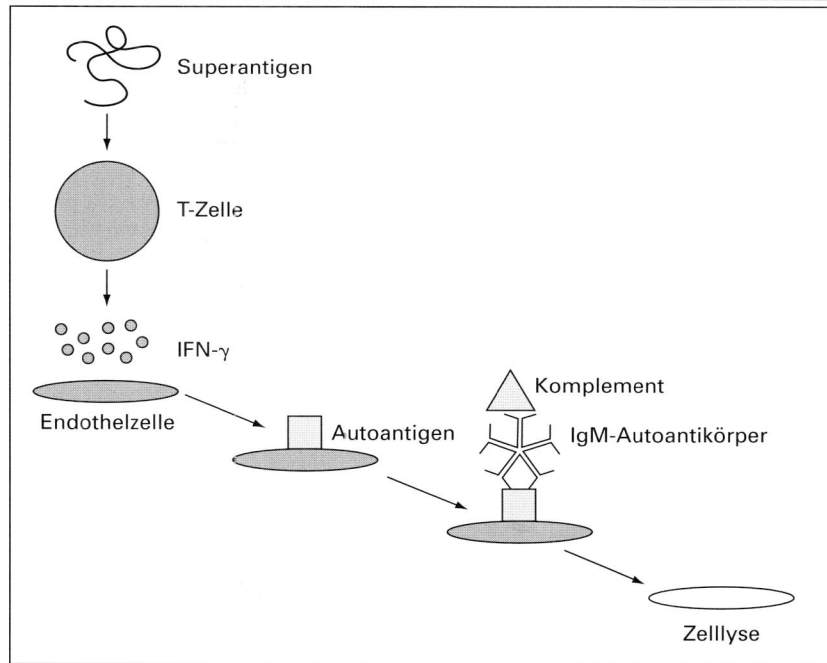

men hat sich bis zur 4. Krankheitswoche entwickelt.

Laborbefunde

Die akute Phase des KAWASAKI-Syndroms ist gekennzeichnet durch massive Entzündungszeichen: BSG-Erhöhung, Leukozytose mit Neurophilie, Thrombozytose bis >1 Million, Anämie, Erhöhung von Akute-Phase-Proteinen wie CRP, Erhöhung von IgE. Im zellulären Bereich findet man vermehrt T-Zellen und Monozyten; B-Zellen sind polyklonal aktiviert. Proinflammatorische Zytokine wie IL-1, IL-6 und TNF-α sind typischerweise erhöht. Bei vielen Patienten finden sich Zeichen der Komplementaktivierung mit Erniedrigung von CH50 und Erhöhung von C3d.

1. Fieber >5 Tage
2. Konjunktivale Injektion
3. Mundbereich
   Hochrote Lippen
   Himbeerzunge
   Enanthem
4. Polymorphes Exanthem
5. Hände und Füße
   Palmar-/Plantarerythem und -ödem
   Lamellöse Schuppung
6. Zervikale Lymphadenopathie, meist einseitig, >1,5 cm

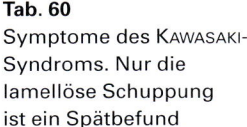

Tab. 60
Symptome des KAWASAKI-Syndroms. Nur die lamellöse Schuppung ist ein Spätbefund

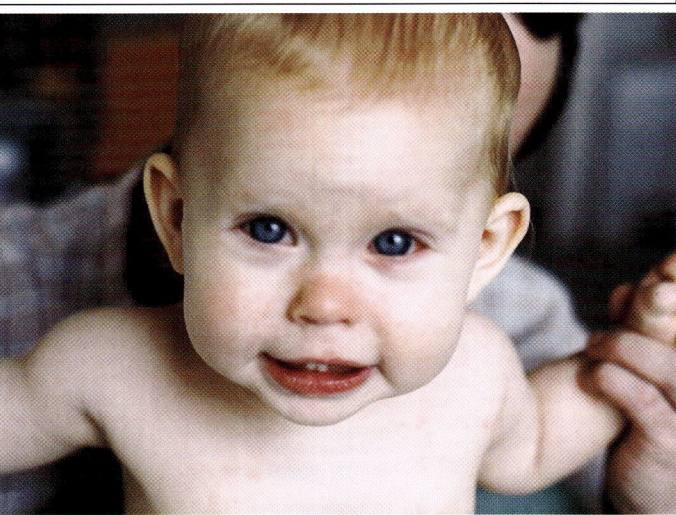

Abb. 201
Konjunktivitis und Lacklippen

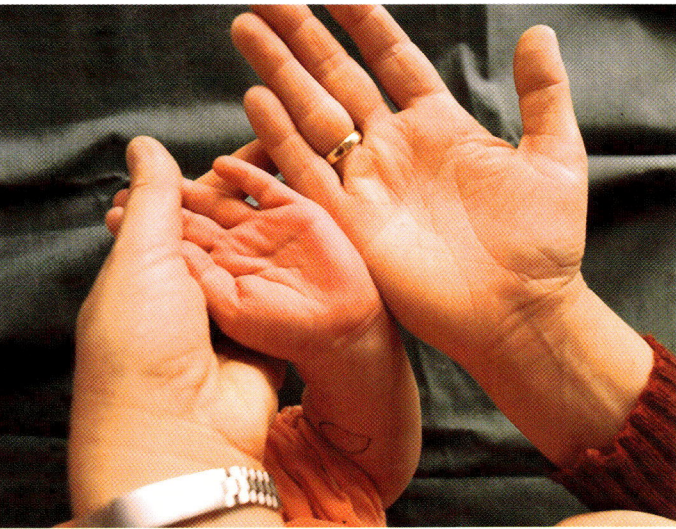

Abb. 202
Palmarerythem

Abb. 203
Plantarerythem

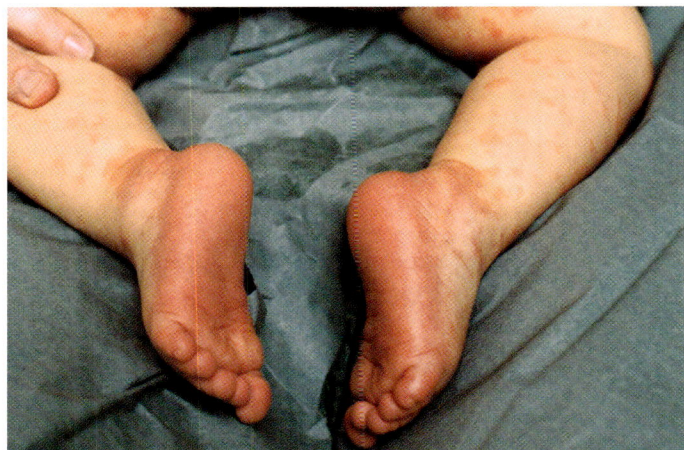

Abb. 204
Polymorphes Exanthem

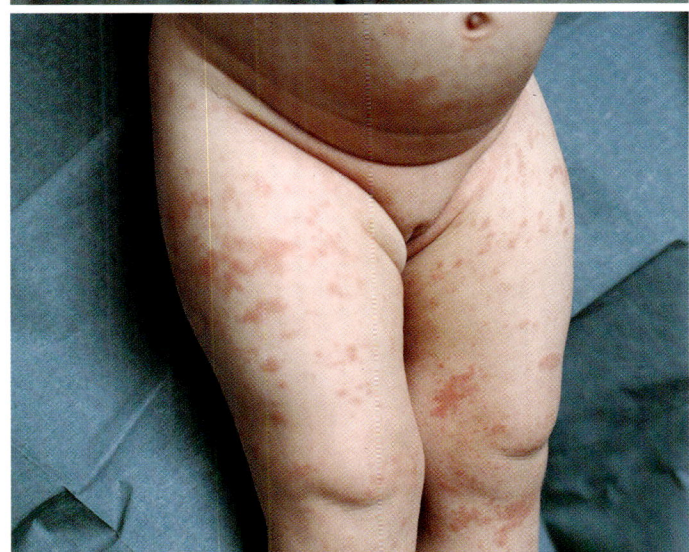

Abb. 205
Lamellöse Schuppung
an den Zehen (die
Aufnahme verdanke
ich Herrn Dr. NEUDORF,
Universitäts-Kinderklinik
Essen)

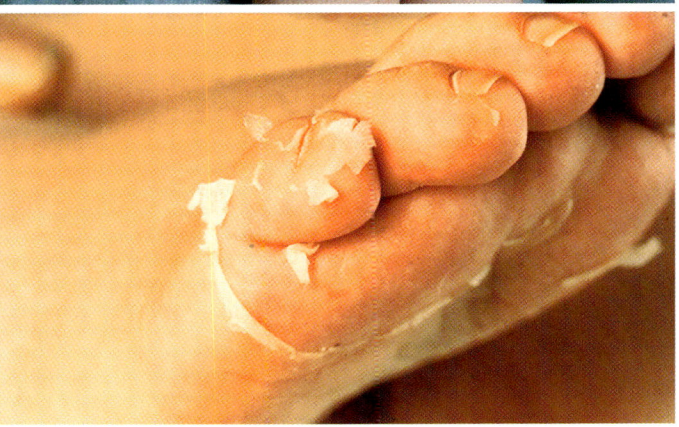

Apparative Untersuchungen

Alle Patienten mit KAWASAKI-Syndrom oder -Verdacht sollten regelmäßig kardiologisch unter Einbeziehung der zweidimensionalen Echokardiographie untersucht werden. Bei einigen Patienten mit nachgewiesenen Aneurysmen kann eine Koronarangiographie indiziert sein, da sich nur so die genaue Ausdehnung von Aneurysmen und Stenosen eindeutig erkennen lässt. DAJANI (7) empfiehlt eine solche Angiographie in bestimmten Situationen (Tab. 61).

Diagnose

Die Kriterien sind in Tab. 62 wiedergegeben (2). Ist eine definitive Diagnosestellung nicht möglich, sollte von KAWASAKI-Verdacht gesprochen werden.

Standardtherapie

Zentrales Ziel der Therapie ist die Verhinderung der Aneurysmen. Dieses Ziel wird meistens durch die Kombination von Acetylsalicylsäure mit hochdosierten i.v. Immunglobulinen in einer Dosis von 2 g/kg KG erreicht. Dabei sollten hochdosierte i.v. Immunglobuline so früh wie möglich verabreicht werden, unbedingt aber innerhalb der ersten 10 Krankheitstage. Acetylsalicylsäure wird initial in einer Dosis von 40–100 mg/kg bis zur Entfieberung verabreicht. Ab Fieberfreiheit kann die Dosis auf 3–5 mg/kg reduziert werden, was zur Hemmung der Thrombozytenaggregation ausreicht. Acetylsalicylsäure kann bei fehlenden Aneurysmen nach 6–8 Wochen abgesetzt werden, bei Nachweis von Aneurysmen sollte es mindestens 1 Jahr weiter verabreicht werden. Bei Riesenaneurysmen >8 mm oder koronarer Obstruktion wird Acetylsalicylsäure auf Dauer empfohlen, eventuell kombiniert mit Kumarinen.

Die Kombination von hochdosierten i.v. Immunglobulinen mit Acetylsalicylsäure gilt heute als die Therapie der Wahl. Vergleichbare Alternativen gibt es nicht, was vor allem 2 Arbeiten belegen: NEWBURGER et al. verglichen in ihrer ersten randomisierten Studie ebenfalls die Wirkung von Acetylsalicylsäure mit der Kombination Acetylsalicylsäure + hochdosierte i.v. Immunglobuline (8). Wie Tab. 63 zeigt, konnte mit Hilfe der Kombination die Häufigkeit der Aneurysmen signifikant gesenkt werden.

Abb. 206
Häufigkeitsverteilung
der Aneurysmen

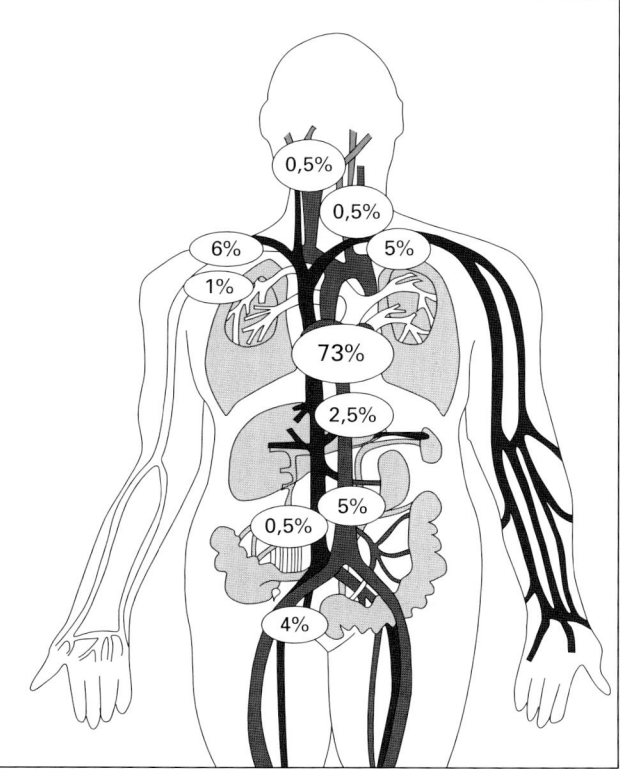

Situation	Angiographie
Keine Koronarbeteiligung	Nicht empfohlen
Vorübergehende koronare Ektasie im Akutstadium	Nicht empfohlen
Kleinere Koronaraneurysmen	Angiographie bei Verdacht auf Koronarstenose nach Echo- oder Belastungsuntersuchung
Riesenaneurysmen >8 mm oder multiple kleine + mittlere	Angiographie bei Verdacht auf Koronarstenose nach Echo- oder Belastungsuntersuchung
Koronare Obstruktion	Angiographie bei Frage nach Therapie (z. B. Bypass)

Bei der 2. Studie von Newburger et al. wurde dann gefragt, ob der Effekt durch Gabe der gesamten Therapiedosis in einer einzigen Infusion noch weiter verbessert werden kann (9). Die Ergebnisse in Tab. 64 lassen erkennen, dass die Effektivität der Therapie durch die Einmalgabe von 2 g/kg weiter ansteigt, sodass diese Dosierung heute empfohlen werden muss.

Je eher Immunglobuline beim Kawasaki-Syndrom gegeben werden, desto effektiver sind sie. Über die Anwendung von hochdosierten i.v. Immunglobulinen jenseits des 8. Krankheitstages gibt es keine kontrollierten Studien. Marasini et al. (10) berichteten über einige Säuglinge und Kinder mit Kawasaki-Syndrom, die offenbar auch noch nach dem 10. Krankheitstag mit Erfolg behandelt werden konnten. In Ermangelung therapeutischer Alternativen bei dieser Patientengruppe ist somit ein Therapieversuch gerechtfertigt.

Weitere Therapieoptionen

Was tun mit den wenigen Kindern, die auf die initiale Therapie mit hochdosierten i.v. Immunglobulinen nicht ansprechen? Auch zu dieser Frage gibt es keine kontrollierten Studien. Sundel et al. (1) berichteten über solche primären Nonresponder, die dann eine weitere Gabe von i.v. Immunglobulinen in einer Dosis von 1 g/kg er-

Tab. 61
Indikationen zur Koronarangiographie (7)

Tab. 62
Diagnosekriterien des Kawasaki-Syndroms (2)

1. Unerklärtes Fieber für 5 Tage oder länger

2. Mindestens 4 der folgenden 5 Zeichen:

   a) Bilaterale nicht exsudative konjunktivale Injektion

   b) Eine der folgenden Veränderungen an Lippen oder Oropharynx: Enanthem, gerötete oder trockenrissige Lippen, Erdbeerzunge

   c) Veränderungen an peripheren Extremitäten, vor allem Palmar- und Plantarerythem, Induration von Händen und Füßen, periunguale Desquamation

   d) Polymorphes Exanthem

   e) Akute nicht eitrige zervikale Lymphadenopathie (ein oder mehr Lymphknoten von mindestens 1,5 cm Durchmesser)

Gruppe	Häufigkeit von Koronaraneurysmen	
	nach 2 Wochen	nach 7 Wochen
Acetylsalicylsäure allein	8/78 = 23%	14/79 = 18%
Acetylsalicylsäure + hochdosierte i.v. Immunglobuline	6/75 = 8%	3/79 = 4%

Tab. 63
Häufigkeit von Koronaraneurysmen (8).
Die Unterschiede sind sowohl nach 2 wie nach 7 Wochen signifikant

Gruppe	Häufigkeit von Koronaraneurysmen	
	nach 2 Wochen	nach 7 Wochen
i.v. Immunglobuline: 4 Gaben 400 mg/kg	24/263	19/263
i.v. Immunglobuline: 1 Gabe 2 g/kg	12/260	10/257

Tab. 64
Häufigkeit von Koronaraneurysmen (9).
Die Unterschiede sind sowohl nach 2 wie nach 7 Wochen signifikant

hielten. Auch diese Maßnahme scheint Erfolgsaussichten zu bieten, sodass ein derartiger Versuch legitim ist.

Einzelne Kinder scheinen auf diese Maßnahme aber nicht zu reagieren. WRIGHT et al. (12) unternahmen bei 4 auf i.v. Immunglobuline resistenten Kindern mit KAWASAKI-Syndrom einen Therapieversuch mit i.v. Steroidpulsen. Alle 4 Kinder wurden mit Erfolg behandelt. Auch bei einer anderen problematischen Situation setzte man Steroidpulse mit Erfolg ein. SHETTY et al. (13) behandelten einen Patienten erfolgreich, bei dem es durch die massive zervikale Lymphadenopathie zu einer Atemwegsobstruktion gekommen war.

TAKAGI et al. (14) setzten bei einem immunglobulinresistenten Patienten die Plasmapherese mit Erfolg ein. Die bereits vorhandenen Koronarveränderungen bildeten sich nach der Plasmapherese zurück.

Weitere Therapien wurden versucht, so etwa Pentoxiphyllin, welches die TNF-Produktion hemmt. Eine einheitliche Beurteilung der Effektivität ist nicht möglich. Bei einem 2 Monate alten Mädchen, bei dem es neben Aneurysmen und einem Herzinfarkt zu einer peripheren Gangrän gekommen war, konnte die Perfusion der Gefäße durch Prostaglandin E1 wieder normalisiert werden (15). Bei einem anderen Patienten wurde in der gleichen Situation eine Kombination aus Heparin und Dipyridamol mit Erfolg verabreicht (16).

Eine andere Arbeitsgruppe prüfte den vasodilatatorischen Effekt von intrakoronaren Injektionen von Isosorbiddinitrat. Dabei zeigten vor allem vorgeschädigte Koronarien ein schlechtes Ansprechen auf diese Maßnahme. Auch mit Dipyridamol als Prämedikation vor einer Angiographie zeigten sich an morphologisch normalisierten Koronarien zum Teil noch funktionelle Störungen (17). Auch therapeutisch wurde Dipyridamol eingesetzt. Die Arbeit von KOBAYASHI zeigt, dass sich damit der Blutfluss in koronaren Aneurysmen verbessern lässt (18).

Auch thrombolytische Substanzen wurden vereinzelt mit Erfolg eingesetzt, so Urokinase intrakoronar, Streptokinase i.v. oder intrakoronar, oder rTPA intrakoronar (19). Desweiteren liegen kasuistische Berichte über Ballondilatationen, Bypass- oder Mitralklappenoperationen vor.

Die kardiale Situation kann den Einsatz positiv inotrop wirksamer Substanzen erforderlich machen. Alle diese Aspekte machen deutlich, dass in die Betreuung von KAWASAKI-Patienten der Kinderkardiologe frühzeitig mit einbezogen werden sollte. Formulierte amerikanische Richtlinien (7) können dabei eine zusätzliche Orientierungshilfe sein.

Prognose

Innerhalb einer japanischen Kohorte von 4676 Kindern mit KAWASAKI-Syndrom gab es 13 letale Verläufe, von denen die meisten innerhalb der ersten 2 Monate nach Manifestation verstarben (20). Besonders gefährdet waren in dieser Zeit die Jungen. Jenseits der akuten Phase gab es keine Geschlechtsdifferenzierungen mehr.

Von den überlebenden Kindern hatten in den Jahren 1982–1988 zum Zeitpunkt 1 Monat nach Erkrankung fast 20% der Kinder mit KAWASAKI-Syndrom kardiale Folgeerscheinungen, wie Erweiterungen oder Stenosen der Koronarien, Herzinfarkte oder Klappenläsionen. Besonders gefährdet waren Kinder <1 Jahr und >5 Jahre (21). Seit Einführung der Immunglobulintherapie ist die Rate der Komplikationen erheblich gesunken.

Besonderer Aufmerksamkeit bedürfen die sog. Riesenaneurysmen >8 mm Durchmesser, die im Vergleich zu kleineren Aneurysmen eine nur geringe Rückbildungstendenz aufweisen. Bei diesen Riesenaneurysmen können sich trotz Langzeittherapie mit Acetylsalicylsäure bei 30% der Patienten auch noch Jahre nach dem akuten KAWASAKI-Syndrom koronare Obstruktionen bis hin zum Infarkt entwickeln (22).

ZHANG et al. (23) führten erneut Analysen von 35210 Kindern mit KAWASAKI-Syndrom aus den Jahren 1991–1996 durch, von denen 83% mit Immunglobulinen behandelt worden waren. Hier fanden sich nach kardialen Folgeerscheinungen folgende Risikofaktoren: Alter <6 Monate und >7 Jahre, männliches Geschlecht, Immunglobulintherapie am 8. Krankheitstag oder später, Immunglobulintherapie verteilt auf mehrere Tage.

K o n s e q u e n z : Je früher die Diagnose gestellt und eine adäquate Therapie eingeleitet wird, umso besser ist die Prognose!

Literatur

1. Rieger C, Peter HH. Vaskulitiden. In: Wahn U, Seger R, Wahn V, Hrsg. Pädiatrische Allergologie und Immunologie. 3. Aufl. Stuttgart: Urban & Fischer. 1999.

2. Leung DYM. Superantigens related to Kawasaki syndrome. Springer Semin Immunopathol 1996; 17: 385–396.

3. Nomura Y, et al. Twenty-five types of T-cell receptor Vβ family repertoire in patients with Kawasaki syndrome. Eur J Pediatr 1998; 157: 981–986.

4. Leung DYM, et al. Evidence for superantigen involvement in cardiovascular injury due to Kawasaki syndrome. J Immunol 1995; 155: 5018–5021.

5. Fujieda M, et al. Antibodies to endothelial cells in Kawasaki disease lyse endothelial cells without cytokine pretreatment. Clin Exp Immunol 1997; 107: 120–126.

6. Ellis M, et al. Fatal obliterative coronary vasculitis in Kawasaki disease. J Pediatr 1998; 133: 259–261.

7. Dajani AS, et al. Guidelines for long-term management of patients with Kawasaki disease. Circulation 1994; 89: 916–922.

8. Newburger JW, et al. The treatment of Kawasaki syndrome with intravenous gamma globulin. N Engl J Med 1986; 315: 341–347.

9. Newburger JW, et al. A single intravenous infusion of gamma globulin as compared with four infusions in the treatment of acute Kawasaki syndrome. N Engl J Med 1991; 324: 1633–1639.

10. Marasini M, et al. Late intravenous gamma globulin treatment in infants and children with Kawasaki disease and coronary artery abnormalities. Am J Cardiol 1991; 68: 796–797.

11. Sundel RP, et al. Gamma globulin retreatment in Kawasaki disease. J Pediatr 1993; 123: 657–659.

12. Wright DA, et al. Treatment of immune globulin-resistant Kawasaki disease with pulsed doses of corticosteroids. J Pediatr 1996; 128: 146–149.

13. Shetty AK, et al. Massive lymphadenopathy and airway obstruction in a child with Kawasaki disease: Success with pulse steroid therapy. J Rheumatol 1998; 25: 1215–1217.

14. Takagi N, et al. Plasma exchange in Kawasaki disease. Lancet 1995; 346: 1307.

15. Von Planta M, et al. Atypical Kawasaki disease with peripheral gangrene and myocardial infarction: therapeutic implications. Eur J Pediatr 1995; 154: 830–834.

16. Chang JS, et al. Kawasaki disease complicated by peripheral gangrene. Pediatr Cardiol 1999; 20: 139–142.

17. Shinohara M, et al. Morphologic and functional assessment of coronary aneurysm after Kawasaki disease y repeated dipyridamole-loading coronary angiography. Am J Cardiol 1998; 82: 387–389.

18. Kobayashi T, et al. Effect of dipyridamole on the blood flow in coronary aneurysms resulting from Kawasaki disease. Pediatr Cardiol 1994; 15: 263–267.

19. Horigome H, et al. Successful thrombolysis with intracoronary administration of tissue plasminogen activator in an infant with Kawasaki disease. Heart 1997; 78: 517–518.

20. Nakamura Y, et al. Mortality among children with Kawasaki disease in Japan. N Engl J Med 1992; 326: 1246–1249.

21. Nakamura Y, et al. Cardiac sequelae of Kawasaki disease in Japan: Statistical analysis. Pediatrics 1991; 88: 1144–1147.

22. Akagi T, et al. Outcome of coronary artery aneurysms after Kawasaki disease. J Pediatr 1992; 121: 689–694.

23. Zhang T, et al. Factors related to cardiac sequelae of Kawasaki disease. Eur J Pediatr 1999; 158: 694–697.

Purpura SCHOENLEIN-HENOCH

H. RUDER, Feldberg

Definition und Häufigkeit

Bei der Purpura SCHOENLEIN-HENOCH handelt es sich um die häufigste Vaskulitis des Kindesalters, über deren Auftreten in Deutschland keine Zahlen vorliegen. Das dürfte daran liegen, dass je nach der Schwere des Verlaufes Ärzte unterschiedlicher Fachrichtungen konsultiert werden. Sie kommt jenseits des Säuglings- bis hin ins Erwachsenenalter mit einem Verhältnis Knaben:Mädchen von 1,2:1 bis 2:1 und einem Altersgipfel in der 2. Lebensdekade vor (1–3).

Die jährliche Inzidenz in Nordirland beträgt 135 pro 1 Million Kinder. Knapp ¼ von ihnen entwickelt renale Symptome (2, 4). Die Sterblichkeit innerhalb von 10 Jahren liegt bei <1%. Eine Purpura-SCHOENLEIN-HENOCH-Nephritis wurde in Italien in den Jahren 1992–1994 50-mal bioptisch nachgewiesen; das entspricht einer jährlichen Inzidenz von 2 pro 1 Million Kinder (5). Dies erklärt die unterschiedliche Bewertung der Dignität der Erkrankung zwischen Allgemeinpädiatern und pädiatrischen Nephrologen aus der Tertiärversorgung.

Die Purpura SCHOENLEIN-HENOCH ist im Allgemeinen eine gutartige Erkrankung, allerdings mit manchmal sehr ungünstigen Verläufen. Die Aufgabe des Kinderarztes besteht darin, hier die Spreu vom Weizen zu trennen. Die Klassifikationskriterien des American College of Rheumatology (Tab. 65) werden in der Regel für den Kinderarzt keine zusätzlichen Informationen bringen. Häufige andere Symptome, wie die Arthritis, sind zu unspezifisch und als Diagnosekriterium daher ungeeignet.

Ätiologie und Pathogenese

Die Vaskulitis betrifft hauptsächlich kleinste Arterien und Kapillaren in der Haut, den Gelenken, dem Gastrointestinaltrakt, der Nieren sowie selten anderer Organe wie ZNS, Lungen oder Hoden. Histologisch findet sich eine leukozytoklastische Vaskulitis, deren immunhistologisches Charakteristikum IgA-Immunkomplexe sind. Die Erkrankung beginnt oft nach einem Infekt, ohne dass ein einzelner Erreger dafür verantwortlich zu machen wäre.

Anamnese und klinischer Befund

Die Purpura SCHOENLEIN-HENOCH tritt akut aus vollkommener Gesundheit auf. Im Vordergrund steht die palpable Purpura mit stecknadelkopf- bis erbsgroßen rötlich, im späteren Verlauf bräunlich werdenden Papeln mit nur zentraler Einblutung vorwiegend an den abhängigen Körperpartien wie Füße, Knie, Hände, Ellbogen und Gesäß (Abb. 207). Traumatische Sugillationen oder flohstichartige Blutungen finden sich in der Regel nicht. Jedoch kann es durch Verschmelzung der Papeln zu flächenhaften Blutungen mit lokalisierter Ödembildung kommen.

Bullöse oder nekrotisierende Veränderungen finden sich vorwiegend bei Erwachsenen. Jüngere Kinder neigen zu flächenartiger und kokardenartiger Purpura mit Muskelschmerzen, aber ohne Nieren- und Darmbeteiligung, der sog. S E I D E L M A Y E R - K o k a r d e n p u r p u r a (Abb. 208). Ob es sich um ein von der Purpura SCHOENLEIN-HENOCH abgegrenztes Krankheitsbild oder eine Sonderform handelt, muss offen bleiben. Jedenfalls fand sich in Hautbiopsien sehr junger Patienten zwar immer

eine leukozytoklastische Vaskulitis, jedoch häufig ohne IgA-Ablagerungen (6). Die Purpura kann aus einem einzelnen Schub bestehen, aber auch bei etwa ⅓ der Patienten rezidivieren.

Arthritis

Bei 70% der Patienten kommt es zu Arthralgien oder einer Arthritis der großen Gelenke, vorwiegend der unteren Extremität. Bei der Arthritis stehen in der Regel die Schmerzen im Vordergrund, die Schwellung ist nur gering ausgeprägt oder kann auch fehlen. Meist verschwinden die Gelenkschmerzen mit oder ohne Therapie nach wenigen Tagen.

Darmbeteiligung

Etwa die Hälfte der Patienten entwickelt gastrointestinale Symptome. Die heftigen, kolikartigen Bauchschmerzen stehen im Vordergrund. Es findet sich mikroskopisch, selten makroskopisch, Blut im Stuhl. Bei etwa 2% der Patienten treten aber auch starke Darmblutungen auf, die zu einem transfusionsbedürftigen Blutverlust führen. Hier ist an einen assoziierten Faktor-XIII-Mangel zu denken. Darmperforationen, hämorrhagische Infarzierung und besonders Invaginationen sind beschrieben.

Glomerulonephritis

Etwa 20% der Patienten entwickeln innerhalb der ersten 3 Monate nach Beginn der Hautläsionen eine Nephritis, die sich als Hämaturie, Proteinurie oder bei ⅓ der Patienten mit schwereren Symptomen, wie einem nephritischen oder nephritisch-nephrotischem Syndrom, äußert. Eine arterielle Hypertonie ist häufig. Besonders bei einem nephritisch-nephrotischen Syndrom wird ein Ansteigen der harnpflichtigen Substanzen beobachtet. Tab. 66 zeigt den Verlauf der Nierenerkrankung bei 64 deutschen Kindern mit bioptisch gesicherter SCHOENLEIN-HENOCH-Nephritis.

1. Palpable Purpura
2. Manifestationsalter vor dem 21. Lebensjahr
3. Angina abdominalis
4. Bioptisch gesicherte leukozytoklastische Vaskulitis

Beurteilung: Die Diagnose gilt als gesichert, wenn mindestens 2 der 4 Kriterien vorliegen. Die Sensitivität beträgt 87,1%, die Spezifität 87,7%

Anmerkung: Die Kriterien differenzieren nicht gut gegen die kutane leukozytoklastische Angiitis, wenn nur die Kriterien 1 und 4 positiv sind

Tab. 65
Klassifikationskriterien des American College of Rheumatology für die Purpura SCHOENLEIN-HENOCH (15)

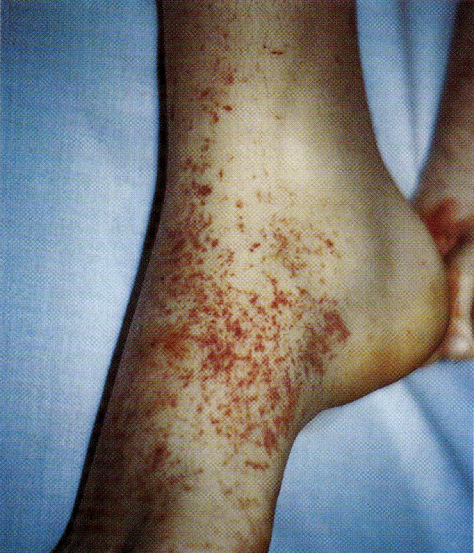

Abb. 207
Typische frische palpable Purpura in den abhängigen Körperpartien bei einem Knaben mit Purpura SCHOENLEIN-HENOCH

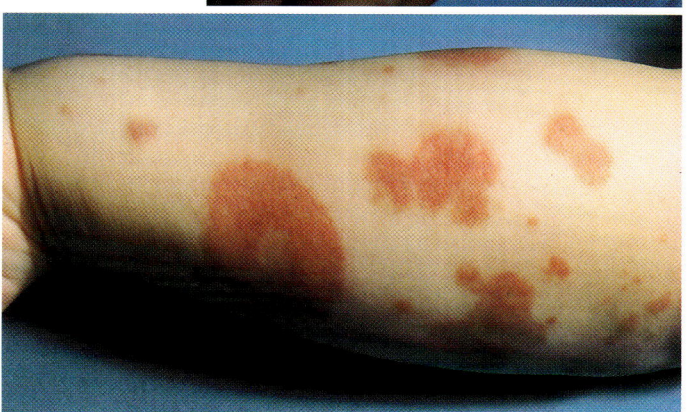

Abb. 208
SEIDELMAYER-Kokardenpurpura bei einem älteren Säugling

Histologisch findet sich bei der Nephritis immer eine Immunkomplexvaskulitis mit prädominanten IgA-Ablagerungen (Abb. 209). Das lichtmikroskopische Bild ist, abhängig vom Schweregrad, variabel. Tab. 67 fasst die Klassifikationskriterien einer Purpura-SCHOENLEIN-HENOCH-Nephritis zusammen. Alle extrakapillär proliferativen Gomerulonephritiden neigen zu einer ungünstigen Prognose. Ist es trotz aller therapeutischen Maßnahmen zur terminalen Niereninsuffizienz gekommen, so ist eine Nierentransplantation anzustreben. Auch wenn die Erkrankung bei etwa 50% aller Patienten im Transplantat trotz Immunsuppression rezidiviert, führt sie doch nur bei etwa 10% innerhalb der ersten 5 Jahre nach Transplantation zum Transplantatverlust. Der Abstand zwischen Zeitpunkt des Nierenversagens und der Transplantation beeinflusst die Rezidivrate nicht, sodass vor der Transplantation keine längere Wartezeit – wie früher empfohlen – notwendig ist (7).

Seltene Organkomplikationen

Wie jede Vaskulitis kann eine Purpura SCHOENLEIN-HENOCH prinzipiell jedes Organ befallen (3). Nicht bei allen beschriebe-ner, der Purpura SCHOENLEIN-HENOCH zugeordneten Erkrankungen wurde histologisch gesichert, dass es sich um eine Purpura SCHOENLEIN-HENOCH und nicht um eine andere Vaskulitis handelte. Relativ häufig (5–10%) ist das Auftreten einer Orchitis oder Hodenblutung bei Knaben. Gefährlich, weil klinisch stumm verlaufend, sind Ureterstrikturen, die Wochen bis Monate nach der akuten Phase zu einer Obstruktion mit eventuell irreversiblem postrenalem Nierenversagen führen können (8). Eine Makrohämaturie kann auch durch eine Ureterblutung oder arterio-venöse Fistel ausgelöst werden.

Im ZNS kann es zu unterschiedlichsten Symptomen wie Koma, Ataxie oder Krampfanfällen kommen. Neben einer Vaskulitis des ZNS muss hierbei auch immer an eine akute hypertensive Krise gedacht werden. Weniger die absolute Höhe des Blutdrucks als vielmehr ein rascher Blutdruckanstieg, z. B. bei einer Nephritis, ist Auslöser neurologischer Symptome, wie Hemiparese oder kortikaler Amaurose.

Aufmerksamkeit sollte auch der Lunge gewidmet werden. Bei über 90% der Patienten fand sich in Abwesenheit klinischer oder radiologischer Veränderungen eine

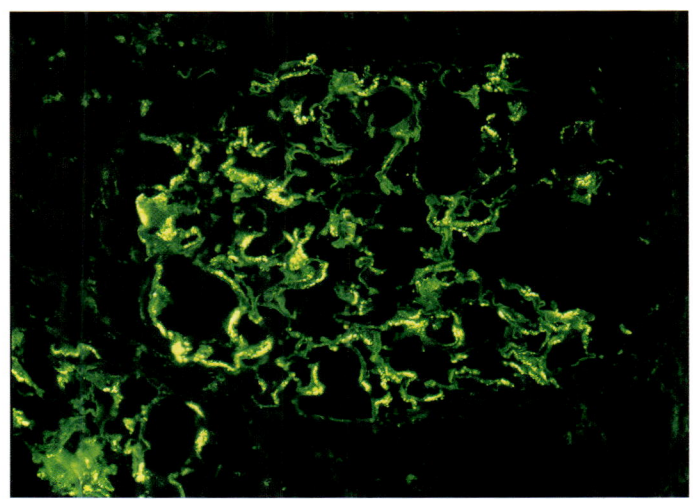

Abb. 209
Immunfluoreszenz einer Nierenbiopsie: Mesangiale IgA-Ablagerungen in einem Glomerulus bei einer Klasse-II-Purpura-SCHOENLEIN-HENOCH-Nephritis nach der International Study of Kidney Diseases in Children

Tab. 66 Symptome bei Präsentation und Verlauf der Nierenerkrankung bei 64 Kindern mit SCHOENLEIN-HENOCH-Nephritis (13) * terminale Niereninsuffizienz in Klammern ** 1 Patient verstarb ohne Niereninsuffizienz	**Symptome bei Präsentation**
	Proteinurie ± Hämaturie
	Akutes nephritisches Syndrom (Hämaturie, Hochdruck, Serumkreatinin normal)
	Nephrotisches Syndrom
	Nephritisch-nephrotisches Syndrom
	Gesamt

Störung der Diffusionsleistung (9). Lungenblutung bei einer Vaskulitis kann zu Lungenversagen führen. Wenn dies auch eher typisch für eine WEGENER-Granulomatose ist, wurde darüber auch bei der Purpura SCHOENLEIN-HENOCH berichtet (10).

Laborbefunde

Pathognomonische Laborbefunde gibt es bei der Purpura SCHOENLEIN-HENOCH nicht (3). BSG oder CRP sind unspezifisch erhöht, nicht selten finden sich erhöhte IgA-Werte oder ein erhöhter Antistreptolysintiter. Spezifische Antikörper wie antinukleäre Antikörper (ANA) oder Autoantikörper gegen Antigene in neutrophilen Granulozyten (ANCA) sind negativ. Lediglich die Frage von IgA-ANCA wird kontrovers diskutiert. Es findet sich im Gegensatz zum systemischen Lupus erythematodes oder einer postinfektiösen Glomerulonephritis kein Komplementverbrauch im klassischen Aktivierungsweg (C3 normal, CH50 nicht erniedrigt). Hämaturie und/oder Proteinurie sind Zeichen für eine Glomerulonephritis. Bei Blutungskomplikationen ist Faktor XIII zu bestimmen.

Apparative Untersuchungen

Sie sind zur Diagnose nicht nötig, da die Symptomatik meist eindeutig ist. Allerdings können andere mikroskopische Vaskulitiden eine Purpura-SCHOENLEIN-HENOCH-Nephritis gut kopieren, sodass mitunter eine Haut- oder Nierenbiopsie mit Immunhistologie hilfreich sein kann.

Weitere Untersuchungen dienen dem Erkennen von Komplikationen oder können differenzialdiagnostisch notwendig werden. Die Abdomensonographie hilft, Blutung, Invagination, Aszites oder Harntransportstörungen zu erkennen. Bei Ileusverdacht ist eine Abdomenleeraufnahme anzufertigen. Bei einem akuten Skrotum ist per Dopplersonographie eine Hodentorsion auszuschließen. Eine primäre pulmonale oder eine sekundäre Beteiligung bei

Nierenerkrankung im Verlauf

A	B	C	D	
Normal	Pathologischer Harn, Proteinurie $<1\ g/m^2/d$	Aktive Nieren-erkrankung, Proteinurie $>1\ g/m^2/d$	Nieren-insuffizienz* oder verstorben	Gesamt
14	9	2	1**	26
2	–	1	–	3
6	7	3	3 (2)	19
2	3	2	9 (7)	16
24 (37%)	19 (30%)	8 (12%)	13 (9) (21%)	64 (100%)

einer Niereninsuffizienz oder einem ne-phrotischen Syndrom wird sensitiv mit der perkutanen Pulsoximetrie erfasst. Bei zerebraler Vaskulitis sind ein EEG sowie eine kernspintomographische Untersuchung angezeigt.

Bei einem nephrotischen Syndrom, erhöhten Retentionswerten und/oder persistierender Proteinurie von $>1\ g/m^2/24$ Std. sollte das Ausmaß der Nierenbeteiligung histologisch gesichert werden. Bei jeder Form der Nierenbeteiligung ist eine 24-Stunden-Blutdruckmessung anzuraten.

Diagnose

Die Diagnose ergibt sich aus dem klinischen Bild, gegebenenfalls in Kombination mit dem histologischen Nachweis einer IgA-Vaskulitis aus einer Haut- oder Nierenbiopsie. Ausgeschlossen werden müssen alle Formen einer thrombozytopenischen Purpura sowie bei schweren Verläufen eine ANCA-positive Vaskulitis.

Standardtherapie und Therapieüberwachung

Die Therapie besteht für gewöhnlich lediglich in Bettruhe während der Phase frischer vaskulitischer Effloreszenzen. Gelenkaffektionen können lokal kühlend oder auch mit z. B. Paracetamol behandelt werden. Andere nichtsteroidale Antiphlogistika sind meistens nicht notwendig und können gastrointestinale Symptome verstärken oder nephrotoxisch wirken. Die Bauchschmerzen sind manchmal sehr heftig und kolikartig. Neben Maßnahmen wie feucht-warme Bauchwickel hat sich auch Prednison mit 1–2 mg/kg KG bewährt. Bei makroskopischen Darmblutungen ist gegebenenfalls Faktor XIII zu substituieren. Bei schwererem gastrointestinalem Befall, Verdacht auf Perforation, hämorrhagischer Infarzierung oder Invagination ist ein vorsichtiges Abwägen therapeutischer Maßnahmen gemeinsam mit einem erfahrenen Kinderchirurgen anzuraten.

I.   Minimale glomeruläre Veränderungen

II. Ausschließlich mesangiale Proliferation: (a) fokal (b) diffus

III. Extrakapillare Proliferation (segmentale oder zirkumferenzielle
     Halbmonde) <50%

IV. Extrakapillare Proliferation (segmentale oder zirkumferenzielle
     Halbmonde) 50–75%

V.   Extrakapillare Proliferation (segmentale oder zirkumferenzielle
     Halbmonde) >75%

VI. Pseudomesangiokapillär*

(a) fokale
(b) diffuse
    Proliferation

Tab. 67
Morphologische Klassifikation
der Purpura-SCHOENLEIN-HENOCH-Nephritis
nach der International Study
of Kidney Diseases in Children (16)

* die Prognose hängt von der Auswahl
  der Halbmonde ab

Eine spezifische Therapie der Nephritis gibt es nicht. Vorbeugende Kortikosteroidtherapie hat keinen sicheren Effekt. Wegen der blutdrucksteigernden Wirkung ist davon abzuraten. Vor einer spezifischen Therapie muss das Ausmaß der Nierenbeteiligung histologisch gesichert werden. Bei Grad III-V nach International Study of Kidney Diseases in Children ist eine Therapie mit Steroidpulsen (575 mg/m^2 Methylprednisolon an 3 Tagen alternierend innerhalb 5 aufeinanderfolgender Tage) weitgehend akzeptiert (11). Bei einer frischen zellulären extrakapillären Glomerulonephritis mit ≥50% Halbmonden kann eine Therapie auch mit Plasmapherese (12, 13), Azathioprin, Cyclosporin A oder i.v. Cyclophosphamid-Puls wie bei anderen rasch voranschreitenden Glomerulonephritiden erweitert werden. Kontrollierte Studien hierzu existieren aber nicht.

Bei überwiegend chronischen Veränderungen wird man von einer immunsuppressiven Therapie mehr Nebenwirkungen als gewünschten Effekt finden. Da es bei einer rasch voranschreitenden (rapidly progressive) Glomerulonephritis etwa 4–6 Wochen dauert, bis aus einer akuten zellulären extrakapillären Proliferation eine irreversibel fibrotisch veränderte Niere wird, dürfen bei entsprechenden Symptomen eine Nierenbiopsie und die sich anschließende immunsuppressive bzw. antiproliferative Therapie nicht verzögert werden.

Aufmerksamkeit muss dem Blutdruck geschenkt werden. Wie bei anderen Nierenerkrankungen fehlt oft die physiologische Nachtabsenkung. Allgemein hat es sich bei chronischen Nierenerkrankungen bewährt, den Blutdruck unter die 50. Perzentile des 24-Stunden-RR abzusenken. Wegen des nephroprotektiven Effektes sind ACE-Hemmer Mittel der 1. Wahl, gegebenenfalls in Kombination mit Furosemid oder einem β-Blocker.

Prognose

Die Prognose der Purpura SCHOENLEIN-HENOCH ohne Nierenbeteiligung ist im Allgemeinen sehr günstig. Die Erkrankung ist selbstlimitierend und heilt folgenlos ab. Schwere Organkomplikationen (ZNS, Massenblutungen) sind sehr selten. Die Mortalität liegt bei <1% innerhalb von 10 Jahren.

Bestimmt wird die Prognose meist durch den Verlauf der Nephritis. Sie neigt zu einer Chronifizierung mit Proteinurie und arterieller Hypertonie, wobei sich weitere Folgeschäden oft erst nach Jahrzehnten zeigen. Die Langzeitprognose der Purpura-SCHOENLEIN-HENOCH-Nephritis ist nicht so günstig. Mehr als 25% der Patienten, bei denen eine Nierenbiopsie durchgeführt wurde (in der Regel wegen eines nephritisch-nephrotischen Syndroms, eines nephrotischen Syndroms mit oder ohne akute Niereninsuffizienz), entwickeln innerhalb von 10 Jahren eine terminale Niereninsuffizienz (13).

Erstmals wurde von GOLDSTEIN et al. (14) gezeigt, dass die Langzeitprognose der Nephritis (mittlere Nachbeobachtungszeit 23 Jahre) deutlich schlechter ist als bisher angenommen. Auch ein Verschwinden der Proteinurie schützt nicht sicher vor einem späten Übergang in eine terminale Niereninsuffizienz. Besonders wichtig ist die Erkenntnis, dass während der Schwangerschaft regelmäßig ein Neuauftreten oder ein Anstieg der Proteinurie und/oder einer arteriellen Hypertonie nachzuweisen ist.

Jugendliche und Eltern von Patientinnen mit abgelaufener Purpura-SCHOENLEIN-HE-NOCH-Nephritis müssen daher immer darauf hingewiesen werden, dass es sich bei einer Schwangerschaft um eine Risikoschwangerschaft handelt, die von einem internistischen Nephrologen mitbetreut werden sollte.

Literatur

1. Coppo R, et al. Clinical features of Henoch-Schönlein Purpura. Ann Med Interne 1999; 150:143–150.

2. Fanconi G. Die Krankheiten des Blutes und der blutbildenden Organe. In: Fanconi G, Wallgren A, Hrsg. Lehrbuch der Pädiatrie. 9. Aufl. Zürich-Stuttgart: Schwabe; 1972. S. 414–479.

3. Saulsbury F. Henoch-Schönlein nephritis in children. Report of 100 patients and review of the literature. Medicine 1999; 78: 395–409.

4. Stewart M, et al. Long-term renal prognosis of Henoch-Schönlein Purpura in an unselected childhood population. Eur J Pediatr 1988; 147: 113–115.

5. Coppo R, et al. Frequency of renal and clinical indications for renal biopsy in children (report of the Italian National Registry of Renal Biopsies in Children). Nephrol Dial Transplant 1998; 13: 293–297.

6. Nussinovitch M, et al. Cutaneous manifestations of Henoch-Schönlein purpura in young children. Pediatr Dermatol 1998; 15: 426–428.

7. Meulders Q, et al. Course of Henoch-Schönlein nephritis after renal transplantation. Transplantation 1994; 58: 1179–1186.

8. Bruce RG, et al. Bilateral ureteral obstruction associated with Henoch-Schönlein purpura. Pediatr Nephrol 1997; 11: 347–349.

9. Cazzato S, et al. Pulmonary function abnormalities in children with Henoch-Schönlein purpura. Eur Respir J 1999; 13: 597–601.

10. Vats K, et al. Henoch-Schönlein purpura and pulmonary hemorrhage: a report and literature review. Pediatr Nephrol 1999; 13: 530–534.

11. Niaudet P, Habib R. Methylprednisolone pulse therapy in the treatment of severe forms of Schönlein-Henoch Purpura nephritis. Pediatr Nephrol 1998; 12: 239–243.

12. Hattori M, et al. Plasmapheresis as the sole therapy for rapidly progressive Henoch-Schönlein Purpura nephritis in children. Am J Kidney Dis 1999; 3: 427–433.

13. Schärer K, et al. Clinical outcome of Schönlein-Henoch Purpura nephritis in children. Pediatr Nephrol 1999; 13: 816–823.

14. Goldstein A, et al. Long-term follow-up of childhood Henoch-Schönlein nephritis. Lancet 1992; 339: 280–282.

15. Mills JA, et al. The American College of Rheumatology 1990. Criteria for the classification of Henoch-Schönlein purpura. Arthritis Rheum 1990; 33: 1114–1121.

16. White RHR. Henoch-Schönlein purpura. In: Churg A, Churg J, editors. Vasculitides. New York: Igaku-Shoin; 1991. p 201–217.

17. Thon A, Freihorst J, Leipold G. Purpura Schönlein-Henoch. In: Reinhardt D, et al., Hrsg. Leitlinien der Kinderheilkunde und Jugendmedizin. 1. Aufl. München-Jena: Urban & Fischer; 1999. S. 43–46.

Serumkrankheit

V. WAHN, Schwedt/Oder

Definition

Das Krankheitsbild wurde erstmals von PIRQUET und SCHICK im Jahre 1905 beschrieben. Die Autoren berichteten über die klassischen Symptome, die etwa 8–12 Tage nach der Injektion eines heterologen Anti-Diphtherie-Antiserums vom Pferd auftraten: Fieber, Exanthem, Arthralgien, Lymphadenopathie. Die Reaktion trat beschleunigt auf, wenn Patienten eine Injektion bereits zum zweiten Mal erhalten hatten.

Auch heute noch verstehen wir unter Serumkrankheit im eigentlichen Sinne die Typ-III-Reaktion (= ARTHUS-Reaktion) des Organismus auf ein heterologes Antiserum wie z. B. Antithymozytenglobulin. Im weiteren Sinne wird aber auch eine vergleichbare Reaktion auf Medikamente als Serumkrankheit verstanden. Die Erkrankung ist nicht identisch mit der von KUNNAMO et al. (1) beschriebenen (der Serumkrankheit ähnlichen) Manifestation oder anderen allergischen Reaktionen.

Häufigkeit

Während die Reaktion im frühen 20. Jahrhundert relativ häufig auftrat, als gegen Infektionen noch keine Impfstoffe oder Antibiotika zur Verfügung standen, wird sie heute in erster Linie als Folge von Medikamentengaben (Haptenmechanismus) beobachtet, selten nach Gabe von z. B. Antithymozytenglobulin oder heterologen Antiseren gegen Schlangengifte.

Ätiologie und Pathogenese

Bei der klassischen Serumkrankheit ist das auslösende Antigen ein Fremdeiweiß, so etwa Antithymozytenglobulin. Aber auch Streptokinase (Lysetherapie), multiple Insektenstiche, bovines Serumalbumin bei der in vitro-Fertilisation, i.v. Immunglobuline oder Extrakte für eine Hyposensibilisierung (Wespengift) kommen als Auslöser in Betracht.

Nachdem das Immunsystem das Fremdeiweiß erkannt hat, beginnt es mit der Produktion von IgM- und IgG-Antikörpern, die nach Bildung von Immunkomplexen Komplement binden und aktivieren können. Aber auch IgE-Antikörper gegen das Antigen können induziert werden, was die Kombination von Typ-III- und Typ-I-Allergie erklärt. Abb. 210 verdeutlicht das Verhalten der Spiegel von Antigen, Antikörpern und Komplement. Die Aktivierung von Komplement durch Immunkomplexe ist besonders effektiv im Bereich des Äquivalenzpunktes von Antigen und Antikörper. Hier ist auch mit der stärksten Ausprägung der Symptome zu rechnen.

Als auslösende Medikamente kommen in erster Linie Antibiotika infrage (2), wie Penicilline, Cephalosporine, Sulfonamide und Tetracycline, aber auch andere Medikamente, wie Carbamazepin oder N-Acetylcystein, sind beschrieben.

Anamnese

In der Regel sollte es relativ leicht sein, herauszufinden, ob der Patient ein Heteroantiserum, ein Antibiotikum oder ein anderes Medikament innerhalb von 3 Wochen vor Auftreten der Symptome erhalten hat.

Abb. 210
Idealisierter Verlauf von
freiem Antigen, freiem
Antikörper und Gesamt-
komplement CH50 bei der
klassischen Serumkrankheit
nach parenteraler Injektion
eines Fremdeiweißes

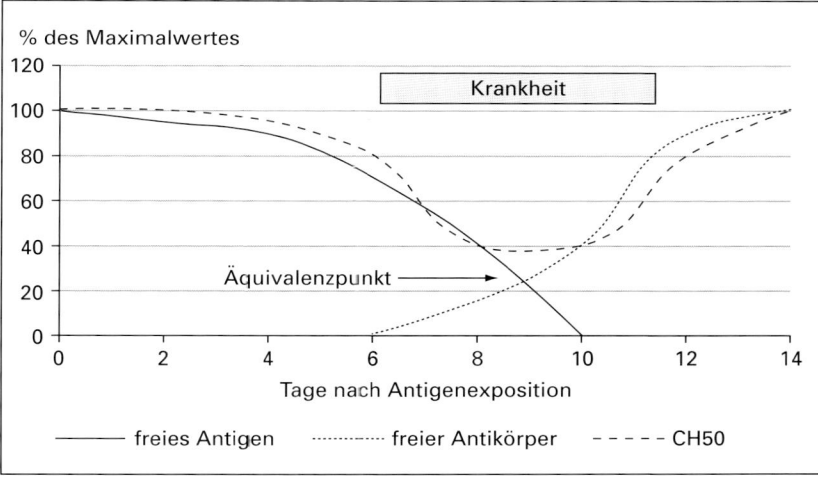

Tab. 68
Häufigkeit klinischer
Befunde bei der
Serumkrankheit (3).
Zeitangaben
unter »Beginn«:
Tage nach Gabe
eines Fremdeiweißes

Symptom	Häufigkeit (%)	Beginn (Tage)	Dauer (Tage)
Fieber/Malaise	100	5–7	7–14
Typische Hautläsionen	93	7–9	10–14
Palmare, plantare Zeichen	75	6–8	7–14
Arthralgie	67	7–8	9–13
Gastrointestinale Beschwerden	67	6–8	7–14
Auffälliger Harnbefund (Glomerulonephritis)	67	6–14	7–14
Kopfschmerzen	57	5–7	2–5
Myalgie	37	7–8	9–13
Schleiersehen	37	6–8	6–7
Arthritis	30	12–17	2–6
Dyspnoe/Giemen	20	6–14	2–3
Lymphadenopathie	13	7–11	5–9
Heiserkeit/Anosmie	10	7–9	2–5

Klinischer Befund

Von BIELORY et al. (3) stammt die wohl schönste Darstellung der menschlichen Serumkrankheit. Die Autoren stellten die Befunde von insgesamt 35 wegen aplastischer Anämie mit Antithymozytenglobulin (vom Pferd) behandelten Patienten zusammen. Die Häufigkeit der Befunde ist in Tab. 68 wiedergegeben. Die Symptome bei medikamentös getriggerter Serumkrankheit sind ähnlich (4).

Laborbefunde

Im Blutbild zeigen sich Anämie, Leukopenie und Thrombopenie. Alle Immunglobuline (IgG, IgA, IgM, IgE) sind erhöht, ebenso BSG und Akute-Phase-Proteine. Etwa die Hälfte der Patienten entwickelt einenTransaminasenanstieg. Differenzialdiagnostisch besonders hilfreich sind Messungen von zirkulierenden Immunkomplexen und Komplementfaktoren: Zum Zeitpunkt der ausgeprägtesten Symptomatik sind Immunkomplexe stark erhöht und Komplementfaktoren CH50, C3 und C4 stark erniedrigt.

Diagnose

Bei Verbindung der Anamnese mit den typischen Symptomen und Befunden ist eine Diagnosestellung nicht schwer. Im Zweifel kommt vor allem dem erniedrigten Komplement differenzialdiagnostische Bedeutung zu.

Standardtherapie

Die Behandlung ist symptomatisch. Die kurzzeitige Anwendung von Steroiden wird kontrovers diskutiert, sie mögen bei schweren Symptomen hilfreich sein. Arthralgien können den Einsatz von nicht steroidalen Antirheumatika erforderlich machen, urtikarielle Hauterscheinungen Antihistaminika. Die Therapie von Atemwegsmanifestationen folgt üblichen Regeln.

Prognose

In der Regel ist die Prognose gut, die Erkrankung ist selbstlimitierend. Wesentlich ist, den Auslöser zu identifizieren und jegliche Reexposition zu vermeiden.

Literatur

1. Kunnamo I, et al. Serum-sickness-like disease is a common cause of acute arthritis in children. Acta Paediatr Scand 1986; 75: 964–969.

2. Parshuram CS, et al. Serum sickness in a pediatric emergency department: The role of cefaclor. J Paediatr Child Health 1999; 35: 223–224.

3. Bielory L, et al. Human serum sickness: A prospective analysis of 35 patients treated with equine antithymocyte globulin for bone marrow failure. Medicine 1988; 67: 40–57.

4. Ebell W, et al. Diagnose und Verlauf einer Medikamenten-induzierten Typ-III-Allergie. Münch Med Wochenschr 1980; 122: 1421–1422.

Vaskulitiden aus dem Formenkreis der WEGENER-Granulomatose

H. RUDER, Feldberg
C. H. L. RIEGER, Bochum

Unter Vaskulitiden aus dem Formenkreis der WEGENER-Granulomatose fasst man die WEGENER-Granulomatose und die nach der Chapel-Hill-Klassifikation (siehe auch »Vaskulitiden«, Seite 314) erstmals allgemein akzeptierte mikroskopische Polyangiitis zusammen. Beides sind nekrotisierende Vaskulitiden kleiner Gefäße mit häufig pulmonaler Beteiligung und/oder pauciimmuner Glomerulonephritis.

Differenzialdiagnostisch ist es mitunter schwierig, die WEGENER-Granulomatose und die mikroskopische Polyangiitis exakt einzuordnen. Die wichtigsten Unterscheidungsmerkmale zeigt Tab. 69. Das Dilemma besteht darin, dass c-ANCA (vorwiegend bei der WEGENER-Granulomatose) und p-ANCA (vorwiegend bei der mikroskopischen Polyangiitis) nicht sicher differenzieren und der Nachweis von die WEGENER-Granulomatose beweisenden Granulomen oft nicht oder erst im Verlauf der Erkrankung gelingt (1). Die Klassifikation eigener Beobachtungen findet sich in Tab. 70. Es wird vorkommen, dass eine primär als mikroskopische Polyangiitis klassifizierte Vaskulitis sich im Verlauf als WEGENER-Granulomatose herausstellt.

ANCA (Autoantikörper gegen Antigene in neutrophilen Granulozyten) finden sich auch bei anderen Erkrankungen. Hierzu und zur Rolle der ANCA in der Pathogenese der Vaskulitis siehe »Vaskulitiden«, Seite 314.

Tab. 69
Differenzialdiagnose zwischen
WEGENER-Granulomatose und mikroskopischer
Polyangiitis

(+) = selten
(++) = sehr selten

	WEGENER-Granulomatose	Mikroskopische Polyangiitis
Pneumonie	+	+
Pauciimmune nekrotisierende Glomerulonephritis	++	++
Sinusitis	+	+
Vaskulitis der Haut	+	+
Vaskulitis anderer innerer Organe	+	+
Makroskopische Begleitvaskulitis	(++)	(+)
Granulomatöse Entzündung (bioptisch)	+	Nie
Hinweis auf granulomatöse Entzündung	++	–
c-ANCA (PR3-positiv)	++	+
p-ANCA (MPO-positiv)	+	++

Tab. 70
Diagnostische Zuordnung von 8 eigenen
Beobachtungen ANCA-positiver Vaskulitiden

[1]) siehe »Mikroskopische Polyangiitis«,
Seite 353
[2]) Schwab M, et al. (2)
[3]) siehe »Wegener-Granulomatose«,
Seite 346
[4]) Konflikt wegen Verdacht auf
granulomatöse Entzündung der Mastoiditis
bei MPO-Antikörpern

Alter bei Diagnose (Jahre)	Ge-schlecht	Lunge
17	♀	Verschwartung
9[1])	♀	Nein
15	♂	Lungenblutung, gestörte Diffusion
8[2])	♀	Rezidivierende Pneumonie, Hämoptysen
6	♀	Nein
13	♂	Nein
4[3])	♀	Akutes Atemnot-syndrom, rezidivierende Pneumonie (granulomatöse Entzündung)
10[3])	♀	Nein

Literatur

1. Haubitz M, et al. Intravenous pulse administration of cyclophosphamide versus daily oral treatment in patients with antineutrophilic cytoplasmatic antibody-associated vasculitis and renal involvement. Arthritis Rheum 1998; 41: 1835–1844.
2. Schwab M, et al. A patient with Down's syndrome and anti-neutrophilic cytoplasmic antibody-positive vasculitis. Pediatr Nephrol 1996; 10: 249–250.

HNO	Niere	Sonstiges	ANCA-Spezifität	Diagnose
Nasenseptum-defekt	Glomerulonephritis, Dialyse notwendig		?	WEGENER-Granulomatose
Sinusitis anamnestisch	Glomerulonephritis, Dialyse notwendig Chronische Niereninsuffizienz	Purpura, hämorrhagische Ileitis	?	Mikroskopische Polyangiitis
Sinusitis	Glomerulonephritis, chronische Niereninsuffizienz	Purpura, Episkleritis	c-ANCA	WEGENER-Granulomatose
Nein	Interstitielle Nephritis, Dialyse dauerhaft notwendig	M. DOWN, verstorben nach Nieren-transplantation	p-ANCA (Myelo-peroxidase)	MPA
Pseudotumor orbitae (granulierende Entzündung)	Glomerulonephritis, akute Nieren-insuffizienz		p-ANCA (Myelo-peroxidase)	WEGENER-Granulomatose
Aseptische Mastoiditis	Glomerulonephritis	Aseptische Meningo-enzephalitis	p-ANCA (Myelo-peroxidase)	WEGENER-Granu-lomatose[4]
Nein	Nein	Hämorrhagischer A.-cerebri-media-Infarkt	c-ANCA (PR3)	WEGENER-Granulomatose
Sinusitis	Glomerulonephritis, akute Nieren-insuffizienz	Purpura, Ulkus der Kornea, Myositis	c-ANCA (PR3)	WEGENER-Granulomatose

WEGENER-Granulomatose

H. RUDER, Feldberg
C. H. L. RIEGER, Bochum

Definition und Häufigkeit

Definitionsgemäß handelt es sich bei der WEGENER-Granulomatose um eine Vaskulitis der kleinen, teilweise auch mittleren Gefäße sowie um eine granulomatöse Entzündung des Respirationstraktes. Die Definitionskriterien des American College of Rheumatology mit den Anmerkungen der Qualitätssicherung Rheumatologie finden sich in Tab. 71.

Über die Häufigkeit der WEGENER-Granulomatose im Kindesalter gibt es keine Angaben. Sie wird jedoch zunehmend häufig diagnostiziert, meist aus der Kombination einer nekrotisierenden pauciimmunen Glomerulonephritis, oft aufgrund retrospektiver Hinweise auf eine granulomatöse Entzündung des Respirationstraktes mit dem Nachweis von c-ANCA.

Ätiologie und Pathogenese

Die idiopathische Vaskulitis betrifft hauptsächlich kleine und kleinste Arterien und Kapillaren sowie Venolen im gesamten Körper mit Bevorzugung des gesamten Respirationstraktes (Nase, Nasennebenhöhlen, Ohren, Mundraum, Trachea, Lunge) und der Nieren. Histologisch finden sich eine nekrotisierende Vaskulitis ohne Immunkomplexe sowie eine granulomatöse Entzündung überwiegend im Respirationstrakt.

Anamnese und klinischer Befund

Bei der WEGENER-Granulomatose im Frühstadium handelt es sich um ein Chamäleon, da je nach Manifestationsort der Vaskulitis die unterschiedlichsten Organsysteme betroffen sind und somit für eine Vielzahl klinischer Bilder sorgen. Immer wenn es bei einer Entzündung an verschiedenen Stellen des Körpers zu schwer mit einer Erkrankung vereinbarenden Organmanifestationen kommt, sollte man die WEGENER-Granulomatose in die Differenzialdiagnose mit einbeziehen. 2 eigene Beobachtungen mit Anamnese und Verlauf sollen dies verdeutlichen:

Beobachtung 1

Ein 10-jähriges Mädchen fiel durch Aggressivität auf und entwickelte innerhalb von 6 Monaten eine Sinusitis, rezidivierendes Fieber, Muskelschwäche, Splenomegalie, Coxitis fugax, ein dem SCHOENLEIN-HENOCH-Syndrom ähnliches Exanthem, ein großflächiges Hämatom ohne Trauma, Konjunktivitis mit Hornhautulkus und positivem Rheumafaktor. Bei Aufnahme fielen der reduzierte Allgemeinzustand mit Fieber, das papulöse Exanthem mit zentralen Einblutungen, 2 Erythemata nodosa, Myalgien und die ulzerierende Konjunktivitis auf. Das Labor zeigte 20 Erythrozyten/μl im Harn, 190 mg Eiweiß im 24-Stunden-Harn (noch normal bei Fieber) und c-ANCA mit einem Titer von 1:320 positiv, spezifisch für PR3 im ELISA.

Abb. 211 zeigt die Hautbiopsie, in der sich eine fokal extrakapillär proliferierende pauciimmune Glomerulonephritis fand. Von 60 Glomeruli waren 46 unauffällig, 12 fibrozelluläre sowie 2 frische extrakapilläre Proliferate, sog. Halbmonde (Abb. 212). Nierenbiopsie. Bei sofortiger Therapie mit Methylprednisolonpulsen, Cyclophosphamidstößen und täglichen Steroiden besserten sich alle Symptome sehr rasch. Die Nierenerkrankung jedoch schritt in den nächsten 6 Wochen zunächst weiter voran (Kreatininanstieg von 0,6 auf 1,7 mg/dl, Proteinurie bis 5700 mg/24 Std.) und erholte sich in den Folgewochen teilweise (Kreatinin 0,8 mg/dl, Proteinurie 1500 mg/24 Std.). Nach dem 5. Cyclophosphamidpuls erfolgte eine

Kontrollnierenbiopsie, bei der 18 von 22 Glomeruli schwerste narbige Veränderungen aufwiesen, allerdings ohne frische Entzündung (Abb. 213). Da keine frische Entzündung vorlag, stellten wir die Therapie auf Azathioprin plus Prednison um.

Beobachtung 2

Ein 4-jähriges Mädchen entwickelte Hirndruckzeichen (Glasgow Coma Scale 6–10) aufgrund einer nicht traumatischen fronto-okzipitalen Hirnblutung. 3 Wochen nach Kraniotomie folgte ein Atemnotsyndrom und eine Pankreatitis. Nachdem Antibiotika keine Wirkung zeigten, erholte sich die Patientin unter Prednison rasch. Der Harnbefund war stets normal, aber die c-ANCA waren mit 1 : 40 positiv. Nachdem (in einem anderen Labor) die ANCA negativ ausfielen, wurde Prednison über 16 Wochen ausgeschlichen. Nach weiteren 6 Wochen wurde die Patientin erneut mit Tachypnoe aufgenommen. Die c-ANCA hatten weiter einen Titer von 1 : 40. Die Abb. 214 zeigt das Röntgenbild des Thorax, Abb. 215 das zugehörige Lungen-CT. Eine granulomatöse Entzündung, die durch offene Lungenbiopsie nachgewiesen wurde, sicherte die Diagnose. Unter Prednison/Cyclophosphamid, mittlerweile ersetzt durch Azathioprin, ist die Patientin seit 2 Jahren in Vollremission.

Die Tab. 72 zeigt das weite Spektrum von Organmanifestationen von 23 Kindern mit WEGENER-Granulomatose (1). Oft fehlen zu Beginn typische Symptome oder können erst retrospektiv der WEGENER-Granulomatose zugeordnet werden. Fieberhafte Infekte und Sinusitis, häufige Erstsymptome einer WEGENER-Granulomatose sind erst in der Kombination mit anderen Befunden wegweisend. Die Glomerulonephritis ist kein Frühsymptom, doch oft eines, das zur Diagnose führt (2). Eine Mikrohämaturie ist obligatorisch, eine Niereninsuffizienz häufig, jedoch die Proteinurie kann fehlen oder nur mäßig ausgeprägt sein. Weitere Symptome können die Augen oder das ZNS betreffen (3, 4), eine aseptische Meningitis oder Meningoenzephalitis (5), Augenmuskellähmungen (3) und Entzündungen des Dünn- und Dickdarmes (6) sein.

1. Entzündung in Nase oder Mund (ulzerierend – hämorrhagisch – purulent)
2. Infiltration der Lunge im Röntgenbild des Thorax (Rundherde, Kavernen, »fixe« Infiltrationen)
3. Nephritisches Harnsediment (Erythrozyturie von mehr als 5 Erythrozyten pro Gesichtsfeld)
4. Histologisch granulomatöse Entzündung (in der Gefäßwand, peri- und extravaskulär)

B e u r t e i l u n g : Bei 2 von 4 Kriterien kann die Erkrankung als WEGENER-Granulomatose klassifiziert werden, wenn darüber hinaus Zeichen einer Vaskulitis gesichert sind

○ Für das Vollbild der WEGENER-Granulomatose (Generalisationsphase) geht man bei der Anwendung der Kriterien des American College of Rheumatology von einer Spezifität von 92% und einer Sensitivität von 88% aus

○ Diese Kriterien sind wenig sensitiv für Frühformen

○ Diagnostisch hinweisende Frühsymptome sind z. B. charakterisiert durch die unter 1. und 2. genannten Symptome des oberen und unteren Respirationstraktes

○ Immunologisch hinweisende Frühsymptome sind die mit der WEGENER-Granulomatose assoziierten antineutrophilen zytoplasmatischen Antikörper (c-ANCA; im indirekten Immunfluoreszenztest an alkoholfixierten Granulozyten in >60% positiv). Ein Sicherungstest ist der Nachweis von Proteinase-3-Autoantikörpern (PR3-ANCA: gemessen im ELISA). Die Spezifität der PR3-ANCA bei der WEGENER-Granulomatose beträgt >90%, die Sensitivität ist stadien- und aktivitätsabhängig

○ Für das Kindes- und Jugendalter sind die Kriterien nicht evaluiert

Tab. 71

Klassifikationskriterien des American College of Rheumatology für die WEGENER-Granulomatose (11)

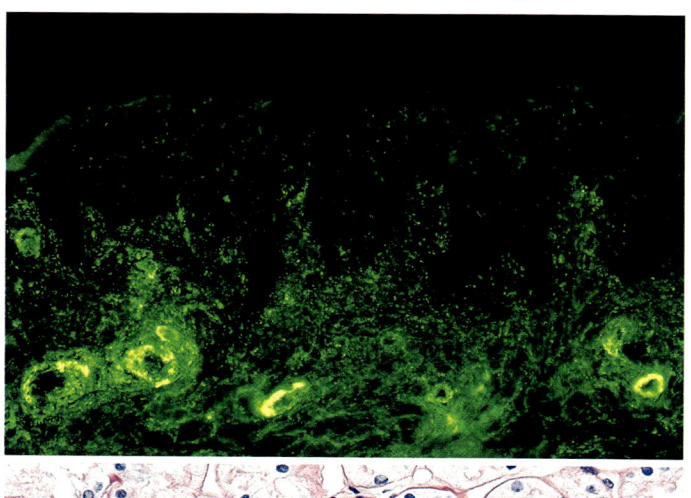

Abb. 211
Immunfluoreszenz mit
Antikörpern gegen fibrino-
genassoziiertes Antigen:
Hautbiopsie aus einer
vaskulitischen Papel bei
Patientin mit WEGENER-
Granulomatose mit leuko-
zytoklastischer Vaskulitis.
Deutliche perivaskuläre
Ablagerungen von fibrino-
genassoziiertem Antigen

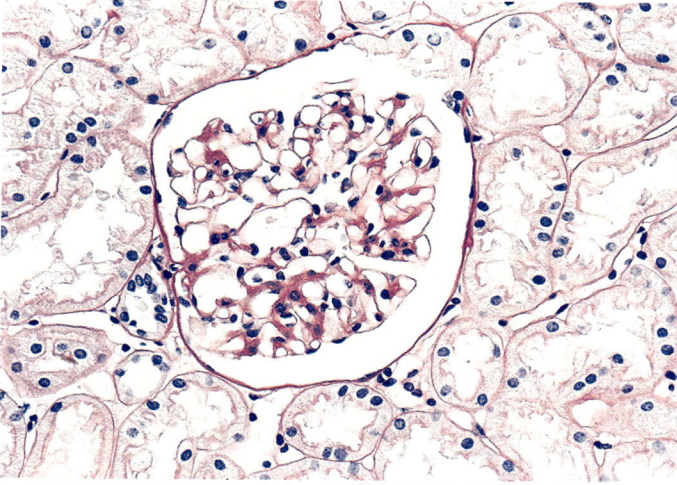

Abb. 212
Fokale extrakapillär proliferierende pauciimmune
Glomerulonephritis bei
frischer WEGENER-Granulo-
matose. Von 60 Glomeruli
waren 46 unauffällig wie
der abgebildete, 12 fibrozelluläre Halbmonde und
2 frische mit fibrinoider
Nekrose

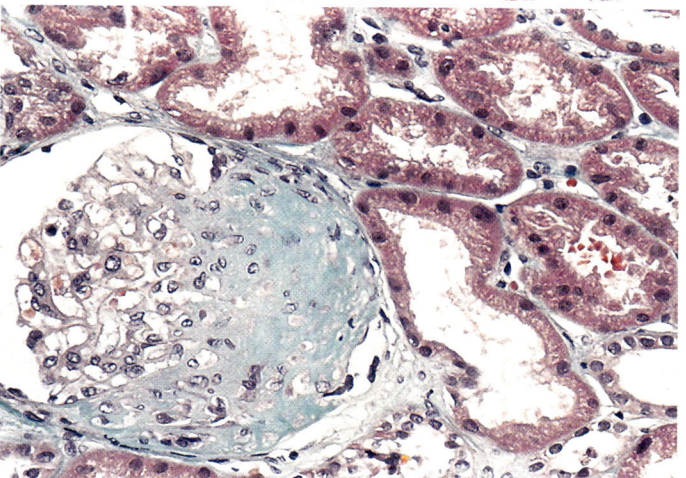

Abb. 213
Kontrollbiopsie nach
6-monatiger Therapie mit
Cyclophosphamid und
Kortikosteroiden: In Ver-
narbung übergegangene
extrakapilläre Glomerulo-
nephritis: Von 22 Glomeruli
sind 4 unauffällig, 13 wie
der abgebildete fibröse
zum Teil noch fibrozelluläre
Halbmonde, 5 verödete
Glomeruli. Herdförmige
interstitielle Fibrose

Abb. 214
Thoraxübersicht bei
Wegener-Granulomatose
mit fleckiger Verschattung.
Klinisch im Vordergrund
stand eine Tachypnoe

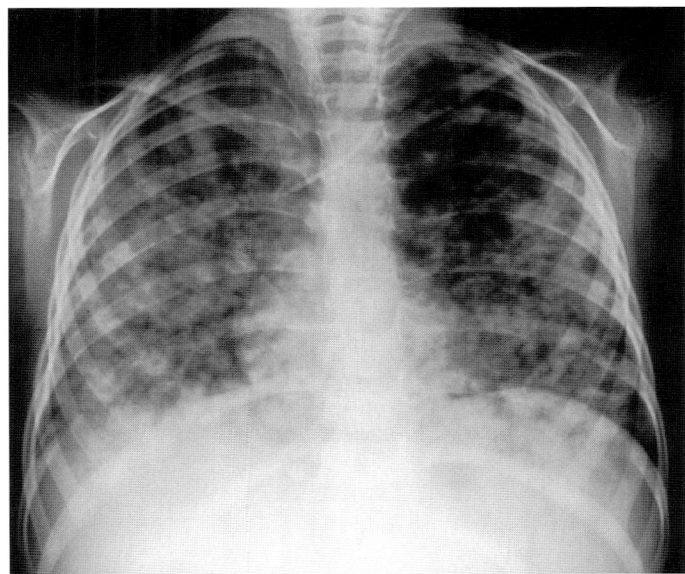

Abb. 215
Korrespondierendes CT
zur Thoraxaufnahme
der Abb. 214. Es zeigen sich
zahlreiche Rundherde,
die in der Übersichts-
aufnahme so nicht einzeln
hervortraten

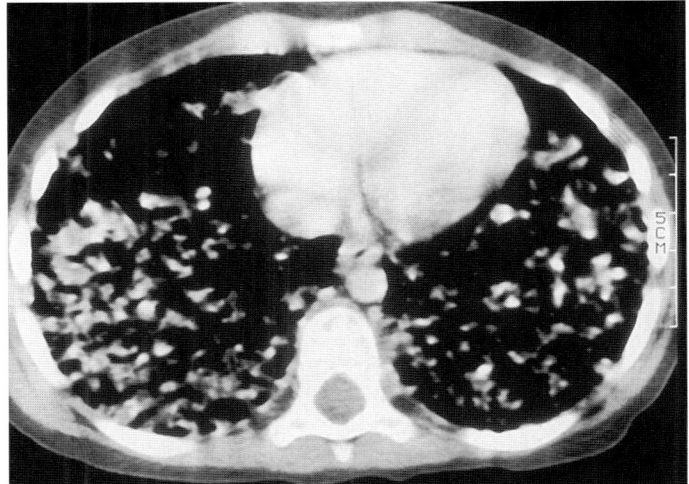

Bei inkompletter Wegener-Granulomatose (granulomatöse Entzündung ohne Vaskulitis) spricht man von einer sog. »limited disease«. Üblicherweise sind das die verschiedensten Arten von Affektionen ausschließlich im HNO-Bereich. Aber auch primäre granulomatöse Entzündungen außerhalb von Lunge und HNO-Bereich (im Urogenitaltrakt) sind beschrieben (7).

Laborbefunde

Die Wegener-Granulomatose imitiert die Laborbefunde einer bakteriellen Infektion (BSG und CRP erhöht, Leukozytose mit Linksverschiebung, Anämie). Es findet sich im Gegensatz zum systemischen Lupus erythematodes oder einer postinfektiösen Glomerulonephritis kein Komple-

Auffälliger Befund	Betroffene Patienten (%)	
	Be- ginn	Insge- samt
Glomerulonephritis	9	61
HNO	87	91
Sinusitis	61	83
Nasaler Defekt	48	65
Otitis media	39	48
Subglottische Stenose	4	48
Schwerhörigkeit	26	39
Ohrenschmerzen	22	22
Mundläsionen	4	9
Lunge	22	74
Infiltrate	9	61
Knoten	13	43
Hämoptyse	9	26
Pleuritis	4	13
Augen	13	48
Konjunktivitis	0	9
Dakryozystitis	4	26
(Epi)skleritis	4	13
Protrusio bulbi	0	17
Schmerzen	4	17
Visusverlust	0	9
Hornhautulkus	0	4
Andere		
Arthralgie/Arthritis	30	78
Fieber	22	43
Hautausschlag	9	52
Gewichtsverlust (>10%)	13	26
Periphere Neuropathie	0	9
ZNS	4	1
Perikarditis	9	9

Tab. 72
WEGENER-Granulomatose
bei 23 Patienten
mit Beginn im Kindesalter (1)

mentverbrauch im klassischen Pathway (C3 normal, CH50 nicht erniedrigt). c-ANCA mit Spezifität für die Proteinase 3 sind führend, fehlen jedoch häufig in der Phase einer limitierten WEGENER-Granulomatose. Ein Teil der Patienten präsentiert sich auch mit p-ANCA mit Myeloperoxidasespezifität. Antinukleäre Antikörper oder Rheumafaktor u. a. können unspezifisch positiv sein. Bereits eine geringe Hämaturie und/oder Proteinurie sind Zeichen für eine Glomerulonephritis. Bei Verdacht auf WEGENER-Granulomatose ohne pathologischen Harnbefund soll dieser einmal pro Woche kontrolliert werden. Eine weiterführende Labordiagnostik erfolgt in Abhängigkeit von organbezogenen Symptomen.

Apparative Untersuchungen

Es ist anzustreben, sowohl Granulome als auch die pauciimmune nekrotisierende Vaskulitis histologisch zu sichern. Biopsien aus dem HNO-Bereich zeigen leider oft nur eine unspezifische Entzündungsreaktion, da Granulome nicht immer im Biopsiematerial vorliegen. Bei Verdacht darf man auch vor einer offenen Lungenbiopsie nicht zurückschrecken, wenn nur so die Diagnose gesichert werden kann, da dies von lebensrettender therapeutischer Konsequenz sein kann. Die Vaskulitis findet man in einer genügend tiefen Hautbiopsie, die auch immunhistologisch untersucht werden muss. Mindestens gleichwertig hierzu ist eine Nierenbiopsie, sobald das Harnsediment auch nur geringfügig pathologisch ist.

Routinebefunde sind ein Röntgenbild des Thorax, eine Abdomen- und Herzsonographie sowie ein Ekg und ein EEG als Basisdiagnostik.

HNO- und Augenarzt sind immer mit einzubeziehen. Fakultativ ist weiterreichende Diagnostik (NMR des Schädels, Liquor, Nervenleitgeschwindigkeit) oder Konzile (Kinderchirurg, Urologe, Kinder- und Jugendpsychiater) notwendig.

Induktionstherapie	Methylprednisolon i.v. 0,5 g/m^2 KO Tage 1, 3, 5
	Cyclophosphamid i.v. 750 mg/m^2 KO alle 4 Wochen[3])
	Fakultativ: Plasmapherese
	Prednison Tage 4–14 30 mg/m^2 KO/d
	Tage 15… ED-Reduktion[4]) um 6 mg/m^2 KO/Woche
	Ab 18 mg/m^2 KO/d 3 mg/m^2 KO/Woche
	Ab 10 mg/m^2 KO/d 1,5 mg/m^2 KO/Woche
	Co-trimoxazol[5]) 8 mg/kg TMP 40 mg/kg KG Sulfamethoxazol/d
Erhaltungstherapie[1])	Azathioprin 2–3 mg/kg KG
	Prednison 1–4 mg/m^2 KO/d oder 2–8 mg/m^2 KO jeden 2. Tag[6])
	Co-trimoxazol[5]) 8 mg/kg TMP 40 mg/kg KG Sulfamethoxazol/d
Limitiere Form der **WEGENER-Granulomatose**[2])	Co-trimoxazol[5]) 8 mg/kg TMP 40 mg/kg KG Sulfamethoxazol/d

Tab. 73
Chemotherapie der WEGENER-Granulomatose
und mikroskopischen Polyangiitis
(modifiziert nach 6, 8, 9, 12)

[1]) frühestens nach 6 Monaten und fehlender Krankheitsaktivität. Eventuell Nierenkontrollbiopsie
[2]) ohne systemische Vaskulitis oder Glomerulonephritis
[3]) Ziel: 3 000 Leukozyten/mm^3
[4]) Reduktion nach klinischem Verlauf
[5]) nicht bei akuter oder chronischer Niereninsuffizienz
[6]) Ziel: normale Wachstumsgeschwindigkeit

Diagnose

Die Diagnose ist sicher, wenn die Kriterien des American College of Rheumatology (Tab. 71) sowie der Nachweis von c-ANCA vorliegen. Es ist zu bedenken, dass diese Kriterien Studienzwecken dienen und nicht zur vollständigen Erfassung aller Patienten mit WEGENER-Granulomatose geeignet sind. In der Frühphase der Erkrankung werden diese Maßstäbe aber regelmäßig versagen. Bei ANCA-positiven Patienten und/oder Patienten mit pauciimmuner Glomerulonephritis ist eine granulomatöse Entzündung auch dann anzunehmen, wenn sie bioptisch nicht nachweisbar war, aber sehr wahrscheinlich ist (z. B. hoher entzündlicher Nasenseptumdefekt oder entzündlicher Retroorbitaltumor; siehe Tab. 70, Seiten 344 und 345).

Bei Verdacht auf WEGENER-Granulomatose ist sorgfältig nach weiteren Symptomen zu suchen und der Verlauf engmaschig zu beobachten. Unserer Erfahrung nach beruhen verzögerte Diagnosen auch auf qualitativ unzureichender ANCA-Diagnostik oder der Beurteilung histopathologischer Präparate, die immer von einem regelmäßig mit der Fragestellung Vaskulitis konfrontierten klinischen Pathologen mitbeurteilt werden müssen.

Die Differenzialdiagnose betrifft bakterielle Infektionen oder Vaskulopathien: Das sind neben der mikroskopischen Polyangiitis das GOODPASTURE-Syndrom, die Purpura SCHOENLEIN-HENOCH und auch andere Vaskulitiden. Chronisch-laviierte Infektionen, wie eine Endocarditis lenta, Shuntinfektionen oder eine Purpura durch septische Embolisationen, können zu ähnlichen Bildern führen. Im Weiteren sind die thrombozytisch-thrombopenische Purpura, das hämolytisch-urämische Syndrom und Neoplasien zu erwähnen.

Fieber unter späterer immunsuppressiver Therapie kann immer auch Ausdruck einer opportunistischen Infektion sein, nach der sorgfältig zu fahnden ist.

Standardtherapie und Therapieüberwachung

Beim Vollbild einer WEGENER-Granulomatose oder wenn eine nekrotisierende extrakapillär proliferative Glomerulonephritis vorliegt, ist umgehend eine aggressive immunsuppressive Therapie mit immunsuppressiven und antiproliferativen Medikamenten einzuleiten. Mittel der 1. Wahl ist auch bei Kindern, analog zu Erwachsenen, Cyclophosphamid (2 mg/kg oral oder genauso effektiv, aber mit weniger Nebenwirkungen, 750 mg/m^2 KO i.v. alle 4 Wochen) (8): Diese Therapie muss mit Steroiden supplementiert werden (Tab. 73). Nach einer Remission oder bei einer primär limitierten Form (bei Kindern sehr selten) genügt zunächst Co-trimoxazol (9).

Die Therapie muss von einem mit der Hochdosischemotherapie vertrauten Arzt durchgeführt werden, da es zu zahlreichen Nebenwirkungen kommen kann und eine halbherzig durchgeführte Therapie keinen ausreichenden Effekt haben wird.

Operative Maßnahmen im HNO-Bereich sind mit Ausnahme bei der subglottischen Stenose (9) zu vermeiden. Der Blutdruck muss bei Nierenbeteiligung unter die 50. Perzentile der 24-Stunden-RR-Messung gesenkt und eine Niereninsuffizienz nach Leitlinien konservativ bzw. mit Dialysetherapie behandelt werden (10).

Prognose

Die Prognose einer WEGENER-Granulomatose bei Kindern ist schlechter als die ei-

nes systemischen Lupus erythematodes. Die Mortalitätsangaben liegen zwischen 5% und 42%. Wir halten heute 10–15% für realistisch. Mindestens ⅓ der Kinder, wahrscheinlich auf lange Sicht mehr als die Hälfte, entwickelt eine chronische Niereninsuffizienz bis hin zum terminalen Nierenversagen (Tab. 70, Seiten 344 und 345) (2). Obwohl Cyclophosphamid oftmals lebensrettend war, bleiben die Patienten lange krank, entwickeln Komplikationen und/oder benötigen eine Langzeitchemotherapie. Frühe Diagnose, rasches Eingreifen sowie eine Therapiedauer für Cyclophosphamid von <12 Monaten helfen, die Prognose zu verbessern.

Literatur

1. Rottem M, et al. Wegener's granulomatosis in children and adolescents: Clinical presentation and outcome. J Pediatr 1993; 122: 26–31.
2. Valentini R, et al. Outcome of antineutrophil cytoplasmic autoantibodies-positive glomerulonephritis and vasculitis in children: A single-center experience. J Pediatr 1998; 132: 325–328.
3. Newman NJ, et al. Neuro-ophthalmic manifestations of meningocerebral inflammation from the limited form of Wegener's granulomatosis. Am J Ophthalmol 1995; 120: 613–621.
4. von Scheven E, Lee C, Berg BO. Pediatric Wegener's granulomatosis complicated by central nervous system vasculitis. Pediatr Neurol 1998; 19: 317–319.
5. Jinnah HA, et al. Chronic meningitis with cranial neuropathies in Wegener's granulomatosis. Case report and review of the literature. Arthritis Rheum 1997; 40: 573–577.
6. Storesund B, Gran JT, Koldigsnes W. Severe intestinal involvement in Wegener's granulomatosis: report of two cases and review of the literature. Br J Rheumatol 1998; 37: 387–390.
7. Davenport A, et al. Wegener's granulomatosis involving the urogenital tract. Br J Urol 1996; 78: 354–357.
8. Haubitz M, et al. Intravenous pulse administration of cyclophosphamide versus daily oral treatment in patients with antineutrophilic cytoplasmatic antibody-associated vasculitis and renal involvement. Arthritis Rheum 1998; 41: 1835–1844.
9. McRae D, Buchanan G. Long-term sulfamethoxazole-trimethoprim in Wegener's granulomatosis. Arch Otolaryngol Head Neck Surg 1993; 119: 103–105.

10. Brodehl J, et al. Nephrologie. In: Deutsche Gesellschaft für Kinderheilkunde und Jugendmedizin. Leitlinien Kinderheilkunde und Jugendmedizin. Loseblattsammlung September 1999. München: Urban & Fischer; 1999. S. P8–P11.

11. Leavitt RY, et al. The American College of Rheumatology 1990. Criteria of Wegener's Granulomatosis. Arthritis Rheum 1990; 33: 1101–1107.

12. Dillon MJ. Vasculitis. In: Barratt TM, Avner ED, Harmon WE, editors. Pediatric Nephrology. 4th ed. Baltimore: Lippincott Williams & Wilkins; 1999. p. 779–792.

13. Deutsche Gesellschaft für Rheumatologie. Kommission für Qualitätssicherung. Qualitätssicherung in der Rheumatologie. Verfügbar unter: URL: http://www.rheumanet.org/qs_dgrh/

Wir danken Herrn Prof. Dr. R. WALDHERR, Heidelberg, für die freundliche Überlassung der Abb. 211–213 und 215.

Mikroskopische Polyangiitis

H. RUDER, Feldberg
C. H. L. RIEGER, Bochum

Definition und Häufigkeit

Bis zu der Vaskulitisdefinition der Chapel-Hill-Consensus-Conference (1) wurde die mikroskopische Polyangiitis als Sonderform der Panarteriitis bzw. Polyarteriitis nodosa gewertet, die im Gegensatz zur mikroskopischen Polyangiitis keine kleinen und mittleren Gefäße befällt.

Bei der mikroskopischen Polyangiitis handelt es sich obligat um eine nekrotisierende Vaskulitis kleiner Gefäße mit fakultativem Befall größerer Gefäße. Sie steht somit der WEGENER-Granulomatose wesentlich näher als der Panarteriitis nodosa.

Da es sich um eine erst seit 1994 akzeptierte Krankheitsentität handelt, gibt es keine verlässlichen Zahlen bei Kindern. Sie ist in Mitteleuropa aber wesentlich häufiger als die Panarteriitis nodosa und kommt bei Erwachsenen etwa gleich häufig vor wie die WEGENER-Granulomatose (jährliche Inzidenz: etwa 7 auf 1 Million) (2).

Ätiologie und Pathogenese

Die idiopathische Vaskulitis betrifft hauptsächlich kleine und kleinste Arterien und Kapillaren sowie Venolen im gesamten Körper mit Bevorzugung des gesamten Respirationstraktes und der Nie-

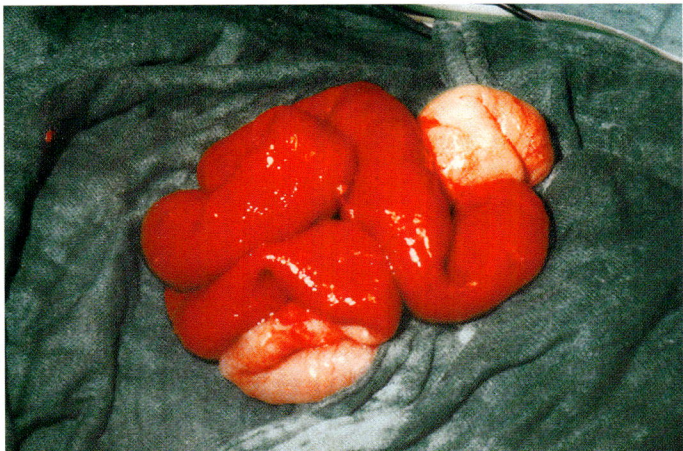

Abb. 216
Laparatomiebefund einer mikroskopischen Polyangiitis bei akutem Abdomen: Es zeigt sich eine segmentale hämorrhagische Ileitis

ren. Histologisch findet sich eine nekrotisierende Vaskulitis ohne Immunkomplexe, aber keine granulomatöse Entzündung. Es gibt auf die Niere beschränkte Erkrankungen.

Anamnese und klinischer Befund

Im Vordergrund steht meist eine nekrotisierende pauciimmune Glomerulonephritis oder ein pulmorenales Syndrom. Eine weitere Manifestation ist eine pulmonale Hämorrhagie. Auch die HNO-Symptomatik ist ähnlich der WEGENER-Granulomatose.

Eigene Beobachtung

Ein 9 Jahre altes Mädchen mit akuter Niereninsuffizienz (Kreatinin 14 mg/dl) und Anämie (Hb 3,8 g/dl) hatte seit der Säuglingszeit vermehrte Infekte vor allem des Respirationstraktes, rezidivierende Makrohämaturieschübe und vorübergehend eine arterielle Hämaturie. Mit 7 Jahren trat eine Purpura SCHOENLEIN-HENOCH mit Darmbeteiligung (Abb. 216) auf. Die Nierenfunktion war damals normal. Die Nierenbiopsie (pauciimunne Glomerulonephritis) und ANCA von 1:40 sowie das Fehlen von Granulomen sicherten die Diagnose. Angiographisch kein Nachweis einer makroskopischen Vaskulitis. Eine Cyclophosphamid-

therapie führte zur Teilremission und zum vorübergehenden Wiedererlangen der Nierenfunktion (Kreatinin 1,2 mg/dl). Eine Umstellung der Immunsuppression auf Azathioprin gelang wegen anhaltender aktiver mikroskopischer Polyangiitis erst nach mehreren Jahren, sodass eine primäre Amenorrhö (hypergonadotroper Hypogonadismus) zurückblieb. 8 Jahre später musste wegen zunehmender Niereninsuffizienz mit einer chronischen Dialysetherapie begonnen werden.

Laborbefunde und apparative Untersuchungen

Die Laborbefunde ähneln denen einer WEGENER-Granulomatose. Jedoch finden sich meist p-ANCA mit Spezifität für Myeloperoxidase. Spezifität und Sensitivität der Myeloperoxidaseantikörper für die mikroskopische Polyangiitis sind niedriger als die der PR3-Antikörper für die WEGENER-Granulomatose. Die übrige Diagnostik gleicht der bei der WEGENER-Granulomatose.

Diagnose und Differenzialdiagnose

Entscheidend ist der Nachweis einer nekrotisierenden Vaskulitis oder pauciimmunen Glomerulonephritis, das Vorliegen von ANCA und das Fehlen von Granulomen. Die Differenzialdiagnose zur WEGENER-Granulomatose findet sich in Tab. 69, Seite 343.

Therapie und Prognose

Behandelt wird wie bei der WEGENER-Granulomatose (siehe Seite 346). Aufgrund der relativ jungen Definition der Entität kann über die Prognose noch keine Aussage gemacht werden. Sie ist aber nicht besser als die der WEGENER-Granulomatose.

Literatur

1. Jennette JC, et al. Nomenclature of systemic vasculitides. Arthritis Rheum 1994; 37: 187–192.
2. Lane SE, et al. Primary renal vasculitis in Norfolk – increasing incidence or increasing recognition? Nephrol Dial Transplant 2000; 15: 23–27.

TAKAYASU-Arteriitis

P. HABERMEHL und F. ZEPP, Mainz

Definition und Epidemiologie

Bei der TAKAYASU-Arteriitis handelt es sich um eine chronische, progrediente, entzündliche, stenosierende Erkrankung der Aorta und ihrer Äste. Die Erkrankung wurde bereits 1856 von SAVORY und 1872 von KUSSMAUL beschrieben (1). Den Namen erhielt sie durch eine Arbeit des japanischen Ophthalmologen TAKAYASU, der typische radförmige arteriovenöse Anastomosen der Retina beschrieb.

Die Erkrankung kommt weltweit vor, am häufigsten in Ostasien, Indien und Südamerika. Betroffen sind vorwiegend junge Frauen (etwa 80%). In Abhängigkeit der untersuchten Population bestehen allerdings deutliche Unterschiede. So waren in einer südafrikanischen Studie 42% der Betroffenen Knaben (2). Bei Erstmanifestation vor der Pubertät scheint fast keine Geschlechtswendigkeit vorzuliegen. Zum Zeitpunkt der Diagnosestellung sind 80% der Patienten zwischen 11 und 30 Jahre alt. Erstmanifestationen ab dem 2. Lebensjahr sind beschrieben, daher fällt die Erkrankungserstmanifestation zu einem erheblichen Teil in die pädiatrische Altersgruppe.

Ätiologie und Pathogenese

Die Ätiologie der TAKAYASU-Arteriitis ist unbekannt. Bei japanischen Patienten wurden Assoziationen zu HLA-Bw52, Dw12, DR2 und Dqw1 be-

obachtet (3), die sich jedoch bei Kranken in West-
europa und Nordamerika nicht nachweisen lassen. Berichte über familiäres Auftreten und Überschneidungen mit anderen Autoimmunerkrankungen lassen vermuten, dass genetische und
immunologische Faktoren in der Pathogenese
der Erkrankung eine Rolle spielen (4, 5). Auch Infektionskrankheiten, besonders die Tuberkulose,
werden im Zusammenhang mit der TAKAYASU-
Arteriitis diskutiert (2).

Die Pathophysiologie der Gefäßerkrankung
ist wie ihre Ätiologie weitestgehend ungeklärt.
Wie erwähnt gibt es Hypothesen, die eine Tuber-
kuloseinfektion als autoimmunen Trigger ansehen. So konnte in betroffenen Gefäßwänden ein

Protein nachgewiesen werden, welches mit Antikörpern gegen Mykobakterien reagiert. Wie bei
anderen Vaskulitiden werden auch Immunreaktionen gegen HSP-65 in Betracht gezogen. Apo-
ptosedefekte werden ebenfalls in diesem Zusammenhang diskutiert (2).

Histologisch besteht zunächst eine granulomatöse Riesenzellarteriitis im Bereich der Media,
später lassen sich sklerotische Alterationen mit
Mediadegeneration nachweisen. Die TAKAYASU-
Arteriitis wird in Abhängigkeit des Musters der
betroffenen Arterien eingeteilt. Es existieren verschiedene Klassifikationen. Die am meisten verbreitete ist die der internationalen TAKAYASU-Kon-
ferenz von 1994 (6):

217

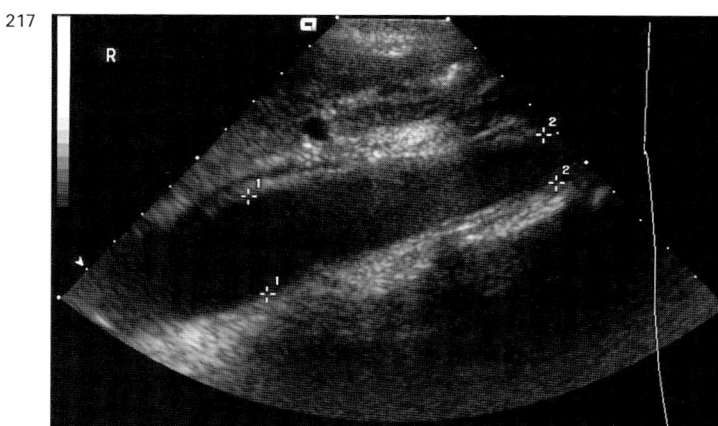

218

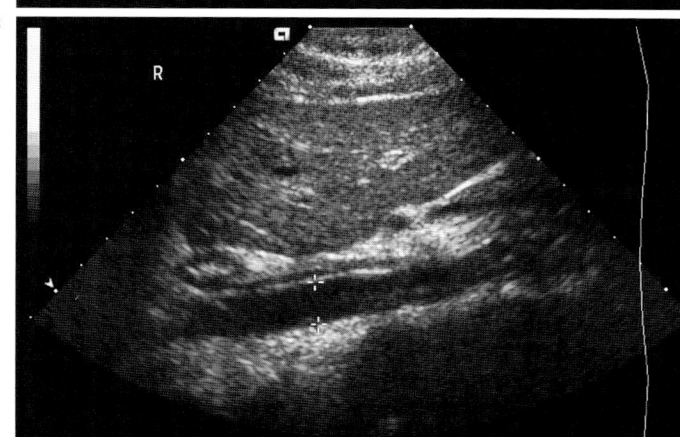

Abb. 217 und 218
Ultraschallaufnahmen
der Aorta abdominalis
(freundlicherweise
zur Verfügung gestellt
von Prof. Dr. R. SCHUMACHER
und Dr. R. BRZEZINSKA,
Kinderradiologie der
Universitäts-Kinderklinik
Mainz)

Abb. 217
Longitudinalschnitt durch
die Aorta abdominalis
eines 14-jährigen Patienten
mit TAKAYASU-Arteriitis.
Erkennbar sind der deutlich
über dem Normbereich
liegende Durchmesser,
die Kalibersprünge sowie
die deutliche Verdickung
der Aortenwand

Abb. 218
Vergleichbarer Schnitt
in gleicher Vergrößerung
bei einem gleichaltrigen
gesunden Probanden

Betroffene Anteile:

Typ I: Äste des Aortenbogens
Typ IIa: Aorta ascendens und die Äste
          des Aortenbogens
Typ IIb: Wie IIa und zusätzlich die thorakale
          Aorta
Typ III: Aorta descendens, abdominelle Aorta
          und/oder Nierenarterien
Typ IV: Nur abdominelle Aorta und/oder
          Nierenarterien
Typ V: Gesamte Aorta und ihre Äste.

Die Verteilungsmuster dieser Typen variieren stark von Land zu Land, am häufigsten wird Typ V beschrieben.

Anamnese und klinischer Befund

Die Erkrankung, die auch als »pulslose Erkrankung« bezeichnet wird, hat meist einen schleichenden Beginn. In der prä-»pulslosen« Phase dominieren Symptome wie Anorexie, Übelkeit, Müdigkeit sowie Verminderung der Wachstumsgeschwindigkeit. Bei einigen Patienten treten Arthralgien, kurzdauernde Arthritiden sowie Fieber ohne erkennbare Ursache auf. In der folgenden »pulslosen« Phase bestehen die Symptome arterieller Gefäßverschlüsse. In Abhängigkeit von der Lokalisation kommt es zu Zeichen der zerebralen, viszeralen oder Extremitätenischämie, die sich z. B. als arterielle Hypertonie, Herzinsuffizienz, Niereninsuffizienz, zerebrale Krampfanfälle, Claudicatio u. a. manifestieren.

In einer südafrikanischen pädiatrischen Gruppe waren die Symptome bei Diagnosestellung etwa folgendermaßen verteilt: 25% arterielle Hypertonie, 20% Herzinsuffizienz, 12% Strömungsgeräusche, 10% fehlende Pulse.

Diagnose

Da die Erkrankung in Europa selten auftritt, wird die Diagnose zunächst oft nicht in Erwägung gezogen. Wichtige diagnos-

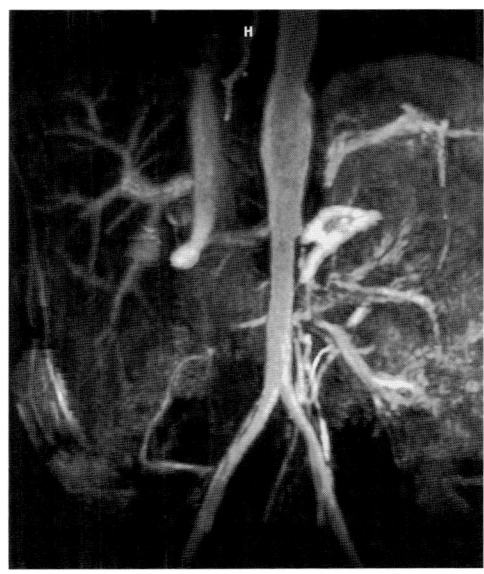

Abb. 219
Magnetresonanztomographie:
Kontrastmitteldarstellung der abdominellen Aorta des gleichen Patienten.
Auffallend sind die Kalibersprünge der Aorta sowie die deutliche Wandverdickung (freundlicherweise zur Verfügung gestellt von Priv.-Doz. Dr. K. F. Kreitner, Klinik für Radiologie der Universität Mainz)

tische Hinweise sind eine langanhaltende Beschleunigung der BSG, stark erhöhte Gammaglobulinkonzentrationen mit Vermehrung von IgA, IgM und IgG. Weitere wichtige Symptome sind arterielle Hypertonie, Herzinsuffizienz und schwache bis fehlende Pulse.

Die Diagnose wird durch die Bildgebung gesichert (7). Bereits in der Röntgenaufnahme des Thorax kann eine verdickte Aorta erkennbar sein. Durch Ultraschalluntersuchungen des Aortenbogens, der A. carotis sowie der abdominellen Aorta können häufig Unregelmäßigkeiten des

Aortenkalibers, Stenosen, poststenotische Dilatationen und Aneurysmen erkannt werden (Abb. 217 und 218). Zur Sicherung der Diagnose sollte ein MRT der Aorta und ihrer Äste oder eine Angiographie durchgeführt werden (Abb. 219).

Therapie

Da keine spezifische Therapie existiert, sind die Ziele der Behandlung die Verminderung der entzündlichen Aktivität und die symptomatische Behandlung. BSG und Immunglobulinspiegel sollen auf fast normale Werte gebracht werden. Initial wird eine Kortikosteroidtherapie empfohlen. Zunächst ist eine Dosis von 2 mg/kg/d Prednisolon einzusetzen (1). Nach Rückgang der Aktivität bzw. der Symptomatik kann auf eine alternierende Erhaltungstherapie umgestellt werden.

Sollte die Cortisontherapie nicht zum Erfolg führen oder aus anderen Gründen nicht anwendbar sein, ist ein Therapieversuch mit Cyclophosphamid möglich.

In einer Studie mit 31 Kindern werden 2 Cyclophosphamidtherapieschemata vorgeschlagen (2). 500–750 mg/m^2 KO als initialer i.v. Bolus, gefolgt von einer oralen Gabe von 2–3 mg/kg/d 2 Wochen nach der Bolusgabe über 8 Wochen. Das 2. Schema verzichtet auf die Bolusgabe; es werden 3 mg/kg/d oral über 8 Wochen verabreicht. Die Dosis wird vermindert, wenn die Leukozytenzahl unter 3 000/µl fällt.

Auch andere Immunsupressiva, wie z. B. Mycophenolat, werden in Studien eingesetzt (8). Falls es zur Organdysfunktion aufgrund von Arterienstenosen kommt, kann ein chirurgisches Vorgehen notwendig werden. Auch interventionelle Eingriffe, wie Dilatationen oder Stentimplantationen, kommen in zunehmendem Maße zum Einsatz (9).

Alle Patienten mit Verdacht auf Takayasu-Arteriitis sollten einem Tuberkulosetest zugeführt werden. Bei nicht Geimpften oder unklarem Impfstatus sollte bei positivem GT10-Test eine tuberkulostatische Therapie einsetzen.

Ein wichtiger weiterer Aspekt betrifft die Behandlung des arteriellen Hypertonus. Da die Hypertonie in der Regel auf einer Nierenminderperfusion beruht, ist eine engmaschige Kontrolle der Nierenfunktion notwendig. Die Behandlung sollte erfahrenen Zentren vorbehalten sein; es kann konservatives und chirurgisches Vorgehen gemeinsam notwendig werden. In einigen Arbeiten wird zusätzlich Acetylsalicylsäure zur Thrombozytenaggregationshemmung eingesetzt.

Prognose

Unter Einsatz einer immunsuppressiven Therapie und der zunehmend verbesserten chirurgischen Technik ist bei frühem Therapiebeginn die Letalität deutlich gesunken. Man geht heute von einer 5-Jahresüberlebensrate von etwa 94% aus (1). Es ist zu beachten, dass die Erkrankung einen chronischen und schubweisen Verlauf hat. Die Patienten sollten daher über lange Zeiträume überwacht, betreut und behandelt werden.

Literatur

1. Jacobs JC. Takayasu's Arteritis. In: Jacobs JC, editor. Pediatric Rheumatology for the practitioner. New York: Springer; 1992. p. 592–595.
2. Hahn D, et al. A review of Takayasu's arteritis in children in Gauteng, South Africa. Pediatr Nephrol 1998; 12: 668–675.
3. Lie JT. Pathology of isolated nonclassical and catastrophic manifestations of Takayasu arteritis. Int J Cardiol 1998; 66 (Suppl 1): S11–S21.
4. Kimura A, et al. Comprehensive analysis of HLA genes in Takayasu arteritis in Japan. Int J Cardiol 1996; 54 (Suppl): S61–S69.
5. Kitamura H, et al. Association of clinical manifestations with HLA-B alleles in Takayasu arteritis. Int J Cardiol 1998; 66 (Suppl 1): S121–S126.
6. Numano F. Takayasu arteritis, Buerger disease and inflammatory abdominal aortic aneurysms: is there a

common pathway in their pathogenesis? Int J Cardiol 1998; 66 (Suppl 1): S5–S10.

7. Iwamoto M, et al. Clinical images: early diagnosis of Takayasu arteritis using gadolinium-enhanced magnetic resonance imaging. Arthritis Rheum 1999; 42: 1549–1550.

8. Daina E, Schieppati A, Remuzzi G. Mycophenolate mofetil for the treatment of Takayasu arteritis: report of three cases. Ann Intern Med 1999; 130: 422–426.

9. Bali HK, et al. Stent supported angioplasty in Takayasu arteritis. Int J Cardiol 1988; 66 (Suppl 1): S213–S217.

Morbus BEHÇET

H. MICHELS, Garmisch-Partenkirchen

Definition

Beim M. BEHÇET handelt es sich um eine rezidivierende entzündliche Erkrankung unbekannter Ursache, deren Schübe durch die klassische Trias »orale und genitale aphthöse Ulzerationen und Uveitis« gekennzeichnet sind. Darüber hinaus können Arthritis, Hauterscheinungen, Organmanifestationen und vaskulitische Komplikationen auftreten. Vonseiten der inneren Organe sind vor allem der Gastrointestinaltrakt und das ZNS betroffen.

Die Erkrankung hat vermutlich erstmals HIPPOKRATES beschrieben, sie trägt aber den Namen des Istanbuler Dermatologen H. BEHÇET, dem Erstbeschreiber in der Neuzeit (1937). Der M. BEHÇET wird meist den Vaskulitiden zugerechnet, jedoch bestehen auch Beziehungen zu den neutrophilen Dermatosen (siehe auch »SWEET-Syndrom«, Seite 637).

Häufigkeit

Der M. BEHÇET kommt bevorzugt im Mittelmeerraum vor, am häufigsten in der Türkei (Prävalenz: 80–370/100 000) und findet sich gehäuft auch in Asien (Japan, Korea, China, Iran und Saudiarabien; Prävalenz: 13–20/100 000) (1). In Berlin ist der türkische Bevölkerungsanteil mit 21/100 000 seltener betroffen als in der Türkei, aber viel häufiger als die einheimische Berliner Bevölkerung (0,42–0,55/100 000) (2).

Der Erkrankungsbeginn liegt typischerweise in der 2.–3. Lebensdekade. Im Kindesalter ist die Erkrankung selten, epidemiologische Aussagen sind deshalb schwierig. Der Erkrankungsbeginn liegt bei etwa der Hälfte der Kinder vor dem 10. Lebensjahr, gelegentlich sogar im Säuglingsalter (3). Nach eigenen Erfahrungen (Garmisch-Partenkirchen und Neckargemünd) muss unter deutschen rheumakranken Kindern bei etwa 1‰ mit einem M. BEHÇET gerechnet werden. Jungen und Mädchen sind etwa gleich häufig betroffen.

Ätiologie und Pathogenese

Wie bei anderen rheumatischen Erkrankungen, so wird auch für die Entstehung des M. BEHÇET das Zusammenwirken einer Prädisposition mit weiteren Faktoren, vor allem einer Infektion, angenommen. Zur Prädisposition trägt das HLA-B5 bei (HLA-B51 und HLA-B52), das bei Patienten aus dem geographischen Bereich der alten Seidenstraße gehäuft gefunden wird (1, 4). Als auslösende Infektionen wurden Herpes simplex, Hepatitis C, Parvo B19 und Streptococcus sanguis diskutiert. Die beim M. BEHÇET nachweisbaren Autoimmunreaktionen könnten durch ubiquitäre Antigene, etwa durch bakterielle Heatshock-Proteine (HSP), getriggert werden (1). Autoreaktive Lymphozyten reagieren spezifisch mit Peptiden, die sich vom HSP60 herleiten. HSP60 weist zahlreiche Homologien mit dem bakteriellen HSP65 auf.

Bei der Entstehung des M. BEHÇET sind neben Autoimmunprozessen auch vaskuläre Faktoren und eine Aktivierung neutrophiler Granulozyten beteiligt. Histologisch finden sich vaskulitische Veränderungen. Auch große Blutgefäße können durch einen Befall der Vasa vasorum betroffen sein. Durch eine exzessive endotheliale Expression von Adhäsionsmolekülen interagieren die Granulozyten verstärkt mit den Gefäßwänden und infiltrieren die betroffenen Gewebe. Diese Granulozyten zeigen eine erhöhte Superoxidproduktion, verstärkte Chemotaxis und eine massiv gesteigerte Synthese lysosomaler Enzyme.

Anamnese

Zu erfragen sind die Erstmanifestationen der charakteristischen Symptome, vor allem der oralen und genitalen Aphthen, der Hauterscheinungen und der Uveitis (Tab. 74). Darüber hinaus sollten die ethnische Zugehörigkeit und familiäres Auftreten eines M. BEHÇET eruiert werden.

Klinischer Befund

Schleimhaut

Einzeln oder multipel auftretende orale Aphthen finden sich bei allen Patienten. Sie können jahrelang das einzige Symptom bleiben. Die Aphthen unterscheiden sich äußerlich und auch histologisch nicht von Aphthen anderer Genese. Sie sind im Durchschnitt eher größer, weisen einen Durchmesser von einigen Millimetern bis 2 cm auf, sind schmerzhaft und können sich überall an der Mundschleimhaut einschließlich Zunge und Gaumen manifestieren. Sie heilen je nach Größe nach 1–3 Wochen narbenlos ab. Die ebenfalls schmerzhaften genitalen Ulzerationen kommen bei ⅔ der Patienten jenseits des 12. Lebensjahres vor und finden sich bei Jungen im Bereich von Penis, Vorhaut oder Skrotum, bei Mädchen im Bereich der Vulva oder Vagina. Im Vergleich zu den oralen Aphthen sind sie sowohl größer als auch tiefer und hinterlassen Narben.

Haut

Die schmerzhaften Erythemata nodosa entwickeln sich vorwiegend im Bereich der Schienbeine und hinterlassen hyperpigmentierte Bezirke. Vor allem bei Jungen können akneartige Knötchen am Rücken, am Nacken und im Gesicht vorkommen, aber auch papulopustuläre Veränderungen. Sterile Pyodermien können zu Ulzerationen bzw. zu einem dem Pyoderma gangraenosum ähnlichen Bild führen. Pusteln entstehen bevorzugt an Verletzungsstellen, etwa nach Venenpunktion.

Kriterium	Erläuterung
Rezidivierende orale Aphthen	Wenigstens dreimal während 12 Monaten; beobachtet vom Arzt, vom Patienten selbst bzw. von den Eltern*
Rezidivierende genitale Ulzerationen	Aphthöse Ulzeration oder Narbe, beobachtet vom Arzt oder vom Patienten bzw. von den Eltern*
Augenmanifestationen	Durch Augenarzt festgestellte anteriore oder posteriore Uveitis oder Zellen im Glaskörper ($\rightarrow$ Spaltlampe) oder retinale Vaskulitis
Hautmanifestationen	Vom Arzt oder Patienten bzw. von den Eltern* beobachtetes Erythema nodosum oder Pseudofollikulitis oder papulopustuläre Herde oder vom Arzt beobachtete akneähnliche Knötchen bei einem postpubertären Patienten ohne Kortikosteroidtherapie
Positiver Haut-Hyperreagibilitätstest (»Pathergietest«)	Oberflächliches Anritzen der Haut mit steriler Kanüle (wie beim Pricktest) $\rightarrow$ Ablesen durch den Arzt nach 24–48 Stunden: rötliche Papel oder Pustel von mindestens 5 mm

Tab. 74
Klassifikationskriterien für den M. BEHÇET (8).
Die Diagnose kann gestellt werden, wenn der
Patient außer oralen Aphthen mindestens
2 weitere, nicht anderweitig erklärbare Kriterien
aufweist

* »Eltern« vom Autor eingefügt, in den Original-
kriterien nicht vorgesehen

Die verstärkte Hautirritabilität (Pathergie-phänomen) wird mit einer Art Pricktest untersucht (Tab. 74). Dieser Test ist nicht pathognomonisch für den M. BEHÇET, son-dern kann auch beim SWEET-Syndrom oder beim Pyoderma gangraenosum positiv sein, die ebenso wie der M. BEHÇET den neutrophilen Dermatosen zugerechnet werden.

Auge

Eine Uveitis anterior und posterior kommt bei etwa 20–30% der Kinder vor und ist damit insgesamt seltener als bei Erwach-senen. Betroffen sind in aller Regel beide Augen. Bei etwa 10% der Patienten be-ginnt die Erkrankung mit den okulären Manifestationen. Die Uveitis anterior tritt episodisch auf, verläuft mit heftiger Ent-zündung und geht einher mit Lichtemp-findlichkeit, Verschwommensehen, ver-stärktem Tränenfluss und Schmerz. Ty-pisch, aber nicht pathognomonisch für den M. BEHÇET ist das Hypopyon, eine Eiteransammlung in der Vorderkammer infolge der massiven Entzündung. Ge-fürchtet ist die retinale Vaskulitis, die zu ei-ner schmerzlosen bilateralen Einschränkung des Visus führen kann. Als Komplikation und visusbedrohend können auch Glaukom, Optikusatrophie und Netzablösung auftreten (5). Bei etwa 10% der Patienten wird eine isolierte rezidivierende Konjunktivitis beobachtet.

Bewegungsapparat

Etwa 50–60% der Patienten entwickeln eine klinisch meist nicht im Vordergrund stehende und nicht zu Destruktion neigende Arthritis. Betroffen sind hauptsächlich die Knie-, Hand-, Sprung- und Ellenbogengelenke in mon-, oligo- oder polyarthritischer Ausprägung. Gelegentlich treten Myalgien und Myositiden auf.

Gastrointestinaltrakt

Die aphthösen Schleimhautläsionen können nicht nur die Mundhöhle, sondern den gesamten Magendarmtrakt betreffen. Es kommt zu Bauchschmerzen, Diarrhö, Melaena, gegebenenfalls auch zur Perforation. Die Darmsymptomatik ist praktisch nicht von der bei Colitis ulcerosa zu unterscheiden. Auch die Abgrenzung zum M. CROHN kann sich schwierig gestalten. Histologisch handelt es sich beim M. CROHN um granulomatöse Veränderungen, beim M. BEHÇET findet sich in den betroffenen Arealen eine Vaskulitis.

Zentralnervensystem

Etwa 10–30% der Patienten entwickeln eine Beteiligung des ZNS. Als Risikofaktoren gelten früher Beginn und männliches Geschlecht. Dabei handelt es sich entweder um primär parenchymale Läsionen oder aber um die Folgen einer vasookklusiven Erkrankung bzw. einer Vaskulitis (6). Beobachtet werden Meningoenzephalitis, zerebrale Anfälle, Gedächtnisstörungen, Hirnnervenlähmungen, Papillenödem, Hirnstammbeteiligung sowie psychiatrische Manifestationen.

Weitere Symptome

Fieber, Abgeschlagenheit und Unwohlsein können als unspezifische Symptome auftreten. Bei bis zu 30% der Patienten kann das Gefäßsystem in den Erkrankungsprozess einbezogen werden. Mit einer Vaskulitis der kleinen, aber auch der großen Gefäße (durch Vaskulitis der Vasa vasorum), können sich lebensbedrohliche Aneurysmen der Aorta und anderer großer Gefäße entwickeln. Venöse Thrombosen einschließlich Sinusvenenthrombosen oder BUDD-CHIARI-Syndrom werden gelegentlich auch im Kindesalter beobachtet. Subkutane Thrombophlebitiden entstehen z. B. nach Venenpunktion.

Zu den kardialen Manifestationen gehören Perikarditiden, Reizleitungsstörungen, endomyokardiale Fibrosen, ventrikuläre Arrhythmien oder eine Koronararteriitis und als deren Folge gelegentlich auch Myokardinfarkte. Seltener kommt es auch zu pulmonalen und renalen Manifestationen, etwa arteriobronchialen Fisteln mit Hämoptyse oder milden Nephritiden. Als Folge einer hohen und persistierenden Entzündungsaktivität entwickelt sich gelegentlich eine Amyloid-A-Amyloidose.

Laborbefunde

Spezifische Laborbefunde finden sich nicht. Eine Akute-Phase-Reaktion, vor allem die Beschleunigung der BSG und eine Erhöhung des CRP, können als Verlaufswerte für die Beurteilung der Aktivität der Erkrankung herangezogen werden. Das HLA-B51 bzw. -B52 findet sich vorwiegend bei türkischen oder asiatischen, nicht bei mitteleuropäischen Patienten und kann nur bei positivem Befund als »diagnostisches Mosaiksteinchen« verwendet werden. Nicht selten wird bei aktivem M. BEHÇET eine Erhöhung der Serum-IgD-Konzentration beobachtet. Antinukleäre, antizytoplasmatische oder Phospholipidantiköper werden beim M. BEHÇET nicht beobachtet.

Manifestationen	Medikamentöse Optionen
Orale Aphthen, genitale Ulzera	Topische Kortikosteroide, topische Anästhetika, Colchicin, Dapson, in schwierigen Situationen gegebenenfalls systemische Kortikosteroide, Immunsuppressiva, α-Interferon
Uveitis anterior	Topische Kortikosteroide, Mydriaka, Colchicin, Immunsuppressiva, α-Interferon
Uveitis posterior, retinale Vaskulitis	Systemische Kortikosteroide, Colchicin, Azathioprin, Methotrexat, Cyclosporin A, FK506, Chlorambucil, Cyclophosphamid, α-Interferon
Arthritis	Nichtsteroidale Antirheumatika, Colchicin
ZNS-Beteiligung	Systemische Kortikosteroide, Azathioprin, Methotrexat, Chlorambucil, Cyclophosphamid
Gastrointestinale Manifestationen	Sulfasalazin, Kortikosteroide
Vaskulitis, venöse Thrombosen	Acetylsalicylsäure, Dipyridamol, Heparin, Phenprocoumon, systemische Kortikosteroide, Immunsuppressiva, Zytostatika

Tab. 75
Therapeutische Möglichkeiten
der verschiedenen Manifestationen
des M. BEHÇET

Apparative Untersuchungen

Zur Diagnosestellung genügen bei typischer Erkrankung die exakte Anamneseerhebung und die klinische Untersuchung einschließlich einer augenfachärztlichen Spaltlampenkontrolle (Tab. 74). Apparative Untersuchungen sollen Organmanifestationen nachweisen und deren Ausmaß beurteilen helfen. Hervorzuheben sind die Koloskopie zur Charakterisierung einer enteralen Manifestation und die Kernspintomographie für den Nachweis einer zerebralen Beteiligung. Je nach Symptomatik können weitere Untersuchungen, wie die Angiographie, erforderlich werden.

Diagnose

Da pathognomonische Symptome fehlen, wurden verschiedene diagnostische Kriterien vorgeschlagen (7). Das von der »International Study Group for BEHÇET'S Disease« entwickelte Kriterienset wird derzeit wohl am häufigsten verwendet (Tab. 74) (8).

Differenzialdiagnostisch muss eine Reihe von Erkrankungen mit ähnlicher Symptomatik ausgeschlossen werden. Mit oralen Ulzerationen, Uveitis, Arthritis und Erythema nodosum können der M. CROHN, aber auch der M. REITER einhergehen. Beim M. REITER sind zudem auch genitale

Ulzerationen geläufig, die meist aber nicht schmerzen. Der M. Crohn ist histologisch durch die Granulomformationen abgrenzbar, während die Colitis ulcerosa ein mikroskopisch vom M. Behçet nicht zu unterscheidendes Bild aufweisen kann. Uveitis, Arthritis und Darmsymptomatik können auch bei reaktiven Arthritiden auftreten.

Beim Lupus erythematodes disseminatus gehören orale Ulzerationen, Arthritis und neurologische Manifestationen zu den Klassifikationskriterien; hier ist eine Unterscheidung durch den Nachweis von ANA, dsDNS- oder Sm-Antikörpern in der Regel allerdings nicht schwierig. Darüber hinaus müssen eine Sarkoidose, andere systemische Vaskulitissyndrome, eine rezidivierende Herpes-simplex-Infektion oder eine Stomatitis aphthosa ausgeschlossen werden. Mit den neutrophilen Dermatosen bestehen Überschneidungen, ein Pyoderma gangraenosum etwa kann zusammen mit einem M. Behçet auftreten.

Therapie

Eine ursächlich wirksame oder spezifische Therapie steht nicht zur Verfügung. Die Behandlung ist problemorientiert und richtet sich nach der individuellen Symptomatik. Therapeutische Möglichkeiten für die verschiedenen klinischen Manifestationen skizziert die Tab. 75. Bei schweren systemischen Manifestationen (ZNS, gastrointestinal, vaskulär) werden meist systemische Kortikosteroide mit Immunsuppressiva/Zytostatika kombiniert.

Prognose

Die Prognose wird durch den Verlauf der okulären, vaskulären, intestinalen und zentralnervösen Symptome bestimmt. Gelingt es, diese Probleme therapeutisch zu kontrollieren, so ist die Prognose eher günstig. Die wenigen deutschen Kinder mit dieser Erkrankung scheinen nach eigener Erfahrung bei mittelfristiger Beobach-

tungsdauer (5–10 Jahre) eine eher günstige Prognose aufzuweisen.

Literatur

1. Sakane T, et al. Behcet's disease. N Engl J Med 1999; 341: 1284–1291.
2. Zouboulis CC, et al. Epidemiological features of Adamantiades-Behcet's disease in Germany and in Europe. Yonsei Med J 1997; 38: 411–422.
3. Lang BA, et al. Pediatric onset of Behçet's syndrome with myositis: case report and literature review illustrating unusual features. Arthritis Rheum 1990; 33: 418–425.
4. Arber N, et al. Close association of HLA-B51 and B52 in Israeli patients with Behçet's disease. Ann Rheum Dis 1991; 50: 351–353.
5. Nussenblatt RB. Uveitis in Behçet's disease. Int Rev Immunol 1997; 14: 67–79.
6. Serdaroglu P. Behçet's disease and the nervous system. J Neurol 1998; 245: 197–205.
7. Rigby AS, Chamberlain MA, Bhakta B. Behçet's disease. Baillieres Clin Rheumatol 1995; 9: 375–395.
8. International Study Group for Behçet's disease. Criteria for diagnosis of Behçet's disease. Lancet 1990; 335: 1078–1080.

Erythema exsudativum multiforme majus, STEVENS-JOHNSON-Syndrom und toxische epidermale Nekrolyse

R. KEITZER, Berlin
V. WAHN, Schwedt/Oder

Definition

Hauterscheinungen sind häufige Begleitphänomene rheumatischer Krankheiten, und Arthralgien und Arthritiden kommen oft bei schweren Hautreaktionen vor.

Die Nomenklatur der schweren akuten bullösen Hautreaktionen ist zum Teil verwirrend. 1993 wurde daher von einer internationalen Gruppe die Standardisierung der Nomenklatur vorgeschlagen (1), die auch vom Dokumentionszentrum schwerer Hautreaktionen in Freiburg benutzt wird. Dort werden alle Erkrankungen in Deutschland seit 1990 zentral erfasst (2). Tab. 76 gibt diese Definitionen wieder.

Häufigkeit

Nach neueren Daten kommen die schweren Hauterscheinungen mit einer jährlichen Inzidenz von etwa 2 Erkrankungen pro 1 Million Einwohner vor, leichte Varianten sind deutlich häufiger. Etwa 20% der Patienten sind Kinder und Jugendliche (3). Erythema exsudativum multifor-

me majus und STEVENS-JOHNSON-Syndrom treten bei immunsupprimierten Patienten gehäuft auf.

Ätiologie und Pathogenese

Die wichtigsten Auslöser der Symptome zeigt Tab. 77. VILLIGER et al. (3) konnten beim Erythema exsudativum multiforme majus bei insgesamt 71% von 42 Kindern präzipitierende Ursachen ausfindig machen, wobei Medikamente in 10% sicher, in 29% möglicherweise als Auslöser angeschuldigt werden mussten. Infektionserreger waren in erster Linie Mykoplasmen, Erreger oberer Atemwegsinfekte und Herpes-simplex-Infektioner. In anderen Studien dominierten Herpesinfektionen. Das seltene rekurrierende Erythema exsudativum multiforme majus ist nahezu immer mit Herpes-simplex-Viren (Typ 1 >2) assoziiert und tritt etwa 10–14 Tage nach den Herpeserscheinungen auf.

Über die Pathcgenese ist wenig bekannt. Bei der toxischen epidermalen Nekrolyse wird eine über CD95 vermittelte Apoptose von Keratinozyten für das Entstehen der Blasenbildung verantwortlich gemacht.

Klinisches Bild

Als Erythema exsudativum multiforme minus wird die relativ häufige Erkrankung mit isolierten Kokarden ohne exsudative Erscheinungen bezeichnet, die oft mit Fieber und Polyarthralgien einhergeht. Läsionen können initial urtikariell aussehen, bilden sich aber nicht wie die der akuten Urtikaria binnen 24 Stunden zurück, sondern entwickeln sich zu Kokardenläsionen mit irisförmigen Ringstrukturen und möglicher zentraler Nekrose.

Für die Diagnose Erythema exsudativum multiforme majus (die »Majusvariante«) (Abb. 221–223) wird die hämorrhagisch-erosive Beteiligung mindestens einer Schleimhautregion gefordert. Differenzialdiagnostisch sind die Schleimhautläsionen des KAWASAKI-Syndroms – im Gegensatz zum Erythema exsudativum mul-

1. Erythema exsudativum multiforme majus: Erosionen und Blasenbildung <10% der Körperoberfläche, typische Kokarden bzw. atypische Kokarden mit einer Verteilung vorwiegend im Hand- und Fußbereich
2. STEVENS-JOHNSON-Syndrom: Erosionen und Blasenbildung <10% der Körperoberfläche, atypische Kokarden bzw. Maculae von großflächiger, meist stammbetonter Ausdehnung
3. Übergangsform STEVENS-JOHNSON-Syndrom zur toxischen epidermalen Nekrolyse: Erosionen und Blasenbildung zwischen 10% und 30% der Körperoberfläche, atypische Kokarden bzw. Maculae von großflächiger Ausdehnung
4. Toxisch epidermale Nekrolyse mit Maculae: Erosionen und Blasenbildung von >30% bei gleichzeitigem Vorliegen von typischen und/oder atypischen Kokarden bzw. Maculae, welche konfluieren können
5. Toxisch epidermale Nekrolyse auf großflächigen Erythemen: Erosionen und Blasenbildung von >10% ohne Vorliegen von typischen und/oder atypischen Kokarden bzw. Maculae

Tab. 76
Definitionen (1).
Die Einteilung der schweren Hautreaktionen umfasst 5 Gruppen, wobei jeweils hämorrhagisch-erosive Veränderungen mindestens einer Schleimhaut vorliegen

Medikamente	Infektionen	Andere Auslöser

Sulfonamide
Penicillin
Isoniazid
Cephalosporine
Tetracycline
Chinolone
Antikonvulsiva
Nichtsteroidale
    Antiphlogistika
Allopurinol,
    Captopril
	Herpes simplex 1,2
	Mycoplasma
	    pneumoniae
	Mycobacterium
	    tuberculosis
	Streptokokken
	    Gruppe A
	Hepatitis B
	Yersinien
	Enteroviren
		Sonnenlicht
		Röntgen-
		    bestrahlung
		Leukämie
		Lymphom

Tab. 77
Häufige Auslöser von Erythema exsudativum multiforme majus, STEVENS-JOHNSON-Syndrom und toxischer epidermaler Nekrolyse

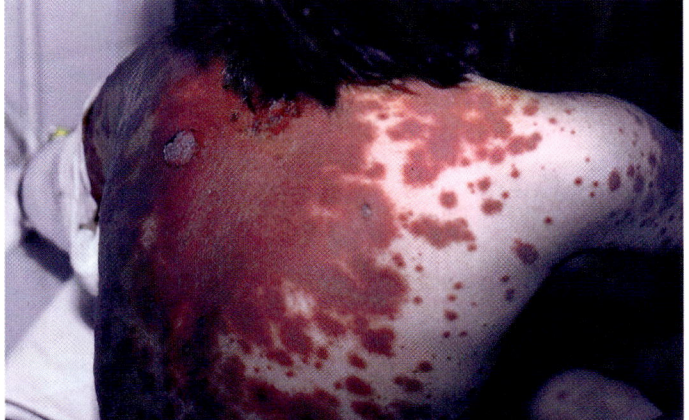

Abb. 220
Toxische epidermale Nekrolyse mit einer geplatzten Blase

221

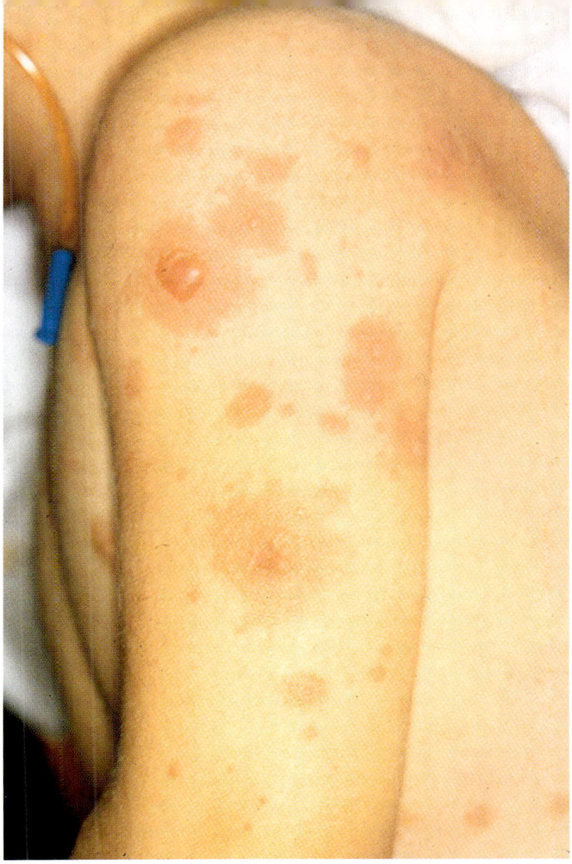

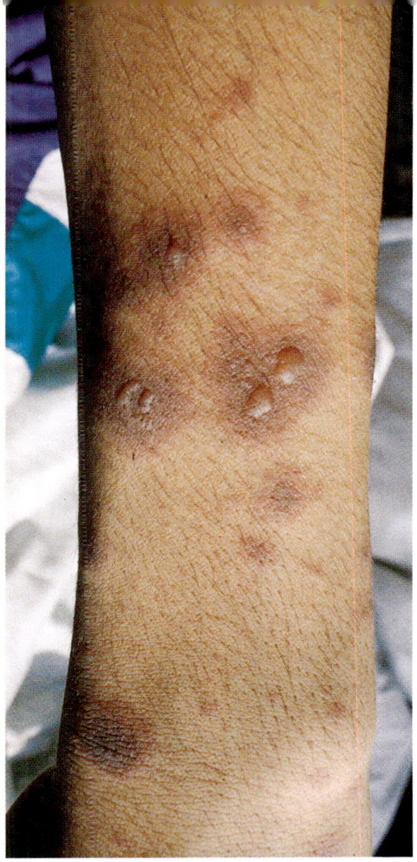

222

223

Abb. 221
Irisläsionen und Blasenbildung
bei Erythema exsudativum
multiforme majus (Oberarm)

Abb. 222
Irisläsionen und Blasenbildung
bei Erythema exsudativum
multiforme majus (Unterarm)

Abb. 223
Multiple Irisläsionen am
Stamm bei Erythema
exsudativum multiforme majus

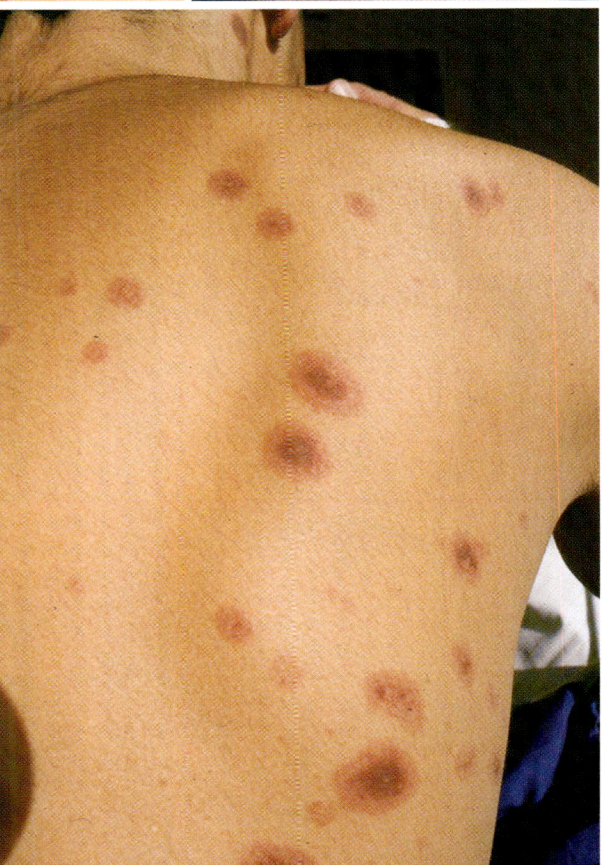

tiforme majus – nicht blutig verkrustet; beim Erythema exsudativum multiforme majus wiederum fehlt die Himbeerzunge. Auch das genetisch bedingte periodische Fieber mit aphthoiden Läsionen ist abzugrenzen.

Übergangsformen zwischen Erythema exsudativum multiforme majus und dem STEVENS-JOHNSON-Syndrom kommen zwar vor, beim STEVENS-JOHNSON-Syndrom ist aber die Initialläsion meist makulös (>3 cm, unscharf begrenzt), flächig ausgedehnt mit ausgedehnter Blasenbildung, es sind mindestens 2 Schleimhautareale betroffen, vor allem Konjunktiven, Mundhöhle (Abb. 224), Anogenitalregion, auch Ösophagus, Magendarmtrakt und Bronchialschleimhaut. Klinisch sind initial meist Ödem, dann Blasenbildung, schmerzhafte Ulzerationen und blutige Verkrustung festzustellen. Als Folgen können Synechien (Konjunktiva, Vagina), Hornhautulzera, Panophthalmitis, Vernarbungen des Gastrointestinaltrakts sowie der Harnröhre auftreten, daher immer Augenarzt, gegebenenfalls Gynäkologen und Kinderurologen frühzeitig einbeziehen.

Mögliche Organkomplikationen sind neben einer Superinfektion eine Arthritis, Bronchiolitis obliterans, Myokarditis, Hepatitis, Myokarditis, Enterokolitis oder ein Nierenversagen (Tubulusnekrose).

Die toxische epidermale Nekrolyse (früher LYELL-Syndrom) zeigt sich als rasch einsetzende, großflächige Hautablösung (>10% KO) auf Erythemen ohne Kokarden oder Maculae (Abb. 220). Klinisch tritt nach unspezifischen Zeichen (Fieber) meist ein Erythem mit Druckempfindlichkeit der Haut, danach eine großflächige Hautablösung (positives NIKOLSKI-Phänomen) auf, ohne die stark ausgeprägten Schleimhautbeteiligungen des Erythema exsudativum multiforme majus. Als Ursachen kommen ähnliche Noxen wie bei Erythema exsudativum multiforme majus und STEVENS-JOHNSON-Syndrom infrage, allerdings sind Herpessimplex-Viren und Mykoplasmen seltener. Die Differenzialdiagnose schließt Erkrankungen durch Staphylokokkentoxin (intraepidermale Hautablösung ohne Narben!), Pemphigus und Epidermiolysis bullosa ein.

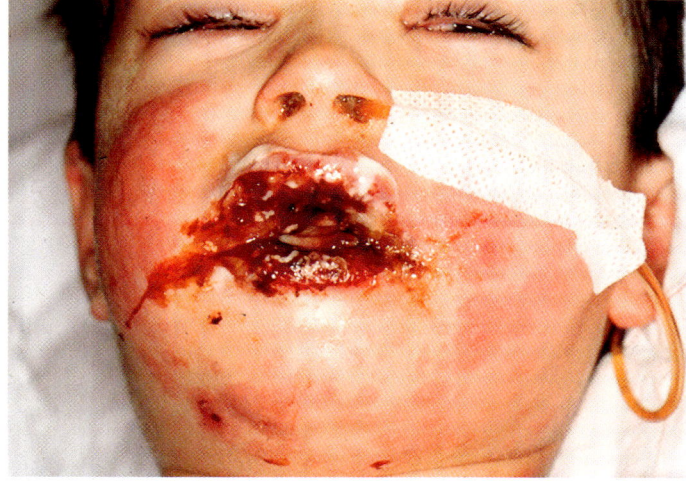

Abb. 224
STEVENS-JOHNSON-Syndrom:
Befall von Haut
und Schleimhaut

Labor

Unspezifische Entzündung mit Leukozytose, Akute-Phase-Protein- und Transaminasenerhöhungen. Im Zweifel hilft ein Hautabstrich oder eine Hautbiopsie.

Pathohistologie

Erythema exsudativum multiforme majus, STEVENS-JOHNSON-Syndrom und toxische epidermale Nekrolyse zeigen ähnliche Veränderungen mit nekrotischen Keratinozyten, Vakuolisierung der Basalmembranzone und perivaskuläre lymphohistiozytäre Infiltrate, häufig mit eosinophilen Granulozyten ohne Hinweise auf nekrotisierende Vaskulitis; bei der toxischen epidermalen Nekrolyse komplette Epidermisnekrose mit geringem Infiltrat.

Therapie

Rasches Absetzen aller verdächtigen Medikamente, Venenzugang in wenig betroffener Region, Therapie einer infektiösen Ursache (Mykoplasmen, Staphylokokken), Mundpflege mit Mundspülung und Farbstofflösungen, Analgesie, Flüssigkeitstherapie, ausreichende Kalorienzufuhr (Sonde), eventuell hochdosierte Steroide (bei toxischer epidermaler Nekrolyse von fraglichem Wert) oder i.v. Immunglobuline (am ehesten bei toxischer epidermaler Nekrose). Bei gesicherter Herpesinfektion Aciclovir. Pflege in »Verbrennungseinheit« bei Blasenbildung und Erosionen >30%. Frühe Kooperation mit anderen Fachspezialisten (vor allem dem Augenarzt).

Lokaltherapie: Steriles Eröffnen von Blasen, Belassen oder Abtragen der Epidermis, Krankengymnastik, systemische Antibiotika bei Superinfektion (2).

Prognose

Die Erkrankung kann sich sehr schnell oder über 1–2 Wochen entwickeln und weitere 4–6 Wochen dauern. Vernarbungen der Haut, narbige Verziehungen der Augenlider, Hornhauttrübung bis zur Erblindung kommen vor. Die Letaltätsrate wird mit 5–15% der schweren Erkrankungen angegeben. Das Risiko eines Rezidivs kann bis zu 37% betragen.

Literatur

1. Bastuji-Garin S, et al. Clinical Classification of Cases of Toxic Epidermal Necrolysis, Stevens-Johnson Syndrome, and Erythema Multiforme. Arch Dermatol 1993; 129: 92–96.

2. Dokumentationszentrum schwerer Hautreaktionen in der BRD. Verfügbar unter: URL: http://www.ukl.uni-freiburg.de/haut/dzh/krank.htm

3. Villiger RM, et al. Precipitants in 42 cases of erythema multiforme. Eur J Pediatr 1999; 158: 929–932.

4. Kakourou T, et al. Corticosteroid treatment of erythema multiforme major (Stevens-Johnson-Syndrome) in children. Eur J Pediatr 1997; 156: 90.

5. Mcudgil A, et al. Treatment of Stevens-Johnson-Syndrome with pooled human intravenous immune globulin. Clin Pediatr 1995; 34: 48–51.

6. Rasmussen EJ. Erythema multiforme (editorial). Arch Dermatol 1995; 131: 726–729.

7. Schneck B, et al. Ausprägung schwerer Hautreaktionen im Zusammenhang mit Mycoplasma pneumoniae und Herpes simplex-Virus. Hautarzt 1999; 50: 149.

8. Tay YK, Huff C, Weston WL. Mycoplasma pneumoniae infection is associated with Stevens-Johnson-Syndrome, not erythema multiforme (von Hebra). J Am Acad Dermatol 1996; 35: 757.

CHURG-STRAUSS-Syndrom (CHURG-STRAUSS-Vaskulitis)

V. WAHN, Schwedt/Oder

Definition und Häufigkeit

Unter dem CHURG-STRAUSS-Syndrom verstehen wir eine Form der nekrotisierenden Vaskulitis (vorwiegend kleine, seltener mittelgroße Gefäße), bei der neben den Symptomen der Vaskulitis ein Asthma bronchiale, eine Eosinophilie und extravasale eosinophile Granulome auftreten. Bereits bei Erwachsenen ist die Erkrankung selten, im Kindesalter sind nur wenige Erkrankungen beschrieben.

Ätiologie und Pathogenese

Beides ist nicht bekannt. Bei einer Analyse von 96 erwachsenen Patienten (1) wurde über eine Hyposensibilisierung (14 Patienten) oder eine rasche Reduktion von oralen Steroiden (8 Patienten) als mögliche Provokationsfaktoren diskutiert.

Klinischer Befund

Bei Erwachsenen kann praktisch jedes Organ erkranken (1). Nach der Häufigkeit geordnet fanden sich Asthma, Mononeuritis multiplex, Gewichtsverlust, paranasale Sinusitis, Fieber, Myalgien und diverse Hautmanifestationen, gefolgt von Arthralgien, Lungeninfiltraten und verschiedenen Manifestationen im Magen-Darm-Bereich. LOUTHRENOO et al. (2) recherchierten

insgesamt 10 CHURG-STRAUSS-Syndrome bei Kindern. Die Symptomatik war mit jener bei Erwachsenen vergleichbar, wobei allerdings bei einzelnen Patienten einige klinische Informationen fehlten.

Laborbefunde

Typischerweise finden sich unspezifische Entzündungszeichen in Verbindung mit einer Eosinophilie, letztere meist sogar sehr ausgeprägt. Antinukleäre Antikörper sind meist negativ, ANCA (Autoantikörper gegen Antigene in neutrophilen Granulozyten) in einem nennenswerten Prozentsatz positiv, fast immer als c-ANCA, gerichtet gegen Myeloperoxidase.

Apparative Untersuchungen

Sie richten sich in erster Linie nach den Symptomen. Im Vordergrund stehen bildgebende und bioptische Verfahren, die zu einer Sicherung der Diagnose führen.

Diagnose

Zur Diagnosestellung liegen 6 Kriterien des American College of Rheumatology vor, von denen 4 erfüllt sein müssen: Asthma, Eosinophilie >10%, paranasale Sinusitis, Lungeninfiltrate, histologischer Nachweis der Vaskulitis und Mononeuritis multiplex. Die Chapel-Hill-Konsensuskonferenz hat diese Kriterien übernommen.

Therapie

Orale Steroide, orales Cyclophosphamid, i.v. Steroidpulse und i.v. Cyclophosphamidpulse stehen als Therapieelemente zur Verfügung. Was zum Einsatz kommt, richtet sich nach dem Schweregrad. Bei therapieresistenten Verläufen sind auch Erfolge mit Plasmapherese in Kombination mit Immunsuppressiva beschrieben. ARMENTIA et al. (3) verabreichten i.v. Immunglobuline an ein 17-jähriges Mädchen, welches i.v. Cyclophosphamid nicht vertragen hatte. Nach 10 Monaten Therapie mit i.v. Immunglobulinen (einmal pro Monat) konnten die Steroide bei stabilem klinischem Zustand erfolgreich abgebaut werden.

Prognose

Die Erkrankung ist schwerwiegend. Prognostisch ungünstig sind Niereninsuffizienz, Proteinurie, schwere Magendarmbeteiligung, Kardiomyopathie und ZNS-Befall. Von den 10 beschriebenen Kindern waren 5 innerhalb der Beobachtungszeit verstorben.

Literatur

1. Guillevin L, et al. Churg-Strauss-Syndrome – clinical study and long-term follow-up of 96 patients. Medicine 1999; 78: 26–37.
2. Louthrenoo W, et al. Childhood Churg-Strauss syndrome. J Rheumatol 1999; 26: 1387–1393.
3. Armentia A, et al. Asthma and vasculitis. Response to intravenous immunoglobulins. Allergol Immunopathol 1993; 21: 47–52.

COGAN-Syndrom

V. WAHN, Schwedt/Oder

Definition und Häufigkeit

Das COGAN-Syndrom ist eine seltene Vaskulitisform, bei der zunächst die Kombination von okulärer Entzündung und vestibulokochleärer Dysfunktion beeindruckt. Somit werden solche Patienten oft zunächst dem Augen- oder HNO-Arzt vorgestellt. Ein großer Teil der Patienten entwickelt aber auch eine systemische nekrotisierende Vaskulitis. Das mediane Manifestationsalter liegt bei 25 Jahren, bei Kindern und Jugendlichen sind Patienten bis hinunter zu 5 Jahren beschrieben worden (1). Eine mögliche Erkrankung eines 4-jährigen Mädchens wurde publiziert (2).

Ätiologie und Pathogenese

Beide sind unbekannt.

Klinischer Befund

Als typische Symptome wurden an den Augen rezidivierende, nicht ulzerierende interstitielle oder Stromakeratitis beschrieben, an den Ohren sensorisch-neuraler Hörverlust, Tinnitus und Schwindel. Alle Befunde treten meist bilateral auf. Als weniger typische Befunde gelten eine Uveitis anterior, Skleritis, Episkleritis, Uveitis posterior, Chorioretinitis, Papillitis oder orbitaler Pseudotumor. Der okuläre Befall kann zur Blindheit führen, der Befall der Ohren zur Taubheit.

Die Vaskulitis der großen und mittleren Arterien kann Aneurysmenbildung zur Folge haben. Betroffen können alle Abschnitte der Aorta sein, aber auch die mesenterialen und Nierenarterien (3). Daneben sind andere kardiovaskuläre Manifestationen möglich: Kongestives Herzversagen, Kardiomegalie, Arrhythmien, Perikarditis, Herzinfarkte infolge koronarer Vaskulitis oder Embolie.

Laborbefunde

Unspezifische Entzündungswerte können erhöht sein. Spezifische Krankheitsmarker oder Autoantikörper sind nicht bekannt.

Apparative Untersuchungen und Diagnose

Werden Stenosen/Aneurysmen vermutet, kann die Diagnose durch digitale Subtraktionsangiographie oder Angiographie gesichert werden.

Die Diagnose wird klinisch aufgrund der Symptomkombination gestellt. Zur Differenzialdiagnose sei auf die sehr interessante und systematische Diskussion bei SCULLY et al. (1) verwiesen.

Therapie und Prognose

Die Erkrankung reagiert oft auf Glukokortikoide. Falls diese Therapie versagt, können Methotrexat, Azathioprin, Cyclophosphamid oder Cyclosporin A versucht werden. Ausgeprägte Aneurysmen können chirurgisch behandelt werden.

Leider kann die Progression zu Blind- oder Taubheit nicht immer aufgehalten werden. Die systemische Vaskulitis gilt als schwerwiegend und führt in einem nennenswerten Prozentsatz zum Tode.

Literatur

1. Scully RE, et al. Weekly Clinicopathological exercises. N Engl J Med 1999; 340: 635–641.
2. Podder S, Shepherd RC. Cogan's syndrome: a rare systemic vasculitis. Arch Dis Child 1994; 71: 163–164.
3. Ho AC, et al. Cogan's syndrome with refractory abdominal aortitis and mesenteric vasculitis. J Rheumatol 1999; 26: 1404–1407.

Urtikariavaskulitis und hypokomplementämische Urtikariavaskulitis

V. WAHN, Schwedt/Oder

Definition und Häufigkeit

Unter Urtikariavaskulitis verstehen wir eine systemische Erkrankung, die gekennzeichnet ist durch rezidivierende oder persistierende Urtikaria bzw. Angioödem in Verbindung mit Zeichen der Vaskulitis (Fieber, Arthralgien, Glomerulonephritis, obstruktive Lungenerkrankung).

Die Urtikariavaskulitis tritt in 2 Varianten auf, der nomokomplementämischen und der hypokomplementämischen. Bei DAVIS et al. (1) war von 132 Patienten mit Urtikariavaskulitis etwa ⅕ hypokomplementämisch.

Ätiologie und Pathogenese

Autoantikörper, die bei der hypokomplementämischen Urtikariavaskulitis gegen C1q gerichtet sind und dieses im Gel präzipitieren können, dürften für Komplementaktivierung und zumindest einige Immunkomplexmanifestationen verantwortlich sein. Dass die Erkrankung einmal bei identischen Zwillingen beobachtet wurde sowie bestimmte HLA-Assoziationen weisen auf einen genetischen Hintergrund der Erkrankung hin. Besonders Patienten mit hypokomplementämischer Urtikariavaskulitis sind überwiegend weiblich.

Klinischer Befund

Eine umfangreiche Darstellung der hypokomplementämischen Urtikariavaskulitis bei Erwachsenen findet sich bei WINIESKI (2). Die 18 beschriebenen Erwachsenen zwischen 23 und 66 Jahren weisen sämtlich urtikariaartige Hautläsionen, die Mehrzahl auch ein Angioödem auf. Bei einzelnen Patienten kamen andere Hauterscheinungen hinzu. Alle Patienten hatten Gelenkprobleme, wobei diese sich etwa gleich häufig als Arthralgien oder Arthritis manifestierten. Mehrere Patienten hatten eine Augenbeteiligung im Sinne von Uveitis, Konjunktivitis, Episkleritis oder Photophobie. Beeindruckend ist die zum Teil hochgradig eingeschränkte Lungenfunktion im Sinne einer obstruktiven Ventilationsstörung. Etwa die Hälfte der Patienten hatte einen Nierenbefall, der von leichter Proteinurie bis zum nephrotischen Syndrom reichte. Einige Patienten wiesen Zeichen der Atopie auf. Relativ selten sind Perikardergüsse, Schilddrüsenabnormitäten, Bauchschmerzen und hämatologische Veränderungen (Leukopenie, Thrombopenie).

Die hypokomplementämische Urtikariavaskulitis ist auch im Kindesalter bekannt (1, 3), wenn auch außerordentlich selten. Abb. 225 verdeutlicht die Hauterscheinungen bei einem 5-jährigen Mädchen, Abb. 226 den braunen Harn als Ausdruck eines Glomerulonephritisschubes.

DAVIS et al. (1) untersuchten die wesentlichen Unterschiede zwischen Urtikariavaskulitis und hypokomplementämischer Urtikariavaskulitis. Dabei fiel auf, dass die systemischen Manifestationen bei der hypokomplementämischen Urtikariavaskulitis tendenziell häufiger und schwerer waren, nur das Angioödem war in der Gruppe der Urtikariavaskulitis häufiger.

Laborbefunde

Antinukleäre Antikörper, DNS-Antikörper, anti-ENA, Rheumafaktoren, ANCA oder

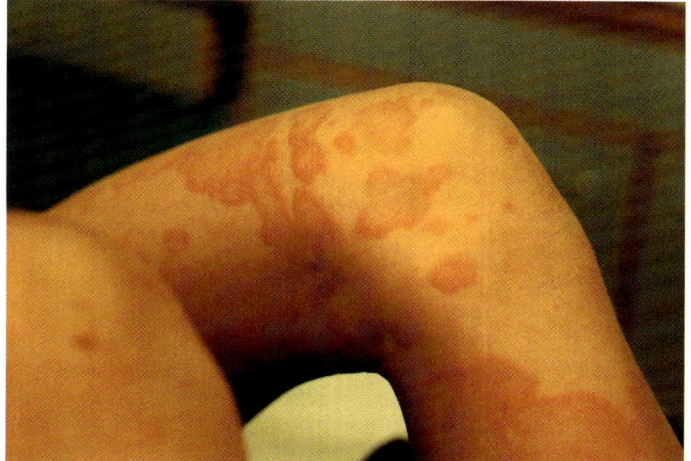

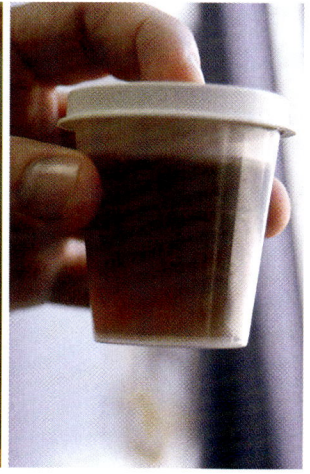

Abb. 225
Urtikarielle Effloreszenzen im Schub bei
einem 5-jährigen Mädchen mit hypokomplementämischer Urtikariavaskulitis

Abb. 226
Verfärbter Harn
desselben Mädchens
beim selben Schub

Kryoglobuline sind nur bei wenigen Patienten nachweisbar. Die BSG ist teilweise erhöht. Komplementfaktoren, vor allem C1q, C3 und C4 sind bei aktiver Erkrankung an hypokomplementämischer Urtikariavaskulitis vermindert, Autoantikörper gegen C1q typischerweise erhöht.

Histologische Untersuchungen

In der Serie von WISNIESKI (2) wiesen alle untersuchten Patienten mit hypokomplementämischer Urtikariavaskulitis in der Hautbiopsie eine leukozytoklastische Vaskulitis auf. Immunhistologisch hatten fast alle Patienten mit hypokomplementämischer Urtikariavaskulitis lineare Ablagerungen von Immunglobulinen analog zum systemischen Lupus erythematodes, die meisten auch von Komplementfaktoren wie C1q, C3 und C4. Histologische Untersuchungen der Nieren fördern unterschiedliche Formen von glomerulären Erkrankungen zutage, meist membranoproliferative Veränderungen.

Bei der Urtikariavaskulitis fällt im Vergleich zur hypokomplementämischen Urtikariavaskulitis auf, dass der »Lupus-Band-Test« in der Haut, bei dem lineare Immunkomplexablagerungen im Bereich der dermalepidermalen Junktionszone nachgewiesen werden, bei der hypokomplementämischen Urtikariavaskulitis fast immer, bei Urtikariavaskulitis fast nie positiv ausfällt (1).

Diagnose

Die Diagnose wird zunächst klinisch gestellt und durch histologische Untersuchungen der Haut abgesichert. Die hypokomplementämische Urtikariavaskulitis ist besser definiert durch Hypokomplementämie und C1q-Autoantikörper.

Standardtherapie

Die überwiegende Mehrzahl der Patienten mit Urtikariavaskulitis und hypokomplementämischer Urtikariavaskulitis kann erfolgreich mit oralen Steroiden behandelt werden. Bei Arthralgien/Arthritis werden nicht steroidale Antiphlogistika eingesetzt. Das von RENARD beschriebene Kind konnte gut mit Steroiden/Azathioprin behandelt werden, unsere eigene Patientin wurde wegen Steroidresistenz erfolgreich mit hochdosierten Immunglobulinen behandelt. Bei früheren Mitteilungen über Kinder kam es trotz Therapie zum Nierenversagen bzw. zur Nierentransplantation.

Weitere Therapieoptionen

Mit dem Ziel einer Steroidersparnis wurden Kombinationen mit Hydroxychloroquin oder Dapson versucht, bei einzelnen Patienten auch Kombinationen mit Azathioprin oder Cyclophosphamid. Kontrollierte Studien liegen wegen der Seltenheit der Erkrankung nicht vor. Für die Augenentzündung werden topische Steroide empfohlen, für die pulmonale Obstruktion eine antiasthmatische Therapie. Für Urtikaria/Angioödem können Antihistaminika versucht werden, sind aber allein praktisch nie erfolgreich.

Prognose

Von den systemischen Manifestationen sind vor allem der Nierenbefall wie auch der Lungenbefall schwer zu kontrollieren.

Literatur

1. Davis MDP, et al. Clinicopathologic correlation of hypocomplementemic and normocomplementemic urticarial vasculitis. J Am Acad Dermatol 1998; 38: 899–905.
2. Wisnieski JJ, et al. Hypocomplementemic urticarial vasculitis syndrome. Medicine 1995; 74: 24–41.
3. Renard M, et al. Rapidly progressive glomerulonephritis in a boy with hypocomplementemic urticarial vasculitis. Eur J Pediatr 1998; 157: 243–245.

Kryoglobulinämische Vaskulitis

V. WAHN, Schwedt/Oder

Definition und Häufigkeit

Die Erkrankung ist definiert durch das Auftreten einer eukozytoklastischen Vaskulitis in Verbindung mit gemischten Kryoglobulinen. Bei Erwachsenen gilt diese Vaskulitis als selten, bei Kindern sind nur einzelne Erkrankungen beschrieben (1, 2).

Ätiologie und Pathogenese

Gelegentlich kann HBs-Antigen nachgewiesen werden. In den letzten Jahren wurden relativ viele Patienten mit Hepatitis C beschrieben (3), sonst sind Ätiologie und Pathogenese unbekannt.

Anamnese und klinischer Befund

Anamnestisch ist von Bedeutung, ob die Beschwerden durch Kälte ausgelöst werden oder nicht.

Neben den Hauterscheinungen (Abb. 227 und 228) können weitere Manifestationen auftreten: Arthralgien/Arthritis, Glomerulonephritis, Lungenbefall.

Laborbefunde

Typisch sind hohe Titer an gemischten Kryoglobulinen, die meist IgG und IgM enthalten. Nachweise für eine Hepatitis-B-

227

228

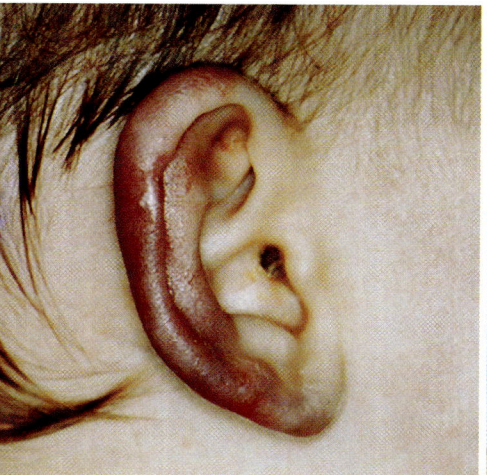

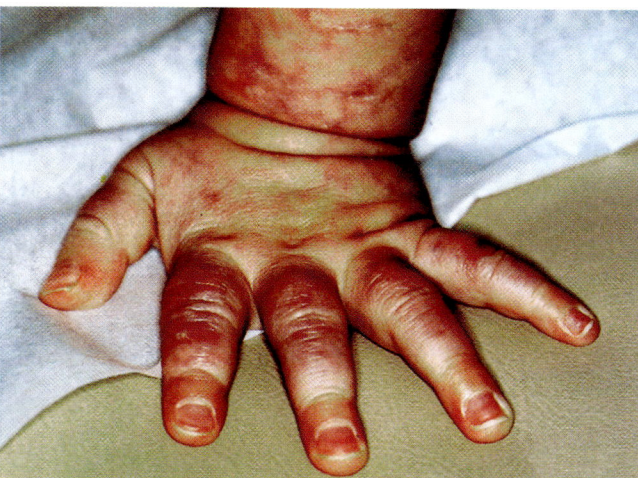

Abb. 227
Vaskulitische Veränderungen
an den Akren bei einem 1-jährigen Kind
mit Kryoglobulinämie.
Provokation durch Kälte

Abb. 228
Vaskulitische Veränderungen
an den Händen beim selben Kind.
Auch hier Provokation durch Kälte

oder -C-Infektion sollten versucht werden.
Die Transaminasen können aber auch in
Abwesenheit dieser Infektionen erhöht
sein.

Diagnose

Sie basiert auf der Kombination der Symptome mit dem Nachweis der Kryoglobuline.

Therapieoptionen

Wegen der wenigen verfügbaren Daten
kann keine Empfehlung gegeben werden.

Bei Erwachsenen sind bei chronischen
Hepatitiden Versuche mit IFN-α mit meist
gutem Erfolg in Bezug auf die mit Hepatitis
assoziierte Vaskulitis unternommen
worden.

Literatur

1. Weinberger A, et al. Articular manifestations of
essential cryoglobulinemia. Semin Arthritis Rheum
1981; 10: 224–229.
2. Reznik VM, et al. Hepatitis B-associated vasculitis in
an infant. J Pediatr 1981; 98: 252–254.
3. Durand JM, et al. Cutaneous vasculitis and cryoglobulinemia
type II associated with hepatitis C virus
infection. Lancet 1991; 337: 499–500.

Arthritiden im Zusammenhang mit Infektionen

Grundlagen infektassoziierter Arthritiden

H.-I. HUPPERTZ, BREMEN

Definition

Die Arthritiden im Zusammenhang mit Infektionen oder infektassoziierten Arthritiden werden durch einen (fast immer) bekannten Infektionserreger ausgelöst (Tab. 78).

Pathogenese

Die im Kapitel »Klassische Krankheitsbilder«, Seite 201, vorgestellten Krankheitsbilder mit Arthritis sind Erkrankungen unbekannter Ätiologie und nur teilweise bekannter Pathogenese. Im Gegensatz dazu ist die Ätiologie der hier dargestellten Erkrankungen bekannt, während die Pathogenese meist ebenfalls nur in Bruchstücken aufgeklärt ist. Daraus ergibt sich das große Forschungsinteresse an den infektassoziierten Arthritiden.

Da man die Ätiologie kennt, kann man experimentelle Systeme unter den Einfluss einer In-vitro-Infektion bringen und die Bedingungen für die Auslösung einer Gelenkentzündung studieren. Zudem kann man die infektassoziierten Arthritiden als menschliche Modelle für die chronischen Arthritiden unbekannter Ursache ansehen.

Verschiedene pathogenetische Konzepte sind entwickelt worden, bei denen entweder Erreger- oder Wirtsfaktoren im Vordergrund stehen. Der Begriff »reaktive Arthritis« ist für die durch gramnegative Darmkeime hervorgerufenen Arthritiden geprägt worden. In der ursprünglichen Definition bezeichnet die reaktive Arthritis eine Gelenkentzündung ohne Erregernachweis im Gelenk, die durch eine Infektion in einem anderen Körperteil, Darm oder Urogenitaltrakt, verursacht wird. Bei diesem Konzept ist die infektassoziierte Arthritis ausschließlich immunologisch bedingt.

Inzwischen ist klar, dass man bei den Arthritiden durch gramnegative Darmkeime zwar keine lebenden Erreger, aber bakterielle Produkte in der Synovialflüssigkeit findet – die Arthritis ist also gebunden an die Gegenwart bakterieller Produkte im Gelenk. Das akute rheumatische Fieber durch Infektion mit Streptokokken der Gruppe A ist pathogenetisch durch molekulares Mimikry von Erregerantigenen mit synovialen, kardialen und zerebralen Wirtsantigenen bedingt, die Arthritis ist also ausschließlich immunologisch ohne örtliche Präsenz des Erregers hervorgerufen. Damit entspricht das akute rheumatische Fieber genau der ursprünglichen Konzeption der reaktiven Arthritis.

Im klinischen Alltag wird der Begriff »reaktive Arthritis« aber meist weniger scharf gefasst und für die Arthritiden nach Infektion mit gramnegativen Darmkeimen oder allgemein für infektassoziierte Arthritiden benutzt.

In den vorgestellten Konzepten erscheint die infektassoziierte Arthritis als immunpathologische Reaktion, die anderen immunpathologischen Phänomenen ähnelt, die im Anschluss an eine Infektion mit den gleichen Erregern auftreten können, wie z. B. die Uveitis oder das Erythema nodosum (Abb. 229). Vor allem das Erythema nodosum könnte aber auch durch lokal persistierende schwer abbaubare bakterielle Produkte bedingt sein.

Bei anderen Konzepten der Pathogenese infektassoziierter Arthritiden steht deshalb die persistierende synoviale Infektion oder zumindest die langfristige Präsenz schwer abbaubarer bakterieller Produkte im Zentrum der Pathogenese. Vermutlich verläuft die Pathogenese bei den einzelnen infektassoziierten Arthritiden unterschiedlich. Möglicherweise ändert sich auch der vorherrschende pathogenetische Mechanismus.

Tab. 78
Infektassoziierte Arthritiden

Erreger	Arthritis
Staphylococcus aureus	Septische Arthritis
Haemophilus influenzae	Septische oder reaktive Arthritis
Chlamydia trachomatis	Chlamydienarthritis
Mycoplasma pneumoniae	Mykoplasmenarthritis
Borrelia burgdorferi	Lyme-Arthritis
Yersinia, Salmonella, Campylobacter, Shigella-Spezies	Reaktive Arthritis
Neisseria gonorrhoeae	Tripperarthritis
Streptococcus pyogenes Gruppe A	Akutes rheumatisches Fieber
Viren (z. B. Mumps-, Röteln-, Ross-River-, Hepatitis B-, Parvovirus B19)	Virale Arthritis
?	Coxitis fugax

Ein Beispiel dafür ist die Lyme-Arthritis. Initial handelt es sich um eine durch die Präsenz des Erregers im Gelenk ausgelöste Entzündung, die einer antibiotischen Therapie gut zugänglich ist. Mit zunehmender Dauer treten jedoch auto-immunologische Reaktionen an die Stelle der normalen Wirtsabwehr, die Arthritis wird antibio-tikarefraktär und ist nun einer antirheumatischen Therapie zugänglich.

Klinische Bedeutung

Die klinische Bedeutung der infektassozi-ierten Arthritiden ergibt sich aus mehre-ren Gründen:

1. Vermutlich sind die infektassoziierten Arthritiden in ihrer Summe die häufigsten akuten Arthritiden im Kindes- und Jugend-alter. Allerdings wird dies in der klini-schen Praxis nicht immer evident, da bei nur kurz anhaltenden akuten transienten Arthritiden normalerweise nicht entspre-chend diagnostiziert wird. Zudem ist bei der häufigsten akuten transienten Arthri-tis, der Coxitis fugax, die infektiöse Ätio-logie noch nicht endgültig bewiesen und, obwohl alles auf eine infektiöse Ursache hinweist, das Virus noch nicht isoliert.

2. Die Arthritiden im Zusammenhang mit Infektionen können eine erhebliche Mor-bidität entwickeln. So sind die Arthritiden nach Infektion mit gramnegativen Darm-

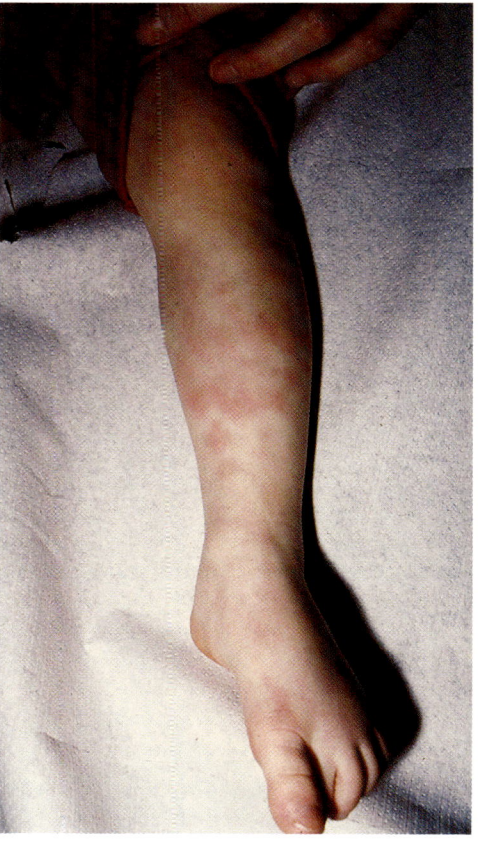

Abb. 229
2 Jahre alter Junge mit Erythema nodosum 2 Wochen nach Gastroenteritis durch Salmonella enteritidis

keimen oft mit Fieber und ausgeprägten Schmerzen assoziiert, die mögliche Beteiligung der Augen in Form einer akuten vorderen Uveitis oder des Herzens als Aorteninsuffizienz kann zu erheblicher Folgemorbidität führen. Die Lyme-Arthritis kann chronisch werden und das Leben des betroffenen Adoleszenten nachhaltig beeinträchtigen. Die septische Arthritis kann zur Zerstörung des Knorpels oder der Wachstumszone mit nachfolgender Arthrose oder Beinlängendifferenz führen.

3. Vor allem in der Anfangsphase einer neu aufgetretenen Arthritis sind die infektassoziierten Arthritiden die wichtigste Differenzialdiagnose zu den chronischen Arthritiden unbekannter Ursache, wie der juvenilen idiopathischen Arthritis. Diese differenzialdiagnostische Abgrenzung hat große klinische Bedeutung, weil einige der infektassoziierten Arthritiden kausal, also antibiotisch, behandelt werden können und weil die infektassoziierten Arthritiden meist eine bessere Prognose als die idiopathischen Arthritiden haben.

In diesem Zusammenhang kommt der septischen Arthritis natürlich eine Sonderrolle zu, weil sie sofort ausgeschlossen werden muss, um Folgeschäden bei verspätet begonnener antibiotischer Therapie zu vermeiden.

Unterschiede zwischen septischer Arthritis und den anderen infektassoziierten Arthritiden

Klinisch müssen die septische Arthritis (siehe »Osteomyelitis, eitrige Arthritis, Pyomyositis, Diszitis«, Seite 384), und die anderen infektassoziierten Arthritiden (siehe Seiten 393–428) klar auseinander gehalten werden. Während man bei der septischen Arthritis sofort eine Diagnostik einschließlich Erregersuche durchführen und unmittelbar im Anschluss, also innerhalb weniger Stunden, mit der kalkulierten antibiotischen Therapie beginnen muss, hat man bei den anderen infektassoziierten Arthritiden Zeit, kann eine individuell orientierte Erregerdiagnostik beginnen und

andere Ergebnisse einschließlich bildgebender Verfahren abwarten und dann eine gezielte Therapie einsetzen.

Dies liegt daran, dass die septische Arthritis rasch zur bleibenden Schädigung des Gelenkes führen kann, während ein definitiver Schaden bei den anderen infektassoziierten Arthritiden nie oder erst nach Jahren eines ungewöhnlichen Verlaufes eintritt, sodass eine Verzögerung des Beginns einer antibiotischen Therapie um einige Tage oder Wochen unerheblich ist. Eine Ausnahme hiervon ist nur das akute rheumatische Fieber (siehe »Rheumatisches Fieber und poststreptokokkenreaktive Arthritis«, Seite 409), nicht wegen einer Schädigung der Gelenke, sondern wegen der möglichen Herzklappenbeteiligung, die eine sofortige Antibiotikatherapie erfordert.

Mikrobiologisch hingegen stellt die Gruppe der infektassoziierten Arthritiden ein Kontinuum abnehmender Erregerpräsenz im Gelenk dar. Während bei der septischen Arthritis die Gegenwart des lebenden Erregers obligat ist (auch wenn der Erreger bei nur 60% der untersuchten Proben von Synovialflüssigkeit anzüchtbar ist), findet man ihn beim akuten rheumatischen Fieber nie im Gelenk.

Die anderen infektassoziierten Arthritiden stehen mikrobiologisch zwischen den beiden Extremen septische Arthritis und akutes rheumatisches Fieber, mit unterschiedlich stark abnehmender Erregerpräsenz im Gelenk (Abb. 230).

1. Bei der Chlamydienarthritis (siehe auch »Reaktive Arthritiden, REITER-Syndrom, Morbus WHIPPLE«, Seite 402) kann man gelegentlich den Erreger aus der Synovialflüssigkeit oder besser aus dem Synovialgewebe isolieren. Die Erreger sind mit der Polymerase-Kettenreaktion auf chlamydiale Sequenzen immer nachweisbar, und es gelang auch der Nachweis chlamydialer m-RNS, also eines extrem kurzlebigen bakteriellen Produktes, das nur in Gegenwart von bakteriellem Metabolismus nach-

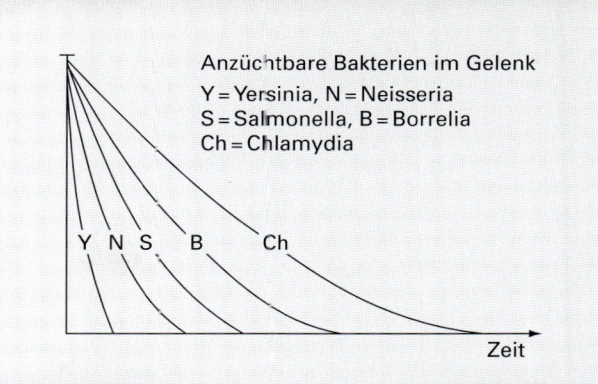

Anzüchtbare Bakterien im Gelenk
Y = Yersinia, N = Neisseria
S = Salmonella, B = Borrelia
Ch = Chlamydia

Y N S   B   Ch

Zeit

Abb. 230
Schematische Darstellung
der Abnahme anzüchtbarer Erreger
im Laufe der Zeit nach der Infektion
bei unterschiedlichen Erregern
einer infektassoziierten Arthritis

Abb. 231
2 Jahre alter ungeimpfter Junge
mit Meningitis durch Haemophilus
influenzae (Nachweis in Blut- und
Liquorkultur). 3 Tage nach Beginn
der antibiotischen Therapie mit
Cefotaxim kam es zum plötzlichen
Anschwellen beider Knie mit
ausgeprägtem Erguss. In der
Synovialflüssigkeit fanden sich
60 000 Granulozyten/μl; Bakterien
waren in der Methylenblaufärbung
nicht zu erkennen; Keime konnten
nicht angezüchtet werden; es
waren jedoch Lipopolysaccharide
von Haemophilus influenzae in der
Immunfluoreszenz nachweisbar.
Somit handelte es sich um eine
reaktive Arthritis durch Haemophilus influenzae mit Infektion der
Meningen in Abwesenheit lebender
Keime im Gelenk. Hätten sich die
Keime einige Tage eher, während
der Phase der Sepsis und vor dem
Beginn der erfolgreichen antibiotischen Therapie, im Gelenk
vermehrt, wäre es zur Ausbildung
einer septischen Arthritis
durch Haemophilus influenzae
gekommen

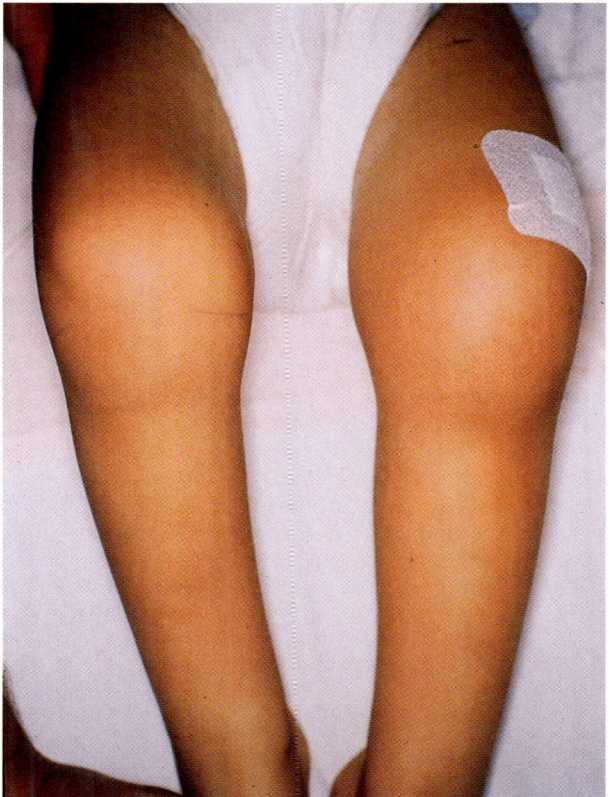

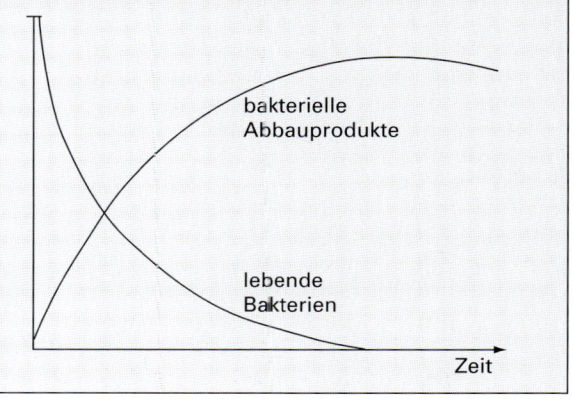

bakterielle
Abbauprodukte

lebende
Bakterien

Zeit

Abb. 232
Gegenläufige Entwicklung über die
Zeit von der Menge anzüchtbarer
Erreger und der Masse bakterieller
Abbauprodukte im Gelenk bei
infektassoziierter Arthritis. Beginn
mit der Infektion, entsprechend der
Ankunft des Erregers im Gelenk

weisbar ist. Man hat daraus geschlossen, dass bei der Chlamydienarthritis immer lebende Erreger im Gelenk sind, diese sich aber zum Teil in einem nicht proliferativen Stadium befinden.

2. Bei der Lyme-Arthritis (siehe auch Seite 393) kann man Borrelien fast nie im Gelenk anzüchten. Bei sorgfältiger, bisher nur in Forschungslabors verfügbarer Technik und Patientenauswahl ist die Polymerase-Kettenreaktion auf borreliale Sequenzen aber fast immer positiv. Auch gelingt es, borreliale Antigene durch Silberfärbung im Synovialgewebe darzustellen.

3. Salmonellen finden sich bei reaktiver Arthritis (siehe auch »Reaktive Arthritiden, REITER-Syndrom, Morbus WHIPPLE«, Seite 402) normalerweise nicht in der Synovialflüssigkeit, wohl aber bakterielle Produkte einschließlich Lipopolysaccharide. Bei Minderung der Wirtsabwehr bei einer Infektion mit Salmonellen können jedoch lebende Salmonellen nach Anreicherung in der Synovialflüssigkeit nachweisbar werden, z. B. bei systemischem Lupus erythematodes, Komplementmangel oder bei der Gabe antiperistaltischer Medikamente mit nachfolgendem Ileus und verstärkter Invasion der Salmonellen durch die Darmwand in die Zirkulation.

4. In der akuten Phase können Neisserien bei Adoleszenten und Haemophilus influenzae bei Kleinkindern eine septische Arthritis mit Anzucht des Erregers aus dem Gelenk hervorrufen. Arthritiden durch dieselben Erreger, die einige Tage später beginnen, sind aber fast immer reaktiv, und man findet nur Erregerantigene aber keine lebensfähigen Erreger in der Synovialflüssigkeit (Abb. 231).

5. Anzüchtbare Yersinien oder deren DNS findet man nie im Gelenk, regelhaft lassen sich aber bakterielle Antigene nachweisen (siehe auch »Reaktive Arthritiden, REITER-Syndrom, Morbus WHIPPLE«, Seite 402). Dazu gehören Lipopolysaccharide und leere bakterielle Hüllen, morpholo-

gisch noch erkennbare, offensichtlich schwer abbaubare Wandbestandteile.

Generell nimmt mit der Zeit bei allen infektassoziierten Arthritiden der Anteil lebender Erreger ab und die Menge an bakteriellen Abbauprodukten zu (Abb. 232). Die Geschwindigkeit dieser Entwicklung ist erregerabhängig (Abb. 230). Man vermutet, dass bei vielen dieser Erkrankungen nicht die lebenden Erreger, sondern schwer abbaubare bakterielle Produkte zum Unterhalt der Arthritis notwendig sind.

Ob initial immer lebende Erreger im Gelenk sein müssen, ist umstritten. Möglicherweise werden die Erreger nicht frei im Serum ins Synovialgewebe verschleppt, sondern in Makrophagen, die von den Bakterien parasitiert werden und dann im Gelenk zugrunde gehen. Dies könnte wegen der Erkennungsmerkmale auf den postkapillären Venolen, die bestimmte Makrophagenpopulationen anziehen, sowohl den Synoviotropismus erklären als auch, warum ein Rezidiv häufig im gleichen Gelenk auftritt.

Diagnostik

Die Diagnostik infektassoziierter Arthritiden nach Ausschluss einer septischen Arthritis sollte sich außerhalb von Studien auf Untersuchungen beschränken, die gut evaluiert sind und eine therapeutische oder prognostische Konsequenz haben. Diese Beschränkung ist wegen der Vielzahl der Erreger und der reichen Palette angebotener Labortests notwendig.

1. Bei allen neu aufgetretenen Arthritiden müssen Antikörper gegen Borrelia burgdorferi bestimmt werden.

2. Vermutet man ein akutes rheumatisches Fieber oder eine Poststreptokokkenarthritis, werden 2 serologische Streptokokkenmarker und ein Rachenabstrich durchgeführt.

3. Bei sexuell aktiven Jugendlichen kann eine Chlamydiendiagnostik versucht wer-

Erreger	Diagnostische Methode	Kommentar
Borrelia burgdorferi	Serologie (Enzymimmuno-assay und Immunoblot)	Immer bei neu aufgetretener Arthritis
Chlamydia trachomatis	Portioabstrich oder urethraler Bürstenabstrich auf chlamydiale Antigene oder Sequenzen	Nur bei sexuell aktiven Adoleszenten
Streptococcus pyogenes	Rachenabstrich, Antistrepto-lysinantikörper und weiterer Streptokokkenantikörper	Nur bei klinischem Verdacht
Yersinia enterocolitica	Serologie (Nachweis von IgA-Antikörpern), eventuell Stuhlkultur	Nur von prognostischer Bedeutung

Tab. 79
Diagnostik infektassoziierter Arthritiden
(Minimalprogramm)

den. Die serologischen Methoden sind unzuverlässig, sodass immer ein Portio-abstrich oder ein urethraler Bürstenab-strich auf chlamydiale Antigene oder Se-quenzen untersucht werden sollte. Diese Art der Materialgewinnung ist aufwendig und/oder schmerzhaft und wird deshalb (zu) selten durchgeführt. Eventuell kann auch eine Harnuntersuchung auf bakte-rielle Produkte weiterhelfen.

4. Bei Verdacht auf reaktive Arthritis durch gramnegative Darmkeime kann die Ätio-logie mit Serologie oder Stuhlkultur un-tersucht werden. Dies hat keine therapeu-tische Konsequenz, der Nachweis einer bakteriellen Ursache kann aber beim klini-schen Bild einer juvenilen Spondylarthro-pathie eine bessere Prognose beinhalten als bei einer idiopathischen Arthritis.

5. Der Nachweis einer viralen Ätiologie ist ohne weitere klinische Hinweise (z. B. Par-otitis bei der Mumpsarthritis) wegen der Vielzahl möglicher Erreger sehr aufwen-dig und wird selten geführt (siehe auch »Virusarthritis, Arthritis nach Impfungen, Coxitis fugax«, Seite 420).

6. Alle anderen Untersuchungen bleiben speziellen Situationen vorbehalten.

Durch den raschen Fortschritt der mikro-biologischen Diagnostik können diese Empfehlungen bald einem Wandel unter-worfen sein. Bei der Interpretation serolo-gischer Befunde sollte man berücksichti-gen, dass der Antikörpernachweis immer nur die Infektion nachweist, nicht aber die ätiopathogenetische Verknüpfung dieser Infektion mit der Arthritis herstellen kann. Fortschritte bei der serologischen Dia-gnostik bestehen meist nur in einer ver-besserten Spezifität oder Sensitivität.

Hingegen stellt der Nachweis des Erre-gers oder seiner Produkte im Gelenk eine sehr enge Beziehung zur Ätiologie her und ist in der Praxis beweisend. Ausnah-men sind persistierende Viren, wie das Zytomegalievirus, dessen Nachweis in Lymphozyten der Synovialflüssigkeit we-nig aussagekräftig wäre.

Eine Zusammenfassung einer möglichen Minimaldiagnostik auf infektassoziierte Arthritiden findet sich in Tab. 79.

Therapie und Prophylaxe

Lässt man die septische Arthritis außer Betracht, ist die Therapie infektassoziierter Arthritiden nur bei wenigen Patienten kausal, also antibiotisch, nämlich bei der Lyme-Arthritis, der Chlamydienarthritis und den durch Streptokokken bedingten Arthritiden. Eine antibiotische Therapie wird auch bei Mykoplasmenarthritis empfohlen. Alle anderen infektassoziierten Arthritiden werden zunächst nur symptomatisch mit nicht steroidalen Antirheumatika behandelt.

Eine Prophylaxe infektassoziierter Arthritiden ist oft möglich:

1. Frühzeitige Entfernung saugender Zecken zur Verhinderung einer Infektion mit Borrelia burgdorferi.
2. Hygienemaßnahmen und Änderung der Tierhaltung zur Verhinderung von Lebensmittelinfektionen mit gramnegativen Darmkeimen.
3. Benzathinpenicillin i.m. alle 3 Wochen bei akutem rheumatischem Fieber.
4. Präservativ und Partnermitbehandlung bei Chlamydien- oder Gonokokkeninfektion.
5. Impfung gegen Hepatitis B, Mumps und Röteln.

Literatur

1. Cassidy JT, Petty RE. Textbook of pediatric rheumatology. Philadelphia: Saunders; 1995.
2. Huppertz HI, et al. Diagnostic value of synovial fluid analysis in children with reactive arthritis. Rheumatol Int 1995; 15: 167–170.
3. Huppertz HI, Heesemann J. Effect of cytokines on invasion and survival of Yersinia in primary human fibroblasts. Med Microbiol Immunol 1999; 187: 157–164.
4. Huppertz HI, et al. Cardiac manifestations in patients with HLA B27-associated juvenile arthritis. Pediatr Cardiol 2000; 21: 141–147.
5. Sigal LH. Lyme arthritis: Lessons learned and to be learned. Arthritis Rheum 1999; 42: 1809–1812.
6. Toivanen A, Toivanen P. Reactive arthritis. Curr Opin Rheumatol 1997; 9: 321–327.

Osteomyelitis, eitrige Arthritis, Pyomyositis, Diszitis

H.-I. Huppertz, Bremen

Definition

Bei der Osteomyelitis kommt es zur Entzündung des Knochens, meist vom Markraum ausgehend. Die Ursache sind meistens eiterbildende Bakterien, die dorthin über eine offene Verletzung oder hämatogen kommen können. Die hämatogene Osteomyelitis ist eine typisch pädiatrische Erkrankung, weil sie beim immunkompetenten Patienten nur am wachsenden Skelett vorkommt.

Wegen der anatomischen Nähe und ätiopathogenetischen Ähnlichkeit wird die eitrige oder septische Arthritis meist mit der Osteomyelitis zusammen abgehandelt, obwohl sie eine eigenständige Krankheit ist. Bei der Pyomyositis liegt der Eiterherd im Muskel; bei der Diszitis kommt es zur Entzündung des Zwischenwirbelraumes, der Bandscheibe.

Häufigkeit

Angaben zur Inzidenz der septischen Osteomyelitis variieren zwischen 1/1000 und 1/20000 Kinder, abhängig von sozioökonomischen Verhältnissen, Rasse, Alter, Immunkompetenz und anderen Faktoren.

Pathogenese

Bei der septischen Osteomyelitis beginnt die Infektion bei typischem Verlauf in der Metaphyse eines langen Röhrenknochens, nahe der Wachstumszone. Die Blutversorgung der Wachstumszone erfolgt per diffusionem über Kapillaren, die aus der Metaphyse kommen und in sinusoidale Venen münden, in denen das Blut nur sehr langsam fließt, sodass im Blut kreisende Bakterien sich dort niederlassen können.

Weitere lokale Faktoren, wie der nur geringe Blutfluss und der im Wachstum über Apoptose zugrunde gehende Säulenknorpel, begünstigen die Entwicklung der Infektion. Es kommt zur Thrombose der Gefäße und durch das entzündliche Ödem zur intraossären Druckerhöhung mit verschlechterter Perfusion und nachfolgender Nekrose. Im Kindesalter bedeutet die Wachstumszone eine starke Barriere, sodass das sich bildende entzündliche Infiltrat durch die hier dünne Kortikalis nach außen drängt und dort eine periostale Entzündung, Abhebung und später auch Perforation verursacht.

Bei Adoleszenten ist die Kortikalis so stark ausgebildet, dass das Infiltrat im Knochen lokalisiert bleiben kann. Bei Neugeborenen und jungen Säuglingen hingegen wird die Wachstumszone noch von Gefäßen aus der Metaphyse durchquert, sodass das entzündliche Infiltrat nicht nur durch die dünne metaphysäre Kortikalis, sondern auch durch die Wachstumszone hindurchbrechen kann. Dies und die in diesem Lebensalter noch bis zur Metaphyse reichende Gelenkkapsel bedingen, dass die Osteomyelitis mit einer eitrigen Arthritis einhergehen kann.

Risikofaktoren beim Neugeborenen sind: Frühgeburtlichkeit, Hautinfektion, Geburtskomplikationen, Kephalhämatom. Eine örtliche Osteomyelitis kann auch an der Stelle der intrauterinen Mikroblutentnahme und nach kapillärer Blutentnahme an der Ferse auftreten. Nach einer Osteomyelitis im Hüftbereich ist eine aseptische Knochennekrose des Hüftkopfes möglich.

Ätiologie

Staphylococcus aureus ist in bis zu 80% der Erreger der Osteomyelitis. Diese Bakterien besitzen

Liganden für das knochenspezifische Typ-I-Kollagen und bilden rasch von einer Glykokalyx umgebene Mikrokolonien, aus denen abgesonderte bakterielle Toxine zur weiteren Schädigung führen. Andere mögliche Erreger sind Streptokokken der Gruppe A, Pneumokokken, koagulasenegative Staphylokokken (bei Patienten unter Hämodialyse), Pseudomonas aeruginosa (bei schuhdurchbohrender Nagelverletzung des Fußes und bei Drogenabhängigen häufig als Wirbelkörper- oder Beckenosteomyelitis) und andere gramnegative Keime, Kingella kingae und Anaerobier. Haemophilus influenzae ist nach Einführung der Impfung selten geworden.

In speziellen Situationen ist mit einem besonderen Erregerspektrum zu rechnen. Bei Neugeborenen (Alter 2–4 Wochen) kommen B-Streptokokken vor, bei Säuglingen nach Impfung CALMETTE-GUERIN-Bazillen. Patienten mit Sichelzellanämie und anderen Hämoglobinopathien haben eine stark erhöhte Rate von salmonellenbedingten Osteomyelitiden. Bei Patienten mit Polyneuropathie oder Paraplegie in Folge einer Myelomeningozele finden sich gelegentlich mehr als nur ein Erreger.

Anamnese

Nicht selten geben Kinder mit Osteomyelitis oder septischer Arthritis einen nur kurz zurückliegenden Infekt der oberen Luftwege an. Während der der Osteomyelitis vorangehenden Bakteriämie fühlen sich die Kinder nicht wohl und können hohes Fieber bekommen. Bei Befall der unteren Extremität wird über Humpeln berichtet; auch Adoleszenten berichten über Schmerzen in der betroffenen Extremität. Bei Säuglingen fallen neben den Zeichen der Sepsis mit raschem Verfall die lokale Schwellung und eine Berührungsempfindlichkeit auf. Je älter die Kinder sind, desto häufiger fehlt Fieber.

Klinischer Befund

Der klinische Befund der Osteomyelitis ist altersabhängig.

Beim N e u g e b o r e n e n kommt es rasch zur Schwellung der Extremität, da sich die

Infektion leicht ihren Weg in die umgebenden Weichteile einschließlich Muskulatur bahnen kann. Zudem kann eine septische Arthritis mit Erguss entstehen. Durch Schonhaltung entsteht das Bild der Pseudoparalyse. Fieber fehlt bei bis zur Hälfte der Patienten.

Bei Kleinkindern findet man bei der Palpation eine häufig gut abgrenzbare Schmerzhaftigkeit im Bereich der Metaphyse (Abb. 233). Bei Perkussion des Röhrenknochens wird der Schmerz in die betroffene Metaphyse lokalisiert. Die Beweglichkeit ist häufig nur gering eingeschränkt. Stehen und besonders Gehen sind schmerzhaft und werden verweigert, oder das Kind humpelt. Bei Befall der oberen Extremität meiden die Kinder Bewegungen gegen Widerstand oder Erschütterungen.

Bei den Adoleszenten ist die lokale Schmerzempfindlichkeit schwächer und besser umschrieben, eine Bewegungseinschränkung des benachbarten Gelenks kann fehlen, Auftreten mit dem Bein bereitet aber Schmerzen. Auch eine subakute Verlaufsform ist möglich, bei der ein intraossärer Abszess ohne Beteiligung der Kortikalis entsteht (BRODIE-Abszess).

Etwa 85% aller Osteomyelitiden betreffen (in dieser Rangfolge) Femur, Tibia, Humerus oder Fibula, fast die Hälfte aller Osteomyelitiden tritt kniegelenksnahe auf. Auch am Kalkaneus, dem Becken, den Rippen, den Wirbelkörpern und dem Schädel kann eine Osteomyelitis entstehen. Fast immer ist nur 1 Knochen betroffen; nur bei Neugeborenen können es mehrere sein. Bei der septischen Arthritis fehlt meist eine Rötung; aber Überwärmung, Schwellung, Erguss und schmerzhafte Bewegungseinschränkung sind immer zu finden.

Bei der Pyomyositis der Beckenregion finden sich Beschwerden wie bei der septischen Sakroileitis mit starken Schmerzen bei jeder Bewegung des Körpers, die auch von älteren Kindern und Jugendlichen schlecht lokalisiert werden können. Funktionstests einzelner Muskelgruppen können Hinweise geben.

Laborbefunde

Die Laborbefunde sind unspezifisch mit Leukozytose (beim Neugeborenen auch Leukopenie), Linksverschiebung, BSG-Beschleunigung und CRP-Erhöhung. Besonders initial und beim Adoleszenten können diese Laborwerte unauffällig sein.

Apparative Untersuchungen

Die konventionelle Röntgenuntersuchung der betroffenen Region in 2 Ebenen ist gewöhnlich bei Erstvorstellung unauffällig, bei Neugeborenen kann sie die Gewebeschwellung zeigen. Erst nach 1–2 Wochen finden sich eine Periostabhebung und eine Osteolyse, noch später kommt es zur periostalen Verkalkung. Bei frühzeitigem Therapiebeginn kann die Röntgenaufnahme auch im Verlauf unauffällig bleiben. Demnach liegt der Wert der konventionellen Röntgenuntersuchung vor allem im Ausschluss anderer Ursachen der Beschwerden, wie Osteosarkom und EWING-Sarkom. Eigentlich harmlose Veränderungen, wie eine zufällig gefundene Knochenzyste, sollten nicht vom Verdacht auf eine Osteomyelitis ablenken.

In der Ultraschalluntersuchung kann man die periostale Abhebung oder den Einbruch in die Weichteile nachweisen; initial ist der Ultraschall meist noch unauffällig. Frühzeitig gelingt der Ergussnachweis im Hüftgelenk (Abb. 234). Die Knochenszintigraphie mit Technetium-99, das an die Hydroxyapatitkristalle an der Grenze zwischen Osteoid und mineralisiertem Knochen bindet, wird in 3 Phasen durchgeführt. Die in der 1. Phase (5 Sekunden) und 2. Phase (5–10 Minuten) gefundenen Veränderungen zeigen nur einen erhöhten oder verminderten Blutfluss an. Nur die während der 3. Phase (Knochenphase; 2–4 Stunden nach der Injektion) gefundenen Veränderungen gelten als knochenspezifisch.

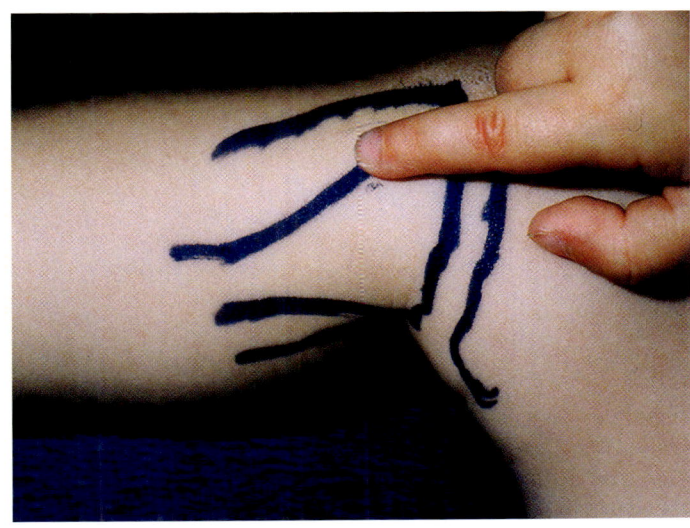

Vermutlich ist die technisch gut durchgeführte Knochenszintigraphie nach einigen
Tagen bei allen Kindern mit Osteomyelitis
auffällig; dies trifft aber nicht für Neona-
ten zu, da hier bei der Hälfte der Patienten durch die geringe Mineralisation die
Szintigraphie unauffällig bleibt. Zudem ist
die Szintigraphie am Beginn der Osteomyelitis nicht selten noch negativ.

Die Kernspintomographie gilt aufgrund
der guten anatomischen Darstellung von
Knochenmarksödem, subperiostaler Flüssigkeit und umgebenden Weichteilen als
die sensitivste Methode zum Nachweis einer Osteomyelitis. Das Knochenmarksödem zeigt eine weitaus größere Ausdehnung als das eigentliche entzündliche Infiltrat mit Eiter und Nekrose (Abb. 235).
Mit der Kernspintomographie sind eine
Unterscheidung von Osteomyelitis und
Arthritis (Abb. 236), von Wirbelkörper-
osteomyelitis und Diszitis sowie der Nachweis einer Pyomyositis möglich.

Diagnose

Wegen der negativen Konsequenzen eines verzögerten Therapiebeginns sollte
man bei neu aufgetretenen Schmerzen
am Bewegungsapparat immer an die
Möglichkeit einer Osteomyelitis oder septischen Arthritis denken, auch wenn Fieber fehlt. Der klassische klinische Befund
der Osteomyelitis ist der metaphysäre
Druckschmerz. Das Fehlen von erhöhten
Entzündungswerten bei der initialen Evaluierung des Patienten schließt weder
eine Osteomyelitis noch eine septische
Arthritis aus.

Hat man den Verdacht auf eine Osteomyelitis, muss man versuchen, den Erreger zu
isolieren und die Diagnose mit bildgebenden Verfahren zu bestätigen. Da die bildgebenden Verfahren meist nicht sofort zur
Verfügung stehen, wird man nach Asservierung von Material für die mikrobiologische Untersuchung die antibiotische Therapie beginnen und je nach dem weiteren
Verlauf und dem Ergebnis der apparativen, mikrobiologischen und weiteren Laboruntersuchungen über eine Fortführung der Therapie entscheiden.

Die Erregerisolierung erfolgt aus der Blutkultur (Ausbeute <50%), besser aus dem
Aspirat subperiostaler Flüssigkeit. Darin
kann der Erreger auch direkt angefärbt

werden. Zur Materialgewinnung markiert man die Stelle der größten metaphysären Schmerzhaftigkeit oder einer im Ultraschall gefundenen subperiostalen Abhebung. In Analgosedierung wird dann diese Stelle mit einer schräg eingestochenen Einsernadel punktiert. Kann man keine Flüssigkeit oder Eiter aspirieren, injiziert man einige Milliliter steriler Kochsalzlösung, aspiriert diese Flüssigkeit und versucht daraus Anfärbung und Anzucht der Erreger.

Da die konventionelle Röntgenaufnahme erst nach 1–2 Wochen für die Osteomyelitis typische Veränderungen zeigt, wird die Diagnose mit Knochenszintigraphie oder Kernspintomographie gestellt. Möglicherweise erhöht sich die Sensitivität der Knochenszintigraphie, wenn diese erst am Folgetag erfolgt. Eine frühe negative Knochenszintigraphie schließt eine Osteomyelitis nicht aus. Die definitive Diagnose ergibt sich aus dem Befund der Kernspintomographie.

In die Abwägung, welches bildgebende Verfahren einzusetzen ist, geht auch die örtliche Verfügbarkeit ein. Die Knochenszintigraphie hat den Vorteil, den ganzen Körper abzubilden, was bei multiplen Läsionen und unklarer örtlicher Zuordnung der Beschwerden von Vorteil sein kann. Die Kernspintomographie erfordert eventuell eine weitere Sedierung. Sonst ist heute die Kernspintomographie die Methode der Wahl.

Die Osteomyelitis kann bei Patienten mit Sichelzellanämie schwierig von Knocheninfarkten abzugrenzen sein. Auch die Knochenszintigraphie und die Kernspintomographie können hier versagen.

Verdachtsmomente auf eine septische Arthritis in der Differenzialdiagnose einer neu aufgetretenen Arthritis sind: Monoarthritis, schlechter Allgemeinzustand, akuter Beginn, Fieber. Bei Verdacht auf eine septische Arthritis wird die Synovialflüssigkeit zur Erregeranzucht asserviert, außerdem werden Zellzahl, Zellart und Eiweißgehalt bestimmt. Die bildgeben-

den Verfahren, vor allem die Kernspintomographie, dienen dem Ausschluss einer ursächlichen Osteomyelitis. Im Zweifel muss man sich verhalten wie bei einer septischen Arthritis und die antibiotische Therapie erst nach Ausschluss einer septischen Arthritis beenden.

Therapie

Die antibiotische Therapie der septischen Osteomyelitis beginnt unmittelbar nach Asservierung des Materials für die Erregerisolierung. Initial sollten immer parenterale Antibiotika verwendet werden, da der Erreger disseminiert vorkommen kann und seine Proliferation möglichst rasch unterdrückt werden muss. Zudem ist die enterale Aufnahme der Antibiotika unter den Bedingungen einer septischen Erkrankung ungewiss.

Die Auswahl der Antibiotika muss die vermutlichen Erreger berücksichtigen, also Staphylokokken, die möglichweise Penicillinase bilden, und andere grampositive Kokken und gramnegative Keime. Dies kann man am besten durch die Kombination eines Staphylokokkenpenicillins mit Ampicillin oder besser Cefotaxim erreichen (Tab. 80).

Wenn Pseudomonas aeruginosa als möglicher Erreger infrage kommt, sollten Ceftazidim und Aminoglykoside eingesetzt werden. Bei Verdacht auf Anaerobier kann Clindamycin gegeben werden. Bei methicillinresistenten Staphylokokken ist Vancomycin oder Teicoplanin einzusetzen.

Es gibt keine anerkannten Richtlinien für die antibiotische Therapie. Besonderheiten und Erfahrungen einzelner Therapiezentren sind bei Fehlen von Studien zu akzeptieren.

Ob eine Ruhigstellung in den ersten Tagen der Behandlung sinnvoll ist, ist unklar. Im der Regel ist der Versuch der Ruhigstellung eines Kleinkindes ohne Bewegungsschmerzen wenig effektiv. Sind keine Schmerzen mehr vorhanden, sollte

Abb. 234

Ultraschallbild der rechten Hüfte eines 1-jährigen Mädchens mit Fieber seit 2 Tagen und Schmerzen am rechten Bein: klare Ergussflüssigkeit nachweisbar (+ +). In der Synovialflüssigkeit Nachweis von Pneumokokken

D i a g n o s e : Septische Arthritis des rechten Hüftgelenkes

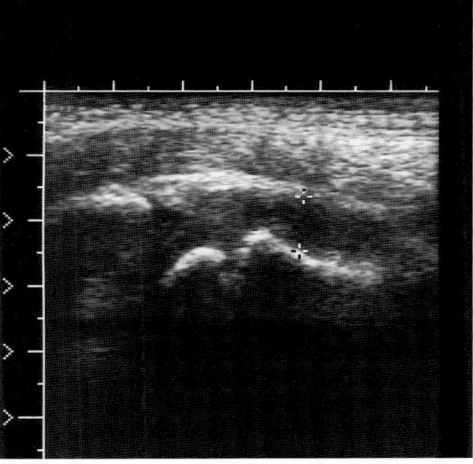

Abb. 235

Kernspintomographie des rechten Kniegelenkes eines 6-jährigen Jungen, der mit dem rechten Bein humpelte und subfebrile Temperaturen, ein erhöhtes CRP (18 mg/dl) und eine beschleunigte BSG (45 mm/Std.) aufwies. Die kalkulierte Therapie erfolgte nach Asservierung von Material für die mikrobiologische Untersuchung mit Dicloxacillin und Cefotaxim. Die Kernspintomographie am Folgetag zeigte ein ausgedehntes Ödem der distalen Femurmetaphyse, die Kultur der subperiostalen Flüssigkeit ergab Salmonella enteritidis

D i a g n o s e : Septische Osteomyelitis der rechten distalen Femurmetaphyse. Zwar berichtete die Mutter über eine 10 Tage zurückliegende Durchfallerkrankung, aber Risikofaktoren, wie eine Hämoglobinopathie oder ein Komplementdefekt, fehlten. Die Therapie wurde mit Cefotaxim alleine fortgeführt

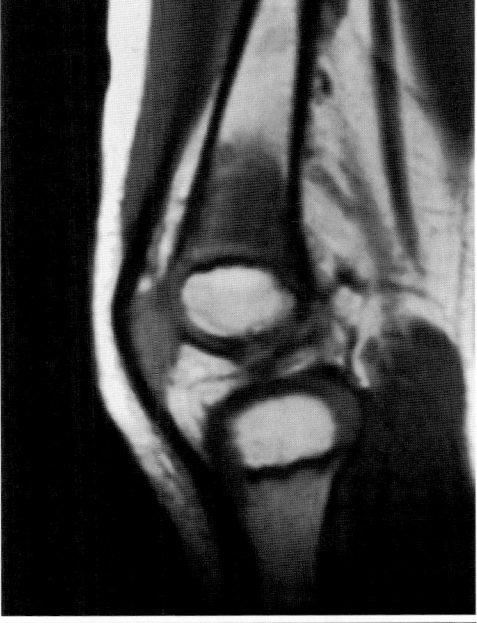

Abb. 236

Kernspintomographie mit Gadoliniumkontrastmittel eines 6 Monate alten männlichen Säuglings mit seit 1 Woche bestehendem Fieber und Berührungsempfindlichkeit: Ausgeprägte Arthritis mit Kontrastmittelaufnahme. In der Synovialflüssigkeit wurde Escherichia coli nachgewiesen

D i a g n o s e : Septische Arthritis des linken Hüftgelenkes

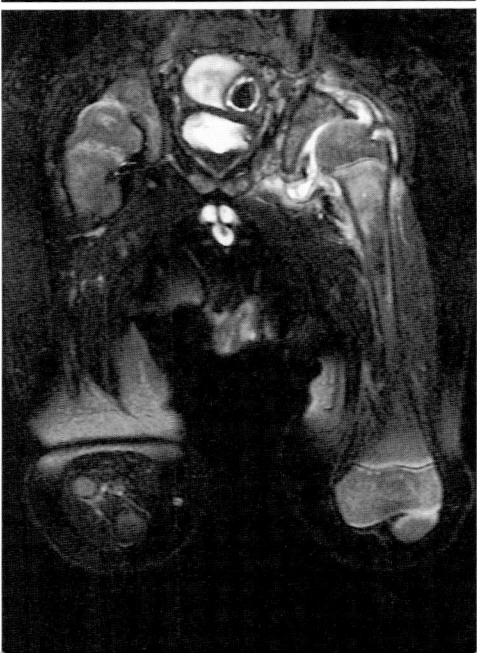

Antibiotikum	Dosis/d	Dosen/d
Ampicillin	200 mg/kg	4
Cefotaxim	150 mg/kg	3
Cefotiam	200 mg/kg	3
Cefuroxim	200 mg/kg	3
Clindamycin	40 mg/kg	3
Flucloxacillin	100 mg/kg	3
Piperacillin	250 mg/kg	3
Penicillin G	0,5 Mill. E/kg	6
Fosfomycin*	200 mg/kg	3
Gentamicin*	5 mg/kg	2
Rifampicin*	10–15 mg/kg	1

Tab. 80
Antibiotika zur parenteralen Applikation
bei Osteomyelitis oder septischer Arthritis

* Wegen der raschen Resistenzentwicklung
nur in Kombination mit anderen Antibiotika
einzusetzen

Tab. 81
Antibiotika zur oralen Fortsetzung der
antibiotischen Therapie bei Osteomyelitis

Antibiotikum	Dosis/d	Dosen/d
Amoxicillin	100 mg/kg	4
Clindamycin	40 mg/kg	3
Cloxacillin	125 mg/kg	3
Cefuroxim-Axetil	40 mg/kg	3
Dicloxacillin	100 mg/kg	3

man mit Krankengymnastik beginnen. Dies gilt nicht für eine Wirbelkörper-osteomyelitis, bei der der Patient eventuell in ein Korsett gelegt werden muss.

Hat sich ein Sequester oder eine Fistel gebildet und die antibiotische Therapie nach wenigen Tagen nicht zur Entfieberung und örtlichen Besserung geführt oder fällt die BSG in der 2. Woche nicht ab, sollte, eventuell nach erneuter Kernspintomographie, eine chirurgische Entlastung durchgeführt werden. Die Therapie des BRODIE-Abszesses ist chirurgisch, gefolgt von Antibiotika. Die Einlage von Gentamicinkugeln oder -ketten wird nicht mehr empfohlen. Die Betreuung eines Kindes mit Osteomyelitis kann häufig durch die vertrauensvolle Zusammenarbeit von Pädiater und Kinderchirurg/Orthopäde optimiert werden.

Die Gesamtdauer der antibiotischen Therapie und die Dauer der parenteralen Applikation sind umstritten. Sicher ist, dass eine frühe Beendigung der antibiotischen Therapie (z. B. nach 3 Wochen) mit einer erhöhten Rate von Therapieversagern assoziiert ist. Deshalb empfiehlt sich eine Mindestdauer von 4–6 Wochen. Bei Beendigung der Therapie sollte die BSG wieder normal sein.

Für die Umsetzung der parenteralen auf die orale Applikation der Antibiotika werden bestimmte Voraussetzungen gefordert: Fieber und örtliche Beschwerden sollen verschwunden sein, Leukozyten und CRP sollen sich normalisiert haben, die BSG eine deutliche Besserung zeigen, der Erreger bekannt sein, und die Compliance mit der oralen Medikation muss sichergestellt sein.

Ob 1 Stunde nach Einnahme des oralen Antibiotikums ein Serumbakterizidietiter von mindestens 1:8 im Serum des Patienten nachgewiesen sein muss, ist umstritten, da wegen dieser Forderung die Umstellung auf eine orale Medikation häufig scheitern oder sich lange verzögern würde (Tab. 81).

Die septische Arthritis wird 10–14 Tage mit parenteralen Antibiotika behandelt. Eine Arthrotomie ist nur beim Hüftgelenk (hier immer wegen der Gefahr einer aseptischen Knochennekrose aufgrund des hohen intraartikulären Druckes) und eventuell dem Schultergelenk notwendig. Eine Drainage kann für wenige Tage sinnvoll sein. Eine kontinuierliche Irrigation oder die intraartikuläre Antibiotikaapplikation sind eher schädlich. Ob tägliche Punktionen sinnvoll sind, ist umstritten; vermutlich ist dies höchstens am 1. Tag nach Beginn der antibiotischen Therapie noch sinnvoll.

Prognose

Bei rechtzeitigem Therapiebeginn gilt die Prognose der septischen Osteomyelitis als gut. Schwere Verläufe mit Übergang in ein chronisches Stadium, Fistelbildung und der Gefahr einer malignen Entartung oder einer Amyloidose sind selten geworden. Allerdings muss einschränkend gesagt werden, dass Kinder nach Ausheilen einer Osteomyelitis langfristig nachuntersucht werden müssen, da sich bis zum Abschluss des Wachstums der benachbarten Wachstumsfuge noch ein vermindertes Wachstum mit Beinlängendifferenz oder ein asymmetrisches Wachstum mit Verkantung der Gelenkflächen einstellen kann.

Besonderheiten

Nach Muskelverletzungen oder geschlossenen Knochenbrüchen ist eine hämatogene Osteomyelitis oder Pyomyositis möglich. Dabei kommt es nach Besserung der örtlichen Beschwerden zur erneuten Verschlechterung, Fieber tritt auf, und im Gegensatz zu den verletzungsbedingten Beschwerden kommt es zu keiner Besserung unter Ruhigstellung. Neben der antibiotischen Therapie ist meist eine chirurgische Ausräumung notwendig (Abb. 237).

Kinder mit Osteomyelitis der Wirbelkörper sind meist mindestens 8 Jahre alt, haben eine längere Anamnese von Rückenschmerzen, und die Röntgenaufnahme zeigt eine deckplattennahe Rarefizierung. Neben Staphylococcus aureus

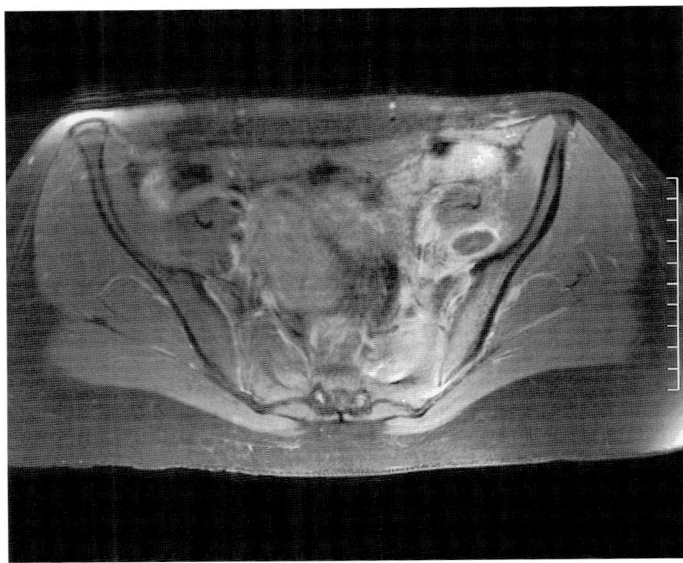

Abb. 237
Kernspintomographie des Beckens mit Kontrastmittel eines 13 Jahre alten Mädchens, das 3 Wochen zuvor vom Pferd gestürzt war. Nach Verschwinden der unfallbedingten Beschwerden Wiederauftreten nun stärkster Beckenschmerzen mit hohem Fieber. Multiple zystische Strukturen mit Kontrastmittelaufnahme in der tiefen Beckenmuskulatur längs der Beckenschaufel. In der Blutkultur fand sich Staphylococcus aureus

Diagnose: Pyomyositis

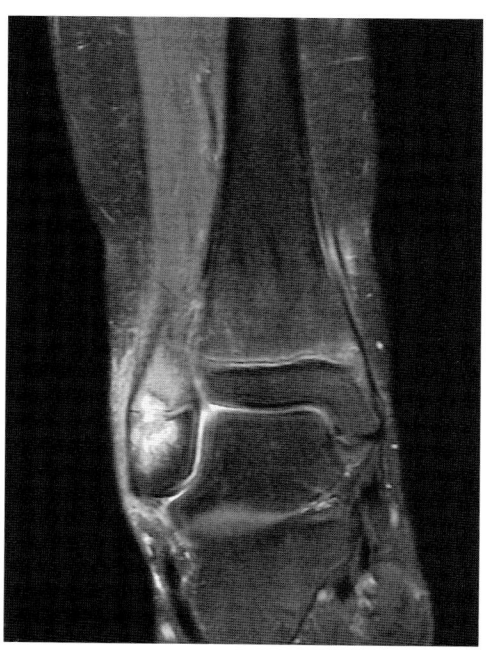

Abb. 238
Kernspintomographie des rechten Sprunggelenkes eines 12 Jahre alten Mädchens
mit Osteomyelitis des 8. Brustwirbelkörpers
und Schwellung des rechten Sprunggelenkes.
Oberhalb und unterhalb der Wachstumsfuge
der rechten distalen Fibula findet sich
eine erhöhte Signalintensität, die auch die
umgebenden Weichteile betrifft.
In der Histologie fand sich eine lymphozytäre
Infiltration der Spongiosa

D i a g n o s e : Chronisch rezidivierende
multifokale Osteomyelitis.
Ungewöhnlich ist der Befall der Epiphyse.
Rasche Besserung unter nicht steroidalen
Antirheumatika

und gramnegativen Keimen kommen
auch Pilze und Tuberkelbakterien vor.
Meist wird neben der antibiotischen Therapie auch ein Stützkorsett verordnet. Bei
drohendem Querschnitt ist eine chirurgische Intervention notwendig.

Die Infektion der Bandscheibe,
meist durch Staphylococcus aureus, führt
zur Diszitis und zeigt sich mit Beeinträchtigung des Ganges und Rückenschmerzen.
Die Abgrenzung von der kindlichen Band-
scheibenverkalkung kann schwierig sein.
Trotz des gutartigen Verlaufs mit Ausheil-
lung oder Fusion der beiden angrenzenden Wirbel ohne bleibende Schäden empfiehlt sich eine antibiotische Behandlung.

Die Osteomyolitis im Gesicht, oft
ausgehend von Zahninfektionen, kann
auch durch Anaerobier oder eine Misch-
infektion bedingt sein. Initial sollte man
immer zusätzlich mit Penicillin G oder
Clindamycin i.v. behandeln. Falls die Erkrankung chronisch geworden ist, muss
man mit der Möglichkeit einer lymphozytären Osteomyelitis rechnen, die bioptisch

zu diagnostizieren und mit nicht steroidalen Antirheumatika zu behandeln ist.

Chronisch rezidivierende
multifokale Osteomyelitis

Bei dieser wohl nicht infektiösen Erkrankung unbekannter Ursache kommt es zur
Osteomyelitis an mehreren Stellen, häufig auch an der Klavikula. Die Beschwerden sind vergleichsweise gering, die Anamnese kann sich über mehrere Wochen
oder Monate erstrecken. Die Entzündungswerte können besonders initial erhöht sein. Radiologisch findet sich neben
der Osteolyse häufig eine Hyperostose.
Die Knochenszintigraphie kann eventuell
weitere klinisch stumme Herde aufde-
cken. Die Kernspintomographie zeigt die
Beteiligung der umliegenden Weichteile
einschließlich der Bänder und der Muskulatur (Abb. 238).

Bei der Biopsie findet sich eine lymphozytäre Infiltration des Knochens; allerdings
ist das histologische Bild regional sehr

unterschiedlich, sodass Serienschnitte angefertigt werden sollten. Im Allgemeinen kann man auf eine Biopsie zur Diagnostellung nicht verzichten. Die Biopsie unter dem Verdacht auf eine chronisch rezidivierende multifokale Osteomyelitis sollte ausgiebig alles entzündliche Material in der Spongiosa (ohne Gefährdung von Epiphysenfugen) entfernen, da dies die Ausheilung begünstigen kann.

Die Diagnosestellung ist wichtig, weil die Erkrankung andere rheumatische Erkrankungen imitieren kann. Wird die chronisch rezidivierende multifokale Osteomyelitis fälschlicherweise für eine chronische Osteomyelitis bakteriellen Ursprungs gehalten, kommt es zu chirurgischen Interventionen und langfristigen antibiotischen Behandlungen, die nicht zur Besserung führen, für das Kind aber unnötige Belastungen bedeuten.

Nach Stellung der Diagnose gibt man nicht steroidale Antirheumatika, die eine Remission erzeugen können. Bei schweren Erkrankungen können Steroide angezeigt sein. Nach teilweise jahrelangem Verlauf kommt es zur Ausheilung. Eine bleibende Schädigung des Knochens tritt nicht auf.

Literatur

1. Girschick HJ, et al. Chronic recurrent osteomyelitis with clavicular involvement in children: Diagnostic value of different imaging techniques and therapy with non-steroidal antiinflammatory drugs. Eur J Pediatr 1998; 157: 28–33.
2. Krogstad P, Smith AL. Osteomyelitis and septic arthritis. In: Feigin RD, Cherry JD, editors. Textbook of pediatric infectious diseases. Philadelphia: Saunders; 1998. p. 683–698.
3. Roos R. Akute hämatogene Osteomyelitis, septische Arthritis. In: DGPI-Handbuch, Infektionen bei Kindern und Jugendlichen. München: Futuramed; 2000. S. 786–792.

Herrn Prof. Dr. TERWEY, Institut für Magnetresonanzdiagnostik Bremen, danke ich für die Überlassung der Kernspintomographiebilder.

Lyme-Arthritis

F. DRESSLER, Hannover
H.-I. HUPPERTZ, Bremen

Definition

Die Lyme-Arthritis wurde von STEERE et al. 1977 bei Kindern mit dem anfänglichen Verdacht auf eine juvenile rheumatoide Arthritis in Old Lyme, Connecticut, USA, erstmals beschrieben (1). Sie wird durch eine Infektion mit *Borrelia burgdorferi* verursacht und ist eine der möglichen Organmanifestationen der Lyme-Borreliose (2, 3). Andere Manifestationen der Lyme-Borreliose wurden schon deutlich früher beschrieben.

1883 berichtete BUCHWALD über Hautveränderungen, die wir heute Acrodermatitis chronica atrophicans nennen. Ein Erythema migrans beschrieb erstmals AFZELIUS 1909. GARIN und BUJADOUX schilderten die erste Neuroborreliose 1922 und assoziierten die Erkrankung mit einem Zeckenstich. Unter den Patienten mit lymphozytärer Meningitis und entzündlicher Polyneuritis aus der Veröffentlichung von BANNWARTH 1941 litten einige Patienten an einem sog. »Rheumatismus«.

Häufigkeit

Die Lyme-Borreliose ist die häufigste vektorübertragene Infektion in Europa und Nordamerika; sie wird von Schildzecken des Genus Ixodes übertragen (3). Eine Übertragung durch andere Zecken oder Insekten wird häufig diskutiert, ist aber nicht schlüssig bewiesen. In Mitteleuropa ist der Überträger der Holzbock, *Ixodes ricinus* (Abb. 239). Ixodes können außer der Borreliose auch Frühsommermeningoenzephalitisviren, Ehrlichien and Babesien übertragen; Koinfektionen dieser Erreger mit einer Lyme-Borreliose sind möglich.

Die Lyme-Borreliose wurde bisher nur in der nördlichen Hemisphäre (in Europa, Asien und Nordamerika) nachgewiesen (3). In Europa tritt die Erkrankung am häufigsten in Mitteleuropa auf, wird aber von Südschweden bis zum Mittelmeerraum und von Portugal bis Russland gefunden. Genaue Zahlen für Deutschland fehlen. In einer Studie im Würzburger Raum fand sich eine Inzidenz von 111/100 000 für alle Borreliosemanifestationen. 89% der Patienten hatten nur ein Erythema migrans; die Lyme-Arthritis war mit 5% die zweithäufigste Manifestation einer Lyme-Borreliose (4).

Lyme-Borreliosen treten in allen Altersgruppen auf, mit besonderen Spitzen im Schulalter und zwischen 40 und 74 Jahren; sie sind nicht geschlechtsspezifisch (2–4). Während frühe Manifestationen einer Lyme-Borreliose an der Haut oder im Nervensystem eine enge zeitliche Verbindung zur Zeckenaktivität im Frühjahr bis Herbst zeigen, lässt sich für die späten Manifestationen, wie auch für die Lyme-Arthritis, keine saisonale Häufung nachweisen.

Ätiologie und Pathogenese

Borrelien gehören zu den Spirochäten und haben einen von einer Zellmembran umgebenen protoplasmischen Zylinder, an dem Flagellen befestigt sind. Zylinder und Flagellen sind von einer äußeren Membran umgeben (3). *B. burgdorferi* sind nur schwer anzuzüchten. Sie sind mikroaerophil und wachsen am besten bei 33–35°C in einem speziellen Medium. Die Teilungszeiten liegen zwischen 12 und 24 Stunden, sodass Kulturen sehr zeitaufwendig sind.

Das lineare Chromosom und 11 Plasmide des *B.-burgdorferi*-Stammes B31 sind sequenziert worden. Die Lyme-Borreliose wird durch *B. burgdorferi sensu lato* verursacht, die in mehrere Spezies unterteilt worden sind, von denen *B. burgdorferi sensu stricto*, *B. garinii* und *B. afzelii* regelmäßig bei Patienten in Europa nachgewiesen werden können (2, 3). Die Diversität von *B. burgdorferi* ist in Europa und Asien größer als in Nordamerika, wo nur *B. burgdorferi sensu stricto* als humanes Pathogen nachgewiesen wurde. Die gleichzeitige Infektion mit mehr als einer Spezies von *B. burgdorferi* wurde bei einem Patienten mit Acrodermatitis und Erythema migrans beschrieben; kulturpositive Reinfektionen bei Patienten mit mehreren Episoden von Erythema migrans kommen vor.

Auch innerhalb einer Spezies von *B. burgdorferi* exprimieren verschiedene Stämme Proteine un-

Abb. 239
Die Zecke *Ixodes ricinus,*
mitteleuropäischer Vektor für *B. burgdorferi*

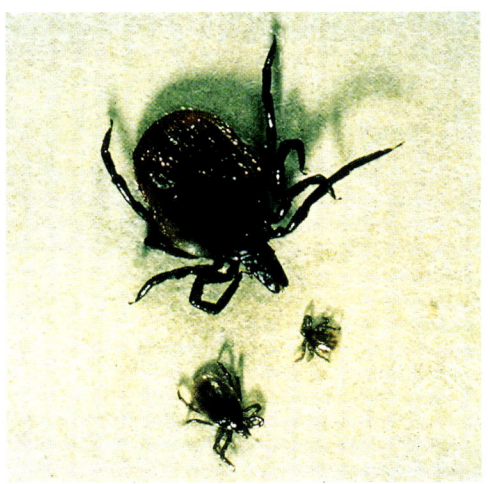

terschiedlich stark, wobei die Molekulargewichte der Proteine teilweise differieren. Bei der Gelelektrophorese ultraschallzertrümmerter *B. burgdorferi* werden u. a. die folgenden Proteine charakterisiert: das 41-kD-Flagellin, das 60-kD-GroEL Heat-shock-Protein, die 3 hauptsächlichen Outersurface-Proteine (Osp) Osp A (30–32 kD), Osp B (34–36 kD) und Osp C (21–25 kD), das 39-kD-BmpA- Protein und das 83–100-kD-Antigen. Daneben ist eine Reihe von Proteinen noch nicht identifiziert.

Die Lyme-Arthritis bietet ein faszinierendes Modell für andere Arthritiden, da der verursachende Erreger und die Symptome gut bekannt sind. Allerdings bleibt die exakte Pathogenese nur bruchstückhaft bekannt (2). *B. burgdorferi* werden über den Zeckenspeichel in die Haut aufgenommen und können sich intrakutan am Rand eines Erythema migrans ausbreiten. *B. burgdorferi* binden sich an humane Zellen, wie z. B. Thrombozyten, was für die hämatogene Verbreitung der Erreger wichtig zu sein scheint. Auf hämatogenem Weg wird auch das Gelenk erreicht, wobei unklar ist, ob lebende Borrelien für die Initiierung oder die Dauer des Entzündungsprozesses benötigt werden.

Das Überleben von *B. burgdorferi* über Jahrzehnte in Acrodermatitis-chronica-atrophicans-Läsionen beweist, dass die Erreger der Wirtsimmunantwort ausweichen können. Intrazelluläres Überleben in Endothelzellen, Fibroblasten und Synovialzellen wurde nachgewiesen. *B. burgdorferi* können B-Zellen stimulieren und führen zu einer überwiegenden T-Helfer-1-Zellantwort in Synovialflüssigkeit von Patienten mit Lyme-Arthritis. Daneben wurde auch bei Patienten mit Lyme-Arthritis eine *B.-burgdorferi*-spezifische CD8-zytotoxische T-Zellantwort gefunden. Eine Reihe von Zytokinen wird induziert, u. a. die Interleukine 1, 6 und 10, Tumornekrosefaktor und γ-Interferon. Sequenzhomologien wurden zwischen *B.-burgdorferi*-Flagellin und humanem basischem Myelin sowie einem humanen Axonprotein gefunden.

Wirtsfaktoren beeinflussen den Verlauf der Erkrankung. Die Entwicklung einer chronischen Lyme-Arthritis wurde bei amerikanischen Patienten mit HLA-DR4 assoziiert. Antikörperantworten gegen Osp A und Osp B von *B. burgdorferi* wurden beim Auftreten einer chronischen Lyme-Arthritis häufig spät im Verlauf der Infektion gefunden. T-Helferzellen von Patienten mit antibiotikaresistenter Lyme-Arthritis zeigten eine dominante Osp-A-Antwort. Das humane leukozytenfunktionsassoziierte Antigen 1 (LFA-1) kommt als mögliches Autoantigen bei antibiotikaresistenter Lyme-Arthritis aufgrund eines kreuzreagierenden Motivs mit Osp A von *B. burgdorferi sensu stricto* in Betracht (5).

Anamnese

Nur etwa ¼ der Patienten mit einer Lyme-Arthritis können sich an einen Zeckenstich erinnern. Zeckenstiche sind oft nicht an spezielle Freizeitaktivitäten gebunden, sondern können in Vorgärten oder Stadtparks erworben werden. Frühe Manifestationen einer Lyme-Borreliose, wie ein Erythema migrans oder eine frühe Neuroborreliose, werden in der Regel effektiv antibiotisch behandelt, sodass das folgende Auftreten einer Arthritis unwahrscheinlich ist. Da die Lyme-Arthritis häufig episodisch beginnt, ist nach früheren Gelenkschwellungen zu fragen.

Klinischer Befund

Eine Lyme-Borreliose kann alle Organsysteme betreffen, besonders häufig die Haut, das Nervensystem und den Bewegungsapparat. Die Symptome einer Lyme-Borreliose lassen sich in frühe und späte Manifestationen einteilen; die häufigsten Manifestationen zeigt Tab. 82. Die typischen Manifestationen an der Haut, im Nervensystem oder an anderen Organen sind in Übersichten dargestellt (2, 3). Die häufigste Manifestation einer Lyme-Borreliose ist ein Erythema migrans (Abb. 240).

Manifestationen im Bewegungsapparat

Die häufigsten Symptome sind Arthralgien, gefolgt von Arthritis und – seltener – Myalgien oder Myositis (6–8). Arthralgien können bereits Tage bis Wochen nach der Infektion auftreten. Eine Arthritis erscheint typischerweise erst Monate bis Jahre nach der Infektion. Die beiden größten Serien pädiatrischer Lyme-Arthritis-Patienten weisen 109 deutsche und 90 Kinder aus Connecticut auf (6, 7). Monarthritis eines Knies ist die häufigste Arthritis und bei etwa ⅔ der Patienten zu finden (Abb. 241). Beide Knie oder andere große Gelenke sind der nächsthäufige Manifestationsort. Polyartikuläre Arthritiden oder eine Beteiligung kleiner Gelenke sind selten.

Meist beginnt die Arthritis episodisch mit relativ schmerzarmer Schwellung für einige Tage, spontaner Remission und häufigen Rückfällen. Die Ergüsse sind häufig sehr ausgeprägt. Eine primär chronische Arthritis wurde bei 18% der Patienten gefunden (6).

Myositiden sind sehr selten (8). Ein der Dermatomyositis ähnliches Bild wurde bei einem Erwachsenen beschrieben. Bei einem Kind mit subakuter multifokaler Osteomyelitis isolierte man *B. burgdorferi;* dieser Befund ist bislang nicht anderweitig bestätigt. Eine Fibromyalgie kann einer Lyme-Borreliose folgen, wobei die Fibromyalgiesymptome nicht auf Antibiotika ansprechen (siehe auch »Generalisierte Fibromyalgie«, Seite 588).

Laborbefunde

Unspezifische Entzündungszeichen, wie beschleunigte Senkung oder erhöhtes CRP, können vorliegen, sind aber nicht hilfreich für die Diagnosestellung. Labormethoden zum Nachweis einer Lyme-Borreliose schließen direkte Verfahren, wie Kultur oder Polymerasekettenreaktion, und indirekte Tests, wie Serologieverfahren, ein (9). Die Labormethodik ist mittlerweile in Nordamerika zum Teil standardisiert worden, aber das vom American College of Physicians festgelegte Vorgehen (10, 11) ist in Europa nicht anwendbar. In Europa gibt es keine Teststandardisierung, und Ergebnisse sind von Labor zu Labor nicht vergleichbar. Die Zellanalyse aus der Gelenkflüssigkeit lässt keine verlässliche Unterscheidung der Lyme-Arthritis von anderen Arthritiden zu. Eine Gelenkpunktion ist indiziert zum Ausschluss einer septischen Arthritis, außerdem kann Material für eine Polymerasekettenreaktion gewonnen werden.

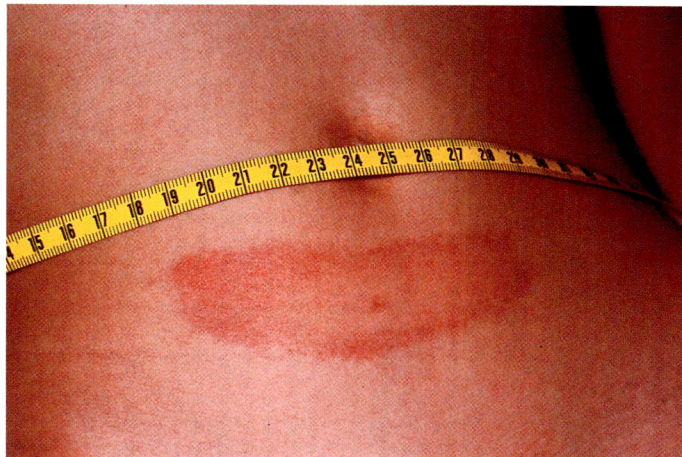

Abb. 240
Ein Erythema migrans, die klassische frühe Hautmanifestation einer Lyme-Borreliose

Organsystem	Frühe Lyme-Borreliose	Späte Lyme-Borreliose
Haut	Erythema migrans Borrelienlymphozytom	Acrodermatitis chronica atrophicans*
Nervensystem	Lymphozytäre Meningitis Hirnnervenlähmung	Chronische Enzephalomyelitis* Enzephalopathie*
Bewegungsapparat	Arthralgie	Arthritis Myositis*

Direkte Methoden zum Nachweis einer Infektion durch *B. burgdorferi*

Die Anzucht von *B. burgdorferi* benötigt mindestens 2 Wochen (bis zu einigen Monaten) und erfordert sofortiges Einbringen der Probe in ein spezialisiertes Medium. Positive Ergebnisse sind am ehesten aus Hautbiopsien bei dermatologischen Borreliosemanifestationen zu erreichen. Die Anzucht aus Blut oder Synovialflüssigkeit ist besonders schwierig. Die Chancen für eine Erregeranzucht sind etwas besser aus Liquor von Patienten mit früher Neuroborreliose. Die Silberfärbung von Spirochäten in histologischen Präparaten ist keine Routinemethode und kann durch Artefakte beeinträchtigt werden.

Die Polymerasekettenreaktion kann DNS von *B. burgdorferi* in Geweben oder Körperflüssigkeiten nachweisen. Extreme Vorsicht ist zur Vermeidung von falschpositiven Ergebnissen durch Kontamination notwendig. Eine große nordamerikanische Studie von Patienten mit Lyme-Arthritis fand eine Sensitivität der Polymerasekettenreaktion von 96% in Synovialflüssigkeit von vorher nicht antibiotisch behandelten Patienten. In derselben Studie war die Polymerasekettenreaktion nur bei 37% der vorher antibiotisch behandelten Patienten positiv (12). Solch hohe Nachweisraten sind trotz vieler Versuche in Europa bislang nicht bestätigt worden. Eine Polymerasekettenreaktion kann auch in Hautbiopsien, Liquor, Blut oder Harn durchgeführt werden. Eine Polymerasekettenreaktion aus Synovialgewebe hat

Tab. 82
Die häufigsten klinischen Manifestationen einer Lyme-Borreliose bei Kindern und Jugendlichen

* diese Manifestationen sind selten

Abb. 241
Ausgeprägter Kniegelenkserguss bei Lyme-Arthritis

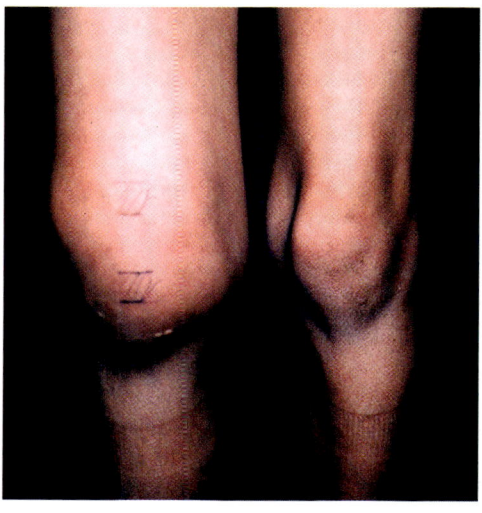

eine höhere Positivitätsrate als aus Synovialflüssigkeit.

Indirekte Methoden zum Nachweis einer Infektion durch *B. burgdorferi*

Die meist verwendete Labormethode zum Nachweis einer Lyme-Borreliose ist der Nachweis spezifischer Antikörper (13). In den USA sind die serologischen Testmethoden standardisiert worden, mit Empfehlungen zur Testdurchführung und -interpretation. Ein 2-Test-Vorgehen mit einem sensitiven Enzymimmunoassay oder Immunofluoreszenzassay als erstem Test und Western Blot als Bestätigungstest aller grenzwertigen oder positiven Ergebnisse der ersten Tests wurde festgelegt.

Die in Amerika sehr positiven Erfahrungen mit diesem Vorgehen lassen sich leider bislang in Europa nicht wiederholen. So sind die amerikanischen Kriterien für die Blotpositivität in Europa nicht anwendbar, wohl aufgrund der größeren Diversität der Borrelienstämme. Die besten für Deutschland verfügbaren Western-Blot-Kriterien mussten für jeden getesteten Stamm unterschiedlich formuliert werden (14).

Prinzipiell gelten für alle serologischen Methoden E i n s c h r ä n k u n g e n (9). Während der ersten Wochen nach der Infektion können alle Tests negativ sein, da spezifische Serum-IgM-Antikörper erst nach etwa 3–4 Wochen und IgG-Antikörper nach 4–8 Wochen nachweisbar werden. Eine positive Serologie kann nicht zwischen einer aktiven Infektion und einer früheren Infektion mit kompletter klinischer Ausheilung unterscheiden. Etwa 10% der Patienten mit einer späten Lyme-Borreliose haben neben einer IgG- zusätzlich auch eine IgM-Antwort, sodass eine IgM-Antwort nicht nur bei frischen Infektionen vorkommt.

Die Serologie sollte nicht zur Überprüfung von Therapieerfolg oder -versagen eingesetzt werden, da IgG-Titer nach einer späten Lyme-Borreliose für Jahre positiv blei-

ben. Serologische Tests zum Nachweis einer Lyme-Borreliose sollte man nur bei klinischem Verdacht auf die Erkrankung einsetzen, da ein positives Testergebnis bei einem Patienten mit niedriger Prä-Testwahrscheinlichkeit einer Lyme-Borreliose viel eher falsch-positiv als richtig-positiv ist (15).

Trotz dieser Einschränkungen ist die Serologie bei Patienten mit Lyme-Arthritis sehr hilfreich, da sich bei fast allen Patienten hochtitrige IgG-Antikörpertiter gegen *B. burgdorferi* und im Western Blot zahlreiche Banden finden (Abb. 242). Eine seronegative Lyme-Arthritis ist zwar beschrieben worden, ist aber so selten, dass vorher alle anderen Diagnosen mit viel Sorgfalt ausgeschlossen werden müssen. *B. burgdorferi* induziert auch eine zelluläre Immunantwort. Lymphoproliferative Assays sind aber nicht standardisiert und haben relativ viele falsch-positive und falsch-negative Ergebnisse.

Bei Patienten mit Verdacht auf Neuroborreliose ist eine Lumbalpunktion notwendig. Typischerweise finden sich eine lymphozytäre Pleozytose und erhöhtes Eiweiß. Der Goldstandard der Neuroborreliosediagnostik bleibt der Nachweis intrathekaler spezifischer Antikörperproduktion.

Tab. 83 zeigt unser Vorgehen zur Labordiagnose bei Patienten mit Verdacht auf Lyme-Arthritis.

Apparative Untersuchungen

Zum Ausschluss einer anderen Arthritisursache sollte von mindestens einem der betroffenen Gelenke zu Beginn der Erkrankung eine Röntgenaufnahme gemacht werden. Andere apparative Untersuchungen sind in der Regel nicht notwendig.

Diagnose

Zur Diagnose einer Lyme-Arthritis bei Kindern und Jugendlichen kann der in Tab. 84 dargestellte klinische Score benutzt werden. In diesem Score erhöhen eine episodische Arthritis, der Befall eines Knies, die Anamnese eines Zeckenstichs und ein höheres Alter die Wahrscheinlichkeit, dass eine Lyme-Arthritis vorliegt; vorhergehende Arthralgien oder der Befall vieler Gelenke senken die Wahrscheinlichkeit (16). Die klinische Verdachtsdiagnose sollte durch eine positive Serologie mit Bestätigung im Western Blot gesichert werden.

Prophylaxe

Zeckenstiche können durch das Tragen heller Kleidung und das Einstecken langer Hosenbeine in die Strümpfe erschwert werden. Repellenzien mit N,N-Diethylmetatoluamid (DEET) auf der Kleidung reduzieren die Zeckenaktivität für einige Stunden. Zecken sollten prompt von der Haut entfernt werden. Festgesaugte Zecken sollte man möglichst nah an der Ansaugstelle fassen und mit stetigem Zug von der Haut wegziehen. Sollten Teile des Stechapparats in der Haut verbleiben, besteht kein weiteres Übertragungsrisiko für Borrelen mehr, da diese mit dem Leib der Zecke entfernt wurden. Prophylaktische Antibiotika nach Zeckenstich sind nicht indiziert. Die Wahrscheinlichkeit einer Antibiotikanebenwirkung ist höher als die Reduktion des Borrelioserisikos.

2 Impfstoffe mit rekombinant hergestellten Fragmenten des Osp A von *B. burgdorferi sensu stricto* sind in den USA zugelassen (17, 18). Allerdings ist bislang unklar, wieviel Schutz diese Impfstoffe in Europa vermitteln, da die Stamm- und Speziesvariabilität deutlich größer ist als in den USA. Die Impfstoffe sind deshalb in Europa nicht verfügbar.

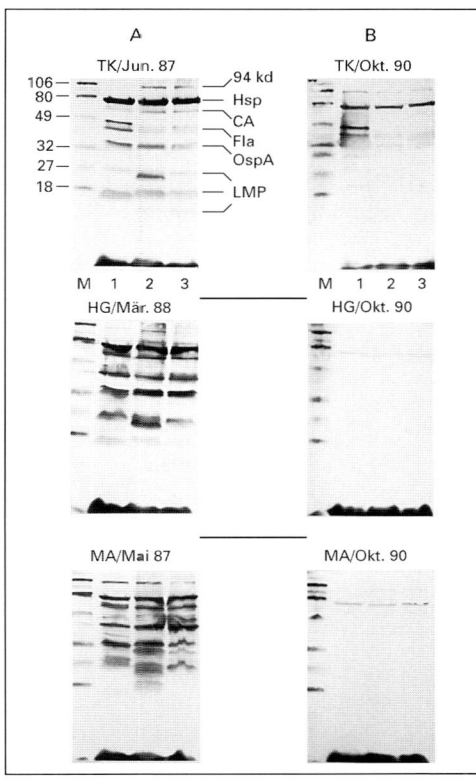

Abb. 242
Western Blots mit typischem Bandenmuster von IgG-Antikörpern gegen *B. burgdorferi* bei Patienten mit Lyme-Arthritis

Tab. 83
Unser Vorgehen zur Labordiagnostik bei Patienten mit Verdacht auf Lyme-Arthritis

ELISA = enzyme-linked immunosorbent assay

Serologie (ELISA und Western Blot) positiv	Serologie negativ
Keine weitere Laboruntersuchung nötig, Beginn einer Therapie	Ausschluss einer anderen Diagnose, spezielle Tests (Polymerasekettenreaktion, Lymphozytentransformationsassay)

Therapie

Die kausale Therapie einer Lyme-Arthritis erfolgt antibiotisch (13). Prinzipiell sind parenterale oder orale Behandlungen möglich (Tab. 85). Es gibt kaum Studien, die verschiedene Antibiotika bei Lyme-Arthritis miteinander vergleichen. Die parenterale Therapie ist immer bei einer gleichzeitigen Neuroborreliose angezeigt. Häufig tritt die volle Wirkung der antibiotischen Behandlung erst innerhalb von 3 Monaten nach Beginn ein.

Bei Therapieversagen oder einem Rezidiv ist eine einmalige Wiederholung der Antibiotikagabe zu empfehlen. Nach erneutem Therapieversagen ist von weiteren Antibiotikakursen in der Regel kein besseres Ansprechen zu erwarten. Eine unterstützende Behandlung mit Krankengymnastik und mit nicht steroidalen Entzündungshemmern kann empfehlenswert sein.

Nach dem Abschluss zweier antibiotischer Behandlungen ist bei Arthritispersistenz eine intraartikuläre Steroidgabe zu empfehlen. Intraartikuläre Steroide vor einer Antibiotikatherapie erhöhen hingegen die Wahrscheinlichkeit eines chronischen Verlaufs bzw. eines Therapieversagens (19).

Prognose

Die Prognose einer Lyme-Arthrits ist meist sehr gut. Etwa 80–90% der Arthritiden sprechen auf die antibiotische Behandlung an. Eine aggressive erosive Arthritis kommt nur sehr selten vor. Auch der Spontanverlauf der Lyme-Arthritis ohne antibiotische Behandlung zeigt im Laufe einiger Jahre die Neigung zum Verschwinden der Arthritis, wie Daten aus Nordamerika aus den 70er-Jahren des letzten Jahrhunderts belegen.

Literatur

1. Steere AC, et al. Lyme arthritis. An epidemic of oligoarticular arthritis in children and adults in three Connecticut communities. Arthritis Rheum 1977; 20: 7–17.

Tab. 84
Diagnose einer Lyme-Arthritis bei Kindern und Jugendlichen mit einem klinischen Score (16). Werte über 6 weisen auf eine Lyme-Arthritis hin, Werte unter 2,5 schließen eine Lyme-Arthritis aus

Kriterium	Bewertung
Episodische Arthritis	+4
Arthralgien vor Beginn der Arthritis	−3
Alter	+0,3 × Alter in Jahren
Beginn der Arthritis im Knie	+2
Anamnese eines Zeckenstichs	+2
Zahl der betroffenen Gelenke	−0,4 × Zahl der betroffenen großen Gelenke

Medikament	Applikation	Dosierung	Dosis-maximum	Dosen/d	Dauer (Tage)
Ceftriaxon	i.v.	50–100 mg/kg	2 g/d	1	14
Cefotaxim	i.v.	50–100 mg/kg	6 g/d	3	14
Amoxicillin	oral	50 mg/kg	2 g/d	3–4	28
Doxycyclin*	oral	100–200 mg/d	200 mg/d	1–2	28

Tab. 85
Empfehlungen zur antibiotischen Therapie
der Lyme-Arthritis

* wird erst ab einem Alter von >9 Jahren
empfohlen

2. Huppertz HI, Dressler F. Lyme arthritis. In: Cassidy JT, Petty RE. Textbook of Pediatric Rheumatology. 4th ed. Philadelphia: Saunders. In press 2001.

3. Nadelman RB, Wormser GP. Lyme borreliosis. Lancet 1998; 352: 557–565.

4. Huppertz HI, et al. Incidence of Lyme borreliosis in the Würzburg region of Germany. Eur J Microbiol Infect Dis 1999; 18: 697–703.

5. Gross DM, et al. Identification of LFA-1 as a candidate autoantigen in treatment-resistant Lyme arthritis. Science 1998; 281: 703–706.

6. Huppertz HI, et al. Lyme arthritis in European children and adolescents. Arthritis Rheum 1995; 38: 361–368.

7. Gerber MA, Zemel LS, Shapiro ED. Lyme arthritis in children: Clinical epidemiology and long-term outcomes. Pediatr 1998; 102: 905–908.

8. Reimers CD, et al. Borrelia burgdorferi myositis: Report of eight patients. J Neurol 1993; 240: 278–283.

9. Sigal LH. Pitfalls in the diagnosis and management of Lyme disease. Arthritis Rheum 1998; 41: 195–204.

10. American College of Physicians. Guidelines for laboratory evaluation in the diagnosis of Lyme disease. Clinical guideline, part 1. Ann Intern Med 1997; 127: 1106–1108.

11. Tugwell P, et al. Laboratory evaluation in the diagnosis of Lyme disease. Clinical guideline, part 2. Ann Intern Med 1997; 127: 1109–1123.

12. Nocton JJ, et al. Detection of Borrelia burgdorferi DNA by polymerase chain reation in synovial fluid from patients with Lyme arthritis. N Engl J Med 1994; 330: 229–234.

13. Hobusch D, et al. Diagnostik und Therapie der Lyme-Borreliose im Kindesalter. Monatsschr Kinderheilk 1999; 147: 800–805.

14. Hauser U, et al. Interpretation criteria for standardized Western blots for three European species of Borrelia burgdorferi sensu lato. J Clin Microbiol 1997; 35: 1433–1444.

15. Nichol G, et al. Test-treatment strategies for patients suspected of having Lyme disease: A cost-effectiveness analysis. Ann Intern Med 1998; 128: 37–48.

16. Huppertz HI, et al. Diagnosis of pediatric Lyme arthritis using a clinical score. Eur J Pediatr 1998: 157: 304–308.

17. Steere AC, et al. Vaccination against Lyme disease with recombinant Borrelia burgdorferi outer-surface lipoprotein A with adjuvant. N Engl J Med 1998; 339: 209–215.

18. Sigal LH, et al. A vaccine consisting of recombinant Borrelia burgdorferi outer-surface protein A to prevent Lyme disease. N Engl J Med 1998; 339: 216–222.

19. Bentas W, Karch H, Huppertz HI. Lyme arthritis in children and adolescents: Outcome 12 months after initiation of antibiotic therapy. J Rheumatol 2000; 27: 2025–2030.

Reaktive Arthritiden, REITER-Syndrom, Morbus WHIPPLE

MONIKA SCHÖNTUBE
und TH. BIEDERMANN, Berlin

Definition

Nachdem Arthritiden infolge von Durchfallerkrankungen, Symptome, die offensichtlich auch CHRISTOPH COLUMBUS hatte, bereits im 16. Jahrhundert beschrieben wurden, berichtete HANS REITER 1916 über die Symptomtrias Arthritis, Konjunktivitis und Urethritis nach blutigem Durchfall (1–3). Das nach ihm benannte REITER-Syndrom tritt meist bei Erwachsenen, bei Kindern umso seltener, je jünger sie sind, und dann meistens bei Knaben, auf (4, 5). Fehlen Urethritis oder Konjunktivitis, spricht man vom inkompletten REITER-Syndrom (Arthritis mit Konjunktivitis oder Arthritis mit Urethritis).

ROSENBERG und PETTY erklären die niedrige Inzidenz des REITER-Syndroms bei Kindern u. a. durch fehlenden Sexualkontakt und nehmen an, dass generell Kinder dafür weniger empfänglich sind (5).

Noch viel seltener bei Kindern vorkommend wird 1907 erstmalig die Krankheit Morbus WHIPPLE, die Lipodystrophia intestinale, beschrieben. Die Symptome sind neben Gewichtsverlust, Bauchschmerzen, fettigen Stühlen und Lymphknotenschwellungen auch Arthralgien und Polyarthritiden. Der ursächliche Erreger in der Darmmukosa ist das Bakterium Tropheryma whippelii (6–8).

Das REITER-Syndrom und der M. WHIPPLE können heute dem Dachbegriff infektassoziierte oder reaktive Arthritiden untergeordnet werden, obwohl der M. WHIPPLE sowohl polyarthritische Verläufe als auch ein im Gegensatz zu den reaktiven Arthritiden anderes Gelenkverteilungsmuster zeigt. Gerade letzteres gehört jedoch zu den diagnostischen Kriterien der reaktiven Arthritiden.

Reaktive Arthritiden sind dadurch charakterisiert, dass es einige Tage bis Wochen nach gelenkferner Infektion zu Gelenkentzündungen kommt, ohne dass Erreger aus dem Gelenk anzüchtbar sind. Der Begriff »reaktive Arthritis« wurde 1969 von AHVONEN, SIEVERS und AHO bei der Beschreibung einer Arthritis infolge einer durch Yersinien ausgelösten Enterokolitis geprägt (9). Man definiert die reaktiven Arthritiden als Arthritiden, die sich von der Infektionspathogenese septischer Arthritiden ebenso wie von den klassisch entzündlichen, das heißt autoimmunologisch ausgelösten Arthritiden, abgrenzen lassen (10). TOIVANEN und TOIVANEN erklären die reaktiven Arthritiden als Infektionskrankheit, auf die die KOCH-Postulate nicht anwendbar sind. Sie entstehen durch Interaktion von Keimen und Abwehrmechanismen des Körpers unter Kontrolle genetischer Faktoren (11, 12). Ihre Definition zeigt Tab. 86.

Die infektassoziierten reaktiven Arthritiden lassen sich nach dem auslösenden Agens systematisieren (Abb. 243) (13).

Häufigkeit

Aufgrund unterschiedlicher, sowohl an Symptomen als auch an pathogenetischen Mechanismen sich orientierender Kriterien schwanken die Angaben zur Häufigkeit. Für Erwachsene gibt HAMMER eine Inzidenz von 5–14/100 000/Jahr an (14). Für Kinder gibt es lediglich Angaben über den Anteil reaktiver Arthritiden innerhalb der großen Gruppe chronischer Gelenkentzündungen. PRIEUR gab 20% an,

Tab. 86
Definition
der reaktiven Arthritis (11)

1. Sterile Gelenkinfektion im Anschluss an eine Infektion an anderer Stelle

2. Systemische Erkrankung, die nicht auf Gelenke beschränkt ist

3. Auslösende Infektion am häufigsten im Rachen, Urogenital- oder Gastrointestinaltrakt

4. Auftreten auch ohne symptomatisch auslösende Infektion, z. B. in Assoziation mit entzündlicher Darmerkrankung

Abb. 243
Einteilung post-
infektiöser Arthritiden
nach der Ätiologie

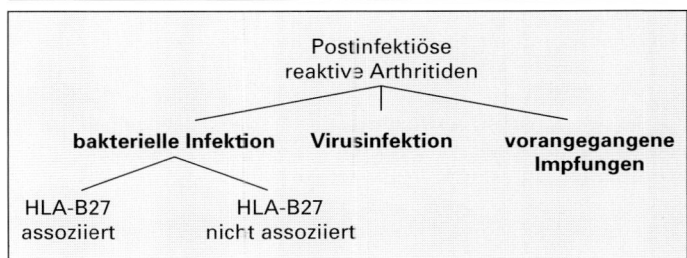

bei SIEPER, BRAUN und DÖRING waren es 5–10%, bei HUSSEIN 9% (15–17).

In einer eigenen in Berlin erstellten retrospektiven Studie betrug der Anteil 7,9% (18). Die meisten Erkrankungen wurden ab dem 11. Lebensjahr beobachtet. Es erkranken mehr Knaben als Mädchen. Dieses Verhältnis wird umso deutlicher, je älter die Kinder sind (1).

Ätiologie und Pathogenese

Während für die Ätiologie die primär extraartikuläre Infektion außer Zweifel steht, gibt es bei der Pathogenese auch heute noch weiteren Klärungsbedarf. Als ursächlich gelten sowohl Infektionen mit Bakterien, Viren und Parasiten als auch vorangegangene Impfungen. Die möglichen bakteriellen Erreger der reaktiven Arthritiden zeigt Tab. 87.

Nach Infektionen mit Parvovirus B19, Masern-, Mumps-, Röteln- und Varizellenviren sowie nach einer Masern-, Mumps-, Röteln-, Hepatitis B- oder Influenzaimpfung können ebenfalls transitorische Arthritiden auftreten.

Vielfach wird der Begriff reaktive Arthritiden auf vorausgegangene Infektionen mit Yersinien, Salmonellen, Shigellen, Campylobacter und Chlamydien eingeengt und nosologisch zwischen postenteritischen und posturethritischen reaktiven Arthritiden unterschieden. Die Infektion geht 10–30 Tage der Arthritis voraus, Symptome können fehlen.

Der Erregernachweis an der Eintrittspforte gelingt selten. Nach Infektion an der Eintrittspforte gelangen Erreger durch Bakteriämie, als Bestandteil von Immunkomplexen oder in mononukleären Zellen in die Gelenke (11). In den Synovialzellen können lediglich Erregerbestandteile mit Immunfluoreszenz, molekularbiologischen Techniken und elektronenoptisch nachgewiesen werden. Unter anderem fand man für Chlamydien sog. Elementarkörperchen, für Yersinien Antigenbestandteile (YoP1) und spezifische Polysacharide, für Salmonellen spezifische DNS (19, 20). Eine Rekultivierung der Erreger gelingt im Gegensatz zur septischen Arthritis nicht.

Auf die verantwortlichen Immunmechanismen weisen Untersuchungen an aus Synovialflüssigkeit gewonnenen Lymphozyten hin. Sie wurden charakterisiert, im Aktivitätszustand im Vergleich zu Lymphozyten im peripheren Blut überprüft und die Transformation durch spezifische Antigene wie Salmonellen, Yersinien, Chlamydien ebenso wie die Expression von Interleukinen untersucht (21, 22).

Für die Interaktion Mikrobe und Mensch sind genetische Faktoren verantwortlich. Als genetischer Marker spielt das MHC-Klasse-I-Molekül HLA B27 in der Pathogenese der reaktiven Arthritiden eine herausragende Rolle. Es wird bei bis zu 9% der Bevölkerung gefunden. Bei HLA-B27-positiven Menschen liegt ein um 40–80% höheres Risiko vor, an einer reaktiven Arthritis zu erkranken (23, 24).

Für die pathogenetische Grundlage der Assoziation von HLA-B27 und der Induktion einer reaktiven Arthritis gibt es, trotz intensiver Forschung, nur Hypothesen. Es wird angenommen, dass CD8-positive Lymphozyten ein über HLA-B27 prä-

sentiertes bakterielles Antigen erkennen und eine persistierende Immunantwort bedingen oder dass ein von HLA-B27 selbst stammendes Peptid über den MHC-Klasse-II-Komplex den CD4-Zellen präsentiert wird und zu Immunreaktionen führt (23). Diese HLA-B27-Assoziation wurde vor allem für darmpathogene Erreger (Campylobacter, Chlamydien, Clostridien, Salmonellen, Shigellen und Yersinien), nicht jedoch für Brucellen, Staphylokokken, Streptokokken, Ureaplasmen, Mykoplasmen und Viren, festgestellt.

TOIVANEN und TOIVANEN teilen jetzt folgerichtig die reaktiven Arthritiden in 2 Gruppen ein: Die HLA-B27-assoziierte und die nicht HLA-B27-assoziierte Form (25). Gegenwärtige pathogenetische Vorstellungen, die zu einer reaktiven Arthritis führen, zeigt Abb. 244.

Anamnese

Ein hoher Stellenwert kommt der Anamnese zu. Zwischen Arthritis und primär auslösender (auch möglicherweise inapperenter) Infektion können 3–4 Wochen vergangen sein. Es sollte daher gezielt nach Durchfallerkrankungen, Bauchschmerzen, Schmerzen beim Wasserlassen, Fieber, respiratorischen Infekten, Masern, Mumps, Röteln, Varizellen und nach vorangegangenen Impfungen gefragt werden. Jugendliche müssen auch auf Sexualkontakt angesprochen werden.

Tab. 87
Mögliche bakterielle Erreger der reaktiven Arthritis

Infektionssymptome an der Entrittspforte	Erreger
Diarrhö	Yersinia enterocolitica Salmonella typhimurium Salmonella enteritis Shigella flexneri Shigella dysenteriae Campylobacter jejuni Clostridium difficile Brucella abortus
Urethritis, Zystitis	Chlamydia trachomatis Ureaplasma
Bronchitis, Pneumonie	Chlamydia pneumoniae
Angina tonsillaris	Streptokokken
Haut/Schleimhautinfektion	Staphylococcus aureus

Klinischer Befund

Reaktive Arthritiden sind meist oligoartikulär, asymmetrisch und die unteren Extremitäten betreffend. Es liegen Schwellung, Überwärmung und Bewegungseinschränkung sowie Schmerzen vor, seltener eine Rötung. Bei Verläufen mit ausgeprägten Entzündungszeichen sollte, vor allem bei Fieber, differenzialdiagnostisch an eine septische Arthritis gedacht werden. Am häufigsten sind Knie-, Sprung-, aber auch Handgelenke betroffen.

Ein polyarthritischer Befall ist möglich, aber selten (1). Als periartikuläre Entzün-

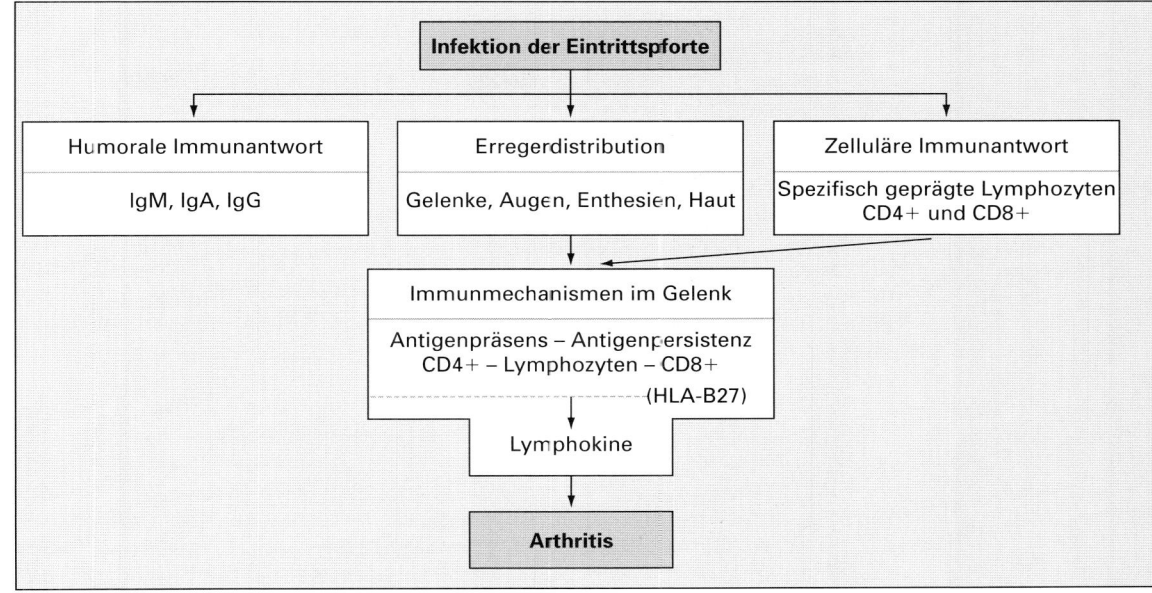

Abb. 244
Pathogenese der reaktiven Arthritis

dung kann sich typischerweise eine Daktylitis (»Wurstzehe« oder »Wurstfinger«) zeigen (Abb. 245). Sie stellt einen strahlenförmigen Befall von Fingern und Zehen als Ausdruck einer die Arthritis begleitenden Tenosynovitis dar. Findet sich weiterhin eine Wirbelsäulenbeteiligung (Sakroiliitis, seltener Spondylitis) oder eine Insertionsendopathie, muss an einen Übergang oder das primäre Vorliegen einer HLA-B27-assoziierten Spondylarthropathie gedacht werden (siehe auch »Juvenile Spondylitis ankylosans«, Seite 238).

Die klassische Beschreibung des REITER-Syndroms weist auf weitere extraartikuläre Manifestationen hin. Am Auge kann eine Konjunktivitis und/oder Keratitis bereits zu 60% vor, aber auch gleichzeitig mit der Arthritis auftreten. Eine Urethritis könnte sich auch 2–3 Wochen nach Einsetzen der ersten Gelenksymptome manifes-

tieren (3). An der Haut zeigt sich besonders nach vorangegangener Yersinieninfektion ein Erythema nodosum. Seltener treten beim Kind eine Balanitis oder ein Keratoderma blenorrhagicum ebenso wie weitere Symptome einer Myokarditis, Lymphadenopathie, Splenomegalie oder Pleuritis auf (3, 17).

Laborbefunde

Da die reaktive Arthritis eine Ausschlussdiagnose ist, muss unter Beachtung des pathogenetischen Konzeptes eine breite Labordiagnostik einsetzen. Blutbild und Differenzialblutbild können eine Leukozytose und eine leichte Linksverschiebung aufweisen. Erhöhte Entzündungswerte werden durch ESR, CRP, α- und β-Globulinfraktionen, erniedrigtes Serumeisen bei erhöhtem Ferritin erfasst. Antinukleäre

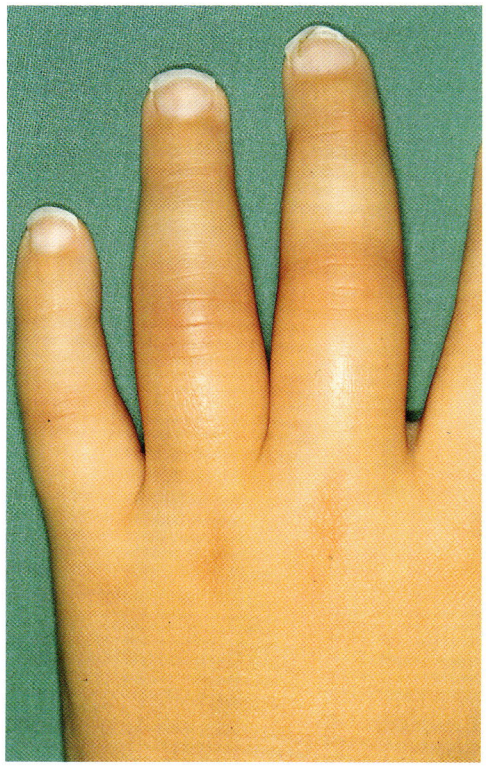

Abb. 245
Wurstfinger bei reaktiver Arthritis

Tab. 88
Serologische Verfahren bei postenteritischen
reaktiven Arthritiden

Erreger	Verfahren
Yersinien	Immunoblot und Agglutinationsreaktion (IgA und IgG)
Salmonellen	Agglutination nach WIDAL (IgM und IgG)
Campylobacter	Komplementbindungsreaktion, ELISA Immunoblot (IgA, IgG)

Faktoren (ANA) und Rheumafaktoren sind negativ. Dem positiven Nachweis von HLA-B27 kommt ein großer Stellenwert zu (26).

Mikrobiologische Untersuchungen

Der Erregernachweis am primären Infektionsort ist häufig nur bei Fortbestand der Infektionssymptomatik, z. B. Durchfall, erfolgreich. Auf Blutkulturen kann verzichtet werden.

Weitere serologische Untersuchungen

Bei der Bestimmung spezifischer Antikörper muss der altersspezifische Durchseuchungsgrad der Kinder mit verschiedenen Erregern, ebenso wie die eingesetzte Labormethode, Beachtung finden. Empfehlenswert ist, nach Bauchschmerz- oder Durchfallanamnese die in Tab. 88 genannten serologischen Untersuchungen durchzuführen (27).

Für Shigellen gibt es wegen der Kreuzreaktionen zu Bacterium coli keinen adäquaten serologischen Test. Mit einem Mikroimmunfluoreszenztest gelingt die Differenzierung der Antikörper gegen Chlamydia trachomatis und Chlamydia pneumoniae. SIEPER bemerkt einschränkend, dass alle serologischen Tests nur aussagekräftig sind, wenn eine spezifische Infektion mit Symptomen vorausgegangen oder ein vierfacher Titeranstieg zu beobachten ist (28).

Untersuchungen der Synovialflüssigkeit

Die Zellzahl ist auf 5000–50 000 Zellen/μl erhöht. Bei frischen Arthritiden dominieren neutrophile Granulozyten, bei Chronifizierung Lymphozyten und Monozyten (26). Der direkte Antigennachweis und der Lymphozytentransformationstest zur indirekten Erregersuche bleiben vorerst Forschungslaboratorien vorenthalten.

Apparative Untersuchungen

Gelenksonographie, Röntgen (siehe »Bildgebende Verfahren einschließlich Szintigraphie«, Seite 97).

Diagnose

Es gibt weltweit unterschiedlichste Vorschläge für Kriterien der diagnostischen Zuordnung. PACHECO-TENA et al. machten kürzlich folgenden Vorschlag (13):

1. Mögliche reaktive Arthritiden.

a) Arthritissymptome und extraartikuläre Erkrankung.

b) Klinische Merkmale einer Infektionskrankheit 4–6 Wochen vor Auftreten der Arthritis, jedoch keine bakterielle Identifizierung.

2. Definierte, durch Bakterien getriggerte Arthritis.

a) Identifizierung der Bakterien, die die Arthritis vorangehende Infektion verursachten (das heißt positive Bakterienkultur oder serologischer Nachweis).

b) Identifizierung von Bakterien, die 4–6 Wochen vor der Arthritis erfasst wurden.

3. Bakterienassoziierte undifferenzierte Oligoarthritis oder Spondarthritis.

Diesem Vorschlag wird bereits widersprochen – es bleibt abzuwarten, ob diese Kriterien einer Evaluation standhalten (32).

Therapie

Die Therapie muss sich sowohl nach der Krankheitsaktivität als auch nach dem Erkrankungsverlauf richten. Physikalische Therapie: Kälte- und Wärmeanwendung, Krankengymnastik zur Erhaltung der Gelenkmobilität und Verhinderung der Muskelatrophie.

Medikamente: Nicht steroidale Antirheumatika, wie Indometacin, Diclophenac, Proxen, bei Unverträglichkeit alternativ Ibuprofen. Die Nebenwirkungen der nicht steroidalen Antirheumatikla, Mikrohämaturie, Bauchschmerzen, Appetitlosigkeit, Obstipation, Durchfall, Müdigkeit oder Konzentrationsschwäche, müssen gegebenenfalls zum Präparatewechsel führen. HÄFNER schlägt zur Therapieüberwachung alle 4 Wochen Kontrollen von Blutbild, Thrombozyten und Harn, zusätzlich alle 8 Wochen Kontrollen der Leber- und Nierenwerte vor (30). Eine systemische Behandlung mit Kortikoiden wird nicht empfohlen. Die intraartikuläre Applikation von Kortikoiden wird dagegen mit Erfolg eingesetzt (27, 31). Falls keine Besserung eintritt, der Verlauf über 6 Monate geht oder die Symptomatik rezidiviert, ist ein Therapieversuch mit einem Basismedikament, zunächst mit Sulfasalazin, sinnvoll (27, 30). Bei chronischen Verläufen gelten als weitere Therapieoption Methotrexat oder Azathioprin.

Aufgrund der pathogenetischen Hinweise zur Bakterienpersistenz wurden auch Studien zur Antibiotikatherapie durchgeführt. SIEPER et al. berichteten kürzlich über eine 3 Monate dauernde Multicenterdoppelblindstudie nach der eine Langzeitbehandlung der reaktiven Arthritiden mit Ciprofloxacin unwirksam ist, mit Ausnahme der chlamydieninduzierten Arthritis (29). Bei Kindern gibt es bislang keine Beobachtungen dieser Art.

Prognose

Reaktive Arthritiden sind bei Kindern häufig selbstlimitierend, wobei die individuelle Ausprägung der Symptome entscheidend ist. Ein monatelanger Verlauf, Rezidive (15–70% bei Erwachsenen) und eine Chronifizierung (20%) sind möglich. Kinder mit dem genetischen Marker HLA-B27 haben eine schlechtere Prognose. Bei 40% dieser Patienten ist der Übergang in eine Spondylarthropathie zu erwarten (5, 27).

Literatur

1. Jacobs JC. Paediatric Rheumatology for the Practioner. 2nd ed. New York-Berlin-Heidelberg: Springer; 1993. p. 369, p. 372.

2. Reiter H. Über eine bisher unbekannte Spirochäteninfektion (Spirochaetosis arthritica). Dtsch Med Wochenschr 1916; 42: 1353–1536.

3. Hashkes PJ, Biro F, Glass DN. Infection, arthritis and adolescence. In: Isenberg DA, Miller JI, editors. Adolescent rheumatology. London: Martin Dunitz; 1999. p. 45–69.

4. Ansell BM. Reactive Arthritis/Reiter's Syndrome in children. Clin Exp. Rheumatol 1994; 12: 581–582.

5. Rosenberg AM, Petty RE. Reiters disease in children. Am J Dis Child 1979; 133: 394–398.

6. Cassidy JT, Petty RE. Textbook of Pediatric Rheumatology. 3rd ed. Philadelphia: Saunders; 1995. p. 502.

7. Oduffy JD, et al. Whipple arthitis: direkt detection of Tropheryma whippeli in synovial fluid and tissue. Arthritis Rheum 1999; 42: 812–817.

8. Leirisalo-Repo M. Enteropathie arthritis, Whipple's disease, juvenile Spondarthropathy, and uveitis. Curr Opin Rheumatol 1994; 6: 385–390.

9. Ahvonen PK, Sievers K, Aho K. Arthritis associated with Yersinia enterolitica infection. Acta Rheum Scand 1969; 15: 232–253.

10. Zeidler H, et al. Reaktive Arthritiden. In: Peter HH, Pichler WJ, Hrsg. Klinische Immunologie. 2. Aufl. München-Wien-Baltimore: Urban & Schwarzenberg; 1996. S. 289–291.

11. Toivanen A, Toivanen P. Reactive arthritis. Curr Opin Rheumatol 1996; 8: 334–340.

12. Toivanen A. Reaktive Arthritis. In: Klippel JH, Dieppe PA, Hrsg. Rheumatology. Boston: Mosby; 1994. p. 401.

13. Pacheco-Tena C, et al. A proposal for the Classification of patients for clinical and experimental studies on Reactive Arthritis. J Rheumatol 1999; 26: 1338–1346.

14. Hammer M, Wollenhaupt J. Postenteritische Reaktive Arthritiden und Spondarthritiden. Dtsch Ärztebl 1995; 2: 2009–2025.

15. Prieur AM. Reactive arthritis and Reiter's syndrome. In: Prieur AM, Dougados M, editors. Pediatric Rheumatology. Baillieres Clinical Rheumatology international practice and research 12. London-Philadelphia: Baillieres Tinall; 1998. p. 287.

16. Sieper J, et al. Etiological role of bacteria associated with reactive arthritis in pauciarticular juvenile chronic arthritis. Am Rheum Dis 1992; 51: 1208–1214.

17. Hussein NA. Das Spektrum der postenteritischen Reaktiven Arthritiden im Kindesalter. Monatsschr Kinderheilk 1987; 135: 93–98.

18. Kießling U. Häufigkeit und Verlauf juveniler Arthritiden [Dissertation]. Berlin: Humboldt Univ.; 1997.

19. Huppertz HJ, Karch H, Heesemann J. Diagnostic value of synovial fluid analysis in children with reactive arthritis. Rheumatol Int 1995; 15: 167–170.

20. Kuipers JG, Zeitler H. Das Konzept der Reaktiven Arthritiden. Entstehung, aktueller Stand und Perspektiven. Aktuelle Rheumatol 1997; 22: 151–161.

21. Beacock-Sharp H, Young JL, Hill Gaston JS. Analysis of T-cell subsets present in the peripheral blood and synovial fluid of reaktive arthritis patients. Am Rheum Dis 1998; 57: 100–106.

22. Sieper J, Braun J. Reactive Arthritis. Curr Opin Rheumatol 1999; 11: 238–243.

23. Braun J, Sieper J. Erklärungsmodelle für die HLA-B27 Assoziation der reaktiven Arthritis als Paradigma für die Spondylarthropathie. Med Klin 1996; 91: 574–579.

24. Hammer M, Wollenhaupt J. Reaktive Arthritiden. Klinik der Gegenwart 1994; 14: 3–48.

25. Toivanen P, Toivanen A. Two forms of reactive arthritis? Am Rheum Dis 1999; 58: 737–741.

26. Williams DC. Reiter's Syndrome and Reaktive Arthritis. In West SG, editor. Rheumatology secrets. Baltimore: Mosby, Philadelphia Hamlye & Belfus, Inc. St. Louis; 1997. p. 222–228.

27. Sieper J. Reaktive Arthritis. Neue Aspkete zu Pathogenese, Diagnostik und Therapie. Orthopäde 1997; 26: 498–502.

28. Sieper J, Braun J. Diagnostik der Reaktiven Arthritis. Möglichkeiten und Grenzen. Dtsch Med Wochenschr 1993; 118: 712–718.

29. Sieper J, et al. No benefit of long-term ciprofloxacin treatment in patients with reactive arthritis and undifferentiated oligoarthritis. Arthr and Rheum 1999; 42: 1386–1396.

30. Häfner R. Medikamentöse Behandlung reaktiver und chronischer Arthritiden beim Kind. Sozialpädiatrie und Kinderärztl Praxis 1996; 18: 202–205.

31. Braun J, Eggens U, Sieper J. Grundlagen der Therapie der Reaktiven Arthritis. Wien Klin Wochenschr 1994; 106: 259–264.

32. Sieper J, Braun J. Problems and advances in the diagnosis of reactive arthritis. J Rheumatol 1999; 26: 1222–1224.

Rheumatisches Fieber und poststreptokokkenreaktive Arthritis

R. Keitzer, Berlin
V. Wahn, Schwedt/Oder

In der 1. Hälfte des 20. Jahrhunderts war noch wenig über chronische Arthritiden im Kindesalter bekannt, man stand unter dem Eindruck des damals häufigen rheumatischen Fiebers mit schweren und letalen Komplikationen. Noch bis zum Jahr 1935 waren 5% der Todesfälle in der Altersstufe unter 35 Jahren durch rheumatisches Fieber verursacht. Die Detailkenntnis der pathoanatomischen Phänomene stammt aus dieser Zeit (hohe Obduktionsfrequenz) (1). Gegenwärtig ist die Erkrankung in den Industriestaaten seltener geworden; sie wird bisweilen in die Differenzialdiagnose nicht mehr adäquat einbezogen. Während in den USA in den 80er-Jahren des letzten Jahrhunderts erneut Endemien von rheumatischem Fieber aufgetreten waren, gibt es in Deutschland keine aktuellen publizierten Daten zur Häufigkeit. In einer epidemiologisch ausgerichteten Publikation des Deutschen Ärzteblattes von 1999 wird das Poststreptokokkenrisiko sogar als Phantomrisiko bezeichnet (2).

Viele Kinderärzte stehen heute vor der Schwierigkeit, noch nie ein Kind mit rheumatischem Fieber behandelt zu haben. Aus der Perspektive einer Großstadtklinik gewinnt allerdings der überlieferte Satz, »das rheumatische Fieber leckt die Gelenke und beißt das Herz«, neue Bedeutung.

Ein erheblicher Teil unserer Patienten mit rheumatischem Fieber (derzeit etwa 6/Jahr, insgesamt >80) wird durch Organspezialisten wegen der Arthritis antiphlogistisch behandelt. Fieber und Gelenkerscheinungen werden dabei schnell und dramatisch beeinflusst, die Diagnose aber wird verschleiert und bisweilen erst bei Rezidiverkrankungen gestellt (3).

Literatur

1. Opitz H, Schmid F. Handbuch der Kinderheilkunde. Bd. II. Berlin-Heidelberg-New York: Springer; 1996. S. 156ff.
2. Porzsolt F, Ohletz A. Kunstfehler und Phantomrisiken. Dtsch Ärztebl 1999, 96: B-2089.
3. Keitzer R, et al. Rheumatisches Fieber – das Spektrum der Organbefunde bei 50 Kindern (1988–1995). Monatsschr Kinderheilk 1996; 144: 1295.

Rheumatisches Fieber

R. KEITZER, Berlin
V. WAHN, Schwedt/Oder

Definition

Das rheumatische Fieber ist eine akute systemische entzündliche Erkrankung – sie tritt 1–4 Wochen nach einer pharyngealen Infektion durch bestimmte Serotypen β-hämolysierender Streptokokken der Gruppe A auf.

Häufigkeit

Das rheumatische Fieber ist die dominierende Ursache von Herzerkrankungen in vielen Entwicklungsländern mit Prävalenzen von 500–2 000/100 000. So wurden aus Vietnam bei 7% aller Schulkinder Hinweise auf »rheumatische Herzfehler« beschrieben, bei einer echokardiographischen Reihenuntersuchung von 1 200 äthiopischen Schulkindern wurden »rheumatische Herzfehler« doppelt so häufig wie angeborene Herzvitien gefunden (1). Dagegen traten in Schweden (1971–1980) landesweit nur 31 Erkrankungen auf (2). Gegenwärtig wird in den Industrieländern von einer Inzidenz von <1–5/100 000 ausgegangen. Allerdings sind in den USA zwischen 1985 und 1992 mehrfach Endemien unter Kindern, Jugendlichen und jungen Erwachsenen aus unterschiedlichen sozioökonomischen Gruppen aufgetreten (3).

Der Altersgipfel der Erkrankung liegt um das 10. Lebensjahr; sie ist vor dem 4. oder nach dem 45. Lebensjahr sehr selten. Es besteht keine Geschlechtsdisposition. Der Rückgang der Häufigkeit in den reicheren Ländern spricht für soziale Faktoren, daneben werden jedoch auch Erregerwechsel und breitere Antibiotikaanwendung diskutiert.

Ätiologie und Pathogenese

Entscheidende Bedeutung für die Auslösung eines rheumatoiden Fiebers kommt den M-Proteinen (M1, M3, M5, M6, M14, M18, M19, M24, M27, M29) aus der Oberfläche der β-hämolysierenden Streptokokken der Gruppe A zu, die zusammen mit einer möglichen Schleimkapsel wichtige Virulenzfaktoren bei Racheninfektionen darstellen und vermutlich auch die »Rheumatogenität« der Streptokokkenstämme definieren. Extrapharyngeale Infektionen (Haut, Weichteile, »toxic shock«) sind durch »nicht rheumatogene«, invasive Streptokokkentypen verursacht, allerdings kann (selten) eine »nephritogenen« Streptokokkeninfektion (M1) gleichzeitig rheumatisches Fieber hervorrufen.

Hinzu kommt eine individuelle Disposition; auch bei einer Endemie erkranken nur 3% der Exponierten. Bestimmte HLA-Klasse-II-Assoziationen (HLA DRB1*16) erhöhen das Risiko einer rheumatischen Herzerkrankung bis auf das Dreifache, andere Allele dagegen haben einen protektiven Effekt. Auch die Präsenz des B-Zellmarkers D8/17 (kein HLA-Merkmal, definiert durch einen monoklonalen Antikörper) verdreifacht das individuelle Erkrankungsrisiko (4–6).

Anamnese und klinischer Befund

Nur bei 45% der Erkrankten wird anamnestisch 1–4 Wochen vorher ein Infekt der oberen Luftwege angegeben. Die Initialsymptome sind manchmal sehr uncharakteristisch. Abgeschlagenheit, Gliederschmerzen und manchmal geringe oder fehlende Temperaturerhöhungen erschweren die Diagnose, meist zeigt die Ersterkrankung aber den typischen akuten Be-

1. Akuter Beginn mit heftigen Schmerzen und Bewegungseinschränkung, Rötung, Überwärmung, wenig Erguss und mehr periartikuläre Schwellung

2. Typischerweise große Gelenke, polyartikulär, migratorisch oder additiv, untere Extremität zuerst, aber auch kleine Gelenke (25%), Finger-, Zehen-, Zwischenwirbel- gelenke (schmerzbedingte Immobilität = Pseudoparalyse) siehe Abb. 246

3. Extreme Berührungsempfindlichkeit der Gelenke in Diskrepanz zum geringen physikalischen Befund kann zur Fehldeutung führen

4. Differenzierung Arthritis – Arthralgie oft nur an Bewegungseinschränkung erkennbar. Falls migratorischer Charakter, dann wichtig für Abgrenzung zu anderen Arthritiden

5. Meist sehr gutes Ansprechen auf Antiphlogistika in 12–24 Stunden

6. Keine Residuen, komplette Rückbildung binnen spätestens 3 Wochen

Tab. 89
Arthritis bei
rheumatischem Fieber

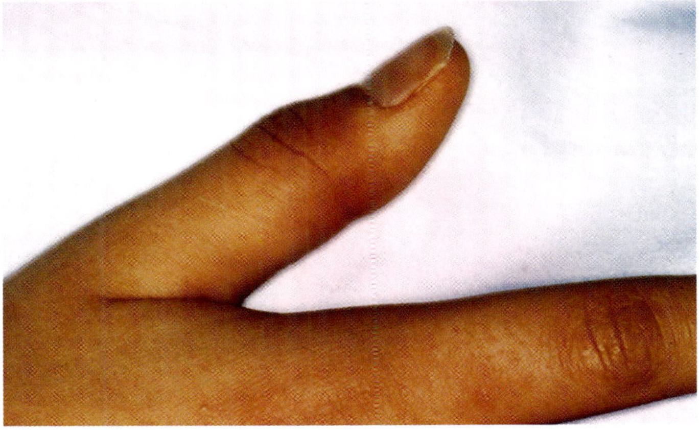

Abb. 246
Arthritis im Bereich
des Daumens (PiP-Gelenk)
bei rheumatischem Fieber

ginn mit hohem Fieber (meist Kontinua) und Arthritis, allerdings kann Fieber im Verlauf als nicht obligates Kriterium ge- ring ausgeprägt sein.

Die Abgrenzung der häufig bei Fieber auf- tretenden funktionellen Herzgeräusche von pathologischen Geräuschen gelingt auch dem Geübten nicht immer eindeu- tig.

Larvierte Verläufe betreffen Ersterkran- kungen und vor allem Rezidive; sie kön- nen auf eine erhebliche Dunkelziffer hin- weisen. Es kann im Einzelfall sinnvoll sein, den Beginn einer antiphlogistischen Therapie um 24 Stunden zu verschieben, um den migratorischen Gelenkbefall zu erfassen und damit die Diagnose zu si- chern. Zur Schmerzlinderung können überbrückend Opiatderivate eingesetzt werden.

Die rheumatische Karditis ist die prognostisch bedeutsamste Manifesta- tion, die alle Herzabschnitte betreffen und auch in der Frühphase zum Tod führen kann. Als diagnostische Hauptkriterien

Endokarditis

1. In der Initialphase ausschließlich Klappeninsuffizienzen

2. Charakteristisch wechselnde Herzgeräusche

3. Mitralinsuffizienzgeräusch, relatives Mitralstenosegeräusch, Aorteninsuffizienzgeräusch (schwer auskultierbar)

Myokarditis, Perikarditis

1. Perikardreiben
   (nie isolierte Perikarditis!)

2. Inadäquate Tachykardie im Schlaf, Arrhythmien (Verlust des Sinusrhythmus), Galopprhythmus

3. Zeichen der Kardiomegalie und Herzinsuffizienz, verminderte Belastbarkeit

Tab. 90
Symptome der Karditis
bei rheumatischem Fieber

Tab. 91
Epidemie in Utah (USA) 1985–1986 (11)

Organbeteiligung	n
Polyarthritis	14
Karditis	14
Chorea	4
Karditis und Polyarthritis	43
Karditis und Chorea	14
Karditis, Chorea und Polyarthritis	6
Polyarthritis und Chorea	4
Gesamt	99

nach JONES sind nur klinische Befunde zugelassen (Tab. 90). Die Häufigkeit der Herzbeteiligung wird für die Ersterkrankung rheumatische Karditis in älteren Publikationen mit 40% angegeben. Während der Epidemien der 80er-Jahre in den USA zeigte sich bei 90% der Patienten – unter Einbeziehung dopplerechokardiographischer Daten – eine Herzbeteiligung (3).

Nach Daten der Ära vor Dopplerechokardiographie ist die isolierte Mitralinsuffizienz (60%) die häufigste kardiale Manifestation, gefolgt von der Kombination Aorten- und Mitralinsuffizienz (30%) und der isolierten Aorteninsuffizienz (10%). Eine Trikuspidalinsuffizienz wird nur in Kombination beschrieben, die Pulmonalklappe ist fast nie beteiligt, Perikardergüsse finden sich nur in Kombination mit rheumatischer Myokarditis. Die leichteren Herzbeteiligungen der Frühphase sind meist durch Klappenverquellung mit Schlussunfähigkeit bedingt oder Folge einer Herzdilatation (Myokarditis) und bilden sich in bis zu 75% wieder zurück. Definitive Herzfehler entstehen oft erst später durch Rezidive.

Die pathohistologische Untersuchung zeigt initial eine Endocarditis serosa mit glasigen Veränderungen an den Klappenrändern und Ödem im Subendothel, später folgt eine flächenförmige Fibrinausfällung, erst danach die Endocarditis verrucosa rheumatica. Erst in dieser Phase finden sich die ASCHOFF-Knötchen. Die Heilung erfolgt mit Vernarbung und hyaliner Sklerose.

Die Chorea minor (Synonym: Chorea SYDENHAM) – in den 40er-Jahren noch bei 50% der Patienten mit rheumatischem Fieber berichtet – tritt derzeit nur bei 10–20% auf. Die Erkrankung manifestiert sich Wochen bis Monate nach den anderen Zeichen des rheumatischen Fiebers, nicht selten sind allerdings anamnestisch keinerlei sonstige Hauptsymptome des rheumatischen Fiebers zu eruieren. Während der Utah-Epidemie war bei 57% der Choreapatienten eine auskultatorisch stumme Mitralinsuffizienz feststellbar (3,

11, 14). Mädchen sind wesentlich häufiger von Chorea minor betroffen.

Die Diagnose kann nur klinisch gestellt werden, der Beginn ist häufig schleichend mit innerer Unruhe, emotionaler Labilität und unwillkürlichen Bewegungen der Extremitäten, des Rumpfes und der mimischen Muskulatur, die manchmal zuerst als nervöser Tic gedeutet werden, aber als wichtiges Unterscheidungsmerkmal nicht dessen monomorphe Redundanz aufweisen. Bei voller Ausprägung finden sich dann die klassischen choreatischen Bewegungsmuster mit in der Regel symmetrischem Befall (weiterer Unterschied zum Tic). Sämtliche Streptokokkenantikörper können fehlen! Andere Choreaursachen sind im Zweifel auszuschließen (Tic, ZNS-Lupus, Chorea HUNTINGTON). Moderne routinemäßige MRT-Verfahren sind differenzialdiagnostisch wenig hilfreich; die Bedeutung von Phospholipidantikörpern ist ungeklärt.

Die Erkrankung dauert meist mehrere Monate; Patienten mit Persistenz der Symptomatik über mehrere Jahre sind beschrieben. In der neueren Literatur wird hier auch das Akronym »PANDAS« (pediatric autoimmune neuropsychiatric disorder associated with streptococcus) gebraucht, jedoch ist bisher nicht eindeutig definiert, wann die Grenzen einer Chorea SYDENHAM überschritten werden (14, 16).

E r y t h e m a   a n u l a r e   m a r g i n a t u m : Blassrötliche, flüchtige ring- und girlandenförmige Hauterscheinung mit Bevorzugung des Rumpfes (Abb. 247), der wegen ihrer Seltenheit (<4%) keine wesentliche Bedeutung zukommt, die aber in den JONES-Kriterien wegen ihrer hohen Spezifität noch als Hauptkriterium geführt wird.

Die R h e u m a k n ö t c h e n an Sehnenscheiden, Periost und Gelenkkapseln sind ebenfalls eine Rarität (<3%) und werden von manchen Autoren mit einer gewissen Berechtigung als Kriterium abgelehnt. Histologisch unterscheiden sie sich nicht von den Rheumaknoten der juvenilen idiopathischen Arthritis.

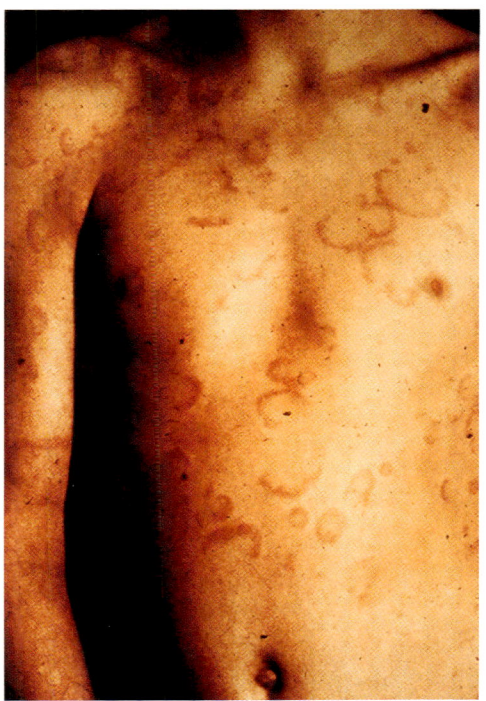

Abb. 247
Erythema anulare marginatum (die Aufnahme wurde uns von Frau Dr. HÄFNER, Garmisch-Partenkirchen, zur Verfügung gestellt)

Tab. 92
Labortests bei abgelaufener Streptokokken-A-Infektion (10)

Test	Sensitivität
1. Rachenkultur	25–40%
2. Antistreptolysin-O-Titer (ASO)	80%
3. ASO+Anti-DNase oder Anti-Hyaluronidase	90%
4. ASO+Anti-DNase+Anti-Hyaluronidase	95%

H a u p t k r i t e r i e n : Karditis*, Polyarthritis, Chorea, Erythema marginatum,
subkutane Knötchen

N e b e n k r i t e r i e n : Fieber, Arthralgien,
BSG- + CRP-Erhöhung, PR-Verlängerung

Die Diagnose »rheumatisches Fieber«
kann gestellt werden bei:

Variante 1: 2 Hauptkriterien oder
Variante 2: 1 Haupt- und 2 Nebenkriterien

In beiden Fällen wird die Diagnose
»rheumatisches Fieber«
als sehr wahrscheinlich angesehen!

Zusätzlich wird der Nachweis einer
Streptokokkeninfektion gefordert!

A u s n a h m e n der JONES-Kriterien
(Diagnose auch ohne die genannten
Kriterien):

1. C h o r e a m i n o r bedarf keiner
   weiteren Kriterien, lediglich
   Ausschluss anderer Ursachen

2. S i l e n t e K a r d i t i s (sog. chronische
   Verlaufsform des rheumatischen
   Fiebers), die Monate nach der akuten
   Erkrankung über kardiologische
   Symptome zur Diagnose führt (Fehlen
   einer anderen plausiblen Erklärung)

3. R e z i d i v e : 1 Hauptkriterium oder
   Arthralgien oder unklares Fieber oder
   unklare CRP-Erhöhung, jeweils im
   Zusammenhang mit Hinweisen für
   Streptokokkeninfektion, lassen die
   Diagnose eines Rezidivs zu

Für die Ausnahmen 1 und 2 werden
die Hinweise auf Streptokokkeninfektion
n i c h t gefordert!

Tab. 93
JONES-Kriterien 1992 (9)

* die Diagnose ist ausschließlich nach
  klinischen Kriterien definiert – echokardio-
  graphische Befunde sind nicht einzubeziehen

Laborbefunde

Es gibt keinen isolierten Laborwert, der
die Diagnosestellung erlaubt. Bei typischer Erkrankung sind BSG und CRP stark
erhöht, und man findet häufig eine polyklonale IgG-Erhöhung (Tab. 92). Passagere Erythrozyturien können vorkommen
und sollten nicht von der Diagnose ablenken.

Die Streptokokkenmarker liegen bei typischem Verlauf weit im pathologischen Bereich. Ihr Fehlen hat einen hohen negativ-
prädiktiven Wert für rheumatisches Fieber
mit Ausnahme der Chorea; hierbei kommt
den isoliert länger persistierenden Anti-
DNase-Antikörpern die höchste Aussagekraft zu. Allerdings sind die Streptokokkenantikörper (Boostereffekt) auch bei anderen Erkrankungen mit unspezifischer B-
Zellstimulation erhöht (Vaskulitiden, systemische juvenile chronische Arthritis
u. a.). Zudem finden sich bei bis zu 16% aller gesunden Schulkinder erhöhte Streptokokkenantikörper. Für die retrospektive
Diagnose einer unklaren Klappeninsuffizi-
enz wird von einigen Autoren die Bestimmung von Anti-A-Polysaccharidantikör-
pern empfohlen, die auch 7–8 Jahre nach
der akuten Erkrankung noch vorhanden
sein können (11).

Apparative Untersuchungen

Das E l e k t r o k a r d i o g r a m m erlaubt bei
etwa 20% der Patienten die Diagnose eines AV-Blocks I°, höhergradige Blockierungen und Rhythmusstörungen sind seltener. Die D o p p l e r e c h o k a r d i o g r a -
p h i e ist zwar nicht in die neuen JONES-
Diagnosekriterien einbezogen, erlaubt
aber bei 40–50% der Patienten mit rheumatischem Fieber und nur einem Hauptkriterium (Arthritis) die Erkennung einer
zusätzlichen kardialen Beteiligung. Dabei
zeigt die transthorakale sonographische
Morphologie der Klappen im B- und M-
Bild meist keine Auffälligkeiten. In der
Frühphase finden sich fast ausschließlich
Klappeninsuffizienzen, die mit der Farb-

dopplerechokardiographie erkennbar werden. Hier sind nach eigener Erfahrung nur eindeutige Insuffizienzjets zu werten. Bei kurzdauernden, minimalen, klappenzentralen Verwirbelungen, die mit zunehmender Geräteauflösung sichtbar werden, erscheint Vorsicht geboten.

Das rheumatische Fieber ist überwiegend eine Erkrankung des Kindes- und Jugendalters. Im Gegensatz zur Erwachsenenmedizin sind bei Kindern Zufallsbefunde von Klappeninsuffizienzen viel seltener, Mitralinsuffizienzen finden sich bei einer großen Reihenuntersuchung im Kindesalter bei 4,3% und lassen sich meist von pathologischen »stummen Mitralinsuffizienzen« bei rheumatischem Fieber unterscheiden. Eine Aorteninsuffizienz gilt bei Kindern immer als pathologisch (12).

Diagnose und Differenzialdiagnose

Die klinische Diagnose wird weiterhin nach den JONES-Kriterien gestellt, die erstmals 1947 von DUCKETT JONES entwickelt

wurden. Diese initial nur für wissenschaftliche Zwecke konzipierten Kriterien wurden zuletzt 1992 revidiert. Sie gelten jetzt nur für die Ersterkrankung eines rheumatischen Fiebers. An den 5 Hauptkriterien hat sich nichts geändert, allerdings wurden weitere Streptokokkenantikörpertests (ASO, anti-DNase, anti-Hyaluronidase) sowie Streptokokkenantigentests aufgenommen (Tab. 93).

Die JONES-Kriterien sind auch nach der 4. Revision kein perfektes Instrumentarium, dies wird durch die Neudefinition der Ausnahmen (Diagnose kann auch ohne die Kriterien gestellt werden) besonders deutlich. Formal werden sie auch von vielen Patienten mit systemischen Arthritiden erfüllt, andererseits führt eine restriktive Anwendung der JONES-Kriterien zur Unterdiagnose des rheumatischen Fiebers. Die Kenntnis der Ausnahmen (Tab. 94) und die Anwendung der Dopplerechokardiographie können bei der Abgrenzung atypischer Verläufe helfen. So fanden sich während der Utah-Epidemie bei 47% der Patienten mit dem Hauptsym-

Tab. 94
Dauer der Antibiotikaprophylaxe
nach rheumatischem Fieber (10)

* Diagnose klinisch oder echokardiographisch

Kategorie	Dauer
Rheumatisches Fieber mit Karditis und bleibendem Herzklappenfehler*	Mindestens 10 Jahre nach letzter Episode mit rheumatischem Fieber und mindestens bis zum 40. Lebensjahr, manchmal lebenslang
Rheumatisches Fieber mit Karditis, aber ohne bleibende Herz(klappen)-erkrankung*	10 Jahre oder bis ins Erwachsenenalter hinein, je nachdem, welcher Zeitraum länger ist
Rheumatisches Fieber ohne Karditis	5 Jahre oder bis zum 21. Lebensjahr, je nachdem, welcher Zeitraum länger ist

ptom Arthritis klinisch stumme Klappeninsuffizienzen (13). Auch bei Spondylarthropathien sind (selten) Klappeninsuffizienzen beschrieben. Reaktive Arthritiden sind abzugrenzen, sie weisen in der Regel geringere Entzündungszeichen auf.

Hinsichtlich der Differenzialdiagnose zur systemischen juvenilen idiopathischen Arthritis ist anzumerken, dass ein Perikarderguss bei rheumatischem Fieber nur in Verbindung mit Klappeninsuffizienzen und Myokarditis vorkommt (Pankarditis). Bei Rezidiven eines rheumatischen Fiebers ist die Abgrenzung einer bakteriellen Endokarditis zu beachten, auch sind generell infektiöse Erkrankungen auszuschließen; so ist u. a. die Verwechslung einer chronischen Meningokokkämie mit rheumatischem Fieber beschrieben. Auch Vaskulitiden können initial differenzialdiagnostische Probleme bereiten (Panarteriitis, KAWASAKI-Syndrom). Arthritiden mit Fieber und hohen Akute-Phasen-Proteinen treten auch bei 70% der Patienten mit familiärem Mittelmeerfieber auf (meist Mon- oder Oligoarthritis).

Therapie

1. Streptokokkeneradikation: Nach Rachenabstrich und dem Streptokokkenschnelltest wird, unabhängig vom Ergebnis, ein Behandlungszyklus mit Penicillin V (100 000 IE/kg/d in 3 Dosen, maximal 3-mal 1,2 Mega p.o.) über 10 Tage durchgeführt (2. Wahl: Cephalosporine, Erythromycin).

2. Reinfektionsprophylaxe: Stationär zunächst orale Prophylaxe (2-mal 250 000 bis 2-mal 600 000 IE/d), da Depotpräparate die BSG-Normalisierung (Kontrollparameter der ersten Wochen) beeinflussen können. Danach Benzathin-Penicillin i.m. alle 21 Tage, zusätzlich orale antibiotische Behandlung jedes Racheninfektes. Nach älteren Daten kann bei Behandlung bis zum 5. Tag einer Streptokokkeninfektion die Entwicklung eines rheumatischen Fiebers zuverlässig verhindert

werden. Eine Tonsillektomie hat keinen Einfluss auf die Rezidivhäufigkeit. Hinsichtlich der Dauer der Antibiotikaprophylaxe liegen risikoadaptierte Empfehlungen vor (Tab. 94). Das höchste Rezidivrisiko besteht innerhalb des 1. Jahres! Die orale Penicillinprophylaxe ist bei gesicherter Einnahme ebenso wirksam wie die Injektion im Abstand von 21 Tagen.

3. Endokarditisprophylaxe: Bei bleibenden Herzklappenschäden wird zusätzlich eine Endokarditisprophylaxe nach den aktuellen kardiologischen Erkenntnissen empfohlen (Endokarditisausweis). Im Aufklärungsgespräch sollten auch eine optimale Zahnpflege und Fluorbehandlung als Prophylaxe erwähnt werden.

4. Antiphlogistische Therapie der Karditis: Seit den kontrollierten Studien der 50er-Jahre und neueren Metaanalysen gibt es keine aktuellen Daten. Kortikosteroide zeigen allerdings bei der Rückbildung geringfügiger Mitralinsuffizienzen leichte Vorteile. Demnach sollte eine »leichte Karditis« nur mit Acetylsalicylsäure (90–120 mg/kg/d in 4 Dosen, Spiegel 20–25 mg%) behandelt werden. Für schwere Karditisfälle wird Prednison oder Prednisolon (2 mg/kg/d maximal 80 mg/d in 2–3 Dosen) allgemein empfohlen und scheint die Frühletalität günstig zu beeinflussen. Allerdings verwenden viele Ärzte – unter dem Eindruck einer schnelleren Kontrolle der Entzündung und der Probleme hochdosierter Therapie mit Acetylsalicylsäure – bei jeder gesicherten Karditis Steroide. Eine Dosisreduktion soll frühestens nach 2–3 Wochen um 25–30% pro Woche bis unter 0,25 mg/kg/d erfolgen, danach Steroide unter Fortführung der Acetylsalicylgaben langsam ausschleichen, um beschriebene »Reboundeffekte« zu vermeiden.

Zur Therapiekontrolle dienen BSG und CRP. Unbehandelt dauert die Entzündungsphase beim rheumatischen Fieber bis 3 Monate, daher muss in dieser Phase unter Therapiereduktion noch mit einem Wiederaufflammen gerechnet werden.

Neue Therapieoptionen: Methyl-prednisolonpulstherapie wurde bei 76 Episoden von rheumatischem Fieber mit schwerer Herzbeteiligung mit fraglichem Vorteil bei schwerster Pankarditis angewendet (17). Hochdosisimmunglobulin-therapie hatte bei 59 Patienten keinen signifikanten Einfluss auf den Krankheitsverlauf (18). In Anbetracht der Probleme bei der Anwendung von Acetylsalicylsäure soll nicht unerwähnt bleiben, dass sich in einer Serie von 19 Kindern Naproxen (Tagesdosis 10–20 mg/kg) als effektiv für die Rückbildung der klinischen und laborchemischen Entzündungszeichen erwies (19). Streptokokkenimpfungen befinden sich noch im Forschungsstadium (20).

5. Allgemeinmaßnahmen, Therapie der Herzinsuffizienz: Initial, vor allem bei Herzbeteiligung, ist Bettruhe sinnvoll, zumal auch unter der Therapie noch weitere kardiale Manifestationen auftreten können. Die Behandlung einer Herzinsuffizienz richtet sich nach den üblichen Prinzipien. Bei seltenen schwersten Erkrankungen können auch in der Akutphase kardiochirurgische Notfalleingriffe (Thrombektomie, Klappenersatz, Pumphilfen) erforderlich werden.

6. Die **Chorea minor** spricht nicht auf Steroidbehandlung an, sie besteht über Monate; chronische Verlaufsformen sind berichtet. Therapie bei milden Verläufen mit Benzodiazepinen, sonst moderne Neuroleptika, wie Tiaprid oder Haloperidol, mit Risikoabwägung bei längerer Anwendung (8, 10).

Prognose

Trotz kürzlich beschriebener Patienten mit persistierender Chorea minor wird die Langzeitprognose meist durch die kardiale Erkrankung bestimmt. Die bisherigen Daten über die Beeinflussung einer angelaufenen kardialen rheumatischen Entzündung sind trotz konsequenter Immunsuppression nicht sehr ermutigend.

Die Prognose wird durch die Schwere der initialen Herzbeteiligung und durch die Rezidive bestimmt. Nach Auswertungen von 1940 bis 1950 waren von den Kindern mit initial starker Herzvergrößerung nach 10 Jahren 71% verstorben. Nach aktuellen Daten einer prospektiven Studie an 85 Kindern aus Indien hatten nach 5 Jahren 39% Herzklappenveränderungen. Die Rezidivrate unter konsequenter Prophylaxe lag mit 0,006 pro Patient und Jahr extrem niedrig; dies unterstreicht die Bedeutung einer konsequenten Prophylaxe. Die meisten Rezidive treten im 1. Jahr nach der Initialerkrankung auf und sind mit hohem Risiko neuer Herzaffektionen sowie der Verschlimmerung bestehender Klappenschäden verbunden (7).

Literatur

1. Kaplan ELT. Duckett Jones Memorial Lecture. Global assessment of rheumatic fever and rheumatic heart disease at the close of the century. Circulation 1993; 88: 1964–1972.
2. Scholling B. Rheumatic fever in Sveden. Acta Paediatr Scand 1985; 74: 749–781.
3. Veasy LG, et al. Resurgence of acute rheumatic fever in the intermountain area of the United States. N Engl J Med 1987; 316: 421–427.
4. Gibofski A, Kerwar S, Zabriskie JB. Rheumatic fever. The relationships between host, microbe, and genetics. Rheum Dis Clin North Am 1998; 24: 237–259.
5. Guedez Y, et al. HLA class II associations with rheumatic heart disease are more evident and consistent among clinically homogeneous patients. Circulation 1999; 99: 2784–2790.
6. Wahn V, Kramer HH. Rheumatisches Fieber. In: Wahn U, Seger R, Wahn V, Hrsg. Pädiatrische Allergologie und Immuno ogie. Berlin-Heidelberg-New York: Springer; 1999.
7. Stollerman GH. Rheumatic fever. Lancet 1997; 349: 935–942.
8. Cardoso F, et al. Persistent Sydenham's chorea. Mov Disord 1999; 14: 805–807.
9. Dajani AS, and special writing group. Guidelines for the diagnosis of rheumatic fever. Jones Criteria 1992 update. JAMA 1992 268: 2069–2073.
10. Thatai D, Turi ZG. Current guidelines for the treatment of patients with rheumatic fever. Drugs 1999; 57: 545–555.

11. Minich LL, et al. Doppler echocardiography distinguishes between physiological and pathologic »silent« mitral regurgitation in patients with rheumatic fever. Clin Cardiol 1997; 20: 924–926.

12. Brand A, et al. The prevalence of valvular regurgitation in children with structurally normal hearts: A color Doppler echocardiographic study. Am Heart J 1992; 123: 177–180.

13. Sanyal SK, et al. Sequelae of the initial attack of acute rheumatic fever in children from north India. A prospective 5-year follow-up study. Circulation 1999; 65: 375–379.

14. Elevli M, et al. Cardiac involvement in Sydenham's chorea: clinical and Doppler echocardiographic findings. Acta Paediatr 1999; 88: 1074–1077.

15. Markowitz M. Rheumatic Fever – A Half-Century Perspective. Pediatrics 1998; 102: 272–274.

16. Murphy TK, et al. On defining Sydenham's chorea: where do we draw the line? Biol Psychiatry 2000; 47: 851–857.

17. Herdy GV, et al. Rheumatic carditis treated with high doses of pulstherapy methylprednisolone. Results in 70 children over 12 years. Arq Bras Cardiol 1999; 72: 601–606.

18. Voss LM, et al. Intravenous Immunglobulin in Acute Rheumatic Fever: A Randomized Controlled Trial. Circulation 2001; 103: 401–406.

19. Uziel Y, et al. The use of naproxen in the treatment of children with rheumatic fever. J Pediatr 2000; 137: 269–271.

20. Brandt ER, Good MF. Vaccine strategies to prevent rheumatic fever. Immunol Res 1999; 19: 89–103.

Poststreptokokkenreaktive Arthritis

R. KEITZER, Berlin
V. WAHN, Schwedt/Oder

Nach der Erstbeschreibung als eigenständiges Krankheitsbild 1959 (1) wurde erst mehr als 20 Jahre später wieder darüber berichtet. Aus Ländern mit hoher Prävalenz von akutem rheumatischem Fieber werden zunehmend länger persistierende Gelenkbeteiligungen beim rheumatischen Fieber beschrieben (auch mit kardialer Beteiligung). Handelt es sich bei der poststreptokokkenreaktiven Arthritis d o c h um eine besondere Verlaufsform des akuten rheumatischen Fiebers (2, 3)?

Definition

Nehmen wir die poststreptokokkenreaktive Arthritis als eigenständige Erkrankung neben dem akuten rheumatischen Fieber an, so werden folgende Kriterien dafür vorgeschlagen:

Diagnosekriterien für poststreptokokkenreaktive Arthritis (modifiziert nach 4)

○ Akute Arthritis, symmetrisch
   oder asymmetrisch, nicht migratorisch;
○ protrahiert oder rekurrierend;
○ geringes Ansprechen
   auf nicht steroidale Antiphlogistika;

○ Hinweis auf vorangegangenen Streptokokkeninfekt;
○ keine weiteren Hauptkriterien für akutes rheumatisches Fieber;
○ JONES-Kriterien und Ausnahmen nicht erfüllt.

Ätiologie, Pathogenese und Häufigkeit

Im Gegensatz zu anderen reaktiven Arthritiden (z. B. durch enteropathogene Erreger) besteht keine Assoziation zu HLA B27, sondern, wie beim akuten rheumatischen Fieber, mit DRB1 (5), allerdings einem unterschiedlichen Allel DRB1*01. Während man bei der flüchtigen Arthritis beim akuten rheumatischen Fieber Immunkomplexe als Auslösemechanismen vermutet, werden bei der poststreptokokkenreaktiven Arthritis kreuzreagierende Antikörper angenommen. Häufigkeitsangaben fehlen; es gibt insgesamt nur 25 Literaturstellen.

Anamnese und klinischer Befund

Das Intervall zum Streptokokkeninfekt ist kürzer (meist >10 Tage), die Arthritis kann große und kleine Gelenke betreffen, wird als nicht migratorisch beschrieben und spricht nicht prompt auf nicht steroidale Antiphlogistika an. Die Dauer der Arthritis wird mit bis zu mehreren Monaten angegeben (6). Erythema nodosum und Erythema exsudativum multiforme können assoziiert vorkommen. 6–15% aller Patienten mit poststreptokokkenreaktiver Arthritis entwickelten in der Folgezeit typische valvuläre Läsionen des akuten rheumatischen Fiebers »silente Karditis« (6, 7), dies lässt einen Bezug der Ersterkrankung zum akuten rheumatischen Fieber ohne Karditis annehmen.

Laborbefunde

Der Streptokokkennachweis mit immunologischen Schnelltests oder Kultur gelingt zum Zeitpunkt der Arthritis häufiger (>50%) als beim akuten rheumatischen Fieber (30%). Streptokokkenantikör-

per (ASO, Anti-DNase B) sind bei allen Patienten nachweisbar, BSG-Erhöhungen finden sich bei 75% der Patienten.

Therapie

Die Therapie der Arthritis entspricht den Maßnahmen bei anderen protrahierten reaktiven Arthritiden. Nach den derzeit gebräuchlichen Richtlinien der American Heart Association wird zunächst eine Penicillinprophylaxe für 1 Jahr empfohlen, die beim Ausbleiben einer Herzbeteiligung innerhalb von 1 Jahr (dopplersonographische Kontrolle!) beendet werden kann. Kommt es innerhalb dieses Jahresintervalls oder danach (!) zu einer typischen Herzmanifestation (Valvulitis!), so gelten die Kriterien der Antibiotikaprophylaxe wie bei akutem rheumatischem Fieber.

Literatur

1. Crea MA, Mortimer EA jr. The nature of scarlatinal arthritis. Pediatrics 1959; 23: 879–884.
2. Janssen TLTH, et al. Acute Rheumatic Fever or Post-Streptococcal Reactive Arthritis: A Clinical Problem Revisted. Br J Rheumatol 1998; 37: 335–340.
3. da Silva CH. Rheumatic fever: a multicenter study in the state of Sao Paulo. Pediatric Committee – Sao Paulo Pediatric Rheumatology Society. Rev Hosp Clin Fac Med Sao Paulo 1999; 54: 85–90.
4. Ayoub EM, Majeed HA. Poststreptococcal reactive arthritis. Curr Opin on Rheumatol 2000; 12: 306–310.
5. Schaffer FM, et al. Poststreptococcal reactive arthritis and silent carditis: a case report and review of the literature. Pediatrics 1994; 93: 837–839.
6. Ahmed S, et al. Poststreptococcal reactive arthritis: clinical characteristics and association with HLA-DR alleles. Arthritis Rheum 1998; 41: 1096–1102.
7. Moon R, et al. Poststreptococcal Reaktive Arthritis in Children: A Potential Predecessor of Rheumatic Heart Disease. J Rheumatol 1995; 22: 529–532.

Virusarthritis, Arthritis nach Impfungen, Coxitis fugax

H.-I. HUPPERTZ, Bremen

Definition

Virusarthritiden gehören zu den infektasso-ziierten Arthritiden mit bekannter Ätiologie. Die Coxitis fugax ist eine klinisch verwandte akute transiente Arthritis des Hüftgelenkes mit noch unbekannter Ursache, vermutlich ebenfalls viral bedingt.

Häufigkeit

Die Coxitis fugax ist die häufigste Arthritis im Kindesalter. In einer finnischen Studie lag die Inzidenz bei 50/100 000 Kinder. Weitere akute transiente Arthritiden hatten eine Inzidenz von 25/100 000, unter denen sich vermutlich auch virale Arthritiden befanden. Die röteln- und mumpsvirusbedingten Arthritiden waren vor Einführung der Impfung die häufigsten viralen Arthritiden. Heute ist die Parvovirusarthritis die häufigste virale Gelenkentzündung.

Ätiologie und Pathogenese

Tab. 95 gibt eine Übersicht über die viralen Arthritiden und ihre Ätiologie. Die virologische Klassifikation erlaubt keinen Rückschluss auf die Arthritogenität des Virus.

Die Pathogenese ist nur in Teilen aufgeklärt und für die einzelnen Viren unterschiedlich; einander widersprechende Hypothesen sind nicht selten (Tab. 96).

Die Infektion mit Hepatits-B-Virus führt initial bei beginnender Antikörperproduktion und Antigenüberschuss zu zirkulierenden Immunkomplexen, die sich unter Komplementverbrauch auf synovialen Oberflächen niederschlagen und dort zur Arthritis führen. Die Pathogenese verläuft also ohne Gegenwart des Erregers im Gelenk.

Bei anderen Viren, wie dem Rötelnvirus und dem Varicella-Zoster-Virus, ist bekannt, dass es zur synovialen Replikation kommt, was alleine die Entstehung einer Arthritis aber noch nicht erklärt. Vielmehr müssen zusätzlich Wirtsfaktoren vorhanden sein, die über die Zytopathogenität der Viren für synoviale Deckzellen hinaus zur Entstehung der Synovialitis beitragen.

Anamnese

Einer Coxitis fugax geht häufig ein Infekt der oberen Luftwege voraus. Die Eltern berichten über Humpeln. Bei den viralen Arthritiden können die jeweils typischen Symptome dem Auftreten der Arthritis vorausgehen oder sie begleiten.

Klinischer Befund (Tab. 96)

Die Rötelnvirusarthritis zeigt sich oft als wandernde Polyarthritis mit Befall der kleinen Finger- und der Kniegelenke. Bei Jugendlichen kommt auch eine Oligoarthritis vor. Die Arthritis kann mit und ohne Exanthem auftreten. Ist kein Exanthem vorhanden, können retroaurikuläre Lymphknotenschwellung, epidemiologischer Zusammenhang und spezifisches IgM den Hinweis auf die Diagnose geben. Während der Kindheit ist die Arthritis selten, nimmt aber nach der Pubertät besonders bei Frauen zu. Unter dem in Deutschland gebräuchlichen Impfstamm RA 27/3 kommt es deutlich seltener als nach der Wildvirusinfektion zur Arthritis, die Gelenkentzündung ist zudem milder. Bei Kindern kommt es nach der Impfung fast nie zur Arthritis.

Virus	Virologie	Nachweis
Rötelnvirus	ss RNS umhüllt	Virusspezifisches IgM, PCR
Mumpsvirus	ss RNS umhüllt	Virusspezifisches IgM
Parvovirus B19	ss DNS nackt	Virusspezifisches IgM, PCR
Hepatitis-B-Virus	ds DNS umhüllt	HBsAg, Komplementverbrauch
Hepatitis-C-Virus	ss RNS umhüllt	HCV-Antikörper, PCR
Varicella-Zoster-Virus	ds DNS umhüllt	Virusspezifisches IgM
Herpes-simplex-Virus	ds DNS umhüllt	Serokonversion
EPSTEN-BARR-Virus	ds DNS umhüllt	VCA-IgM, EA-Antikörper, Fehlen von EBNA-Antikörpern
Zytomegalievirus	ds DNS umhüllt	Serokonversion, Anzucht, Antigennachweis, PCR
Adenovirus	ds DNS nackt	Virusanzucht, Serologie
Coxsackievirus, Echovirus	ss RNS nackt	Anzucht, PCR
Arboviren (α-Viren), z. B. Ross-River-Virus	ss RNS umhüllt	Virusspezifische Antikörper
Humanes Immundefizienzvirus	ss RNS umhüllt	Serologie, PCR
HTLV-1 (adulte T-Zellleukämie)	ss RNS umhüllt	Serologie, PCR

Tab. 95
Viren, die eine Arthritis hervorrufen können

Die Parvovirusarthritis ähnelt der durch das Rötelnvirus verursachten Arthritis. Darüber hinaus sind im Kindesalter Patienten mit hohem Fieber und einer Symptomatik wie beim M. STILL beschrieben worden.

Die Häufigkeit der Mumpsvirusarthritis nimmt mit dem Lebensalter zu und betrifft häufig Männer als Monarthritis oder Polyarthritis. Die Parotitis kann fehlen; meist ist jedoch eine erhöhte Rate an Organmanifestationen wie Orchitis, Pankreatitis und Meningitis vorhanden, wenn auch eine Arthritis auftritt.

Während der Prodromi der Infektion mit Hepatitis-B-Virus kann es zu Arthralgien und einer wandernden Polyarthritis mit ausgeprägter Morgensteifigkeit kommen.

Bei Kindern kommt es fast nie zur Arthritis. Mit Auftreten des Ikterus verschwindet die Gelenkentzündung. Die Arthritis als Folge der Impfung gegen Hepatitis B ist umstritten und, wenn vorhanden, deutlich seltener als nach der Wildvirusinfektion.

Das Hepatitis-C-Virus ist die Ursache der gemischten Kryoglobulinämie mit Livedo reticularis, Polyarthritis, Glomerulonephritis und Purpura. Daneben sind auch asymmetrische Oligoarthritiden mit Tenosynovitis und Fibromyalgie beschrieben worden, die erst im Verlauf der Virusinfektion aufgetreten waren.

Bei der Coxitis fugax ist die Beweglichkeit in der Hüfte eingeschränkt, besonders bei der Innenrotation (Tab. 97). Gelegentlich

Virus	Arthritis	Weitere Befunde	Vorkommen	Pathogenese
Rötelnvirus	Polyarthritis, Oligoarthritis	Exanthem, retroaurikuläre Lymphknoten	Postpubertär, weiblich	Intraartikuläre Replikation, Immunkomplexe
Mumpsvirus	Monarthritis, Polyarthritis	Parotitis, Meningitis	Adoleszenten, männlich	Intraartikuläre Replikation?
Parvovirus B19	Polyarthritis, Oligoarthritis	Exanthem	Adoleszenten	Intraartikuläre Replikation?
Hepatitis-B-Virus	Polyarthritis	Hepatitis, Grippe, Urtikaria, Exanthem	Erwachsene	Niederschlag von Ag-AK-Komplexen auf Gelenkoberfläche
Hepatitis-C-Virus	Oligoarthritis, Polyarthritis	Tenosynovitis, Vaskulitis	Erwachsene	?
Varicella-Zoster-Virus	Monarthritis	Exanthem	Keine	Intraartikuläre Replikation
Herpes-simplex-Virus	Selten	Exanthem	Selten	Intraartikuläre Replikation
Epstein-Barr-Virus	Selten	Mononukleose	Selten	?
Zytomegalievirus	Selten	Mononukleose	Selten	Intraartikuläre Replikation
Adenovirus	Selten	Infekt der oberen Luftwege	Selten	?
Coxsackievirus, Echovirus	Polyarthritis, Monarthritis	Antikörpermangelsyndrom	Selten	?
Arboviren (α-Viren), z. B. Ross-River-Virus	Polyarthritis, Handgelenksarthritis	Exanthem, biphasisches Fieber	Touristen, Adoleszenten	Unbekannt
Humanes Immundefizienzvirus	Oligoarthritis	AIDS	HIV-Exposition	?
HTLV-1 (adulte T-Zellleukämie)	Polyarthritis	Malignom, Sjögren-Syndrom	Japaner	?

Tab. 96
Charakteristika viraler Arthritiden

Alter	3–10 Jahre
Anamnese	Vorangehender Infekt der oberen Luftwege
Beschwerden	Humpeln, Schmerzen in Knie oder Hüfte
Befund	Leichte Temperaturerhöhung, geringe Beeinträchtigung des Allgemeinzustandes, Bewegungseinschränkung im Hüftgelenk
Labor	Geringe Beschleunigung der Senkung oder leichte CRP-Erhöhung möglich
Ultraschall	Erguss des Hüftgelenkes

Tab. 97
Typische Befunde bei Coxitis fugax

können auch beide Hüften betroffen sein. Die Punktion führt zur sofortigen Besserung.

Alle viralen Arthritiden und die Coxitis fugax verlaufen unter dem Bild der akuten transienten Arthritis, das heißt die Erkrankungen sind selbstbegrenzt und verschwinden im Allgemeinen nach Tagen oder Wochen. Selten sind einzelne Viren, wie das Rötelnvirus und das Parvovirus B19, als Ursache chronischer Arthritiden (Dauer >6 Wochen) angeschuldigt worden.

Laborbefunde

Entzündungswerte können verändert sein. Antinukleäre Antikörper sind nicht erhöht, ein Rheumafaktor findet sich nur gelegentlich bei der Hepatitis-C-Virusinfektion.

Apparative Untersuchungen

Spezifische Befunde sind durch bildgebende Verfahren nicht zu erheben. Bei der Coxitis fugax kann der Erguss sonographisch dargestellt werden (Abb. 248). Mit der Sonographie ist es nicht sicher möglich, die Coxitis fugax von einer septischen Arthritis abzugrenzen.

Diagnose

Die Diagnose einer viralen Arthritis kann in Gegenwart typischer klinischer Befunde wie Exanthem, Parotitis, Ikterus oder durch den epidemiologischen Zusammenhang vermutet werden. Die Diagnose wird mit dem Nachweis des Virusgenoms oder spezifischen IgM-Antikörpern bestätigt (Tab. 95). Allerdings wird man angesichts des leichten Verlaufs der meisten Virusarthritiden häufig auf eine Labordiagnostik verzichten.

Die Arthritis kann trotz Nachweis der aktuellen Virusinfektion auch andere Ursachen haben. Die bei Windpocken und sehr selten auch bei Herpes zoster vorkommende Monarthritis ist bei den meisten Patienten nicht viral, sondern septisch bedingt durch die perkutane Invasion von Staphylokokken oder Streptokokken, sodass man zunächst bis zum Beweis des Gegenteils eine septische Ursache annehmen muss (siehe auch »Osteomyelitis, eitrige Arthritis, Pyomyositis, Diszitis«, Seite 384) (Abb. 249).

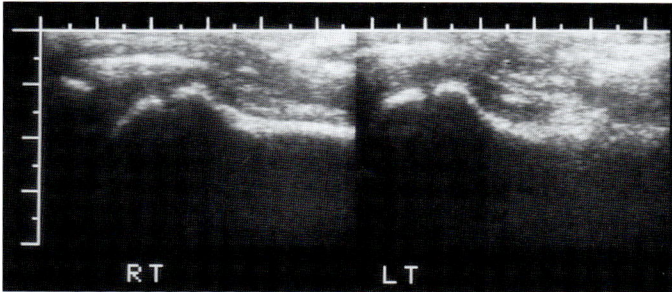

Abb. 248
Sonographie beider
Hüftgelenke eines 5 Jahre
alten Jungen mit Coxitis
fugax links. Erguss
des linken Hüftgelenkes

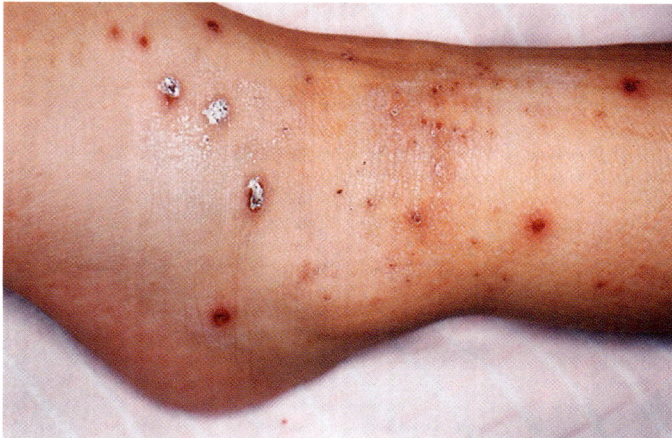

Abb. 249
Arthritis des Sprung-
gelenkes eines Kleinkindes
bei Windpocken. In der
Synovialflüssigkeit fand sich
kein bakterieller Erreger,
es konnte aber Varicella-
Zoster-Virus isoliert werden

Ein 4-jähriges Mädchen mit Windpocken und dem Bild einer Knieschwellung kam durch eine popliteale Thrombophlebitis durch Streptokokken zu Tode.

Bei AIDS gibt es neben genuiner HIV-bedingter Arthritis eine erhöhte Rate an septischen Arthritiden, akutem rheumatischen Fieber und reaktiven Arthritiden, die ungewöhnlich schwer verlaufen.

Die Diagnose der Coxitis fugax erfordert den Ausschluss einer septischen Koxitis. Bei Fieber, Leukozytose, Linksverschiebung, stärker erhöhtem CRP, bei beschleunigter BSG oder bei Abweichen von den typischen Symptomen (Tab. 97) muss man zunächst eine septische Arthritis annehmen und bis zum Beweis des Gegenteils ent-

sprechend vorgehen (siehe auch »Osteomyelitis, eitrige Arthritis, Pyomyositis, Diszitis«, Seite 384). Besteht die Coxitis länger als 2 Wochen, darf man nicht mehr von einer Coxitis fugax ausgehen; Rückfälle im Abstand von einigen Wochen kommen vor.

Standardtherapie

Bei starken Beschwerden können nicht steroidale Antirheumatika verabreicht werden. Sind vom klinischen Befund her weitere Maßnahmen erforderlich, sollte die Diagnose »virale Arthritis« überdacht werden. Die Gabe von Hyperimmunseren oder von Aciclovir bei der Varizellenarthritis ist nicht indiziert. Bei der durch Hepatitis-B-

Virus bedingten Arthritis beginnt die eventuell notwendige antivirale Therapie lange nach Verschwinden der prodromalen Arthritis. Bei der durch Hepatitis-C-Virus bedingten Arthritis können Steroide und Hydroxychloroquin hilfreich sein, zytotoxische Medikamente sollten vermieden werden. α-Interferon und Nukleosidanaloga können indiziert sein.

Die Coxitis fugax bedarf keiner spezifischen Therapie. Ruhigstellung oder Extension haben keinen Vorteil, sondern beeinträchtigen das Kind mehr als die Erkrankung selbst.

Prognose und Prävention

Die Prognose viraler Arthritiden ist bis auf seltene Ausnahmen sehr gut. Dies gilt auch für die Hepatitis-C-Virus-assoziierte Arthritis, da sie nicht erosiv ist, obwohl sie chronisch werden kann. Die Prognose der Coxitis fugax ist ebenfalls exzellent. Ob Erkrankungen mit nachfolgender Coxa plana (Häufigkeit <1%) nicht eigentlich primär einem M. PERTHES entsprechen, ist umstritten. Andererseits kann man die aseptische Nekrose des Hüftkopfes beim M. PERTHES auch als Maximalvariante der Coxitis fugax ansehen.

Die Impfungen gegen Röteln, Mumps und Hepatitis B vermindern die Inzidenz viraler Arthritiden erheblich.

Literatur

1. Cassidy JT, Petty RE. Textbook of pediatric rheumatology. Philadelphia: Saunders; 1995.
2. Huppertz HI. Viren und Arthritis. Dtsch Ärztebl 1995; 92: A1443–1449.
3. Philips PE. Viral arthritis. Current Opin Rheumatol 1997; 9: 337–344.

Arthritis durch Pilze und Tuberkelbakterien

H.-I. HUPPERTZ, Bremen

Arthritiden durch Pilze sind sehr selten. Die wenigen Erkrankungen betreffen meist Neugeborene und kommen oft in Kombination mit Osteomyelitis und/oder anderen septischen Absiedelungen vor. Bei älteren Kindern geht nicht selten eine lokale Pilzinfektion von Wunden der nachfolgend regionalen Ausbreitung voraus (z. B. Wunde an der Hand, gefolgt von Arthritis und Tenosynovitis des Handgelenks). Dabei kann ein längeres Intervall zwischen Verletzung und Beginn der artikulären Symptomatik liegen. Meist liegt eine Abwehrschwäche vor.

Risikofaktoren sind Frühgeburtlichkeit, parenterale Ernährung, Venenverweilkatheter, AIDS, septische Granulomatose, langdauernde systemische Antibiotikatherapie oder eine Gelenkprothese. Bei einem erwachsenen Patienten wurde die Infektion mit Aspergillus nach intraartikulärer Steroidtherapie beschrieben.

Einige häufige Erreger sind in Tab. 98 zusammengestellt.

Die Symptomatik ist häufig uncharakteristisch und wenig dramatisch; nicht selten beträgt die Anamnesedauer Monate. Neben Monarthritiden kommen auch polyartikuläre Verläufe vor.

Die Diagnose erfolgt durch Anzucht des Erregers zum Teil auf Spezialnährböden (Rücksprache mit Labor!) aus normalerweise pilzfreien Körperflüssigkeiten wie Blut oder Synovialflüssigkeit. Anfärbung im Direktpräparat, PCR und Antigennachweis in Serum oder Synovialflüssigkeit, eventuell auch im Harn auf Candida, Aspergillus und Cryptococcus sind möglich.

Es sind auch Patienten beschrieben, bei denen die Pilzätiologie erst bei der histologischen Untersuchung der Synovialis offenkundig wurde.

Pilzhaltige Synovialflüssigkeit und Fibrinabscheidungen sollten beseitigt werden, eventuell auch durch mehrmalige Arthroskopie. Die Therapie erfolgt mit i.v.

Tab. 98
Arthritis durch Infektion mit Pilzen

* die neben *Candida albicans* vorkommenden Spezies *C. glabrata, C. krusei* und *C. lusitaniae* sind nicht antimykotikaresistent

Pilz	Infektionsweg	Häufigkeit der Beteiligung des Bewegungsapparates	Risikofaktoren	Therapie
Sporothrix schenckii	Hautwunden mit pflanzlichem Material	Nicht selten	Alkoholismus, Leukämie, Gartenarbeit	Amphotericin B Itraconazol
Candida species *	Endogen nach Besiedelung von Haut und Darm	Selten	Frühgeburtlichkeit, Diabetes mellitus, maligne Erkrankungen mit und ohne Chemotherapie, parenterale Ernährung, AIDS	Amphotericin B + Flucytosin, Itraconazol, Fluconazol
Aspergillus fumigatus	Endogen oder inhalativ, oft nach bakterieller Infektion	Selten	Immunsuppression, Verweilkatheter	Amphotericin B + Flucytosin, Itraconazol
Histoplasma capsulatum	Inhalation von sporenhaltigem Vogeldung	Selten (auch als nicht septische Arthritis)	Immunsuppression, AIDS	Amphotericin B, Itraconazol, Ketoconazol
Cryptococcus neoformans	Inhalation von sporenhaltigem Vogeldung	5–10%	Leukämie, Steroidtherapie, Immunsuppression, AIDS	Amphotericin B + Flucytosin, Itraconazol, Fluconazol

Antimykotikum	Wirkungs-spektrum	Dosierung	Besonderheiten
Amphotericin B	Candida, Histoplasma, Sporothrix, Kryptokokkus, Aspergillus	Beginn m t 0,1 mg/kg als Infusicn (>2 Std.), dann Steigerung bis Enddosis <1 mg/kg (max. 1,5 mg/kg)	Schlecht verträglich, Nephrotoxizität, Thrombophlebitis, Kombination mit Flucytosin möglich
Fluconazol	Candida, Kryptokokkus	8–12 mg/kg/d in 1 Dosis	Schwach wirksam, gut verträglich
Flucytosin	Candida, Aspergillus, Kryptokokkus	100 mg/kg in 4 Dosen	Gut verträglich, nur in Kombination mit Amphotericin B anwenden
Itraconazol	Candida, Aspergillus, Kryptokokkus	400 mg in 2 Dosen (pädiatrische Dosis r icht evaluiert, 5–12 mg/kg/d)	Gut verträglich, orale Applikation

Tab. 99
Antimykotika bei Pilzarthritis

Antimykotika (Tab. 98); Dosierungsvorschriften sind zu beachten (Tab. 99). Die Therapiedauer ist umstritten. Eventuell kann man nach einer 4-wöchigen Therapie mit Amphotericin B auf orales Itraconazol umstellen. Die Gabe von liposomal verkapseltem Amphotericin B ist umstritten: die Verträglichkeit ist besser, der Wirksamkeitsnachweis steht aus, das Medikament ist extrem teuer. Die intraartikuläre Gabe von 5 mg Amphotericin B/ml ist möglich.

Die P r o g n o s e der Pilzarthritis hängt vom Intervall bis zum Therapiebeginn und von der Grundkrankheit ab. Besiedelte Fremdkörper müssen aus dem Körper entfernt werden; ihre Entfernung ersetzt aber nicht die antimykotische Therapie.

Arthritiden durch Tuberkelbakterien sind sehr selten. Die Arthritis kann bei der frühen Generalisierung oder der späten Reaktivierung einer Lungentuberkulose

auftreten. Der Beginn ist oft schleichend, und die Anamnesedauer kann lang sein. Risikofaktoren sind Migration, Immunsuppression, AIDS, Leben auf der Straße, fehlende Compliance und Entwicklung resistenter Bakterienstämme. Tuberkelbakterien sind die zweithäufigste Ursache der Wirbelkörperosteomyelitis.

Daneben sind jedoch auch Monarthritiden großer Gelenke bei Kindern ohne Hinweis auf eine Lungentuberkulose und ohne Risikofaktoren beschrieben worden: Monarthritis eines Gelenkes der unteren Extremität, Beginn der Erkrankung eher akut als schleichend, Fieber und beschleunigte BSG. Der MENDEL-MANTOUX-Test ist positiv. Die Diagnose erfolgt durch Färbung, Anzucht von *Mycobacterium tuberculosis* und PCR in Synovialflüssigkeit oder -gewebe. Die tuberkulostatische Therapie spricht rasch an. Auch atypische Mykobakterien können eine Arthritis auslösen.

Sind wegen verzögerter Diagnosestellung nicht bereits irreversible Schäden aufgetreten, ist die Prognose der Arthritis gut. Da die Impfung mit Bacille CALMETTE-GUÉRIN in Deutschland nicht mehr allgemein empfohlen wird und bei fehlenden Risikofaktoren keine regelmäßige Testung mit dem MENDEL-MANTOUX-Test GT10 durchgeführt wird, sollte man bei ungewöhnlichem Verlauf einer Monarthritis auch an die Möglichkeit einer tuberkulösen Ätiologie denken.

Literatur

1. Campbell JR, et al. Systemic candidiasis in extremely low birth weight infants receiving topical petrolatum ointment for skin care. Pediatrics 2000; 105: 1041–1045.
2. Cassidy JT, Petty RE. Textbook of pediatric rheumatology. Philadelphia: Saunders; 1995. p. 505–506.
3. Harrington JT. Mycobacterial and fungal arthritis. Current Opin Rheumatol 1998; 10: 335–338.
4. Müller FM, Groll AH, Walsh TJ. Current approaches in diagnosis and treatment of fungal infections in HIV-infected children. Eur J Pediatr 1999; 158: 187–199.

Arthritiden bei Immundefekten

Rheumatische Erkrankungen und IgA-Mangel

V. WAHN, Schwedt/Oder

Definition und Häufigkeit

Laut WHO-Klassifikation sollte man von einem IgA-Mangel nur dann sprechen, wenn die Konzentration von IgA im Serum dauerhaft <5 mg/dl (<50 mg/l) liegt.

Mit einer P r ä v a l e n z von etwa 1:600 ist der IgA-Mangel in der einheimischen Bevölkerung der häufigste Immundefekt.

Multiple rheumatische Erkrankungen sind in Verbindung mit IgA-Mangel beschrieben worden. Eindeutige Häufungen im Kollektiv der IgA-Mangelpatienten konnten für den systemischen Lupus erythematodes (1) und die Zöliakie nachgewiesen werden, was in Anbetracht der HLA-Assoziationen nicht überrascht. Sonst gibt es eine große Zahl von Berichten über eine Reihe von rheumatischen und Autoimmunerkrankungen (Dermatomyositis, SJÖGREN-Syndrom, systemische Sklerose, Vaskulitiden, Colitis ulcerosa, Spondylarthropathien, Autoimmunhämozytopenien, Diabetes mellitus u. a. m.), wobei unklar bleibt, ob es sich hierbei um zufällige Koinzidenzen handelt.

Ätiologie und Pathogenese

Auf genetischer Ebene sind Assoziationen zwischen dem Risiko für einen IgA-Mangel und dem MHC (Major Histocompatibility Complex) von In-

teresse: So wurden beispielsweise Häufungen des HLA-DR3, -B8, -A1-Haplotyps beschrieben (2), aber auch solche mit Komplementpolymorphismen der innerhalb des MHC kodierten Faktoren C4 und C2 (3). Für HLA DQβ konnte gezeigt werden, dass bereits die Veränderung einer einzigen Aminosäure Empfänglichkeit oder Resistenz gegenüber einem IgA-Mangel nach sich zieht (4).

Pathogenetisch spielt ein gestörter Switch von IgM nach IgA im Zuge des Genrearrangements bei der Entstehung des IgA-Mangels eine zentrale Rolle (5). Zusätzlich dürften gestörte regulatorische Signale, z. B. solche über Interleukin-10, eventuell in Verbindung mit IL-4, dazu beitragen, da zumindest in vitro diese Zytokine bei IgAD-Patienten IgA-Sekretion induzieren können (6, 7).

Neben dem angeborenen spielt der erworbene IgA-Mangel, der durch bestimmte Antirheumatika (D-Penicillamin, Sulfasalazin u. a.) induziert wird, eine differenzialdiagnostische Rolle.

Klinischer Befund

Beim systemischen Lupus erythematodes konnten keine Unterschiede zwischen Patienten mit und ohne IgA-Mangel festgestellt werden.

Das besondere Problem der Autoantikörper gegen IgA, welches zu anaphylaktischen Reaktionen disponiert, aber unabhängig von rheumatischen Krankheiten ist, erlangt nur im Zusammenhang mit Bluttransfusionen oder Immunglobulingaben Bedeutung.

Laborbefunde

Neben der Bestimmung des Serum-IgA sind die Messung der IgG-Subklassen, gegebenenfalls die Messung spezifischer Antikörper gegen Impfantigene sowie die Messung von Autoantikörpern gegen IgA anzuraten.

Therapie

Rheumatische Erkrankungen werden mit und ohne IgA-Mangel gleich behandelt.

Auf das besondere Transfusionsrisiko bei Vorliegen von Auto-Anti-IgA wurde hingewiesen. Bei einem IgA-Mangel mit therapiebedürftigem IgG-Subklassenmangel kann in der Regel die Substitution mit einem weitgehend IgA-freien polyvalenten Immunglobulin erfolgen.

Prognose

Die Prognose des IgA-Mangels ist gut. Assoziierte Erkrankungen, wie IgG-Subklassenmangel, rheumatische Erkrankungen oder eine gewisse Neigung zu Malignomen, bestimmen die Prognose stärker als der IgA-Mangel per se.

Literatur

1. Rankin EC, Isenberg DA. IgA deficiency and SLE: prevalence in a clinic population and a review of the literature. Lupus 1997; 6: 390–394.
2. Schroeder HW, et al. Susceptibility locus for IgA deficiency and common variable immunodeficiency in the HLA-DR3, -B8, -A1 haplotypes. Mol Med 1998; 4: 72–86.
3. Volonakis JE, et al. Major histocompatibility complex class III genes and susceptibility to immunoglobulin A deficiency and common variable immunodeficiency. J Clin Invest 1992; 89: 1914–1922.
4. Olerup O, et al. Different amino acids at position 57 of the HLA-DQβ chain associated with susceptibility and resistance to IgA deficiency. Nature 1990; 347: 289–290.
5. Islam KB, et al. Molecular Analysis of IgA deficiency – evidence for impaired switching to IgA. J Immunol 1994; 152: 1442–1452.
6. Brière F, et al. Interleukin-10 induces B lymphocytes from IgA-deficient patients to secrete IgA. J Clin Invest 1994; 94: 97–104.
7. Marconi M, et al. IL-10 and IL-4 co-operate to normalize in vitro IgA production in IgA-deficient (IgAD) patients. Clin Exp Immunol 1998; 112: 528–532.

Agamma- und Hypogammaglobulinämie

M. BORTE, Leipzig
S. ZIELEN, Bonn

Definition

Kongenitale Agamma- und Hypogammaglobulinämien gehören zu den primären (angeborenen) Immundefekten mit vorwiegendem Befall des B-Zellsystems. Betroffene Patienten können nach Antigenkontakt keine oder nur unzureichend spezifische Antikörper bilden. Allgemeines klinisches Korrelat sind häufige Infektionen des Respirationstraktes mit pyogenen Bakterien (Pneumokokken, H. influenzae, Meningokokken, Staphylokokken).

Bei den kongenitalen Agammaglobulinämien handelt es sich um Erkrankungen mit einem ausgeprägten B-Zellmangel und einer sich daraus ergebenden Hypo- oder Agammaglobulinämie bei erhaltener T-Zellimmunität. Dabei ist die häufigere, 1952 von BRUTON beschriebene, X-chromosomal vererbte Form (X-Linked Agammaglobulinemia, XLA) von einer autosomal rezessiv vererbten Agammaglobulinämie abzugrenzen.

Beim variablen Immundefektsyndrom (Common Variable Immunodeficiency, CVID) handelt es sich um eine heterogene Gruppe von vorwiegend humoralen Immundefekten (mit mehr oder weniger stark ausgeprägter Hypogammaglobulinämie), die mit T-Zellfunktionsstörungen assoziiert sein können (1).

Häufigkeit

Die Prävalenz kongenitaler Agammaglobulinämien liegt bei 4–6 auf 10^6 Lebendgeburten. Beim variablen Immundefektsyndrom sind beide Geschlechter gleich häufig betroffen. Exakte Zahlen zur Prävalenz liegen nicht vor; sie wird auf 1:10000 bis 1:50000 geschätzt (2).

Neben der pathologischen Infektanfälligkeit kann eine A r t h r i t i s zu den ersten klinischen Manifestationen bei Patienten gehören, bei denen später die Diagnose einer Agamma- oder Hypogammaglobulinämie gestellt wird. In einer Untersuchung von 281 Patienten mit primärer Hypogammaglobulinämie (3) war das bei 11% der Fall. Dabei bestand eine Arthritis häufiger bei Patienten mit X-chromosomal vererbter Agammaglobulinämie (22%) als bei Patienten mit variablem Immundefektsyndrom (7%). Die Arthritis ist zu diesem Zeitpunkt bei etwa 30–40% der Patienten bakteriell bedingt, bei den übrigen Patienten gelingt kein Erregernachweis.

Arthritiden können aber auch im weiteren Verlauf der Erkrankung und unter laufender Substitution mit Immunglobulinen auftreten. LEDERMAN und WINKELSTEIN (4) beobachteten dies immerhin bei 22 Patienten (23%) der von ihnen analysierten 94 Patienten mit X-chromosomal vererbter Agammaglobulinämie, bei denen allerdings die regelmäßigen Gammaglobulingaben i.m. erfolgten. Zu diesem Zeitpunkt auftretende Arthritiden sind in der Regel nur noch zu 5–10% bakteriell bedingt, bei 10–20% der Patienten lassen sich Viren (meist Enteroviren) nachweisen.

Ätiologie und Pathogenese

Bei der X - c h r o m o s o m a l v e r e r b t e n A g a m m a g l o b u l i n ä m i e liegt ein Reifungsstopp der B-Zellen vor, die nicht zu peripheren B-Lymphozyten und Plasmazellen differenzieren können, verursacht durch Mutationen einer B-Zell-spezifischen Tyrosinkinase. Das B-Zell-spezifische Tyrosinkinase-Gen ist auf dem langen Arm des X-Chromosoms im Bereich Xq21.3-22 lokalisiert.

Beim v a r i a b l e n I m m u n d e f e k t s y n d r o m kann der Vererbungsmodus autosomal-dominant oder -rezessiv sein. Familiäre Häufung ohne klare Vererbung wurde beobachtet, ein sporadisches Vorkommen ist jedoch die Regel. Die molekularen Defekte, die dem variablen Immundefektsyndrom zugrunde liegen, konnten noch nicht aufgeklärt werden. Es werden Störungen der B-Zelldifferenzierung diskutiert, entweder als Folge eines intrinsischen B-Zelldefektes oder als Folge einer ungenügenden T-Zellhilfe (5).

Bei einem Teil der Patienten mit A r t h r i t i s wird diese durch pyogene Bakterien (S. aureus, Pneumo- und Streptokokken, H. influenzae) verursacht und hat den typischen Verlauf einer septischen bzw. bakteriellen Arthritis. Bei den meisten Patienten liegt jedoch eine nicht erosive Arthritis ohne Keimnachweis vor, wobei die großen Gelenke bevorzugt betroffen sind. Histologisch findet sich dabei eine chronische Synovialitis mit Hyperplasie und Hypertrophie von synovialen Deckzellen und perivaskulären CD8-positiven Lymphozyteninfiltraten (6). Pannusbildung oder Knorpelveränderungen werden nicht beobachtet.

Eine besondere ätiopathogenetische Rolle für die Unterhaltung eines chronisch-entzündlichen Prozesses spielen offensichtlich aber auch Enteroviren und Mykoplasmen, die trotz adäquater Therapie bei Patienten mit Agamma- und Hypogammaglobulinämie persistieren können (7–9). Für Mykoplasmen ist gezeigt worden, dass diese Endotoxine mit Superantigencharakter freisetzen, die wiederum durch kontinuierliche Stimulation von T-Zellen eine Arthritis auslösen könnten (10). Bei Patienten mit X-chromosomal vererbter Agammaglobulinämie und variablem Immundefektsyndrom mit Enterovirusinfektionen (vor allem ECHO- oder Coxsackieviren) wurde beobachtet, dass sie in Verbindung mit einer Oligoarthritis häufig ein der Dermatomyositis ähnliches Syndrom ausbilden (11).

Klinischer Befund

Zugrunde liegender Immundefekt

Hier stehen rekurrierende bakterielle Infektionen des Respirationstraktes (Otitis, Sinusitis, Bronchitis, Pneumonie) im Vordergrund, wobei sich bei verzögerter Diagnosestellung und verspätetem Behandlungsbeginn rasch progressive Lungenveränderungen (Bronchiektasen) entwickeln können. Bei Patienten mit Agammaglobulinämie können zusätzlich Sepsis, Meningitis/Enzephalitis, gastrointestinale Infektionen und Pyodermien komplizierend auftreten. Bei Patienten mit variablem Immundefektsyndrom stehen weiterhin gastrointestinale Störungen (Diarrhöen, Malabsorption, Gastritis), die Neigung zu Autoimmunphänomenen (Immunzytopenien, rheumatoide Arthritis, Autoimmunendokrinopathien) sowie eine erhöhte Inzidenz maligner Erkrankungen (B-Zellymphome) im Vordergrund (1). Bei der X-chromosomal vererbten Agammaglobulinämie zeigt sich die Infektneigung schon bald nach Verschwinden der mütterlichen Leihimmunität (nach etwa 6 Monaten), beim variablen Immundefektsyndrom oft erst im Erwachsenenalter.

Arthritis

Bei einer septischen bzw. bakteriellen Arthritis beginnt die Symptomatik akut und meist mit Fieber. Im Vordergrund stehen Lokalsymptome (Schwellung, Rötung, Wärme) sowie Bewegungseinschränkung, Berührungsempfindlichkeit und Schmerzen; das Kind kann nicht mehr laufen. Die für Antikörpermangelsyndrome charakteristischere aseptische Arthritis betrifft meist die großen Gelenke, und – obwohl häufig ein Gelenkerguss und eine Bewegungseinschränkung vorliegen – es bestehen nicht immer Schmerzen (4,12). Bei Patienten mit X-chromosomal vererbter Agammaglobulinämie dominiert die Monarthritis (meist eines Kniegelenkes), während bei Patienten mit variablem Immundefektsyndrom häufiger Oligoarthritiden auftreten. Eine Polyarthritis kann bei beiden Immundefektsyndromen gleich häufig auftreten (3).

Laborbefunde und apparative Untersuchungen

Bei Patienten mit A g a m m a g l o b u l i n - ä m i e besteht ein fast völliges Fehlen aller Immunglobulinklassen: der IgG-Spiegel im Serum liegt unter 100 mg/dl, IgM und IgA sind fast nicht nachweisbar. Spezifische Antikörper (z. B. Isoagglutinine, Candidaantikörper) fehlen. Nach Immunisierung mit Totimpfstoffen bleibt die Antikörperantwort aus. Patienten mit variablem Immundefektsyndrom zeigen eine Hypogammaglobulinämie, der IgG-Serumspiegel liegt meist unter 500 mg/dl. Es besteht immer eine Antikörpersynthesestörung nach Impfung oder Infektion.

Besonders wichtig ist der frühzeitige Nachweis einer eitrigen Arthritis (siehe auch »Osteomyelitis, eitrige Arthritis, Pyomyositis, Diszitis«, Seite 384). Zunächst erfolgt immer eine Sonographie; frühzeitig erkennbar sind schon geringgradige Gelenkergüsse, Kapsel- und Weichteilschwellungen sowie oberflächliche Knochenarrosionen, subperiostale Abszesse im Bereich der Metaphysen oder periostale Reaktionen. Röntgenuntersuchungen sind zur Frühdiagnose wenig geeignet. Dagegen zeigen sowohl das MRT (Marködem!) als auch die Szintigraphie (Aktivitätsanreicherung im betroffenen Gelenk) schon am 1.–2. Tag entzündliche Veränderungen an. Blutuntersuchungen (Blutbild, BSG, CRP) und mikrobiologische Untersuchungen (Blutkultur, Gelenkpunktatkultur) zeigen die typischen Befunde einer bakteriellen Infektion.

Bei der häufigeren a s e p t i s c h e n I m - m u n d e f e k t a r t h r i t i s zeigen sich dagegen kaum Blutbildveränderungen, die BSG und das C-reaktive Protein sind in der Regel normal. Erwartungsgemäß sind serologische Untersuchungen von Rheumafaktoren und antinukleären Antikörpern negativ. Bei der bildgebenden Diagnostik finden sich keine Hinweise für Gelenkdestruktionen.

Therapie

Die Therapie der Wahl bei Patienten mit Agammaglobulinämie oder variablem Immundefektsyndrom ist die lebenslange Dauersubstitution mit einem i.v. Immunglobulinpräparat, welches ausschließlich funktionell intaktes, nicht modifiziertes, monomeres IgG enthalten sollte (2). Dabei ist zu beachten, dass die Substitution mit i.v. Immunglobulin in ausreichender Dosierung (400–600 mg/kg KG) und in regelmäßigen Abständen (alle 3–4 Wochen) verabreicht werden muss, um einen therapeutischen Effekt auf die Arthritis zu haben (6, 13). Die Serum-IgG-Konzentration sollte keinesfalls unter 600 mg/dl absinken.

Bei einer bakteriellen Arthritis sind nur durch eine schnelle adäquate Therapie (kalkulierte, bei Vorliegen der mikrobiologischen Befunde gezielte Antibiotikatherapie, gegebenenfalls chirurgische Intervention) bleibende Schäden vermeidbar (Details siehe »Osteomyelitis, eitrige Arthritis, Pyomyositis, Diszitis«, Seite 384).

Weitere Therapieoptionen: Die Gabe von nicht steroidalen Antirheumatika bei der aseptischen Immundefektarthritis kann in besonders aktiven Krankheitsphasen nützlich sein; eine längerfristige Besserung ist jedoch erst zu erwarten, wenn die Diagnose der zugrundeliegenden Erkrankung korrekt gestellt und die Substitutionstherapie mit i.v. Immunglobulinen gestartet wurde.

Prognose

Die Prognose der aseptischen Immundefektarthritis ist aufgrund ihres nicht erosiven Charakters gut. Bei frühzeitiger Diagnosestellung, raschem Beginn der Substitutionstherapie mit i.v. Immunglobulin und promptem Einsatz von Antibiotika bei bakteriellen Komplikationen ist heute auch die Prognose der zugrundeliegenden Immundefekterkrankung gut. Chronische disseminierte Infektionen mit Enteroviren, eine Amyloidose und möglicherweise eine Häufung von Karzinomen können aber wahrscheinlich die Lebenserwartung dieser Patienten begrenzen (1, 2, 12).

Literatur

1. Borte M. Immunmangelkrankheiten. In: Baenkler HW, Hrsg. Medizinische Immunologie. Landsberg/Lech: Ecomed; 9. Ergänzungslieferung 1999. S. 1–38.
2. Primary immunodeficiency diseases. Report of a WHO scientific group. Clin Exp Immunol 1997; 109 (Suppl 1): 1–28.
3. Hansel TT, Haeney MR, Thompson RA. Primary hypogammaglobulinaemia and arthritis. BMJ 1987; 295: 174–175.
4. Lederman HM, Winkelstein JA. X-linked agammaglobulinemia: An analysis of 96 patients. Medicine 1985; 64: 145–156.
5. Zielen, S et al. Klinische und immunologische Charakteristika des variablen Immundefektsyndroms. Monatsschr Kinderheilk 1999; 147: 594–598.
6. Sany J, et al. Arthritis associated with primary agammaglobulinemia: New clues to its immunopathology. Clin Exp Rheumatol 1993; 11: 65–69.
7. Furr PM, Taylor-Robinson D, Webster ADB. Mycoplasmas and ureaplasmas in patients with hypogammaglobulinaemia and their role in arthritis: microbiological observations over twenty years. Ann Rheum Dis 1994; 53: 183–187.
8. Gelfand EW. Unique susceptibility of patients with antibody deficiency to mycoplasma infection. Clin Infect Dis 1993; 17: 250–253.
9. Johnston CL, et al. Primary late-onset hypogammaglobulinaemia associated with inflammatory polyarthritis and septic arthritis due to Mycoplasma pneumoniae. Ann Rheum Dis 1983; 42: 108–110.
10. Rink L, et al. Induction of a proinflammatory cytokine network by mycoplasma arthritidis-derived superantigens. J Interferon Cytokine Res 1996; 16: 861–868.
11. Hermaszewski RA, Webster AD. Primary hypogammaglobulinaemia: a survey of clinical manifestations and complications. QJM 1993; 86: 31–42.
12. Stiehm ER. Immunologic disorders in infants and children. Philadelphia: W.B. Saunders; 1996.
13. Prasad RV, Kesarwala HH, Papageorgiou PS. Control of arthritis associated with congenital agammaglobulinemia by high doses of exogenous gamma globulin. Pediatrics 1980; 66: 327–328.

Komplementdefekte

V. Wahn, Schwedt/Oder

Definition

Komplement gehört zu den unspezifischen humoralen Abwehrmechanismen. Seine Aufgabe ist die Abwehr von Bakterien, daneben aber auch die Regulation von Entzündungsprozessen und die Elimination von Immunkomplexen. Der grobe Aufbau des Systems ist in Abb. 250 dargestellt. Weitere Details sind der Literatur zu entnehmen (1).

Defekte einzelner Komponenten können angeboren oder erworben sein. Die genetischen Defekte sind an anderer Stelle ausführlich beschrieben (2). Nicht alle sind für den Rheumatologen von Interesse. Für ihn haben nur die Defekte Bedeutung, die mit einer auffälligen Häufung von rheumatischen Erkrankungen einhergehen. Dies trifft besonders für die frühen Komponenten des klassischen Aktivierungsweges zu.

Häufigkeit

Der häufigste Defekt ist der Mangel des C1-Inaktivators, das hereditäre Angioödem, mit einer Häufigkeit zwischen 1:10000 und 1:50000, gefolgt vom C2-Mangel, der in einer Häufigkeit von 1:40000 zu erwarten ist. Alle anderen Defekte sind selten.

Ätiologie und Pathogenese

Man muss vermuten, dass bei der Entstehung rheumatischer Erkrankungen die mangelhafte Fähigkeit der Patientenseren, Immunkomplexe aufzulösen und zu eliminieren, eine wesentliche Rolle spielt.

Anamnese und klinischer Befund

Falls in der Familie bereits einmal ein Defekt diagnostiziert wurde, kann die Anamnese wichtige Hinweise liefern.

In der Literatur werden häufig z. B. Syndrome wie beim systemischen Lupus ery-

Abb. 250
Grober Aufbau des Komplementsystems. Zentraler Schritt ist die Aktivierung der 3. Komponente C3, die auf 3 Wegen erreicht werden kann. Nach Aktivierung von C3 kann dann schrittweise der zytolytische Komplex gebildet werden, mit Hilfe dessen es gelingt, Zielzellen zu lysieren

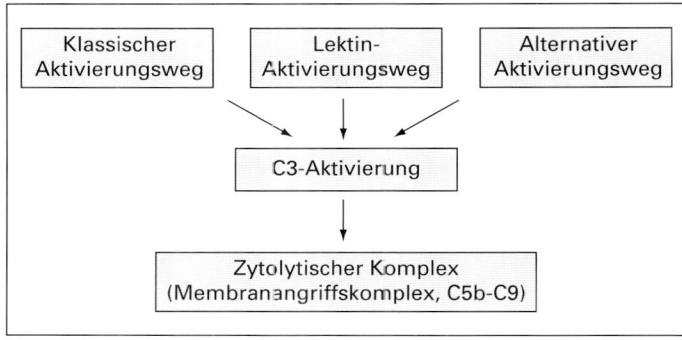

thematodes beschrieben. Sonst gibt es, abgesehen vom hereditären Angioödem, praktisch keine Befunde, die spezifisch auf einen Komplementdefekt hinweisen. Tab. 100 beschreibt die bekannten rheumatologischen Krankheiten und ihre zugrunde liegenden Defekte.

Laborbefunde

Entscheidend ist der Einsatz funktioneller Globaltests, die die hämolytische Funktion des klassischen und alternativen Aktivierungsweges erfassen. Diese Globaltests werden als CH50 bzw. AP50 bezeichnet.

Tab. 100
Autoimmun-(Immunkomplex)-erkrankungen
bei genetischen C-Defekten

CREST = Calcinosis cutis, RAYNAUD-Phänomen,
Ösophagusmotilitätsstörung,
Sklerodaktylie, Teleangiektasien

Erkrankung	Assoziierte C-Defekte
Systemischer Lupus erythematodes	C1q, C1 INH, C2, C4, Cr, C6, C7, C7+C4B, C8, C9
Dem systemischen Lupus erythematodes ähnliches Syndrom	C1q, C1q-Dysf., C1r, C1s, C2, C3, C4, C6
Diskoider Lupus erythematodes	C1q, C1r+s, C1 INH, C2, C6, P
Dermatomyositis	C2
SJÖGREN-Syndrom	C4, C5, C6, C9
CREST-Syndrom	C7, C4+IgA-Mangel
Chronische Vaskulitis	C2, C3
Purpura SCHOENLEIN-HENOCH	C2, C4, C4B
Primäres Phospholipidantikörpersyndrom	C2
Serumkrankheit durch Penicillin	I
Polymyalgia rheumatica	C2
Akute + chronische Glomerulonephritis	C1q, C1r, C1r+s, C2, C3, C4, C7, H
Membranoproliferative Glomerulonephritis	C2, C3, C4, C6
Unklare Synovitis	C2, C6, C7
Rheumatoide Arthritis, FELTY-Syndrom	C7
Juvenile Arthritis + Exanthem	C8β
M. BECHTEREW	C7
M. BEHÇET, atypisch, Angioödem	C4-bp
Rheumatisches Fieber	C2
Immunhämolytische Anämie	C2
M. CROHN, Epidermolysis bullosa	C2

Sind beide Tests normal, kann meistens auf weitere Untersuchungen einschließlich der Messung von C3 und C4 verzichtet werden.

Es gibt nur wenige A u s n a h m e n :

1. Beim hereditären Angioödem sollten im ersten diagnostischen Anlauf C1-Inhibitormenge und -funktion gemessen werden, da außerhalb akuter Attacken das CH50 normal ausfallen kann.
2. Bei Verdacht auf C4A- oder C4B-Mangel muss primär eine Polymorphismusuntersuchung gemacht werden, da auch bei diesen Defekten CH50 und AP50 normal sein können.
3. Bei C9-Defekten sind vereinzelt messbare CH50-Werte bis zu 50% der Norm beschrieben worden.

Diagnose

Sie basiert auf den L a b o r b e f u n d e n : Ist CH50 nicht nachweisbar und AP50 normal, muss die Störung bei C1, C4 oder C2 liegen. Ist CH50 normal, aber AP50 nicht nachweisbar, muss die Störung bei P oder D gesucht werden. Ist beides nicht nachweisbar, liegt die Störung zwischen C3 und C9. Die Einzelfaktoren müssen dann untersucht werden.

Standardtherapie

Die Therapie st symptomatisch und entspricht jener der rheumatischen Grunderkrankung. Von einer Substitution der fehlenden Komponenten mit Frischplasma muss abgeraten werden: Beim C2-Defekt ist danach eine verstärkte Komplementaktivierung beobachtet worden. Der einzige Defekt, bei dem die fehlende Komponente im Anfall mit Erfolg substituiert wurde, ist das hereditäre Angioödem.

Prognose

Die Prognose ist sehr variabel: Auf der einen Seite können Patienten ohne nennenswerte Erkrankung das Erwachsenenalter erreichen, auf der anderen Seite sind einzelne Kinder bereits früh verstorben.

Literatur

1. Wahn V. Komplementsystem und Komplementdefekte. In: In: Lentze MJ, et al. Hrsg. Pädiatrie – Grundlagen und Praxis. Berlin-Heidelberg-New York: Springer; 2001.
2. Sullivan KE, Winkelstein JA. Genetically determined deficiencies of the complement system. Pediatr Allergy Immunol 1992; 3: 97–109.

Stoffwechselerkrankungen mit Gelenkbeteiligung und erbliche Erkrankungen

Kristallarthropathien

Gicht

E. MÖNCH und R. KEITZER, Berlin

E. MÖNCH und R. KEITZER, Berlin

Kristallarthropathien sind im Kindesalter extrem selten und werden deshalb, wenn keine anderen wegweisenden Symptome vorliegen, häufig als rheumatoide Arthritiden fehldiagnostiziert. Die für die Diagnosestellung entscheidende Polarisationsmikroskopie des frischen Gelenkpunktats gehört aber nicht zum Standardrepertoire in der Kinderrheumatologie.

Aus differenzialdiagnostischen Gründen werden die zu Kristallarthropathien führenden Krankheiten trotz ihrer Seltenheit hier beschrieben.

Artifizielle Kristallarthropathien nach Gelenkinjektion von kristallinen Kortikosteroiden kommen bei den modernen Präparaten mit einem Kristalldurchmesser <2 μm praktisch nicht mehr vor.

Definition

Die Gicht ist eine seit der Antike bekannte Krankheit, die charakterisiert ist durch episodenhafte Anfälle von akuten entzündlichen Arthritiden (z. B. in einer großen Zehe: Podagra, Zipperlein), Erhöhung der Harnsäurekonzentrationen im Blut und subkutane Ablagerungen von Harnsäurekristallen (Natriumuratmonohydrat) in den wenig durchbluteten Geweben (Tophi) sowie durch Ausbildung von Harnsäurekristallen im Harn bis zur Bildung von Uratsteinen. Wegen der Ablagerungen in den Geweben wird die Gicht auch Harnsäurekristallspeicherkrankheit genannt (1).

Häufigkeit

Dass weder Frauen und Eunuchen noch Kinder, sondern lediglich Männer an Gicht erkranken, gehört der Medizingeschichte an. Als Ursache für die Speicherung von Harnsäurekristallen kennt man eine Reihe von Enzymdefekten, die zum Teil X-chromosomal vererbt wurden. Diese werden bzw. wurden zum Krankheitsbild der Gicht gezählt, woraus man die Prävalenz der Männer feststellte.

Die »idiopatische« Gicht, bei der man keine Enzymdefekte zur Erklärung der Krankheit gefunden hat, wird offensichtlich multifaktoriell ausgelöst, wobei ein autosomal rezessiver Erbgang für einen der auslösenden Faktoren festgestellt wurde (McKusick 138900).

Die »idiopathische« Gicht ist eine äußerst seltene Krankheit im Kindes- und Jugendalter. In der Literatur finden sich weniger als 200 Patienten (2).

Ätiologie und Pathogenese

Die echte Gicht wird über den Nachweis von Uratkristallen in neutrophilen Leukozyten (mit polarisationsoptischer Untersuchung) aus der Synovialflüssigkeit des betroffenen Gelenkes bewiesen.

Zur Ablagerung von Harnsäurekristallen kommt es bei »Übersättigung« der Gewebeflüssigkeit mit Harnsäure, das heißt nach Überschreiten der Löslichkeitsgrenze. Diese wird schneller überschritten bei zu geringer Temperatur (in den Akren) und bei Sinken des pH-Wertes mit schlechterer Durchblutung. Aus diesem Grunde finden sich die ersten Gichtzeichen und die Ablagerungen von Kristallen (Tophi) in den Zehen bzw. den Ohrmuscheln.

M e c h a n i s m u s der Gelenkentzündung: Ausgefällte Uratkristalle, die in der Regel von Eiweiß umschlossen sind, stimulieren die Bildung von Entzündungsmediatoren, z. B. C5a, Bradykinin, Kallikrein aus dem Serum sowie aus den Synovialzellen (Interleukine 1, 6 und 8), Tumornekrosefaktor (TNF-α). Letztgenannte regen die neutro-

philen Leukozyten zur Phagozytose dieser Harnsäurekristalle an. Diese Aktivierung der Neutrophilen ist ein wesentlicher Bestandteil der Entzündung. Sind die Harnsäurekristalle phagozytiert, lagern sie sich an die Peroxisomen an und zerstören deren Membranen. Die Zellen gehen zugrunde, und Urat wird freigesetzt (1).

U r s a c h e n für eine Hyperurikämie und damit eines Gichtanfalls können sein:

1. Überproduktion von Harnsäure.
2. Verminderung der Ausscheidung von Harnsäure.
3. Kombination von Überproduktion und verminderter Ausscheidung (Abb. 251).

Unter primärer Hyperurikämie versteht man die angeborenen Stoffwechselstörungen mit bekannten Enzymdefekten im Stoffwechsel der Harnsäure, und unter sekundären Hyperurikämien Störungen, bei denen es als Nebeneffekt einer Erkrankung zu Veränderungen in der Leber und/oder der Niere kommt, die zu Hyperurikämie führen.

Die Löslichkeit von Harnsäure im Harn beträgt bei einem pH von 5,0 15 mg/dl. Die Tagesausscheidung liegt etwa bei 450 ± 80 mg. Bei Ausscheidungen über 600 mg/d bei Ausschluss einer exzessiven Purinzufuhr mit der Nahrung kann man von einer Harnsäureüberproduktion ausgehen (1, 3).

Die Löslichkeit von Urat ist pH-abhängig. Im alkalischen Milieu ist Harnsäure besser löslich als im sauren.

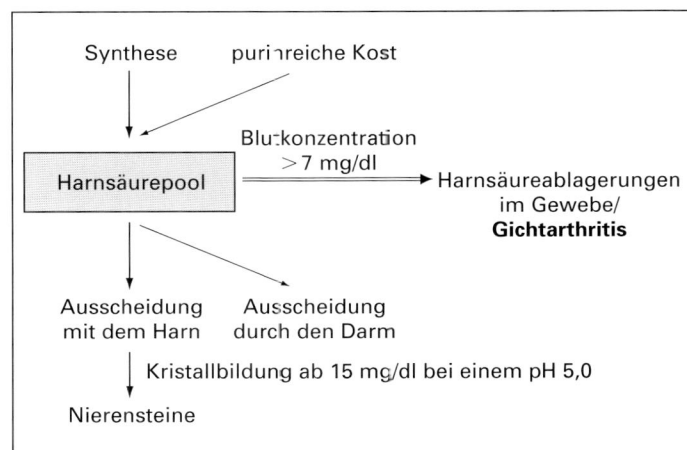

Abb. 251
Schematische Darstellung von Zu- und Abflüssen des Harnsäurepools

Anamnese und klinischer Befund

Die idiopathische Gicht tritt in der Regel ohne Prodromie auf. Familienanamnesen sind meist leer.

Der akute Gichtanfall geht mit Fieber, Leukozytose und erhöhter BSG einher. Als Erstmanifestation findet sich häufig eine Monarthritis, z. B. in den Gelenken einer großen Zehe (Podagra), auch in einem Knie- oder Ellenbogengelenk. Gelegentlich ist auch ein Gelenk in der Hand oder den Fingern betroffen. Selten sind Erstmanifestationen in Form von Nierenkoliken durch Harnsäurekonkremente verursacht.

Bei der gichtbedingten Monarthritis findet man das befallene Gelenk schmerzhaft geschwollen und gerötet. Die Bewegung ist eingeschränkt.

Laborbefunde

Bei der Untersuchung des Blutes findet man eine deutliche Harnsäurevermehrung, wobei als Hyperurikämie Konzentrationen von >7,0 mg/dl Harnsäure beim Mann, 6,0 mg/dl bei der Frau und >3,5 mg/dl bei Kindern gelten (1, 3).

Diagnose

Zum endgültigen Nachweis einer Gicht gehört die Bestimmung der Harnsäurekristalle in der Synovialflüssigkeit des befallenen Gelenks.

Standardtherapie und Therapieüberwachung

Die Therapie beruht auf 3 Prinzipien:

1. Reduktion der Synthese von Harnsäure.

Zur Standardtherapie gehört die Gabe von Allopurinol, das die Xanthin- bzw. Hypoxanthinoxidase (bzw. die -dehydrogenase) und damit die Synthese von Harnsäure blockiert. Statt Harnsäure werden dann nur Xanthin und Hypoxanthin gebildet, die besser wasserlöslich sind und dadurch besser ausgeschieden werden können (Abb. 251). Dosiert wird in Abhängigkeit von der Höhe des Harnsäureblutspiegels und der Nierenfunktion: 100–300 mg/d.

2. Die Reduktion der Aufnahme von Purinen mit der Nahrung.

Patienten mit Gicht wird eine spezielle Diät unter Reduktion der Zufuhr von zellkernreichen Lebensmitteln, wie Kaviar, Innereien und Schalentieren sowie Pilzen empfohlen. Außerdem ist Harnsäure in alkalischen Flüssigkeiten besser löslich, wobei sich damit eine im Harn alkalisierende Kost (vegetarische Ernährung) anbietet.

3. Erhöhung der Ausscheidung von Harnsäure mit dem Harn.

Die Ausscheidung von Harnsäure lässt sich einmal durch eine Erhöhung der Harnmenge (>2 l Flüssigkeit/d), aber auch durch Veränderungen des Harn-pH (zwischen 6,2 und 6,8) verbessern, mit dem Ziel der Vermeidung der Bildung von Harnsäurekristallen. Durch orale Gabe von Bikarbonat lässt sich der Harn alkalisieren. Die Dosierung erfolgt in Abhängigkeit vom Harn-pH und liegt zwischen 2 und 6 g/d.

Im akuten Anfall sollten zusätzlich zu Allopurinol Antiphlogistika gegeben werden. Auch die intraartikuläre Injektion von Kortikosteroiden ist gut wirksam.

Prognose

Die Prognose der Gicht ist gut. Rezidive werden bei richtiger Behandlung nur selten beobachtet.

Literatur

1. Becker MA, Roessler BJ. Hyperuricemia. In: Scriver CR, et al., editors. The Metabolic on Molecular Bases of Inherited Disease. 7th Ed. New York: McGraw-Hill; 1995. p. 1655–1677.

2. Treadwell BL. Juvenile gout. Ann Rheum Dis 1971; 50: 279–284.

3. Cassidy JT, Petty RE. Textbook of Pediatric Rheumatology, 3rd ed. New York: Churchill Livingstone; 1996. p. 571–581.

Pseudogicht

E. MÖNCH und R. KEITZER, Berlin

Definition und Häufigkeit

Bei der Pseudogicht handelt es sich um eine Speicherung von Kalziumpyrophosphatkristallen ($Ca_2P_2O_7 \cdot 2\,H_2O$) in der Synovialflüssigkeit, im periartikulären, den Gelenkknorpel bildenden Gewebe sowie im Gelenkknorpel (Chondrokalzinose-Arthropathie/Osteoarthropathie) mit episodisch auftretenden Arthritiden und Arthrosen bzw. Osteoarthrosen. Sie zählt zur Gruppe der Chondrokalzinose-Arthropathien (1).

Die Pseudogicht ist im Kindesalter äußerst selten.

Ätiologie und Pathogenese

Die Ursachen für die Ablagerungen von Kalziumpyrophosphat sind sehr unterschiedlich.

1. Familiäre Chondrokalzinose Typ 2 (late onset form) (2, 3): Bei dieser angeborenen, autosomal dominant, mit unterschiedlicher Penetranz vererbten Störung (MCKUSICK 118600) (Genlokalisation 5q.15), wurde als Ursache für die Kalziumpyrophosphatspeicherung bei einigen Patienten eine verminderte Aktivität der synovialen Pyrophosphohydrolase gefunden.

2. Chondrokalzinose Typ 1 (early onset form) (4): Diese Form der Kalziumpyrophosphatspeicherung wird ebenfalls autosomal dominant vererbt (Genlokus 8q) (MCKUSICK 600668) und zeigt im Gegensatz zu Punkt 1 schon im Kindesalter Symtome.

3. Andere Ursachen als die genannten angeborenen Störungen führen zu Chondrokalzinose-Arthritiden und in dem Zusammenhang auch zu arthritischen Anfällen wie bei der Gicht (siehe auch »Chondrokalzinose«, Seite 444).

Zur Ausbildung einer akuten Entzündung wird ein ähnlicher Mechanismus wie bei der Gicht angenommen. Die Kristalle sind von Eiweißen umschlossen und führen erst nach Freisetzung zur Entzündung. Auslösende Faktoren für einen arthritischen Anfall können sein: Trauma (Meniskusverletzungen), Gelenkinfektionen, Zustand nach Operation, Gelenkfehlbelastungen.

Klinischer Befund

Plötzlich auftretende, das Kniegelenk bevorzugende, aber auch in mehreren Gelenken gleichzeitig auftretende Arthritiden. Die Anfälle dauern bis zu 1 Monat (im Durchschnitt 10 Tage) und sistieren dann spontan. Im Laufe der Zeit bilden sich als Folge chronischer Arthritis degenerative Gelenkveränderungen aus, bei der »Earlyonset«-Form schon im Kindesalter.

Laborbefunde

Bei der Pseudogicht findet man weder Blutnoch Harnveränderungen. Der Kalziumstoffwechsel weist keine Besonderheiten auf. Im Anfall ist die BSG erhöht, die Infektionsparameter sind normal.

Apparative Untersuchungen

Röntgenologische Untersuchung besonders der Kniegelenke in 2 Ebenen zur Erfassung der schattengebenden Kalziumablagerungen im Gelenkknorpel und den Menisken.

Diagnose

Die Diagnose der Chondrokalzinose-Arthritis gelingt über den Nachweis der Kalziumpyrophosphatkristalle in der Synovialflüssigkeit mit der Polarisationsmikroskopie unmittelbar nach Punktion.

Standardtherapie, Therapieüberwachung und Prognose

Als Therapie bietet sich nur die antiphlogistische Behandlung während einer akuten Arthritis an.

Die P r o g n o s e ist schlechter, wenn die Arthritiden schon sehr früh auftreten, sonst chronisch mit langsamer Progredienz.

Literatur

1. Cassidy JT, Petty RE. Textbook of Pediatric Rheumatology, 3rd ed. New York: Churchill Livingstone; 1996. p. 571–581.
2. Aschoff H, et al. Hereditäre Chondrocalcinosis articularis. Untersuchung einer Familie. Humangenetik 1996; 3: 98–103.
3. Adler G, et al., Hrsg. Leiber: Die klinischen Syndrome. 8. Aufl. Bd. 1. München: Urban & Schwarzenberg; 1996. S. 160.
4. Baldwin CT, et al. Linkage of early-onset osteoarthritis and chondrocalcinosis to human chromosome 8q. Am J Hum Genet 1995; 56: 692–697.

Chondrokalzinose

E. Mönch und R. Keitzer, Berlin

Definition

Die Chondrokalzinose ist eine Erkrankung mit Speicherung von Kalziumpyrophosphatkristallen ($Ca_2P_2O_7 \cdot 2\ H_2O$) in der Synovialflüssigkeit, im periartikulären, den Gelenkknorpel bildenden Gewebe sowie im Gelenkknorpel (Chondrokalzinose-Arthropathie/Osteoarthropathie) mit episodisch auftretenden Arthritiden und Arthrosen bzw. Osteoarthrosen. Sie zählt zur Gruppe der Chondrokalzinose-Arthropathien (1).

Häufigkeit

Chondrokalzinosen sind im Kindesalter selten, im Erwachsenenalter viel häufiger als die Harnsäurearthropathien. Bei 10–15% aller Personen im Alter zwischen 65 und 75 Jahren sowie bei 30–60% der über 85 Jahre alten Menschen kann man eine Chondrokalzinose nachweisen (2).

Ätiologie und Pathogenese

Die Ursachen für die Ablagerungen von Kalziumpyrophosphat sind sehr unterschiedlich.

1. Pseudogicht (siehe Seite 443).

2. Krankheiten mit sekundärer Ablagerung von Kalziumpyrophosphatkristallen: Hämosiderose; Hämochromatose; Hyperparathyreoidismus; Hypothyreose; Hypomagnesiämie; Hypophosphatasie; M. WILSON.
3. Spontane Chondrokalzinose.

Die Kristalle sind von Eiweißen umschlossen und führen erst nach Freisetzung zur Entzündung. Im Unterschied zur Harnsäureablagerung können die Kalziumpyrophosphatkristalle nicht mehr abgebaut werden.

Auslösende Faktoren für einen arthritischen Anfall können sein: Trauma (Meniskusverletzungen); Gelenkinfektionen; Zustand nach Operation; Gelenkfehlbelastungen.

Klinischer Befund und Laborbefunde

Kalziumpyrophosphatablagerungen können in allen Gelenken auftreten, auch im Schultergelenk, obwohl sonst eher Knie und Hüftgelenk bevorzugt werden.

Entsprechend der Grunderkrankung kann man pathologische Laborergebnisse erhalten. Einen speziellen Laborparameter, der auf Kalziumpyrophosphatablagerungen in den Gelenken hinweist, gibt es nicht. Im akuten arthritischen Anfall ist die BSG erhöht, weitere Entzündungswerte sind aber normal.

Apparative Untersuchungen

Röntgenologische Untersuchung besonders der Kniegelenke in 2 Ebenen zur Erfassung der schattengebenden Kalziumablagerungen im Gelenkknorpel und den Menisken.

Diagnose

Die Diagnose der Chondrokalzinose-Arthritis gelingt über den Nachweis der Kalziumpyrophosphatkristalle in der Synovialflüssigkeit unmittelbar nach der Punktion (Polarisationsmikroskop).

Standardtherapie, Therapieüberwachung und Prognose

Abgesehen von den eventuellen Möglichkeiten der Therapie der Grunderkrankung bietet sich nur die antiphlogistische Behandlung während einer akuten Arthritis an.

Die Prognose ist abhängig von der Grunderkrankung.

Literatur

1. Cassidy JT, Petty RE. Textbook of Pediatric Rheumatology, 3rd ed. New York: Churchill Livingstone; 1996. p. 571–581.
2. Adler G, et al., Hrsg. Leiber: Die klinischen Syndrome. 8. Aufl. Bd. 1. München: Urban & Schwarzenberg; 1996. S. 160.

LESCH-NYHAN-Syndrom

E. MÖNCH und R. KEITZER, Berlin

Definition

Beim LESCH-NYHAN-Syndrom handelt es sich um einen angeborenen, X-chromosomal vererbten Defekt der Hypoxanthin-Guanin-Phosphoribosyltransferase (Xqu26-qu27) (MCKUSICK 308000). Mehr als 60 Mutationen sind beschrieben.

Die Hypoxanthin-Guanin-Phosphoribosyltransferase synthetisiert die Enzymschritte von Hypoxanthin zu Inosinmonophosphat sowie von Guanin zu Guanosylmonophosphat und führt damit zur Rückkopplungshemmung der Synthese von Hypoxanthin, damit auch von Harnsäure und Guanin. Bei einem Mangel an Hypoxanthin-Guanin-Phosphoribosyltransferase fällt dieser Rückkopplungsmechanismus weg, und es kommt zu einer ungehemmten De-novo-Synthese von Harnsäure (Abb. 252).

Häufigkeit

Die Häufigkeit des LESCH-NYHAN-Syndroms liegt bei weniger als 1:100000.

Ätiologie und Pathogenese

Aufgrund des angeborenen Mangels an Hypoxanthin-Guanin-Phosphoribosyltransferase kommt es zu einer ungehemmten Synthese von Harnsäure (Abb. 252). Die Harnsäurekonzentrationen sind ex-

zessiv hoch und führen zum Symptomenkomplex der Hyperurikämie und Gicht. Die Symptome sind – soweit man sie überhaupt interpretieren kann – durch die hohen Harnsäurekonzentrationen bedingt. Der Pathomechanismus der Ausbildung der Arthropathien ist der gleiche wie bei der echten Gicht (siehe »Gicht«, Seite 440).

Die Ursache der schweren neurologischen und psychischen Veränderungen sowie die das autoaggressive Verhalten der Patienten ist nach wie vor ungeklärt. Spezifische pathologisch-anatomische Besonderheiten findet man im Gehirn nicht.

Anamnese

Heterozygote Überträgerinnen haben weder klinische Symptome noch eine Hyperurikämie.

Bei den betroffenen Jungen kann man die Hyperurikämie und Hyperurikurie schon im Neugeborenenalter feststellen. Im Säuglingsalter kommen dann die neurologischen Veränderungen mit Choreoathetose und Spastizität hinzu. Schon vor dem 1. Lebensjahr sind statomotorische und geistige Retardierungen feststellbar. Die autoaggressiven Phasen werden erst jenseits des 1. Lebensjahres beobachtet.

Klinischer Befund

Beim LESCH-NYHAN-Syndrom finden sich zunächst Hyperurikämien (<7 mg/dl), Hyperurikurie (Harnsäureausscheidung zwischen 40 und 69 mg/kg KG/d; normal bis 18 mg/kg KG/d) (1) mit Ausbildung von Nierensteinen, Symptome wie bei der Gicht mit Arthritiden, statomotorische und neurologische Veränderungen mit Choreoathetose, Opisthotonus, Spastizität und später aggressive und autoaggressive Zustände mit schwerer Selbstverstümmelung (Abbeißen der Lippe oder auch von Fingergliedern).

Die ersten Symptome treten in der Regel ab dem 6. Monat auf, neurologische Veränderungen sind ab dem 12. Lebensmonat

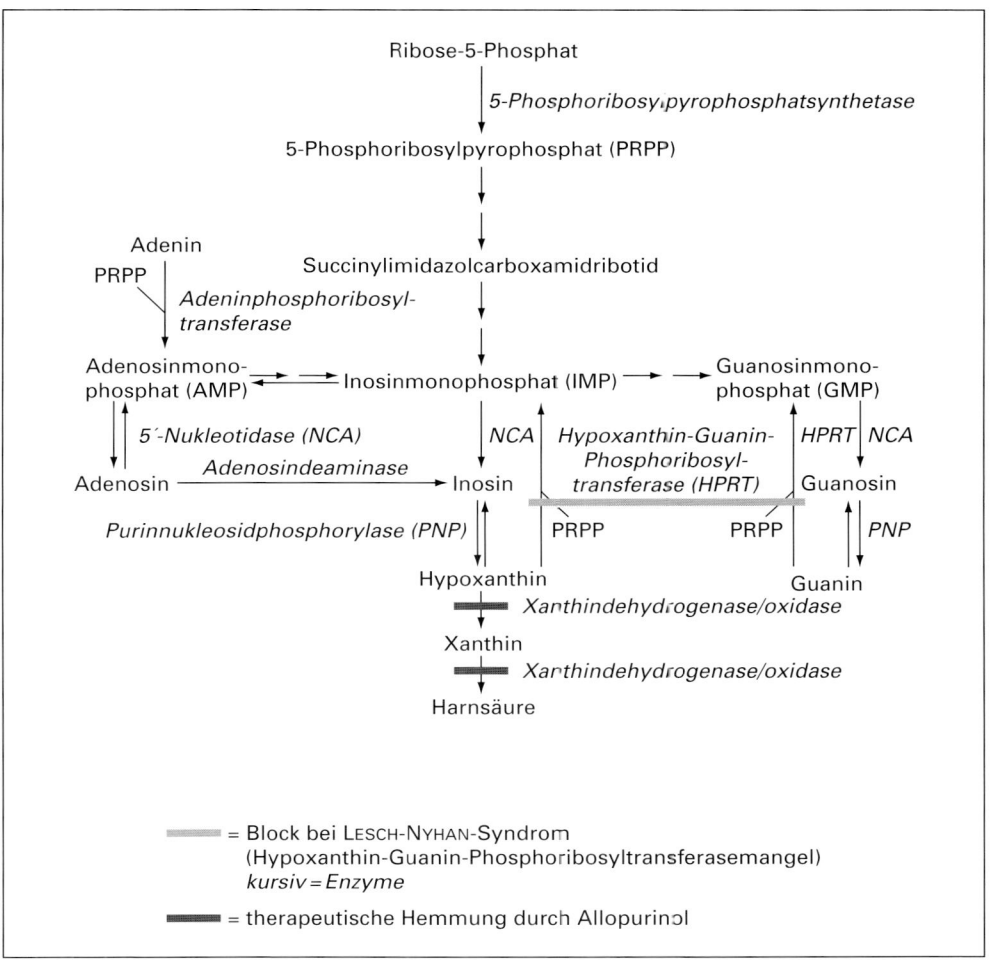

Abb. 252
Schematische Darstellung
des Purinstoffwechsels

deutlich. Spätestens im Erwachsenenalter bekommen die Patienten Arthritiden durch Ablagerungen der Harnsäure in der Synovia (Gichtarthritiden). Bevorzugt bei Arthritiden sind das Knie- und das Ellenbogengelenk.

Häufig findet man etwa ab dem 1. Lebensjahr eine makrozytäre Anämie. Obwohl meist die Serumfolatspiegel niedrig sind,

reagiert die megaloblastische Anämie auf eine Folatsubstitution nicht.

Aufgrund der eingeschränkten Synthese von Steroiden (Blockierung der 11β-Hydroxylierung) entsteht eine Hodenatrophie (1).

Die Ausprägung der Symptome korreliert offensichtlich mit der Restaktivität der Hypoxanthin-Guanin-Phosphoribosyltransferase in den Zellen, sodass es auch mildere Formen der Erkrankung gibt (2).

Laborbefunde

Bei den Laboruntersuchungen findet man schwere Hyperurikämien, Hyperurikurien, megaloblastische Anämien, gelegentlich Veränderungen der Morphologie der Blutplättchen.

Diagnose

Die Diagnose des LESCH-NYHAN-Syndroms erfolgt anhand der Hyperurikämie, der gesamten Symptomatik und durch den Nachweis der verminderten Enzymaktivität, z. B. in Lymphozyten oder auch Fibroblasten.

Standardtherapie und Therapieüberwachung

Die Therapie beruht wie bei der Gicht auf 3 Prinzipien:

1. Reduktion der Synthese von Harnsäure (Gaben von Allopurinol bis 400 mg/d).
2. Reduktion der Aufnahme von Purinen mit der Nahrung.
3. Erhöhung der Ausscheidung von Harnsäure mit dem Harn. Wegen der hohen Konzentrationen von Xanthin und Hypoxanthin bei Allopurinoltherapie (2) besteht bei unzureichender Flüssigkeitszufuhr die Gefahr der Ausbildung von Xanthinsteinen!

Einzelheiten der Therapie siehe Seite 442.

Zur Behandlung der autoaggressiven Zustände hat sich bei einigen Patienten die Gabe von L-5-Hydroxytryptophan als wirksam erwiesen (3).

Weitere Therapieoptionen

Während des autoaggressiven Verhaltens und der Tendenz der Selbstverstümmelung durch Beißen müssen bei vielen Patienten mit LESCH-NYHAN-Syndrom prophylaktisch die Schneidezähne gezogen werden.

Prognose

Eine wirklich effektive Therapie des LESCH-NYHAN-Syndroms ist bisher nicht bekannt. Zwar lassen sich durch die Behandlung Uratsteine in den Nieren und Harnsäurearthritiden vermeiden, die neurologischen Symptome bleiben unbeeinflusst (2, 3). Die Prognose ist schlecht.

Literatur

1. Watts RWE, et al. Lesch-Nyhan-Syndrome: Growth delay, testicular atrophy and a partial failure of the 11β-hydroxylation of steroids. J Inherit Metab Dis 1987; 10: 210–223.
2. Nyhan WL, Ozand PT. Atlas of Metabolic Diseases. London: Chapman & Hall; 1998. p. 376–382
3. Rossiter BJF, Caskey CT. Hypoxanthine-Guanin-Phosphoribosyltransferase Deficiency: Lesch-Nyhan-Syndrome and Gout. In: Scriver CR, et al., editors. The Metabolic and Molecular Bases of Inherited Disease. 7th ed. New York: McGraw-Hill; 1995. p. 1679–1706.

Hyperurikämien mit Harnsäurearthropathien

E. MÖNCH und R. KEITZER, Berlin

Definition

Hyperurikämien und Uratarthropathien finden sich sowohl bei primären Störungen des Harnsäurestoffwechsels, bei der Gicht und auch bei vielen weiteren Krankheiten. In Tab. 101 ist eine Reihe dieser Krankheiten mit dem primären Defekten und Kardinalsymptomen aufgelistet.

Häufigkeit

Die Häufigkeit von Harnsäurearthritiden hängt von der Anzahl der Grunderkrankungen ab und liegt sicher bei mehr als 1:1 Million.

Ätiologie und Pathogenese

Die Gichtarthritis wird über den Nachweis von Uratkristallen in neutrophilen Leukozyten (mit polarisationsoptischer Untersuchung) aus der Synovialflüssigkeit des betroffenen Gelenkes unmittelbar nach der Punktion bewiesen.

Zur Ablagerung von Harnsäurekristallen kommt es bei »Übersättigung« der Gewebeflüssigkeit mit Harnsäure, das heißt nach dem Überschreiten der Löslichkeitsgrenze. Weitere Einzelheiten siehe Kapitel »Gicht«, Seite 440 (1).

Ursachen für eine Hyperurikämie und damit eines Gichtanfalls können sein:

1. Die Überproduktion von Harnsäure.
2. Die Verminderung der Ausscheidung von Harnsäure.
3. Die Kombination von Überproduktion und verminderter Ausscheidung (siehe auch »Gicht«, Seite 440).

Anamnese

Spezifische Anamnesen, die auf die Ausbildung einer Hyperurikämie und Harnsäurearthritis hinweisen, gibt es nicht. Jede der in Tab. 101 genannten Grunderkrankungen hat ihre eigenständigen Krankheitsbilder und Anamnesen.

Klinischer Befund

Die Befunde der einzelnen zur Hyperurikämie bzw. Harnsäurearthritis führenden Erkrankungen sind sehr unterschiedlich (Tab. 101). Die spezifische, die Harnsäureablagerungen bzw. Ausscheidungen betreffenden Befunde entsprechen denen der primären Gicht (siehe »Gicht«, Seite 440).

Laborbefunde

Die Laborbefunde der einzelnen Erkrankungen sind sehr unterschiedlich. Allen gemeinsam sind die erhöhten Konzentrationen von Harnsäure in Blut und Harn sowie die Ablagerungen im Gewebe (1, 4).

Diagnose

Zur endgültigen Sicherung einer Harnsäurearthritis gehört der Nachweis der Harnsäurekristalle in der frischen Synovialflüssigkeit des befallenen Gelenks.

Standardtherapie, Therapieüberwachung und Prognose

Jede der in Tab. 101 genannten Erkrankungen hat ihre spezifischen Therapien. Die

Name/Enzymdefekt	Ätiologie	Häufigkeit	Vererbung/Genlocus	McKusick	Symptome (außer Hyperurikämie und -urie)	Literatur
Siehe Kapitel »Gicht«, Seite 440						
Siehe Kapitel »Lesch-Nyhan-Syndrom«, Seite 446						
Phosphoribosyl-pyrophosphat-synthetase-Überaktivität	Die Phosphoribosyl-pyrophosphatsynthetase bildet den ersten Schritt in der Harnsäure-synthese (Abb. 252). Die Enzymaktivität wird 3-mal höher als bei Gesunden gefunden	Nur wenige Patienten sind bekannt	X-chromosomal, Heterozygote können das Vollbild der Krankheit entwickeln Xq.22-q.24	311850 mit vielen Mutationen, 311851	Harnsäurenephrolithiasis, Gichtanfälle. Geistige und motorische Retardierung, Polyneuropathie, Ataxie. Vermehrte Ausscheidung von Orosäure mit dem Harn. Therapie wie bei der Gicht (siehe Seite 442)	(1)
Glykogenose Typ 1a, VON-GIERKE-Krankheit, Glukose-6-Phosphatase-mangel	Aufgrund des Mangels an Glukose-6-Phosphatase kann in katabolen Stoffwechselsituationen aus den Glykogenreserven der Leber und der Nieren keine Glukose in den Blutkreislauf abgegeben werden	Etwa 1:100000	Autosomal rezessiv 17q.21	232200 mit vielen Mutationen	Hypoglykämien, enorme Hepatomegalie, Glykogenspeicherung in der Leber und in den Nieren, Wachstumsverzögerungen, Hyperlipidämie, Hyperlaktatämie, Ketonämie, Osteoporose. Die Hyperurikämie entsteht sowohl durch Überproduktion als auch durch verminderte Exkretion	(2, 3)
Glykogenose Typ 1b	Glukose-6-Phosphat-transportdefekt (Glukose-6-Phosphat-translocasemangel)	Selten	Autosomal rezessiv	232220	Symptome wie bei der Glykogenose Typ 1a, zusätzlich aber häufige bakterielle Infektionen bei Neutropenie	(3)

Glykogenose Typ 1c	Störung im Gesamtenzymkomplex der Glukose-6-Phosphatase	Sehr selten			Symptome wie bei der Glykogenose Typ 1, jedoch etwas milder	(3)
Krankheiten mit Überproduktion von Purinen	Krankheiten mit Hämolyse (z. B. Sichelzellanämie), Myelo- und lymphoproliferative Erkrankungen (z. B. Leukämien, Tumoren), schwere Formen der Psoriasis, gelegentlich bei DOWN-Syndrom		Autosomal rezessiv	232 240	Die Symptome der genannten Erkrankungen sind vielfältig. Die Behandlung der Hyperurikämie ist abhängig von der Harnsäurekonzentration im Blut und erfolgt im Prinzip wie bei der Gicht (siehe Seite 442)	(3, 4)
Krankheiten mit verminderter Ausscheidung von Harnsäure (erniedrigte Harnsäureclearance)	Polyzystische Nieren, chronische Niereninsuffizienz, Laktatazidose, Diabetes insipidus, Hyperparathyreoidismus, Hypothyreose, Eklampsie, BARTTER-Syndrom, Schwermetallvergiftungen, Sarkoidose				Die Behandlung der Hyperurikämie ist abhängig von der Harnsäurekonzentration im Blut und erfolgt im Prinzip wie bei der Gicht (siehe Seite 442). Bei schwerer Niereninsuffizienz bieten sich die verschiedenen Arten der Dialyse und/oder Filtration zur Senkung der harnpflichtigen Substanzon im Blut an	(3, 4)
Hyperurikämien nach Gabe zytotoxischer Medikamente (z. B. in der Tumortherapie)					Hyperurikämiebehandlung wie bei der Gicht (siehe Seite 442)	(3, 4)
Hyperurikämien bei Vitamin-B$_{12}$-Mangel (perniziöse Anämie) (selten)					Gabe von Vitamin B$_{12}$	(3)

Tab. 101
Ursachen für Hyperurikämien und Uratarthropathien

Hyperurikämie, die vermehrte Ausscheidung von Harnsäure und die Arthritiden werden in gleicher Weise behandelt wie bei der Gicht (siehe auch Seite 440).

Die P r o g n o s e n der in Tab. 101 genannten Erkrankungen sind sehr unterschiedlich.

Literatur

1. Becker MA, Roessler BJ. Hyperuricemia. In: Scriver CR, et al., editors. The Metabolic on Molecular Bases of Inherited Disease. 7th Ed. New York: McGraw-Hill; 1995. p. 1655–1677.
2. Nyhan WL, Ozand PT. Atlas of metabolic Diseases. London: Chapman & Hall Medical; 1998.
3. Chen YT, Burchell A. Glycogen Storage Disease. In: Scriver CR, et al., editors. The Metabolic on Molecular Bases of Inherited Disease. 7th ed. New York: McGraw-Hill; 1995. p. 935–965.
4. Cassidy JT, Petty RE. Textbook of Pediatric Rheumatology, 3rd ed. New York: Churchill Livingstone; 1996. p. 571–581.

Andere Stoffwechselerkrankungen

V. WAHN, Schwedt/Oder

Gelenkbeschwerden können mit unterschiedlicher Häufigkeit auch bei genetisch determinierten Stoffwechselstörungen vorkommen. Das klinische Bild kann dabei sowohl von entzündlichen wie nicht entzündlichen Gelenkbeschwerden geprägt sein.

Familiäres Mittelmeerfieber

V. WAHN, Schwedt/Oder

im MEFV-Gen (lokalisiert auf dem kurzen Arm von Chromosom 16) als genetische Ursache des familiären Mittelmeerfiebers identifiziert werden. Das Genprodukt besteht aus 781 Aminosäuren, kommt in erster Linie in Granulozyten vor und hat dort die Aufgabe eines Inhibitors für Entzündungsreaktionen, möglicherweise für chemotaktische Stoffe. Es besteht keine Strukturverwandtschaft mit dem C5a-Inhibitor, dessen Mangel in früheren Arbeiten als Ursache für das familiäre Mittelmeerfieber beschrieben wurde.

Es ist denkbar, dass Pyrin an der Transkription des C5a-Inhibitors beteiligt ist oder aber als Repressor für proinflammatorische Moleküle fungiert. Abb. 253 verdeutlicht diese Hypothese und erläutert, wie es zur Akkumulation neutrophiler Granulozyten an den serösen Häuten kommen kann.

Definition, Epidemiologie und Häufigkeit

Das familiäre Mittelmeerfieber ist eine autosomal rezessiv vererbte entzündliche Systemerkrankung, die in erster Linie bei Nicht-Ashkenazi-Juden, Armeniern, Türken und anderen Bewohnern des Mittleren Ostens angetroffen wird. Erstbeschreiber waren JANEWAY und MOSENTHAL bereits 1908, als eigene Krankheitsentität wurde das familiäre Mittelmeerfieber aber erst 1945 unter dem Begriff »benigne paroxysmale Peritonitis« von SIEGAL definiert. Danach fand man eine Reihe anderer Begriffe, bis sich 1958 der heute noch gültige Ausdruck »familiäres Mittelmeerfieber« etablierte.

Prävalenzen sind stark ethnisch beeinflusst: Bei Sephardi-Juden werden Prävalenzen zwischen 1:250 und 1:1000 angenommen. Bei Ashkenazi-Juden rechnet man dagegen mit nur 1:73000 (1). Vereinzelt sind diese Erkrankungen auch bei deutschen Kindern beschrieben, wobei allerdings differenzialdiagnostische Zweifel nicht ganz auszuräumen sind.

Ätiologie und Pathogenese

Durch Forschungen der letzten Jahre konnten Mutationen im sog. Pyrin-, im Marenostrin- oder

Klinisches Bild

Die wichtigsten Symptome sind Fieberattacken bis 40 °C, verbunden mit Thorax- oder Abdominalschmerzen als Folge einer Serositis. Seltener kommt es zur Perikarditis. Etwa die Hälfte der Patienten präsentiert sich im Anfall mit einer Mon- oder Oligoarthritis an großen Gelenken der unteren Extremität. Weitere Symptome und Häufigkeiten sind in Tab. 102 zusammengefasst. Die Attacken dauern zwischen 12 und 72 Stunden, nur die Gelenkmanifestationen können länger anhalten.

Hauptmanifestationen

Fieber: Die Temperaturen liegen zwischen 38 und 40 °C, milde Attacken können auch mit subfebrilen Temperaturen einhergehen. 20–30% der Patienten entwickeln im Fieberanstieg Schüttelfrost.

Bauchschmerzen: Sie sind oft das Erstsymptom und können lokalisiert oder diffus auftreten. Die Intensität der Beschwerden ist variabel. Durch die sterile Peritonitis kommt es zur Obstipation, nur selten zu Diarrhöen. Wegen der Schmerzen kommt es gelegentlich zu Append-

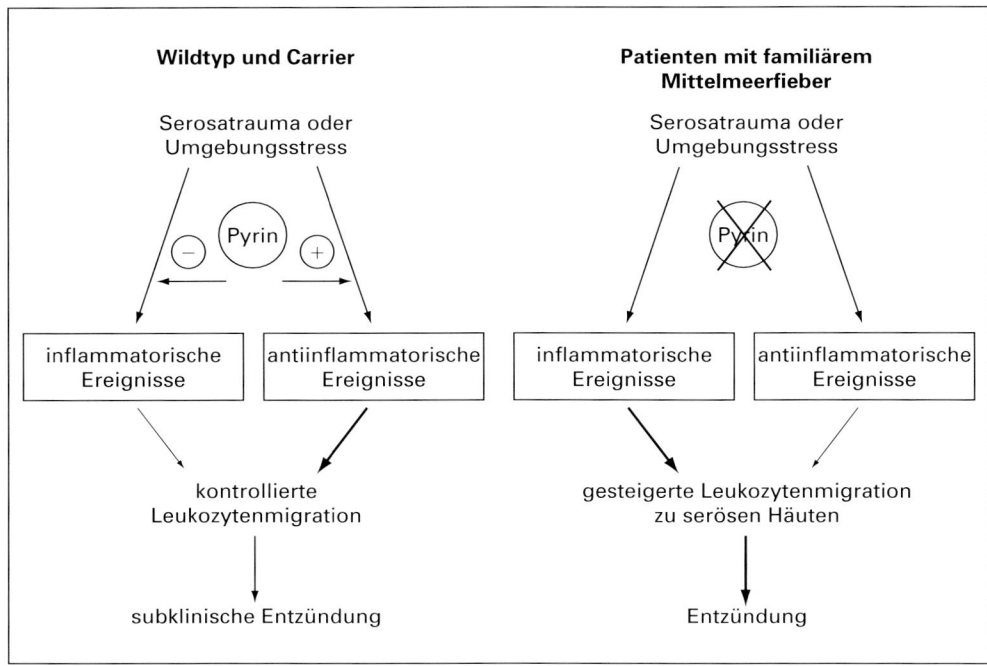

Abb. 253
Bei Gesunden kommt es nach Triggerung
der Entzündung durch Pyrin entweder
zur Herunterregulierung von
Entzündungsmediatoren oder zur
Heraufregulierung von Entzündungs-
inhibitoren. Damit wird die Granulozyten-
migration kontrolliert, Entzündungszustände bleiben subklinisch. Fehlendes
oder dysfunktionelles Pyrin lässt
diese Entzündungszustände unkontrolliert
ablaufen (2)

ektomien, Laparaskopien oder explorati-
ven Laparatomien.

P l e u r i t i s : Sie tritt meist einseitig auf,
was differenzialdiagnostisch genutzt werden kann.

G e l e n k s c h m e r z e n : Meistens ist nur
1 großes Gelenk der unteren Extremität
betroffen. Eine Sakroiliitis kann auftreten,
wobei das HLA B27 negativ ist. Die Arthritis hält in der Regel wenige Tage an, kann
aber protrahiert über Monate verlaufen.

Bei diesen Patienten können sich dann
auch radiologische Veränderungen/funk-
tionelle Störungen an den Gelenken entwickeln. Hervorzuheben ist die Spondylarthropathie, da diese auf Colchicin nicht
anspricht und eigenständig behandelt
werden muss.

H a u t e r s c h e i n u n g e n : Typisch sind erythematöse, überwärmte und geschwolle-
ne Areale von 10–15 cm Durchmesser,
meist unterhalb des Knies lokalisiert. Man
spricht vom erysipelartigen Erythem, das

102

Hauptsymptom und Häufigkeit	Seltene Manifestationen
Fieber (96%)	Kopfschmerzen, aseptische Meningitis
Pleuritis (57%)	
Peritonitis (91%)	Perikarditis
Arthritis (45%)	Splenomegalie
Erysipelartiges Erythem (13%)	Niere: Polyarteriitis nodosa, Glomerulonephritis
Amyloidose (2%)	Purpura SCHOENLEIN-HENOCH, andere Purpuraformen
	Akutes Skrotum
	Febrile Myalgie

103

Hauptkriterien

Typische Attacken

1. Peritonitis (generalisiert)
2. Pleuritis (unilateral) oder Perikarditis
3. Monarthritis (Hüfte, Knie oder Sprunggelenk)
4. Fieber

Nebenkriterien

Inkomplette Attacken an einem oder mehreren Orten (1.–3.)

1. Abdomen
2. Thorax
3. Gelenke
4. Beinschmerzen bei Belastung
5. Gutes Ansprechen auf Colchicin

Unterstützende Kriterien

1. Positive Familienanamnese
2. Typische ethnische Zugehörigkeit
3. Alter <20 Jahre bei Krankheitsbeginn

Typische Charakteristika der Attacken (4.–7.)

4. Schwer, Patient bettlägerig
5. Spontane Remission
6. Symptomfreies Intervall
7. Transiente Entzündungsreaktion (Leukozyten, BSG, Serum-Amyloid A, CRP, Fibrinogen)
8. Episodische Proteinurie/Hämaturie
9. Überflüssige Laparotomie/Appendektomie
10. Blutsverwandtschaft der Eltern

Tab. 102
Symptome des familiären Mittelmeerfiebers (2)

Tab. 103
Diagnosekriterien des familiären Mittelmeerfiebers (3). Die Diagnose wird gestellt, wenn mindestens 1 Hauptkriterium o d e r mindestens 2 Nebenkriterien o d e r 1 Nebenkriterium und mindestens 5 unterstützende Kriterien o d e r 1 Nebenkriterium und mindestens 4 der ersten 5 unterstützenden Kriterien vorliegen

Tab. 104
Vereinfachte Diagnosekriterien des familiären Mittelmeerfiebers (3). Die Diagnose wird gestellt, wenn mindestens 1 Hauptkriterium vorliegt o d e r mindestens 2 Nebenkriterien gegeben sind

104

Hauptkriterien

Typische Attacken (1.–4.)

1. Peritonitis (generalisiert)
2. Pleuritis (unilateral) oder Perikarditis
3. Monarthritis (Hüfte, Knie oder Sprunggelenk)
4. Fieber
5. Inkomplette abdominelle Attacken

Nebenkriterien

Inkomplette Attacken an einem oder mehreren Orten (1. und 2.)

1. Thorax
2. Gelenke
3. Beinschmerzen bei Belastung
4. Gutes Ansprechen auf Colchicin

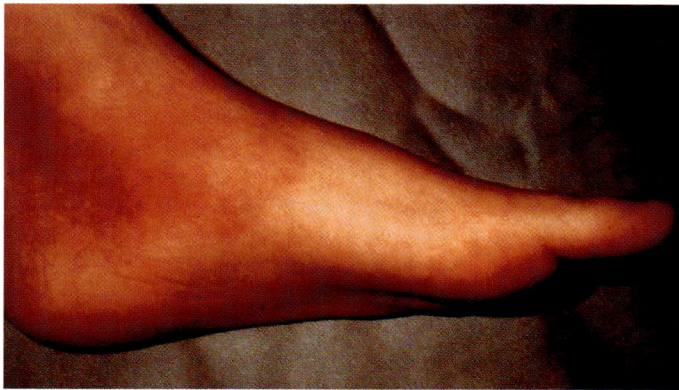

Abb. 254
Erysipelartiges Erythem
bei familiärem Mittelmeerfieber loco typico
(Foto von Dr. KEITZER, Berlin)

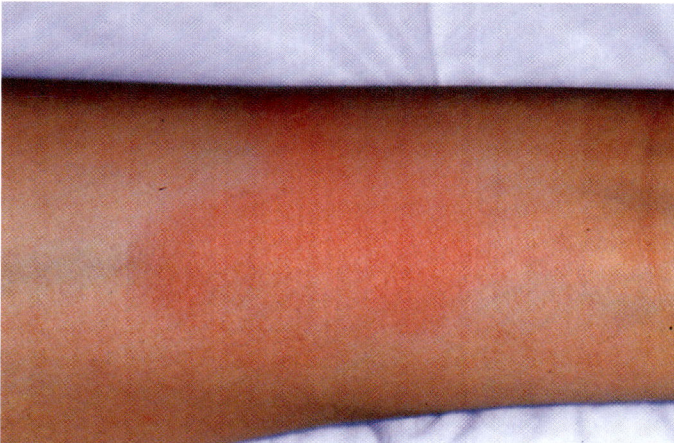

Abb. 254a
Erysipelartiges Erythem
bei familiärem Mittelmeerfieber an der
oberen Extremität
(Foto von Dr. KEITZER, Berlin)

einseitig oder symmetrisch auftreten kann
(Abb. 254 und 254a).

S e k u n d ä r a m y l o i d o s e : Sie ist nicht
die häufigste, aber die gefährlichste Manifestation. Die AA-Amyloidose entsteht
wahrscheinlich aus dem Serum-Amyloid
A, einem Akute-Phase-Protein, das in der
Leber gebildet wird. Amyloid A kann in
vielen Organen abgelagert werden und
führt zur Organdysfunktion. Dominierend
hierbei ist der Befall der Nieren, in dessen
Gefolge es zum nephrotischen Syndrom
und selten zur Niereninsuffizienz kommen
kann. Eine eindeutige und reproduzier-
bare Proteinurie sollte Anlass sein, mit
der Nieren- oder Rektumbiopsie nach einer Amyloidose zu suchen.

Diagnose

Zur Diagnosestellung wurden in Analogie
zum rheumatischen Fieber Kriterien entwickelt, die die Diagnose mit einer Sensitivität und Spezifität von >95% stellen lassen. Sie sind in Tab. 103 zusammengestellt. Die Autoren bieten auch ein erheblich vereinfachtes Set von Diagnosekriterien an (Tab. 104).

Fraglos hat die Kenntnis des Pyringens
neue diagnostische Möglichkeiten eröff-
net. Mit molekularbiologischen Verfahren
ist es nun möglich, spezifische Mutationen nachzuweisen und so die Diagnose
abzusichern. Wie nicht anders zu erwarten, sind unterschiedliche Exons mit un-

terschiedlicher Häufigkeit betroffen, wobei sich 3–4 Hauptmutationen herauskristallisiert haben. Ob eine Genotyp-/Phänotypbeziehung besteht, lässt sich derzeit noch nicht abschließend sagen. Die Arbeit von SHOHAT et al. (4) zeigte, dass der Met694Val-Mutation möglicherweise besondere Bedeutung zukommt: 20,7% der homozygoten Patienten hatten eine Amyloidose, während die Rate bei Compoundheterozygoten 4,9% und bei Patienten mit anderen Mutationen 0% betrug.

Molekulargenetische Analysen können auch indiziert sein, wenn es gilt, wichtige Differenzialdiagnosen abzugrenzen: Das autosomal rezessiv vererbte Hyper-IgD-Syndrom, das autosomal dominant vererbte familiäre irische Fieber, das autosomal dominant vererbte familiäre periodische Fieber u. a. m., wobei die letzten beiden Erkrankungen wegen ihrer gemeinsamen Lokalisation auf Chromosom 12p13 zumindest eng verwandt, wenn nicht identisch sind.

Der von einer Arbeitsgruppe vor Jahren publizierte Metaraminoltest, bei dem eine Attacke des familiären Mittelmeerfiebers ausgelöst werden soll, gilt heute als verzichtbar (1).

Laborbefunde

Der Anfall ist durch ausgeprägte Entzündungszeichen geprägt: Hohe BSG, CRP, Fibrinogen, Serum-Amyloid A, hohe Spiegel von TNF-α. Im Intervall bilden sich diese Entzündungszeichen zurück.

Standardtherapie und Therapieüberwachung

Hauptziele sind die Anfallsreduktion des familiären Mittelmeerfiebers und die Verhinderung der Sekundäramyloidose. Dieses Ziel kann durch die lebenslange tägliche orale Einnahme von 1,2–1,8 mg Colchicin bei den meisten Patienten erreicht werden. Die Colchicintherapie gilt auch für Patienten, bei denen bereits eine Protein-

urie festgestellt wurde, wie auch für Patienten nach Nierentransplantation. Colchicin wird in der Regel gut vertragen, einige Patienten leiden aber an abdominellen Problemen und Durchfällen. Für letztere kann manchmal eine Laktoseintoleranz verantwortlich gemacht werden. Eine laktosefreie Diät kann die Symptome mildern. Andere Nebenwirkungen sind vergleichsweise selten.

Weitere Therapieoptionen

Etwa 5–10% der Patienten sind colchicinresistent. Bei ihnen erscheint ein Therapieversuch mit α-Interferon gerechtfertigt, obwohl diese Therapie nie plazebokontrolliert überprüft wurde. Spondylarthropathien können mit nicht steroidalen Antirheumatika oder mit Basistherapeutika bzw. Immunsuppressiva behandelt werden. Bei therapieresistenten chronischen Arthritiden sind vereinzelt Synovektomien durchgeführt worden.

Prognose

Die Prognose wird entscheidend durch die Entwicklung der Sekundäramyloidose bestimmt. Sie konnte durch den konsequenten prophylaktischen Einsatz von Colchicin in den letzten Jahren erheblich verbessert werden und liegt hinsichtlich Amyloidoseentstehung bei etwa 2%.

Literatur

1. Ben-Chetrit E, Levy M. Familial Mediterranean Fever. Lancet 1998; 351: 659–664.
2. Samuels J, et al. Familial Mediterranean Fever at the Millennium – Clinical spectrum, ancient mutations, and a survey of 100 American referrals to the National Institutes of Health. Medicine 1998; 77: 268–297.
3. Livneh A, et al. Criteria for the diagnosis of Familial Mediterranean Fever. Arthritis Rheum 1997; 40: 1879–1385.
4. Shohat M, et al. Phenotype-genotype correlation in familial Mediterranean fever: evidence for an association between Met694Val and amyloidosis. Eur J Hum Genet 1999; 7: 287–292.

Familiäre Hypercholesterinämie, Hyperlipoproteinämie Typ II, Hyper low density lipoproteinemia

E. Mönch und R. Keitzer, Berlin

Definition und Häufigkeit

Die familiäre Hypercholesterinämie, nach der alten Nomenklatur von Frederickson Hyperlipoproteinämie Typ II, ist eine autosomal dominant vererbte Störung (mit einer Vielzahl von Varianten auf der Basis unterschiedlicher Gendefekte auf dem Chromosom 19) mit starker Vermehrung von Cholesterin im Serum und den Folgeerscheinungen der Hypercholesterinämie (1, 2).

Heterozygote Formen dieser Krankheit finden sich in einer Häufigkeit von 1:500, homozygote von 1:1 Million.

Ätiologie und Pathogenese

Die primäre Störung liegt in einem Defekt im LDL-Rezeptor (LDL = low density lipoprotein). Normalerweise bindet der an der Zelloberfläche lokalisierte Rezeptor LDL, den Haupttransporter für Cholesterin, ermöglicht dadurch die Aufnahme in das Zytoplasma und den Abbau in den Lysosomen. Cholesterin wird dann freigesetzt und steht für weitere Verstoffwechselungen zur Verfügung. Bei Rezeptormangel, der in mehreren Mutationen vererbt wird, verbleibt LDL im Blut, ist dort in hohen Konzentrationen nachweisbar und wird schließlich in die Zellen aufgenommen

und gespeichert. In der Haut entstehen Xanthome und Atherome, die Speicherung in den Herzkranzgefäßen (Atherosklerose) führt zu Herzinfarkten, in den Sehnen und Gelenken zu Xanthomen und bedingt dort Arthralgien (3).

Klinischer Befund

Die ersten Cholesterinspeicherungen treten bei Homozygotie in Form von Xanthomen in der Achillessehne, an den Ellenbogen und Knien usw. auf. Es treten schwere arteriosklerotische Veränderungen vor allem an den Herzkranzgefäßen, aber auch an allen andern Arterien, besonders im Gehirn, auf. Herzinfarkte wurden schon im 1. Lebensjahr beobachtet. Xanthomatöse Veränderungen finden sich auch im Endokard und in den Herzklappen. Anfälle von schmerzhaften Arthritiden z. B. in der großen Zehe, im Hand- und in den Fingergelenken, sind häufig und gehen mit Erhöhung der BSG einher. Sie insistieren spontan nach 3–12 Tagen. An den Augen findet man frühzeitig einen Arcus senilis.

Die Symptome bei Heterozygotie sind vergleichsweise geringer, zeigt die gleichen klinischen Symptome nur zu einem späteren Zeitpunkt. Herzinfarkte treten aber meist schon vor dem 50. Lebensjahr auf. Arthritiden sind selten.

Laborbefunde

Homozygote Patienten weisen von Geburt an schwere Hypercholesterinämien mit Cholesterinkonzentrationen zwischen 600 und 1200 mg/dl (15–30 mmol/l) auf. Der Anteil der LDL-Fraktion ist hoch. Keine Chylomikronämie und allenfalls geringe Hypertriglyzeridämie.

Heterozygote Patienten haben ebenfalls erhöhte Cholesterinblutkonzentrationen, zwischen 270 und 550 mg/dl (7–14 mmol/l), normale Triglyzeride und eine Verschiebung der HDL/LDL-Relation zugunsten von LDL.

Diagnose

Die Diagnose der familiären Hypercholesterinämie wird durch die Bestimmung von Cholesterin, LDL, HDL und der Triglyzeride im Blut und anhand der Familienuntersuchungen gestellt.

Standardtherapie und Therapieüberwachung

Homozygote Patienten sind resistent gegen medikamentöse und/oder diätetische Maßnahmen. Lediglich eine Lebertransplantation kommt als wirksame Behandlung infrage.

Heterozygote Patienten sollten cholesterinarm ernährt werden. Geeignete Medikamente sind solche, die Cholesterin binden (Chelatbildner), oder solche, die die Synthese von Cholesterin bremsen (z. B. Mevastatin, Lovastatin). Die Gabe von Nikotinsäure bewirkt ebenfalls eine Senkung des Cholesterinblutspiegels, der möglichst auf Werte unter 200 mg/dl (2,3 mmol/l) gesenkt werden sollte.

Prognose

Die Lebenserwartung der homozygoten Patienten ist stark verkürzt, nur selten erreichen sie das Jugendlichenalter; die bei Heterozygotie ist aufgrund der Gefäßveränderungen ebenfalls kürzer, aber in einem deutlich geringeren Ausmaß.

Literatur

1. Frederickson DS, Levy RI. Familial hyper-lipoproteinemia. In: Stanbury JB, Wyngaarden JB, Frederickson DS, editors. The metabolic basis of inherited disease. 3rd ed., New York: McGraw-Hill; 1972. p. 545–590.
2. Goldstein JL, Hobbs HH, Brown MS. Familial Hypercholesterolemia. In: Scriver CR, et al., editors. The Metabolic on Molecular Bases of Inherited Disease. 8th ed. New York: McGraw-Hill; 2001. p. 2863–2913.
3. Nyhan WL, Ozand PT. Atlas of metabolic Diseases. London: Chapman & Hall Medical; 1998. p. 502–509.

Mukopolysaccharidosen

E. Mönch und R. Keitzer, Berlin

Definition und Häufigkeit

Unter dem Begriff der Mukopolysaccharidosen werden verschiedene angeborene Stoffwechselstörungen zusammengefasst, deren Gemeinsamkeit die Speicherung von sauren Mukopolysacchariden (Glukosaminoglykane) ist.

Die Mukopolysaccharidosen haben eine summarische H ä u f i g k e i t von ungefähr 1 : 25 000.

Ätiologie und Pathogenese

Enzymdefekte, sodass Mukopolysaccharide nicht abgebaut und gespeichert werden (Tab. 105) (1, 2).

Klinischer Befund

Die wichtigsten Symptome sind in Tab. 105 verzeichnet. Besonders das Morquio-Syndrom (Mukopolysaccharidose Typ N) kann der juvenilen idiopathischen Arthritis ähneln (Abb. 255).

Laborbefunde, apparative Untersuchungen und Diagnose

Vermehrte Ausscheidung bzw. untypisches Verteilungsmuster von Mukopoly-

Tab. 105

Tab. 105
Mukopolysaccharidosen ▷

Abb. 255
Handskelett eines 3-jährigen Jungen mit MORQUIO-A-Syndrom (Mukopolysaccharidose Typ IV$_A$) (mit freundlicher Genehmigung von Prof. Dr. J. KUNZE, Berlin)

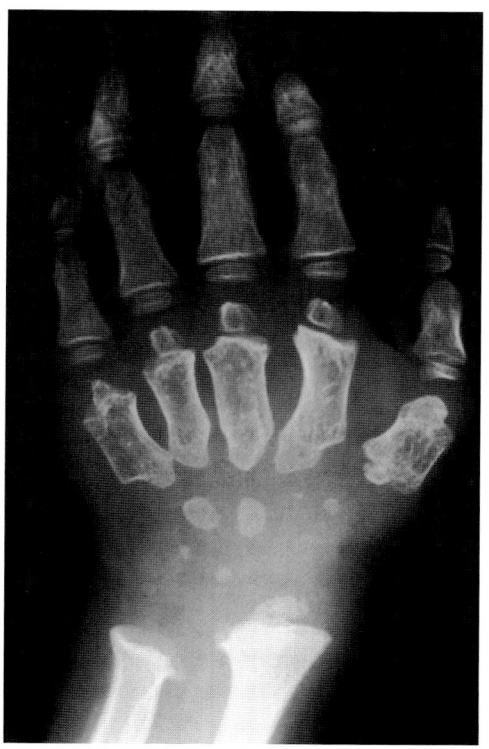

Krankheit (Abkürzung)	Enzymdefekt	Vererbung	McKusick-Genlokus	Symptome	Harnbefunde	Skelettveränderungen
PFAUNDLER-HURLER-Syndrom (MPS I)	α-L-Iduronidase	Autosomal rezessiv	252800 Genlokus 4q16.3 viele Mutationen. Häufigkeit: 1:144000	Hepatosplenomegalie, geistige und körperliche Retardierung (Länge nicht über 1 m), Korneatrübungen. Hörverlust; bei Geburt normal, später typische Fazies (Makroglossie), Herzklappenveränderungen	Dermatansulfat, Heparansulfat	Wirbelsäule (Kyphose), Gelenkversteifungen, Beugekontrakturen, besonders Ellbogengelenk, kurze Finger
SCHEIE-Syndrom (MPS I$_S$)	α-L-Iduronidase	Autosomal rezessiv	252800 Genlokus 4q16.3 mehrere Mutationen	Korneatrübungen, geringe Hepatomegalie, gering ausgeprägter Minderwuchs, Herzklappenveränderungen; Hypertrichose	Dermatansulfat, Heparansulfat	Gelenkversteifungen, besonders in den Händen (Klauenhände), DIP-Kontrakturen, Karpaltunnelsyndrom

Tab. 105 *(Fortsetzung umseitig)*

Krankheit (Abkürzung)	Enzymdefekt	Vererbung	McKusick-Genlokus	Symptome	Harnbefunde	Skelettveränderungen
HUNTER-Syndrom (MPS II)	Iduronsäuresulfatase	X-chromosomal rezessiv	309900 Genlokus Xq28 viele Mutationen	Schwere Formen klinisch ähnlich der MPS I. Milde Formen mit leichtem Minderwuchs, Korneatrübungen, Schwerhörigkeit, grobe Gesichtszüge; Hypertrichose	Dermatansulfat, Heparansulfat	Gelenkversteifungen, besonders in den Händen (Klauenhände); auch in den Ellbogengelenken
SANFILIPPO-A-Syndrom (MPS IIIA)	Heparansulfatase (Sulfamidase)	Autosomal rezessiv	252900 Genlokus 17q25.3	Leichter Entwicklungsrückstand nach dem 1. Lebensjahr, Sprachentwicklungsstörungen, Ernährungsschwierigkeiten, schwere geistige Retardierung, geringe Hepatomegalie	Heparansulfat	Geringe Veränderungen der Wirbelsäule, verdickte Schädelkalotte
SANFILIPPO-B-Syndrom (MPS IIIB)	α-N-Acetyl-glukosaminidase	Autosomal rezessiv	252920 Genlokus 17q21	Wie MPS IIIA, etwas milder	Heparansulfat	Wie MPS IIIA
SANFILIPPO-C-Syndrom (MPS IIIC)	Acetyl-CoA: α-glukosamid-N-acetyltransferase	Autosomal rezessiv	252930 Genlokus auf Chromosom 14	Wie MPS IIIB	Heparansulfat	Wie MPS IIIB
SANFILIPPO-D-Syndrom (MPS IIID)	N-Acetyl-α-D-glukosamid-6-phosphatase	Autosomal rezessiv	252940 Genlokus 12q14	Wie MPS IIIB	Heparansulfat	Wie MPS IIIB

Krankheit (Abkürzung)	Enzymdefekt	Vererbung	McKusick-Genlokus	Symptome	Harnbefunde	Skelettver-änderungen
MORQUIO-A-Syndrom (MPS IV$_A$)	Galaktose-6-sulfatase	Autosomal rezessiv	253 000 Genlokus 16q24.3 viele Mutationen, darunter auch mildere Varianten	Extremer Minderwuchs, milde geistige Retardierung, leichte Korneatrübungen. Es besteht große Variabilität in der Symptomatik	Keratansulfat, Chondroitin-sulfat	Wirbelsäulen- und Beckenveränderungen, hervorstehendes Sternum, kurze Röhrenknochen, Coxa valga, Zuspitzung der Metacarpalia
MORQUIO-B-Syndrom (MPS IV$_B$)	β-Galaktosidase	Autosomal rezessiv	253010 Genlokus auf Chromosom 3	Wie MPS IV$_A$, aber mildere Ausprägung	Keratansulfat, Chondroitin-sulfat	Wie MPS IV$_A$
MAROTEAUX-LAMY-Syndrom (MPS VI)	N-Acetylgalak-tosamin-4-sulfase (Arylsulfatase B)	Autosomal rezessiv	253200 Genlokus 5q11-q.13	Mäßig ausgeprägter Minderwuchs, Korneatrübungen, Hepatosplenomegalie, Herzklappenveränderungen, grobe Gesichtszüge (ähnlich MPS I)	Dermatansulfat	Wirbelsäule (lumbale Lordose), Versteifungen, besonders von Ellbogen- und Hüftgelenk, kurze, plumpe Finger
SLY-Syndrom (MPS VII)	β-Glukuronidase	Autosomal rezessiv	253 220 Genlokus 7q21.11	Hepatosplenomegalie, leichte geistige Retardierung, grobe Gesichtszüge, Hörverlust, Korneatrübungen, Hernien; sehr variable Symptome im Neugeborenenalter (Hydrops fetalis), bei Erwachsenen ge-ring ausgeprägte Symptomatik	Dermatansulfat, Heparansulfat, Chondroitin-4-6sulfat	Wirbelsäulen-veränderungen (Kyphose), hervor-stehendes Sternum, Thoraxdeformitäten, Weichteilschwellun-gen an Händen und Füßen

Tab. 105 Mukopolysaccharidosen

sacchariden im Harn. Die apparativen Untersuchungen erschöpfen sich in Röntgenaufnahmen des Skeletts.

Diagnose durch typische Symptome; Ausscheidung der Mukopolysaccharide mit dem Harn; Enzymaktivitätsmessungen; genomische Analysen (1, 2).

Therapie und Prognose

Im Wesentlichen symptomatische Therapie. In jüngster Zeit ist über Erfolge bei der Therapie der Mukopolysaccharidosen mit Enzymersatz- und/oder Knochenmarktransplantationen berichtet worden (3). Die Prognose ist unterschiedlich.

Literatur

1. Nyhan WL, Ozand PT. Atlas of metabolic Diseases. London: Chapman & Hall Medical; 1998. p. 440–486.
2. Adler G, et al., Hrsg. Leiber: Die klinischen Syndrome. 8. Aufl. Bd. 1. München: Urban & Schwarzenberg; 1996.
3. Neufeld EF, Muenzer J. The Mucopolysaccharidoses. In: Scriver CR, et al., editors. The Metabolic and Molecular Bases of Inherited Disease. 8th ed. New York: McGraw-Hill; 2001. p. 3421–3452.

Osteoarthropathie und Hämoglobinopathie

D. Körholz und
Christine Mauz-Körholz, Leipzig

Thalassämie

Die β-Thalassämie ist eine angeborene Störung der β-Kettenbildung des Hämoglobinmoleküls. Die Erkrankung ist weltweit verbreitet. Am häufigsten wird sie im Mittelmeerraum, im Mittleren Osten, in Asien und Afrika angetroffen. Bei Patienten mit heterozygoter Thalassämie werden 1 oder 2 β-Hämoglobinketten synthetisiert. Diese Patienten können durch eine leichte Anämie auffallen. In der Regel sind die Patienten jedoch asymptomatisch. Bei der homozygoten Form kommt es zu schwerer Anämie, ineffektiver Erythropoese und Eisenüberladung, die im Wesentlichen durch die chronische Transfusionstherapie bedingt ist.

Die Behandlung besteht in einem chronischen Transfusionsregime. Hierdurch können die Lebenserwartung der Patienten verlängert und die Symptome der ineffektiven Erythropoese (Tab. 106) weitgehend verhindert werden. Zusätzlich erhalten die Patienten kontinuierlich Chelatbildner, um die transfusionsbedingte Eisenüberladung zu verhindern bzw. zu mildern.

In früheren Jahren waren Schäden an Knochen und Gelenken im Wesentlichen durch die mit der ineffektiven Erythro-

1. Kraniofaziale Knochendeformität

2. Ausdünnung der Kortikalis

3. Spontanfrakturen

4. Muskelschwäche

5. Osteoporose

Tab. 106
Symptome der ineffektiven Erythropoese
bei Patienten mit Thalassämie

poese verbundenen Hyperplasie des Knochenmarkes verbunden. Obwohl die medulläre Hyperplasie heutzutage durch die chronischen Bluttransfusionen verhindert werden kann, werden weiterhin Osteoarthropathien beobachtet. Diese scheinen mit der Eisenüberladung und damit verbundenen Störungen des endokrinen Stoffwechsels und des Mineralhaushaltes assoziiert zu sein (Tab. 107). Die Therapie dieser Knochen- und Gelenkveränderungen ist in der Regel konservativ, mit nicht steroidalen Antirheumatika und krankengymnastischer Übungstherapie (1, 2).

Tab. 107
Prädisponierende Faktoren für Arthropathie
bei Thalassämie

1. Ineffektive Erythropoese

2. Hypoparathyreoidismus

3. Gestörter Mineralienhaushalt

4. Therapie mit Chelatbildnern

Nicht nur die Grunderkrankungen und die Auswirkungen der chronischen Eisenüberladung können für die Arthropathien bei diesen Patienten verantwortlich sein, sondern auch die Behandlung mit Chelatbildnern, vor allem bei oraler Verabreichung, für die Entwicklung von Gelenkschwellungen und Gelenkschmerzen. Möglicherweise spielen hier Störungen im Mineralienhaushalt eine wichtige Rolle (3).

Sichelzellanämie

Durch eine Punktmutation im Hämoglobingen kommt es zur Bildung von HbS. Dieses führt in den Erythrozyten zu einer veränderten Membranintegrität und Verformbarkeit, die eine verminderte Lebensdauer der Erythrozyten und eine chronisch-hämolytische Anämie bedingen. Die Sichelbildung der Erythrozyten kann Mikrozirkulationsstörungen verursachen, auf deren Boden sich Knocheninfarkte und aseptische Knochennekrosen entwickeln können. Diese Nekrosen sind für den Patienten zum Teil sehr schmerzhaft. Bei gelenknaher Lokalisation der Nekrosen kann es auch zu Veränderungen am Gelenkknorpel mit schmerzhafter Bewegungseinschränkung und Gelenkschwellung kommen.

T h e r a p i e : Neben den konservativen Maßnahmen, wie krankengymnastischer Übungsbehandlung und Schmerztherapie, kann gelegentlich auch eine Osteotomie oder ein künstlicher Gelenkersatz notwendig werden (4). Allerdings scheint die Entwicklung dieser Komplikation auch altersabhängig zu sein, wie GILL et al. in einer groß angelegten Studie, in der über 700 Säuglinge mit Sichelzellanämie über einen Zeitraum von 10 Jahren nachuntersucht worden sind, berichten (2). In der Studie findet sich kein Hinweis, dass die Entwicklung aseptischer Osteonekrosen mit Arthropathie in diesem Lebensalter ein wesentliches Problem darstellt.

Im Gegensatz dazu scheint die Entwicklung einer Osteomyelitis und einer septischen Arthritis auch bei Kindern mit Sichelzellanämie keine seltene Komplikation zu sein. Diese Patienten sind wahrscheinlich aufgrund eines Defektes im alternativen Komplementsystem besonders für die Entstehung von Salmonelleninfektionen gefährdet. Daneben spielen auch Pneumokokken und Haemophilus influenzae, bedingt durch die funktionelle Asplenie, eine wichtige Rolle. Neben der analgetischen Therapie stehen hier die Isolation der Keime aus der Blutkultur und die frühzeitige, hochdosierte antibiotische Therapie im Vordergrund.

Literatur

1. Wayne AS, Zelicof SB, Sledge CB. Total hip athroplasty in β-Thalassemia. Clin Orthop 1993; 294: 149–154.
2. Onur O, et al. Beta Thalassemia: a report of 20 children. Clin Rheumatol 1999; 18: 42–44.
3. Cohen AR, et al. Safety profile of the oral iron chelator deferiprone: a multicenter study. Br J Hematol 2000; 108: 305–312.
4. Bennet OM, Namnyak SS. Bone and joint manifestations of sickel cell anemia. J Bone Joint Surg Br 1990; 72: 494–499.
5. Gill FM, et al. Clinical events in the first decade in a cohort of infants with sickle cell disease. Blood 1995; 86: 776–783.

Hämophilie A und B

G. AUERSWALD, Bremen

Definition

Die Hämophilien sind durch einen Mangel an Gerinnungsfaktor VIII (F VIII:C) oder Gerinnungsfaktor IX (F IX:C) charakterisiert. Die Klinik der Hämophilie reicht von schwersten, sich bereits bei der Geburt oder im Säuglingsalter manifestierenden Formen bis hin zu subklinischen Verläufen, die meist erst in der späteren Kindheit oder im Erwachsenenalter bei operativen Eingriffen oder Zahnextraktionen erkannt werden.

Klassifikation und Diagnostik

Der Schweregrad wird durch die Höhe der Faktor-VIII- oder Faktor-IX-Aktivität bestimmt und in die verschiedenen klassischen Hämophilieverlaufsformen eingeteilt:

1. Schwere Hämophilie A/B
   (F VIII:C bzw. F IX:C liegt bei <1%).

2. Mittelschwere Hämophilie A/B
   (F VIII:C bzw. F IX:C beträgt 1–5%).

3. Leichte Hämophilie A/B
   (F VIII:C bzw. F IX:C beträgt 5–15%).

4. Sub-Hämophilie A/B
   (F VIII:C bzw. F IX:C beträgt 15–40%).

Ein diagnostischer Hinweis für die Hämophilie findet sich bei einer Verlängerung der partiellen Thromboplastinzeit als Globalwert der Gerinnungsdiagnostik.

Patienten mit weniger als 3% F-VIII- bzw. F-IX-Restaktivität neigen zu spontanen Blutungsereignissen, die besonders oft bei den ersten Gehversuchen von Kindern auftreten. Es kommt dann zu rezidivierenden Blutungen, vor allem in die Gelenke und die Muskulatur. Seltener sind teilweise lebensbedrohliche Blutungen in die inneren Organe oder das ZNS.

Diagnostisch sind zur Darstellung der Blutungen neben der Symptomatik Ultraschalluntersuchungen sinnvoll. Sie können sowohl die Blutungen der inneren Organe (bei offener Fontanelle auch die Blutungen im Bereich des ZNS) wie auch Blutungen im Bereich der Gelenke darstellen. Seit 1981 gibt es vom »orthopedic advisory committee of the world federation of hemophilia«, ein radiologisches Klassifizierungssystem für den Schweregrad der hämophilen Osteoarthropathie. Anhand von 8 Merkmalen pro untersuchtem Gelenk wird ein Score bestimmt (Tab. 108) (1).

Die Diagnostik der Gelenkschäden erfolgt durch die klassische Röntgendarstellung. Bei Kindern wird die Kernspintomographie aufgrund der fehlenden Strahlenexposition teilweise bevorzugt. Ein weiterer Vorteil der Kernspintomographie liegt in der Fähigkeit zur Erkennung von Frühveränderungen und zur Beurteilung von Kniebinnenschäden an Bändern und Menisken.

Tab. 108
Pettersson-Score

Merkmal	Ausprägung	Score
Osteoporose	Nicht vorhanden	0
	Vorhanden	1
Epiphysenvergrößerung	Nicht vorhanden	0
	Vorhanden	1
Irreguläre subchondrale Knochenoberfläche	Nicht vorhanden	0
	Teilweise betroffen	1
	Komplett betroffen	2
Gelenkspalt-verschmälerung	Nicht vorhanden	0
	Gelenkspalt >1 mm	1
	Gelenkspalt ≤1 mm	2
Subchondrale Zysten	Nicht vorhanden	0
	1 Zyste	1
	>1 Zyste	2
Erosionen an den Gelenkrändern	Nicht vorhanden	0
	Vorhanden	1
Inkongruenz der artikulierenden Knochen	Nicht vorhanden	0
	Gering	1
	Ausgeprägt	2
Gelenkdeformität (Angulation/Luxation)	Nicht vorhanden	0
	Gering	1
	Ausgeprägt	2

Gelenkscore: ....
Möglicher Gelenkscore: 0–13

Pathogenese der hämophilen Arthropathie

Etwa 80% aller Blutungsereignisse betreffen die Extremitätengelenke. Hierbei ist hervorzuheben, dass gerade die Gelenkblutungen häufig durch eine Zweizeitigkeit des Blutungsereignisses auffallen. Zunächst tritt eine scheinbar unbedeutende, häufig von den Eltern gar nicht wahrgenommene Blutung auf, die in der Regel durch die funktionierende primäre Hämostase gestillt wird (2). Erst in den darauf folgenden Stunden, oft in der Nacht oder am nächsten Tag, kommt es dann zu einer massiven Blutung. Ältere Hämophiliepatienten merken häufig den Beginn einer Blutung, ähnlich wie bei einer »Aura«. Sie nehmen das Gelenk bewusst wahr, lange Zeit bevor die Blutung klinisch manifest wird. Oft reicht in die-

Abb. 256
Circulus vitiosus der
hämophilen Arthropathie

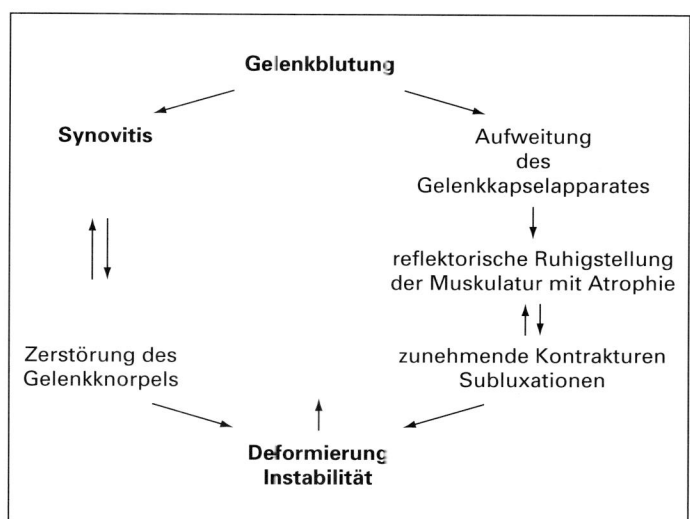

ser Situation eine einmalige Behandlung mit einem Gerinnungskonzentrat aus, um die Blutung zu verhindern.

Aufgrund der langen Hebelverhältnisse kommt es vor allem zu Einblutungen in die Kniegelenke. Sprung- und Ellbogengelenke werden jedoch auch betroffen. Zu Beginn entstehen die Blutungen im Wesentlichen durch traumatische Schädigungen von kleinen und kleinsten Blutgefäßen während des (alltäglichen) Bewegungsablaufes. Bei den meisten Patienten gehen diese Blutungen von den synovialen Zotten aus.

Da die Anzahl der Synovialfalten und deren Kapillarisierung mit der dynamischen Gelenkaktivität korreliert, ist sie bei Kindern, die gerade laufen lernen, sehr hoch. Daher ist in diesem Alter das Risiko für die 1. Gelenkblutung besonders groß. Auch muskulär unkontrollierte Bewegungen im Schlaf können ausreichen, um eine Einklemmung der gut durchbluteten Synovia zwischen Femur und Tibia oder Femur und Patella als eine mögliche Ursache für eine Kniegelenksblutung zu provozieren. Bei Patienten mit einer Hämophilie wird die Blutung erst gestoppt, wenn der Gelenkbinnendruck gleich dem systolischen Druck des blutenden Gefäßes ist.

Im weiteren Verlauf wird das Blut durch die Synovialmembran resorbiert; da jedoch die Blutungsquelle in der Regel nicht verschlossen ist, blutet diese weiter bis zur erneuten Selbsttamponade. Der Verlauf hängt ab von der Größe des geschädigten Gefäßes. Je größer das blutende Gefäß ist, desto größer wird auch der Gelenkbinnendruck und die dann im weiteren Verlauf durch Blutdruck und Synovitis vermittelte Schädigung des Gelenkes. So kann es schon nach 2 ausgeprägten Gelenkblutungen zu strukturellen Gelenkveränderungen kommen. Hierbei spielt vor allem die Schädigung der Synovialmembran eine Rolle, da die Resorptionskapazität schnell überschritten wird. Es kommt dann zur übermäßigen Phagozytose der Erythrozyten durch die synovialen Deckzellen und im weiteren Verlauf zur konsekutiven Anreicherung mit Siderinpigment.

Infolge der vermehrten Resorptionsarbeit entsteht eine vaskuläre Hyperplasie mit vergrößerten und vermehrten Villi zur besseren Reabsorption der intraartikulären Blutmenge. Hier beginnt dann der »Teufelskreis« (Abb. 256), da die villöse Hyperplasie, die häufig schon ab dem 4. Tag entsteht, wiederum eine gesteigerte Blutungsneigung mit sich bringt.

Durch unphysiologische Vermehrung von Eisen in den Synoviozyten werden die Speicherorganellen überlastet und zerstört.

Das während eines Hämarthros durch Erythrozytenzerfall freigesetzte Hämoglobin wird wahrscheinlich durch Diffusion in die oberen Knorpelschichten aufgenommen; es folgt dann eine Chondrozytennekrose. Zusammen mit den bei der Zerstörung der Synoviozyten frei werdenden lysosomalen proteolytischen Enzyme wird die Knorpelmatrix angegriffen und zerstört.

Alle diese Mechanismen beschleunigen über die Chondronekrose die oft schnell progrediente Arthrose eines Blutergelenkes. Die Zerstörung des Gelenkknorpels führt dann zur Deformität und Instabilität und damit erneut zu dem höheren Risiko neuer Gelenkblutungen. Zusätzlich führt der erhöhte Gelenkbinnendruck bei einer Blutung zu einer Aufweitung der Gelenkkapsel mit dann reflektorischer Muskelhemmung und nachfolgender Atrophie der Muskulatur; es entstehen weitere Gelenkschäden mit Eintreten von Beugekontrakturen oder Subluxationen sowie deutlichen Bewegungseinschränkungen.

Therapie

Die grundsätzlichen Ziele bei der Hämophilietherapie sind:

1. Vermeidung von Blutungen und deren Folgen;
2. Behandlung von Blutungen, deren Komplikationen und Folgeschäden;
3. Verhütung von therapiebedingten Nebenwirkungen;
4. Integration des Hämophiliepatienten in ein normales soziales Umfeld.

Seitdem es möglich ist, durch hochkonzentrierte Gerinnungspräparate eine adäquate Behandlung bei Blutungen durchzuführen, sind die bleibenden Schäden deutlich geringer geworden (3).

Einen Durchbruch brachte die regelmäßige prophylaktische Therapie mit Gerinnungsfaktoren zur Vorbeugung von Blu-

tungen und damit auch die Verhinderung einer osteoarthropathischen Gelenkveränderung (4). Dies kann nur bei rechtzeitigem Beginn der prophylaktischen Behandlung bereits im frühen Kindesalter (primäre Prophylaxe) erreicht werden (5). Das Ziel ist dabei, einer zunehmenden Körperbehinderung entgegenzuwirken und damit dem Patienten eine volle Integration in sein soziales Umfeld sowie eine altersgemäße physische und psychische Entwicklung sowie eine schulische und anschließend auch eine berufliche Integration zu ermöglichen (6, 7).

Literatur

1. Pettersson H, Ahlberg A, Nilsson IM. A radiographic classification of hemophilic osteoarthropathy. Clin Orthop 1980; 149: 153–158.
2. Landbeck G, Kurme A. Die hämophile Kniegelenksarthropathie: Ein Beitrag zur Behandlung von Kniegelenksblutungen und ihren Folgezuständen. Monatsschr Kinderheilk 1970; 118: 29–43.
3. Nilsson IM, et al. Twenty-five years experience of prophylactic treatment in severe haemophilia A and B. J Intern Med 1992; 232: 25–37.
4. Kreuz W, et al. Prävention von Gelenkveränderungen bei hämophilen Kindern durch frühzeitige Prophylaxe. Orthopäde 1999; 28: 341–346.
5. Aledort LM, et al. A longitudial study of orthopaedic outcomes for severe factor-VIII-deficient haemophiliacs. J Intern Med 1994; 236: 391–399.
6. Schramm W. Konsensusempfehlungen zur Hämophiliebehandlung in Deutschland. Hämostaseologie 1994; 14: 81–83.
7. Vorstand und Wissenschaftlicher Beirat der Bundesärztekammer: Leitlinien zur Therapie mit Blutkomponenten und Plasmaderivaten. Deutscher Ärzteverlag 1995; 97–115.

Hämochromatose

E. MÖNCH und R. KEITZER, Berlin

Definition und Häufigkeit

Unter Hämochromatose versteht man einen Zustand, bei dem Struktur und Funktion von Geweben und/oder parenchymatösen Organen durch zu hohe Eisenkonzentrationen gestört sind. Sie wird auch als Eisenspeicherkrankheit bezeichnet.

Die idiopathische, hereditäre Form der Hämochromatose ist die häufigste monoallele genetische Erkrankung. Jeder vierhundertste Deutsche ist reinerbiger (homozygoter) Anlageträger (1).

Unterschieden werden verschiedene Formen der Hämochromatose:

Ätiologie und Pathogenese

1. Idiopathische, hereditäre Form (angeboren, familiär) (MCKUSICK 235200). Ursache der idiopathischen, hereditären Hämochromatose ist der Verlust des die Eisenresorption kontrollierenden Mechanismus. Das für den autosomal rezessiv vererbten Defekt zuständige Gen ist auf dem Chromosom 6 in der Nähe des HLA-Locus lokalisiert. In der deutschen Bevölkerung weisen 90% der Betroffenen die gleiche Mutation auf (C282Y). Es kommt zu vermehrter Aufnahme von Eisen durch den Darm und in das retikuloendotheliale System. Da die Eisenspeicherung nur langsam fortschreitet, sind erkrankte Kinder sehr selten. In

der Regel treten Symptome zwischen dem 40. und 60. Lebensjahr auf (2).

2. Erythropoetische Form (bei Blutbildungsstörungen. z. B. Thalassämie). Bei Erkrankungen der Blutbildung wie BLACKFAN-DIAMOND-Anämie und Thalassämien kommt es aus bisher ungeklärten Gründen zu einer vermehrten Resorption von Eisen durch den Darm.

3. Erworbene, artefizielle Form: Zur Eisenüberladung und damit zur Hämochromatose (und Hämosiderose) kommt es auch bei häufigen Transfusionen.

4. Neonatale Hämochromatose (Riesenzellhepatitis; MCKUSICK 231100). Bei der neonatalen Hämochromatose handelt es sich um eine seltene Krankheit mit schwerer Leberinsuffizienz aufgrund enormer Speicherung von Eisen in den Hepatozyten.

Das überschüssige Eisen wird in Form von Siderin (Hämosiderin), einem Eisen-Eiweiß-Komplex mit etwa 37% Eisenanteil, oder als Ferritin gespeichert.

Klinischer Befund

Eisen wird bevorzugt in folgenden Organen gespeichert: Leber $\Rightarrow$ Hepatomegalie (95%), Zirrhose; Herz $\Rightarrow$ Herzinsuffizienz; Pankreas $\Rightarrow$ Diabetes mellitus; endokrine Organe $\Rightarrow$ Hodenatrophie, Amenorrhö; Haut $\Rightarrow$ Pigmentation; Gelenke $\Rightarrow$ Arthritis, Arthralgien

Arthropathien sind bei 40–75% der Patienten zu beobachten. Typisch sind Schwellungen und Deformierungen der Mittelhand-/Handknochen sowie Bewegungseinschränkungen an den Mittelhand- und Fingergelenken sowie Verlust an Gelenkknorpel. Arthralgien sind häufig, ohne ein röntgenologisches Äquivalent zu finden. Sekundär tritt nicht selten zusätzlich Chondrokalzinose auf (siehe auch Seite 444) (3).

Laborbefunde

Hohe Eisenkonzentrationen und Transferrinsättigung im Plasma, Ferritinerhöhung ist seltener, eventuell leichte Transaminasenerhöhung.

Apparative Untersuchungen

Eventuell röntgenologische Untersuchung der Hände zur Beurteilung der Gelenkknorpel.

Diagnose

Die Diagnose basiert auf dem klinischen Bild sowie den hohen Serumeisenkonzentrationen und der hohen Transferrinsättigung. Nachweis der Eisenspeicherung durch Deferoxamintest. Diagnosesicherung durch Bestimmung der Punktmutation. Eine Leberpunktion für histologische Untersuchungen sollte nur bei weitergehenden differenzialdiagnostischen Erwägungen vorgenommen werden.

Standardtherapie, Therapieüberwachung und Prognose

Die Gabe von Chelatbildnern ist die Therapie der Wahl (Desferrioxamin). Aderlässe führen ebenfalls zu einer Verringerung des Eisendepots. Da Vitamin C die Eisenresorption fördert, sollte die Zufuhr möglichst nicht mehr als 200 mg/d betragen.

Die P r o g n o s e hängt von der Schwere und der Behandelbarkeit der Grunderkrankungen ab.

Literatur

1. Medizinreport: Hämochromatose. Dtsch Ärztebl 2001; 98: 562–563.
2. Bothwell TH, Chirton RW, Motulsky AG. Hemochromatosis. In: Scriver CR, et al., editors. The Metabolic on Molecular Bases of Inherited Disease. 7th ed. New York: McGraw-Hill; 1995. p. 2237–2269.
3. Gottschalk R, et al. Die hämochromatotische Arthropathie. Eine frühe Manifestation genetischer Hämochromatose. Z. Rheumatol 1997; 56: 156–162.

Alkaptonurie (Ochronose)

E. MÖNCH und R. KEITZER, Berlin

Definition und Häufigkeit

Die Alkaptonurie, das heißt der Homogentisinsäureoxidasemangel, ist eine mindestens seit dem 16. Jahrhundert bekannte Krankheit. Die Bezeichnung »Alkaptonurie« stammt aus der Beobachtung, dass die vermehrt ausgeschiedene Substanz Alkali »an sich reißt« (1). »Ochronose« geht auf eine Beobachtung von generalisierter Pigmentierung des Knorpels eines Patienten zurück, der im Mikroskop ochre (ockerfarben) erschien (2).

Die H ä u f i g k e i t beträgt etwa 1:30000.

Ätiologie und Pathogenese

Der Alkaptonurie liegt der autosomal rezessiv vererbte Defekt der Homogentisinsäureoxidase zugrunde (MCKUSICK 203500). Das Gen wurde auf 3q21-q23 lokalisiert, mehrere Mutationen sind beschrieben (Stoffwechselweg siehe Abb. 257).

Homogentisinsäure entsteht in großen Mengen und wird größtenteils mit dem Harn ausgeschieden. In Gegenwart von Sauerstoff polymerisiert Homogentisinsäure zu einem dunkelbraunen bzw. dunkelblauen bis schwarzen Pigment. Sie bildet sich im Harn, wenn dieser einige Stunden stehen

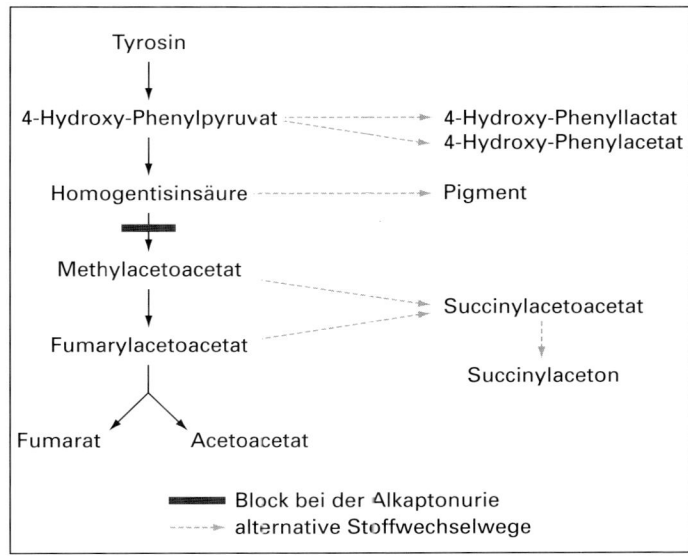

Abb. 257
Stoffwechselweg des
Tyrosinabbaus;
Block bei der Alkaptonurie

Tyrosin

4-Hydroxy-Phenylpyruvat ┈┈┈┈> 4-Hydroxy-Phenyllactat
⤳ 4-Hydroxy-Phenylacetat

Homogentisinsäure ┈┈┈┈> Pigment

Methylacetoacetat

Fumarylacetoacetat ┈┈┈> Succinylacetoacetat
┆
Succinylaceton

Fumarat Acetoacetat

▬▬▬ Block bei der Alkaptonurie
┈┈┈> alternative Stoffwechselwege

gelassen wird (Zusatz von Alkali beschleunigt diesen Prozess). Das Pigment bildet sich aber auch aus der im Gelenkknorpel abgelagerten Homogentisinsäure, in den Skleren und im Knorpel der Ohren. Es entsteht dann das erwähnte Bild der Ochronose.

Klinischer Befund

Symptome werden vor dem 3. Lebensjahr (mit Ausnahme von dunkel gefärbten Windeln) nicht beobachtet. Sichtbar werden meist Pigmentablagerungen in den Skleren, eventuell auch im Ohrknorpel. Die Ablagerung der Homogentisinsäure mit Pigmentbildung im Gelenkknorpel und der dadurch entstehenden Osteoarthritis tritt erst im Erwachsenenalter auf und kann dem klinischen Bild einer juvenilen idiopathischen Arthritis sehr ähneln: chronische schmerzhafte Schwellung und Bewegungseinschränkung, initial häufig das Bild einer Mon- oder Oligoarthritis. Tiefer Rückenschmerz und Wirbelsäulenversteifung treten bei spinalem Befall auf (4). Luxationen der Bandscheiben sind häufig.

Laborbefunde

Mit chromatographischen Methoden lässt sich die Homogentisinsäure im Harn qualitativ und quantitativ nachweisen.

Apparative Untersuchungen

Röntgenologische Untersuchung der Wirbelsäule im Erwachsenenalter.

Diagnose

Die Harnverfärbung ist meist das 1. Zeichen. Da die Patienten aber meist bis zur 4. Lebensdekade sonst keine klinischen Symptome aufweisen, wird die Diagnose häufig erst gestellt, wenn sich Gelenksymptome ergeben. Einzelne Manifestationen gibt es aber bereits im Kindesalter. Die Diagnose wird in der Regel ausschließlich durch den Nachweis der Homogentisinsäureausscheidung mit dem Harn gestellt. Spezielle Untersuchungen bei Vorliegen einer Osteoarthritis alcaptonuria sind in der Regel nicht nötig.

Standardtherapie und Therapieüberwachung

Die einzige den Patienten zumutbare Therapie ist die Verlangsamung der ohnehin schon geringen Progredienz dieser Erkrankung mit Gabe von hohen Vitamin-C-Dosen (100 mg/kg KG/d bzw. 1 g/d). Die Bildung von Homogentisinsäure lässt sich durch die Blockierung der 4-Hydroxy-Phenylpyruvatdioxigenase mit NTBC (2-[2-Nitro-4-Trifluoromethylbenzoyl]-1,3-Cyclohexanedion) verhindern, was aber eine phenylalanin- und tyrosinreduzierte Kost notwendig macht. Diese Art der suffizienten, aber aufwendigen Behandlung ist derzeit in der Diskussion. Eine spezifische Therapie der Oseoarthritis gibt es nicht. Gelenkersatzoperationen (Hüftgelenk) sind die Therapie der Wahl.

Prognose

In der Regel treten ernsthafte Gelenkbeschwerden erst jenseits des 40., meist jedoch erst jenseits des 60. Lebensjahres auf.

Literatur

1. Adler G, et al., Hrsg. Leiber: Die klinischen Syndrome. 8. Aufl. Bd. 1. München: Urban & Schwarzenberg; 1996. S. 37.
2. Nyhan WL, Ozand PT. Atlas of metabolic Diseases. London: Chapman & Hall Medical; 1998. p. 104–108.
3. La Du BN. Alkaptonuria. In: Scriver CR, et al., editors. The Metabolic and Molecular Bases of Inherited Disease. 7th Ed. New York: McGraw-Hill; 1995. p. 1371–1386.
4. Hamdi N, Coole TDV, Hassan B. Ochronotic arthropathy: case report and review of the literature. Intern Orthopaedics 1999; 23: 122–125.

EHLERS-DANLOS-Syndrom (Okzipitalhorn-Syndrom, MARFAN-Syndrom)

H. LEHMANN, Bad Bramstedt

EHLERS-DANLOS-Syndrom

Das EHLERS-DANLOS-Syndrom umfasst eine heterogene Gruppe von Bindegewebserkrankungen, deren Ursachen oftmals Mutationen in Genen sind, die für unterschiedliche Kollagentypen oder aber für am Kollagenstoffwechsel beteiligte Enzyme kodieren. Klinisch besteht eine Trias aus hyperextensibler Haut, Gelenkhypermobilität und Bindegewebsfragilität. Liegen dem jeweiligen Krankheitsbild Mutationen in Genen zugrunde, die für tripelhelikale Kollagene wie Kollagen Typ I, III oder V kodieren, handelt es sich um autosomal dominant vererbbare Erkrankungen. Bei Mutationen in Genen, die für am Kollagenstoffwechsel beteiligte Enzyme kodieren, ist der Erbgang autosomal rezessiv.

Kutane Manifestationen des EHLERS-DANLOS-Syndroms: Die Haut ist hyperextensibel (Abb. 258). Nach einer Extension zieht sie sich wieder zusammen. Mit Ausnahme von Narbenregionen liegt die Haut nicht in Falten. Die Oberfläche fühlt sich samtweich an. Die Haut ist teilweise extrem fragil. Nach kleineren Traumata kommt es zu kompletten Rupturen mit tiefen fischmaulartigen Wunden. Die Narben sind zigarettenpapierdünn und reißen leicht erneut ein. Häufig bilden sich Hyper-

Abb. 258
Hyperextensible Haut bei
EHLERS-DANLOS-Syndrom;
10-jähriger Junge

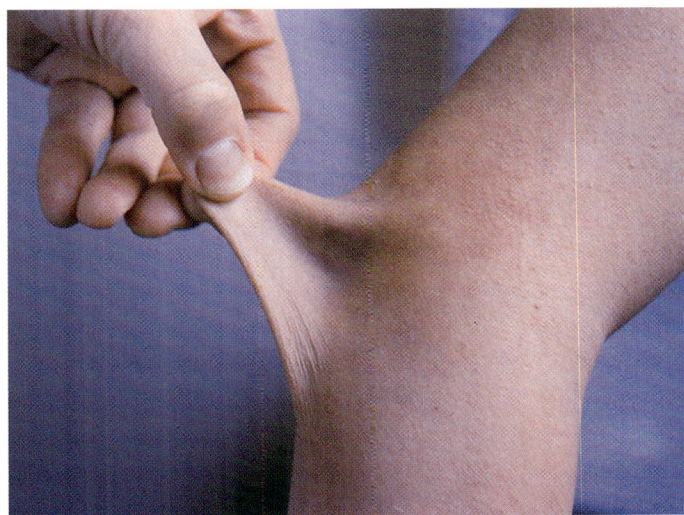

Abb. 259
Hyperextension im
Daumengrundgelenk bei
EHLERS-DANLOS-Syndrom
beim selben Patienten

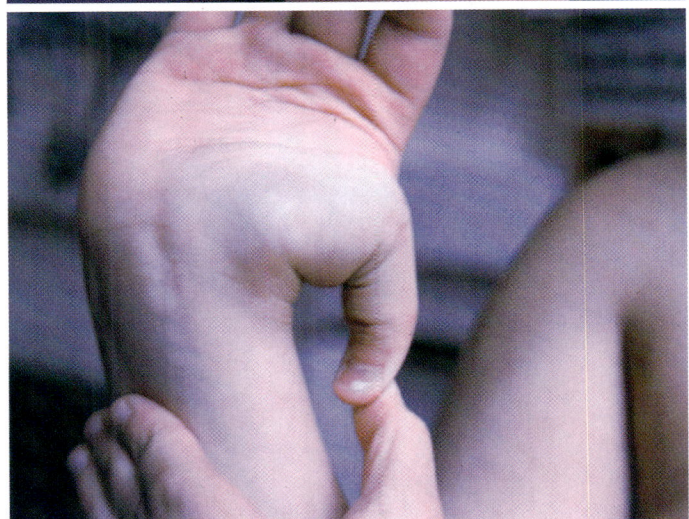

pigmentierungen. Bei kleineren Traumata kommt es bereits zu ausgedehnten Hämatomen. Durch Organisation und Verkalkung oberflächlicher Hämatome entstehen molluskoide Pseudotumoren. Fetthaltige Zysten in der Subkutis (Spheroide) verkalken ebenfalls und lassen sich dann radiologisch darstellen. Bei einigen Formen des EHLERS-DANLOS-Syndroms kön-

nen ein RAYNAUD-Phänomen und Akroosteolysen auftreten. Die Abgrenzung zu rheumatischen Erkrankungen ist durch die übrigen Manifestationen des EHLERS-DANLOS-Syndroms relativ einfach möglich.

Die Therapie ist symptomatisch und orientiert sich an den auftretenden Problemen. Sie setzt sich aus operativen

| EHLERS-DANLOS-Typ* | Symptome | | Verer-bung | Biochemi-scher/mole-kularer Defekt |
	Hauptkriterien	**Nebenkriterien**		
Klassischer Typ (I, II)	Haut hyperextensibel, Gelenkhypermobilität, distendierte, atrophe Narben	Glatte, samtartige Haut, Hämatomneigung, Gelenkhypermobilitäts-folgen, Organmanifesta-tionen der Bindegewebs-fragilität/Schwäche (vaskulär, gastrointesti-nal, urogenital etc.), Operationskomplika-tionen, Molluskoide, Pseudotumoren, subkutane Spheroide, Muskelhypotonie	AD	Bei etwa 20% der Patienten abnormes Kollagen Typ V durch Mutationen in COL5A1- oder COL5A2-Genen. Meist ist die Erkran-kungsursache unbekannt
Hypermobili-tätstyp (III)	Generalisierte Gelenk-hypermobilität, Haut hyperextensibel, weich, samtartig	Rezidivierende Gelenk-luxationen, chronischer Gelenk- und/oder Extremitätenschmerz	AD	Nicht bekannt
Arterieller Typ (IV)	Dünne, durch-scheinende Haut, arterielle, intestinale, uterine Rupturen, charakteristische Gesichtszüge	Akrogerie, Hypermobili-tät kleiner Gelenke, früh beginnende Varikose, Pneumohämatothorax, Klumpfuß, arterio-venöse Fisteln, Aorten-ruptur (descendens), Sehnen- und Muskel-ruptur, plötzlicher Tod naher Verwandter	AD	Abnormes Kollagen Typ III durch Mutationen in COL3A1-Genen
Kyphoskoliose-typ (VI)	Bei Geburt schwere Muskelhypotonie, generalisierte Gelenk-laxizität, Skoliose be-reits bei Geburt, im Verlauf fortschreitend Augenruptur	Gewebsfragilität einschließlich atropher Narben, Hämatom-neigung, marfanoider Habitus, Arterienruptur, Mikrokornea, radio-logisch erkennbare Osteoporose	AR	Fehlende oder verminderte Aktivität der Lysylhydroxy-lase durch Mutationen im PLOD-Gen
Arthro-chalasie (VII A und VII B)	Schwere generali-sierte Gelenkhyper-mobilität mit rezidivie-renden Luxationen, kongenitale bilaterale Hüftluxation	Hauthyperextensibilität, Gewebsfragilität ein-schließlich atropher Nar-ben, Muskelhypotonie, Kyphoskoliose, Häma-tomneigung, milde radiologisch erkenn-bare Osteoporose	AD	Fehlendes Abspalten des Prokollagen-IN-Propetides durch Muta-tionen im COL1A1- oder COL1A2-Gen

| EHLERS-DANLOS-Typ* | Symptome | | Verer-bung | Biochemi-scher/mole-kularer Defekt |
	Hauptkriterien	Nebenkriterien		
Humane Dermato-sparaxie (VII C)	Extreme Zerreißbar-keit der Haut, hängende oder grobfaltige Haut	Weiche, teigige Gewebsstruktur, Hämatomneigung, vorzeitige Eihaut-rupturen, große Hernien	AR	Fehlendes Abspalten des Prokollagen-IN-Propetides durch vermin-derte Aktivität der IN-Pro-peptidase aufgrund von Mutationen im IN-Pro-petidase-Gen

Tab. 109
Derzeit gebräuchliche Nosologie (1)

* = in Klammern findet sich die vorhergehende Nomenklatur (2)
AD = autosomal dominant
AR = autosomal rezessiv

(Notfall)-Eingriffen und physiotherapeutischen Maßnahmen zur Gelenkstabilisation (Muskelkorsett) zusammen. Bei Gelenkbeschwerden als Folge der Hypermobilität kann der Einsatz von nicht steroidalen Antirheumatika hilfreich sein (nicht beim arteriellen und beim Kyphoskoliosetyp wegen Blutungsgefahr).

Muskuloskelettale Zeichen des EHLERS-DANLOS-Syndroms: Generalisierte Hypermobilität kleiner (Abb. 259) und/oder großer Gelenke. Häufig treten Gelenkluxationen auf. Besonders anfällig sind die Hüft-, Schulter- und Klavikulargelenke sowie die Patella. Besonders in den Kniegelenken kommt es durch Traumata als Folge der mangelhaften Bandführung der Gelenke zu rezidivierenden Ergüssen oder zu einem Hämarthros. Unter Belastung entstehen ausgeprägte Plattfüße. Spondylolisthesis oder Skoliosen kommen in unterschiedlicher Ausprägung vor.

Diagnostische Zeichen des EHLERS-DANLOS-Syndroms am Bewegungsapparat sind eine passive Dorsalflektion des 5. Fingers über 90° bei flach aufgelegter Hand, Hyperextension der Ellenbogen- und Kniegelenke über 10°, Heranziehen des Daumens bis zur Auflage auf dem Radius. Auflegen der flachen Hand auf den Boden bei der Prüfung des Finger-Bodenabstandes. Vor allem bei Neugeborenen und Säuglingen findet sich eine ausgeprägte muskuläre Hypotonie, die eine Abgrenzung zu neurometabolischen Erkrankungen erforderlich macht. Die verschiedenen Formen des EHLERS-DANLOS-Syndroms lassen sich teilweise klinisch gut voneinander abgrenzen (Tab. 109).

Lebensbedrohliche Ereignisse können durch plötzliche, nicht traumatisch bedingte Rupturen großer Gefäße, intrakranieller Aneurysmata, Darm, Uterus oder Milz entstehen. Als Folge der generalisierten Bindegewebserkrankung können ein Spontanpneumothorax oder ein Pneumomediastinum auftreten. Beim okulär-skoliotischen Typ treten Bulbusrupturen oder eine Netzhautablösung auf. Selten beobachtet man im Verlauf des Lebens sich entwickelnde Herzklappenfehler.

Okzipitalhorn-Syndrom

Das Okzipitalhorn-Syndrom, früher als EHLERS-DANLOS Syndrom Typ IX bezeichnet, ist eine X-chromosomal rezessiv vererbte Kupferstoffwechselstörung, die eng mit dem MENKES-Syndrom verwandt ist (3). Beiden Erkrankungen liegen Mutationen in einem auf Chromosom X13.3 liegenden Gen zugrunde, das für eine kupfertransportierende ATPase kodiert. Im Serum finden sich erniedrigte Kupfer- und Zäruloplasminspiegel. Durch den fehlerhaften intrazellulären Kupfertransport kommt es zur Aktivitätsverminderung der Lysyloxidase, einem kupferabhängigen Enzym, das die Quervernetzung sowohl von Kollagen als auch von Elastin initiiert. Therapieversuche mit Kupfersalzen zeigten bisher keinen positiven Einfluss auf den Krankheitsverlauf.

Symptome der Erkrankung sind Gelenküberstreckbarkeit, atrophe Narbenbildung, Urogenitalabnormalitäten (Blasendivertikel, Obstruktionen), chronische Diarrhö, Thorax-, Klavikula und Wirbelsäulendeformitäten sowie mentale Beeinträchtigungen bis hin zur Debilität. Radiologisch zeigen sich knöcherne Protuberanzen am Okziput, die sog. Hörner, und oft eine generalisierte Osteoporose. Selten können durch Aneurysmarupturen lebensbedrohliche Ereignisse auftreten.

MARFAN-Syndrom

Das autosomal dominant vererbbare MARFAN-Syndrom beruht auf Mutationen in für Fibrillin 1 kodierende Gene (4). Fibrillin 1 ist der Hauptbestandteil extrazellulärer Mikrofibrillen. Diese kommen entweder als Einzelstrukturen vor oder bilden gemeinsam mit Elastin elastische Fasern.

Die Erkrankung ist durch skelettale Veränderungen, zerebrale Malformationen, Augenbeteiligung sowie kardiovaskuläre Veränderungen gekennzeichnet. Fehlt ein erstgradig verwandter Betroffener, wird in der Regel die Diagnose klinisch gestellt. Zuvor sollte eine Homozystinurie ausgeschlossen werden. Mindestens in 2 Systemen müssen Hauptmanifestationen der Erkrankung diagnostiziert werden (2, 4). Die Therapie ist symtomatisch und komplikationsorientiert.

Zum Ausschluss von kardiovaskulären Komplikationen sind regelmäßige Ultraschalluntersuchungen des Herzens und der Aorta erforderlich. Zur Senkung der Mortalität wird ab einem Aortenwurzeldurchmesser von 55 mm ein prophylaktischer Ersatz der Aortenwurzel durchgeführt. Wegen lumbaler Schmerzen, Hüftgelenksarthralgien, Gelenkergüssen oder vorzeitiger Arthrosen als Folge einer Gelenkhypermobilität ist gelegentlich der Ausschluss einer rheumatischen Erkrankung erforderlich. Eine Behandlung mit nicht steroidalen Antirheumatika kann die Beschwerden gelegentlich bessern.

Literatur

1. Beighton P, et al. Ehlers-Danlos Syndromes: Revised Nosology, Villefranche, 1997. Am J Med Genet 1998; 77: 31–37.
2. Beighton P, et al. International nosology of heritable disorders of connective tissue, Berlin, 1986. Am J Med Genet 1988; 29: 581–594.
3. Danks DM. Disorders of copper transport: Menkes disease and the occipital horn syndrome. In: Royce PM, Steinmann B, editors. Connective tissue and its heritable disorders. New York: Wiley-Liss; 1993. p. 487–505.
4. Godfrey M. The Marfan syndrome. In: Beighton P, editor. Heritable disorders of connective tissue. St. Louis: Mosby; 1993. p. 51–135.

Endokrine Störungen

V. WAHN, Schwedt/Oder

Cheiroarthropathie bei Diabetes mellitus

Mit besonderer Berücksichtigung des Diabetes mellitus Typ I

W. MARG, Bremen

Verschiedene Störungen des Endokriniums können mit Gelenkbeschwerden einhergehen, zum Teil mit, zum Teil ohne Osteoporose. Vereinzelt sind auch, so z. B. bei der Osteogenesis imperfecta, genetische Störungen für die Osteoporose verantwortlich. Da der Zusammenhang mit anderen Osteoporoseformen deutlich gemacht werden soll, wurde die Erkrankung hier eingegliedert.

Definition

Schmerzlose Einschränkung der Beweglichkeit der Gelenke. Bevorzugt Hände, besonders Fingergelenke. Die Patienten mit Diabetes mellitus Typ I und Typ II sind unfähig, die Hand in den Fingergelenken zu strecken.

Häufigkeit

1976 beschrieben BENEDETTI et al. (1) eine schon von ROSENBLOOM und FRIAS (2) vorgestellte Komplikation von Diabetes mellitus Typ I bei 9 insulinbehandelten juvenilen Diabetespatienten, die nicht rheumatisch erkrankt waren, mit einem mittleren Alter von 20 Jahren. Es handelte sich um 5 männliche und 4 weibliche Patienten. Die Dauer der Insulintherapie betrug zum Zeitpunkt der Diagnosestellung 4–10 Jahre.

FERNANDO et al. (3) beobachteten 1997 bei 216 Patienten mit nicht insulinabhängigem Diabetes mellitus bei 40 Patienten eine Cheiroarthropathie im Vergleich zu 10 Probanden aus einer nach Alter und Geschlecht vergleichbaren Kontrollgruppe. In einer Arbeit von LU (4) wird die Veränderung bei 92 Patienten (54%) in einer

Gruppe von 170 nicht insulinabhängigen Diabetikern mitgeteilt. AKANJI (5) fand eine Prävalenz von 19% mit begrenzter Gelenkbeweglichkeit der Hand im Gegensatz zu 4% in einer nicht diabetischen Population, wobei die Einschränkung der Gelenkbeweglichkeit in der mit Insulin behandelten Gruppe mit 32% deutlich höher war als in der nicht insulinabhängigen Diabetesgruppe. FISHER (6) berichtete über 29 Patienten mit insulinabhängigem Diabetes mellitus und Cheiroarthropathie, von denen 13 zusätzlich Schulterbeschwerden hatten (»frozen shoulder«) im Vergleich zu 2 Patienten ohne Cheiroarthropathie (5).

Die in über 60 deutschen Kinderkliniken gesammelten Daten von Kindern und Jugendlichen mit insulinabhängigem Diabetes mellitus Typ I, welche fortlaufend zentral gesammelt werden (HOLL, DPV-Programm) enthalten keine Angaben über Häufigkeit und Ausmaß der Cheiroarthropathie (HOLL, persönliche Mitteilung, 1999). In dieser Datenerfassung wird nach diesem Symptom nicht systematisch gesucht.

Ätiologie und Pathogenese

BENEDETTI (1) sah in seiner Arbeit Zusammenhänge der Cheiroarthropathie mit dem frühen Einsetzen des Diabetes mellitus, der schlechten Kontrolle, einem verminderten Wachstum, einer Hepatomegalie und einer verzögerten Pubertät bei langzeitiger Insulintherapie.

IWASAKI (7) fand bei einer 21 Jahre alten Diabetikerin (10 Jahre diabeteskrank) histologische Veränderungen des Kollagens, wie bei einer progressiven systemischen Sklerose. COLLIER (8) sah eine Hautverdickung durch Kollagenvermehrung bei insulinabhängigem Diabetes mellitus Typ I (66 Patienten, 24–38 Jahre). Die Hautdicke war erhöht und deutlich korreliert mit der Dauer des Diabetes, der schlechten glykämischen Kontrolle, einer Retinopathie, einer Cheiroarthropathie und verminderten Vibrationsempfindungen.

FITZCHARLES (9) beobachtete bei 36 Patienten mit nicht insulinabhängigem Diabetes, die konseku-

tiv untersucht waren, eine gestörte Gelenkbeweglichkeit, im Gegensatz zu 7 nicht diabetischen Kontrollpatienten. Unter den diabetischen Patienten hatten die mit gestörter Gelenkfunktion deutlich mehr mikrovaskuläre Veränderungen als die Diabetiker ohne gestörte Gelenkfunktion, so Retinopathie und Neuropathie (42%:22%). Auch waren sie wesentlich häufiger unter Insulinbehandlung als die Gruppe diabetischer Patienten ohne Cheiroarthropathie (86%:63%) und hatten häufiger zusätzliche rheumatische Erkrankungen wie DUPUYTREN-Kontraktur und Osteoarthritis als die andere Gruppe (36%:18%).

SCOTT (10) sah eine Cheiroarthropathie familiär gehäuft ohne Diabetesmanifestation und andere klinische Abnormitäten und Ähnlichkeiten zum Skleroderm. HÜRTER (11) vermutete als Ursache Änderungen der Kollagenbindegewebsstruktur durch Bildung von AGE-Produkten (advanced glycosylated endproducts).

F a z i t : Ein schlecht eingestellter, über lange Zeit bestehender Diabetes mellitus Typ I und Typ II kann am ehesten über die AGE-Produkte Veränderungen der Kollagenbindegewebsstruktur bewirken, die die Cheiroarthropathie als Symptomatik zur Folge haben können. Eine zusätzliche Neigung zu rheumatischen Erkrankungen kann in der Pathogenese eine Rolle spielen.

Anamnese

Wichtige Hinweise sind ein lang anhaltender Diabetes mellitus Typ I, schlechte Einstellung, Hinweise auf mikrovaskuläre Veränderung wie pathologischer Augenhintergrundbefund bei der augenärztlichen Untersuchung und erhöhte Albuminausscheidung im 12- oder 24-Stundenharn.

Klinischer Befund

Endgradige Streckhemmungen der Kleinfingergelenke, sichtbar beim flachen Aufeinanderlegen der Handinnenseiten, schmerzlos, keine Gelenkschwellung, gegebenenfalls verdickte Haut auch im Unterarm- und Ellbogenbereich.

Laborbefunde

Für die Cheiroarthropathie gibt es keine spezifischen Befunde, außer hohes HbA_{1c} über einen längeren Zeitraum, und gegebenenfalls hohe Albuminausscheidung im Harn.

Diagnose

Diabetes mellitus Typ I plus endgradige Streckhemmung der Kleinfingergelenke bei Aufeinanderlegen der Handflächen ergeben die Diagnose. Bildgebende Verfahren liefern keine spezifischen diagnostischen Hinweise.

Standardtherapie und Prognose

Optimierung des Glukosestoffwechsels mit Insulintherapie und Ernährungsbehandlung. Eine weitere therapeutische Option ist die Physiotherapie mit gezielter Beeinflussung der Handfunktion.

Die P r o g n o s e ist abhängig vom Verlauf des Diabetes mellitus Typ I.

Literatur

1. Benedetti A, Noacco C. Juvenile diabetic cheiroarthropathy. Acta Diabetol Lat 1976; 13: 54–67.
2. Rosenbloom AL, Frias JL. Diabetes, short stature and joint stiffness, a new syndrome. Clin Res 1974; 22: 92A.
3. Fernando DJ, Vernidharan J. Limited joint mobility in Sri Lankan patients with non-insulin-dependent diabetes. Br J Rheumatol 1997; 36: 374–376.
4. Lu YC, et al. Limited joint mobility of the hand: prevalence and relation to chronic complications in non-insulin-dependent diabetes mellitus patients. J Formos Med Assoc 1993; 92: 139–143.
5. Akanji AO, Bella AF, Osotimehin BO. Cheiroarthropathy and long term diabetic complications in Nigerians. Ann Rheum Dis 1990; 49: 28–30.
6. Fisher L, Kurtz A, Shipley M. Association between cheiroarthropathy and frozen shoulder in patients with insulin-dependent diabetes mellitus. Br J Rheumatol 1986; 25: 141–146.

7. Iwasaki T, et al. Diabetic scleroderma-like changes in a patient with maturity onset type diabetes of young people. Dermatology 1994; 188: 228–231.
8. Collier A, et al. Relationship of skin thickness to duration of diabetes, glycemic control, and diabetic complications in male IDDM patients. Diabetes Care 1989; 12: 309–312.
9. Fitzcharles MA. Limitation of joint mobility (cheiroarthropathy) in adult noninsulin-dependent diabetic patients. Ann Rheum Dis 1984; 43: 251–254.
10. Scott DL, et al. Familial cheiroarthropathy without juvenile onset diabetes mellitus. Rheumatol Int 1982; 2: 141–143.
11. Hürter P. Diabetes bei Kindern und Jugendlichen. Berlin: Springer; 1997.

Wachstumshormonexzess (Gigantismus, Akromegalie)

W. Schönberger,
T. Koffler und J. Pohlenz, Mainz

Definition

Vermehrte autonome Wachstumshormon-sekretion, die vor dem Epiphysenfugen-schluss Gigantismus und danach eine Akromegalie verursacht.

Ätiologie und Pathogenese

Fast immer ist ein STH-produzierendes Hypophy-senadenom für den Wachstumshormonexzess verantwortlich. Äußerst selten ist er Folge einer ektopen GHRH-Produktion (Wachstumshormon-freisetzungshormon), durch die es zur STH-Zell-hyperplasie kommt (1).

Durch die erhöhten STH-Spiegel nehmen Produk-tion und Freisetzung von IGF-I (Somatomedin C) zu. IFG-I vermittelt die biologische Wirkung des STH und hemmt im Sinne einer negativen Rück-kopplung die STH-Sekretion der Hypophyse. Beim Wachstumshormonexzess ist diese Auto-regulation der STH-IGF-I-Achse gestört. Aber auch die Regulation der STH-Sekretion durch den Glukosespiegel ist nicht gegeben. Dadurch kommt es im Glukosetoleranztest nicht zur Sup-pression der STH-Sekretion und im Insulintole-ranztest zu keinem adäquaten Anstieg der STH-Konzentration.

Klinischer Befund

Der hypophysär bedingte Gigantismus ist im Kindesalter extrem selten. Sein Leit-symptom ist die plötzlich auftretende, starke Beschleunigung des Längenwachs-tums, wodurch die Perzentilenkurven nach oben ausreißen. Geringe akromegale Züge werden meist erst retrospektiv bemerkt. Durch den Druck des Adenoms auf das Chiasma kann es zu Sehstörungen (Ge-sichtsfeldausfälle, besonders bitemporale Hemianopsie) und durch die Kompres-sion der übrigen Hypophyse zu endokri-nen Ausfällen kommen (u. a. ausbleibende bzw. rückläufige Pubertätsentwicklung, sekundäre Hypothyreose).

Sind die Epiphysenfugen bereits geschlos-sen, so kommt es zur Akromegalie. Hände, Füße (zunehmende Schuhgröße), Kinn, Nase, Jochbeine und Augenbrauenwülste vergrößern sich durch das vom Peri-ost ausgehende appositionelle Knochen-wachstum, der Gesichtsausdruck vergrö-bert sich. Weitere Symptome sind die Ver-dickung der Zunge, der Haut und der Lip-pen sowie die Vergrößerung innerer Or-gane. Etwa jeder 5. Patient mit Wachs-tumshormonexzess leidet unter Gelenk-beschwerden. Diese akromegale Arthro-pathie ist Folge des vermehrten Knorpel-wachstums in den Gelenken, wodurch es über nutritive Störungen später zur Knor-peldegeneration kommt.

Fällt der Beginn der vermehrten Wachs-tumshormonsekretion in die Phase der Pubertät, so haben solche Patienten au-ßer dem Gigantismus auch Symptome der Akromegalie (Abb. 260).

Diagnose

Die Diagnose wird durch die unzureichen-de Suppression der STH-Sekretion im oralen Glukosetoleranztest (1,75 g Glu-kose/kg KG) gesichert. Dazu wird über 3 Stunden alle 30 Minuten Blut zur Be-stimmung von STH und Glukose entnommen. Bei autonomer STH-Sekretion sinkt der STH-Spiegel nicht auf weniger als 2 ng/ml ab (2, 3).

Bei bestätigter Diagnose sollen grundsätzlich auch alle anderen Hypophysenfunktionen zum Ausschluss einer partiellen oder kompletten Hypophysenvorderlappeninsuffizienz getestet werden, wobei im LHRH- und TRH-Test auch STH mitbestimmt wird, um einen pathologischen STH-Anstieg zu erfassen. Die IGF-1-Bestimmung ergibt erhöhte Werte und ermöglicht die Beurteilung des späteren Therapieerfolgs. Mit der GRH-Bestimmung kann ein GRH-produzierender Tumor als sehr seltene Ursache einer Hyperplasie der somatotropen Zellen und eines dadurch bedingten Wachstumshormonexzesses ausgeschlossen werden. Die bildgebende Diagnostik erfolgt mit der MR-Tomographie der Hypophysen-Hypothalamus-Region. Zusätzlich ist die ophthalmologische Untersuchung mit Perimetrie erforderlich (3).

Differenzialdiagnostisch muss der hypophysär bedingte Gigantismus vor allem gegen den konstitutionellen, meist familiär bedingten Hochwuchs sowie das MARFAN- und XYY-Syndrom abgegrenzt werden.

Therapie

Transphenoidale, selektive Resektion des Hypophysenadenoms. Bei sehr großen Adenomen mit supra- und parasellärer Ausdehnung muss transfrontal operiert werden. Lässt sich der Tumor nur inkomplett entfernen, so kann ein Therapieversuch mit Dopaminagonisten wie Bromocriptin und Lisurid unternommen werden, auf den paradoxerweise ein Teil der Patienten anspricht. In letzter Zeit wird auch nach inkompletter Entfernung des Tumors das Somatostatinanalogon Octreotid *(Sandostatin)* eingesetzt: Tagesdosis 3-mal 50–200 μg s.c. (4). Die Bestrahlung der Hypophyse mit 50 Gy ist bei solchen

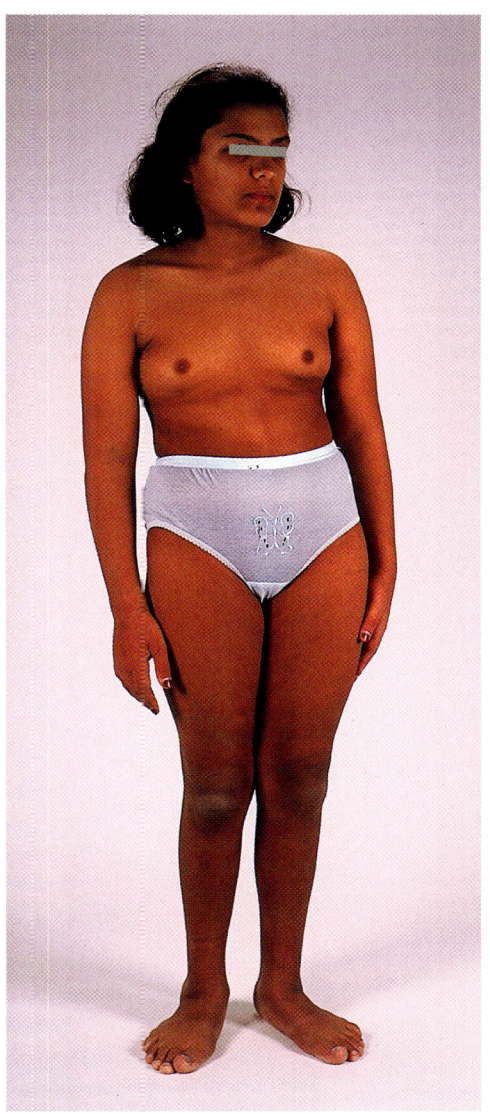

Abb. 260
Wachstumshormonexzess als Folge eines azidophilen Hypophysenadenoms bei einem 12 Jahre alten Mädchen

Patienten eine weitere Therapiemöglich-
keit.

Literatur

1. Baumann G. Acromegaly. Endocrinol Metab Clin N
Amer 1987; 16: 685–703.
2. Abboud CF, Laws ER jr. Diagnosis of pituitary tumors.
Endocrinol Metab Clin N Amer 1988; 17: 241–280.
3. Quabbe HJ, et al. Hypothalamus und Hypophyse.
In: Ziegler R, Pickardt CR, Willig RP, Hrsg. Rationelle
Diagnostik in der Endokrinologie. 1. Aufl. Stuttgart:
Thieme; 1993. S. 1–41.
4. Barkan AL, et al. Treatment of acromegaly with the
long-acting somatostatin analogue SMS. Endocrinol
Metab Clin N Amer 1989; 18: 16–23.

Primärer
Hyperparathyreoidismus

W. Schönberger,
T. Koffler und J. Pohlenz, Mainz

Definition und Häufigkeit

Beim primären Hyperparathyreoidismus
handelt es sich um die autonome Über-
funktion eines, mehrerer oder aller Epithel-
körperchen, bei der die Parathormonpro-
duktion inadäquat gesteigert ist.

Im Kindes- und Jugendalter ist der primäre
Hyperparathyreoidismus extrem selten.
Bisher wurden weniger als 100 gesicherte
Erkrankungen mitgeteilt, wobei das solitäre Nebenschilddrüsenadenom am häufigsten ist. Bei familiärem Auftreten handelt es sich dagegen um eine Hyperplasie
sämtlicher 4 Nebenschilddrüsen.

Ätiologie

Besonders beim primären Hyperparathyreoidismus im Neugeborenenalter muss an eine familiär
bedingte Erkrankung gedacht werden. Diese kann
isoliert mit autosomal-rezessivem oder autoso-
mal-dominantem Erbgang oder bei der autosomal-dominant vererbten multiplen endokrinen
Neoplasie auftreten (MEN-Syndrom Typ I und II).

Klinische Befunde

Die Symptome des primären Hyperparathyreoidismus sind die Folgen von Hyperkalzämie (Appetitlosigkeit, Übelkeit, Erbrechen, psychische Veränderungen), Hyperkalziurie (Polyurie, Polydipsie, Nephrolithia-
sis, Nephrokalzinose) und von vermehrter

Parathormonwirkung am Knochen (Knochenschmerzen, radiologische Veränderungen, vor allem subperiostale Defekte im Bereich der Radialseite der II. und III. Mittelphalangen) (1, 2).

Diagnose

Die Diagnose »primärer Hyperparathyreoidismus« wird durch den Nachweis der Hyperkalzämie und den gleichzeitig erhöhten Spiegel des intakten Parathormons im Serum gestellt (Parathormon >5 pmol/l bzw. 60 pg/ml). Zum Nachweis und zur Lokalisation eines Schilddrüsenadenoms wird vor allem die Sonographie als bildgebendes Verfahren eingesetzt (1, 3).

Therapie und Prognose

Operative Entfernung eines solitären Adenoms. Bei der Hyperplasie aller Nebenschilddrüsen wird die totale Parathyreoidektomie durchgeführt, wobei man dann einen Teil des Nebenschilddrüsengewebes in die Muskulatur des Unterarms implantiert. Durch Einstrom von Kalzium in die Knochen kommt es bei einem Teil der Patienten nach erfolgreicher Adenomentfernung zur passageren Hypokalzämie. Orale Kalziumgaben über mehrere Wochen reichen dann in der Regel als Therapie aus. Gelegentlich ist eine vorübergehende Vitamin-D-Behandlung erforderlich (1).

Nach erfolgreicher Operation ist der Patient geheilt.

Literatur

1. Kruse K. Kalzium-Phosphat-Stoffwechselstörungen. In: Kruse K, Hrsg. Pädiatrische Endokrinologie. 1. Aufl. Stuttgart: Enke; 1993. S. 90–131.
2. Fanconi A. Nebenschilddrüsenerkrankungen. In: Reinhardt D, Hrsg. Therapie der Krankheiten im Kindes- und Jugendalter. 6. Aufl. Berlin-Heidelberg-New York: Springer; 1997. S. 178–180.
3. Ziegler R, et al. Nebenschilddrüsen und Calciumhomöostase. In: Ziegler R, Pickardt CR, Willig RP, Hrsg. Rationelle Diagnostik in der Endokrinologie. 1. Aufl. Stuttgart: Thieme; 1993. S. 79–103.

Hypothyreose

W. SCHÖNBERGER,
T. KOFFLER und J. POHLENZ, Mainz

Definition und Häufigkeit

Unter Hypothyreose versteht man die unzureichende Versorgung des Körpers mit Schilddrüsenhormon infolge einer Störung der Schilddrüse selbst (primäre Hypothyreose) oder einer unzureichenden thyreotropen Stimulation (sekundäre Hypothyreose).

Die angeborene primäre Hypothyreose wird bei etwa 1 von 4000 Neugeborenen beobachtet. Sie ist damit nach dem Diabetes mellitus die zweithäufigste endokrine Erkrankung im Kindesalter.

Ätiologie

In der Regel beruht die angeborene primäre Hypothyreose auf einer anatomischen Fehlbildung der Schilddrüse (Aplasie, Hypoplasie bzw. Dystopie), relativ selten auf einer Störung der Hormonsynthese (Jodfehlverwertung). Ist die Hypothyreose Folge einer Jodfehlverwertung, so lässt sich schon oft bei Geburt eine Struma nachweisen. Die Jodfehlverwertungsstörungen beruhen auf vererbten Enzymdefekten der Hormonsynthese, von denen 6 Typen bekannt sind. Zusätzlich gibt es passagere angeborene Hypothyreosen infolge von Jodmangel, übermäßiger Jodzufuhr oder thyreostatischer Behandlung der Mutter während der Schwangerschaft. Erworbene primäre Hypothyreosen sind meist Folge eines Jodmangels oder einer Thyreoiditis.

Die angeborene s e k u n d ä r e Hypothyreose infolge eines TSH-Mangels sowie die tertiäre, hypothalamisch bedingte Hypothyreose als Folge des TRH-Mangels sind wesentlich seltener als die angeborene primäre Hypothyreose. Ihre Häufigkeit liegt bei etwa 1 : 100 000 Geburten. Häufig gehen sie mit anderen Ausfällen der Hypophysenvorderlappenhormone einher. Im TSH-Screening werden sie nicht erkannt.

Klinischer Befund

Erste Hinweise bei Kindern, die durch Screening nicht erfasst werden, sind vor allem die noch offene kleine Fontanelle und der länger anhaltende Neugeborenenikterus. Ab der 3.–5. Woche kommen Trinkschwäche und Obstipation hinzu. Weitere Symptome sind später vermehrtes Schlafbedürfnis, Bewegungsarmut, ungewöhnlich ruhiges Verhalten und heiseres Schreien sowie Myxödem, ödematös-teigige Quellung von Haut und Muskulatur.

Im Alter von 2½–3 Monaten ist schließlich das Vollbild der Erkrankung erreicht. Die Haut ist dann auffallend trocken, kühl, fahlgelb und auffällig marmoriert, die Haare sind struppig und glanzlos. Besonders charakteristisch ist der grobe Gesichtsausdruck mit der eingesunkenen Nasenwurzel, der faltigen Stirn, den wulstigen Lippen und der dicken, herausragenden Zunge. Als Folge des zu geringen Muskeltonus ist der Bauch vorgewölbt, meist besteht auch eine Nabelhernie. Weitere Symptome sind niedrige Körpertemperatur, Bradykardie und niedriger Blutdruck. Das Längenwachstum bleibt erheblich zurück (dysproportionierter Kleinwuchs mit infantilen Proportionen), die Knochenreifung ist stark verzögert.

Im Bereich der Femurköpfe kann es zu Veränderungen kommen, die als »epiphysäre Dysgenesie« oder als »Osteochondropathia cretinoidea« (Kretinenhüfte) bezeichnet werden (Abb. 261 und 262). Symptomatisch gleicht sie dem M. PERTHES mit sich langsam verstärkendem Hinken, Bewegungsschmerz und eingeschränkter Beweglichkeit des Hüftgelenks.

Die »epiphysäre Dysgenesie« kann im Bereich aller Epiphysen beobachtet werden. Sie ist jedoch im Bereich des Femurkopfes besonders ausgeprägt. Von Seiten der Muskulatur ist die hypothyreote Myopathie zu nennen (DEBRÉ-SEMÉLAIGNE-Syndrom), zu der es im Verlauf einer angeborenen oder erworbenen Hypothyreose kommen kann. Sie geht mit schmerzhaften, tonischen Krämpfen einzelner (meist hypertrophierter) Muskeln einher.

Entscheidend für das spätere Schicksal der Kinder ist das Ausmaß der bleibenden Hirnschädigung, die auf der gestörten Myelinisierung und der unzureichenden Dendritenaussprossung der Ganglienzellen beruht. Der Grad der Hirnschädigung hängt vom Ausmaß der Schilddrüseninsuffizienz und vom Zeitpunkt des Therapiebeginns ab.

Wird die Hypothyreose erst jenseits des Säuglingsalters diagnostiziert, so stehen verzögerte Zahnung, Minderwuchs sowie die statomotorische und geistige Entwicklungsverzögerung im Vordergrund. Unbehandelte Kinder mit Athyreose lernen weder laufen noch sprechen.

Bei einer leichten Schilddrüsenunterfunktion ist die körperliche und geistige Entwicklung nur verzögert. Solche Kinder können sich bisweilen in den ersten Lebensjahren weitgehend normal entwickeln, bis schließlich die produzierte Hormonmenge trotz der maximalen TSH-Stimulation des Schilddrüsengewebes nicht mehr ausreicht und sich dann die manifeste Hypothyreose entwickelt, die in ihrer Symptomatik der erworbenen Hypothyreose entspricht.

Meist beginnt die erworbene primäre Hypothyreose schleichend. Wichtige Symptome sind Wachstumsverlangsamung, Minderwuchs, Retardierung des Knochen-

Abb. 261 und 262
Schwere Ossifikations-
störung und Deformation
der Femurköpfe bei einem
13-jährigen Knaben
mit primärer Hypothyreose
(»Osteochondropathia
cretinoidea«)

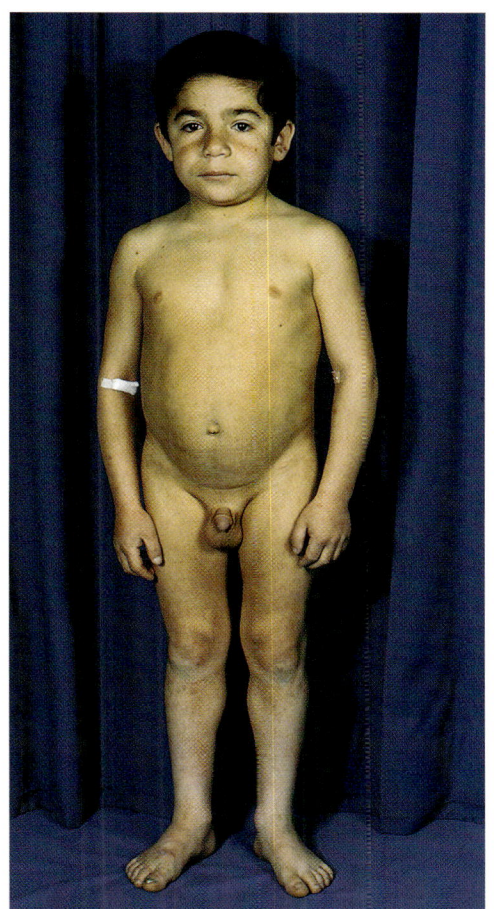

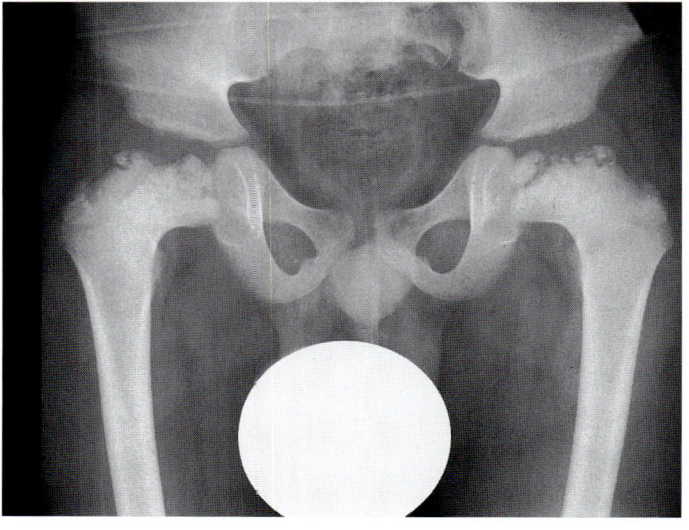

Alter	L-Thyroxindosis		
	$(\mu g/d)$	$(\mu g/kg\ KG)$	$(\mu g/m^2\ KOF)$
1.–6. Monat	25–50	7–10	200–250
7.–24. Monat	50–75	6–8	150–200
3.–5. Jahr	75–100	6	125–150
6.–12. Jahr	100–150	3–5	100–125
ab 12. Jahr	150–200	3	100–150

Tab. 110
Thyroxindosis
im Kindesalter

alters, Übergewicht, Obstipation, Antriebs-schwäche und Leistungsabfall in der Schule. Hinzu kommen niedrigere Temperatur, trockene Haut, struppige Haare, Bradykardie und das zunächst wenig ausgeprägte Myxödem.

Bei der sekundären und tertiären Hypothyreose sind die Symptome infolge der Basalsekretion der Schilddrüse weniger ausgeprägt als bei der primären Hypothyreose (1).

Diagnose

Die Diagnose »primäre Hypothyreose« wird durch den erniedrigten freien Thyroxin-spiegel und den erhöhten TSH-Spiegel im Serum gesichert. Liegt dagegen der freie Thyroxinspiegel bei nicht erhöhtem TSH-Spiegel im hypothyreoten Bereich, so ist ein TRH-Test indiziert (2).

Bei der sekundären Hypothyreose kommt es nach TRH-Gabe zu keinem, bei der tertiären Hypothyreose zu einem verzögerten TSH-Anstieg.

Bei der angeborenen primären Hypothyreose lässt sich durch die Szintigraphie mit Pertechnetat oder [123]Jod klären, ob es sich um eine Aplasie, Hypoplasie bzw. Dystopie der Schilddrüse handelt.

Standardtherapie

Bei allen Formen muss L-Thyroxin lebenslang eingenommen werden. Die altersent-sprechende Thyroxindosis für die Behandlung der primären Hypothyreose ist in Tab. 110 aufgeführt (3). Die individuell erforderliche Dosis wird anhand des freien Thyroxin- und des TSH-Spiegels ermittelt. Patienten mit sekundärer bzw. tertiärer Hypothyreose benötigen eine niedrigere Schilddrüsenhormonsubstitution.

Prognose

Wird die Behandlung rechtzeitig begonnen, so verläuft die körperliche Entwicklung auch bei Patienten mit angeborener primärer Hypothyreose normal.

Literatur

1. Prader A, Bürgi H, Labhart A. Hypothyreose im Kindesalter. In: Labhart A. Hrsg. Klinik der inneren Sekretion. 3. Aufl. Berlin-Heidelberg-New York: Springer; 1978. S. 166–179.
2. Pickardt CR, et al. Schilddrüse. In: Ziegler R, Pickardt CR, Willig RP, Hrsg. Rationelle Diagnostik in der Endokrinologie. 1. Aufl. Stuttgart: Thieme; 1993. S. 42–78.
3. Dörr HG, Harnack von GA. Schilddrüsenerkrankungen. In: Reinhardt D, Hrsg. Therapie der Krankheiten im Kindes- und Jugendalter. 6. Aufl. Berlin-Heidelberg-New York: Springer; 1997. S. 167–177.

Hyperthyreose

W. Schönberger,
T. Koffler und J. Pohlenz, Mainz

Definition

Hyperthyreose ist die Folge einer vermehrten Schilddrüsenhormonwirkung auf die Zellen des Körper; sie geht mit einer Beschleunigung des Stoffwechsels einher. Dabei ist der Übergang von der normalen Schilddrüsenfunktion zur präklinischen und manifesten Hyperthyreose fließend.

Ätiologie

Bei mehr als 90% der Patienten handelt es sich bei dieser im Kindesalter seltenen Erkrankung um den M. Basedow. Als weitere Ursachen kommen autonome Schilddrüsenadenome und eine Thyreoiditis in Betracht, die im Anfangsstadium mit einer hyperthyreoten Stoffwechsellage einhergehen kann. Ferner muss an die Hyperthyreosis factitia gedacht werden. Schilddrüsenmalignome und TSH-produzierende Tumoren sind dagegen kaum Ursache einer Hyperthyreose im Kindesalter.

Der M. Basedow ist eine Autoimmunerkrankung, bei der Lymphozyten thyreoideastimulierende Immunglobuline (TSI) bilden, die gegen den TSH-Rezeptor und die Thyreozytenmembran gerichtet sind. Diese Immunglobuline verdrängen das Thyreotropin (TSH) von seinem Rezeptor und stimulieren das Schilddrüsenwachstum und die Adenylzyklase der Thyreozyten, was zur autonomen Überproduktion der Schilddrüsenhormone führt.

Klinischer Befund

Die Erkrankung kann in jedem Alter auftreten, doch wird sie vorwiegend bei Mädchen nach dem 10. Lebensjahr beobachtet (6♀ : 1♂). Als 1. Krankheitszeichen werden oft Konzentrationsschwäche, allgemeine Unruhe, Schlafstörungen und Gewichtsabnahme registriert. Nicht selten fällt aber auch eine Schilddrüsenvergrößerung auf, die fast immer vorhanden ist. Bei der Palpation der weichen, diffusen Struma spürt man infolge der vermehrten Durchblutung eine starke Pulsation und nicht selten auch ein Schwirren. Die Herzfrequenz ist meist deutlich beschleunigt, der Blutdruck erhöht (Schlagvolumenhochdruck). Auffällig sind auch der feinschlägige Tremor und die gesteigerten Muskeleigenreflexe.

Weitere Symptome sind Durchfälle, Wärmeunverträglichkeit, feuchtwarme Haut, vermehrtes Schwitzen und Haarausfall. Augensymptome kommen bei Kindern öfter vor als bei Erwachsenen, doch sind sie meist nur wenig ausgeprägt (endokrine Ophthalmopathie). Häufig beobachtete Zeichen sind der starre Blick und die Retraktion des Oberlides. Etwa 60% dieser Kinder haben auch einen geringen Exophthalmus (Abb. 263). Symptome der Skelettmuskulatur und der Gelenke sind bei der Hyperthyreose im Kindesalter die Ausnahme.

Die äußerst seltene hyperthyreote Myopathie äußert sich als langsam zunehmende Muskelschwäche, die mit einem deutlichen Muskelschwund einhergeht. Sie kann von so starken Schmerzen begleitet sein, dass die Patienten bettlägerig werden. Es werden gelegentlich Schmerzen im Bereich der Schulter und des Akromions genannt, die an eine Bursitis oder Tendinitis denken lassen (1, 2).

Diagnose

Die Hyperthyreose wird durch die erhöhten freien Schilddrüsenhormonwerte und den supprimierten basalen TSH-Spiegel

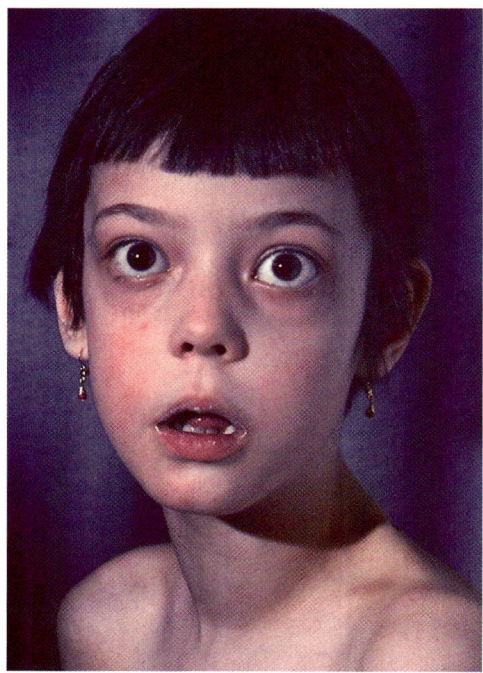

Abb. 263
Exophthalmus bei einer 12 Jahre alten
Patientin mit Hyperthyreose (M. BASEDOW)

Tab. 110a
Dosierung von Thyreostatika (mg/kg KG)
beim Schulkind

Medikamente	Dosierungen	
	Initial	Erhaltung
Propylthiouracil	5–7	3–4
Thiamazol	0,3–0,5	0,2–0,4
Carbimazol	0,5–0,7	0,3–0,5

nachgewiesen. Im TRH-Test kommt es zu keinem Anstieg des TSH. Der Nachweis von Antikörpern gegen den TSH-Rezeptor, gegen Thyreoglobulin (TAK) und Mikrosomen des Schilddrüsengewebes (MAK) hilft bei der Differenzierung zwischen dem M. BASEDOW, der Thyreoiditis mit hyperthyreotem Schub und der Hyperthyreose bei einem autonomen Adenom, bei dem sich keine Antikörper nachweisen lassen. Als bildgebende Verfahren werden zusätzlich die Sonographie und die quantitativ ausgewertete Szintigraphie der Schilddrüse eingesetzt (3).

Therapie

Im Kindesalter wird die Behandlung bevorzugt mit Thioharnstoffderivaten durchgeführt, von denen sich Propylthiouracil, Thiamazol und Carbimazol besonders bewährt haben (Tab. 110a). Diese Substanzen verhindern die Synthese von Schilddrüsenhormonen, indem sie die Jodierung von Tyrosin und die Kopplung von Jodtyrosin zu Jodthyroninen hemmen. Bei stärkeren Kreislaufbeschwerden gibt man anfangs zusätzlich einen β-Rezeptorenblocker. Sobald es unter der thyreostatischen Behandlung zu einem TSH-Anstieg kommt, wird L-Thyroxin substituiert, um das Strumawachstum zu verhindern.

Die thyreostatische Behandlung wird mindestens 1–2 Jahre durchgeführt und dann schrittweise beendet. Bei etwa der Hälfte der Patienten kommt es danach zum Rezidiv. Bei großen Strumen wird die Schilddrüse dann bis auf einen Rest entfernt (subtotale Strumektomie). Nur bei kleinen Strumen besteht Hoffnung, dass die Hyperthyreose unter erneuter thyreostatischer Behandlung noch ausheilt (1).

Ist die Hyperthyreose Folge eines autonomen Adenoms, so wird dieses operativ entfernt, sobald sich die Stoffwechsellage unter der thyreostatischen Behandlung normalisiert hat.

Als Nebenwirkungen ist unter der thyreostatischen Therapie bei etwa 4% der Patienten mit toxischen oder allergischen Reaktionen zu rechnen (Granulozytopenie, Exantheme, Magendarmbeschwerden, Gelenkschwellungen, Neuritis). Selten kann sich auch eine Agranulozytose entwickeln. Daher sind regelmäßige Blutbildkontrollen erforderlich.

Prognose

Wegen der Rezidivmöglichkeit lässt sich keine sichere Verlaufsprognose stellen. Die Verkleinerung der Schilddrüse unter der medikamentösen Therapie kann jedoch als prognostisch günstiges Zeichen für einen dauerhaften Therapieerfolg angesehen werden.

Literatur

1. Dörr HG, Harnack von GA. Schilddrüsenerkrankungen. In: Reinhardt D, Hrsg. Therapie der Krankheiten im Kindes- und Jugendalter. 6. Aufl. Berlin-Heidelberg-New York: Springer; 1997. S. 167–177.
2. Reinwein D, Klett M. Schilddrüse. In: Stolecke H, Hrsg. Endokrinologie des Kindes- und Jugendalters. 3. Aufl. Berlin-Heidelberg-New York: Springer; 1997. S. 49–90.
3. Pickardt CR, et al. Schilddrüse. In: Ziegler R, Pickardt CR, Willig RP, Hrsg. Rationelle Diagnostik in der Endokrinologie. 1. Aufl. Stuttgart: Thieme; 1993. S. 42–78.

Osteoporose im Kindesalter

F. Rauch und E. Schönau, Köln

Definition

Osteoporose ist eine generalisierte Verminderung der Knochenmasse, die mit erhöhter Knochenbrüchigkeit einhergeht. Im Vergleich zur weiten Verbreitung der Osteoporose bei Erwachsenen ist die Erkrankung bei Kindern selten. Genaue Daten liegen jedoch nicht vor.

Ätiologie

Die Osteoporose im Kindesalter ist eher als Symptom eines pathologischen Zustandes denn als eigenständige Erkrankung aufzufassen. Sie kann Ausdruck einer primären Knochenerkrankung sein oder sekundär als Folge anderer Erkrankungen oder deren Behandlung entstehen (Tab. 111). Die wichtigsten mit Osteoporose einhergehenden primären Knochenerkrankungen sind Osteogenesis imperfecta und »idiopathische« juvenile Osteoporose. Sekundär entsteht die Osteoporose am häufigsten als Folge von fehlender mechanischer Stimulation des Knochens (z. B. Immobilisierung) und Langzeitbehandlung mit Steroiden.

Spezielle diagnostische Verfahren

Eine ausgeprägte Verringerung der Knochenmasse ist in Standardröntgenaufnahmen zu erkennen (»Kalksalzminderung«).

Primäre Knochenerkrankungen

Osteogenesis imperfecta
(siehe nebenstehend)

Idiopathische juvenile Osteoporose
(siehe Seite 492)

Sekundäre Knochenerkrankungen
(siehe Seite 494)

Endokrine Störungen
    CUSHING-Syndrom
    Glukokortikoidtherapie

Gastrointestinale Störungen
    Cholestatische Knochenerkrankungen
    Malabsorptionssyndrome

Angeborene Stoffwechselerkrankungen
    Homozystinurie
    Glykogenose Typ 1

Andere Störungen
    Immobilisierung
    Antikonvulsive Therapie
    Akute lymphatische Leukämie
    Anorexia nervosa

Tab. 111
Klinisch bedeutsame Formen
der Osteoporose im Kindesalter

Die quantitative Bestimmung der Knochenmasse kann prinzipiell durch Messung der »Knochendichte« erfolgen. Hierbei ist aber zu beachten, dass die meisten Verfahren zur Bestimmung der »Knochendichte« größenabhängige Werte liefern, die oft schwer zu interpretieren sind. Deswegen ist die Bestimmung der »Knochendichte« bei Kindern nur dann sinnvoll, wenn eine sachgerechte pädiatrisch-osteologische Auswertung der Ergebnisse gewährleistet ist.

Osteogenesis imperfecta

F. RAUCH und E. SCHÖNAU, Köln

Definition

Osteogenesis imperfecta (»Glasknochenkrankheit«), ist eine autosomal dominant vererbte Form der Osteoporose. Häufig liegt der Erkrankung eine Mutation im Kollagen Typ 1 zugrunde.

Anamnese

Oftmals ist die Familienanamnese positiv in Bezug auf eine auffällige Neigung zu Knochenbrüchen. Allerdings schließt eine leere Familienanamnese die Erkrankung nicht aus, da Neumutationen häufig sind (1).

Klinischer Befund

Die Symptome sind äußerst variabel. Bei schweren Erkrankungen treten zudem schon im Säuglingsalter chronische Knochenschmerzen und zunehmende Skelettdeformitäten auf. Bei milden Verlaufsformen kommt es nur zu wenigen Frakturen im Verlauf des Lebens. Die häufigsten Symptome außerhalb des Skelettsystems sind blaue Skleren, überstreckbare Gelenke, dehnbare Haut mit Neigung zu Hautblutungen sowie verfärbte und brüchige Zähne (Dentinogenesis imperfecta). Nach

264

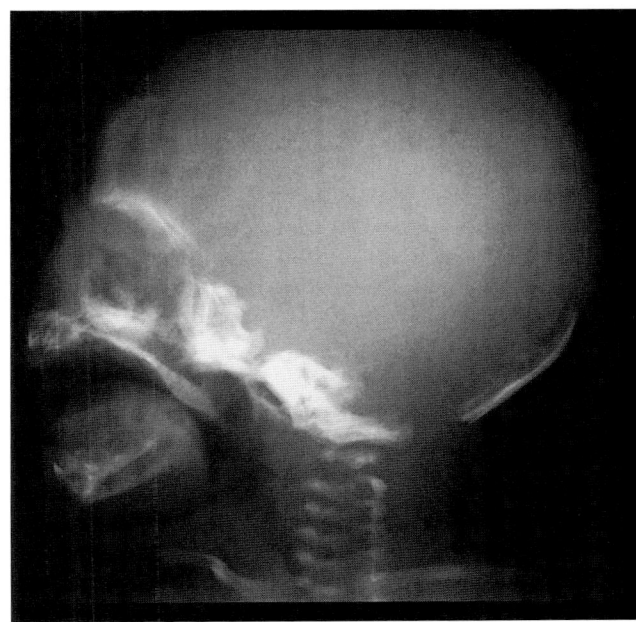

Abb. 264
Deutliche Kalksalzminderung der
Schädelkalotte bei einem Neugeborenen
mit Osteogenesis imperfecta

Abb. 265
Typische Deformierungen der unteren
Extremität bei schwerer Osteogenesis
imperfecta. Beachte die dünne Kompakta
und die nach vorn konvexe Verbiegung
der Tibia

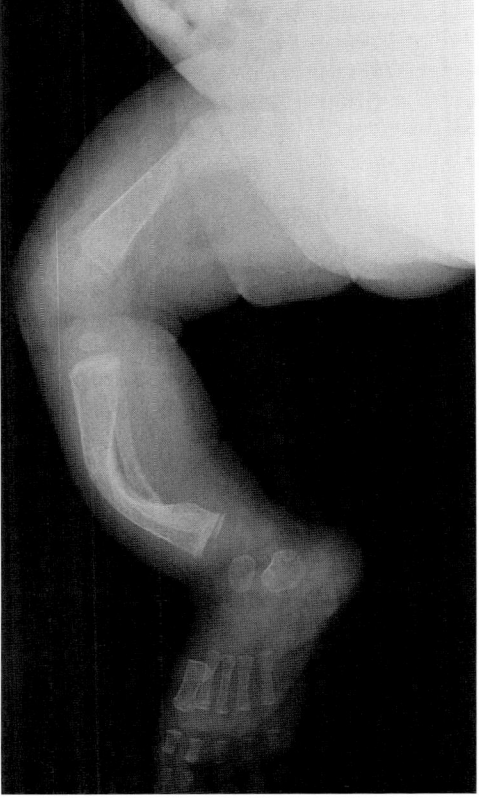

SILLENCE (2) werden 4 klinische Typen unterschieden. Die Routineuntersuchungen des Knochenstoffwechsels und des Mineralhaushalts ergeben in der Regel normale Befunde.

Radiologie

Die Diagnose einer schweren Osteogenesis imperfecta ist oftmals bereits in der 14.–18. Schwangerschaftswoche sonographisch möglich. Postnatal ist bei den meisten Patienten eine in Standardröntgenaufnahmen erkennbare Verringerung der Knochenmasse nachweisbar (Abb. 264). Für schwere Verläufe sind Deformierungen typisch (Abb. 265). Die Wirbelkörper können keilförmig, bikonkav (»Fischwirbelkörper«) oder völlig komprimiert sein. Im Röntgenbild des Schädels sind oft Schaltknochen (»wormian bones«) in großer Anzahl zu sehen. Die Frakturheilung verläuft normal oder sogar etwas beschleunigt.

265

Diagnose

Die Diagnose wird aufgrund der genannten klinischen und radiologischen Befunde gestellt. Weitergehende Untersuchungen sind zur Diagnosefindung meist nicht notwendig. D i f f e r e n z i a l d i a g n o s t i s c h ist bei Frakturhäufung im Säuglingsalter u. U. eine Kindesmisshandlung in Erwägung zu ziehen. Treten die Frakturen erst im Schulalter gehäuft auf, ist die Unterscheidung zwischen milden Formen der Osteogenesis imperfecta und der idiopathischen juvenilen Osteoporose nicht selten schwierig.

Therapie

Zur Stabilisierung der unteren Extremitäten sind bei schwer betroffenen Patienten Orthesen und das Einsetzen von Marknägeln in Femur und Tibia notwendig. Kürzlich konnten mit i.v. Infusionen des Bisphosphonats Pamidronat die Beschwerden verringert werden (3). Die Langzeitwirkungen dieser Therapie sind derzeit allerdings noch nicht beurteilbar.

Prognose

Die Frakturrate sinkt in der Regel nach der Pubertät deutlich ab (1). Patienten mit milder Verlaufsform sind als Erwachsene funktionell meist nicht eingeschränkt und haben eine normale Lebenserwartung. Schwer betroffene Patienten sind allerdings lebenslang auf den Rollstuhl angewiesen.

Literatur

1. Rowe DW, Shapiro JR. Osteogenesis imperfecta. In: Avioli LV, Krane SM, editors. Metabolic bone disease and clinically related disorders, 3rd ed. San Diego: Academic Press; 1998. S. 651–695.
2. Sillence DO, Senn A, Danks DM. Genetic heterogeneity in osteogenesis imperfecta. J Med Genet 1979; 16: 101–116.
3. Glorieux FH, et al. Cyclic administration of pamidronate in children with severe osteogenesis imperfecta. N Engl J Med 1998; 339: 947–952.

Idiopathische juvenile Osteoporose

F. Rauch und E. Schönau, Köln

Definition

Die idiopathische juvenile Osteoporose ist eine transiente, nicht hereditäre Form der Osteoporose im Kindesalter, ohne Mitbeteiligung von Weichteilgeweben.

Anamnese

Die Krankheit entwickelt sich typischerweise bei sonst gesunden präpubertären Kindern (meist zwischen 8 und 12 Jahren) mit Rücken-, Hüft- und Fußschmerzen (1). Dann kommt es zu Schmerzen in Knien und oberen Sprunggelenken und schließlich zu Kompressionsfrakturen von Wirbelkörpern. Auch an den unteren Extremitäten können Frakturen auftreten, vor allem im Bereich der Metaphysen.

Klinischer Befund

Der körperliche Untersuchungsbefund ist oft unauffällig. Bei schweren Erkrankungen können eine thorakolumbale Kyphose oder Kyphoskoliose, eine Hühnerbrust oder Deformitäten der unteren Extremitäten auftreten. Knochenstoffwechsel und Mineralhaushalt sind in aller Regel unauffällig.

Diagnose

Der typische Röntgenbefund ist eine transparente Zone im Bereich der Metaphysen langer Röhrenknochen, da sich die Erkrankung vor allem an neugebildeten Trabekeln manifestiert (»neo-ossäre Osteoporose«) (1). Knochenlänge und Kortikalisdicke sind dabei typischerweise normal. An der Wirbelsäule werden Keil- oder Fischwirbel beobachtet (Abb. 266).

Eine idiopathische juvenile Osteoporose kann erst diagnostiziert werden, wenn alle anderen Formen der Osteoporose ausgeschlossen worden sind. Häufig ergeben sich dabei Schwierigkeiten in der Abgrenzung zu einer durch Neumutation bedingten Osteogenesis imperfecta. Bisweilen ist dafür eine Knochenbiopsie notwendig.

Therapie und Prognose

Bisher gibt es keine medikamentöse Behandlung mit erwiesener Wirksamkeit. Vereinzelt wurde von einer erfolgreichen Therapie mit Bisphosphonaten berichtet (2).

Der Krankheitsprozess ist nur im Wachstumsalter aktiv und kommt mit Abschluss der Pubertät zum Stillstand. Bis dahin aufgetretene Deformierungen der Wirbelsäule oder langen Röhrenknochen können allerdings persistieren und erhebliche Probleme bereiten (3).

Abb. 266
Fischwirbelkörper bei idiopathischer juveniler Osteoporose. Durch Einbrüche der oberen und unteren Deckplatten entsteht eine bikonkave Form der Wirbelkörper

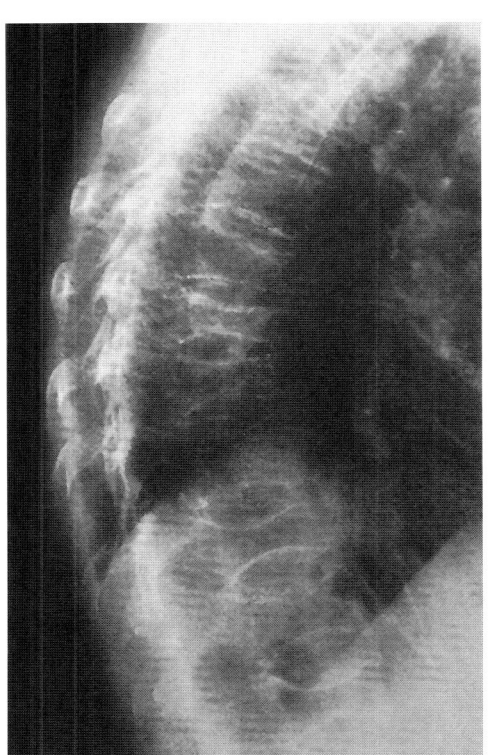

Literatur

1. Dent CE. Osteoporosis in childhood. Postgrad Med J 1977; 53: 450–457.
2. Rauch F, Schönau E, Glorieux FH. Bisphosphonate – Anwendung in der Pädiatrie. Monatsschr Kinderheilk 2000; 148: 334–341.
3. Smith R. Idiopathic juvenile osteoporosis: experience of twenty-one patients. Br J Rheumatol 1995; 34: 68–77.

Osteoporose bei sekundären Knochenerkrankungen

F. Rauch und E. Schönau, Köln

Definition

Aufgrund der methodischen Probleme ist die »Knochendichte« im Kindesalter ein unzuverlässiges Kriterium zur Diagnose einer »Osteoporose«. Eine erhöhte Frakturrate wurde im Kindesalter nur bei wenigen Krankheiten nachgewiesen. Bei den meisten Patienten steht die Grunderkrankung im Vordergrund, sodass sich kaum Schwierigkeiten in der Abgrenzung zur Osteoporose bei primären Knochenerkrankungen ergeben (siehe Tab. 111, Seite 490). Therapie mit Kortikoiden und Immobilisierung sind die wohl häufigsten Ursachen für eine sekundäre Osteoporose.

Kortikoidinduzierte Osteoporose

Diese Form der Osteoporose kann durch eine endogene Überproduktion von Kortikosteroiden verursacht werden (Cushing-Syndrom). Häufiger ist sie jedoch Folge von exogen zu therapeutischen Zwecken zugeführten Kortikoiden. Der spongiöse Knochen ist dabei besonders betroffen, sodass es typischerweise zu Wirbelkörperfrakturen kommt. Die Behandlung des Cushing-Syndroms besteht in chirurgischer oder medikamentöser Suppression der endogenen Kortikoidüberproduktion. Die iatrogene kortikoidinduzierte Osteoporose

kann bei Erwachsenen durch präventive Gabe von Bisphosphonaten verhindert werden (1). Bei Kindern liegen darüber keine gesicherten Daten vor.

Immobilisationsosteoporose

Nach Immobilisierung geht schnell (innerhalb von Tagen) Knochenmasse verloren. Länger dauernde mechanische Unterbelastung, wie sie vor allem bei chronischen neurologischen Zuständen auftritt, führt zu schwerwiegenden Störungen der Knochenentwicklung. Häufig kommt es dabei zu Kompressionsfrakturen von Wirbelkörpern, aber auch Frakturen von Röhrenknochen werden beobachtet. Bei der Prävention und Behandlung dieser Zustände spielt die Krankengymnastik eine wichtige Rolle. Eine wirksame medikamentöse Beeinflussung des Prozesses ist nicht bekannt.

Literatur

1. Saag KG, et al. Alendronate for the prevention and treatment of glucocorticoid-induced osteoporosis. N Engl J Med 1998; 339: 292–299.

Andere Erbkrankheiten

V. WAHN, Schwedt/Oder

Arthrogryposen

S. MUNDLOS, Berlin
F. ZEPP, Mainz

Natürlich ist es nicht möglich, alle Erbkrankheiten, bei denen es auch einmal zu Gelenkproblemen kommt, komplett darzustellen. Bei einigen Erkrankungen sind aber Gelenkbeschwerden überproportional häufig, sodass auf diese kurz eingegangen wird.

Definition

Arthrogryposen sind angeborene Kontrakturen der Gelenke. Diese Krankheitsgruppe, die auch als »Arthrogryposis multiplex congenita« (AMC) bezeichnet wird, kann durch die unterschiedlichsten Ursachen hervorgerufen werden. Die ätiologische Aufklärung und nosologische Einteilung dieses Symptomenkomplexes sind wichtig, da die unterschiedliche Ätiologie unterschiedliche therapeutische Ansätze und eine differenzierte genetische Beratung verlangt. Grundsätzlich entsteht eine Kontraktur entweder primär durch defekte Anlage des Gelenkes oder sekundär durch mangelnde Bewegung des Feten. Es kommen sowohl intrinsische als auch extrinsische Faktoren in Betracht.

Ätiologie

1. Neurologische Defekte sind die häufigste Ursache von Arthrogrypose. Es handelt sich hierbei um sekundäre Kontrakturen, hervorgerufen durch mangelnde Bewegung bei z. B. Meningomyelozele, Defizienz der Vorderhornzellen oder größeren ZNS-Defekten, wie Holoprosenzephalie oder Hydranenzephalie.

2. Muskuläre Defekte durch z. B. fetale Myopathien, Muskelagenesien oder auch kongenitale myotone Dystrophie.

3. Primäre Fehlanlage der Gelenke, übermäßige Fixation oder auch Luxation der Gelenke.

4. Andere Ursachen für fetale Bewegungseinschränkung mit daraus resultierenden Kontrakturen sind Mehrlingsschwangerschaften oder Oligohydramnion.

5. Primäre Arthrogryposen, die nicht auf andere Ursachen zurückzuführen sind.

Klinische Befunde

Eine Einordnung sollte sich an klinischen Gesichtspunkten orientieren. Extrinsisch verursachte Arthrogryposen lassen sich durch die Anamnese (Oligohydramnion), die redundante, lockere Haut, die vorhandenen Fingerfurchen und die asymmetrische Verteilung der Deformitäten erkennen. Bei intrinsischen Arthrogryposen finden sich häufig Pterygien, die Fingerfurchen fehlen, und die Deformitäten sind symmetrisch.

Bei den primären Arthrogryposen wird folgende klinische Einteilung getroffen:

Amyoplasie

Hierbei handelt es sich um ein distinktes, sporadisch auftretendes Krankheitsbild, das möglicherweise auf disruptive (vaskuläre?) Ereignisse in der Frühschwangerschaft zurückgeht. Es findet sich ein rundes Gesicht mit Mikrognathie, kurze, nach oben gezogene Nase, kapilläres Hämangiom, multiple Kontrakturen mit Pterygien und Gelenkgrübchen, Luxationen, hängende Schultern und nach innen rotierte Arme mit reduzierter Muskelmasse, sowie Kleinwuchs und häufig eine Skoliose. Manchmal Gastroschisis (3%), POLAND-Sequenz, MOEBIUS-Anomalie, Fehlen der Patella. Relativ gute Prognose bei recht-

zeitiger Mobilisation und physikalischer Therapie.

Distale Arthrogryposen

Es handelt sich um eine ätiologisch heterogene Gruppe von genetisch determinierten Erkrankungen, die sich durch distal betonte Gelenkkontrakturen auszeichnen. Alle werden dominant mit variabler Expressivität und Penetranz vererbt, die Einteilung geht auf BAMSHAD et al. (1) zurück. Zwischen den einzelnen Gruppen können erhebliche phänotypische Überlappungen bestehen.

Typ 1: Häufigste Form der distalen Arthrogrypose. Charakteristische Handhaltung mit Flexionskontrakturen der Finger mit überlappenden Fingern, ähnlich der Trisomie 18. Klumpfuß und andere Fußkontrakturen, Hüftluxation. Reduzierte Muskelmasse an Schultern und Extremitäten. Normale Intelligenz. Keine sonstigen Fehlbildungen.

Typ 2 (FREEMAN-SHELDON-Syndrom): Auch als »whistling face syndrome« bezeichnet, da der Mund zusammengekniffen und wie zum Pfeifen gespitzt wirkt. Klumpfüße, Fingerflexion mit ulnarer Deviation und eingeschlagenem Daumen (wie bei der distalen Arthrogrypose Typ 1), Kleinwuchs, Skoliose, normale Intelligenz. Zumindest die fazialen Symptome gehen auf einen erhöhten Muskeltonus zurück.

Typ 3 (GORDON-Syndrom): Distale Arthrogrypose, Klumpfüße und Gesichtsdysmorphien. Gaumenspalte (50%), gespaltene Uvula, Ptosis, Epikanthus, nach unten verlaufende Lidachsen. Kamptodaktylie der Finger und Zehen (Verkürzung der Beugesehnen), Pterygium colli, Anomalien der Wirbelkörper.

Typ 4: Diese Form zeichnet sich durch eine progrediente Skoliose ohne Wirbelkörperanomalien bei gleichzeitig bestehender distaler Arthrogrypose aus. Die sonst bei den anderen Formen zu beobachtenden Befunde finden sich hier nicht.

Typ 5: Diese Form ist gekennzeichnet durch kongenitale Kontrakturen der Extremitäten, Ptosis, eingeschränkte Augenmotilität, Keratokonus, mimische Verarmung. Schmale, zarte Finger mit Kamptodaktylie und fehlenden distalen Beugefurchen, Kontrakturen der Fußgelenke, Klumpfuß.

Typ 6: Distale Kontrakturen vorwiegend an der oberen Extremität zusammen mit Innenohrschwerhörigkeit.

Typ 7 (Trismus-Pseudokamptodaktylie-Syndrom): Unfähigkeit, den Mund vollständig zu öffnen (Mikrostomie), Blepharophimose (gelegentlich), Ptosis, Dysplasie der Ohrmuscheln. Beugekontraktur der Finger durch verkürzte Beugesehnen, sodass es bei Dorsiflexion zur Kamptodaktylie kommt. Verkürzung der Oberschenkelmuskulatur und Sehnen, was zu Fußdeformitäten führt (Klumpfuß, Sichelfuß, Hammerzehe).

Typ 8: Dominante Form des multiplen Pterygiumsyndroms, charakterisiert durch distale Kontrakturen der Extremitäten, Kleinwuchs, Skoliose hervorgerufen durch Anomalien der Wirbelkörper, Ptosis und multiple Pterygien.

Typ 9 (congenital contractural arachnodactyly): Diese Form geht auf Mutationen im FBN2- (Fibrillin-2)-Gen zurück. Multiple Kontrakturen großer und kleiner Gelenke mit spontaner Besserungstendenz. Charakteristische Veränderungen der Ohrmuscheln (»Knautschohren«), Skoliose/Kyphose, »marfanoider« Habitus mit Hochwuchs und Arachnodaktylie. Variable Augenmanifestationen wie blaue Skleren, Refraktionsanomalien, Keratokonus. Radiologisch lange, grazile Röhrenknochen, Osteoporose.

Literatur

1. Bamshad M, Jorde LB, Carey JC. A revised and extended classification of the distal arthrogryposes. Am J Med Genet 1996; 65: 277–281.

Hypermobilitätssyndrom

L. Schuchmann, Freiburg-Landwasser

Definition, Epidemiologie und Prävalenz

Das Phänomen Hypermobilität wurde bereits im klassischen Altertum von Hippokrates erwähnt. Definiert ist es als eine angeborene, häufig familiäre erhebliche Überbeweglichkeit zahlreicher Gelenke. Für dieses Merkmal lassen sich deutliche rassische Unterschiede (1) nachweisen: Der Hypermobilität liegen Abweichungen im quantitativen Verhältnis der einzelnen Kollagenkomponenten zugrunde; dagegen gibt es bisher keine Hinweise auf die Lokalisation des Merkmals »Hypermobilität« im Genom.

Hypermobilität kann im Kindes- und Jugendalter Arthralgien/Arthritis verursachen und ist somit eine wichtige Differenzialdiagnose zur juvenilen idiopathischen (chronischen) Arthritis. Eine Assoziation von Hypermobilität und rheumatischen Symptomen beschreibt erstmals Sutro (2) bei 13 jungen Erwachsenen mit Gelenkergüssen und Arthralgien im Kniegelenkbereich. Kirk et al. (3) bestätigen 1967 für Kinder und Jugendliche diesen Zusammenhang und verwenden erstmals den Begriff Hypermobilitätssyndrom. Der Beighton-Score (4, 5) oder ähnliche Kriterien nach Biro (6) erlauben es, die Hypermobilität auch quantitativ in ihrer Ausprägung zu beschreiben (Tab. 112).

Die Prävalenz der Hypermobilität wird in der wissenschaftlichen Literatur sehr unterschiedlich angegeben. Während sich bei von uns untersuchten Kindern nur bei 4,72% eine unterschiedlich ausgeprägte Hypermobilität fand, geben ARROYO et al. (7) die Prävalenz mit 34% an. Bei anderen Autoren (5, 8, 9) beträgt die Prävalenz im Schulkindalter 7–12%. Diese Unterschiede sind selbst dann schwer erklärlich, wenn eine unterschiedliche Alterszusammensetzung berücksichtigt wird; möglicherweise wurden von einigen Autoren auch Kinder mit nur einem hypermobilen Gelenk (BEIGHTON-Score 1) als Hypermobilität mit einbezogen.

Ätiologie und Pathogenese

Hypermobilität ist ein Risikofaktor für erhebliche traumatische Läsionen von Bändern und Gelenkkapseln sowie für eine ganze Reihe von Erkrankungen des Bewegungsapparates; am bekanntesten ist die angeborene Hüftgelenkdysplasie. Hypermobilität kann als eine der Ursachen der Früharthrose im Bereich besonders belasteter Gelenke angesehen werden.

Hypermobilität ist ein wesentliches Merkmal zahlreicher hereditärer Bindegewebserkrankungen, die differenzialdiagnostisch berücksichtigt werden müssen (10). Besonders auffällig ist die Überbeweglichkeit bei M. DOWN, beim MARFAN-Syndrom, der Homozystinurie, der Osteogenesis imperfecta und bei den verschiedenen Subtypen des EHLERS-DANLOS-Syndroms. Im Gegensatz zum EHLERS-DANLOS-Syndrom ist das Hypermobilitätssyndrom nicht mit erhöhter Elastizität, leichter Quetschbarkeit und Blutungsneigung der Haut assoziiert, auch nicht mit der Neigung zu Hernien und schlechter Wundheilung. Hypermobilität ist in seiner Ausprägung und Häufigkeit abhängig vom Lebensalter, das heißt, sie verringert sich mit zunehmendem Alter deutlich (4). Biochemische Studien (11) zeigen beim familiären Hypermobilitätssyndrom Normalbefunde für Kollagen und Glykosaminoglykane. Mit densitometrischen Analysen lassen sich quantitative Unterschiede der Kollagenkomponenten Typ I und III sowie zusätzlich Typ-V-Kollagen nachweisen. Morphologische Untersuchungen zeigen ein lockeres Kolla-

gennetzwerk, charakterisiert durch dicke Kollagenbündel; möglicherweise liegt ein Defekt der Bindegewebsstruktur vor, der dem beim EHLERS-DANLOS-Syndrom Typ XI ähnelt.

Von Bedeutung ist die Beobachtung von HALL et al. (12), die bei hypermobilen erwachsenen Patienten (verglichen mit einer nicht hypermobilen Kontrollgruppe) ein deutlich vermindertes propriozeptives Feedback fanden: Dabei werden häufiger biomechanisch »unrichtige« Körperhaltungen eingenommen – Mechanismen, die degenerative Gelenkserkrankungen beschleunigen und intensivieren. Lumbalgien treten bei Erwachsenen bei gleichförmiger Arbeitshaltung, wie anhaltendes Sitzen oder Stehen, bei Hypermobilität deutlich häufiger auf als bei einer nicht hypermobilen Kontrollgruppe. Dagegen hatten hypermobile Personen weniger Beschwerden als die Kontrollgruppe, wenn sie während ihrer Tätigkeit die Körperhaltung häufig ändern konnten (13).

Klinische Befunde

Bei eigenen Untersuchungen (14) an insgesamt 1228 Kindern und Jugendlichen im Alter von 6–16 Jahren fanden sich 58 Patienten (4,72%), die eine Hypermobilität unterschiedlicher Ausprägung aufwiesen (Abb. 267), wobei der BEIGHTON-Score ≥4 Punkte betragen musste. Ein sehr ausgeprägtes Hypermobilitätssyndrom mit stets 9 Punkten im BEIGHTON-Score fand sich bei 31 (2,52%) Kindern und Jugendlichen (19 ♂, 12 ♀); kein Patient war zum Zeitpunkt der Untersuchung symptomfrei. 24 der 31 Patienten zeigten vielmehr bei den Items Arthralgien/Arthritis/Tendinitis signifikante Unterschiede, verglichen mit Kindern der nicht hypermobilen Kontrollgruppe gleicher Alters- und Geschlechtsverteilung.

MISHRA et al. (15) fanden in ihren Untersuchungen zum Hypermobilitätssyndrom gegenüber der Kontrollpopulation keine erhöhte Prävalenz von kardiologischen Besonderheiten oder Skelett-, Haut- und Augenerkrankungen; das Hypermobilitätssyndrom unterscheidet sich so deutlich von anderen schwerwiegenden Er-

Tab. 112
Der BEIGHTON-Score (4)
reicht von 0–9 Punkten;
es gibt jeweils 1 Punkt
für jede der genannten
5 Untersuchungen

1. Passive Dorsalflexion der Kleinfinger über 90° jeweils rechts und links 1 Punkt = 2 Punkte

2. Passive Apposition der Daumen an die Beugeseite der Unterarme jeweils rechts und links 1 Punkt = 2 Punkte

3. Übersteckung der Ellenbogengelenke über 10° jeweils rechts und links 1 Punkt = 2 Punkte

4. Überstreckung der Kniegelenke über 10° jeweils rechts und links 1 Punkt = 2 Punkte

5. Bei Vorwärtsbeugen des Rumpfes mit durchgestreckten Kniegelenken erreichen die Hände ohne Schwierigkeiten mit der Handfläche den Boden = 1 Punkt

Abb. 267
Überstreckbarkeit
der Gelenke ohne
zugrundeliegende
Stoffwechselstörung bei
einem 8-jährigen Jungen

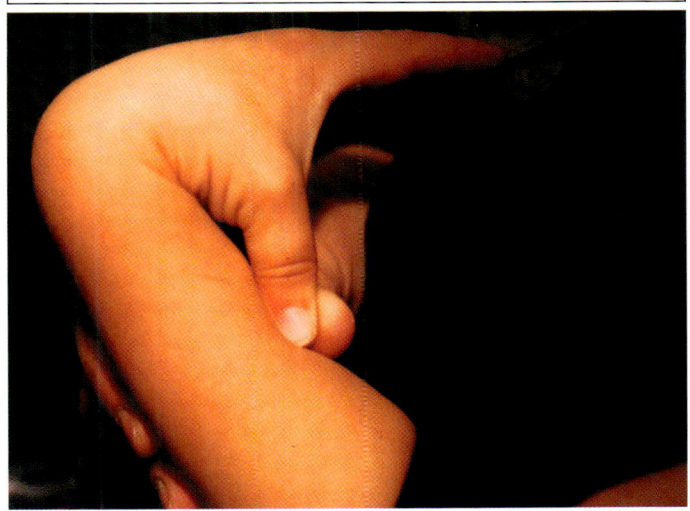

krankungen des Bindegewebes. Diesen Befunden widerspricht allerdings der Bericht von GRAHAME et al. (16) über deutlich häufigeren Mitralklappenprolaps bei Hypermobilitätssyndrom. Für die Diagnosen Skoliose/Torsionsskoliose ergaben sich zwischen Hypermobilitäts- und Kontrollgruppe ebenfalls statistisch signifikante Unterschiede. Einige Symptome bzw. Diagnosen, wie die rezidivierende Luxation der Patella bzw. von Fingerstrecksehnen sowie Osteochondritis dissecans, ließen sich nur in der Gruppe der hypermobilen Kinder nachweisen. Bemerkenswert sind anamnestische Angaben über Hüftgelenksdysplasien bei 4 der 31 Kinder der Hypermobilitätsgruppe.

Kinder und Jugendliche mit Hypermobilitätssyndrom finden sich in den Sprechstunden für rheumakranke Kinder mit den Symptomen Gelenkschmerzen, Ergüsse,

Lumbalgien und rezidivierenden Luxationen als relative Überlastungssymptomatik (Überlastungsarthropathie) oder ungewöhnlich schweren Auswirkungen von Gelenkstraumen. Das Hypermobilitätssyndrom kann mit einer chronischen Arthropathie im Bereich der Fingergelenke eine juvenile idiopathische (chronische) Arthritis vortäuschen.

Umgekehrt fanden sich im eigenen Krankengut unter 120 Patienten mit gesicherter juveniler idiopathischer (chronischer) Arthritis 17 Patienten (14,2%) mit einer zusätzlichen ausgeprägten Hypermobilität – die Kontrollgruppe wies nur 2,62% hypermobile Kinder auf. 15 dieser 17 Kinder gehörten einer der beiden oligoarthritischen Subgruppen an, 5 Kinder der Subgruppe frühkindliche Oligoarthritis (Oligo I), 10 der Oligoarthritis-Sakroiliitis-Subgruppe (Oligo II). ANSELL et al. (17) dagegen konnten in ihrem umfangreichen kinderrheumatologischen Krankengut unter 690 Patienten nur 12 (1,74%) Kinder mit Hypermobilitätssyndrom nachweisen.

Im Unterschied zu den verschiedenen Subgruppen der juvenilen idiopathischen (chronischen) Arthritis fanden sich im eigenen Krankengut bei Hypermobilität keine signifikanten Geschlechtsunterschiede. Dies bestätigen auch Beobachtungen von CARTER et al. (5) sowie SILVERMAN (9) an britischen Schulkindern.

BRIDGES et al. (18) fanden unter 130 erst kürzlich erkrankten Rheumapatienten 20 (15,4%) mit Hypermobilität mit 5 und mehr BEIGHTON-Punkten; teilweise war danach eine Korrektur der ursprünglichen Diagnose notwendig. Die Autoren fanden zudem eine statistisch signifikante Assoziation zwischen Hypermobilität und Osteoarthritis. Auf die ursächliche Bedeutung von Hypermobilität für Arthralgien und Arthritissymptomatik wiesen auch GEDALIA et al. (8) hin, die signifikante Unterschiede zwischen 53 hypermobilen und 52 nicht hypermobilen Schulkindern fanden, die sie prospektiv 1 Jahr lang beobachteten.

Ein ausgeprägtes Hypermobilitätssyndrom ist ein hohes Risiko für Erkrankungen des Bewegungsapparates; dies zeigt sich nicht nur in den Symptomen Arthralgien/Arthritis/Tendinitis, die bei eigenen Untersuchungen im Vordergrund standen, sondern auch in der außerordentlichen Häufung von Skoliosen/Torsionsskoliosen und Osteochondritis dissecans.

Prävention

Gelenkschäden und damit Funktionsbehinderungen können durch Präventivmaßmahmen, die so früh wie möglich beginnen sollten, gemildert oder verhindert werden. Neben der Berücksichtigung der Grundsätze des Gelenkschutzes (19) müssen einseitige Belastungen und Überlastungen der Gelenke durch anhaltend einförmige Körperhaltung vermieden, die Muskulatur gekräftigt werden. Leider werden auch erheblichere Läsionen im Knorpelbereich wegen geringer Schmerzsymptomatik oft nicht bemerkt. Eine besondere Bedeutung beim Hypermobilitätssyndrom hat die Frühdiagnose einer Hüftgelenkdysplasie. Beim Hypermobilitätssyndrom sind klinische Hinweise auf eine Hüftgelenkdysplasie oft nicht nachweisbar oder sehr undeutlich; bei Säuglingen mit Hypermobilitätsverdacht muss daher eine Hüftgelenkdysplasie durch eine besonders sorgfältige sonographische Untersuchung ausgeschlossen werden (20).

Diagnose, Differenzialdiagnosen, Assoziationen

Der Abgrenzung des Hypermobilitätssyndroms gegenüber der juvenilen idiopathischen (chronischen) Arthritis dienen klinische Gesichtspunkte und das Fehlen von typischen immunologischen Parametern. Arthritis/Arthralgien beim Hypermobilitätssyndrom haben episodischen Charakter und erreichen nie die für juvenile idiopathische (chronische) Arthritis definierte Dauer von 6 Wochen. Beim Hypermobilitätssyndrom sind meistens mehrere Gelenke betroffen, jedoch am häufigsten und intensivsten die Kniegelenke.

Die humorale Entzündungsaktivität ist in der Regel gering. Funktionsbeschränkungen und Entwicklung von Kontrakturen stehen bei gleichzeitig nachweisbarem Hypermobilitätssyndrom und juveniler idiopathischer Arthritis naturgemäß im Hintergrund; dies gilt auch für die meist wenig eingeschränkte Wirbelsäulenbeweglichkeit bei Hypermobilitätssyndrom und gleichzeitiger Spondarthritis (Spondylitis ankylosans/Spondylarthropathie). Wesentliches Problem sind aber die früh auftretenden Fehlstellungen und Subluxationen, die durch ergotherapeutische Maßnahmen verhindert werden können (21).

Auf den Ausschluss einer ganzen Reihe weiterer Erkrankungen und Syndrome mit Hypermobilität wurde bereits hingewiesen. Besondere Beachtung finden aktuelle Berichte über eine Assoziation von einem Hypermobilitätssyndrom mit psychischen Erkrankungen, wie Angst-Syndromen bzw. Panikattacken (22).

Literatur

1. Wordsworth P, et al. Joint mobility with particular references to racial variation and inhereted connective tissue disorder. Br J Rheumatol 1987; 261: 9–12.
2. Sutro CJ. Hypermobility of bones due to over-lengthened capsular and ligamentous tissues. Surgery 1947; 21: 67–76.
3. Kirk JA, Ansell BM, Bywaters EG. The hypermobility syndrome. Musculoskeletal complaints associated with generalized joint hypermobility. Ann Rheum Dis 1967; 26: 419–425.
4. Beighton P, Solomon L, Soskolne CL. Articular mobility in an African population. Ann Rheum Dis 1973; 32: 413–418.
5. Carter C, Wilkinson J. Persistent joint laxity and congenital dislocation of the hip. J Bone Joint Surg 1964; 46: 40–45.
6. Biro F, Gewanter HL, Baum J. The hypermobility syndrome. Pediatrics 1983; 72: 701–706.
7. Arroyo IL, Brewer EJ, Giannini EH. Arthritis/arthralgia and hypermobility of the joints in school children. J Rheumatol 1988 ; 15: 978–980.
8. Gedalia A, et al. Hypermobility of the joints in juvenile episodic arthritis/arthralgia. J Pediatr 1985; 107: 873–876.
9. Silverman S, et al. Survey of joint mobility and in vivo skin elasticity in London school children. Ann Rheum Dis 1975; 34: 177–180.
10. Hollister DW, Byers PH, Holbrook KA. Genetic disorders of collagen metabolism. Adv Hum Genet 1982; 12: 1–87.
11. Carcia-Cruz D, et al. Clinical, morphological and biochemical features in the familial articular hypermobility syndrome (FAHS): a family study. Clin Genet 1998; 53:108–113.
12. Hall MG, et al. The effect of hypermobility syndrome on knee joint proprioception. Br J Rheumatol 1995; 34:121–125.
13. Larsson LG, et al. Benefits and liabilities of hypermobility in the back pain disorders of industrial workers. J Intern Med 1995; 238: 461–467.
14. Speckmaier M, et al. Hypermobility – risk factor for diseases of the musculoskeletal system and differential diagnosis to juvenile chronic arthritis (JCA). Universitäts-Kinderklinik Freiburg. Pediatric rheumatology Meeting, April 1992, Prag.
15. Mishra MB, et al. Extra-articular features of benign joint hypermobility syndrome. Br J Rheumatol 1996; 35: 861–866.
16. Grahame R, et al. A clinical and echocardiographic study of patients with the hypermobility syndrome. Ann Rheum Dis 1981; 40: 541–546.
17. Ansell B. Hypermobility of joints. Mod Trends Orthop 1971; 6: 419–425.
18. Bridges AJ, Smith E, Reid J. Joint hypermobility in adults referred to rheumatology clinics. Ann Rheum Dis 1992; 51: 793–796.
19. Schuchmann L, Pernice W. Hypermobilitätssyndrom – Risikofaktor für Gelenkserkrankungen und wichtige Differentialdiagnose zur juvenilen chronischen Arthritis (JCA). Z Rheumatol 1991; 49: 117–122.
20. Wynne-Davis R. Acetabula dysplasia and familial joint laxity; two etiological factors in congenital dislocation of the hip. J Bone Joint Surg 1970; 52: 704–716.
21. Viitanen JV. Do pathological opposites cancel each other out? Do all patients with both hypermobility and spondylarthropathy fulfill a criterion of any disease? Scand J Rheumato 1999; 28: 120–122.
22. Martin-Santos R, et al. Association between hypermobility syndrome and panic disorder. Am J Psychiatry 1998; 155: 1578–1583.

Skelettdysplasien

S. MUNDLOS, Berlin
F. ZEPP, Mainz

Die Osteochondrodysplasien sind eine äußerst heterogene Gruppe von Erkrankungen, bei denen Knochen und/oder Knorpel in ihrer Anlage, ihrem Wachstum oder ihrer Homöostase beeinträchtigt sind (1, 2). Je nachdem, wie ausgeprägt die Veränderungen sind, können sie einen letalen Verlauf nehmen, in einem disproportionierten Kleinwuchs resultieren oder auch nur zu Wirbelsäulenveränderungen oder frühzeitiger Arthrose führen. Variabilität der Symptome, auch innerhalb einer Familie, ist häufig zu beobachten. Die akkurate Diagnose ermöglicht selten eine kausale Therapie, ist jedoch für die Betroffenen von enormer Wichtigkeit, da nur so prognostische Aussagen möglich sind, ein Wiederholungsrisiko abgeschätzt werden kann und supportive Maßnahmen eingeleitet werden können.

1997 wurde eine international gültige Nomenklatur und Klassifikation der Osteochondrodysplasien festgelegt, bei der man mehr als 200 verschiedene Erkrankungen nach ihrer Morphologie und molekularen Pathologie 32 Gruppen zuordnete (3). Anhand der Symptome ist damit eine erste Zuordnung möglich.

Verdacht auf eine Skelettdysplasie sollte bestehen, wenn ein dysproportionierter

Kleinwuchs, eine Verbiegung oder Fraktur von Röhrenknochen, Atemnot beim Neugeborenen aufgrund eines dysplastischen Thorax, oder symmetrische, nicht entzündliche Gelenkveränderungen vorliegen. In solchen Situationen ist eine weitergehende Diagnostik angezeigt, die im Wesentlichen Röntgenaufnahmen der Wirbelsäule in 2 Ebenen, des Beckens und der Hand beinhalten sollte. Anhand dieser Aufnahmen lässt sich eine generelle Skelettbeteiligung beurteilen, und weitere, gezielte Aufnahmen können, sofern notwendig, angefertigt werden. Eine erste Einteilung kann nach den im Vordergrund stehenden Veränderungen in epiphysär, metaphysär, diaphysär und/oder spondylär erfolgen.

Achondroplasie, Hypochondroplasie

Achondroplasie und Hypochondroplasie werden durch Mutationen im Fibroblastenwachstumsfaktorrezeptor 3 (FGFR3) hervorgerufen. Die Mutationen wirken dominant aktivierend auf den Rezeptor, wodurch Proliferation und Differenzierung der Chondrozyten in der Wachstumszone gestört werden.

Die Achondroplasie ist die häufigste Skelettdysplasie überhaupt. Die Inzidenz steigt mit dem zunehmenden Alter des Vaters und wird mit etwa 1/15000 angegeben. Das charakteristische Erscheinungsbild ist schon bei Geburt zu erkennen:

1. Dysproportionierter kurzgliedriger Kleinwuchs mit einer Erwachsenengröße zwischen 118 und 140 cm (♂) bzw. 116–138 cm (♀). Dabei relativ langer Rumpf mit fast normaler Sitzhöhe.

2. Makro- und auch Megalenzephalie mit Erweiterung der inneren und äußeren Liquorräume bei im Allgemeinen normaler Intelligenz. Eingesunkene Nasenwurzel.

3. Kurze Finger mit vermehrtem Abstand von 3. und 4. Finger (Dreizackhand).

4. Hypermobilität der Gelenke. Röntgenologisch findet sich ein eingeengter Wirbelkanal mit nach kaudal abnehmendem Interpedikularabstand (normalerweise zunehmend), verkürzten Röhrenknochen mit normalen Epiphysen und unregelmäßigen Metaphysen. Ein charakteristisches Zeichen ist bei Neugeborenen die eichelförmige Konfiguration des distalen Femurkopfes. Vor allem bei älteren Kindern überlange Fibula, dadurch Crura vara.

Kinder mit Achondroplasie sind während der ersten 2 Lebensjahre hypoton und zeigen eine verzögerte motorische Entwicklung, die aber nicht von Dauer ist. Aufgrund der Hypotonie Kyphoskoliose, die sich aber praktisch immer mit dem Beginn des Laufens (18–24 Monate) normalisiert und in eine ausgeprägte Lordose umwandelt. Wegen anatomisch bedingter Belüftungsstörung des Mittelohres rezidivierende Otitiden/Ergüsse, die eine intensive HNO-ärztliche Überwachung erfordern. Bei übergroßem Kopfumfang (Perzentilen für Achondroplasie!) und ausgeprägter Hypotonie ist eine Enge des kraniospinalen Übergangs auszuschließen (MRT), bei Adoleszenten und Erwachsenen Komplikationen durch ossär bedingte Spinalstenose. Eine Behandlung mit Wachstumshormonen ist nicht erfolgreich. Es besteht die Möglichkeit einer operativen Verlängerung einzelner Knochen, wobei es kaum gelingen kann, die Dysproportion sowie die fazialen Veränderungen auszugleichen.

Bei der Hypochondroplasie finden sich folgende Charakteristika:

1. Dysproportionierter kurzgliedriger Kleinwuchs mit einer Erwachsenengröße von 135–155 cm (♂) bzw. 128–148 cm (♀).

2. Makrozephalie bei etwa 75%.

3. Genua vara bei etwa 45%.

4. Vermehrte Lendenlordose.

Röntgenologisch finden sich verkürzte Röhrenknochen, verkürzte Schenkelhälse, quadratische Beckenschaufeln sowie bei jungen Kindern eher abgeflachte, später hohe Wirbelkörper mit verkürzten Pedikeln. Der Übergang zur Achondroplasie wie auch zum konstitutionellen Kleinwuchs ist fließend, daher wahrscheinlich unterdiagnostiziert.

Diastrophe Dysplasie

Autosomal rezessive erbliche Erkrankung, die durch Mutationen im Sulfattransporter DTDST hervorgerufen wird.

Symptome sind dysproportionierter Kleinwuchs mit sehr variabler (80–140 cm) Endgröße und häufig progredienter Kyphoskoliose; multiple Gelenkkontrakturen, besonders der Schulter-, Ellenbogen- und interphalangealen Gelenke und der Hüfte; therapierefraktäre Klumpfüße; proximal ansetzender, abspreizbarer Daumen (»hitchhiker thumb«); zystische Tumoren der Ohrmuschel; Gaumenspalte (25%), Mikrognathie.

Röntgenologisch findet sich eine Verkürzung und metaphysäre Auftreibung der Röhrenknochen, progrediente Kyphoskoliose, Hypoplasie der zervikalen Wirbelkörper mit Kyphose und Subluxation (Cave: atlantoaxiale Instabilität).

Typ-II/XI-Kollagenopathien

Die Kollagene vom Typ II und XI sind für Funktion und Wachstum der Knorpelsubstanz von großer Wichtigkeit. Mutationen in diesen Molekülen können zu einem ganzen Spektrum an Erkrankungen führen, die vom radiologischen Phänotyp her überlappen, die aber vom klinischen Ausprägungsgrad von neonatal letal über einen dysproportionierten Kleinwuchs bis hin zu einem fast normalen Skelett mit Arthrose reichen.

Zu diesem Spektrum gehören:

Achondrogenesis II/Hypochondrogenesis

Letale Form mit ausgeprägter Ossifikationsverzögerung, kurzen Röhrenknochen, hypoplastischem Thorax und Platyspondylie. Fließender Übergang zur spondyloepiphysären Dysplasia congenita.

Spondyloepiphysäre Dysplasia congenita

Dominant erbliche Dysplasie, hervorgerufen durch Mutationen im COL2A1-Gen mit variabler Endgröße, meist unter 140 cm. Von Geburt an erkennbar rhizomele Verkürzung der Extremitäten mit normalen Händen und kurzem Rumpf, flaches Mittelgesicht, Myopie mit Gefahr der späteren Netzhautablösung, gelegentlich Gaumenspalte, Hörverlust.

Röntgenologisch findet sich eine Ossifikationsverzögerung vor allem des Os pubis, der Wirbelkörper, die sich zunächst birnenförmig darstellen, später abflachen (Platyspondylie), und der proximalen Femurepiphyse. Hände und Füße sind bis auf eine verzögerte Ossifikation normal. Häufig Hypoplasie des Dens axis, was zur Instabilität führen kann (Funktionsaufnahmen!). Regelmäßige augenärztliche Kontrollen. Früh einsetzende arthrotische Beschwerden wegen mangelnder Stabilität des Knorpels.

Stickler-Syndrom (Arthroophthalmopathie)

Hervorgerufen durch Mutationen im COL2A1, COL11A1, oder COL11A2. Moderater Kleinwuchs bis normale Größe, anfangs Überstreckbarkeit der Gelenke mit langen Fingern (marfanoid), später dann schmerzhaft mit Bewegungseinschränkung und Arthrose, progrediente Myopie mit Gefahr der Netzhautablösung, Gaumenspalte, Pierre-Robin-Sequenz.

Röntgenologisch wie spondyloepiphysäre Dysplasia congenita, nur weniger ausgeprägt. Verzögerung der Ossifikation, flache Wirbelkörper, schlanke Diaphysen bei relativ breiten Metaphysen, kurze Femurhälse. Monosymptomatische Verlaufsformen mit Myopie oder Arthrose als einzige Manifestation möglich.

Pseudoachondroplasie/multiple epiphysäre Dysplasie

Diese Gruppe von Erkrankungen werden durch Mutationen im Kollagen Typ IX (COL9A2) oder in dem mit diesem Kollagen interagierenden Cartilage Oligogomeric Matrix Protein (COMP) hervorgerufen.

Pseudoachondroplasie

Hervorgerufen durch Mutationen im COMP-Gen. Dysproportionierter Kleinwuchs mit langem Rumpf und kurzen Extremitäten, der sich im Kleinkindalter manifestiert. Erwachsenengröße variabel zwischen 80 und 140 cm, im Unterschied zur Achondroplasie normaler Gesichts- und Hirnschädel, frühzeitige arthrotische Beschwerden besonders in Hüften und Knien.

Röntgenologisch finden sich charakteristische Veränderungen der Wirbelkörper mit ventraler Abflachung und Zungenbildung, epiphysäre und metaphysäre Dysplasie der Röhrenknochen.

Multiple epiphysäre Dysplasie

Hervorgerufen durch Mutationen in COMP oder COL9A2. Meist normale oder nur gering verminderte Körpergröße, Gelenkschmerzen vor allem in Hüften, Watschelgang, frühzeitige Arthrose im späten Kindes- bzw. frühen Erwachsenenalter.

Im Röntgenbild finden sich epiphysäre Veränderungen mit Verzögerung der Ossifikation, kleine, flache Epiphysen, die multizentrisch ossifizieren. Die Hände sind meist auch betroffen. Abgeflachte Wirbelkörper mit unregelmäßig begrenzten Grund- und Deckplatten. Monosymptomatische Verlaufsform mit alleinigem Befall der Hüftköpfe möglich, eine Differenzialdiagnose, die vor der Diagnose eines beidseitigen M. PERTHES bedacht werden sollte. Augen und Ohren sind nicht betroffen.

Progressive pseudorheumatoide Arthropathie des Kindesalters

Seltene Form der Skelettdysplasie, die aufgrund ihrer Symptomatik zunächst an eine rheumatoide Arthritis denken lässt. Hervorgerufen durch Mutationen im WISP3-Gen. Progressive Gelenkversteifung ab etwa dem 3. Lebensjahr, beginnend in den Hüften. Morgendliche Steifigkeit der Gelenke mit Weichteilschwellung und reduzierte Mobilität der zervikalen Wirbelsäule. Normale BSG und negative Rheumafaktoren.

Radiologisch zeigen sich Zeichen einer Skelettdysplasie in flachen Wirbelkörpern mit anterioren Ossifikationsdefekten, einem abnormen Becken und weiten Enden der proximalen und mittleren Phalangen. Destruktive Knochenveränderungen finden sich nicht.

Spondyloepiphysäre Dysplasia tarda

Hierbei handelt es sich um eine x-gekoppelte Form der spondyloepiphysären Dysplasie, die durch Mutationen im spondyloepiphysären Dysplasia-tarda-Gen hervorgerufen wird. Erwachsenengröße zwischen 125 und 160 cm. Manifestation im 5.–10. Lebensjahr durch kurzrumpfigen Kleinwuchs. Schmerzen und eingeschränkte Beweglichkeit in Rücken, Hüfte und Schultern. Frühzeitige Arthrose vor allem in Hüfte und Knien. Im Röntgenbild findet sich eine Platyspondylie mit charakteristischer dorsaler Auftreibung der Wirbelkörper. Leichte Abflachung der proximalen Femur- und Humerusepiphysen.

Metaphysäre Dysplasie Typ SCHMID

Diese Form der Skelettdysplasie wird durch Mutationen im Gen für Kollagentyp X (COL10A1) hervorgerufen. Erwachsenengröße: 130–160 cm. Manifestation nach dem 1. Lebensjahr durch zunehmende O-Bein-Stellung (Coxa vara und Genu varum), Verkrümmung des Femurs und schmerzhafte Kniegelenke. Röntgenologisch zeigen sich eine vergrößerte proximale Femurepiphyse und metaphysäre Unregelmäßigkeiten vor allem an den großen Gelenken der unteren Extremität. Wirbelkörper, Hände und Füße sind nicht betroffen. Subjektive und röntgenologische Besserung ab dem 3. Lebensjahr, sodass orthopädische Korrekturen nur selten (bei massiver Progression der Fehlstellung) notwendig sind.

Literatur

1. Mundlos S, Olsen BR. Heritable diseases of the skeletor. Part I: Molecular insights into skeletal development-transcription factors and signaling pathways. FASEB-J 1997; 11: 125–132.
2. Mundlos S, Clsen BR. Heritable diseases of the skeleton. Part II: Molecular insights into skeletal development-matrix components and their homeostasis. FASEB-J 1997; 11: 227–233.
3. Lachman RS. International nomenclature and classification of the osteochondrodysplasias (1997). Pediatr Radicl 1998; 28: 737–744.

Gelenkerkrankungen bei Mukoviszidose

J. FREIHORST, Hannover

Die Mukoviszidose (zystische Fibrose) ist die häufigste genetisch determinierte letale Erkrankung in der weißen Bevölkerung. Durch ständige Verbesserung der medizinischen Behandlung ist die Lebenserwartung der Patienten in den letzten Jahren deutlich gestiegen; die mittlere Überlebenszeit liegt derzeit in Deutschland bei knapp 30 Jahren (1). Dies bedingt, dass heute neben der bislang eindeutig im Vordergrund stehenden pulmonalen Symptomatik zunehmend extrapulmonale Manifestationen der zystischen Fibrose an Bedeutung gewinnen.

Erkrankungen der Gelenke bei zystischer Fibrose lassen sich im Wesentlichen in 4 Kategorien einteilen: die sog. zystische Fibrosearthropathie, die hypertrophe pulmonale Osteoarthropathie, die mit einer Osteoporose einhergehenden Beschwerden und schließlich das ganze Spektrum kindlicher Gelenkserkrankungen, die zufallsbedingt gleichzeitig mit einer zystischen Fibrose vorliegen können (2, 3).

Zystische Fibrosearthropathie (episodische Arthritis)

Die zystische Fibrosearthropathie ist charakterisiert durch schubweise auftretende, häufig sehr schmerzhafte Mono- oder Polyarthritiden. Die Beschwerden erreichen in- nerhalb von 12–24 Stunden ihr Maximum und dauern im Mittel 5–7 Tage an, mit einer Spanne von 1 Tag bis mehreren Wochen. Betroffen sind überwiegend Knie-, Sprung- oder Handgelenk, seltener Ellenbogen- und Schultergelenk, prinzipiell können jedoch alle Gelenke inklusive der Interphalangealgelenke betroffen sein. Neben den Zeichen der Arthritis mit Schmerzen, Bewegungseinschränkung, Schwellung und Rötung der betroffenen Gelenke entwickeln viele Patienten Hautläsionen, die an ein Erythema nodosum, vereinzelt auch an eine Purpura erinnern. Typisch ist ein rekurrierender Verlauf mit selbstlimitierenden Episoden und Beschwerdefreiheit zwischen den Schüben. Ein kleiner Teil der Patienten entwickelt jedoch eine progrediente Erkrankung mit Übergang in eine chronische destruierende Arthritis.

Zur Häufigkeit der zystischen Fibrosearthropathie gibt es bislang keine prospektiven Angaben; aus den wenigen veröffentlichten retrospektiven Erhebungen lässt sich eine Prävalenz von 2–8% abschätzen. Das mittlere Alter der beschriebenen Patienten bei Diagnosestellung liegt zwischen 14 und 17 Jahren, die Erkrankung kann jedoch auch bereits im Vorschulalter auftreten. Die zystische Fibrosearthropathie tritt in der Regel später auf als die pulmonalen und gastrointestinalen Manifestationen der zystischen Fibrose, bei einzelnen Patienten jedoch auch einmal vor Diagnosestellung der zystischen Fibrose. Ein eindeutiger Zusammenhang mit Exazerbationen der pulmonalen Infektion besteht nicht, ebenso wenig lassen sich eindeutige Korrelationen zur Lungenfunktion oder anderen Markern der Grunderkrankung herstellen.

Die Diagnose einer zystischen Fibrosearthropathie kann nur aus dem klinischen Befund und vor allem dem Verlauf gestellt werden, es gibt keine typischen Laborveränderungen. Röntgenaufnahmen der betroffenen Gelenke zeigen in der Regel normale Befunde, allenfalls Hinweise auf einen Gelenkserguss, destruierende Veränderungen fehlen meist. Eine Magnetresonanztomographie ist in der Regel entbehrlich, Ultraschalluntersuchungen können hingegen für die Verlaufsbeurteilung nützlich sein. Von einer kleinen Zahl betroffener Patienten sind Analysen der Synovialflüssigkeit beschrieben, in etwa der Hälfte findet sich ein normaler Befund, der Rest zeigt eine Vermehrung der Neutrophilen oder Lymphozyten. Die Synovialbiopsie zeigt ein analoges Spektrum von völlig normalen Befunden bis zu Befunden mit einer deutlichen Synovitis.

Die P a t h o g e n e s e der zystischen Fibrosearthropathie ist bis heute unklar. Diskutiert werden eine immunkomplexvermittelte Entzündung oder die Induktion kreuzreagierender Autoantikörper, wie bei einer reaktiven Arthritis. Eine interessante neue Hypothese ist, die Arthritis könnte eine phänotypische Manifestation des zugrunde liegenden Defektes des CFTR-Gens sein.

Zur B e h a n d l u n g der zystischen Fibrosearthropathie gibt es bislang keine systematischen Studien. Oftmals lässt sich die Arthritis durch Acetylsalicylsäure oder andere nicht steroidale Antiphlogistika bessern, bei hartnäckigen Verläufen sind Glukokortikoide erfolgreich. Über den Einsatz antirheumatischer Basistherapeutika liegen bislang noch keine ausreichenden Erfahrungen vor.

Hypertrophe pulmonale Osteoarthropathie

Charakteristisch sind Schwellungen der distalen Enden der langen Röhrenknochen, die häufig mit Schmerzen und Bewegungseinschränkungen der benachbarten Gelenke einhergehen; die betroffenen Patienten haben obligat Trommelschlägelfinger. Die Prävalenz der hypertrophen pulmonalen Osteoarthropathie wird mit etwa 5% angegeben, die Erkrankung wird im Mittel im Alter von etwa 20 Jahren diagnostiziert. Im Gegensatz zur zystischen Fibrosearthropathie besteht bei der hypertropher pulmonalen Osteoarthropathie eine eindeutige Assoziation zu Exazerbationen der pulmonalen Infektion.

Es finden sich charakteristische radiologische Veränderungen der betroffenen Skelettabschnitte: als Zeichen der periostalen Proliferation zeigen sich über der normalen Kortikalis schalenartige Linien neu formierter Knochensubstanz, die im fortgeschrittenen Stadium mehrere Schichten umfassen können und schließlich in eine irregulär formierte Knochenanlagerung mit Extension über die Epiphysen hinaus übergehen können (4). Diese radiologischen Veränderungen sind das sicherste Unterscheidungsmerkmal zur sonst nicht immer leicht abgrenzbaren zystischen Fibrosearthropathie. Bei einzelnen Patienten können zusätzliche bildgebende Untersuchungen, wie Computertomographie oder Knochenszintigraphie, hilfreich sein.

Wichtigster Bestandteil der B e h a n d l u n g ist die aggressive Therapie der auslösenden pulmonalen Infektion, meist durch Pseudomonas aeruginosa hervorgerufen. Ergänzend können nicht steroidale Antiphlogistika vor allem zur Schmerzbekämpfung eingesetzt werden. Persistieren die Beschwerden auch nach ausreichender Behandlung der pulmonalen Infektion, so ist an andere Diagnosen zu denken.

Zur P a t h o g e n e s e der hypertrophen pulmonalen Osteoarthropathie, die auch bei anderen chronischen Lungenerkrankungen auftreten kann, wird vermutet, dass den Knochenveränderungen eine Aggregation von Megakaryozyten in den Kapillaren der langen Röhrenknochen zugrunde liegt. Diese setzen dort Thrombozyten frei, die wiederum Wachstumsfaktoren wie den Platelet Derived Growth Factor (PDGF) sezernieren und so eine lokale Vasodilatation und Gewebsproliferation hervorrufen. Der gleiche pathogenetische Prozess führt auch zu der beschriebenen Trommelschlägelfingerbildung.

Osteoporose

Messungen der Knochendichte bei Patienten mit zystischer Fibrose zeigen, dass ein erheblicher Anteil der Betroffenen Knochendichtewerte unter 2 Standardabweichungen des Mittelwerts altersentsprechender Kontrollpersonen aufweist. Diese Patienten haben ein erhöhtes Risiko für pathologische Frakturen, das mit zunehmendem Alter anwächst (1). Bei Patienten, die für eine Lungentransplantation evaluiert werden, liegt in bis zu 50% eine Wirbelkörperfraktur mit entsprechenden klinischen Symptomen vor.

Risikofaktoren für die Osteopenie und somit für die daraus resultierenden Probleme sind vor allem eine intestinale Malabsorption mit Vitamin-D- und Kalziummangelzuständen, der Gebrauch von Glukokortikoiden und mangelnde körperliche Aktivität.

Die Behandlung sollte sich zunächst darauf konzentrieren, die Risikofaktoren zu minimieren, vor allem sollten Ernährungsdefizite ausgeglichen werden. Vorbeugend wirksam sind Physiotherapie und Kraftübungen. Der therapeutische Stellenwert von Biphosphonaten ist derzeit noch unklar.

Weitere Erkrankungen

Alle für das Kindesalter beschriebenen rheumatischen Erkrankungen auch einmal zufällig mit einer zystischen Fibrose zusammentreffen. Diagnose und Therapie dieser Erkrankungen sind naturgemäß vor dem Hintergrund der mit der zystischen Fibrose verbundenen Probleme besonders schwierig. Dagegen ist das seltene Auftreten einer Vaskulitis bei einer zystischen Fibrose im Zusammenhang mit der Grunderkrankung zu sehen, da hier oftmals eine Vermehrung zirkulierender

Immunkomplexe nachgewiesen werden kann. Interessant ist das gehäufte Auftreten gegen Neutrophile gerichteter zytoplasmatischer Autoantikörper (ANCA; siehe auch »Vaskulitiden«, Seite 314) bei Patienten mit zystischer Fibrose und Vaskulitis, das durch die Exposition nukleärer Bestandteile von in der Lunge zerstörten Granulozyten erklärt wird. Bei der Vielzahl der bei der zystischen Fibrose zum Einsatz kommenden Medikamente sollte immer auch an die Möglichkeit einer medikamenteninduzierten Vaskulitis gedacht werden.

Die im fortgeschrittenen Krankheitsstadium bei einigen Patienten mit zystischer Fibrose auftretende sekundäre Amyloidose betrifft eher die inneren Organe, in der Regel nicht den Bewegungsapparat. Der Einsatz von Fluoroquinolonen führt bei Patienten mit zystischer Fibrose nach den bislang vorliegenden Berichten nicht, wie aus tierexperimentellen Daten zunächst befürchtet, zum vermehrten Auftreten von Arthropathien.

Literatur

1. Steinkamp G. Mukoviszidose (CF): Übersicht über Klinik und Therapie. In: Rieger C, et al., Hrsg. Pädiatrische Pneumologie. Berlin-Heidelberg-New York: Springer; 1999. S. 921–931.

2. Merkel PA. Rheumatic Disease and Cystic Fibrosis. Arthritis Rheum 1999; 42: 1563–1571.

3. Turner MA, et al. Joint Disorders in Cystic Fibrosis. J R Soc Med 1997; 90: 13–20.

4. Nathanson I, Riddlesberg MM jr. Pulmonary hypertrophic osteoarthropathy in cystic fibrosis. Radiology 1980; 135: 649–651.

5. Henderson RC, Specter BB. Kyphosis and fractures in children and young adults with cystic fibrosis. J Pediatr 1994; 125: 208–212.

Neoplasmen – Knochentumoren

Knochentumoren sind mesenchymale Tumoren. Sie haben im Kindes- und Jugendalter ihr Häufigkeitsmaximum. Sie können asymptomatisch bleiben, zufällig bei Röntgenuntersuchungen entdeckt werden, zu einer Größe heranwachsen, die zur Deformierung der Knochenstruktur führt oder schon frühzeitig durch erhebliche Schmerzen oder durch pathologische Frakturen auffallen. Gewichtsverlust, Fieber oder andere systemische Symptome können auf einen malignen Prozess hinweisen. Für einige Knochentumoren gibt es typische Prädilektionsorte (Tab. 114 und 115, Seite 513). Die meisten finden sich in den Metaphysen.

Gutartige Knochentumoren

D. KÖRHOLZ, Leipzig
G. HORNEFF, Halle

Knochentumoren sind im Kindesalter keine Seltenheit. Gelegentlich verursachen sie Schmerzen oder Schwellungen und führen zur Vorstellung in der kinderrheumatologischen Sprechstunde, sie verursachen pathologische Frakturen oder werden zufällig bei Röntgenuntersuchungen entdeckt. Wichtige zusätzliche Untersuchungsmethoden sind ferner die Computertomographie bei Tumoren im Bereich des Beckens, die Knochenszintigraphie, aber auch die Kernspintomographie.

Einige gutartige Tumoren lassen sich schlecht von ihrem malignen Pendant unterscheiden (Tab. 113) oder können einer malignen Transformation unterliegen. Die Positronenemissionstomographie zur Untersuchung des Glukosestoffwechsels kann vielleicht dazu beitragen, maligne von benignen Tumoren zu unterscheiden.

Tab. 113
Gutartige und bösartige Knochentumoren

Herkunft	Gutartige Knochentumoren	Bösartige Knochentumoren
Knorpelzellen	Osteochondrome Chondrome Chondroblastome Chondromyxoidfibrome	Chondrosarkom
Osteoblasten	Osteoidosteom Osteoblastom	Osteosarkom
Hämatopoese		EWING-Sarkom Retikulumzellsarkom Lymphosarkom Myelom
Fibroblasten	Fibrome	Fibrosarkom
Fettzellen	Lipome	Liposarkom
Nervenzellen	Neurome Neurofibrome	Neuroblastom
Gefäße	Hämangiome Lymphangiom	Hämangioendotheliom Angiosarkom
Unklar	Riesenzelltumoren Xanthome	Maligner Riesenzelltumor
Nicht osteogen		Metastatische Infiltrate
Tumorähnliche Veränderungen	Solitäre Knochenzysten, aneurysmatische Knochenzysten, metaphysärer Knochendefekt (nicht ossifizierendes Fibrom), fibröse Dysplasie	

Osteoidosteom

D. Körholz, Leipzig
G. Horneff, Halle

Das Osteoidosteom ist ein häufiger, gutartiger Knochentumor; es wird in der 1. und 2. Lebensdekade beobachtet. Es macht etwa 10% aller gutartigen Knochentumoren im Kindesalter aus.

Differenzialdiagnostisch sind neben anderen Knochentumoren Osteomyelitiden, Brodie-Abszess, das eosinophile Granulom und Stressfrakturen abzugrenzen. Jungen sind häufiger betroffen als Mädchen. In der Regel sind die Metaphysen oder Diaphysen der langen Röhrenknochen der unteren Extremität (Femur, Tibia) befallen, seltener Humerus, Phalangen oder das Achsenskelett. Typischerweise bestehen erhebliche nächtliche Schmerzen von bohrendem Charakter oder belastungsabhängige Beschwerden, die sehr gut auf Acetylsalicylsäure oder andere nicht steroidale Antirheumatika reagieren. Unbehandelt führen gelenknahe Tumoren zu einer Schonhaltung und schließlich zur Kontraktur.

Radiologisch findet sich eine scharf demarkierte kortikale Aufhellung, der Nidus, umgeben von einer mehr oder weniger ausgeprägten Sklerosierung (Abb. 268). Der Tumor ist benigne, metastasiert und infiltriert nicht. Zur Darstellung des Nidus (1–10 mm Durchmesser) ist die Computertomographie besonders geeignet (Abb. 269). Aufgrund der Osteoblastenaktivierung sind Osteoidosteome bei konventioneller ^{99m}Technetiumszintigraphie gut darstellbar. Sie empfiehlt sich auch, wenn bei typischer Anamnese mit der konventionellen Radiologie kein Tumor darstellbar ist. Kernspintomographisch kann eine ausgeprägte Weichteilreaktion auffallen, die eine Osteomyelitis oder einen malignen Tumor imitiert (Abb. 270).

Histologisch findet sich der Nidus in hochvaskularisiertem knochenbildendem Gewebe. Differenzialdiagnostisch können die hoch-stoffwechselaktiven malignen Tumoren mit ^{18}Fluor-Desoxyglukose-Positronen-Emissions-Tomographie abgegrenzt werden.

In unklaren Situationen ist eine chirurgische Intervention unvermeidbar. Neben der histologischen Diagnosesicherung sollte eine Entfernung oder Zerstörung des Nidus angestrebt werden. Alternativ sind die gezielte perkutane computertomographisch gesteuerte Punktion und Zerstörung des Nidus mit Alkoholinjektionen, Laser- oder Thermokoagulation oder Hochfrequenzradioablatio eingesetzt worden.

Da Spontanheilungen beschrieben wurden, sind bei diagnostisch zweifelsfreien Verläufen unter engmaschiger Kontrolle auch ein abwartendes Verhalten und eine Therapie mit niedrigdosierten nicht steroidalen Antirheumatika möglich. Dies gilt besonders dann, wenn der Tumor schlecht zugänglich ist.

Kneisl und Simon (1) berichten über eine Kohorte von 9 Kindern, die ausschließlich mit nicht steroidalen Antirheumatika behandelt wurden. Alle Kinder wurden umgehend beschwerdefrei. 6 Kinder waren nach 30–40 Monaten auch ohne Medikation erscheinungsfrei.

Das Risiko einer Therapie mit nicht steroidalen Antirheumatika muss gegen das Operationsrisiko abgewogen werden.

▷

Abb. 268

Osteoidosteom im Femurschaft bei einem 12-jährigen Jungen (konventionelle Röntgendiagnostik). Gut erkennbar sind der Nidus als Aufhellung und die erhebliche Verdickung der Kortikalis

Abb. 269

Osteoidosteom im proximalen Femur bei einem 8-jährigen Mädchen (Computertomographie). Typische Darstellung eines Nidus bei Osteoidosteom als erkennbare Aufhellung inmitten der Kortikalisverdickung

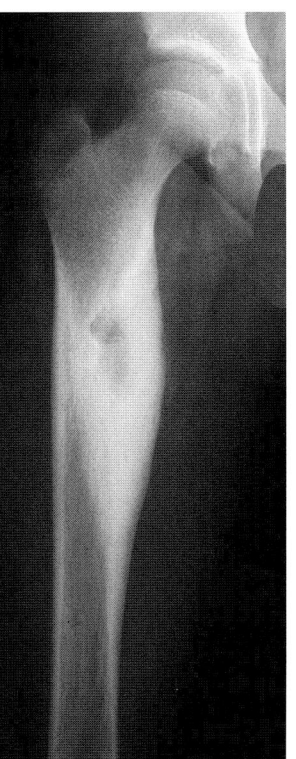

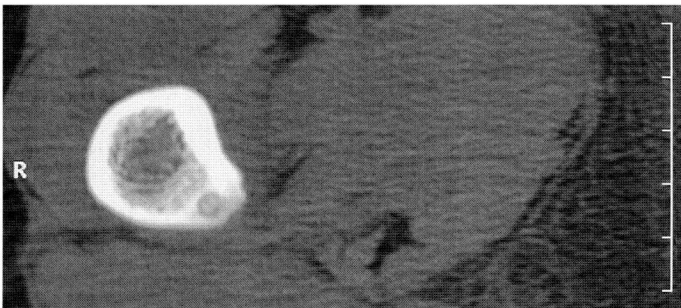

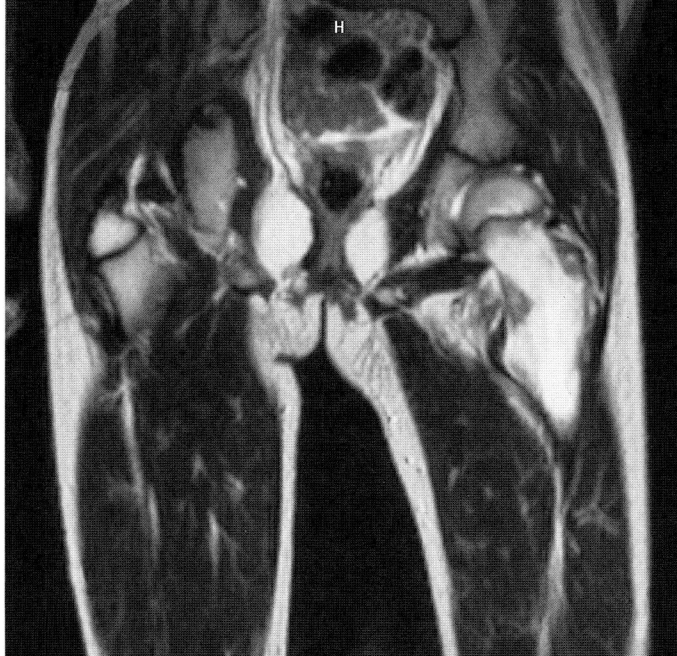

◁

Abb. 270

T_2-gewichtete TIR-Sequenz mit diffuser Signal-anhebung im Markraum der Femurmetaphyse. Erkennbar sind die verdickte Kortikalis und die ausgeprägte paraossäre Weichteilreaktion

Das Osteoblastom ist histologisch dem Osteoidosteom gleich, kann aber deutlich größer werden und auch Knochenarrodierungen verursachen. Es findet sich vor allem am Achsenskelett. Eine maligne Transformation wurde dokumentiert.

Osteochondrome (kartilaginäre Exostosen)

Osteochrondrome sind die häufigsten gutartigen Knochentumoren im Kindesalter. Sie verursachen in der Regel keine Beschwerden und fallen äußerlich durch eine atypische knochenharte Vorwölbung oder durch eine knöcherne Einschränkung der Beweglichkeit auf. So ausgeübter Druck macht Beschwerden; im Übrigen sind die Patienten beschwerdefrei.

Prädilektionsorte sind die Metaphysen der langen Röhrenknochen; Osteochondrome finden sich aber auch an den Rippen und selten am Achsenskelett. Radiologisch findet sich ein exophytisch wachsender knochenbildender Tumor, gut erkennbar auf Nativaufnahmen; eine weitere Diagnostik erübrigt sich. Osteochondrome »wachsen« mit, das heißt, sie beenden ihr Wachstum mit Ausreifung des Skeletts und können dann auch ossifizieren. Eine maligne Entartung (Chondrosarkom) ist selten.

T h e r a p i e d e r W a h l ist die chirurgische Exstirpation. Bei multiplen Osteochrondromen (Exostosis) ist das Entartungsrisiko höher.

Enchondrome/Chondrome

Enchondrome betreffen gleichartig beide Geschlechter wie auch Kinder der 1. und 2. Lebensdekade. Am häufigsten treten sie in den Röhrenknochen des Handskeletts, aber auch in anderen Röhrenknochen auf. Betroffen sind die Metaphysen. Sie verursachen keine Schmerzen, allerdings können aufgrund der Ausdünnung der Kortikalis Spontanfrakturen auftreten.

Gutartige Tumoren	Bösartige Tumoren
Ganglione	Synoviales Sarkom
Hämangiome	Epitheloidsarkom
Osteochondrome	Klarzellsarkom
Xanthome	Maligner Riesenzelltumor
Lipome	Chondrosarkom
Neurome, Neurofibrome	Leukämische Infiltrate
	Metastatische Infiltrate

Tab. 114
Gelenknahe Tumoren

Tab. 115
Typische Prädilektionsorte der Knochentumoren

Bevorzugte Lokalisation	Tumor
Epiphyse	Chondroblastom, Riesenzelltumor
Metaphyse	Enchondrom, Osteochondrom, aneurysmatische Knochenzyste, Riesenzelltumor, Osteosarkom, Chondrosarkom
Diaphyse	Osteoidosteom, Fibrom, Fibrosarkom, fibröse Dysplasie, EWING-Sarkom

Histologisch bestehen Enchondrome aus hyalinem Knorpel.

Ein geringes Entartungsrisiko (Grad I Chondrosarkome) ist wohl gegeben, vor allem nach Abschluss des Wachstums. Hierauf können Schmerzen im Tumorbereich hinweisend sein. Während Enchondrome des Handskeletts selten maligne entarten, ist das Risiko bei Befall des Becken- oder Schultergürtels höher. Native Röntgenaufnahmen sind in der Regel diagnostisch ausreichend.

Therapeutisch ist ein chirurgisches Vorgehen zu empfehlen. Als Enchondromatose (»OLLIER's disease«) wird das multiple Vorkommen bezeichnet. Hier ist das Risiko für eine maligne Entartung höher.

Chondroblastome/Osteoblastome

Diese seltenen benignen Tumoren bestehen aus nicht ausdifferenziertem Osteoid bzw. Chrondroid. Die Chondroblastome (CODMAN-Tumor) treten im 2. Lebensjahrzehnt stärker auf. Sie entarten selten. Chondroblastome sind in den Epiphysen, vor allem von Femur, Tibia und Humerus, lokalisiert, während sich primäre Chondrosarkome selten in den Epiphysen befinden und eher bei Erwachsenen auftreten. Osteoblastome finden sich vor allem in der Wirbelsäule und im Schädel, aber auch in Diaphysen von Femur und Tibia. Osteoblastome werden in der Regel in den ersten beiden Lebensdekaden auffällig und bevorzugen das männliche Geschlecht. Wie die Osteoidosteome können sie bohrende Knochenschmerzen hervorrufen. Auch Weichteilschwellungen können vorkommen.

Differenzialdiagnostisch ist die Größe hilfreich, da Osteoidosteome kleiner als 2 cm bleiben. Auch kommen Knochenauftreibungen und Destruktionen vor. Aufgrund ihrer Knochenbildung zeigen sie eine hohe Aktivitätsaufnahme in der Skelettszintigraphie. Auch die CT-Darstellung ist wertvoll.

Therapeutisch ist ihre vollständige Exzision anzustreben.

Riesenzelltumor

Der Riesenzelltumor findet sich in der Epiphyse bzw. im epi-metaphysären Bereich. Häufiger sind Patienten in der 3. Lebensdekade betroffen. Zwar gibt schon das Nativröntgenbild mit grobmaschig trabekulärer Zeichnung und fehlender Randsklerose entscheidende diagnostische Hinweise, doch ist aufgrund der Wachstumspotenz eine weiterführende bildgebende Darstellung einschließlich MRT angezeigt. Trotz gutartiger Histologie sind z. B. Lungenmetastasen beschrieben.

Solitäre Knochenzysten

Die einkammerigen Knochenzysten finden sich vor allem in den Metaphysen der langen Knochen (Humerus und Femur) bei Kindern im frühen Schulalter und bevorzugen das männliche Geschlecht. In der Regel bleiben sie asymptomatisch, doch können große Tumoren zu Deformierungen führen bzw. sind pathologische Frakturen möglich. Radiologisch finden sich homogene Aufhellungen, die die Wachstumsfuge respektieren.

Therapie der Wahl sind die Ausräumung und der Aufbau mit Knochenspänen. Alternativ ist eine Heilung durch Steroidinjektion beschrieben.

Aneurysmatische Knochenzysten

Diese seltener vorkommenden Zysten betreffen vor allem das weibliche Geschlecht und das 2. und 3. Lebensjahrzehnt. Befallen werden die Metaphsen und die Spinae dorsales der Wirbelbögen, es kann aber jeder Knochen betroffen sein. Radiologisch finden sich typische gekammerte, scharf begrenzte Zysten, therapeutisch wird die chirurgische Exstirpation empfohlen.

Nichtossifizierende Fibrome

Dieser seltene Tumor zeigt sich als osteolytische Läsion mit scharfer Markierung
und findet sich in der Diaphyse.

Benigne Kortikalisdefekte

Der gutartige Kortikalisdefekt ist eigentlich kein Tumor, sondern eine Fehlbildung
(Abb. 271). Sie tritt solitär oder multiple
auf, findet sich in den Metaphysen, vor
allem im distalen Femur, betrifft das 1. und

2. Lebensjahrzehnt und vor allem das
männliche Geschlecht. Selten verursachen
Kortikalisdefekte Beschwerden.

Therapeutisch kann abgewartet werden, wobei pathologische Frakturen zu
befürchten sind.

Weichteiltumoren

Ganglione: Diese zystischen Gebilde,
ausgehend von Sehnenscheiden oder Gelenkkapseln, sind keine echten Tumoren.

Abb. 271
Benigner Kortikalisdefekt.
Zufälliger Befund einer Röntgenaufnahme
bei einer Traumaanamnese

Abb. 272
Ausgedehnte Baker-Zyste in der Poplitea
bei einem Kind mit juveniler idiopathischer
Arthritis. Der Patient berichtet über ein
Reißen in der Kniekehle nach dem Beugen
des Beines. Hierdurch kommt es
zur Prolabierung der Zyste in die Wade

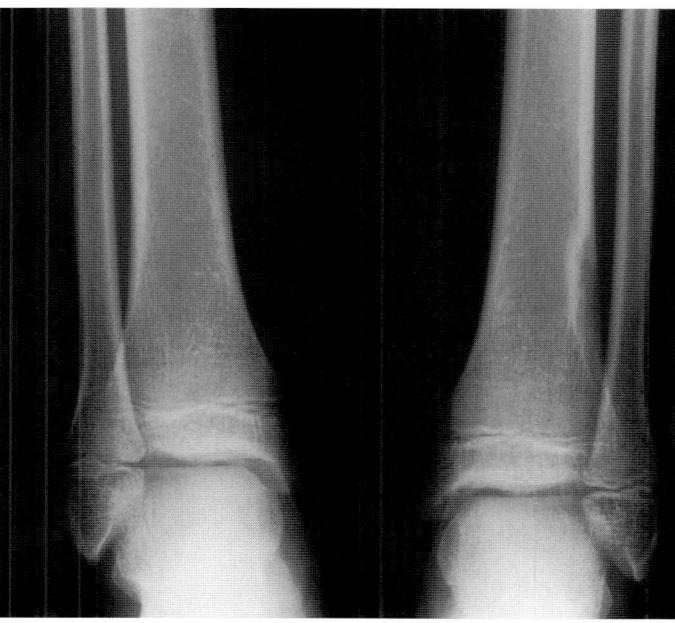

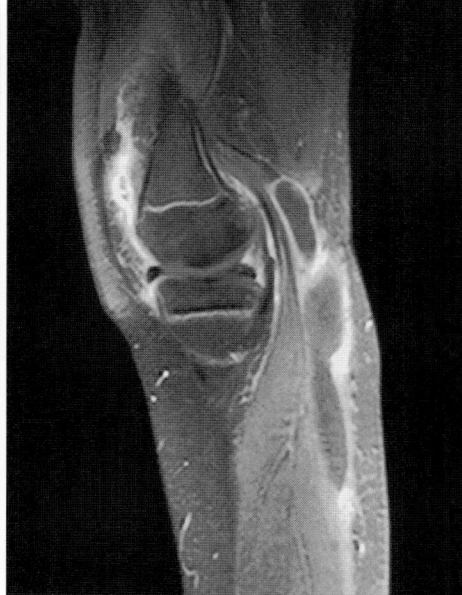

In den Kniekehlen werden sie BAKER-Zysten genannt und können größere Ausmaße erreichen. Sie entstehen »spontan« bzw. durch Irritationen oder finden sich bei exsudativen Arthritiden mit einer juvenilen idiopathischen (chronischen) Arthritis. Spontane Zysten bilden sich zurück. Eine T h e r a p i e ist in der Regel nicht notwendig. Größere Zysten in der Kniekehle können sich in die Wade ausdehnen, auch platzen und so eine Thrombose imitieren (Abb. 272).

S y n o v i a l e   H ä m a n g i o m e : Diese Gefäßmalformationen kommen isoliert oder als Teil eines Missbildungssyndroms (MAFFUCCI-Syndrom, VON-HIPPEL-LINDAU-Syndrom) vor. Posttraumatisch können sie Ausgang von Gelenkblutungen sein.

L i p o m e sind häufige gutartige Tumoren und kommen überall dort vor, wo sich Fettzellen befinden. Sie können als kleine Knoten oder als kiloschwere Masse auftreten. T h e r a p e u t i s c h ist die Exzision kurativ.

Literatur

1. Kneisl JS, Simon MA. Medical management compared with operative treatment for osteoid osteoma. J Bone Joint Surg Am 1992; 74: 179–185.

Bösartige Knochentumoren

D. KÖRHOLZ, Leipzig
G. HORNEFF, Halle

Bei den bösartigen Knochentumoren werden Tumorerkrankungen unterschieden, die primär vom Knochen ausgehen, ihren Ursprung im Knochenmark haben oder bei denen es sich um metastatische Absiedelungen einer anderen Tumorerkrankung handelt. Im Vordergrund der Symptome stehen je nach Entität und Lokalisation Knochenschmerzen, lokale Schwellungen oder Entzündungszeichen, die an eine Osteomyelitis denken lassen. Gelegentlich werden die Tumoren aber auch zufällig bei einer Traumadiagnostik entdeckt.

Osteosarkom

D. Körholz, Leipzig
G. Horneff, Halle

Das Osteosarkom ist der häufigste bösartige Tumor des Skelettsystems. Die 2. Lebensdekade stellt das Prädilektionsalter dar. Jährlich erkranken etwa 60 Jugendliche in Deutschland an einem Osteosarkom. Nur selten handelt es sich dabei um hereditäre Erkrankungen, etwa mit einem Li-Fraumeni-Syndrom sowie einem Rothmund-Thomson-Syndrom oder Kinder mit einem hereditären Retinoblastom. Dabei werden Mutationen im Retinoblastom-Tumorsuppressor-Gen bzw. im p53-Gen für die Entstehung des Osteosarkoms mitverantwortlich gemacht. Weitere wichtige ätiologische Faktoren für die Entstehung eines Osteosarkoms dürften eine vorausgegangene Bestrahlung zur Behandlung einer Erstneoplasie oder multiple Exostosen sein.

Meist sind die Osteosarkome in den Metaphysen der langen Röhrenknochen lokalisiert und machen sich durch eine derbe Schwellung und Schmerzen bemerkbar. Bei der Diagnostik ist zu beachten, dass sich bei etwa 20% der Patienten bildanalytisch nachweisbare Metastasen vor allem pulmonal finden und dass bei 80% okkulte Metastasierungen bestehen. Daher wird bei jedem Patienten nicht nur eine lokale Röntgendiagnostik, sondern auch eine ausgedehnte Metastasensuche mit Skelettszintigraphie und Computertomographie der Lunge veranlasst.

Röntgenologisch ist das Osteosarkom durch kortikale Osteolysen, typische Periostreaktionen und extraossäre Kalzifikationen charakterisiert (Abb. 273). Zusätzlich ist bei jedem Patienten eine Kernspintomographie des Tumors angezeigt um auch die Weichteilausbreitung des Tumors exakt zu beurteilen. Hierbei ist darauf zu achten, dass das gesamte Kompartiment einschließlich der angrenzenden Gelenke erfasst wird, um sog. »Skip«-Metastasen nicht zu übersehen. Definitiv wird die Diagnose durch eine Biopsie gesichert.

Bei der histologischen Untersuchung findet sich neben den Tumorzellen als wesentliches Charakteristikum Knochengrundsubstanz. Bei den sog. kleinzelligen Osteosarkomen kann mitunter die Differenzialdiagnose zum Ewing-Sarkom schwierig sein. Hier ist der Nachweis von Osteoid entscheidend für die Diagnose eines Osteosarkoms.

Die Behandlung des Osteosarkoms wird in Deutschland in einer multizentrischen Therapieoptimierungsstudie durchgeführt. Dabei werden präoperativ in Kombination die Zytostatika Methotrexat, Adriamycin, Ifosfamid und Cisplatin verabreicht. Durch diese neoadjuvante Therapie wird geprüft, ob die Tumorzellen auf die Chemotherapie ansprechen. Nach Salzer-Kuntschik et al. (1) gilt als Maß für das Ansprechen der Anteil an devitalisierten Tumorzellen am Operationspräparat.

Der Regressionsgrad und das initiale Tumorvolumen bestimmen die Heilungsaussichten der Patienten. Bei kleinen Tumoren und sehr gutem Ansprechen beträgt das rezidivfreie Überleben über 95%. Demgegenüber sind die Heilungsaussichten bei großen Tumoren und schlechtem Ansprechen nur etwa 17%. Darüber hinaus scheint auch die Expression des »Human epidermal growth Factor Rezeptor 2« mit einer schlechteren Prognose assoziiert zu sein.

Bei der operativen Versorgung der Patienten werden Amputationen immer häufiger zugunsten extremitätenerhaltender Operationen verlassen. Nach Resektion des Tumors kann die Funktion der Extremität entweder durch eine Endoprothese oder den Einsatz autologer Knochenimplantate erhalten werden. Darüber hinaus besteht mit der Umkehrplastik bei gleichzeitig radikaler Tumorresektion eine weitere Möglichkeit zu einem funktionell hervorragenden Ergebnis (Abb. 274).

Hierbei wird nach Entfernung des Tumors am distalen Femur oder der proximalen Tibia der Unterschenkel nach Rotation um 180° mit dem Oberschenkel verbunden, sodass ein anatomisch neues Kniegelenk entsteht. Untersuchungen zur Lebensqualität zeigen, dass diese Operationstechnik das funktionell beste Resultat liefert.

Bei einer Versorgung mit Endoprothesen kann es infolge eines chemotherapiebedingten renalen Phosphatverlustes sowie der Inaktivität des betroffenen Beines zu einer Osteoporose und damit zu einer Lockerung der Prothese kommen. Zusätz-

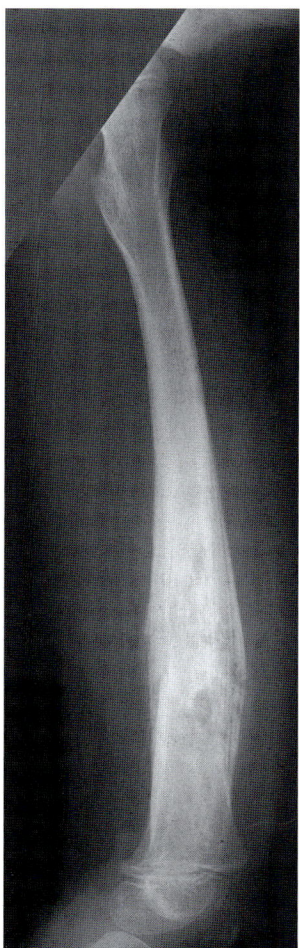

Abb. 273
Osteosklerotisches Osteosarkom der Tibia bei einem 11-jährigen Jungen. Typischer Weichteilschatten und Periostreaktion

◁

▽

Abb. 274
Umkehrplastik nach radikaler Resektion eines Osteosarkoms

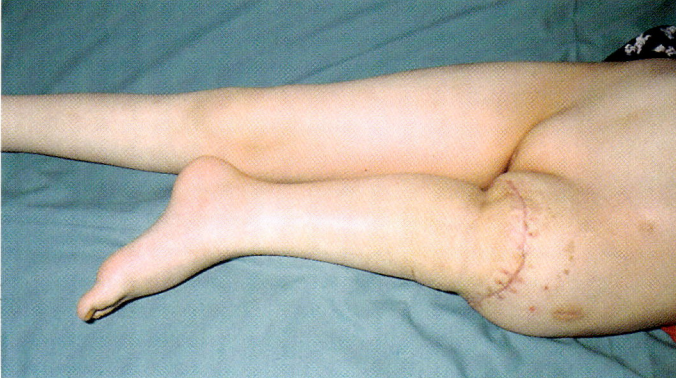

lich werden bei Patienten im Wachstum Verlängerungsoperationen notwendig.

Im Gegensatz zu anderen Tumorerkrankungen ist der Stellenwert der Bestrahlung eher gering. Nur bei einem Rezidiv sollte eine Radiatio durchgeführt werden. Hierbei scheint in letzter Zeit die Anwendung radioaktiv-markierter Phosphonate zusätzlichen Erfolg zu versprechen. Die Wertigkeit einer »Mega«-Chemotherapie mit anschließender Stammzelltransplantation kann derzeit noch nicht endgültig beurteilt werden.

Literatur

1. Salzer-Kuntschik M, Brand G, Delling G. Bestimmung des morphologischen Regressionsgrades nach Chemotherapie bei malignen Knochentumoren. Pathologe 1983; 4: 135–141.

EWING-Tumoren

D. KÖRHOLZ, Leipzig
G. HORNEFF, Halle

Nach den Osteosarkomen sind die EWING-Tumoren die zweithäufigsten Knochentumoren im Kindes- und Jugendalter. In Deutschland erkranken jährlich etwa 50 Kinder und Jugendliche an diesem Tumor.

Die S y m p t o m a t i k ähnelt bei vielen Patienten einer akuten Osteomyelitis mit Fieber, Knochenschmerzen, lokalisierter Schwellung und deutlich erhöhten Entzündungswerten. Bei etwa 75% der Patienten ist der Tumor lokalisiert, der Rest weist schon primär Metastasen auf. Die initiale Stagingdiagnostik beinhaltet daher neben einer lokalen Röntgenuntersuchung eine Computertomographie der Lunge, eine Ganzkörperskelettszintigraphie sowie Knochenmarkpunktionen zum Nachweis von Tumorzellinfiltrationen. Bei metastasierenden Tumoren wird darüber hinaus eine »Ganzkörper«-Magnetresonanztomographie empfohlen.

Das histologische Bild der EWING-Tumoren wird geprägt durch »kleine, runde, blaue Zellen«. Sie weisen unterschiedliche neuronale Differenzierungsgrade auf. Mehr als 95% der Tumoren sind durch die typische Translokation (t 11; 22) charakterisiert, die für den EWS-Fli-1-Transkriptionsfaktor kodiert. Dieser Transkriptionsfaktor kann zu zellulären Proliferations- und Differenzierungsveränderungen führen, die möglicherweise in der Onkogenese der EWING-Tumoren eine Rolle spielen. Der Nachweis der Translokation hat darüber hinaus diagnostischen Wert für die Klassifikation der Tumoren sowie für den Nachweis einer möglichen Tumorzellinfiltration im Knochenmark. Dasselbe gilt für die Tumorzellkontamination autologer Stammzellapharesate der Patienten.

Ähnlich wie beim Osteosarkom wird auch bei der Behandlung der EWING-Tumoren ein neoadjuvantes Behandlungskonzept verfolgt. Bei der medikamentösen Therapie stehen die Zytostatika Ifosfamid, Adriamycin, Actinomycin D und Etoposid im Vordergrund. Zur lokalen Tumorkontrolle werden daneben die hyperfraktionierte Bestrahlung und die radikale Resektion des Tumors eingesetzt. Die chirurgische Versorgung enspricht dabei den beim Osteosarkom geschilderten Prinzipien. Bei primär metastasierten oder auf die Therapie schlecht ansprechenden Tumoren ist heutzutage eine »Mega«-Chemotherapie mit Stammzellrescue in das initiale Behandlungskonzept integriert. Ähnlich wie beim Osteosarkom können durch ein solches interdisziplinäres Behandlungskonzept etwa ⅔ der Patienten geheilt werden.

Seltene bösartige Knochentumoren

D. KÖRHOLZ, Leipzig
G. HORNEFF, Halle

Zu den im Kindes- und Jugendalter seltenen bösartigen Knochentumoren zählen das Chondro- und Fibrosarkom. Während Chondrosarkome meist im Beckenbereich oder in den proximalen Extremitäten lokalisiert sind, ähnelt die Verteilung der Fibrosarkome der der Osteosarkome. In der Histologie wird bei den Chondrosarkomen neben den proliferierenden Tumorzellen Knorpelgewebe gefunden, bei den Fibrosarkomen spindelartige Zellen und Kollagen. Beide Male kann im Unterschied zum Osteosarkom keine Knochengrundsubstanz nachgewiesen werden.

Der Verlauf der Chondrosarkome ist protrahiert, und Jahre nach der Erstmanifestation können noch Metastasen auftreten. Das Fibrosarkom geht demgegenüber häufiger schon primär mit Lungenmetastasen einher.

Die Behandlung beider Tumoren ist in erster Linie chirurgisch. Eine adjuvante Chemotherapie ist möglich.

Knochenmetastasen

D. Körholz, Leipzig
G. Horneff, Halle

Skelettmetastasen, aber auch eine Knochenmarkinfiltration, kommen häufig bei Patienten mit einem Neuroblastom vor. Die im Allgemeinzustand erheblich beeinträchtigten Kinder erkranken überdurchschnittlich häufig in den ersten 5 Lebensjahren.

Die Symptome werden vor allem durch die Lokalisation der Tumoren und ihre Ausdehnung bestimmt. Bei überwiegendem Befall des Abdomens fällt meist ein sicht- und tastbarer, derber Tumor auf. Daneben werden unspezifische Symptome wie Fieber und Anämie, gelegentlich Durchfälle und Blutdruckschwankungen beobachtet. Bei ossären Metastasen finden sich Schwellungen und Schmerzen in der betroffenen Region.

Die Diagnose wird aus der Biopsie des Primärtumors oder durch zytomorphologische Knochenmarkuntersuchungen gestellt. Der Nachweis einer Knochenmetastasierung ist szintigraphisch und/oder radiologisch möglich.

Die Prognose der Neuroblastompatienten mit primären Knochenmetastasen wird durch weitere begleitende Risikofaktoren, wie ein erhöhter Laktatdehydrogenasespiegel, eine begleitende Thrombozytopenie und molekulare Veränderungen an den Tumorzellen (Amplifikation des N-myc Gens oder Deletion des Chromosoms 1p) determiniert.

Bei der Behandlung kommt vordergründig eine Polychemotherapie zum Einsatz, daneben die operative Entfernung des Primärtumors; nur noch selten eine Bestrahlung. Der Wert einer neuerdings durchgeführten Therapie mit zytotoxischen Antikörpern oder einer Gentherapie kann noch nicht beurteilt werden.

Neben dem Neuroblastom werden Absiedelungen von malignen Zellen im Knochen gelegentlich bei Kindern mit einer akuten Leukämie gefunden. Typischerweise treten bei diesen Patienten Knochen- und Gelenkschmerzen auf, die in Zusammenhang mit den hämatologischen Veränderungen im Blutbild für die Diagnose sogar wegweisend sein können und von vornherein gegen eine rheumatische Erkrankung sprechen. Bei der üblichen Polychemotherapie kommt es rasch zu einem Rückgang der Knocheninfiltrationen und der Beschwerden. Unklar bleibt jedoch, inwieweit diese Knocheninfiltrationen zur Ausbildung späterer Osteonekrosen beitragen. Hierdurch kann es erneut zu langdauernden, lokalisierten Knochenschmerzen sowie Beeinträchtigungen von Gelenkbewegungen kommen.

Therapeutisch wird diese Komplikation vor allem durch die krankengymnastische Übungsbehandlung beeinflusst. Darüber hinaus wird gelegentlich die hyperbare Sauerstofftherapie oder die Rotationsplastik empfohlen, um die Regeneration des Knochens anzuregen. Nur bei wenigen Patienten ist ein künstlicher Gelenkersatz notwendig.

Schließlich werden Knochenmetastasen auch bei Kindern- und Jugendlichen mit Klarzell- oder Rhabdomyosarkomen gefunden. Ihre Behandlungsaussichten sind trotz einer autologen Stammzelltransplantation oftmals infaust. Möglicherweise kann in Zukunft durch die Einführung neuer Therapieformen, wie z. B. der kombinierten Thermochemotherapie, eine Verbesserung der Heilungsraten erzielt werden.

Histiozytosen

D. Körholz, Leipzig
G. Horneff, Halle

Bei einer Darstellung von Knochentumoren darf die Langerhans-Zellhistiozytose nicht übersehen werden. Die Erkrankung betrifft meist ältere Kinder. Bei der früher als eosinophiles Granulom bezeichneten Erkrankung finden sich typischerweise osteolytische, meist solitäre Knochenherde. Gelegentlich werden auch ein multipler Knochenbefall oder mehrfache Rezidive beobachtet.

Der Verlauf dieser Erkrankungsform ist in der Regel gutartig. Bei Säuglingen können neben dem Knochen auch weitere Organe, vor allem Haut, Leber, Milz, Lymphknoten sowie das zentrale Nervensystem betroffen sein. Bei solitärem Befall des Skeletts wird entweder lokal-chirurgisch eine Exkochleation des Tumors oder – bei schwer zugänglicher Lokalisation – eine attenuierte Chemotherapie mit Vinblastin und Cortison durchgeführt. Bei Säuglingen mit multiplem Organbefall ist wegen der deutlich schlechteren Prognose eine wesentlich intensivere chemotherapeutische Behandlung notwendig.

Neuropathische Erkrankungen

Charcot-Gelenke und Kompressionsneuropathie

G. Auerswald, Bremen

Definition

Die Charcot-Marie-Tooth-Erkrankung wird heute unter die hereditären motorischen und sensorischen Neuropathien Typ I eingeordnet (1). Typisch für diese Erkrankung sind extensive segmentale Demyelinisierungen sowie Remyelinisierungen mit der Entwicklung von Zwiebelschalenphänomenen um die Nervenfasern herum sowie eine verminderte motorische und sensorische Nervenleitgeschwindigkeit (2).

Die hereditäre motorische und sensorische Neuropathie Typ I wird in verschiedene Entitäten unterteilt: Die Charcot-Marie-Tooth 1 A wird definiert durch eine Duplikation im Bereich von Chromosom 17p11.2 (3) Die Duplikation schließt auch das Gen für das periphere Myelinprotein 22 (PMP-22) ein, in dem auch teilweise Punktmutationen gefunden wurden. Der Mechanismus, wie durch die Überexpression des PMP 22 die Symptome verursacht werden, ist bisher nicht klar. Die Erkrankung wird in der Regel autosomal dominant vererbt.

Die Charcot-Marie-Tooth 1 B wird genetisch auf dem Chromosom 1q21-q23 mit einem Defekt im P_0-Gen definiert (1). Auch diese Erkrankung wird autosomal dominant vererbt.

Die Charcot-Marie-Tooth 1 C zeigt keine Verbindung zum Chromosom 1 oder 17. Hier ist der genetische Defekt nicht bekannt, die Vererbung erfolgt auch bei diesen Typen autosomal dominant.

Weitere etwa 10% der Erkrankungen sind dem X-Chromosom zuzuordnen. Hier wurden auf dem langen Arm des Chromosoms (Xq13.1) mehrere Mutationen, die das Gen für das Connexin betreffen, gefunden. Dieses Protein ist in der Nähe der Ranvier-Schnürringe lokalisiert. Andere seltene Formen, die ebenfalls auf dem X-Chromosom bei Xq24–q26 lokalisiert sind, gehen mit zusätzlicher Taubheit und mentaler Retardierung einher (4).

Klinische Manifestation

Die Erkrankungen beginnen in der Regel im 1. Lebensjahrzehnt, wobei auch ein späterer Erkrankungsbeginn beschrieben wird. Ein Erkrankungsbeginn in der Neonatalzeit oder während des 1. Lebensjahres ist wahrscheinlich häufiger als bisher angenommen (5). Es kommt sehr früh zu Fußdeformitäten sowie Entwicklungsstörungen. Typisch ist der meist auf beiden Seiten vorhandene Hohlfuß, der sowohl gut konstituiert als auch nur angedeutet vorhanden sein kann und selten nur einseitig vorkommt. Es handelt sich dabei um eine anterior-posteriore Zusammenstauchung des Fußes mit gleichzeitiger Verkürzung und Verbreiterung. Zusätzlich, jedoch inkonstant, kommt es zur Überstreckung der großen Zehe im Grundgelenk und zur Beugung im Interphalangealgelenk im Sinne von Hammerzehen, wobei die kleinen Zehen nicht betroffen sind.

Die Überhöhung des Fußgewölbes ist stark sichtbar im Bereich des medialen Fußrandes mit dorsalem Vorsprung des Fußes (Abb. 275). Falls diese Veränderung nur angedeutet ist, kann man nur den dorsalen Vorsprung und das anomale Gewölbe des Fußes ohne die besondere Verkürzung sehen. Im Röntgenbild zeigen sich die Größenanomalien, wie auch die Veränderungen der Statik der Fußknochen, jedoch keine Formenanomalien (6).

Manche Kinder werden auch zunächst mit einem Senkfuß und ausgeprägter Valgusstellung der Füße vorgestellt. Fast immer findet sich eine Areflexie, vor allem die Achilles- und Patellarsehnenreflexe sind davon betroffen. Die Stabilität im Gehen ist deutlich eingeschränkt. Es finden sich ein Steppergang, Schwierigkeiten beim Laufschritt und dann häufiges Hinfallen. Da sich die Symptome erst langsam entwickeln, werden viele Patienten erst mehrere Jahre nach Erkrankungsbeginn vorgestellt. Auffällig ist oft der große Kontrast zwischen den deutlichen neurologischen Erscheinungen und den noch guten funktionellen Möglichkeiten.

Bei der klinischen Untersuchung finden sich neben den erwähnten Veränderungen typischerweise eine symmetrische Atrophie der peronäalen Muskeln, später auch der Wadenmuskulatur und im weiteren Verlauf auch eventuell des oberen Drittels der Oberschenkelmuskulatur. Im Bereich der oberen Extremitäten kann es zur Atrophie der kleinen Handmuskeln kommen, obwohl dies in der Regel erst als späte Manifestation auftritt. Nur vereinzelt werden asymmetrische Verlaufsformen berichtet (7).

Die sensorischen Störungen sind meistens mild und oft nur auf die epikritische oder Tiefensensibilität beschränkt. Schmerz- und Berührungsempfindung sind in der Regel nicht gestört, ausgenommen Schmerzen, die aufgrund der Fußdeformitäten oder der Kallusbildung bei manchen schwer betroffenen Patienten auftreten. Vasomotorische Störungen zeigen sich häufig mit Zyanosen und Marmorierung der Haut. Tastbare Nervenvergrößerungen sind bei Kindern selten und oft schwierig zu objektivieren. Häufig kommt es zur Ausbildung von Skoliosen, einer deutlichen Lordose und rezidivierenden Dislokationen der Patella. Bei der Hälfte der Patienten ist das Liquoreiweiß erhöht.

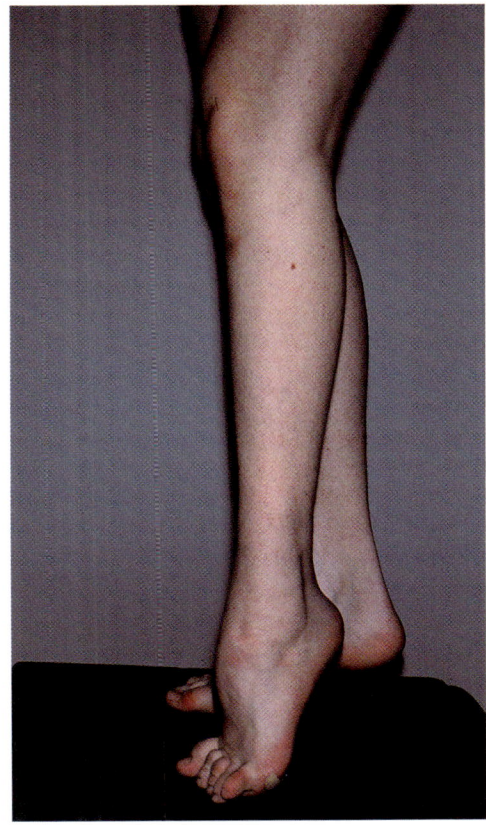

Abb. 275
14-jähriges Mädchen mit
CHARCOT-MARIE-TOOTH-Erkrankung Typ 1 A
und typischen Fußfehlbildungen

Die Progression der hereditären motorischen und sensorischen Neuropathie Typ I ist langsam. Mitunter kommt es auch zu Stillständen und teilweise sehr verzögertem Verlauf. Teilweise kann der Verlauf durch Infektionen deutlich beschleunigt werden. Seltene Erkrankungen mit nachgewiesenem Typ I und mit teilweise sehr schneller Verschlechterung sind mit Steroiden günstig zu beeinflussen (2). Die Interpretation, warum diese Patienten auf

Prednison ansprechen, ist derzeit schwierig. Diese Verläufe verhalten sich klinisch ähnlich wie eine chronisch-entzündliche Neuropathie.

Die Diagnose der hereditären motorischen und sensorischen Neuropathie Typ I ist in der Regel bei den typischen Formen leicht zu stellen. Sensorische Ausfallserscheinungen sind entscheidend wichtig, um die Erkrankung von distalen Formen der Myopathie oder einer spinalen Amyotrophie abzugrenzen. Die deutliche Verminderung der Nervenleitgeschwindigkeiten auf weniger als 50% des Normalwertes und die deutlich gesteigerten distalen Latenzen lassen die Erkrankung gut von der hereditären motorischen und sensorischen Neuropathie Typ II abgrenzen. Es gibt allerdings keine Korrelation zwischen der Verminderung der Nervenleitgeschwindigkeit und dem Schweregrad der Erkrankung.

Die hereditäre motorische und sensorische Neuropathie Typ I ist eindeutig von der FRIEDREICH-Ataxie zu unterscheiden aufgrund des Fehlens einer Ataxie und vor allem in Bezug auf die Prognose. Heute stehen molekulargenetische Untersuchungen zur Verfügung, um die Diagnose einer hereditären motorischen und sensorischen Neuropathie Typ I sicher zu stellen. Eine pränatale Diagnostik ist im Prinzip möglich, aber die Duplikation im Bereich des Chromosoms 17p11.2 lässt keine Aussage über den Schweregrad der Erkrankung zu. Nur etwa 20% der Patienten haben eine signifikante Behinderung, während etwa die gleiche Anzahl auch später asymptomatisch bleibt (1).

Literatur

1. Harding AE. From the syndrome of Charcot, Marie and Tooth to disorders of peripheral myelin proteins. Brain 1995; 118: 809–818.
2. Dyck PJ. Inherited neuronal degeneration and atrophy affecting peripheral motor sensory and autonomic neurons. In: Dyck PJ, Thomas PK, Lambert EM, editors. Peripheral Neuropathy. Vol. 2. 2nd ed. Philadelphia: Saunders; 1984. p.1600–1655.
3. Hallem PJ, et al. Duplication of part of chromosome 17 is commonly associated with hereditary motor and sensory neuropathy type I (Charcot-Marie-Tooth disease type I). Ann Neurol 1992; 31: 570–572.
4. Priest JM, et al. A locus for axonal motor-sensory neuropathy with deafness and mental retardation maps to Xq24-q26. Genomics 1995; 29: 409–412.
5. Hagberg B, Lyon G. Pooled European series of hereditary peripheral neuropathies in infancy and childhood. Neuropediatrics 1981; 12: 9–17.
6. Chance P, Lebo R, Carney JA. Hereditary motor and sensory neuropathics. In: Dyck PJ, et al., editors. Peripheral Neuropathy 3. Philadelphia: Saunders; 1993. p.1094–1136.
7. Ouvrier RA. Peripheral neuropathies in childhood. In: Fukuyama, et al. Fetal and Perinatal Neurology.: Basel: Karger; 1992. p. 60–78.

Kinderorthopädische Erkrankungen

Aseptische Knochennekrosen im Wachstumsalter

Hüfte

P. RAAB und F. GOHLKE, Würzburg

P. RAAB und F. GOHLKE, Würzburg

Unter aseptischen Knochennekrosen versteht man Skeletterkrankungen, die überwiegend im Kindes- und Jugendalter, bevorzugt an konvexen Gelenk- und Knochenenden, auftreten. Trotz unterschiedlicher Lokalisation ähneln sich die Verläufe in ihrem klinischen und radiologischen Erscheinungsbild. Gemeinsam sind ihnen nekrotische Knochenareale und Gefügestörungen im Knorpel-Knochen-Grenzbereich. Bei gelenknahen Lokalisationen besteht die Gefahr der Entstehung von Sekundärarthrosen.

Morbus PERTHES

Definition

Der M. PERTHES zählt zu den aseptischen Knochennekrosen und ist eine im Kindesalter auftretende Erkrankung des Hüftgelenkes, charakterisiert durch eine ischämische Nekrose der Femurkopfepiphyse unterschiedlichen Ausmaßes. Für diese selbstlimitierende Erkrankung wird im deutschen Sprachraum der Begriff M. PERTHES verwendet, während im angloamerikanischen Schrifttum von der LEGG-CALVÈ-PERTHES-Krankheit gesprochen wird.

Häufigkeit

Häufigkeiten von 1:3000 bei Jungen und 1:11000 bei Mädchen mit regional deutlichen Unterschieden sind in der Literatur zu finden. Die Erkrankung tritt bei Jungen viermal häufiger auf als bei Mädchen. Der Erkrankungsbeginn reicht vom 3. bis zum 12. Lebensjahr, wobei die Altersverteilung einen deutlichen Gipfel zwischen dem 5. und 6. Lebensjahr aufweist. Ein doppelseitiger Befall liegt bei 5–18% der Patienten vor. Das rechte Hüftgelenk ist etwa gleich häufig betroffen wie das linke.

Ätiologie und Pathogenese

Die Ätiologie des M. PERTHES ist ungeklärt. Neben genetischen Faktoren sollen Gefäßhypoplasien und durch regionäre Thrombosen induzierte Blutzirkulationsstörungen zu einer manifesten Ischämie führen, als deren Folge Knochennekrosen auftreten. Konstitutionelle Faktoren sowie Skelettreifungsstörungen scheinen in der Entstehung des M. PERTHES eine Rolle zu spielen. Die Durchblutungsstörung führt initial zu einer Störung der enchondralen Ossifikation der Epiphyse, wobei der Gelenkknorpel, ernährt über die Synovialflüssigkeit, weiter wächst und so ein Zentrierungsverlust des Hüftgelenkes mit Subluxation eintreten kann. Die Zirkulationsstörung führt zu einer Nekrose mit Schwächung und nachfolgend Einbruch des Knochengerüsts.

Reparative Vorgänge bilden einen biomechanisch weniger belastbaren, verformbaren Geflechtknochen mit dem Risiko einer Deformierung oder sphärisch kongruenten Ausheilung. Die Beteiligung der Femurmetaphyse kann zu einer Verkürzung des Schenkelhalses, zur Schenkelhalsdeformierung und zum Trochanterhochstand führen. Morphologische Veränderungen an der Hüftgelenkspfanne sind Folge sekundärer adaptiver Prozesse.

Anamnese und klinischer Befund

Kinder mit M. PERTHES zeigen Laufunlust oder Schonhinken. Bei Belastung und Bewegung des Hüftgelenkes werden Schmerzen angegeben, die sich bei 25% der Patienten in den Oberschenkel oder in das Kniegelenk projizieren. Die Abduktionseinschränkung in Hüftgelenkbeugung (Vierer- oder PATRICK-Zeichen) ist meist das 1. Symptom. Im weiteren Verlauf entstehen Kontrakturen mit Atrophie der Muskulatur.

Apparative Diagnostik und Klassifikation

Die wichtigste Untersuchung zur Diagnosesicherung ist die konventionelle Röntgenuntersuchung. Der stadienhafte Verlauf und die damit verbundenen Umbaupro-

zesse können radiologisch eingeteilt werden. Nach WALDENSTRÖM differenziert man zwischen Initialstadium mit relativer Gelenkspaltverbreiterung und Kondensationsstadium mit Abflachung des Femurkopfes und Verdichtung der Knochenstruktur. Dem Fragmentationsstadium, welches sich durch einen Zusammenbruch des Knochengewebes mit Höhenminderung und auch Verbreiterung der Epiphyse auszeichnet, folgt das Reparationsstadium, in dem die nekrotischen Knochenareale zunehmend von neuem vitalem Knochen ersetzt werden. Im Endstadium hat sich die endgültige Form des Hüftkopfes als sphärische oder asphärische Ausheilung ausgebildet (Abb. 276–278).

In Abhängigkeit von Ausmaß und Lokalisation der Nekrose oder von der Ausdehnung der subchondralen Frakturlinie liegen unterschiedliche Klassifizierungssysteme des M. PERTHES vor, die Aufschluss über die Prognose und die Therapie geben sollen.

CATTERALL (1) sieht eine Einteilung in 4 Gruppen vor. Patienten der Gruppe I weisen stets eine gute Prognose auf bei kleiner Nekrose, die meist im vorderen Anteil der Epiphyse liegt. In Gruppe II ist die Epiphyse im antero-lateralen Anteil bis zu 50% befallen. Eine metaphysäre Beteiligung ist typisch, die Prognose wird auch als eher günstig eingeschätzt. Patienten der Gruppe III zeigen einen Befall von mehr als der Hälfte der Epiphyse mit dem typischen Phänomen eines zentralen Sequesters. Metaphysäre Veränderungen finden sich regelmäßig. Die Gruppe IV zeigt einen Ganzkopfbefall mit frühzeitiger Höhenminderung und ausgeprägter metaphysärer Beteiligung.

Die Einteilung nach SALTER und THOMPSON (2) fasst die CATTERALL-Gruppen I und II bzw. III und IV als Gruppen A bzw. B zusammen und orientiert sich an der Ausdehnung der subchondralen Frakturlinie, die in Gruppe A weniger als 50% des Hüftkopfes, in Gruppe B weit in die dorsale Hälfte des Hüftkopfes reicht.

Die HERRING-Klassifikation (3) berücksichtigt das Ausmaß der Veränderungen der lateralen Säule der Epiphyse. In Gruppe A ist die laterale Säule in

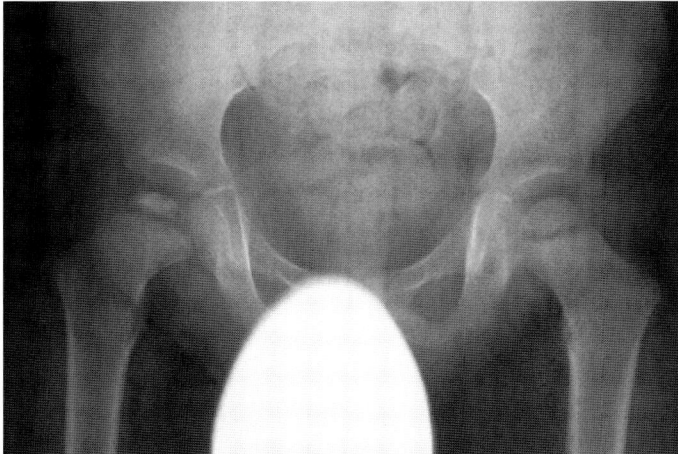

Abb. 276–278
Darstellung des stadien-
haften Verlaufes des
M. PERTHES über einen
Zeitraum von 3 Jahren
(rechtes Hüftgelenk eines
bei Erkrankungsbeginn
3 Jahre alten Jungen)

Abb. 276
Kondensationsstadium

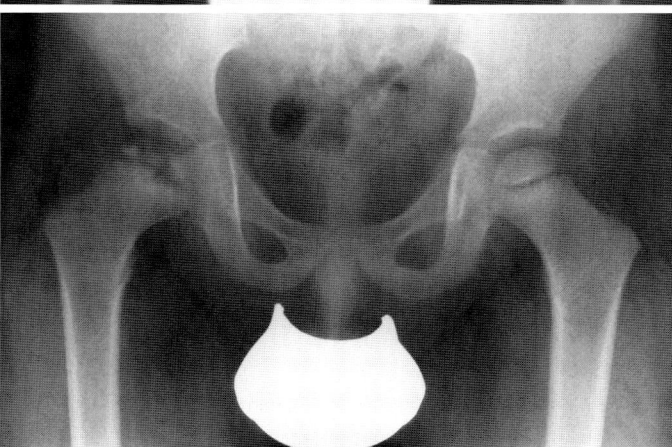

Abb. 277
Fragmentationsstadium

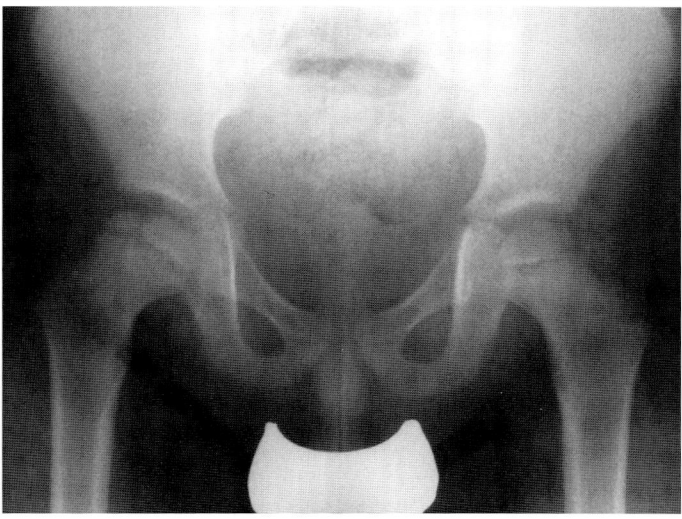

Abb. 278
Reparationsstadium

Abb. 279–281
Röntgenologischer Verlauf
eines beidseitigen
M. PERTHES unter Therapie
mit einer Hüftbeuge-
abduktionsorthese

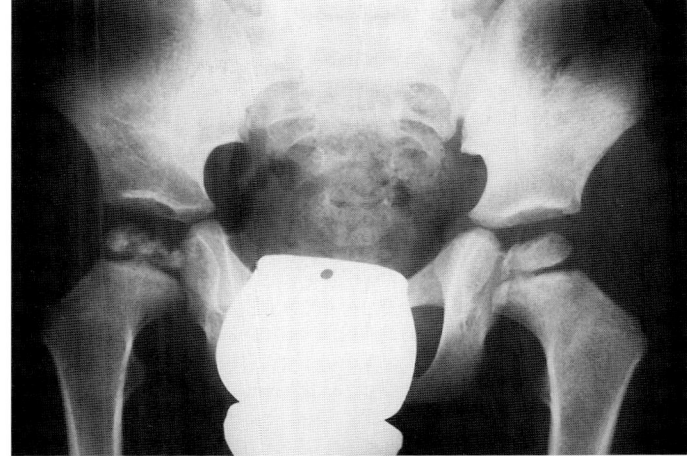

Abb. 279
3½ Jahre alter Junge mit
M. PERTHES; CATTERALL III
rechts, CATTERALL I links

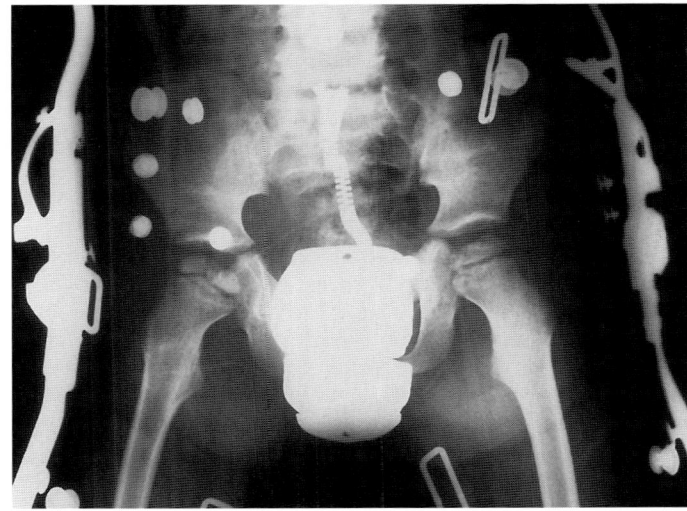

Abb. 280
Mit der Orthese wird eine
konzentrische Einstellung
der Epiphyse erreicht

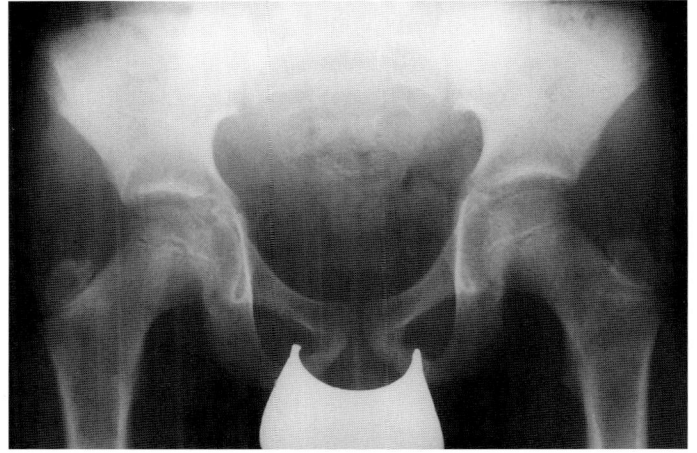

Abb. 281
Sphärische Ausheilung
7 Jahre nach Erkrankungs-
beginn

voller Höhe erhalten. Dadurch erscheint eine Subluxationstendenz des Hüftkopfes deutlich geringer. In den Gruppen B und C geht die laterale Unterstützung des Hüftkopfes verloren – mit erhaltener Höhe der Epiphyse zwischen 50% und 100% der ursprünglichen Höhe in Gruppe B bzw. einer Höhenminderung um mehr als die Hälfte der Ausgangshöhe in Gruppe C.

Neben der nicht unumstrittenen prognostischen Bedeutung der Klassifikationen wurden von CATTERALL radiologische Zeichen beschrieben, die sog. »Head-at-risk«-Zeichen, zu denen das Gage-Zeichen zählt. Eine laterale Kalzifikation als Zeichen des fehlenden formativen Reizes der Hüftgelenkspfanne bei Lateralisation des Hüftkopfes, die laterale Subluxation, die Horizontalstellung der Epiphysenfuge sowie eine diffuse metaphysäre Reaktion werden als prognostisch ungünstig bewertet.

Einen prognostischen Aussagewert hat das Alter. Je älter Kinder sind, umso schlechter sind die Chancen auf ein folgenloses Ausheilen (älter als 6 Jahre). Weitere klinische Zeichen, die auf eine ungünstige Prognose hinweisen, sind Adipositas und reduzierte Gelenkbeweglichkeit. Die Langzeitprognose, das heißt die Einschätzung der Erkrankung des M. PERTHES in ihrer Bedeutung als präarthrotische Deformität mit dem Risiko einer sekundären Koxarthrose, hängt im Wesentlichen vom Ausmaß der Deformität des Hüftkopfes nach Ausheilung bzw. nach Wachstumsabschluss ab. Sphärizität nach Ausheilung des M. PERTHES bedeutet eine günstige Prognose, eine Entrundung und Inkongruenz der Gelenkflächen beinhaltet ein hohes Risiko für eine Sekundärarthrose (12).

Die Sonographie dient zur Erkennung eines Hüftgelenkergusses, der oft mit den symptomatischen Phasen der Erkrankung korreliert.

Die Kernspintomographie ist für die Frühdiagnose des M. PERTHES und die Größenbestimmung der Nekrosezone geeignet sowie zur differenzialdiagnostischen Ab-

grenzung gegenüber der Coxitis fugax und rheumatischer Arthritiden (8).

Differenzialdiagnose

Im Frühstadium gilt es, die Coxitis fugax abzugrenzen, wenn radiologisch ein unauffälliger Befund und sonographisch eine intraartikuläre Ergussbildung vorliegen. Die hämatogene Osteomyelitis, septische Koxitis und die abakterielle Koxitis unterscheiden sich durch die Symptomatik und die pathologischen Laborwerte. Die verschiedenen Formen der epiphysären Dysplasie zeigen einen Befall beider Hüftgelenke und anderer Skelettabschnitte und nicht den typischen stadienhaften Verlauf des M. PERTHES.

Therapie

Das Ziel der Behandlung ist die Vermeidung der Deformierung des Hüftkopfes mit Ausbildung einer präarthrotischen Deformität. Eine sichere Zentrierung des Hüftkopfes in der Hüftgelenkspfanne, sei es mit konservativen Maßnahmen z. B. in Form einer Orthesenbehandlung oder mit operativer Therapie, wirkt der drohenden Hüftkopfdeformierung entgegen. Dieses Behandlungsprinzip der frühzeitigen Zentrierung des Hüftgelenkes des »Containments« wird heute allgemein anerkannt (16).

Konservative Therapie

Im Initialstadium sind eine analgetisch-antiphlogistische Medikation zur Schmerzlinderung sowie eine kurzfristige Bettruhe sinnvoll. Das Hauptziel der Behandlung ist die Erhaltung einer freien Beweglichkeit des Hüftgelenkes. Regelmäßige krankengymnastische Übungsbehandlungen werden empfohlen und sind langfristig notwendig. Extensionsbehandlung und Narkosemobilisation sind weitere Maßnahmen zur Verbesserung der Hüftgelenkbeweglichkeit.

Abb. 282–284
Röntgenologischer Verlauf
der operativen Therapie
des M. PERTHES

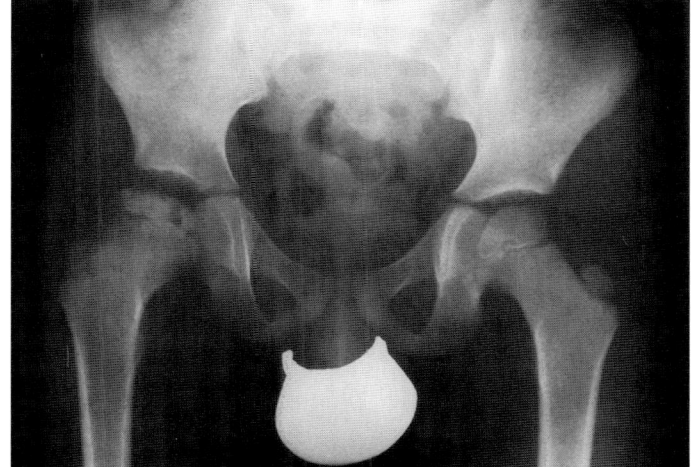

Abb. 282
Deutliche Dezentrierung
des rechten Hüftgelenkes
bei einem 6 Jahre alten
Jungen

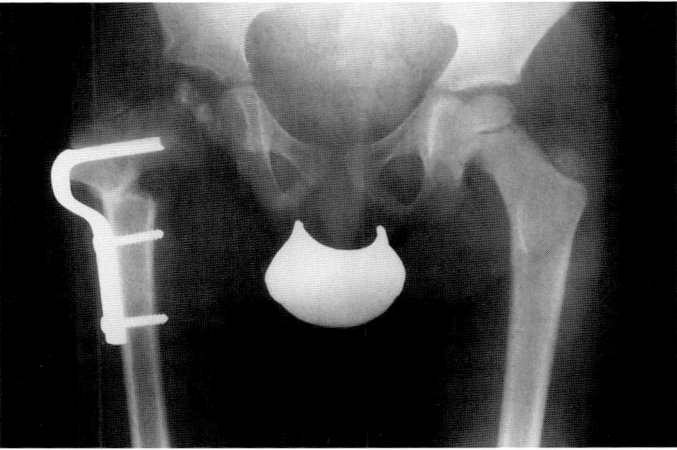

Abb. 283
Operative Behandlung
mit einer intertrochantären
Varisationsosteotomie im
Sinne des Containment-
prinzips (6 Wochen
postoperativ)

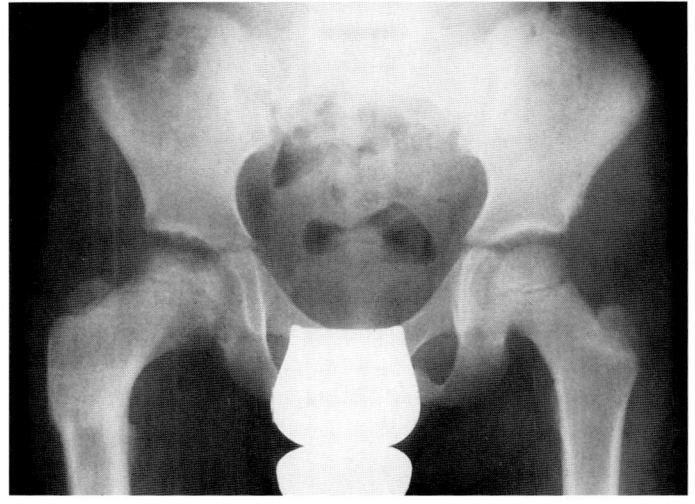

Abb. 284
Ausheilung mit regelrechter
Gelenkkongruenz 2 Jahre
nach der Operation

Abhängig vom Alter des Kindes, dem klinischen Befund und den röntgenologischen Veränderungen ist ein differenziertes therapeutisches Vorgehen möglich. Bei Patienten der Gruppen CATTERALL I und II bzw. SALTER-THOMPSON A ohne Hüftkopfrisikozeichen sind neben der Physiotherapie klinische und radiologische Kontrolluntersuchungen in etwa 12-wöchigem Abstand sinnvoll. Das Konzept der Entlastung des Hüftgelenkes, um eine Hüftkopfdeformierung vor allem in der Wiederaufbauphase zu vermeiden, kann über Stockentlastung oder entlastende Apparate erfolgen. Die Schienenbehandlung, die bei Kindern über 3 Jahren mit freier Hüftgelenkbeweglichkeit und einem ausgedehnten Befall der Epiphyse, CATTERALL-Gruppen III oder IV bzw. SALTER-THOMPSON B eingesetzt wird, ist mittlerweile äußerst umstritten. Negative psychische Auswirkungen wurden nachgewiesen.

Verschiedene Beugeabduktionsorthesen, die in Anlehnung an das Containmentprinzip eine konzentrische Einstellung des Hüftkopfes in das Azetabulum bewirken sollen, stehen zur Verfügung; sie zeigen gute Resultate bis hin zu fehlenden Effekten im Vergleich zum Spontanverlauf. Diese Zentrierungsbehandlung sollte durchgeführt werden, bis sich im Reparationsstadium der Hüftkopf wieder aufgebaut hat (Abb. 279–281) (10, 13).

Operative Therapie

Die operative Behandlung verfolgt, wie die Behandlung mit abduzierenden Schienen, das Ziel der Verbesserung der Zentrierung des Hüftgelenkes. Eine Indikation liegt im Epiphysenbefall der Gruppen III und IV nach CATTERALL oder bei Vorliegen röntgenologischer Risikofaktoren (»Head-at-risk«-Zeichen), vor allem bei zunehmender Lateralisation des Hüftkopfes mit der Folge einer unzureichenden Gelenkzentrierung vor. Dieser Containmentverlust kann durch Einstellung des Hüftkopfes, durch Reorientierung des proximalen Femurs und/oder des Azetabulums

erreicht werden. Über die intertrochantäre Varisationsosteotomie kann bei den meisten Patienten ein optimales Containment mit guten Langzeitergebnissen erzielt werden (Abb. 282–284). Neben dem additivem Effekt einer intraartikulären Druckentlastung und Durchblutungssteigerung zeigt sich temporär eine Verkürzung des Schenkelhalses mit Beinverkürzung.

Ein sog. »Hinge-Abduction-Phänomen«, bei dem die Abduktion im Hüftgelenk durch ein Anschlagen des knöchern deformierten Hüftkopfes am Pfannenerker behindert wird, muss ausgeschlossen sein. Bei einem drohenden Synchronitätsverlust am proximalen Femur wegen des ungestörten Wachstums des Trochanter major kann eine Apophyseodese nach dem 8. Lebensjahr durchgeführt werden. Auch durch Beckenosteotomien ist eine operative Zentrierungsbehandlung in Abhängigkeit vom Alter des Kindes als SALTER- oder Tripleosteotomie möglich. Die chirurgische Technik entspricht derjenigen, die zur Behandlung der Hüftdysplasie verwendet wird.

Bei schweren Verläufen des M. PERTHES, vor allem bei älteren Kindern, kann die Kombination von Becken- und Femurosteotomie notwendig werden. Die Abtragung eines anterolateralen Kopffragmentes (Cheilektomie), die Versetzung des Trochanter major und die Valgisationsosteotomie sind operative Eingriffe zur Minimierung von Spätfolgen, die meist nach Ausheilung des M. PERTHES nach Wachstumsabschluss indiziert sind.

Literatur siehe im Kapitel »Angeborene Aufbaustörungen der Epiphysen«, Seite 540.

Kniegelenk

P. RAAB und F. GOHLKE, Würzburg

Morbus OSGOOD-SCHLATTER

Der M. OSGOOD-SCHLATTER ist eine aseptische Knochennekrose der Apophyse der Tuberositas tibiae bei Jugendlichen. Die starke mechanische Belastung an der Apophyse durch den Zug der Patellarsehne führt zu Mikrotraumatisierung und nachfolgender Fragmentation. Jugendliche mit sportlicher Aktivität und schwergewichtige Jungen in der Pubertät sind bevorzugt betroffen.

Belastungsabhängige Beschwerden als vorderer Knieschmerz stehen im Vordergrund. Lokale Druckschmerzhaftigkeit und Schwellung an der Tuberositas tibiae können bei der klinischen Untersuchung festgestellt werden. Richtungweisend ist die Schmerzprovokation bei Anheben des gestreckten Beines gegen Widerstand. Die Röntgenaufnahme des Kniegelenkes im seitlichen Strahlengang zeigt meist eine gewisse Auftreibung der Tuberositas tibiae. Im Spätstadium kann die Fragmentation der Apophyse radiologisch nachgewiesen werden. Nach Ausheilung können Ossikel im Bereich des Ansatzes des Lig. patellae verbleiben, die nach Wachstumsabschluss wegen Beschwerden eine operative Entfernung erfordern.

Die Behandlung des M. OSGOOD-SCHLATTER ist jedoch grundsätzlich konservativ.

Die Beeinflussung der Schmerzen steht im Vordergrund, wobei eine Reduktion der sportlichen Aktivität meist ausreichend ist. Im akuten Zustand sind Eisbehandlung, physikalische Therapie und lokale Salbenanwendungen nützlich. Die Gipsbehandlung kann bei sehr hartnäckigen Beschwerden angezeigt sein und zielt auf eine Minimierung des Aktivitätsniveaus ab.

Morbus SINDING-LARSEN

Der M. SINDING-LARSEN ist eine aseptische Knochennekrose im Bereich der Patellaspitze bei Jugendlichen. Die Ätiologie ist ähnlich wie beim M. OSGOOD-SCHLATTER in repetitiven Mikrotraumen durch sportliche Überbelastung der Sehneninsertion des Lig. patellae zu suchen. Die Symptome sind belastungsabhängige Schmerzen mit lokaler Druckdolenz im Bereich der Patellaspitze. Röntgenologisch können sich im seitlichen Strahlengang gelegentlich osteolytische Veränderungen am unteren Patellapol zeigen. Leichter sind die Weichteilveränderungen am Ansatz der Sehne in der Sonographie oder dem MRT darstellbar.

Die therapeutischen Maßnahmen gleichen denen bei M. OSGOOD-SCHLATTER. Eine Belastungsreduktion ist neben den empfohlenen lokalen Maßnahmen ausreichend (1, 2).

Literatur

1. Kujala UM, Kvist M, Heinonen O. Osgood-Schlatters' disease in adolescent athletes. Retrospective study of incidence and duration. Am J Sports Med 1985; 13: 236–241.
2. Segesser B, Morscher E, Goesele A. Störungen der Wachstumsfugen durch sportliche Überlastung. Orthopäde 1995; 24: 446–456.

Fuß

P. Raab und F. Gohlke, Würzburg

Zu den gesicherten aseptischen Knochennekrosen am kindlichen Fuß zählt die spontane Knochennekrose des Os naviculare (M. Köhler I) und der Metatarsalköpfchen (M. Köhler II).

Apophysitis calcanei (Morbus Sever)

Die Krankheit wird zu den seltenen und auch fraglichen aseptischen Knochennekrosen gezählt. Der Fersenschmerz tritt zwischen dem 5. und 12. Lebensjahr – oft doppelseitig – mit Bevorzugung des männlichen Geschlechts auf. Meist liegt neben einem lokalen Druckschmerz eine schmerzhafte Irritation am Achillessehnenansatz vor. Aufgrund der großen Varianz der röntgenologischen Erscheinungsformen der Kalkaneusapophyse ist eine Abgrenzung zwischen normalem und pathologischem Befund schwierig. Der im 5. Lebensjahr sichtbar werdende kalkaneare Apophysenkern synostosiert im 12. Lebensjahr. Eine Fragmentation der Apophyse ist oft radiologisch erkennbar, auch wenn keine Beschwerden bestehen. Im Wesentlichen stützt sich die Diagnose auf den klinischen Befund.

Die B e h a n d l u n g besteht aus Schonung und gegebenenfalls kurzfristiger Ruhigstellung im Gipsverband.

Aseptische Knochennekrose des Os naviculare

Die Diagnose der als M. Köhler I bekannten, aseptischen Knochennekrose des Os naviculare wird meist bei belastungsabhängigen Mittelfußschmerzen gestellt. Betroffen sind vorwiegend Kinder zwischen dem 3. und 8. Lebensjahr, wobei das männliche Geschlecht deutlich bevorzugt ist. Auf dem Röntgenbild lässt sich – ähnlich wie beim M. Perthes – ein stadienhafter Verlauf nachweisen, charakterisiert durch Verdichtung, Fragmentierung und Abplattung des Os naviculare. Eine typische Form sowie Strukturveränderungen am Os naviculare können als Deformitäten zurückbleiben.

Bei starken Schmerzen ist eine Entlastung im Unterschenkelgipsverband über einen Zeitraum von 4–6 Wochen sinnvoll. Danach kann eine fußbettende Einlage nützlich sein. Die P r o g n o s e ist in der Regel gut.

Aseptische Knochennekrose der Mittelfußköpfchen

Die typischerweise am Köpfchen des Metatarsale II–IV auftretende aseptische Knochennekrose wird im deutschen Sprachraum als M. Köhler II bezeichnet. Das Verhältnis von Mädchen zu Jungen beträgt 3:1. Neben einer passageren Durchblutungsstörung spielen auch mechanische Ursachen eine Rolle. Typisch ist eine Spreizfußdeformität mit pathologischer Belastung der Metatarsalköpfchen der zentralen Strahlen. Klinisch zeigt sich ein Schonhinken mit gestörtem Abrollvorgang und zum Teil starken, belastungsabhängigen Schmerzen. Die Röntgendiagnostik zeigt typische Veränderungen als Abflachung und teilweise becherförmige Deformierungen des betroffenen Metatarsalköpfchens.

Im akuten Stadium kann eine Ruhigstellung und Entlastung im Unterschenkelgipsverband sinnvoll sein. Über eine Ein-

lagenversorgung mit retrokapitaler Ab-
stützung und additiver schuhtechnischer
Maßnahmen (Schmetterlingsrolle, Abroll-
sohle) wird bei den meisten Patienten
Beschwerdefreiheit erreicht.

Bei verbleibender Deformität kann über
eine Verkürzungsosteotomie des Metatarsale oder durch eine subkapitale Exten-
sionsosteotomie die Funktion wieder hergestellt werden (1).

Literatur

1. Zollinger, H. Osteonekrosen am kindlichen Fuß.
Orthopäde 1986; 15: 220–226.

Ellbogengelenk

P. RAAB und F. GOHLKE, Würzburg

Morbus PANNER

Der M. PANNER bezeichnet eine Wachstumsstörung des Capitulum humeri, die
den aseptischen Knochennekrosen zugerechnet wird. Ätiologisch werden lokale
Zirkulationsstörungen sowie Mikrotraumen diskutiert. Die Erkrankung betrifft
überwiegend Jungen und tritt immer in
der Phase der aktiven Ossifikation des
Capitulum humeri auf (zwischen 7. und
12. Lebensjahr).

Abb. 285–290 (siehe auch umseitig)
11-jähriger Junge mit aseptischer
Knochennekrose des Capitulum humeri

Abb. 285 und 286
Röntgenologisch kommt die subchondrale
Frakturzone zur Darstellung

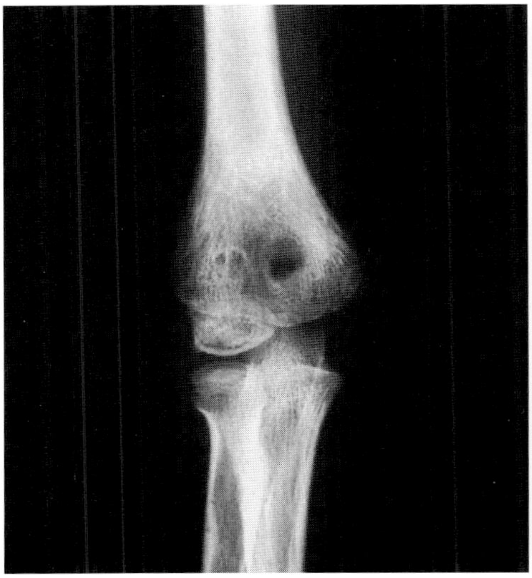

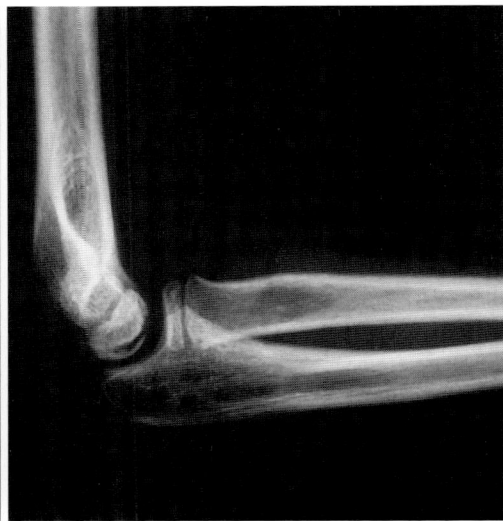

285   286

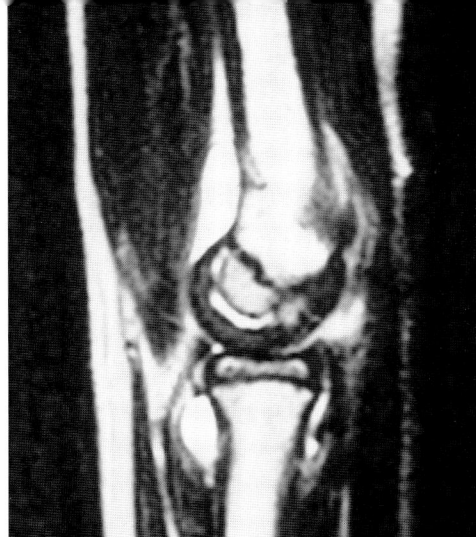

287

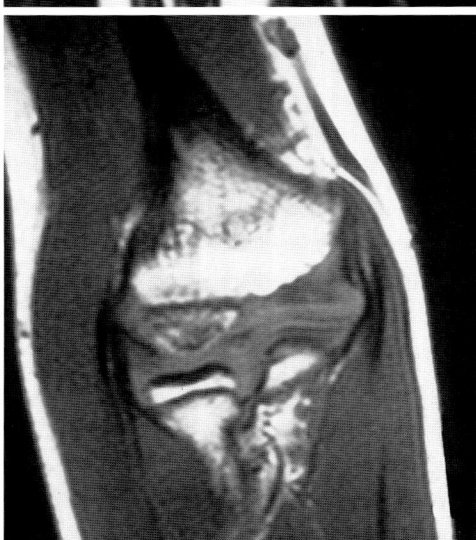

288

Abb. 287 und 288
Die Kernspintomographie zeigt ein
subchondrales Areal mit Signalanhebung

Abb. 289 und 290
Röntgenologisch: Ausheilung mit Residuen
nach 1½ Jahren

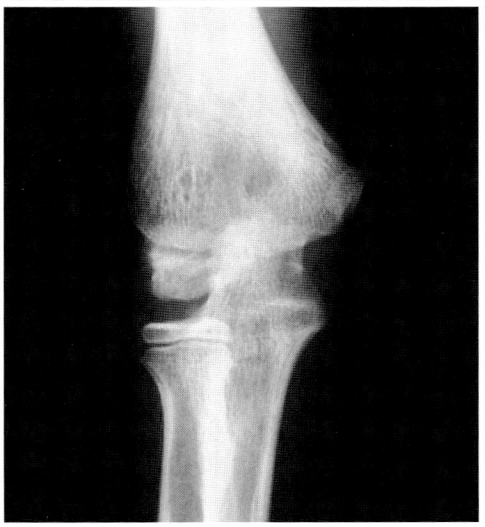

289

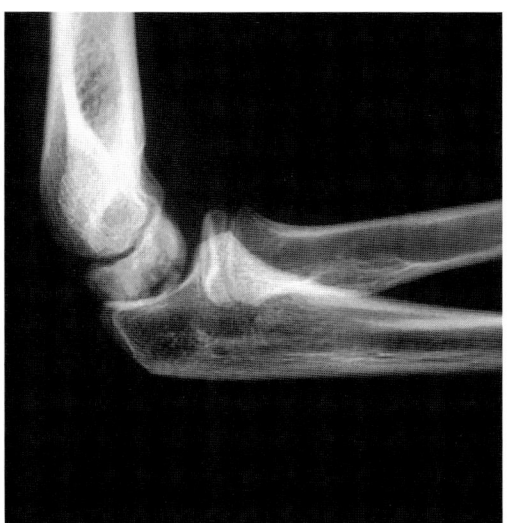

290

Bewegungsschmerz, lokale Schwellung an der Lateralseite des Ellbogengelenkes sowie ein geringes Streckdefizit sind nicht ungewöhnlich. Das Röntgenbild zeigt eine Fragmentierung des Ossifikationszentrums mit Regionen der Sklerosierung. Die gesamte Epiphyse kann betroffen sein. Ausgeprägte Veränderungen mit Zusammenbruch der Gelenkfläche des Capitulum humeri, analog zu den Stadien des M. PERTHES, sind selten. Aufgrund des gutartigen und selbstlimitierenden Verlaufes sind symptomatische Therapiemaßnahmen und eine Reduktion der mechanischen Belastung meistens ausreichend. Manchmal kann es beim M. PANNER zu einer dauerhaften Deformierung oder sogar Ablösung des Gelenkknorpels, ähnlich einer Osteochondrosis dissecans, kommen. Die Übergänge zu einer Osteochondrosis dissecans können fließend sein (Abb. 285–290) (siehe auch »Osteochondrosis dissecans«, Seite 541).

Angeborene Aufbaustörungen der Epiphysen

P. RAAB und F. GOHLKE, Würzburg

Zu den angeborenen Wachstums- und Entwicklungsanomalien, die mit einer enchondralen Ossifikationsstörung der Epiphysen einhergehen und differenzialdiagnostisch bei der Betrachtung der aseptischen Knochennekrosen Berücksichtigung finden müssen, sind die multiplen epiphysären Dysplasien sowie die spondyloepiphysäre Dysplasie.

Multiple epiphysäre Dysplasie

Bei der multiplen epiphysären Dysplasie liegt eine autosomal dominant vererbliche Erkrankung vor, wobei die Störung der enchondralen Ossifikation der Epiphysen verschiedene Lokalisationen des Skeletts betrifft, wobei unterschiedliche Schweregrade bekannt sind.

Es werden 3 Formen unterschieden: Bei der milden Verlaufsform (Typ RIBBING) liegt eine minimale Beteiligung der Finger und Zehen vor. Die Hüftgelenke sind wie bei der lokalisierten milden Form (Typ MEYER) wesentlich betroffen. Röntgenologisch zeigt sich bereits im Kleinkindalter eine verzögerte und unregelmäßige Ossifikation des Hüftkopfkernes. Gelegentlich liegen eine Coxa vara sowie Unregelmäßigkeiten im Bereich des Azetabulums vor. Diese Erscheinungsformen bereiten oft

Schwierigkeiten in der Abgrenzung zum M. PERTHES. Der doppelseitige Hüftgelenkbefall, die fehlende metaphysäre Beteiligung sowie der fehlende stadienhafte Verlauf weisen auf eine epiphysäre Dysplasie hin.

Bei der schweren Verlaufsform (Typ FAIRBANK) liegt ein mäßiger Kleinwuchs mit politopem Epiphysenbefall vor. Die ausgeprägten Deformitäten führen bereits früh zu arthrotischen Veränderungen an den Gelenken der unteren Extremität (6, 7).

Spondyloepiphysäre Dysplasie

Bei der spondyloepiphysären Dysplasie liegen Ossifikationsstörungen an der Wirbelsäule und den Epiphysen der Röhrenknochen vor. Man unterscheidet eine schwere und eine milde Form mit unterschiedlichem Erbgang. Beide zeigen dysproportionierten Minderwuchs, deformierte Wirbelkörper mit Veränderungen im Sinne von Kyphosen und Skoliosen sowie eine oft deutliche Coxa vara mit deformierten Hüftköpfen. Der Ausprägungsgrad ist unterschiedlich. Verschiedenste Anomalien wie Lippen-Kiefer-Gaumenspalte, Taubheit, Katarakte und Klumpfüße, können assoziiert sein (17).

Literatur

1. Catterall A. The natural history of Perthes disease. J Bone Joint Surg Br 1971; 53: 37–53.
2. Salter RB, Thompson GH. Legg-Calvé-Perthes disease. The prognostic significance of the subchondral fracture and a two-group classification of the femoral head involvement. J Bone Joint Surg Am 1984; 66: 479–489.
3. Herring JA, et al. The lateral pillar classification of Legg-Calvé-Perthes disease. J Pediatr Orthop 1992; 12: 143–150.
4. Coates CJ, et al. Femoral osteotomy in Perthes' disease. Results at maturity. J. Bone Joint Surg Br 1990; 72: 581–585.
5. Crutcher JP, Staheli LT. Combined osteotomy as a salvage procedure for severe Legg-Calvé-Perthes disease. J Pediatr Orthop 1992; 12: 151–156.
6. Ingram RR. Early diagnosis of multiple epiphyseal dysplasia. J Pediatr Orthop 1992; 12: 241–244.
7. Khermosh O, Wientroub S. Dysplasia epiphysealis capitis femoris. J Bone Joint Surg Br 1991; 73: 621–625.
8. Krauspe R, Raab P. Morbus Perthes. Orthopäde 1997; 26: 289–302.
9. Kujala UM, Kvist M, Heinonen O. Osgood-Schlatters' disease in adolescent athletes. Retrospective study of incidence and duration. Am J Sports Med 1985; 13: 236–241.
10. Martinez AG, Weinstein SL, Dietz FR. The weight-bearing abduction brace for the treatment of Legg-Perthes disease. J Bone Joint Surg Am 1992; 74: 12–21.
11. Matan AJ, et al. Combination of trochanteric arrest and intertrochanteric osteotomy for Perthes' disease. J Pediatr Orthop 1996; 16: 10–14.
12. Mukherjee A, Orth D, Fabry G. Evaluation of the prognostic indices in Legg-Calvé-Perthes disease: Statistical analysis of 116 hips. J Pediatr Orthop 1990; 10: 153–158.
13. Price CT, Day DD, Flynn JC. Behavioral sequelae of bracing versus surgery for Legg-Calvé-Perthes disease. J Pediatr Orthop 1988; 8: 285–287.
14. Salter RB. The present status of surgical treatment for Legg-Perthes disease. Current Concept review. J Bone Joint Surg Am 1984; 66: 961–966.
15. Segesser B, Morscher E, Goesele A. Störungen der Wachstumsfugen durch sportliche Überlastung. Orthopäde 1995; 24: 446–456.
16. Wenger DR, Ward WT, Herring JA. Legg-Calvé-Perthes disease. Current concept review. J Bone Joint Surg Am 1991; 73: 778–788.
17. Wynne-Davies R, Hall C. Two clinical variants of spondylosepiphyseal dysplasia congenita. J Bone Joint Surg Am 1982; 64: 435–441.
18. Zollinger H. Osteonekrosen am kindlichen Fuß. Orthopäde 1986; 15: 220–226.

Osteochondrosis dissecans

F. GOHLKE und P. RAAB, Würzburg

Definition

Unter der Osteochondrosis dissecans versteht man die herdförmige Ablösung eines nekrotischen Knorpel-Knochenareals mit umgebender Sklerose. Die Krankheit ist gekennzeichnet durch einen stadienhaften Verlauf, an dessen Ende die Fragmentierung oder Abstoßung als Gelenkmaus in die Gelenkhöhle steht. Eine Bezeichnung nach dem Erstbeschreiber (am Kniegelenk z. B. als M. KÖNIG) ist gelegentlich noch gebräuchlich.

Häufigkeit

Die Wahrscheinlichkeit, an einer Osteochondrosis dissecans zu erkranken, liegt nach JÄGER und WIRTH (1) bei etwa 0,004%. Zu 85% ist das Kniegelenk betroffen, an 2. Stelle der Ellbogen, dann das obere Sprunggelenk. In einer multizentrischen Sammelstudie (2) fand sich eine Osteochondrosis dissecans bei 70% der Patienten an der lateralen Seite des medialen Femurkondylus, bei 7% auf der medialen Seite des medialen Femurkondylus, bei 16% am lateralen Femurkondylus, bei 6% an der Patella und bei 0,3% am lateralen Tibiaplateau im Bereich des Kniegelenkes.

Seltene Lokalisationen sind die Gelenkflächen des Oberarm- und des Hüftkopfes sowie die konkaven Anteile von Glenoid, Tibiaplateau und Sprunggelenk (3).

Eine familiäre Häufung ist bei multiplen Lokalisationen bekannt. Nach MUBARAK und CARROLL (4) finden sich bei der Hälfte dieser Patienten multiple Läsionen, davon wiederum bei ⅓ ein Minderwuchs. Das Verhältnis ♂ : ♀ beträgt etwa 2 : 1. Die juvenile Form (Auftreten bei offenen Epiphysenfugen zu Beginn) hat eine günstigere Prognose als die adulte Form (Auftreten bei geschlossenen Fugen). Meistens wird die Diagnose erst nach dem 10. Lebensjahr gestellt.

Ätiologie und Pathogenese

Derzeit wird ein Missverhältnis zwischen Durchblutung und mechanischer Belastung an besonders exponierten, bevorzugt konvexen Gelenkarealen angenommen, wobei je nach Autor mehr die traumatische Genese oder hereditäre Faktoren, wie z. B. eine Minderperfusion, in den Vordergrund gestellt werden. Wegen einer Stresskonzentration von Scherkräften an der bevorzugten Lokalisation des medialen Femorkondylus wird auch ein Ermüdungsbruch im Bereich des subchondralen Knochens vermutet.

Diagnose und Differenzialdiagnose

Differenzialdiagnostisch muss die Osteochondrosis dissecans von isolierten Verknöcherungsinseln, die sich eventuell später zu einer Osteochondrosis weiterentwickeln können, abgegrenzt werden.

Nach ARO (5) lassen sich 3 P h a s e n der Erkrankung unterscheiden:

1. Initialstadium mit beginnender Demarkierung.
2. Abschluss der Demarkierung des Knochenareales, das noch unter dem degenerierten Knorpel ruht.
3. Lösung des Dissekates zu einem freien oder gestielten Gelenkkörper.

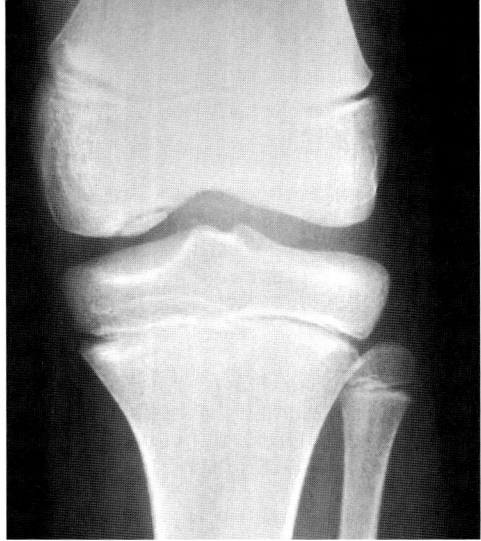

291

Abb. 291
Charakteristischer röntgenologischer
Befund einer Osteochondrosis dissecans in
der häufigsten Lokalisation, dem lateralen
Anteil des medialen Femurkondylus

Abb. 292–294
MRT-Befund einer Osteochondrosis
dissecans des Kniegelenkes im Stadium
der Demarkierung (Abb. 292),
der drohenden Ablösung (Abb. 293)
und nach Ablösung (Abb. 294)

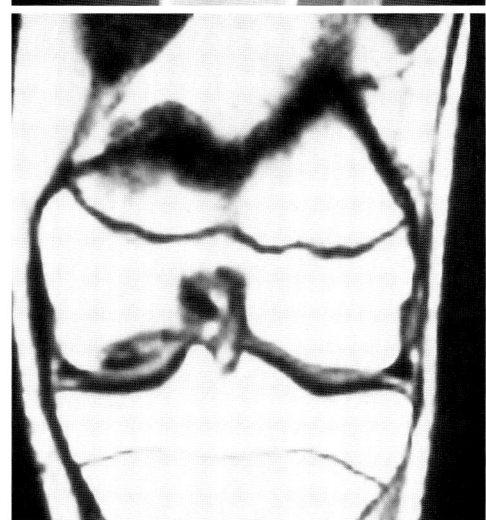

292

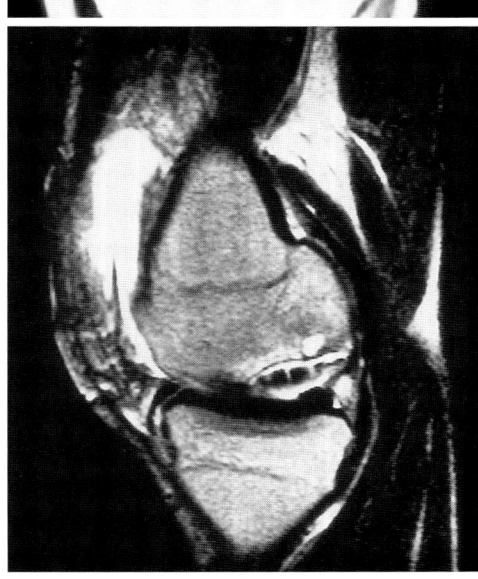

293

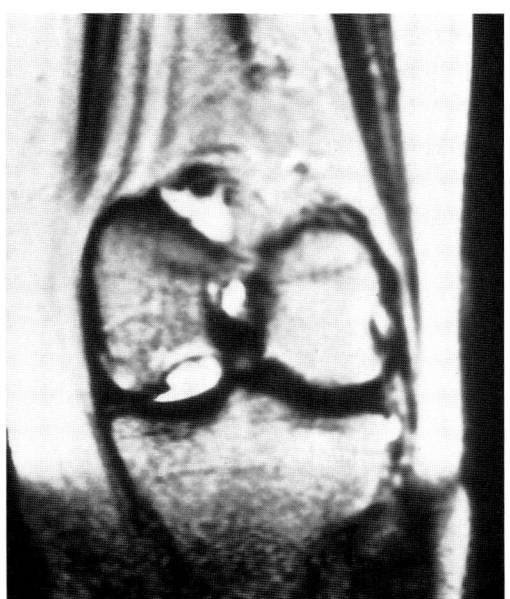

294

Eine spontane Revitalisierung ist bei geringer Belastung des Herdes im Initialstadium möglich. Von der Osteochondrosis dissecans abgegrenzt werden müssen traumatische osteochondrale Abscherungen, z. B. am Kniegelenk durch eine Patellaluxation und am Sprunggelenk durch eine Distorsion. Größere Knorpeldefekte oder die mechanische Irritation durch Gelenkkörper können zu fortschreitenden Gelenkschäden bis zur Arthrose führen.

Bei allen Formen der Osteochondrosis dissecans werden daher anfangs meist belastungsabhängige, uncharakteristische Gelenkbeschwerden angegeben. Gelegentlich wird über Blockierungen und intermittierende Ergussbildungen berichtet. Wiederholte Gelenkblockierungen weisen auf eine Lösung des Dissekates hin. Differenzialdiagnostisch sollten Einklemmungen, verursacht durch einen eingeklemmten Korbhenkelriss des Meniskus oder eine hypertrophe Plica mediopatellaris abgegrenzt werden. Die Diagnose wird daher bei allen Lokalisationen der Osteochondrosis dissecans anhand des Befundes der Röntgenuntersuchung oder des MRT gestellt.

Klinischer Befund der Osteochondrosis dissecans am Kniegelenk

Neben den unspezifischen Zeichen einer Druckdolenz oder Ergussbildung wird dem Test nach WILSON eine gewisse Spezifität zugewiesen: In mittlerer Flexion wird bei forcierter Außenrotation ein Schmerz durch die Kompression des Herdes am vorderen Kreuzband bzw. der Eminentia intercondylaris ausgelöst.

Apparative Diagnostik

Neben der seitlichen- und a.p. Röntgenprojektion wird am Kniegelenk die Tunnelaufnahme nach FRIK empfohlen. Eine Stadieneinteilung analog zu der von ARQ ist üblich (Abb. 291).

Als weiteres bildgebendes Verfahren wird derzeit das MRT gegenüber der Szintigraphie bevorzugt. Damit lässt sich die Ausdehnung des Herdes deutlich darstellen. Aussagen über die Intaktheit des Knorpels oder eine bereits erfolgte Ablösung des Herdes erweisen sich bei Überprüfung in der Arthroskopie gelegentlich als nicht zutreffend. Als ein Hinweis für die Ablösung gilt der Eintritt signalintenser Flüssigkeit in der T2-Wichtung unter das Dissekat.

Bei der Arthroskopie lassen sich die Festigkeit des Herdes und die Verschieblichkeit bzw. Ablösung mit dem Tasthaken sicher überprüfen. Bei kleineren Kindern kann die Diskrepanz zwischen dem kernspintomographischen Befund und dem eher blanden, arthroskopischen Erscheinungsbild erheblich sein.

Therapie und Prognose

Die Chance einer Spontanheilung ist vor Beginn des pubertären Wachstumsschubes deutlich größer als zu einem späteren Zeitpunkt. Bei jüngeren Kindern kann die Reduktion der körperlichen Aktivität durch eine Entlastung mit Unterarmgehstützen oder das Anlegen eines Oberschenkeltutors ausreichen. Während eines Zeitraumes von etwa 3 Monaten sollten sportliche Aktivitäten unterbleiben. Der Stellenwert des MRT (mit Kontrastmittelgabe) zur Kontrolle der Revaskularisierung wird noch kontrovers diskutiert (Abb. 292–294).

Die Indikation zu einer o p e r a t i v e n B e h a n d l u n g wird nach dem kernspintomographischen bzw. klinischen Befund ausgerichtet. In der Regel wird durch die Arthroskopie geklärt, ob eine retrograde Anbohrung zur Verbesserung der Durchblutung des Dissekates (das heißt von außerhalb der Gelenkfläche zum Dissekat hin) oder eine anterograde Anbohrung bei bereits geschädigtem, aufgefasertem Knorpel erforderlich ist. Derzeit wird der Effekt der alleinigen Anbohrung wieder kontrovers diskutiert. Bei der Umkehrplastik wird von extraartikulär ein Knochenzylinder bis auf den Herd hin entnommen und umgekehrt wieder eingesetzt. Dabei muss die Lage der Wachstumsfugen beachtet werden. Eine Refixation bei beginnender Ablösung, eventuell ergänzt durch eine Unterfütterung mit Spongiosa, kann mit resorbierbaren Stiften oder kleinen Schrauben, die unter Knorpelniveau versenkt werden, durchgeführt werden.

Die gewählte Methode ist von der Größe des Dissekates und dem Erhaltungszustand des Knorpels abhängig. Länger im Gelenkraum befindliche Dissekate verlieren die Form und lassen sich dann nicht mehr richtig einpassen. Bei ausgeprägten Valgus- oder Varusdeformitäten wird von manchen Autoren eine Achsenkorrektur empfohlen.

Die P r o g n o s e ist nach Ablösung des Herdes ebenso wie bei ungewöhnlicher Lokalisation, höherem Lebensalter und hoher sportlicher Aktivität ungünstig. Eine nachfolgende Entlastung über einen Zeitraum von mindestens 6 Wochen wird allgemein empfohlen.

Bei sehr ausgeprägten Verläufen mit zerstörtem bzw. nicht mehr refixierbarem Dissekat kann nach Wachstumsabschluss eine autologe oder homologe Knochen-Knorpel-Transplantation erwogen werden (7).

Andere Lokalisationen der Osteochondrosis dissecans

Prinzipiell gelten die Richtlinien für Diagnostik und Therapie, wie sie am Kniegelenk dargestellt wurden, mit gewissen Besonderheiten auch für alle anderen Lokalisationen.

Ellbogengelenk

Die häufigste Lokalisation ist am Capitulum humeri. Eine klare Abgrenzung gegenüber einer aseptischen Nekrose, dem

M. PANNER (siehe auch »Ellbogengelenk«, Seite 537), wird in der Literatur meist nicht vorgenommen (8). Eine geringere Ausdehnung des Herdes, höheres Lebensalter und die charakteristische Morphologie (z. B. der Randsklerosierung) bedingen die Einstufung als Osteochondrosis dissecans.

Oberes Sprunggelenk

Auch wenn bei der häufigsten Lokalisation, den zentralen Bereichen der medialen Taluskante, retrospektiv ein Zusammenhang mit einem Supinationstrauma mehr als der Hälfte erhoben werden kann, stellt die Osteochondrosis dissecans oft eine Zufallsdiagnose dar. Überwiegend sind davon männliche, sportlich aktive Jugendliche betroffen ($\male : \female = 9 : 1$) (9). Eine atraumatische Entstehung ist häufiger (10) und betrifft eher jüngere Patienten, während der Zusammenhang mit einem Trauma vor allem bei einer Lokalisation an der lateralen Talusrolle und bei Adoleszenten oder Erwachsenen angegeben wird.

Therapieresistente, belastungsabhängige Schmerzen oder der Befund einer drohenden Ablösung führt zur Operation. Derzeit wird die arthroskopisch kontrollierte Anbohrung bevorzugt. Dennoch reicht hier der Einblick in das Gelenk nicht immer aus, sodass die offene Refixierung oder Spongiosaunterfütterung erforderlich sein kann. Bei Kindern wird auf die Innenknöchelosteotomie auch bei ungünstiger, dorsaler Lokalisation wegen drohender Wachstumsstörungen verzichtet.

Die P r o g n o s e in Bezug auf die Entwicklung einer Arthrose hängt von der Ausdehnung und dem Stadium ab und ist prinzipiell umso besser, je geringer das Lebensalter ist (7, 11).

Literatur

1. Jäger M, Wirth CJ. Osteochondrosis dissecans. Praxis der Orthopädie. Stuttgart: Thieme; 1986. S. 447–451.

2. Hefti F, et al. EPOS-Multicenterstudy on Osteochondritis dissecans. 17. Congress European Pediatric Orthopaedic Society in Heidelberg. 1997.

3. Exner GU, Meyer Ch, Elsig JP. Osteochondrosis dissecans an konkaven Gelenkflächen: Schulterpfanne, Tibiaplateau, distale Tibia. Z Orthop 1991; 129: 302–304.

4. Mubarak SJ, Carroll NC. Juvenile osteochondritis dissecans of the knee = etiology. Clin Orthop 1981; 157: 200–211.

5. Arq M. Behandlung der Osteochondrosis dissecans durch Knochenspanbolzung. Arch Orthop Unfallchir 1974; 79: 297–312.

6. Loomer R, et al. Osteochondral lesions of the talus. Am J Sports Med 1993; 21: 13–19.

7. Gaulrapp H, Bernett P. Die operative Behandlung des Fußballer-Sprunggelenks. Sportverletz Sportschaden 1993; 7: 129–135.

8. Michiels I, Grimm J, Hasch E. Die Osteochondrosis dissecans des Ellenbogengelenkes. Unfallchirurg 1992; 95: 618–625.

9. Platzgummer H. Die Osteochondrosis dissecans (König). Arch Orthop Unfallchir 1954; 46: 211–217.

10. Bauer RS, Ochsner PE. Nosologie der Osteochondrosis dissecans an der Trochlea tali. Z Orthop 1987; 125: 194–200.

11. Stone JW. Osteochondral lesions of the talar dome. J Am Assoc Orthop Surg 1996; 4: 63–73.

12. Andrew TA, Spivey J, Lindebaum RH. Familial osteochondritis dissecans and Dwarfism. Acta Orthop Scand 1981; 52: 519–523.

13. Bruns J, Klima H. Osteochondrosis dissecans genus. Ergebnis einer Nachuntersuchung. Z Orthop 1993; 131: 413–419.

14. Garrett JC. Fresh osteochondral allografts for treatment of articular defects in osteochondritis dissecans of the lateral femoral condyle in adults. Clin Orthop 1994; 303: 33–37.

15. König F. Über freie Körper in den Gelenken. Dtsch Z Chir 1988; 27: 90–109.

16. Schenck RC, Goodnight JM. Osteochondritis dissecans. J Bone Joint Surg Am 1996; 78: 439–453.

17. Venbrocks R, Munzenberg KJ, Kempis VJ. Vergleich und Wertung konservativer und operativer Therapiemöglichkeiten bei Osteochondrosis dissecans des Kniegelenkes. Z Orthop 1988; 126: 30–33.

18. Wilson N. Diagnostic sign in osteochondritis dissecans of the knee. J Bone Joint Surg Am 1967; 49: 477–480.

Kongenitale Hüftdysplasie

F. GOHLKE und P. RAAB, Würzburg

Definition

Bei der kongenitalen Hüftdysplasie kommt es zu einer ungenügenden Ausbildung des Hüftgelenkes mit unzureichender Verknöcherung des Pfannenerkers. Bei ausgeprägter Dezentrierung des Hüftkopfes führt dies zur Luxation des Hüftkopfes aus der Pfanne. Da sich die Luxation meistens erst aus einer Instabilität entwickelt, spricht man in Anlehnung an den anglo-amerikanischen Sprachgebrauch von developmental-dysplasia (DDH) oder congenital dislocation (CDH).

Häufigkeit

Jeweils abhängig von lokalen Häufungen und der verwendeten Screeningmethode schwanken die Angaben zwischen 0,5 und 5% in der europäischen Bevölkerung. Es ist bekannt, dass, abhängig von Gepflogenheiten (Tragen der Kinder, Wickeln in An- und Abspreizung) und der genetischen Disposition mancher Naturvölker, die Dysplasieraten von 0 (Afrika) bis zu 40% (Eskimos) schwanken. Das Verhältnis ♂ : ♀ wird mit 1:4 bis 1:8 angegeben.

Als sog. »Luxationsnester« gelten Regionen mit slawischer Bevölkerung (Tschechien, Böhmen). In Deutschland wird eine Hüftdysplasie bei 2–4% aller Geburten beobachtet, wobei vor allem in Thüringen und Sachsen eine höhere Prävalenz (etwa 6–8%) vorliegt.

Ätiologie und Pathogenese

Es werden genetische, hormonelle und mechanische Einflüsse bei überwiegend multifaktorieller Genese unterschieden. Bei den hormonell bedingten Faktoren (östrogen- und relaxinbedingte Auflockerung des fetalen Hüftgelenkes) sind vor allem die Mädchen betroffen, von der Raumnot im Uterus überwiegend Jungen. Nach Dunn (1) wird außer einer Hypermobilität des Hüftgelenkes eine 2. Gruppe mit einer Fehlanlage der Pfanne, bedingt durch eine genetische Disposition, unterschieden. Diese Pfannendysplasie wird bevorzugt bei einer Steißlage des Kindes und in Verbindung mit anderen Fehlbildungen (wie z. B. Klumpfüßen, Plattfüßen und muskulärem Schiefhals) beobachtet. Hier beträgt das Verhältnis ♂:♀ nur 1:2. Dem Platzmangel des Kindes im Uterus (z. B. beim Oligohydramnion) wird eine wesentliche Rolle zugebilligt.

Die sog. teratologische Hüftluxation ist bereits im Fetalstadium nachweisbar und beruht auf einer primären Fehlanlage des Gelenkes. Die Häufigkeit wird in prospektiven Studien mit etwa 0,04% der Geburten angegeben (2).

Bei einem kleinen Teil der Erkrankungen, die zunächst als kongenitale Hüftdysplasie angesehen wurden, können neuromuskuläre Störungen, wie z. B. eine Muskeldystrophie, aufgedeckt werden (3). Die unzureichende Ossifikation des knorpeligen Erkers kann dann sekundär zu einer mangelnden Formgebung und schließlich – unbehandelt – zur Luxation des Gelenkes führen. Seit Einführung der Hüftsonographie wird der Verzögerung in der Verknöcherung des Pfannenerkers als »physiologische Unreife« mehr Aufmerksamkeit geschenkt.

Nur ein sehr geringer Teil der sog. »angeborenen« Luxationen besteht bereits bei Geburt. Vielmehr entsteht erst sekundär im Verlauf der ersten Wochen und Monate nach Geburt eine zuneh-

mende Dezentrierung, falls keine frühzeitige Behandlung einsetzt. Verläufe, bei denen der Femurkopf nach hinten oben aus der Pfanne heraustritt, die Gelenkkapsel sich interponiert und eine Sekundärpfanne entsteht, sind nach Einführung der sonographischen Früherkennung selten geworden.

Die pathologische Druckbelastung des Pfannenerkers führt zu einer mangelnden Ausformung der Pfanne und verminderten Überdachung des Hüftkopfes. Die Dynamik des Pfannendachwachstums und der Einfluss einer ungünstigen Druckbelastung auf die Wachstumsfuge wurden von Matthiessen (4) experimentell aufgearbeitet. Danach ist nach dem 3. Lebensmonat nur noch mit einer ungenügenden Korrektur durch therapeutische Maßnahmen zu rechnen und ein frühestmögliches Einsetzen der Behandlung zur Druckentlastung des Wachstumsknorpels am Pfannenerker erforderlich.

Derzeit wird eine hochstehende Hüftluxation, die zu einer Insuffizienz der Glutealmuskulatur und ausgeprägter Hüftbeugekontraktur (Abb. 295 und 296) führt, nur noch bei Kindern aus Regionen mit unzureichender ärztlicher Versorgung beobachtet. Vor allem bei einseitigen, hohen Hüftluxationen sind im Langzeitverlauf erhebliche Sekundärschäden der Wirbelsäule und der konzentrischen Gelenke durch Hyperlordose und Beinlängendifferenz zu erwarten.

Bei weniger schwer ausgeprägten Hüftdysplasien kann sich infolge der mechanischen Überlastung der Gelenkkörper im frühen Erwachsenenalter eine Koxarthrose entwickeln. Bei hochgradiger Pfannendysplasie ist bereits im Adoleszentenalter mit einer schmerzhaften Dezentrierung oder Zermürbung des Labrum acetabulare zu rechnen.

Anamnese und klinische Befunde

Auch im Zeitalter der Sonographie sollten wegweisende anamnestische Hinweise (familiäre Belastung, Fruchtwassermangel und Beckenendlage) für eine Diagnose im Säuglingsalter nicht übersehen werden.

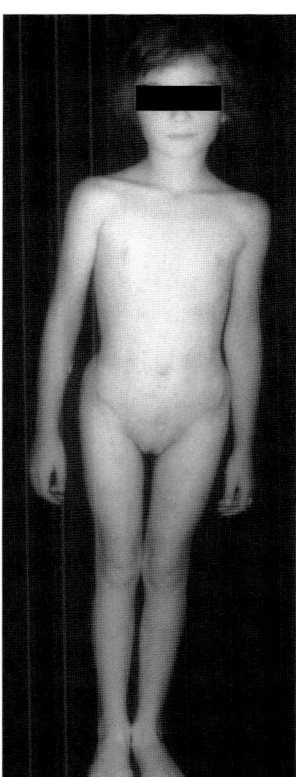

Abb. 295 und 296

Beidseitige hochstehende Hüftluxation mit
ausgeprägter Hyperlordose bei einem 6-jährigen Mädchen.
Klinischer und röntgenologischer Befund

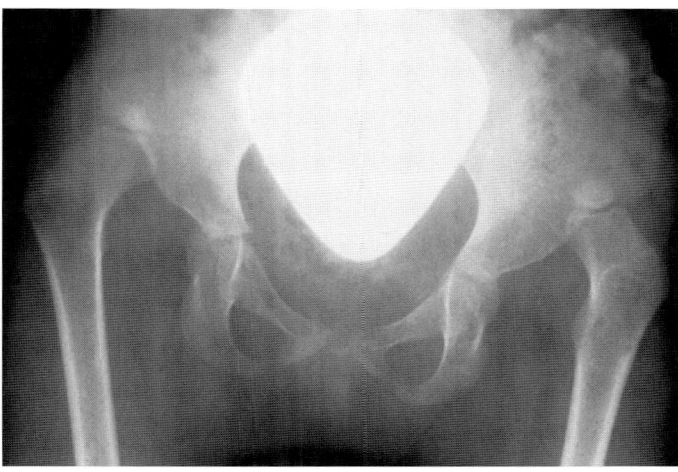

295   296

Bei der Inspektion fällt häufig eine starke
Asymmetrie der Hautfalten auf. Diese ist
jedoch auch bei normalem Hüftbefund
häufig vorhanden und stellt, ebenso wie
die Abspreizbehinderung, ein unsicheres
Symptom dar. Bei dem klassischen Zeichen nach ORTOLANI wird aus einer Adduk-
tionsstellung des betroffenen Beines heraus unter gleichzeitigem Druck nach dorsal eine Abduktion mit einer leichten Verschiebung nach ventral vorgenommen.
Eine schnappende Reposition bei zunehmender Abduktion gilt als positiv. Dieses
Zeichen ist nur in den ersten 4–6 Wochen
auszulösen und verliert sich mit zunehmender, fixierter Fehlstellung des Hüftkopfes. Die Streckung des Kniegelenkes in
90° flektierter Position des Hüftgelenkes
gilt als positives Luxationszeichen nach
LUDLOFF.

Meistens bleiben weniger ausgeprägte
Hüftdysplasien bis in das Erwachsenenalter symptomarm. Im Adoleszentenalter
werden bei schwereren Verläufen eine erhöhte Ermüdbarkeit und belastungsabhängige Beschwerden angegeben (Abb.
297–300). Episoden eines schmerzhaften
Einknickens oder Hinkens zusammen mit
einem Schnappphänomen können Ausdruck eines »Acetabular-rim-Syndroms«
(5) sein. Durch spezielle Tests, wie dem
»Einklemmtest« in forcierter Flexions-
Adduktions-Innenrotationsposition, lassen
sich diese Beschwerden provozieren. Ein
Arthro-MRT (6) kann die Diagnose sichern.

297

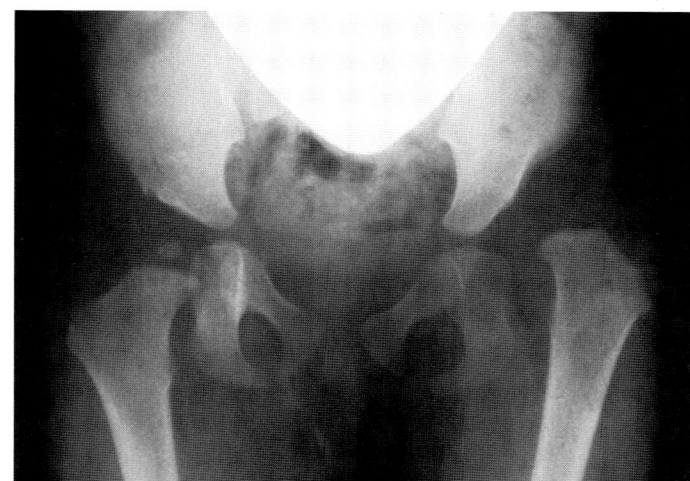

298

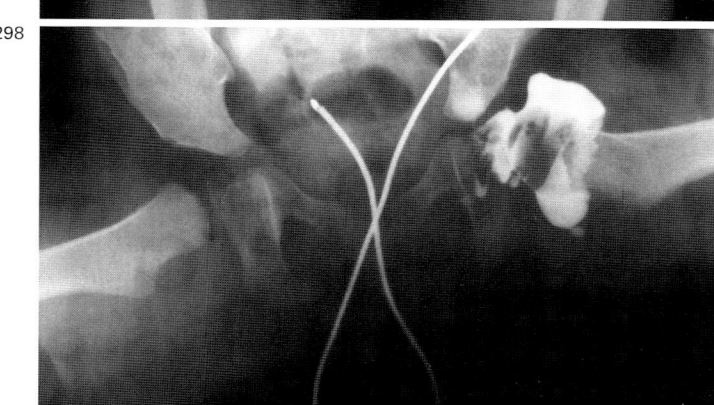

299

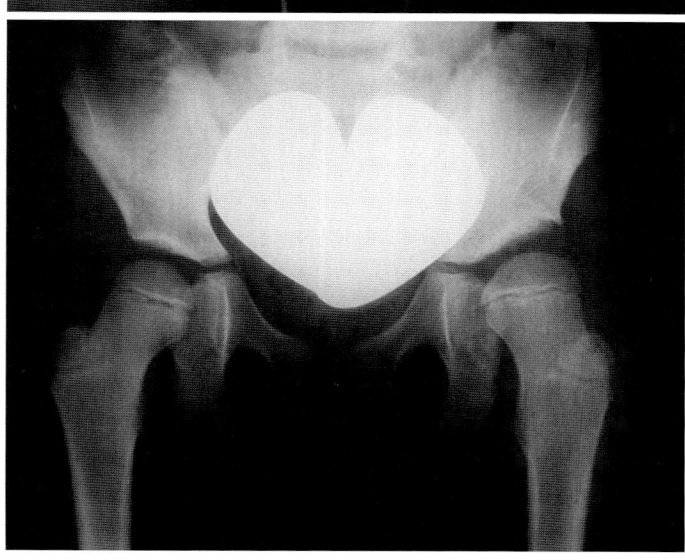

Abb. 297–300
Langjähriger Verlauf der
Röntgenbefunde bei
Hüftdysplasie. Nach offener
Reposition über einen
Beobachtungszeitraum
von 14 Jahren günstiger
Verlauf ohne Beschwerde-
symptomatik

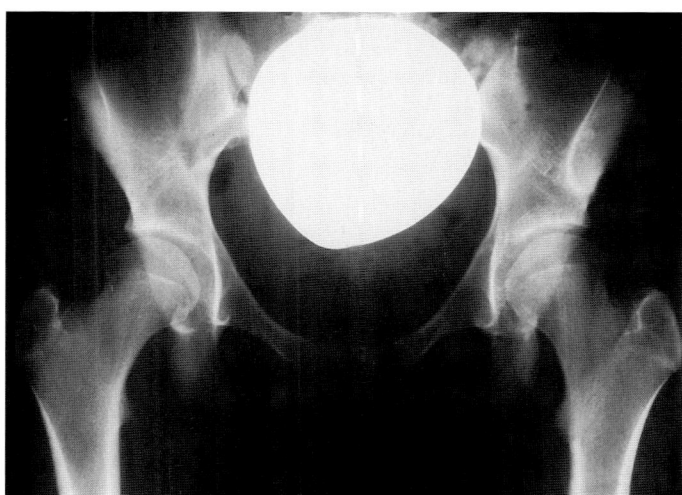

Abb. 300
Röntgenbefund nach
14-jährigem Verlauf
(Fortsetzung der Beobach-
tung am selben Patienten
wie in den Abb. 297–299)

Ultraschalluntersuchung

Die sonographische Untersuchung wurde von GRAF (7) standardisiert und gleichzeitig mit der Einführung von leichter zu handhabenden Real-Time-Schallköpfen für die klinische Anwendung einsetzbar. Auch wenn sich dieses Verfahren außerhalb Europas noch nicht durchgesetzt hat, war in unserem Bereich damit die Zahl verspätet behandelter Hüftdysplasien ebenso wie die Zahl operativer Interventionen seit Ende der 80er-Jahre (8) drastisch zu senken.

Von anderen Autoren wurde kritisch eingewendet, dass die dynamische Komponente mit einer Verschieblichkeit des Femurkopfes in der Pfanne nicht genügend berücksichtigt werde. Dennoch ist das Verfahren nach GRAF trotz aller Unzulänglichkeiten eindeutig die zuverlässigste Methode zur Früherkennung der Hüftdysplasie.

Die morphologische Einteilung der sonographischen Befunde erfolgt nach GRAF in der sog. Standardebene in 4 Typen, die

nochmals je nach Alter des Kindes bzw. der Dezentrierung unterteilt werden (Abb. 301 und 302). Der Typ I wird als ausgereifte Hüfte betrachtet, der Typ II je nach Alter als unreife (IIa) oder bereits dysplastische Hüfte (IIb). Typ D und Typ III entsprechen dezentrierten Hüften mit nach kranial verdrängtem knorpeligem Erker und Typ IV einer vollständigen Hüftluxation (9).

In einer Vielzahl von Untersuchungen konnte nachgewiesen werden, dass mit alleiniger Erhebung des klinischen Befundes eine Reihe von behandlungsbedürftigen Hüftdysplasien übersehen wird. Es wurde daher seit Mitte der 80er-Jahre das sonographische Screening bei allen Neugeborenen gefordert. In Deutschland führte man mit dem Argument, dass ein zu hoher Anteil von unreifen und später nicht behandlungsbedürftigen Hüften kontrolliert werden müsse, das generelle Screening erst ab der 6. Woche ein, obwohl damit wertvolle Zeit in der Phase der schnellsten Korrekturmöglichkeit versäumt wird. Bei Vorliegen von sog. Risikofaktoren (familiärer Belastung einer Hüftdysplasie, Beckenendlage, andere Fehlbildung, Oligohydramnion und auffälligem klinischen Befund) sollte die sonographische Untersuchung daher zum frühestmöglichen Zeitpunkt einsetzen.

Röntgendiagnostik

Die Röntgendiagnostik der ersten Lebensmonate hat nach Einführung der Hüftsonographie zwar an Bedeutung verloren, ist jedoch im Zweifel oder nach dem 1. Lebensjahr immer noch nicht zu ersetzen. An der a.p. Aufnahme, die beim Säugling in leichter Beugung der Oberschenkel durchgeführt werden sollte, lassen sich folgende Hilfslinien verwenden:

1. Die HILGENREINER-Linie als Verbindung beider Y-Fugen.

2. Die OMBRÉDANNE-Linie vom Pfannenerker senkrecht auf die HILGENREINER-Linie zur Aufteilung der Epiphysenregion in 4 Quadranten.

3. Die Orientierungslinie nach SHENTON und MÉNARD: Eine bogenförmige Verlängerung der medialen Schenkelhalskontur zum Foramen obturatorium, die bei Luxationshüften eine Unterbrechung aufweist.

4. Pfannendachlinie nach HILGENREINER: Winkel zwischen der HILGENREINER-Linie und einer Verbindungslinie des Pfannenerkers mit der Y-Fuge. Dieser Winkel ist altersabhängig. Daher existieren Mittelwerte mit der einfachen und doppelten Standardabweichung nach TÖNNIS (10).

Bei der Beurteilung der Beckenübersichtsaufnahme sollten grundsätzlich auch immer die Kippung und die Drehung des Beckens, ersichtlich nach bestimmten Parametern (10), berücksichtigt werden, um einer falschen Interpretation vorzubeugen.

Im späteren Lebensalter werden außer den Standardprojektionen (Beckenübersicht a.p. und LAUENSTEIN-Projektion) auch zusätzliche Aufnahmen zur Beurteilung des Pfannendaches (»faux profil« nach LEQUESNE und de SÉZE) und der Antetorsion (nach RIPPSTEIN) durchgeführt. Therapeutische Richtlinien orientieren sich an Messwerten, wie z. B. dem AC- oder CE-Winkel (11) oder deren Kombination im »Hüftwert« (12).

Arthrographie des Hüftgelenkes

Die Arthrographie hat durch die Sonographie viel an Bedeutung verloren, wird jedoch routinemäßig immer noch zur Überprüfung der Zentrierung des Femurkopfes bei einer Einstellung in Narkose durchgeführt. Von einem kaudalen Zugang her wird dafür das Hüftgelenk punktiert und 2–5 ml Kontrastmittel injiziert. Damit lässt sich eine intraartikuläre Weichteilinterposition ausschließen und die Frage einer ausreichend tiefen Zentrierung des Femurkopfes klären.

Therapie

Unter dem Einfluss der sonographischen Früherkennung hat sich der Beginn der Behandlung in ein Alter (die ersten Lebensmonate) verschoben, bei dem eine Ausheilung in der weit überwiegenden Mehrzahl auch ohne operative Maßnahme erreicht werden kann. Bei leichteren Formen der Hüftdysplasie und frühzeitigem Behandlungsbeginn reicht eine Ausreifungsbehandlung mit einer Spreizhose aus (z. B. Sonographie Typ 2a, 2b oder 2c). Alternativ kann bei älteren Kindern die sog. »Tübinger Schiene« nach BERNAU verwendet werden.

Bei dezentrierten oder luxierten Hüften werden derzeit Repositionsbandagen, wie z. B. die Riemenzügelbandage nach PAVLIK, bevorzugt. Durch die Einstellung der Beine in einer Beugestellung von etwa 110° in leichter bis mäßiger Abspreizung kommt es bei jüngeren Kindern in der Regel zur spontanen Reposition. Bei älteren

Abb. 301 und 302
Sonogramme einer
luxierten Säuglingshüfte
(Hüfttyp IIa [Abb. 301], zum
Vergleich Befund der Gegenseite mit Hüfttyp IV [Abb.
302]). Trotz klinischer Vor-
sorgeuntersuchung wurde
die Dysplasie erst in einem
Lebensalter von 6 Wochen
mit der sonographischen
Untersuchung erkannt und
einer Behandlung zugeführt

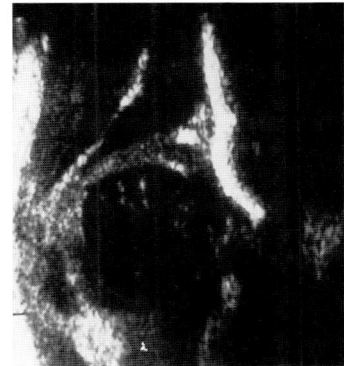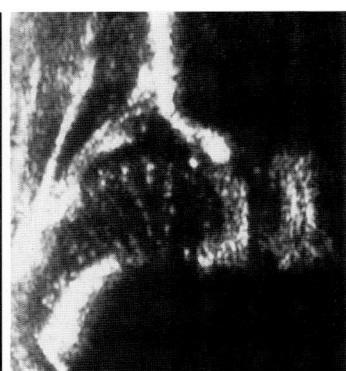

Kindern und mangelhafter Compliance der Eltern sind ungünstige Verläufe häufiger. Die in früheren Jahren festgestellte höhere Rate von Hüftkopfnekrosen mit dieser Methode war sicher auch durch den späten Behandlungsbeginn bedingt. Eine neuere Untersuchung durch den Arbeitskreis Hüftdysplasie ergab in einer Multicenterstudie (13) eine schnelle Nachreifung auch bei schwereren Dysplasiegraden ohne spätere Hüftkopfnekrosen.

Unter Berücksichtigung der verschiedenen Therapieverfahren sind eher das Alter bei Erstbehandlung und die Ausprägung der Hüftdysplasie für das Auftreten dieser Komplikation entscheidend. Bei ungenügenden oder zu späten Maßnahmen verbleibt ein gewisser Prozentsatz von Restdysplasien, wobei gerade leichtere Dysplasien zu spät zur Behandlung kommen und mehr Zeit erfordern.

Die Hüftkopfnekrose ist die schwerste Komplikation – mit lebenslangen Folgen durch die verbleibende Deformität. Nach Extensionsreposition in Kombination mit einem LORENZ-Gips und nachfolgender Schienenbehandlung betrug diese bis zu 20%, nach alleiniger Behandlung mit einem FETTWEISS-Gips nach Einstellung in

Narkose und Arthrographie lediglich 5% (13).

Als Alternative zu Repositionsbandagen und bei verspätetem Auftreten einer Hüftluxation wird unter stationären Bedingungen eine Längsextension mit anschließender schonender Reposition unter leichter Abduktion vorgenommen. Dieses Verfahren hat die Overhead-Extension weitgehend ersetzt. Die Kombination beider Verfahren wurde von KRÄMER 1975 als Extensionsreposition eingeführt.

Weiter verbreitet ist die Retentionsbehandlung nach Reposition in Narkose und arthrographischer Kontrolle in der Sitz-Hock-Stellung nach FETTWEISS (1968). Die bevorzugte Position ist eine Flexion im Hüftgelenk von etwa 115° mit einer Abspreizung von lediglich 50–60°. Dadurch wird seltener als in der maximalen Abspreizstellung nach LORENZ eine Hüftkopfnekrose induziert. Diese rechtwinkelige Abspreizstellung kann, wie experimentelle Studien gezeigt haben, die Gefäßversorgung durch eine Kompression der A. circumflexa femoris medialis am hinteren Pfannenrand beeinträchtigen. Die Retention im FETTWEISS-Gips wird in der Regel mindestens 4 bis maximal 8 Wochen lang

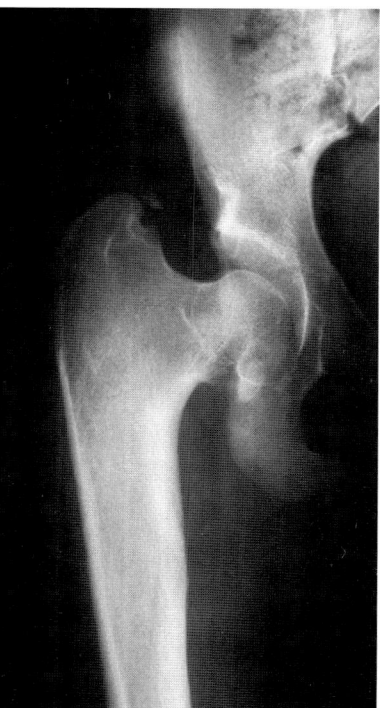
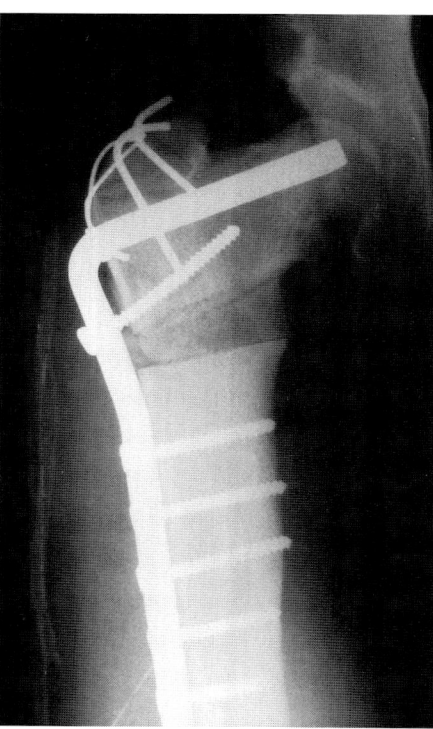
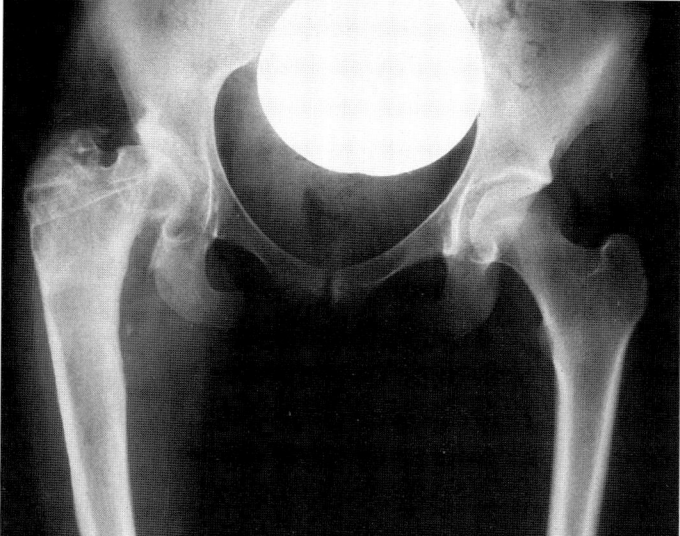

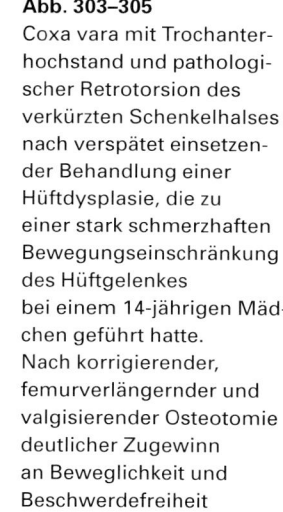

Abb. 303–305
Coxa vara mit Trochanter-
hochstand und pathologi-
scher Retrotorsion des
verkürzten Schenkelhalses
nach verspätet einsetzen-
der Behandlung einer
Hüftdysplasie, die zu
einer stark schmerzhaften
Bewegungseinschränkung
des Hüftgelenkes
bei einem 14-jährigen Mädchen geführt hatte.
Nach korrigierender,
femurverlängernder und
valgisierender Osteotomie
deutlicher Zugewinn
an Beweglichkeit und
Beschwerdefreiheit

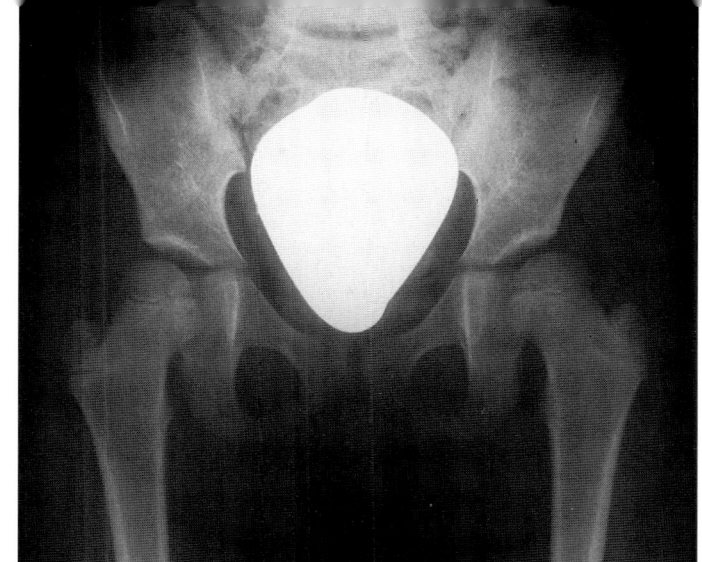

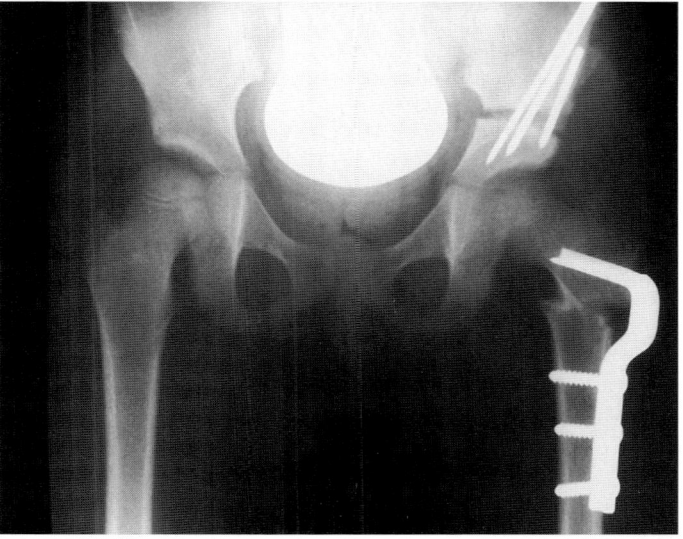

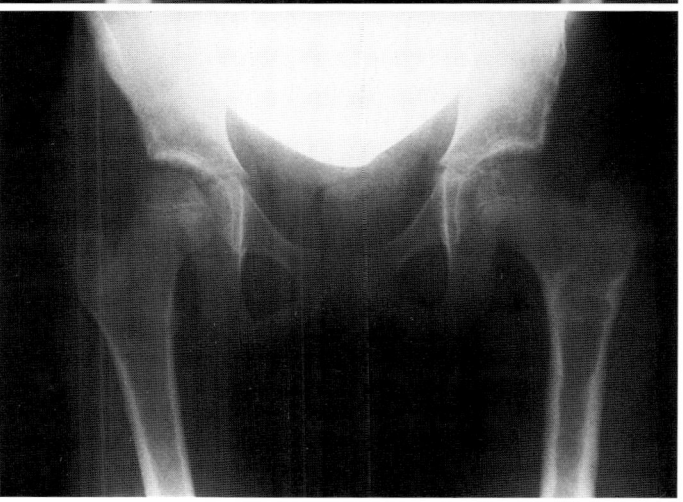

durchgeführt und mit einer Schienenbehandlung fortgesetzt. Am weitesten verbreitet ist die sog. Tübinger Schiene oder die HOFFMANN-DAIMLER-Schiene, welche bis etwa 3 Monate nach der Gipsbehandlung getragen werden muss.

Als schwerstwiegende Komplikation kann neben einer erneuten Reluxation die Hüftkopfnekrose auftreten. Im weiteren Verlauf des Wachstums resultiert hieraus die sog. »Kopf-in-Nacken-Lage« mit einer Überlänge des Trochanter major, verkürztem Schenkelhals und Deformierung des Hüftkopfes (Abb. 303–305). Röntgenologisch zeigt sich die Hüftkopfnekrose bereits frühzeitig durch das Ausbleiben der Verknöcherung des Epiphysenkernes, eine Verbreiterung des Schenkelhalses bzw. die später erkennbare Deformierung. Nach TÖNNIS (10) wird von Grad I (meistens folgenlos) bis Grad IV (unter Beteiligung der Epiphysenfuge nachfolgende schwere Deformität) eingeteilt.

Gegner einer Extensionsreposition oder lang dauernden Retentionsbehandlung befürworten daher vor allem bei wenig aussichtsreichen Verläufen einer teratogenen Hüftluxation die operative Einstellung:

1. Vor dem 1. Lebensjahr und nach fehlgeschlagener geschlossener Reposition.

2. Im 2. Lebensjahr bei hochstehendem Hüftkopf und bei Misslingen der geschlossenen Reposition.

3. Ab dem 3. Lebensjahr in der Regel immer offen, in Kombination mit einer Verkürzungsosteotomie.

4. Ab dem 4. Lebensjahr in der Regel keine Reposition bei doppelseitigen Luxationen. Verkürzende Osteotomie und Pfannendachplastik bei einseitiger Luxation.

Dysplasien mit zentriertem Hüftkopf, die erst im Kindesalter bemerkt werden, behandelte man früher überwiegend mit gelenkverbessernden Osteotomien am Femur. Derzeit werden diese intertrochantären Osteotomien entweder in Kombination mit einer Reposition oder einem pfannendachverbessernden Eingriff kombiniert, da nach alleiniger Korrektur am Femur im Laufe des Wachstums oft eine erneute Revalgisierung und unzureichende Entwicklung der Hüftpfanne zu beobachten war. In der Regel beinhaltet die Femurosteotomie die Varisierung und Verminderung einer pathologischen Antetorsion. In der Regel wird versucht, den Femurkopf zentriert in die Pfanne einzustellen. Die als Spätfolge der Behandlung aufgetretene »Kopf-in-Nacken-Lage« kann durch eine schenkelhalsverlängernde Osteotomie mit Versetzung des Trochanter major korrigiert werden.

Derzeit werden zunehmend korrigierende Eingriffe am Becken bevorzugt:

1. Die Azetabuloplastik (domförmige Osteotomie oberhalb des Azetabulums mit Einsetzen eines Keils und Herunterklappen des ausgezogenen Pfannenerkers) möglichst im Vorschulalter.

2. Die Osteotomie nach SALTER (bei genügend beweglicher Symphyse vor dem 8. Lebensjahr bei erhaltener Kongruenz) (Abb. 306–308).

3. Im Adoleszentenalter wird derzeit die periazetabuläre oder Tripleosteotomie in verschiedenen Modifikationen bevorzugt. Dabei wird das Becken im Bereich von Sitz-, Scham- und Darmbein osteotomiert und eine Schwenkung über dem Hüftkopf durchgeführt.

Komplikationen der Tripleosteotomie sind Läsionen des N. ischiadicus und pudendus, Sitz- und Schambeinpseudarthrose, Überkorrekturen aufgrund einer fehlerhaften Orientierung des Azetabulums und eine Behinderung der Flexions/Innenrotationsbewegung im Hüftgelenk. Eine Insuffizienz der Gesäßmuskulatur kann die Folge sein. Bei gelenknahen periazetabulären Osteotomien (z. B. in der Modifikation nach WAGNER) kann durch die verminderte Blutversorgung eine Nekrose der Hüftpfanne auftreten. Langzeitresultate nach Tripleosteotomie (14) zeigen bei richtiger Indikationsstellung einen dauerhaften Effekt.

Literatur

1. Dunn PM. Perinatal observations on the aetiology of congenital dislocation of the hip. Clin Orthop 1976; 119: 11–12.

2. Gohlke F, Naujoks S, Korn S. Ändert sich unter dem Einfluß der Hüftsonographie die Rate behandlungsbedürftiger Fälle von Hüftdysplasie? Orthop Praxis 1993; 1: 16–19.

3. Strassburg HM. Neuropädiatrische Aspekte bei der Betreuung von Kindern mit angeborener Hüftgelenksdysplasie. pädiat prax 1999; 56: 387–398.

4. Matthiessen HD. Wachstum, Reifung und Dynamik im Säuglinghüftpfannendach – experimentelle Untersuchungen an Wachstumsfugen. In: Konermann W, Gruber G, Tschauner C, Hrsg. Die Hüftreifungsstörung, Darmstadt: Steinkopff; 1999. S. 37–89.

5. Klaue K, Durnin C, Ganz R. The acetabular rim syndrome. A clinical presentation of dysplasia of the hip. J Bone Joint Surg Br 1991; 73: 423–429.

6. Czerny C, et al. Lesions of the acetabular labrum: Accuracy of MR imaging and MR arthrography in detection and staging. Radiology 1996; 200: 225–230.

7. Graf R. The ultrasonic image of the acetabular rim in infants. An experimental and clinical investigation. Arch Orthop Trauma Surg 1981; 99: 35–40.

8. Katthagen BD, Mittelmaier H, Becker D. Häufigkeit und stationärer Behandlungsbeginn kindlicher Hüftgelenksluxationen in der Bundesrepublik Deutschland. Z Orthop 1988; 126: 475–483.

9. Graf R. Hüftsonographie – Grundsätze und aktuelle Aspekte. Orthopäde 1997; 26: 14–24.

10. Tönnis D. Die angeborene Hüftdysplasie und Hüftluxation im Kindes- und Erwachsenenalter. Berlin-Heidelberg: Springer; 1984.

11. Bernau A, Buckup R. Röntgenuntersuchung und Arthrographie des Hüftgelenkes im Säuglings- und Kleinkindalter. In: Konermann W, Gruber G, Tschauner C, Hrsg. Die Hüftreifungssstörung, Darmstadt: Steinkopff; 1999. S. 199–237.

12. Brückl R, Tönnis D. Meßwerte des Röntgenbildes als Entscheidungshilfe zur Operationsindikation bei jugendlichen Hüftgelenken. In: Fries G, Tönnis D, Hrsg. Hüftluxation und Hüftdysplasie im Kindesalter. Uelzen: MLV; 1981. S. 93–97.

13. Tönnis D. Vergleichende Untersuchungen zur Wirksamkeit von Orthesen und Gipsverbänden bei Hüftdysplasie – Multicenterstudie des Arbeitskreises für Hüftdysplasie der DGOT. In: Konermann W, Gruber G, Tschauner C, Hrsg. Die Hüftreifungsstörung. Darmstadt: Steinkopff. 1999. S. 370–400.

14. Tönnis D, et al. Triple pelvic osteotomy. J Paediatr Orthop 1994; 3: 54–67.

15. Lermer H. Die Entwicklung des alpha-Winkels im ersten Lebensjahr bei reifen und frühgeborenen Säuglingen. Inauguraldissertation, Würzburg 1998.

Epiphyseolysis capitis femoris

P. Raab und F. Gohlke, Würzburg

Definition

Die Epiphyseolysis capitis femoris ist eine nicht traumatische Epiphysenlösung im pubertären Alter, wobei die multifaktoriell bedingte Lockerung der Femurepiphysenfuge zu einem Abrutschen der Epiphyse in der Regel nach mediodorsal führt.

Die Epiphyseolysis capitis femoris kann einmal von der Anamnesedauer in eine akute, in eine chronische und in eine von akut auf chronisch wechselnde Verlaufsform eingeteilt werden, wobei die Anamnesedauer (mehr oder weniger als 2 Wochen) entscheidend ist und die plötzliche Verschlimmerung der Beschwerden (Gehunfähigkeit) für eine akut auf chronisch wechselnde Verlaufsform spricht.

Nach klinischen Gesichtspunkten liegt bei gehunfähigen Patienten eine instabile Epiphyseolysis capitis femoris vor. Bei der stabilen Epiphyseloyse kann das Bein belastet werden. Eine weitere Klassifikation ist nach der Röntgenmorphologie und dem Schweregrad des Gleitvorganges möglich. Ein leichtes Abrutschen (Grad I) liegt vor bei einem Abrutschwinkel von weniger als 30°, ein mäßiges Abrutschen (Grad II) bei einem Abrutschwinkel zwischen 30° und 60° und ein schweres Abrutschen (Grad III) bei einem Abrutschwinkel von >60° (1, 2).

Häufigkeit

Die Epiphyseolysis capitis femoris ist eine typische Erkrankung des Hüftgelenkes im Adoleszentenalter mit einer Prävalenz von 1–4/100000. Das männliche Geschlecht ist gering bevorzugt. Die Erkrankung tritt häufiger in der schwarzen Bevölkerung auf. Über eine saisonale Häufung der Epiphysenlösung wird berichtet.

Ätiologie und Pathogenese

Die Ursache der Epiphyseolysis capitis femoris ist multifaktoriell. Eine vermehrte Schrägstellung der Wachstumsfuge während der Pubertät und eine verminderte Antetorsion des Schenkelhalses prädisponieren für ein Abrutschen der Epiphyse nach dorsomedial. Die dort ansetzenden starken Scherkräfte werden durch chronische Überlastungen, z. B. bei adipösen oder sportlich sehr aktiven Jugendlichen, verstärkt. Während des präpubertären Wachstumsschubes beeinflussen verschiedene Hormone die Integrität der Wachstumsfuge und führen zu einer Gefügelockerung. Bei Störungen des Hormonstatus (Hypothyreose, Panhypopituitarismus, Hypogonadismus) kann auch ohne wesentliche Übergewichtigkeit eine Epiphysenlösung stattfinden.

Besonders gefährdet sind Patienten, die aufgrund einer hormonellen Störung großwüchsig und fettleibig sind und dem Phänotyp des adiposogenitalen Syndroms zugerechnet werden können. Des Weiteren spielen histologische und histochemische Veränderungen an der Wachstumsfuge eine Rolle, die die Widerstandskraft der Wachstumsfuge verändern (3, 4).

Anamnese und klinischer Befund

Die Symptomatik bei der Epiphyseolysis capitis femoris im akuten Stadium zeichnet sich durch starke Schmerzen aus mit Steh- und Gehunfähigkeit, wobei eine verkürzte und außenrotierte Stellung des betroffenen Beines auffällig ist. Die Symptome der chronischen Verlaufsform sind eher uncharakteristisch. Schmerzen wer-

Abb. 309 und 310
Epiphyseolysis capitis
femoris lenta links mit
nachfolgender operativer
Fixation in situ
mit KIRSCHNER-Drähten
nach Reposition

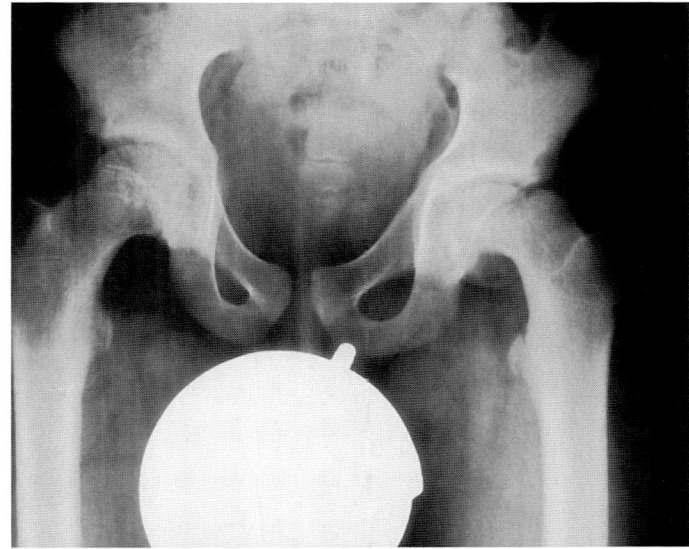

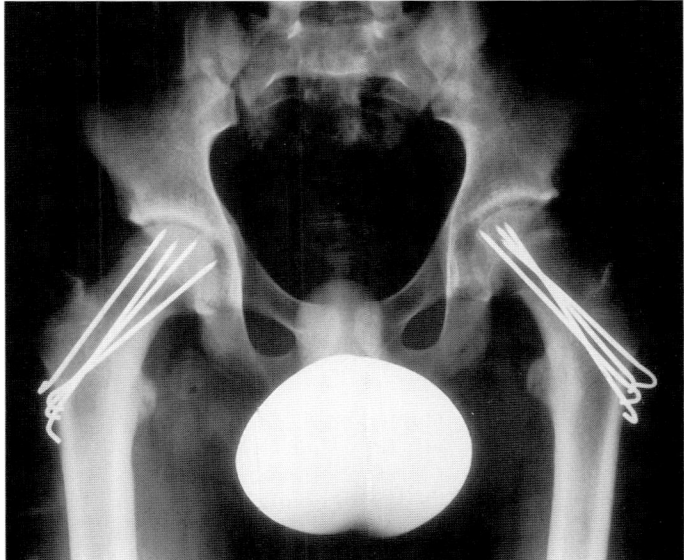

den im Oberschenkel angegeben oder sogar in die Kniegelenkregion projiziert. Bei der Untersuchung weicht bei passiver Beugung des Hüftgelenkes das betroffene Bein in Außenrotationsstellung aufgrund des vorliegenden Abrutsches aus (positives DREHMANN-Zeichen). Nicht selten werden in der Anamnese vorausgegangene Episoden von Hüft- und/oder Knieschmerzen angegeben. 50% der Patienten geben leichte Unfälle an (Schulsport, Fahrradsturz, Anpralltrauma). Die echte traumatische Epiphysenlösung ist jedoch sehr selten.

Da bei Diagnosestellung bei 30% der Patienten ein beidseitiger Abrutsch vorliegt und im weiteren Verlauf bei etwa 50% mit einem Abrutschen der Gegenseite zu rechnen ist, müssen beide Hüftgelenke in die weitere Diagnostik einbezogen werden (5–7).

Apparative Diagnostik

Die Röntgenuntersuchung im anteroposterioren Strahlengang (Beckenübersichtsaufnahme) zeigt initial nur eine diskrete Verbreiterung der Epiphysenfuge. Bei vorliegendem Abrutsch schneidet eine am lateralen Schenkelhals angelegte Tangente die Epiphyse nicht mehr. Durch eine spezielle axiale Aufnahme (IMHÄUSER-Aufnahme) kann der Abrutschwinkel gemessen werden; er dient zur Einteilung des Schweregrades des Gleitvorganges. Radiologische Zeichen der Remodellierung, wie z. B. die Abrundung der Metaphysen oder die Auffüllung von Defekten im Epiphysenfugenbereich, weisen auf eine chronische Epiphysenlösung hin.

Die Ultraschalluntersuchung ist wichtig zur Darstellung eines begleitenden intraartikulären Ergusses oder Hämarthros, ferner kann der akute Abrutsch durch Stufenbildung zwischen Meta- und Epiphyse bereits initial dargestellt werden.

Weitere bildgebende diagnostische Verfahren (Szintigraphie, MRT, Computertomographie) sind nur speziellen Problemstellungen vorbehalten. Laboruntersuchungen sind nur zur differenzialdiagnostischen Abgrenzung bei unklaren Verläufen sinnvoll.

Therapie

Die Therapie der Epiphysenlösung ist immer operativ, sei sie akut oder chronisch. Bei der Epiphyseolysis capitis femoris acuta kann eine kurzfristige Extensionsbehandlung bis zur definitiven Operation den Weg zur Reposition bahnen. Anschließend wird die Reposition durch schonende Flexion, Abduktion und Innenrotation des Hüftgelenkes versucht. Eine Transfixation der Epi- und Metaphyse von lateral mit KIRSCHNER-Drähten hält das Repositionsergebnis. Bei Vorliegen eines Hämarthros ist die Druckentlastung über eine Arthrotomie notwendig.

Bei der Epiphyseolysis capitis femoris lenta wird der chronische Gleitprozess durch Transfixation der Epi- und Metaphyse gestoppt. Verschiedene Implantate stehen zur Verfügung. Zur Vermeidung von Wachstumsstörungen am proximalen Femur wird die Fixation mit 3–4 KIRSCHNER-Drähten empfohlen. Die Notwendigkeit der prophylaktischen Spickung der Gegenseite ergibt sich aus der Wahrscheinlichkeit eines Abrutsches bei etwa 50% der Patienten auf der kontralateralen Seite (Abb. 309 und 310).

Abhängig vom Schweregrad der Epiphysenlösung (bei Abrutschwinkeln zwischen 30° und 60° fakultativ, >60° obligat), der erreichten Reposition und nachfolgenden Remodellierungsvorgängen kann zur Funktionsverbesserung eine Korrekturosteotomie notwendig werden. Neben der intertrochantären Osteotomie als Flexion-Valgisationsosteotomie (nach IMHÄUSER) werden subkapitale Schenkelhalsosteotomien (intra- oder extrakapsulär) angegeben. Letztere sind jedoch mit einem deutlich erhöhten Risiko einer Knochennekrose behaftet. Ein hoher Abrutschwinkel, der akute Verlauf einer Epiphyseolysis capitis femoris und die durchgeführte Reposition erhöhen das Risiko einer Hüftkopfnekrose, deren Gesamtrate mit 20% angegeben wird (8–10).

Ein vorzeitiger Verschluss der Epiphysenfuge führt zu einer Beinlängendifferenz, die mit einer Epiphyseodese durch Verschraubung der Gegenseite behandelt werden kann. Bei offener Wachstumsfuge und weiterhin ungestörtem Wachstum des Schenkelhalses kann ein Wechsel der zu kurz gewordenen Drähte erforderlich werden.

Die Epiphyseolysis capitis femoris birgt unbehandelt als präarthrotische Deformität ein hohes Arthroserisiko. Bei einem Abrutschwinkel von 60° ist mit der Entwicklung einer Arthrose bei 25–50% der Patienten nach 30 Jahren zu rechnen.

Literatur

1. Imhäuser G. Pubertäre Hüfterkrankungen. In: Witt AN, Retting H, Schlegel KF, Hrsg. Orthopädie in Praxis und Klinik. 2. Aufl. Stuttgart-New York: Thieme; 1987.

2. Loder RT, et al. Acute SCFE: the importance of physical stability. J Bone Joint Surg Am 1993; 75: 1134–1140.

3. Stanitski CL, Woo R, Stanitski DF. Femoral version in acute slipped capital femoral epiphysis. J Pediatr Orthop B 1996; 5: 74–76.

4. Weiner D. Pathogenesis of slipped capital femoral epiphysis: Current concepts. J Pediatr Orthop B 1996; 5: 67–73.

5. Barney BT, Weinstein SL. Natural history of untreatet chronic slipped capital femoral epiphysis. Clin Orthop 1996; 322: 43–47.

6. Crawford AH. Role of slipped capital femoral Epiphysis. J Pediatr Orthop B 1996; 5: 102–109.

7. Hägglund G. The contralateral hip in slipped capital femoral epiphysis. J Pediatr Orthop B 1996; 5: 158–161.

8. Balmer PM, et al. Ergebnisse nach subkapitaler und Imhäuser-Weber Osteotomie bei Epiphyseolysis capitis femoris. Z Orthop 1990; 128: 63–66.

9. Maussen JP, Rozin PM, Obermann WR. Intertrochanteric corrective osteotomy in slipped capital femoral epiphysis. A long-term follow-up-study of 26 patients. Clin Orthop 1990; 259: 100–110.

10. Schai PA, Exner GU, Hänsch O. Prevention of secondary coxarthrosis in slipped capital femoral epiphysis: A long-term follow-up study after corrective intertrochanteric osteotomy. J Pediatr Orthop B 1996; 5: 135–143.

Chondrolyse

P. Raab und F. Gohlke, Würzburg

Definition

Die Chondrolyse ist eine akute Nekrose des Gelenkknorpels des Hüftgelenkes. Sie tritt überwiegend als Komplikation einer Epiphysenlösung auf, wurde jedoch auch in Zusammenhang mit einer Becken-Bein-Gips-Immobilisierung des Hüftgelenkes, nach Hüftgelenktraumata oder ohne bekannte Ursache (idiopathische Chondrolyse) beschrieben.

Klinische Befunde

Der Beginn der Erkrankung ist gekennzeichnet durch eine meist ausgeprägte Synovialitis mit ödematös und inflammatorisch verdickter Hüftgelenkskapsel, die sich im weiteren Verlauf fibrotisch verändert. Diese Umbauprozesse haben eine verminderte Produktion von Gelenkflüssigkeit zur Folge, mit chronischer Ernährungsstörung und nachfolgendem Absterben der Chondrozyten mit Zerstörung und Resorption des hyalinen Knorpelgewebes.

Klinisch zeigt sich eine schmerzhafte Bewegungseinschränkung des Hüftgelenkes, die in einer vollständigen Ankylose des Gelenkes enden kann. Die zunehmende Destruktion des Gelenkknorpels zeigt sich

radiologisch in einer Abnahme des Gelenk-
spaltes. Weitere radiologische Zeichen
sind eine juxtaartikuläre Osteoporose sowie subchondrale Erosionen im Hüftkopf
und Azetabulum. Bei den meisten Patienten entwickelt sich eine sekundäre Koxarthrose (1).

Ätiologie und Pathogenese

Ätiologisch wird ein Autoimmunprozess angeschuldigt, der durch ein Autoantigen (z. B. Chon-
dromukoprotein) in der Gelenkflüssigkeit oder
Synovia ausgelöst wird. Mehrere Untersuchungen machen die Perforation eines Kirschner-
Drahtes oder einer Schraube in das Hüftgelenk
bei der Behandlung einer Epiphysenlösung für
das Auftreten einer Chondrolyse verantwortlich.
Die Rolle der intraartikulären Lage eines Implan-
tates ist jedoch weiterhin umstritten. Sowohl der
Autoimmunprozess als auch der mechanische
Schädigungsfaktor des Hüftgelenkes scheinen
für das Auftreten der Erkrankung wesentlich zu
sein (2, 3).

Therapie

In Zusammenhang mit der Behandlung
einer Epiphysenlösung treten Symptome
der Chondrolyse meist zwischen 6 Wochen und 1 Jahr nach Behandlungsbeginn
auf, mit einer Häufigkeit von 3,7–28%. Die
sich einstellende ausgeprägte Funktionseinschränkung des Hüftgelenkes wird
durch aktive und passive krankengymnastische Übungsbehandlungen sowie Teil-
belastung des Hüftgelenkes, begleitend
mit analgetisch-antiphlogistischer Medikation, behandelt.

In verschiedenen Nachuntersuchungen
zeigte sich die Möglichkeit einer spontanen Erholung der Gelenkspaltverschmälerung und Verbesserung der Beweglichkeit unter Therapie bis zu einem Zeitraum
von 3 Jahren nach Diagnosestellung. Neben einer Extensionsbehandlung unter
stationären Bedingungen werden auch
aggressivere Maßnahmen, wie die subtotale Kapsulektomie, Gelenkdistraktion

über einen Fixateur externe oder die Durchführung einer Arthrodese in Funktions-
stellung, diskutiert (4, 5).

Literatur

1. Lowe HG. Necrosis of articular cartilage after
slipping of the capital femoral epiphysis. J Bone Joint
Surg Br 1970; 52: 108–118.
2. Lubicky JP. Chondrolysis and avascular necrosis:
Complications of slipped capital femoral epiphysis. J
Pediatr Orthop B 1996; 5: 162–167.
3. Warner WC, Beaty JH, Canale ST. Chondrolysis after
slipped capital femoral epiphysis. J Pediatr Orthop B
1996: 5: 168–172.
4. Hartmann J, Gates D. Recovery from cartilage necrosis following SCFE. Orthop Rev 1972; 1: 33–38.
5. Roy DR, Crawford AH. Idiopathic chondrolysis of the
hip: management by subtotal capsulectomy and
aggressive rehabilitation. J Pediatr Orthop 1988; 8:
203–207.

Patellare Schmerzsyndrome

F. GOHLKE und P. RAAB, Würzburg

Chondropathia patellae

F. GOHLKE und P. RAAB, Würzburg

Spontan auftretende Schmerzen im Kniegelenk werden von Kindern und Jugendlichen häufig angegeben, bei Kindern im Alter von 3–10 Jahren des öfteren einseitig auf das Kniegelenk und den Unterschenkel projiziert. Aufgrund ihres rezidivierenden, meist nächtlichen Auftretens und der unklaren Ursache werden diese Beschwerden gerne als »Wachstumsschmerz« interpretiert.

In der Adoleszenz dagegen werden Kniebeschwerden oft in die Umgebung der Kniescheibe lokalisiert. Sie betreffen oft hochgewachsene, hypermobile Mädchen und bessern sich größtenteils auch ohne Behandlung gegen Ende des Wachstums. Eine Aufschlüsselung dieser peripatellaren Schmerzsyndrome lässt jedoch unterschiedliche Ursachen erkennen, die zur differenzialdiagnostischen Abgrenzung gegenüber einer Arthritis wichtig sind.

Definition

Belastungsabhängige Schmerzen im Bereich der Patella werden meistens als Chondropathia patellae oder femoropatellares Schmerzsyndrom bezeichnet. Davon abzugrenzen ist die Chondromalacia patellae, bei der eine morphologisch fassbare Veränderung des retropatellaren Knorpels im Sinne einer Erweichung bzw. Auffaserung vorliegt.

Epidemiologie

Peripatellare Schmerzen sind die häufigste Ursache von Kniegelenksschmerzen bei Jugendlichen. Einer Aufstellung von TILLING und RAUM (1) zufolge ergab sich unter 1952 in einer multizentrischen Studie ausgewerteten Arthroskopien (Stiftung zur Förderung der Arthroskopie) bei Kindern zu 30% und bei Jugendlichen zu 41% als häufigste Ursache für die präoperativen Beschwerden ein pathologischer Befund an der Patella.

Ätiologie und Pathogenese

Da der Knorpel selbst keine Schmerzrezeptoren besitzt, wird eine mechanische Überlastung der peripatellaren Weichteile (Synovia, einstrahlende

Bänder und Retinakulum) angenommen. Da die Beschwerden häufig bei Tätigkeiten mit großem retropatellaren Druck (Gehen bergab) auftreten und vorwiegend bei schlanken, groß gewachsenen Individuen und bei Mädchen mit erhöhter generalisierter Gelenklaxität auftreten, wird eine mechanische Überlastung des Knorpels mit venöser Druckerhöhung diskutiert.

Anamnese und klinischer Befund

Meistens werden die Schmerzen nach körperlichen Anstrengungen (z. B. nach ausgedehnten Wanderungen, besonders bergab) geschildert. Ebenso werden Beschwerden nach längerem Sitzen mit stark gebeugtem Kniegelenk, gelegentlich auch nachts, angegeben, die sich nach Überführung in Streckstellung wieder bessern.

Bei der Untersuchung findet sich meist ein unauffälliges Gelenk mit einer Druckdolenz im Bereich der Patella. Bei Anwendung des ZOHLEN-Zeichens werden eine Krepitation und Schmerzangabe als charakteristisch angesehen. Bei diesem Test wird die Patella von kranial her in die Trochlea gedrückt und der Patient aufgefordert, seinen Quadrizepsmuskel gegen Widerstand anzuspannen.

Die retropatellare Krepitation ist ein sehr unspezifisches Zeichen, das auch bei Beschwerdefreiheit vorhanden sein kann.

Apparative Diagnostik

Röntgenaufnahmen mit zusätzlicher Defilee-Aufnahme zeigen häufig sog. »Patellafehlformen« nach WIBERG. Damit wird die Ausformung der medialen Facette beurteilt. Abgesehen von der sog. »Jägerhutform« kommt diesen Formen keine besondere Bedeutung bei. Differenzialdiagnostisch abzugrenzen sind die Beschwerden vom sog. »Patella-Spitzensyndrom«, einer aseptischen Nekrose der Patella (M. SINDING-LARSEN) oder von lateralen Subluxationen.

Differenzialdiagnostisch müssen weiterhin Beschwerden abgegrenzt werden, die durch eine unphysiologische Belastung des patellofemoralen Gleitlagers bei einer Patella bipartita (= Nachweis von 2 oder mehr persistierenden Ossifikationskernen der Patella) oder einer Patella alta (= übermäßiger Hochstand der Patella) entstehen.

Therapie

Die Behandlung ist in der Regel konservativ. Meistens wird ein gezieltes Training der Quadrizepsmuskulatur, vor allem des M. vastus medialis, eingeleitet, um die Zentrierung der Patella zu verbessern. Gleichzeitig kann eine Kniebandage mit einer ringförmigen Pelotte verordnet werden. Nur bei hartnäckigen, therapieresistenten Verläufen oder bei Verdacht auf eine strukturelle Läsion ist die Arthroskopie indiziert.

Die Inspektion mit dem Tasthaken kann bei diesen Patienten Knorpelschäden (z. B. eine Erweichung oder Auffaserung) bestätigen. Die Wirksamkeit operativer Maßnahmen bei peripatellaren Schmerzsyndromen ist sehr umstritten.

Lediglich bei Patienten, bei denen eine Patella bipartita vorliegt, kann bei mobilen Fragmenten eine partielle Resektion durchgeführt werden.

Literatur

1. Tilling T, Raum M. Kniegelenksarthroskopie bei Kindern und Jugendlichen. Multizentrische, prospektive Datenerhebung der SFA (Stiftung zur Förderung der Arthroskopie). Arthroskopie 1998; 11: 34–43.

Rezidivierende Patellasubluxationen bzw. -luxationen

F. GOHLKE und P. RAAB, Würzburg

Definition und Häufigkeit

Es handelt sich um eine rezidivierende komplette oder inkomplette Dislokation der Patella aus ihrem Gleitlager heraus nach lateral. Man unterscheidet traumatische Patellaluxationen von atraumatischen Formen. Sowohl die konstitutionell bedingte Form, bei der prädisponierende Faktoren die Ursache sind, als auch die traumatische Form können in rezidivierende Luxationen übergehen.

Bei der habituellen Patellaluxation besteht eine willkürliche Komponente. Die kongenitale Patellaluxation dagegen ist selten und meist mit einem Genu valgum verbunden.

Nach NIETOSVAARA et al. (1) beträgt die Häufigkeit bei Kindern und Jugendlichen 43/100 000.

Ätiologie und Pathogenese

Die akute, traumatische Patellaluxation erfolgt ähnlich wie bei den Kreuzbandverletzungen in mittlerer Beugung durch eine valgisierende und außenrotierende traumatische Einwirkung. In der Regel kommt es neben einer Zerreißung der medialen Retinakula auch zur Schädigung des Gelenkknorpels bzw. einer Abscherfraktur an der medialen Patellafacette und dem lateralen Femurkondylus.

Viel häufiger finden sich bei der Angabe eines Bagatelltraumas und eher blandem Befund prädisponierende Faktoren. Diese beinhalten eine verstärkte Bandlaxität, eine Muskelimbalance, Dysplasie der Femurkondylen und der Form der Patella sowie ein Hochstand der Kniescheibe und begünstigende Achsen- und Rotationsfehlstellungen (vor allem ein Genu valgum) des Beines.

Patellaluxationen sind häufiger bei hereditären Erkrankungen, die zu einer generalisierten Bandlaxität führen (z. B. EHLERS-DANLOS- und MARFAN-Syndrom, Trisomie 21). Bei der kongenitalen Patellaluxation ist die Patella oft sehr klein und fehlt gelegentlich auch. Ein Zusammenhang mit dem Nagel-Patella-Syndrom ist beschrieben.

Anamnese und klinischer Befund

Bei der traumatischen Patellaluxation wird ein meistens beim Sport oder bei Freizeitaktivitäten auftretendes charakteristisches Ereignis mit einer schmerzhaften »Verschiebung des Kniegelenkes« geschildert. In der Regel erfolgt die Reposition spontan. Ein Hämarthros und osteochondrale Frakturen des lateralen Kondylus sind zu etwa 30% Folge einer Patellaluxation (2).

Abgesehen von diesen traumatischen Luxationen wird meistens ein Einknicken in leicht gebeugter Stellung, z. B. beim Aufstehen aus der Hocke oder Treppensteigen, bzw. eine Gelenkblockierung beschrieben. Charakteristisch ist die Reposition der Patella in Streckstellung. Bei dem Erstereignis kann, auch bei der atraumatischen Form, ein blutiger Erguss auftreten. Im Zusammenhang mit Patellasubluxationen werden häufig Schmerzen nach längerem Sitzen oder beim Gehen bergab angegeben.

Bei der Untersuchung fällt oft eine Verschmächtigung des M. vastus medialis auf. Charakteristisch ist eine pathologische Zugwirkung des M. quadriceps, die mit dem Q-Winkel beschrieben wird. Ein

Q-Winkel (Winkel zwischen der Achse des M. rectus femoris und der verlängerten Achse des Lig. patellae) von mehr als 15° gilt als pathologisch.

Meistens besteht eine vermehrte Verschieblichkeit der Patella im Gleitlager. Durch Daumendruck lässt sich die Kniescheibe schmerzhaft nach außen subluxieren.

Apparative Diagnostik

Auf Röntgenstandardprojektionen (a.p., seitlich und tangential) ist eine Beurteilung der beschriebenen konstitutionellen Faktoren möglich. Nach dem Erstereignis bzw. einer traumatischen Luxation sollte auch auf osteochondrale Fragmente, oft übersehen wegen ihrer nur kleinen knöchernen Anteile, geachtet werden.

Röntgenologisch kann mit Hilfe von mehreren Indizes die Höhe der Patella gegenüber der Insertion des Lig. patellae an der Tuberositas tibia oder zur Tibiakonsole beschrieben werden. Es ist auch eine Bestimmung verschiedener Parameter, die eine Ausprägung und Tiefe der Trochlea bzw. die Ausformung der Patella bestimmen, möglich (3). Die Zuordnung zu sog. Patellafehlformen hat meist keine therapeutischen Konsequenzen.

Eine MRT ist selten erforderlich und nur dann indiziert, wenn die Röntgenaufnahmen keinen klaren Befund ergeben bzw. weitere Kniebinnenläsionen (z. B. des Meniskus oder der Kreuzbänder) vermutet werden. Eine Subluxation nach lateral kann mit den sog. Defilée-Röntgenaufnahmen der Patella (in 30°-, 60°- und 90°-Beugung in tangentialer Projektion) nachgewiesen werden. Durch ein CT kann diese Verschiebung auch unter dynamischen Bedingungen, das heißt unter Anspannung des M. quadriceps, überprüft werden. Gleichzeitig lässt sich damit ein Torsionsfehler der Beinachsen mit Referenzschnitten im Bereich des Sprung- und Hüftgelenkes feststellen.

Therapie

Die erste Patellaluxation sollte bei fehlenden Begleitverletzungen der knorpeligen Flächen (z. B. osteochondrale Fraktur) konservativ mit einer vorübergehenden Fixierung in Streckstellung und nachfolgender Rehabilitation mit isometrischem Quadrizepstraining durchgeführt werden. Bei den meisten Patienten kann nach traumatischer Erstluxation ein Rezidiv verhindert werden (4). Die Refixation osteochondraler Fragmente sollte bei ausreichend großem knöchernen Anteil grundsätzlich durchgeführt werden (Abb. 311 und 312). Kleinere, nicht mehr rekonstruktionswürdige Gelenkkörper sind zu entfernen.

Rekonstruktive Eingriffe

Um eine bessere Zentrierung der Patella zu erreichen, kann das Retinakulum lateral endoskopisch oder offen gespalten werden. Gleichzeitig ist eine Raffung der medialen Anteile möglich. Diese Eingriffe haben jedoch eine hohe Rezidivquote. Vor Wachstumsabschluss werden daher andere Weichteileingriffe, wie z. B. die Operation nach Goldthwait bevorzugt. Dabei wird ein medialer Streifen des Lig. patellae bis in das Retinakulum abgespalten und zum medialen Retinakulum hin vernäht.

Wir bevorzugen ebenso wie LeFort et al. (5), die bei 85 kindlichen Kniegelenken nach 6 Jahren nur 6 Rezidive feststellten, die Distalisierung des M. vastus medialis an der Patella nach Insall und Burstein (6). Nach Wachstumsabschluss kann auch eine Medialisierung der Tuberositas tibiae nach Roux und Hauser erfolgen. Dabei kann gleichzeitig auch, falls eine Patella alta vorliegt, der Ansatz der Sehne distalisiert werden. Alle Verfahren, vor allem die Transpositionen der Tuberositas tibiae, beinhalten jedoch die Gefahr einer zu starken Medialisierung oder einer retropatellaren Druckerhöhung mit dem Risiko einer Beschwerdezunahme durch fortschreitende Knorpelschäden.

Abb. 311 und 312
Intraoperatives Bild
eines osteochondralen
Fragmentes an der
Rückfläche der Patella
vor und nach Refixierung
mit resorbierbaren
Stiften bei einem
13-jährigen Mädchen

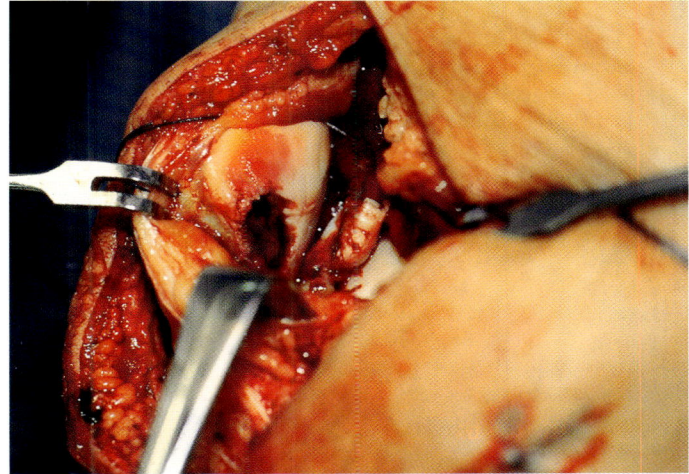

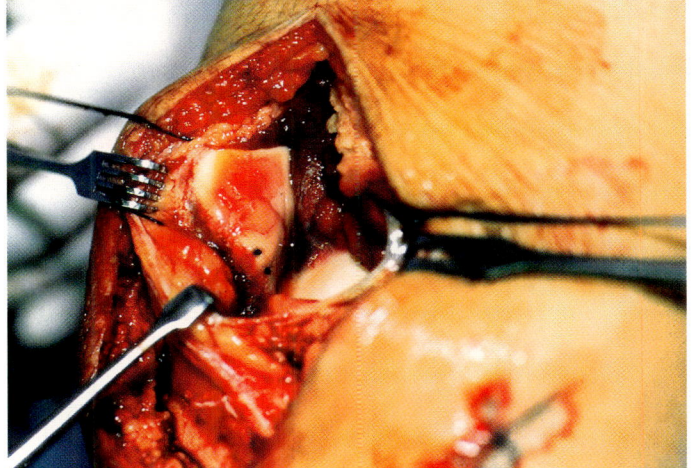

Prognose

Wegen der Möglichkeit einer Überkorrektur oder des Rezidivs muss die Indikation zur operativen Therapie unter Berücksichtigung einer genauen individuellen Analyse der prädisponierenden Faktoren erfolgen. Nach GORDON und SCHOENECKER (7) kann selbst bei der ungünstigsten Form, der kongenitalen Luxation der Patella, bei nahezu allen Patienten mit einer Besserung der Beschwerden gerechnet werden.

Einige operative Verfahren haben dagegen im Langzeitverlauf eine schlechtere Prognose als der Spontanverlauf unter konservativer Behandlung (8).

Literatur

1. Nietosvaara Y, Aalto K, Kallio PE. Acute patellar dislocation in Children: Incidence and associated osteochondral fractures. J Pediatr Orthop 1994; 14: 513–515.

2. Toupin JM, Lechevallier J. Osteochondral fractures of the external femoral condyle after traumatic patellar dislocation during physical exercise in children. Rev Chir Orthop Reparatrice Appar Mot 1997; 83: 540–550.

3. Hefti F. Kinderorthopädie in der Praxis. Heidelberg; Springer; 1998.

4. Muhr G, Knopp W, Neumann K. Luxation und Subluxation der Patella. Orthopäde 1989; 18: 294–301.

5. LeFort G, et al. Femoro-patellar instability in children and adolescents. Rev Chir Orthop Reparatrice Appar Mot 1991; 77: 491–495.

6. Insall J, Bullough PG, Burstein AH. Proximal tube Realignment of the Patella for Chondromalacia patella. Clin Orthop 1971; 144: 63–69.

7. Gordon JE, Schoenecker PL. Surgical treatment of congenital dislocation of the patella. J Pediatr Orthop 1999; 19: 260–264.

8. Arnbjornsson A, et al. The natural history of recurrent dislocation of the patella. Long-term results of conservative and operative treatment. J Bone Joint Surg Br 1992; 74: 140–142.

Syndrom der schmerzhaften Plica mediopatellaris

F. GOHLKE und P. RAAB, Würzburg

Definition und Häufigkeit

Schmerzhafte Reizung eines bindegewebigen Septums im vorderen medialen Kompartiment des Kniegelenkes, durch einen mechanischen Konflikt mit dem medialen Femurkondylus bedingt.

In einer multizentrischen Arthroskopiesammelstudie (1) konnte bei 13,8% aller untersuchten Kinder und 16,8% der Jugendlichen eine Plica mediopatellaris als Ursache der Beschwerden gefunden werden.

Ätiologie und Pathogenese

Die Plica mediopatellaris beinhaltet in der fetalen Entwicklungsperiode ein Gefäß, das der Durchblutung des Kniegelenkes dient. Nach Obliterierung der Arterie kann die Plica jedoch persistieren und sich nach chronischer Reizung und Fibrosierung am medialen Femurkondylus reiben, was zu einer Schädigung des Knorpels sowie einer Synovialitis führen kann. Oft wird jedoch die Plica bei unklaren Kniegelenksbeschwerden, für die sich kein fassbares morphologisches Korrelat finden lässt, für die Auslösung der Beschwerden verantwortlich gemacht.

Anamnese und klinischer Befund

Charakteristisch sind rezidivierende Blockaden oder ein Schnappen medial der

Patella, wobei sich gelegentlich auch ein tastbarer Strang palpieren lässt. Bei einer Beugung im Kniegelenk zwischen 30° und 60° kann dieses Schnappphänomen ausgelöst werden. Die Patienten mit einer symptomatischen Plica mediopatellaris weisen im Gegensatz zum peripatellaren Schmerzsyndrom eher straffe Kniegelenke auf. Weitere bildgebende Verfahren, wie die Röntgenuntersuchung oder das MRT, führen in der Regel nicht weiter. Erst die arthroskopische Exploration des Gelenkes kann den charakteristischen Befund einer scharfrandigen Plica korrespondierend zu einem entsprechenden Knorpelschaden und einer Synovialitis ergeben.

Therapie und Prognose

Bei eindeutigem arthroskopischem Befund ist die Resektion der Plica indiziert und beseitigt dauerhaft die Beschwerden.

Literatur

1. Tilling T, Raum M. Kniegelenksarthroskopie bei Kindern und Jugendlichen. Multizentrische, prospektive Datenerhebung der SFA (Stiftung zur Förderung der Arthroskopie). Arthroskopie 1998; 11: 34–43.

Läsionen des Kniegelenkes

F. Gohlke und P. Raab, Würzburg

Im Vergleich zu Erwachsenen erleiden Kinder deutlich seltener Verletzungen des Kniegelenkes. Mit einer Verlagerung sportlicher Aktivität und verletzungsträchtiger Freizeitaktivitäten (z. B. Skateboardfahren, Rollerblades) in das Kindes- und Adoleszentenalter werden jedoch immer häufiger Kniebinnenläsionen beobachtet. Die verbesserten diagnostischen Möglichkeiten unter Verwendung von Magnetresonanztomographie und Arthroskopie haben dazu beigetragen, dass diese bei Kindern klinisch schwer feststellbaren Läsionen häufiger erkannt und behandelt werden. Übersieht man diese Verletzungen, können sie später zu Beschwerden führen, die sich schwer von Veränderungen rheumatischer Genese abgrenzen lassen.

Scheibenmeniskus

F. Gohlke und P. Raab, Würzburg

Definition

Der Scheibenmeniskus, auch als diskoider Meniskus bezeichnet, stellt eine anatomische Variante dar, bei der ein abnorm großer Meniskus eine scheiben- oder halbmondförmige Gestalt aufweist und sich bis zur Kniegelenksmitte hin verbreitert. Diese Formveränderung bedingt eine erhöhte Vulnerabilität und kann funktionelle Störungen verursachen.

Nach Watanabe (1) werden 3 Typen unterschieden: Ein kompletter, ein inkompletter oder ein hypermobiler Meniskus.

Häufigkeit

Der diskoide Meniskus wird überwiegend im Kindes- und Jugendalter (Altersgipfel zwischen 8 und 15 Jahren) symptomatisch. Die Angaben zur Häufigkeit schwanken zwischen 1,3% und 16,6%, mit geographischen Unterschieden. Über eine familiäre Häufung wurde berichtet (2). Das linke Knie ist etwa 1,5-mal so häufig betroffen wie das rechte. Der mediale Meniskus weist wesentlich seltener einen Scheibenmeniskus auf. Begleitende anatomische Varianten, wie eine Hypoplasie des Femurkondylus, Aplasie der Kreuzbänder, Defekte der Muskulatur und Hochstand des Fibulaköpfchens, sind beschrieben.

Ätiologie und Pathogenese

Die ursprüngliche Theorie einer fehlenden zentralen Resorption des diskoiden Meniskus wurde durch Kaplan (3) revidiert. Dieser fand bei Untersuchungen an Embryonen zu keinem Zeitpunkt eine diskoide Form; er fand einen Zusammenhang dieser Formvariante mit einer fehlenden Anheftung an das dorsale Tibiaplateau. Dadurch soll eine Hypermobilität des Meniskus entstehen, da lediglich noch eine Fixierung am Lig. meniscofemorale (Wrisberg-Ligament) vorhanden ist. Nach Kaplan soll es durch die erhöhte mechanische Beanspruchung des hypermobilen Meniskus zu einer Volumenzunahme und scheibenförmigen Umgestaltung kommen.

Scheibenmenisken können durch eine frühzeitige Degeneration zur Ausbildung von Meniskusganglien führen.

Anamnese und klinischer Befund

Initial wird von den Kindern über uncharakteristische, meist belastungsabhängige Beschwerden geklagt. Meistens wird über ein schmerzhaftes Schnappen bei bestimmten Bewegungen des Kniegelenkes berichtet.

Ein lokaler Druckschmerz bzw. eine Schwellung oder Ergussbildung im Gelenk findet sich eher selten. Dagegen lässt sich bei aktiver oder passiver Bewegung ein intraartikuläres Geräusch provozieren. Ein Schnappen kann über dem betroffenen Gelenkspalt beim Übergang von der Flexion in die Extension palpiert werden. Bei kleineren Kindern (unter 10 Jahren) lassen sich spezielle Tests, wie die beim Erwachsenen häufig pathognomonischen Meniskuszeichen, nur selten auslösen (4, 5).

Differenzialdiagnostisch muss das Schnappen von Sehnen über knöcherne Vorsprünge, z. B. des Traktus, freie Gelenkkörper oder eine Kniegelenksinstabilität, berücksichtigt werden.

Apparative Diagnostik

Im Röntgenbefund kann lediglich ein erweiterter lateraler Gelenkspalt in der a.p. Projektion oder eine Hypoplasie und Formveränderung des Tibiaplateaus auf die Anomalie des Meniskus hinweisen. In der Sonographie kann der Verdacht auf eine Formveränderung erhärtet werden. Gesichert werden kann die Diagnose durch die MRT, die in den letzten Jahren an Bedeutung gewonnen hat und derzeit die Methode der Wahl ist (6). Definitionsgemäß gilt ein Meniskus als diskoid, wenn er mindestens auf 3 sagittalen Schnitten (5 mm Schichtdicke) als durchgehende Struktur zwischen dem Hinter- und Vorderhorn dargestellt werden kann.

Von SILVERMAN et al. (7) wurde die Treffsicherheit bestätigt. Sie beträgt in neueren Arbeiten sowohl für den medialen als auch lateralen Meniskus über 90%. Es wurde jedoch auch darauf hingewiesen, dass normal geformte, große Menisken von der diskoiden Form schwer abzugrenzen sind. Der Nachweis der Hypermobilität ist im MRT nur mit offenen Systemen möglich, ohne dass hierfür bereits verlässliche klinische Daten vorliegen.

Mit der Arthroskopie kann auch diese dynamische Komponente sicher diagnostiziert werden, obwohl gerade der laterale Scheibenmeniskus zu Fehldiagnosen führen kann (8). Dennoch bietet sich mit der Arthroskopie gleichzeitig auch die Möglichkeit zum sicheren Ausschluss anderer Kniebinnenläsionen und zur gleichzeitigen Therapie.

Therapie

Bei Beschwerdepersistenz besteht die Indikation zu einer operativen Behandlung. Ein asymptomatischer Scheibenmeniskus, der einen Zufallsbefund darstellt, ist (noch) nicht behandlungsbedürftig.

Die arthroskopische partielle Meniskusresektion ist derzeit die Therapie der Wahl. Auch wenn für die instabile Form des diskoiden Meniskus auch die totale Menisk-ektomie empfohlen wird (5, 9, 10) sollte die Entwicklung einer Arthrose im Langzeitverlauf nach totaler Meniskektomie berücksichtigt werden. Bei Einrissen des kompletten oder inkomletten Scheibenmeniskus, der eine stabile meniskotibiale Verankerung besitzt, stellt die partielle Resektion das geeignete Verfahren dar. Bei einem instabilen Meniskus kann damit jedoch ein Rand verbleiben, der im weiteren Verlauf wiederum Beschwerden verursachen kann (5). Von IKEUCHI (11) wurde daher die Kombination mit einer Meniskusnaht mit befriedigendem Erfolg durchgeführt. Die endoskopische Naht des lateralen Meniskus beinhaltet jedoch die Gefahr einer Gefäß-/Nervenläsion (vor allem des N. peronaeus).

Literatur

1. Watanabe M, Takeda S, Icheuchi H. Atlas of arthroscopy, 3rd ed. Berlin-Heidelberg-New York: Springer; 1979.
2. Gebhardt MC, Rosenthal RK. Bilateral discoid meniscus in identical twins. J Bone Joint Surg Am 1979; 61: 1110–1111.
3. Kaplan EB. Discoid lateral meniscus of the knee joint: nature, mechanism and longterm results. J Bone Joint Surg Am 1957; 39: 77–87.
4. Bellier G, et al. Lateral discoid menisci in children. Arthroscopy 1989; 5: 52–56.
5. Aichroth PM, Patel DV, Marx CL. Congenital discoid lateral meniscus in children. J Bone Joint Surg Br 1991; 73: 932–936.
6. Hamada M, et al. Usefulness of magnetic imaging for detecting intrasubstance tear and/or degeneration of lateral discoid meniscus. Arthroscopy 1994; 10: 645–653.
7. Silverman JM, Mink JH, Deutsch AL. Discoid meniscus of the knee. Mr imaging appearance. Radiology 1989; 173: 351–354.
8. Suman RK, Stother IG, Illingworth G. Diagnostic arthroscopy of the knee in children. J Bone Joint Surg Br 1984; 66: 535–538.
9. Hayashi LK, et al. Arthroscopic meniscectomy for discoid lateral meniscus in children. J Bone Joint Surg Am 1988; 70: 1495–1500.
10. Washington ER, Root L, Liener U. Discoid lateral meniscus in children. J Bone Joint Am 1995; 77: 1357–1361.
11. keuchi H. Arthroscopic treatment of the discoid lateral meniscus: technique and longterm results. Clin Orthop 1982; 167: 19–28.

Verletzungen der Kreuzbänder

F. Gohlke und P. Raab, Würzburg

Definition und Häufigkeit

Die traumatische Ruptur, meistens des vorderen Kreuzbandes, kommt bei Kindern im Gegensatz zu Erwachsenen häufiger auch als knöcherne Ausrissverletzung vor. Differenzialdiagnostisch muss die seltene Aplasie der Kreuzbänder abgegrenzt werden.

Von Lipscomb und Anderson (1) wurde für das Kindes- und Jugendalter, ebenso von McCarroll et al. (2), eine Häufigkeit von 3–4% aller Kreuzbandverletzungen angegeben.

Ätiologie und Pathogenese

Die häufigste Ursache der vorderen Kreuzbandruptur ist eine traumatische Einwirkung in geringer bis mittlerer Beugung und forcierter Rotation und Valgusstress auf das Kniegelenk. In der Regel kommt es dabei zu einer Einblutung in das Gelenk. Die traumatische Synovialitis und Kapseldehnung durch den Erguss führen zu einer schmerzhaften Bewegungseinschränkung. Begleitende Risse der Seitenbänder und Menisken sind nicht ungewöhnlich. Eine hintere Kreuzbandläsion ist dagegen eher selten und häufiger durch ein direktes Trauma (z. B. Anprall mit der proximalen Tibia) bedingt.

Anamnese und klinischer Befund

Im Anschluss an das Trauma, das meistens bei sportlicher Betätigung, z. B. beim Skifahren oder Fußballspiel entsteht, entwickeln sich eine schmerzhafte Bewegungseinschränkung und ein blutiger Gelenkerguss. Bei frischen Verletzungen kann oft das Kniegelenk nicht ausreichend untersucht werden. Oft finden sich als begleitende Symptomatik eine Druckdolenz des mitgeschädigten Kollateralbandes sowie eine Schwellung oder Hämatombildung.

Bei weiter zurückliegenden Verletzungen kann die Diagnose durch die Auslösung einer vermehrten vorderen Schublade und einer schnappenden Rezentrierung im Pivot-shift-Test nachgewiesen werden. Vor allem der Befund eines fehlenden Anschlags bei Prüfung der vorderen Schublade im Lachman-Test ist wegweisend. Diese extensionsnahe Schublade (bei etwa 15° Flexion geprüft) ist aussagekräftiger als der Test in stärkerer Beugung.

Bei unklarem klinischem Befund kann eine MRT, die spezielle Schnittebenen zur Darstellung der Kreuzbänder beinhaltet, die Diagnose sichern. Stanitski (3) fand jedoch die Aussagekraft der MRT-Untersuchung im Vergleich zur klinischen Untersuchung signifikant geringer.

Barthel und Eulert (4) sehen bei jedem Hämarthros wegen der häufigen Begleitverletzungen der Menisken und der Notwendigkeit einer operativen Versorgung die Indikation zu einer arthroskopischen Klärung der Ursache der Einblutung.

Therapie

Im Langzeitverlauf ist bei Kindern und Jugendlichen, entgegen früherer Ansicht, in einem hohen Prozentsatz bei einer Kreuzbandinsuffizienz mit nachfolgenden Meniskusläsionen und Knorpelschäden sowie einer symptomatischen Instabilität zu rechnen.

Lediglich bei einem knöchernen Ausriss, z. B. an der Eminentia intercondylaris, ist die exakte Reposition und Refixierung mit transossären Ausziehnähten oder in der von LAIS und HERTEL (5) angegebenen Technik mit gekreuzten Bohrdrähten erfolgversprechend. In der Regel muss ein plastischer Ersatz des interligamentär gerissenen vorderen Kreuzbandes durchgeführt werden, da die alleinige Naht keine dauerhafte Stabilisierung gewährleistet. Bei offenen Wachstumsfugen bevorzugen einige Autoren in der arthroskopischen Technik die Verwendung einer autologen Semitendinosus bzw. Gracilissehne, die mindestens doppelt gebündelt verwendet wird.

Die Ansicht, dass ein transepiphysärer Bohrkanal bei offenen Fugen zu signifikanten Wachstumsstörungen führen kann, ist umstritten. Manche Autoren führen deshalb die Sehne lieber um die dorsale, laterale Kondyle herum »over the top«. LO et al. (6) fanden keine Auswirkungen auf die Wachstumsfugen durch die Anlage kleiner Bohrkanäle zur Rekonstruktion.

Frische Einrisse der Menisken sollten beim Kind gleichzeitig möglichst erhaltend versorgt, das heißt mit resorbierbaren Nähten refixiert werden.

Prognose

Da die konservative Therapie von Kreuzbandrupturen bei offenen Wachstumsfugen keine günstigeren Resultate als beim Erwachsenen zeigt, wird derzeit bei Kindern und Jugendlichen die operative Rekonstruktion bevorzugt. PRESSMAN et al. (7) konnten zeigen, dass im Langzeitverlauf die operative Rekonstruktion der konservativen Behandlung überlegen ist.

Literatur

1. Lipscomb AB, Anderson AF. Tears of the anterior cruciate ligament in adolescents. J Bone Joint Surg Am 1986; 68: 19–28.

2. McCarroll JR, Rettig AC, Shelbourne KD. Anterior cruciate ligament injuries in the young athlete with open physis. Am J Sports Med 1988; 16: 44–47.

3. Stanitski CL. Correlation of arthroscopic and clinical examinations with magnetic resonance imaging findings of injured knees in children and adolescents. Am J Sports Med 1998; 26: 2–6.

4. Barthel T, Eulert J. Die Indikation zur Arthroskopie im Kindesalter. Arthroskopie 1990; 3: 93–98.

5. Lais E, Hertel P, Goudarzi AM. Die arthroskopische Versorgung der dislozierten Ausrisse der Eminentia intercondylica bei Kindern und Jugendlichen. Unfallchirurg 1987; 90: 471–477.

6. Lo IK, et al. The outcome of operatively treated anterior cruciate ligament disruptions in the skeletally immature child. Arthroscopy 1997; 13: 627–634.

7. Pressman AE, Letts RM, Jarvis JG. Anterior cruciate ligament tears in children: an analysis of operative versus nonoperative treatment. J Pediatr Orthop 1997; 17: 505–511.

Stressfrakturen als Ursache gelenknaher Schmerzen

F. GOHLKE und P. RAAB, Würzburg

Definition

Es handelt sich um Frakturen, die hauptsächlich an der unteren Extremität (Tibia, Metatarsalia) auftreten und durch eine repetitive mechanische Überlastung bedingt sind. Synonym wird auch der Begriff »Ermüdungsbruch« verwendet.

Häufigkeit

Die Stressfraktur wird an der Tibia als häufigste Lokalisation bei Jugendlichen und jungen Erwachsenen beschrieben. Derzeit finden sich diese Läsionen immer häufiger auch bei sportlich aktiven Jugendlichen als Folge einer übermäßigen Belastung durch Sport oder Freizeitaktivität, z. B. Laufsport, Tennis, Ballett (1).

Seltene Lokalisationen an der oberen Extremität sind die Klavikula, der proximale Humerus oder das Kahnbein (2) als Folge von Tennis oder Badminton (3, 4). Stressfrakturen an der Interartikularposition der Lendenwirbel sind bei jugendlichen Turnern oder Handballern als Ursache einer Spondylolyse oder -olisthese oder sogar als Sakrumfrakturen für die Entstehung von Rückenschmerzen bekannt (5).

Anamnese und klinischer Befund

Bei der häufigsten Lokalisation an der Tibia werden chronische Schmerzen in der Mitte des Unterschenkels, mehr an der Vorderfläche lokalisiert, angegeben. Diese Beschwerden werden im Anschluss an sportliche Belastung oder beim Gehen geschildert. Klinisch findet sich eine lokale Druckdolenz ohne eindeutige Schwellung oder Rötung. Die Laborwerte sind normal.

Apparative Diagnostik

Zu Beginn kann der Röntgenbefund nur sehr diskrete Veränderungen aufweisen, die eher durch eine Verdickung der Kortikalis, weniger durch einen Frakturspalt gekennzeichnet sind. Erst im chronischen Verlauf finden sich dann eindeutige röntgenologische Veränderungen.

Bei initial unauffälligem röntgenologischem Befund findet sich jedoch eine starke Anreicherung im Szintigramm. Im MRT lässt sich der Nachweis durch die gute Darstellbarkeit der signalverminderten Frakturlinie, umgeben von einem signalintensen Areal in der T2-Wichtung, nachweisen (Abb. 313–316).

Als Differenzialdiagnose muss an ein Osteidosteom oder das Initialstadium eines malignen Knochentumors gedacht werden. Die Anamnese und das Auftreten mit einer Belastung weisen jedoch auf die Stressfraktur hin.

Therapie

Durch Ausschaltung der mechanischen Ursache, das heißt der exzessiv ausgeübten Sportart, kommt es zu einer spontanen Rückbildung der Veränderungen. Eine wirksame Immobilisierung lässt sich z. B. an der Tibia mit einem SARMIENTO-Gips erreichen. In der Regel ist nach 4–6 Wochen eine knöcherne Heilung eingetreten (6).

Abb. 313–316
Stressfraktur der Tibia bei
einem 7-jährigen Jungen
als Folge übermäßiger
Freizeitaktivität mit dem
Skateboard

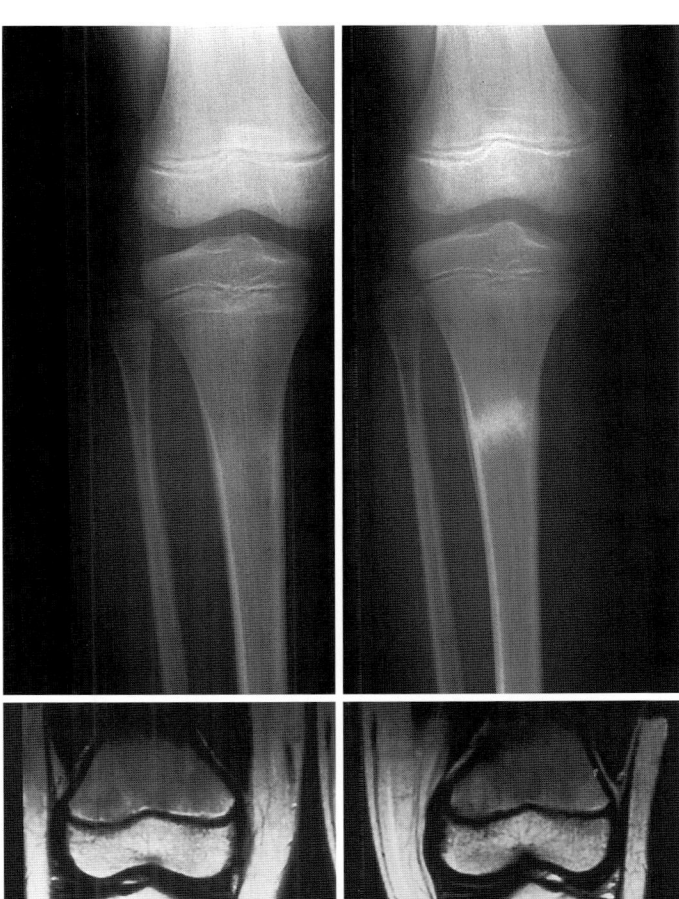

Abb. 313 und 314
Röntgenbefund
der betroffenen Seite
bei der Erstvorstellung
(Abb. 313) und 6 Wochen
später (Abb. 314)

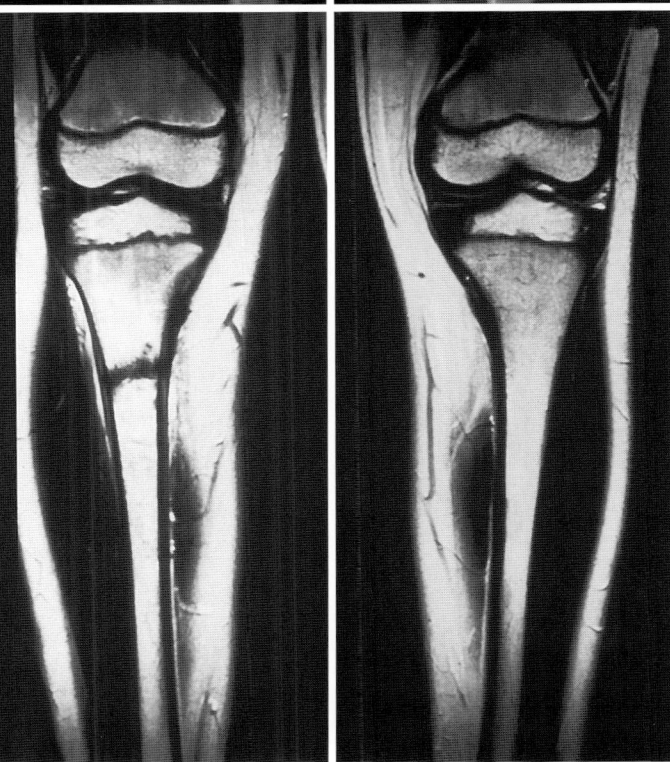

Abb. 315 und 316
MRT-Befund im Vergleich
zur Gegenseite

Literatur

1. Bennell KL, Brukner PD. Epidemiology and site specificity of stress fractures. Clin Sports Med 1997; 16: 179–196.

2. Inagaki H, Inoue G. Stress fracture of the scaphoid combined with the distal radial epiphysiolysis. Br J Sports Med 1997; 31: 256–257.

3. Boyd KT, Batt ME. Stress fracture of the proximal humeral epiphysis in an elite junior badminton player. Br J Sports Med 1997; 31: 252–253.

4. Brukner P. Stress fractures of the upper limb. Sports Med 1998; 26: 415–424.

5. Halvorsen TM, Nilsson S, Nakstad PH. Stress fractures. Spondylolysis and spondylolisthesis of the lumbar vertebrae among young athletes with back pain. Tidsskr Nor Laegeforen 1996; 116: 1999–2001.

6. Reeder MT, et al. Stress fractures. Current concepts of diagnosis and treatment. Sports Med 1996; 22: 198–212.

7. Haasbeek JF, Green NE. Adolescent stress fractures of the sacrum: two case reports. J Pediatr Orthop 1994; 14: 336–338.

Wirbelsäulenerkrankungen

P. RAAB und F. GOHLKE, Würzburg

Erkrankungen der Wirbelsäule bei Kindern und Jugendlichen sind überwiegend Deformitäten, wie die idiopathische Skoliose, die Adoleszentenkyphose und angeborene Fehlbildungen an der Wirbelsäule als kongenitale Kyphosen, kongenitale Skoliosen oder kombinierte Missbildungen. Diese meist eindrucksvollen Fehlstellungen der Wirbelsäule sind (selten) auch Ursache von Beschwerden im Wachstumsalter. Zu den Diagnosen, die Rückenschmerzen auslösen können und differenzialdiagnostisch für Erkrankungen aus dem rheumatischen Formenkreis infrage kommen, zählt die lumbale Erscheinungsform des M. SCHEUERMANN, die Spondylodiszitis, Tumoren an der Wirbelsäule sowie die Spondylolyse und Spondylolisthesis.

Allgemein akzeptierte Behandlungskonzepte liegen für die idiopathischen Skoliosen im Wachstumsalter und nach Wachstumsabschluss vor (Physiotherapie, Korsett- und operative Behandlung), wie auch für kongenitale Fehlbildungen an der Wirbelsäule, wobei hier die einzig wirksame Therapie, die operative Behandlung, abhängig vom Ausmaß und der Progredienz der Deformität ist.

Von den fixierten Deformitäten im sagittalen Profil müssen die konstitutionellen

Haltungstypen unterschieden werden, die im Prinzip keinen Krankheitswert haben und über Kräftigung der Muskulatur durch eigens durchgeführte Aktivitäten von betroffenen Kindern und Jugendlichen gut beeinflusst werden können.

Die sog. Hüftlendenstrecksteife stellt eine uniforme Antwort auf verschiedene Ursachen innerhalb und außerhalb des Spinalkanals dar. Die Symptomatik besteht in einer Kontraktur der lumbalen, glutealen und ischiokruralen Muskulatur und führt zu einer fixierten Lordose der Lendenwirbelsäule und Extensionskontraktur der Hüftgelenke. Die Ursache dieses Symptomenkomplexes muss immer abgeklärt werden.

Morbus Scheuermann

P. Raab und F. Gohlke, Würzburg

Definition und Häufigkeit

Beim M. Scheuermann liegt eine Wachstumsstörung der Wirbelsäule thorakal, thorakolumbal oder lumbal vor, mit keilförmiger Deformierung der Wirbelkörper und Ausbildung einer pathologischen Kyphose in dem betroffenen Bereich.

Die Angaben über die Häufigkeit sind unterschiedlich. Die Prävalenz liegt zwischen 1% und 6%. Eine eindeutige Dominanz eines Geschlechts liegt nicht vor.

Ätiologie und Pathogenese

Der Adoleszentenkyphose liegt eine verminderte mechanische Festigkeit der Ringapophysen der Grund- und Deckplatten der Wirbelkörper zugrunde, bedingt durch mechanische Faktoren wie wirbelsäulenbelastende Sportarten, durch endogene Faktoren sowie Störungen des Knorpelstoffwechsels. Die Mitwirkung einer dauerhaft hyperkyphotischen Haltung und psychische Faktoren werden diskutiert. Die daraus resultierenden strukturellen Veränderungen an der Apophyse bedingen bei erhöhter Belastung eine Verlagerung von Bandscheibengewebe in den Wirbelkörper, wodurch ein Deckplatteneinbruch mit sog. »Schmorl-Knötchen« oder eine Randleistenhernie entsteht. Durch die Volumenänderung der Bandscheibe kommt es zu einer Verschmälerung

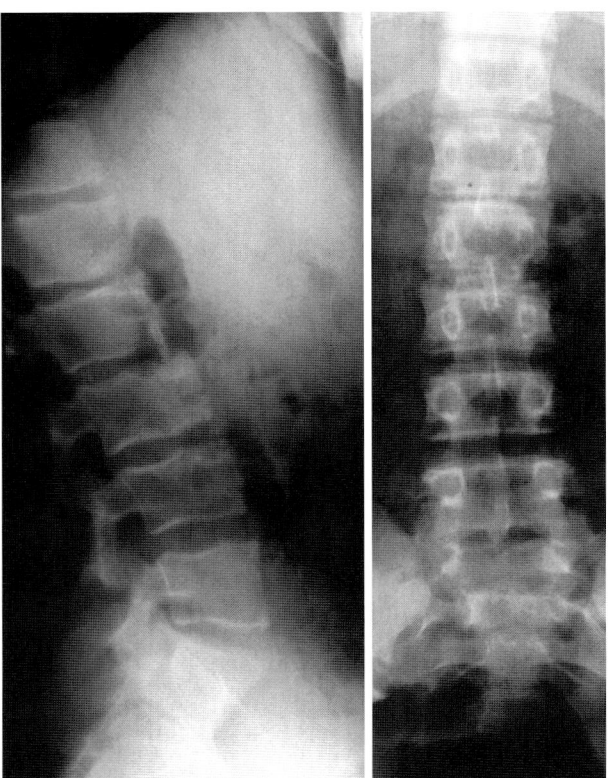

Abb. 317 und 318
Lumbaler M. SCHEUERMANN mit
den typischen radiologischen
Veränderungen (SCHMORL-Knötchen,
Randleistenhernien
und Keilwirbel)

des Zwischenwirbelraumes mit daraus resultierender kyphotischer Einstellung des Bewegungssegments. Der durch die Verlagerung des Körperschwerpunktes erhöhte ventrale Druck führt zu einer verzögerten Ossifikation der Ringapophyse mit nachfolgender Keilwirbelbildung (1).

Klinik und Diagnostik

Der M. SCHEUERMANN manifestiert sich in der Regel zwischen dem 10. und 15. Lebensjahr. Abhängig von der Lokalisation der Deformität wird eine thorakale Kyphose als M. SCHEUERMANN Typ I, ein lumbaler M. SCHEUERMANN als Typ II bezeichnet. Die thorakale Deformität verursacht kaum Beschwerden, während der lumbale oder thorakolumbale M. SCHEUERMANN frühzeitig die Ursache von schweren Rückenbeschwerden sein kann.

Die thorakale Kyphose ist meist nicht ausgleichbar (Vorschiebetest) und wird gelegentlich von einer Hüftbeugekontraktur oder verkürzter ischiokruraler Muskulatur begleitet. Der lumbale M. SCHEUERMANN zeichnet sich durch eine lokale Kyphose im LWS-Bereich aus, mit begleitendem Flachrücken und oftmals den Symptomen der Hüftlendenstrecksteife.

Die Röntgenuntersuchung der Brust- und Lendenwirbelsäule in 2 Ebenen zeigt das Ausmaß der Kyphose, wobei Kyphosewinkel von mehr als 40° im thorakalen Bereich als pathologisch zu werten sind. Bei der lumbalen Form des M. SCHEUERMANN liegt anfangs nur eine Abflachung der Lendenlordose vor, eine lumbale Kyphose ist selten. Die typischen radiologischen Veränderungen kommen im seitlichen Röntgenbild als SCHMORL-Knötchen, Randleistenhernien, Verschmälerung des Zwischenwirbelraumes und Keilwirbel zur Darstellung, wobei zur Diagnosestellung eine keilförmige Deformierung von mehr als 5° bei einem oder mehreren Wirbelkörpern zu fordern ist (Abb. 317 und 318).

Therapie

Konservative Therapiemaßnahmen setzen bei fixierter Kyphose mit einem Kyphosewinkel von weniger als 50° in Form von krankengymnastischen Übungsbehandlungen zur aktiven Aufrichtung und Kräftigung der Rückenstreckmuskulatur ein. Kyphosen von mehr als 50° können vor Wachstumsabschluss durch ein aufrichtendes Korsett behandelt werden. Initial wird ein Gipskorsett angelegt, das beim thorakalen M. Scheuermann durch ein aufrichtendes Korsett mit Dreipunktewirkung (Gschwend-Korsett) abgelöst wird. Beim thorakolumbalen und lumbalen M. Scheuermann wird ein lordosierendes Dreipunktestützkorsett angewendet. Das Korsett wird in regelmäßigen Abständen aufgepolstert und bis zur Aufrichtung der Kyphose, meist für 1 Jahr, getragen (2).

Bei thorakalen Kyphosen von mehr als 70° nach Wachstumsabschluss kann die Indikation zur operativen Behandlung gestellt werden. Die beste Korrektur wird durch kombinierte Verfahren mit ventraler Ausräumung der Bandscheiben und nachfolgender dorsaler Aufrichtung und Stabilisierung, gegebenenfalls durch dorsale Keilosteotomien, erzielt (3).

Literatur

1. Aufdermauer M. Juvenile kyphosis (Scheuermann's disease): Radiography, histology and pathogenesis. Clin Orthop 1981; 154: 166–174.
2. Hefti F, Jani L. Behandlung des M. Scheuermann mit dem Milwaukee-Korsett. Z Orthop 1981; 19: 185–192.
3. Murray PM, Weinstein SL, Spratt KF. The natural history and long-term follow-up of Scheuermann kyphosis. J Bone Joint Surg Am 1993; 75: 236–248.

Spondylolyse und Spondylolisthesis

P. Raab und F. Gohlke, Würzburg

Definition

Die Spondylolyse bezeichnet eine Unterbrechung in der Pars interarticularis am Wirbelbogen, die zu einer Spondylolisthesis, das heißt zu einer Ventralverschiebung eines Wirbelkörpers mit den kranialen Gelenkfortsätzen und Querfortsätzen führen kann. Dieser Gleitprozess wird bei Kindern und Jugendlichen in der überwiegenden Mehrzahl durch einen Defekt am Isthmus verursacht und als spondylolytische, isthmische Form beschrieben, die bei 95% der Patienten das Segment L5 betrifft. Der Spondylolisthese kann weiterhin eine Elongation der Pars interarticularis zugrunde liegen und wird dann als dysplastische Spondylolisthese bezeichnet. Weitere seltene Ursachen sind traumatischer oder pathologischer Natur (Systemerkrankung, Tumoren, Entzündungen).

Ätiologie und Klassifikation

Die unterschiedlichen Theorien zur Ätiologie weisen auf ein multifaktorielles Geschehen hin. Die kongenitale Theorie nimmt eine genetisch prädisponierte Schwachstelle der Pars interarticularis an. Mechanische Faktoren, vor allem forcierte Hyperextensions- und Rotationsbewegungen, sollen eine Rolle für die Entstehung der Spondylolyse spielen. Zusätzlich wird eine lokale Störung

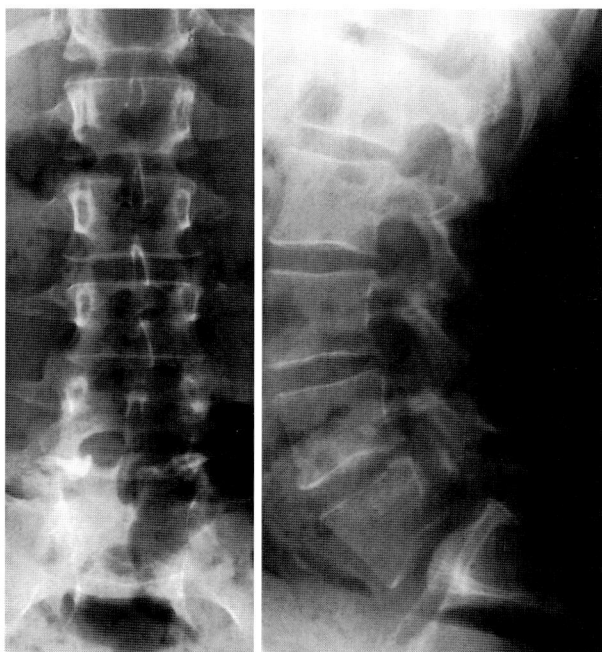

Abb. 319 und 320
Spondylolyse mit Spondylolisthese
(MEYERDING I)

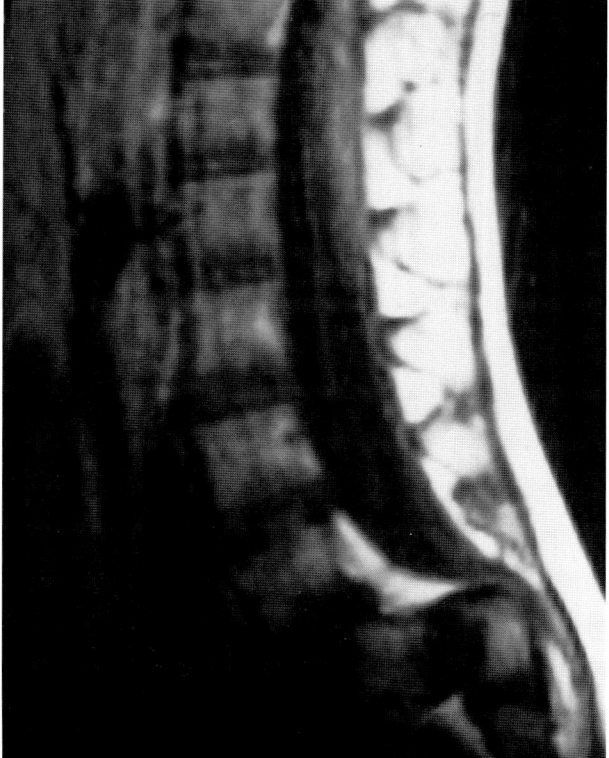

Abb. 321
Kernspintomographie einer
Spondyloptose des 5. Lenden-
wirbelkörpers

der Durchblutung postuliert, die die Theorie einer schleichenden Fraktur (Stressfraktur) unterstützt (1).

Der Schweregrad der Spondylolisthese wird nach röntgenologischen Kriterien nach MEYERDING eingeteilt. Das Sakralplateau bzw. die Deckplatte des unteren Wirbelkörpers wird geviertelt und das Ausmaß der Verschiebung durch 4 Schweregrade beschrieben. Die Spondyloptose bezeichnet einen Absturz des gleitenden Wirbels in das kleine Becken (Abb. 319–321).

Klinik und Diagnostik

Spondylolyse und Spondylolisthese verlaufen bei den meisten Patienten asymptomatisch, sind jedoch die häufigste Ursache für kindliche, meist lumbale Rückenschmerzen. Die Schmerzen sind bewegungsabhängig und treten typischerweise nach langem Sitzen oder Stehen auf. Der Symptomenkomplex der Hüftlendenstrecksteife ist als Alarmzeichen für eine Progredienz der Spondylolisthese aufzufassen. Abhängig vom Schweregrad der Olisthese kommt es zu einer Kyphosierung des lumbosakralen Übergangs.

Die Röntgenuntersuchung der Lendenwirbelsäule im lateralen Strahlengang und Schrägaufnahmen zeigen das Ausmaß des Gleitprozesses und den Defekt oder die Elongation der Pars interarticularis. Neben der Kernspintomographie bleibt die Myelographie ein Standardverfahren zur Beurteilung der Einengung des Myelons durch eine vorliegende Instabilität (2).

Therapie

Spondylolyse und Spondylolisthese als Zufallsbefunde bedürfen keiner speziellen Therapie. Beschwerdefreie Kinder sind überwachungs-, aber nicht behandlungsbedürftig. Bei Schmerzen steht die konservative Therapie mit krankengymnastischen Übungsbehandlungen an 1. Stelle, begleitet von physikalischen Therapiemaßnahmen. Beim jugendlichen Patienten kann durch eine Gipsruhigstellung das schmerzhafte Geschehen günstig beeinflusst und die Spondylolyse sogar zur Ausheilung gebracht werden. Eine anschließende weitere Ruhigstellung in einem Korsett oder Überbrückungsmieder kann erwogen werden.

Bei therapierefraktären Beschwerden, progredientem Gleiten oder neurologischen Ausfällen stehen als operative Behandlungsmöglichkeiten der Spondylolyse mit Spondylolisthese bis Grad MEYERDING II die direkte Verschraubung der Lysezone oder die Osteosynthese mit einer Hakenschraube zur Verfügung. Die postero-laterale Spondylodese sowie die ventrale und/oder dorsale Spondylodese führen zu einer Versteifung des betroffenen Bewegungssegments. Bei höhergradiger Spondylolisthese (MEYERDING III oder IV) wird gegebenenfalls über einen kombinierten ventralen/dorsalen Eingriff ein Repositionsmanöver durchgeführt, mit nachfolgender monosegmentaler Spondylodese L5/S1 (3, 4).

Literatur

1. Niethard FU, Pfeil J. Untersuchungen zur Entstehung von Spondylolyse und Spondylolisthese. Orthop Praxis 1985; 10: 779–784.
2. Hensinger RN. Spondylolysis and spondylolisthesis in children and adolescents. J Bone Joint Surg Am 1989; 71: 1098–1107.
3. Elke R, Dick W. The internal fixator for reduction and stabilization of grade III–IV spondylolisthesis and the significance of the sagittal profile of the spine. Orthop Intern 1996; 4: 165–176.
4. Wiltse LL, Jackson DW. Treatment of spondylolisthesis and spondylolysis in children. Clin Orthop 1976; 117: 92–100.

Spondylodiszitis

P. Raab und F. Gohlke, Würzburg

Definition

Die Spondylodiszitis ist eine akute oder chronische Entzündung des Wirbelkörpers und der Bandscheibe. Sie tritt selten und bei Kindern in der Regel vor dem 10. Lebensjahr auf. Aufgrund der noch bestehenden Gefäßverbindungen zwischen Bandscheibe und Wirbelkörper kann die direkte hämatogene Infektion sowohl vom Diskus als auch vom Wirbelkörper ausgehen.

Der häufigste Erreger ist Staphylococcus aureus, die spezifische Spondylodiszitis wird durch das Mycobacterium tuberculosis hervorgerufen.

Klinische Befunde und Diagnose

Bei vielen Patienten ist ein Keimnachweis nicht möglich. Bei der klinischen Untersuchung liegen lokalisierte Schmerzen vor mit Druck- und Klopfschmerzhaftigkeit der betroffenen Segmente. Ein weiterer typischer, jedoch nicht spezifischer Befund ist die Hüftlendenstrecksteife. Schwere Allgemeinsymptome liegen meist nicht vor. Die Entzündungswerte können erhöht sein und auf einen lokalen Infekt hinweisen. Kontrollen zur Beurteilung des Krankheitsverlaufes sind sinnvoll.

Bei der Röntgenuntersuchung zeigen sich eine monosegmentale Verschmälerung des Zwischenwirbelraumes sowie eine Verdichtung und Unregelmäßigkeiten der Knochenstruktur der beteiligten Wirbelkörper. Die Szintigraphie besitzt eine hohe Sensitivität und zeigt deutliche Anreicherungen der betroffenen Wirbelsäulenabschnitte. Die Kernspintomographie hat sich für die Frühdiagnose als verlässliche Untersuchungsmethode erwiesen und ist notwendig zur differenzialdiagnostischen Abgrenzung vor allem von Tumoren und tumorähnlichen Knochenläsionen (Abb. 322–325). Eine Nadel- oder Stanzbiopsie zur Diagnosesicherung und Keimdifferenzierung kann durchgeführt werden.

Therapie

Die konservative Therapie besteht in einer externen Ruhigstellung zur Schmerzreduktion, zunächst als Immobilisation, gegebenenfalls in einer Gipsliegeschale, später in einer Kunststofforthese. Eine i.v. gezielte antibiotische Therapie bei fehlendem Keimnachweis mit einem Antibiotikum mit breitem Wirkungsspektrum wird bis zur Normalisierung des klinischen und laborchemischen Befundes empfohlen, mit anschließender Fortsetzung der oralen Medikation für insgesamt mindestens 3 Monate. Bei fehlender Wirksamkeit der Antibiotikatherapie muss eine spezifische Spondylodiszitis durch (gegebenenfalls CT-gesteuerte) Wirbelpunktion ausgeschlossen werden.

Die Indikation zur operativen Therapie ist bei persistierenden Schmerzen, Abszessbildung, ausgeprägten knöchernen Destruktionen mit drohender Instabilität und Deformität sowie neurologischer Symptomatik gegeben (1, 2).

Literatur

1. Krödel A, Sturz H. Differenzierte operative und konservative Therapie der Spondylitis und Spondylodiszitis. Z Orthop 1989; 127: 587–596.
2. Meurer A, Eysel P, Heine J. Ergebnisse der operativen Behandlung der Spondylitis tuberculosa. Z Orthop 1995; 133: 227–235.

Abb. 322–325
Spondylodiszitis Th7/Th8
bei einem 14 Jahre alten Jungen
mit deutlicher Höhenminderung
des Zwischenwirbelraumes
und Arrosion der Wirbelkörper in
der konventionellen Röntgenuntersuchung (Abb. 322 und 323)
und im MRI (Abb. 324 und 325)

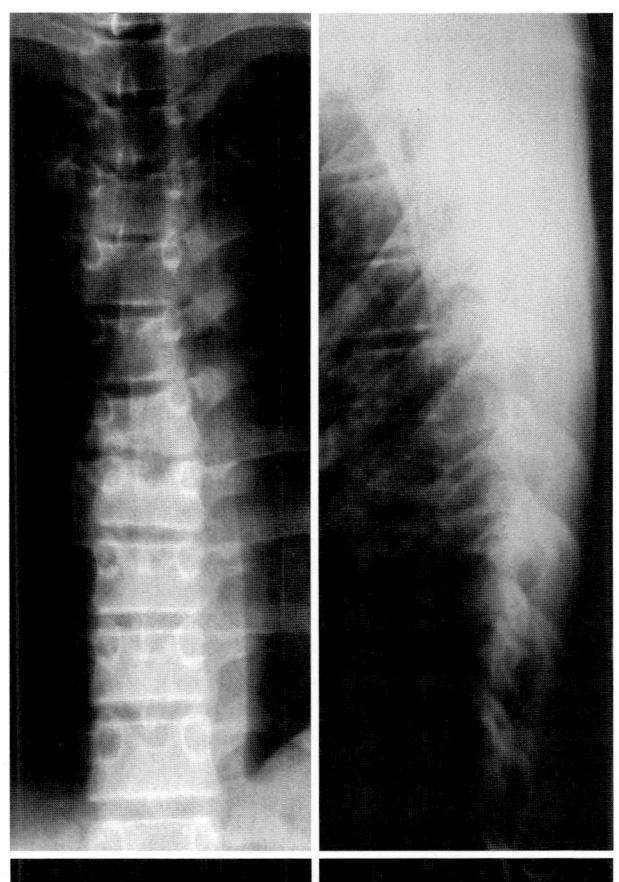

322

323

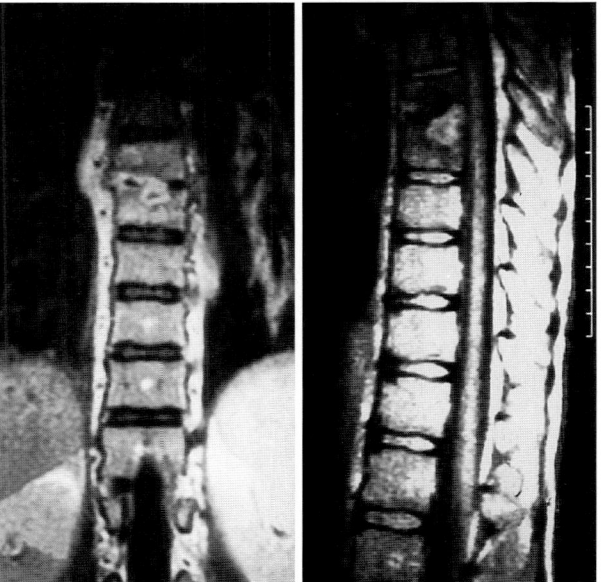

324

325

Primäre Tumoren der Wirbelsäule bei Kindern und Jugendlichen

P. RAAB und F. GOHLKE, Würzburg

Die Diagnose eines Wirbelsäulentumors bei Kindern und Jugendlichen zu stellen ist äußerst schwierig. Oft dauert es Monate vom Beginn der Symptomatik bis zur Diagnose. Bei nicht belastungsabhängigen Rückenbeschwerden muss immer eine Diagnostik zum Nachweis oder Ausschluss eines neoplastischen Prozesses eingeleitet werden.

Das diagnostische Vorgehen entspricht prinzipiell dem bei Tumoren im Bereich der langen Röhrenknochen. Neben der konventionellen Röntgendiagnostik, die bei vielen Patienten ein negatives Ergebnis zeigen kann, gibt das Ganzkörperskelettszintigramm Informationen über die Lokalisation, die Aktivität des Prozesses und ob es sich um eine solitäre Läsion handelt. Mit der Kernspintomographie kann eine gewisse Gewebsspezifizierung erfolgen, die Ausdehnung des Tumors und vor allem ein Befall der Weichteile und eine Abgrenzung zum Rückenmark aufgezeigt werden, mit der Möglichkeit der Klassifikation der Läsion und adäquaten Planung einer gegebenenfalls notwendigen Lokaltherapie. Die Angiographie kann bei speziellen Fragestellungen eingesetzt werden, um bei sehr gefäßreichen Tumoren auch eine selektive Embolisation (meist als adjuvante Maßnahme) durchführen zu können (1).

Benigne Tumoren und tumorähnliche Läsionen

Das Osteoblastom und die aneurysmatische Knochenzyste sind die häufigsten gutartigen Läsionen innerhalb der Wirbelsäule bei Kindern und Jugendlichen. Je nach Tumorart und Lokalisation ist das Spektrum der Symptomatik vielfältig – vom beschwerdefreien Zufallsbefund über schmerzhafte Bewegungsstörungen und Fehlhaltungen bis zu spinalen Kompressionssyndromen.

Das im spongiösen Knochen lokalisierte Osteoblastom wird typischerweise in den dorsalen Abschnitten der Wirbelsäule im Pedikel oder Wirbelbogen, selten auch im Wirbelkörper gefunden. Klinisch steht eine schmerzbedingte Fehlhaltung, meist als Skoliose, im Vordergrund. Eine neurologische Symptomatik aufgrund eines expandierenden Wachstums des Tumors in den Spinalkanal ist selten. Die einfache Kürettage, bei aggressiven Verläufen die marginale Resektion, wird für die operative Behandlung des Osteoblastoms an der Wirbelsäule empfohlen. Bei resektionsbedingten Instabilitäten kann eine operative Stabilisierung notwendig werden (Abb. 326–333) (2–4).

Die aneurysmatischen Knochenzysten zählen zu den tumorähnlichen Läsionen und sind primäre Veränderungen. Man unterscheidet zwischen aktiven und inaktiven aneurysmatischen Knochenzysten, wobei sich die aktiven durch ein sehr schnelles und destruierendes Wachstum mit Aufblähung der betroffenen Knochenstrukturen auszeichnen und die nach operativer Behandlung mit Kürettage eine hohe Rezidivrate zeigen. Daher ist die marginale Resektion mit präoperativer Embolisation aufgrund der starken Blutungsneigung die sicherste Therapie. Die zusätzliche Radiotherapie bleibt wegen der Gefahr von sekundären Strahlenschäden inoperablen Patienten vorbehalten (5).

Die LANGERHANS-Zell-Histiozytose gehört zu den tumorähnlichen Läsionen des Kno-

Abb. 326–333
(siehe auch umseitig)
Osteoblastom, ausgehend
von Pedikel und Wirbelbogen
des 2. Lendenwirbelkörpers
bei einem 4 Jahre alten Kind

Abb. 326–331
Darstellung der sagittalen
Ausdehnung im MRI (Abb. 326
und 327) und in transversalen
Schnitten im CT (Abb. 328–331)

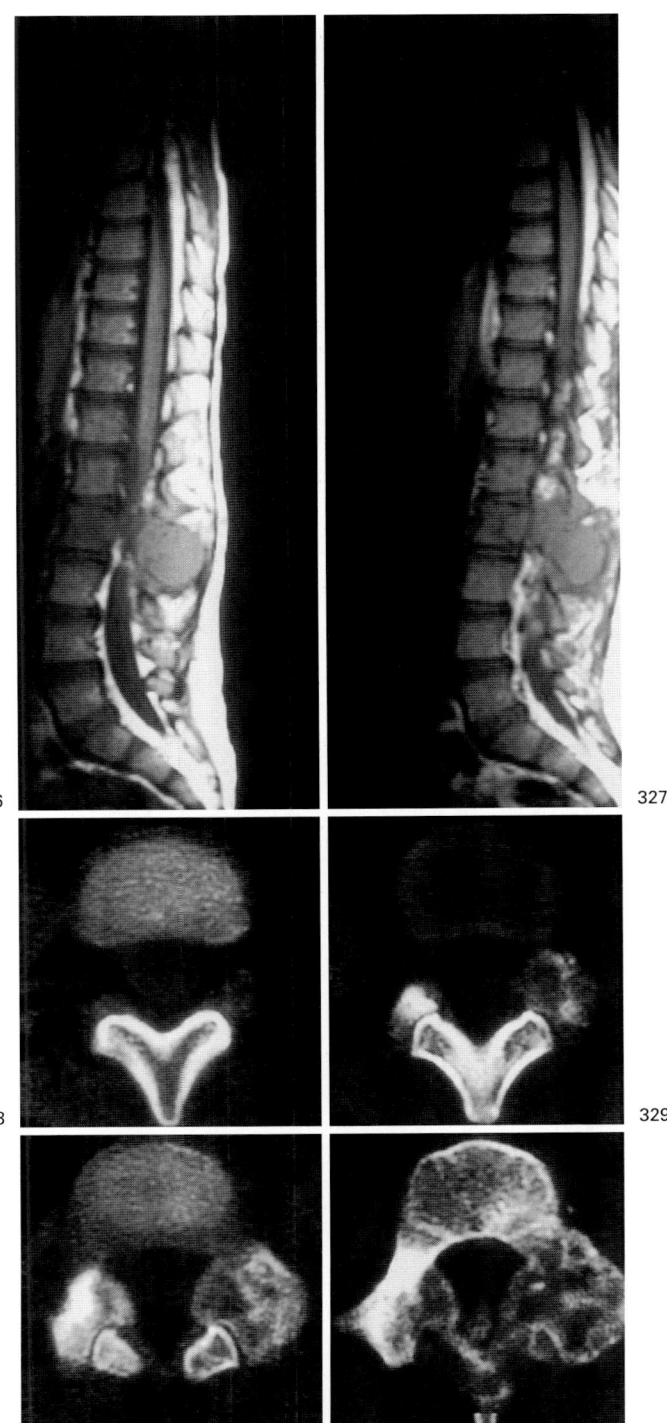

326
327
328
329
330
331

chens. Sowohl bei der lokalisierten als auch bei der disseminierten Form kann die Wirbelsäule, und hier meistens der Wirbelkörper, betroffen sein. Typischerweise kommt es zu einem Zusammensintern des befallenen Wirbelkörpers mit dem radiologischen Bild einer »Vertebra plana« (Abb. 334). Die Diagnose sollte mit der Biopsie (z. B. transpedikulär) gesichert werden, es sei denn, die Diagnose der LANGERHANS-Zell-Histiozytose wurde bereits anhand einer Biopsie eines anderen Herdes bei multifokaler Ausbreitung gestellt.

Die disseminierte Form der LANGERHANS-Zell-Histiozytose wird nach dem aktuellen Protokoll der Deutschen Arbeitsgemeinschaft für Leukämieforschung und -behandlung im Kindesalter mit Chemotherapie behandelt. Bei starken Rückenschmerzen kann zusätzlich – vor allem bei der lokalisierten Form – lokal bestrahlt werden. Unter einer zusätzlichen Therapie mit einer individuellen Korsettbehandlung kommt es bei noch vorliegendem Wachstumspotenzial meist zu einem fast vollständigen Wiederaufbau des Wirbelkörpers (6, 7).

Abb. 332 und 333
Instrumentation Th12 bis L3
aufgrund einer resektionsbedingten
Instabilität

Abb. 334
Charakteristisches Röntgenbild
(seitliche Projektion) einer »Vertebra plana«
bei einem 3 Jahre alten Mädchen

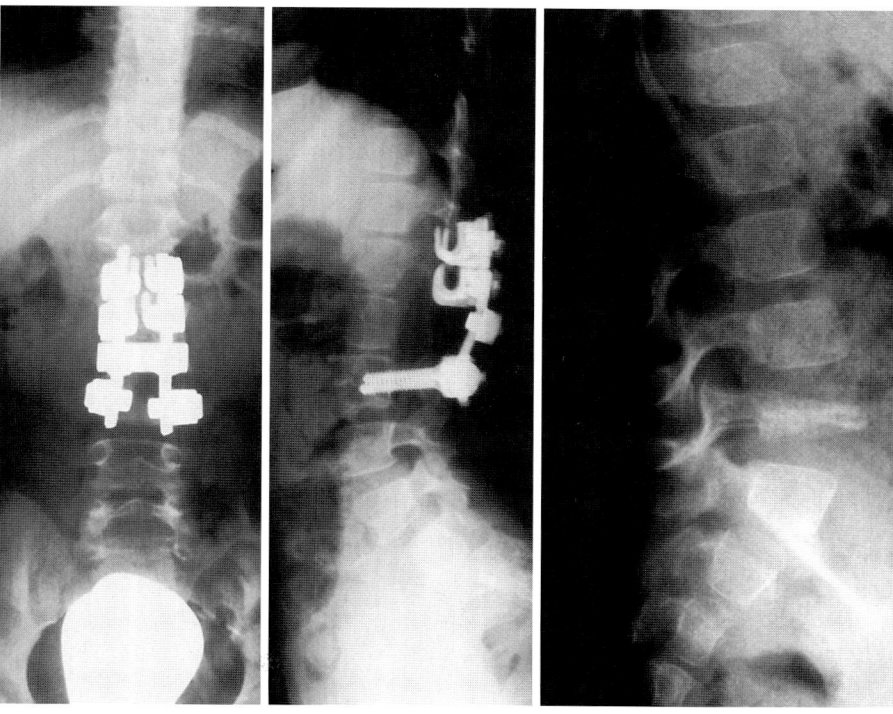

332   333   334

Maligne Tumoren

Der häufigste maligne Tumor der Wirbelsäule bei Kindern und Jugendlichen ist das EWING-Sarkom. Die Therapie dieser schnell wachsenden, sehr aggressiven, osteolytischen oder osteosklerotischen Läsion besteht in primärer Chemotherapie nach dem aktuellen EICESS-Protokoll (European Intergroup Cooperative EWING'S Sarcoma Study).

Nach einem festgelegten Zeitpunkt wird eine adjuvante Strahlentherapie eingesetzt. Die adäquate chirurgische Behandlung, eine Resektion des Tumors weit im Gesunden, ist nur bei kleinen lokalisierten Sarkomen möglich.

Ein im Kindes- und Jugendalter seltener primär maligner Knochentumor ist das Chordom. Der aus Chordaresten bestehende Tumor entwickelt sich bei mehr als 50% der Patienten aus der Sakrokokzygealregion. Diese langsam wachsende Läsion zeigt röntgenologisch meist eine ausgeprägte Osteolyse, wächst nach ventral und bildet einen großen Weichteiltumor. Klinisch stehen Schmerzen im Vordergrund. Die möglichst komplette chirurgische Entfernung des Tumors ist die Therapie der Wahl (8).

Osteosarkome an der Wirbelsäule sind ebenso selten; sie beginnen im Bereich des Wirbelkörpers und dehnen sich in Richtung dorsaler Wirbelelemente aus. Die Behandlung wird nach bioptischer Diagnosesicherung nach den aktuellen Chemotherapieprotokollen (COSS = Cooperative Osteosarcoma Study) durchgeführt. Das Ansprechen des Tumors auf die Chemotherapie ist entscheidend für die nachfolgende Lokaltherapie.

Chondrosarkome sind äußerst seltene, primär maligne Knochentumoren bei Kindern und Jugendlichen. Die Therapie ist primär operativ, adjuvante Therapiemaßnahmen haben keinen Effekt (9).

Literatur

1. Hohmann D, Liebig KJ, Beyer W. Gutartige Tumoren der Wirbelsäule. Orthopäde 1987; 16: 402–414.
2. Boriani S, et al. Osteoblastoma of spine. Clin Orthop 1992; 278: 37–45.
3. Nemoto O, et al. Osteoblastoma of the spine. A review of 75 cases. Spine 1990; 15: 1272–1280.
4. Raskas DS, et al. Osteoid osteoma and osteoblastoma of the spine. J Spinal Disord 1992; 5: 204–211.
5. Farsetti P, et al. Aneurysmal bone cyst. Long-term follow-up of 20 cases. Arch Orthop Trauma Surg 1990; 109: 221–223.
6. Hefti F, Jundt G. Langerhanszell Histiozytose. Orthopäde 1995; 24: 73–81.
7. Raab P, et al. Vertebral Remodeling in Eosinophilic Granuloma of the Spine. Spine 1998; 12: 1351–1354.
8. Samson IR, et al. Operative treatment of sacrococcygeal chordoma. A review of twenty-one cases. J Bone Joint Surg Am 1993; 75: 1476–1484.
9. Ritschl P, et al. Behandlungsstrategie maligner Knochentumoren der Wirbelsäule. Orthopäde 1987; 16: 379–388.

Weichteilrheumatismus

Myofasziale Schmerzsyndrome

H.-I. HUPPERTZ, Bremen

Trotz zum Teil ausgeprägter Schmerzangabe findet man bei einigen Patienten keine Hinweise für eine organische Ursache dieser Schmerzen; man spricht von myofaszialen Schmerz- oder Schmerzverstärkungssyndromen. Die Schmerzen können regional begrenzt oder generalisiert auftreten. Innerhalb dieser beiden Gruppen finden sich viele Patienten mit undifferenzierten Krankheitsbildern, die große diagnostische Probleme bieten können. Daneben gibt es noch Patienten mit charakteristischen Bildern des regionalen Schmerzverstärkungssyndroms Sympathikusreflexdystrophie oder des generalisierten Schmerzverstärkungssyndroms Fibromyalgiesyndrom. Im weiteren Sinne zählen auch die Wachstumsschmerzen zu den Schmerzverstärkungssyndromen (siehe auch »Wachstumsschmerzen«, Seite 650).

Generalisierte Fibromyalgie

H.-I. HUPPERTZ, Bremen

Definition

Die generalisierte Fibromyalgie – auch Fibromyalgiesyndrom, Fibrositissyndrom oder generalisierte Tendomyopathie genannt – ist eine Schmerzverstärkungskrankheit mit chronischen, diffusen generalisierten Schmerzen des Bewegungsapparates, für die sich keine organische Erklärung findet. Die Patienten empfinden an bestimmten, genau definierten, symmetrisch gelegenen Stellen starke Schmerzen auf Druck, berichten von Muskelschmerzen, Steifheit und Gelenkschmerzen und klagen über Müdigkeit, Schlafstörungen und Verdauungsprobleme. Ein sekundäres Fibromyalgiesyndrom kann bei Patienten mit entzündlicher Grundkrankheit, wie juveniler idiopathischer Arthritis oder systemischem Lupus erythematodes, auftreten.

Es gibt keine Angaben zu Inzidenz oder Prävalenz. Die Erkrankung tritt vor der Pubertät selten auf und betrifft meist adoleszente Mädchen.

Ätiologie und Pathogenese

Die Ursache der Erkrankung ist unbekannt. Verschiedene Hypothesen der Entstehung haben sich bisher nicht beweisen lassen. Zentralnervöse

Störungen könnten die Schmerzverarbeitung und Wahrnehmung des eigenen Körpers so verändern, dass aus dem Empfinden für das Vorhandensein eines Körperteils in der Tiefensensibilität eine Schmerzempfindung wird. Morphologische Korrelate einer solchen Perzeptionsstörung gibt es aber bisher nicht.

Andere Hypothesen sehen die Ursache in Veränderungen des sympathischen Nervensystems oder der Konzentration bestimmter Neurotransmitter, Störungen der Biorhythmik oder der Steuerung hormoneller Regelkreise im Hypothalamus. Seelische und soziale Faktoren beeinflussen die Manifestation der Erkrankung, z. B. familiäre Probleme wie Streit und Scheidung der Eltern oder sexueller Missbrauch, Probleme in der Gruppe Gleichaltriger und Schulprobleme. Borderlinepersönlichkeit, vor allem hysterische Persönlichkeitsstrukturen, aber auch Depressivität, sind begünstigende Faktoren für die Entstehung der Erkrankung.

Anamnese

Die Patienten berichten meist über schon seit langem, möglicherweise seit Jahren bestehende Schmerzen, deren Beginn nicht exakt anzugeben ist. Die Schmerzen werden in Armen, Schultern, Brust, Hüften und Beinen angegeben, die Lokalisation kann wechseln, betrifft aber immer mehr als eine Region und ist symmetrisch. Häufig beschreiben die Patienten einen Dauerschmerz, der keine Variation durch äußerliche Reize zeigt, tief in der Muskulatur, der weder als stechend noch als dumpf empfunden wird.

Neben den Schmerzen berichten die Jugendlichen auch von Steifheit der Extremitäten und der Empfindung geschwollener Gelenke, die jedoch keine morgendliche Betonung aufweist. Zusammen mit den Schmerzen führt die Steifheit zu einer Beeinträchtigung des täglichen Lebens, sodass zunächst Sport, später auch andere körperliche Tätigkeiten aufgegeben werden.

Weiterhin berichten die Adoleszenten von Schlafstörungen, die sowohl das Ein- als auch das Durchschlafen betreffen. Die Patienten gehen oft zu spät zu Bett, am Morgen fühlen sie sich müde, manche wie »gerädert«. Nicht selten klagen die Jugendlichen über ausgeprägte Müdigkeit während des Tages, die ihre Leistungen in der Schule beeinträchtigt und zu Störungen im täglichen Leben führt.

Schließlich erwähnen die Jugendlichen Verdauungsschwierigkeiten, wie Völlegefühl, Blähungen, häufigen Stuhlgang und Veränderungen der Stuhlkonsistenz. Zusätzlich können weitere Symptome, wie Spannungskopfschmerzen, Brust- und Bauchschmerzen auftreten. Nicht selten hetzen die Jugendlichen in ihrer Freizeit von einem Termin zum nächsten.

Bei Erwachsenen mit Fibromyalgiesyndrom findet man in der Verwandtschaft des öfteren Personen mit psychischen Auffälligkeiten oder psychiatrischen Diagnosen. Patienten mit sekundärem Fibromyalgiesyndrom berichten über eine Verschlechterung der Grundkrankheit, die sich jedoch nicht objektivieren lässt.

Klinischer Befund

Die physikalische Untersuchung ergibt keinen pathologischen Befund, vor allem keine Arthritis. Beim sekundären Fibromyalgiesyndrom finden sich die Veränderungen der Grundkrankheit, das Ausmaß der Schmerzen passt jedoch nicht zur Stärke der Arthritis.

Patienten mit generalisierter Fibromyalgie geben starke oder stärkste Schmerzen bei Druck des Untersuchers auf bestimmte, genau definierte Körperstellen an (Abb. 335). Bei Beschreibung mit Hilfe einer »visual analogue scale« mit den Ziffern 0–10, wobei 0 keine Schmerzen, 2 Kitzeln, 3 leichte Schmerzen und 10 stärkste Schmerzen bedeuten, berichten die Patienten bei leichtem Druck auf einen solchen Punkt, dass sie starke oder stärkste Schmerzen empfinden, so, als ob ihnen ein Messer im Bauch herumgedreht wür-

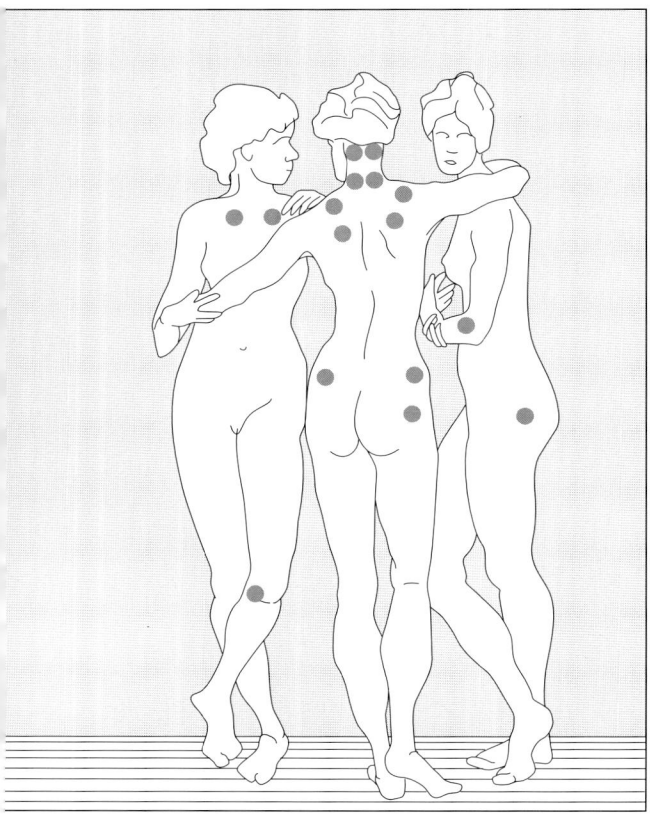

Abb. 335

Lokalisation der charakteristischen Druckpunkte, an denen Patienten mit Fibromyalgiesyndrom bei Druck des Untersuchers starke Schmerzen angeben. Zu diesen symmetrisch verteilten Punkten gehören:

1. Ansatz des Erector spinae am Okziput
2. Querfortsätze der Halswirbelkörper C5, C6 und C7
3. Musculus trapezius
4. Musculus supraspinatus
5. Knorpel-Knochen-Grenze der 2. Rippe
6. Epicondylus lateralis humeri
7. Regio glutealis lateralis
8. Trochantor major
9. Fettkörper des Kniegelenkes medial der Kniescheibe

Nach den Klassifikationskriterien der amerikanischen Rheumagesellschaft wird der Nachweis von 11 dieser 18 Kriterien (beidseitig) zusammen mit generalisierten Schmerzen und chronischer Müdigkeit gefordert, um die Diagnose Fibromyalgiesyndrom bei Erwachsenen stellen zu können

de. Ein Gesunder empfindet die gleiche Druckstärke nicht als schmerzhaft, sondern als normale Berührung.

**Laborbefunde
und apparative Untersuchungen**

Alle Laboruntersuchungen sind unauffällig, es findet sich kein Hinweis für erhöhte Entzündungswerte. Hinweise für eine veränderte Ausschüttung peripherer Hormone nach Gabe von Releasinghormonen haben sich nicht bestätigt. Röntgenuntersuchungen betroffener Körperregionen sind unauffällig, ebenso die Koloskopie. Bei Patienten mit sekundärem Fibromyalgiesyndrom findet man die Veränderun-

gen der Grundkrankheit, die jedoch keine Erklärung für die Stärke der angegebenen Schmerzen bieten.

Diagnose

Es gibt keine evaluierten Diagnosekriterien für Kinder und Jugendliche. Die Diagnose »generalisierte Fibromyalgie« sollte in Erwägung gezogen werden, wenn chronische Schmerzen an mehr als einem Körperteil auftreten, für die sich keine Ursache finden lässt. Die Diagnose sollte nur gestellt werden, wenn man mindestens 3 symmetrisch angeordnete Druckpunkte an typischer Stelle für die Dauer von mindestens 3 Monaten findet. Müdigkeit,

Schlafstörungen, Depression und Verdauungsprobleme stützen die Diagnose (Tab. 116). Kriterien des Erwachsenenalters unterscheiden ein Hauptkriterium, obligate Kriterien und Nebenkriterien (Tab. 117).

Ein sekundäres Fibromyalgiesyndrom ist oft schwer zu erkennen; der Beginn der Erkrankung muss retrospektiv meist auf einen früheren Zeitpunkt zurückverlegt werden.

Differenzialdiagnostisch sollte man bei generalisierter Fibromyalgie immer maligne Systemerkrankungen und eine Polyarthritis ausschließen. Ein mögliches Untersuchungsprogramm zeigt Tab. 118. Das Ausmaß der Diagnostik muss individuell bestimmt werden. Je jünger ein Kind ist, desto unwahrscheinlicher ist die Diagnose einer generalisierten Fibromyalgie.

Sehr viel häufiger als ein klassisches Fibromyalgiesyndrom sind Patienten mit diffusen Schmerzsyndromen, die die angegebenen Kriterien nicht erfüllen, die jedoch ebenfalls an einem »Schmerzsyndrom des Bewegungsapparates nicht organischer Ursache« leiden. Meist berichten die Patienten über Schmerzen des Bewegungsapparates mit oder ohne allgemeine Müdigkeit. Trotz extensiver Diagnostik findet sich keine organische Ursache, und die Beschwerden lassen sich nicht einem charakteristischen generalisierten (Fibromyalgiesyndrom) oder lokalisierten Schmerzsyndrom (siehe »Sympathikusreflexdystrophie«, Seite 594) zuordnen. Bei Fehlen der charakteristischen Druckpunkte kann die Diagnose Fibromyalgiesyndrom nicht gestellt werden; dann spricht man von einem »diffusen generalisierten Schmerzsyndrom«, was aber erst nach einem Intervall intensiver Diagnostik und Beobachtung und periodischer Überprüfung zulässig ist.

Therapie

Da es weder eine kausale noch eine symptomatische Therapie gibt, ist das Fibro-

---

1. Ausschluss maligner, endokriner, entzündlich rheumatischer oder anderer entzündlicher Erkrankungen
2. Chronische Schmerzen in mindestens 2 symmetrisch angeordneten anatomischen Regionen
3. Mindestens 3 symmetrisch angeordnete Druckpunkte konstant über mindestens 3 Monate
4. Müdigkeit, Schlafstörungen, Verdauungsstörungen, Depressivität oder Kopfschmerzen

Tab. 116
Vorschlag für Kriterien zur Diagnose eines primären Fibromyalgiesyndroms bei Jugendlichen

Tab. 117
Kriterien zur Diagnose eines Fibromyalgiesyndroms bei Erwachsenen

---

Hauptkriterium

(muss vorhanden sein):

Mindestens 5 typische über mindestens 3 Monate nachweisbare Druckpunkte

Obligate Kriterien

(mindestens 1 Kriterium muss zusätzlich vorhanden sein):

1. Generalisierte Schmerzen und Steifheit an mindestens 3 anatomischen Regionen von mindestens 3 Monaten Dauer
2. Fehlen von traumatischen, rheumatologischen, infektiösen, endokrinen oder malignen Ursachen

Nebenkriterien

(mindestens 3 Kriterien müssen zusätzlich vorhanden sein):

1. Veränderung der Beschwerden durch körperliche Betätigung
2. Wetterfühligkeit
3. Verschlechterung durch Stress oder Angst
4. Ein- oder Durchschlafstörungen
5. Allgemeine Müdigkeit
6. Unbegründete Ängstlichkeit
7. Chronische Kopfschmerzen
8. Irritables Kolon
9. Schwellungs- oder Taubheitsgefühl

Untersuchungsziel	Methoden
Nachweis chronischer Schmerzen	Schmerzkalender
Nachweis charakteristischer Druckpunkte	Mindestens 2 physikalische Untersuchungen im Abstand von 3 Monaten
Screening	Länge und Gewicht mit Perzentilen, Blutdruck, Röntgen des Thorax, Transaminasen, CK, AP, Kreatinin, Serologie auf EPSTEIN-BARR-Virus, Parvoviren, Streptokokken und Borrelien
Ausschluss einer malignen Systemerkrankung	Blutbild, Blutausstrich, Laktatdehydrogenase, Harnsäure, Kernspintomographie oder Röntgen betroffener Regionen
Ausschluss von Polyarthritis und systemischem Lupus erythematodes	BSG, CRP, Immunglobuline, antinukleäre Antikörper, Rheumafaktor, Phospholipidantikörper, Röntgen in 2 Ebenen von mindestens einer stark betroffenen Region
Ausschluss von entzündlichen Darmerkrankungen	Okkultes Blut, Koloskopie
Ausschluss eines Hirntumors	Kernspintomographie
Ausschluss einer Psychose	Vorstellung beim Kinder- und Jugendpsychiater
Ausschluss von M. ADDISON	Cortisol im Serum im Tagesverlauf, Elektrolyte

Tab. 118
Untersuchungen zur Diagnosestellung
»generalisiertes Fibromyalgiesyndrom«

myalgiesyndrom schwierig zu behandeln und durch häufige Rückfälle charakterisiert. Ziel ist es, das »Coping«, also die Fähigkeit, mit Schmerzen zu leben, zu verbessern. Dabei kann es möglicherweise auch zu einer Normalisierung des Schmerzempfindens kommen. Eine optimistische Grundhaltung ist wichtig.

Folgende B e h a n d l u n g s m o d a l i t ä t e n sind zu versuchen:

1. Wichtig ist die A u f k l ä r u n g des Patienten und seiner Eltern, dass keine entzündliche oder maligne Erkrankung vorliegt, dass aber Arzt und Eltern die Schmerzen des Patienten ernst nehmen und gemeinsam behandeln wollen.

2. N i c h t s t e r o i d a l e A n t i r h e u m a t i k a sind meist ohne Erfolg, Opiate sollten möglichst nicht eingesetzt werden.

3. T r i z y k l i s c h e A n t i d e p r e s s i v a können zu einer Besserung führen; die geringe therapeutische Breite sollte beachtet werden.

4. K r a n k e n g y m n a s t i k kann helfen, das Körpergefühl und das Bild des eigenen Körpers zu verbessern und Schäden durch Inaktivität entgegenzuwirken.

5. Stressoren eliminieren, wenn dies möglich ist. So soll der Jugendliche weiter zur Schule gehen, aber z. B. 15 Minuten früher aufstehen, um den Schulbus ohne Hetze zu erreichen.

6. Schlafregulierung: In Absprache mit dem Jugendlichen sollte für ausreichenden Schlaf und eine sinnvolle Zeit des Einschlafens zumindest an Wochentagen gesorgt werden.

7. Regelmäßiger Sport, vor allem Mannschaftssport, mit altersgemäßer körperlicher Verausgabung kann das Körpergefühl verbessern und die Schmerzempfindung normalisieren helfen. Auch das Gemeinschaftserlebnis kann hilfreich sein.

8. Vermeidung von Inaktivität: Die Zeit, die der Jugendliche vor dem Fernseher oder vor dem Computer verbringt, sollte in Absprache mit ihm reglementiert werden.

9. Durch autogenes Training kann der intelligente Jugendliche lernen, besser mit seinen Schmerzen zu leben, neben sich zu treten und die Schmerzen zu ignorieren.

Nicht selten erreicht man eine vorübergehende Besserung, die aber durch mangelnde Compliance nach Monaten oder Jahren wieder verspielt wird. Möglicherweise kommt einer frühzeitigen Therapie große Bedeutung zu, um einer Fixierung falscher Verschaltungen mit verstärkter Schmerzempfindung vorzubeugen.

Prognose

Die Prognose des Fibromyalgiesyndroms beim Jugendlichen ist ungewiss. Untersuchungen bei Erwachsenen haben gezeigt, dass die Prognose der körperlichen Beweglichkeit und der Arbeitsfähigkeit bei Patienten mit Fibromyalgiesyndrom schlechter ist als bei Patienten mit rheumatoider Arthritis. Ein Übergang in eine schwere Psychose ist möglich. Allerdings

ist dabei zu beachten, dass der Jugendliche noch formbar ist und leichter aus der Umklammerung seiner Schmerzen herausfinden kann als der Erwachsene.

Literatur

1. Buskila D, et al. Fibromyalgia syndrome in children: an outcome study. J Rheumatol 1995; 22: 525.
2. Cassidy JT, Petty RE. Textbook of pediatric rheumatology. Philadelphia: Saunders; 1995. p. 125–129.
3. Croft P, et al. Population study of tender point counts and pain as evidence of fibromyalgia. BMJ 1994; 309: 696–699.

Sympathikusreflexdystrophie

R. WESSALOWSKI, Düsseldorf
V. WAHN, Schwedt/Oder

Definition und Häufigkeit

Die Sympathikusreflexdystrophie – im Schrifttum auch unter dem Begriff des komplexen regionalen Schmerzsyndroms (complex regional pain syndrome = CRPS) bekannt – ist durch brennende Schmerzen, trophische Hautveränderungen und Schwellung im Bereich einer umschriebenen Körperregion gekennzeichnet. Eine verminderte Hauttemperatur und Störungen der Schweißsekretion treten häufig als Ausdruck einer Dysfunktion des autonomen Nervensystems begleitend auf. Das weibliche Geschlecht ist bevorzugt betroffen (etwa 70%). Häufiger als bei Erwachsenen ist im Kindesalter die untere Extremität (etwa 80%) involviert. Das Syndrom ist insgesamt selten.

Die Häufigkeit im Kindesalter wird aber möglicherweise unterschätzt, da die Symptome oftmals fehlgedeutet werden (1–5).

Ätiologie und Pathogenese

Pathophysiologisch wird für den Symptomenkomplex, welcher erstmals im Jahre 1864 von MITCHELL et al. beschrieben wurde (6), eine Dysregulation der peripheren Sympathikusfunktion angenommen (7). Anamnestisch lässt sich bei einem Teil der Patienten ein Trauma eruieren, das allerdings nur geringfügig sein und auch Monate zurückliegen kann, sodass eine Beziehung zu dem in der Chirurgie geläufigen SUDECK-Syndrom angenommen wird (3, 8, 9).

Klinischer Befund

Nach Dauer und Ausdehnung der Erkrankung lassen sich 3 verschiedene Stadien unterscheiden: Im akuten Stadium stehen intensive Schmerzen, Hyperalgesie und ödematöse Schwellungen, die zur Immobilität führen, im Vordergrund (Stadium I). Etwa nach 1 Monat entwickelt sich dann ein dystrophisches Stadium, in dem die Schmerzen oft nachlassen, die Schwellung aber weiter zunimmt. Eine Verdickung der betroffenen Extremität und eine Reduzierung des Muskelprofils sind die Folge (Stadium II). Im nachfolgenden Stadium ist die betroffene Extremität kalt und zyanotisch. Die Haut ist glatt und atrophisch, die Nägel sind brüchig, es besteht eine deutliche Muskelatrophie (Abb. 336 und 337). Die Funktion ist weitgehend eingeschränkt, häufig entwickelt sich eine Osteoporose (Stadium III) (7, 8, 10).

Bei 40% der Patienten wird über eine Assoziation der Sympathikusreflexdystrophie mit familiären und/oder schulischem Stress berichtet. Ob dabei das Krankheitsbild die Ursache oder die Folge von psychologischen Problemen ist, bleibt unklar (7, 8, 11, 12).

Laborbefunde und apparative Untersuchungen

Typischerweise fehlen bei der Sympathikusreflexdystrophie immunologische Marker, wie die antinukleären Antikörper (ANA), DNA-Antikörper, Rheumafaktoren und Entzündungszeichen (Blutbild, C-reaktives Protein und BSG) (2, 3, 10, 13).

Mit Hilfe von Röntgen-, CT- und/oder MRT-Bildern sind bei Verdacht auf Sympathi-

Abb. 336 und 337
Sympathikusreflex-
dystrophie Grad III bei
einer 14-jährigen Patientin.
Neben der Schwellung
der rechten Hand
sind trophische schuppige
Hautveränderungen
erkennbar

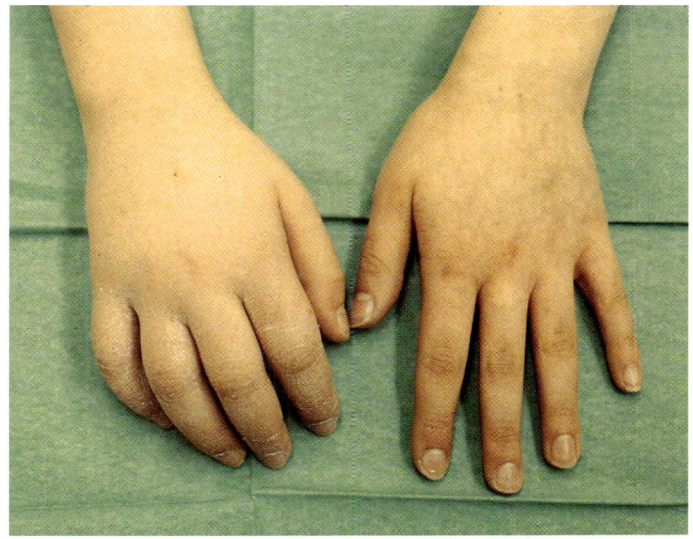

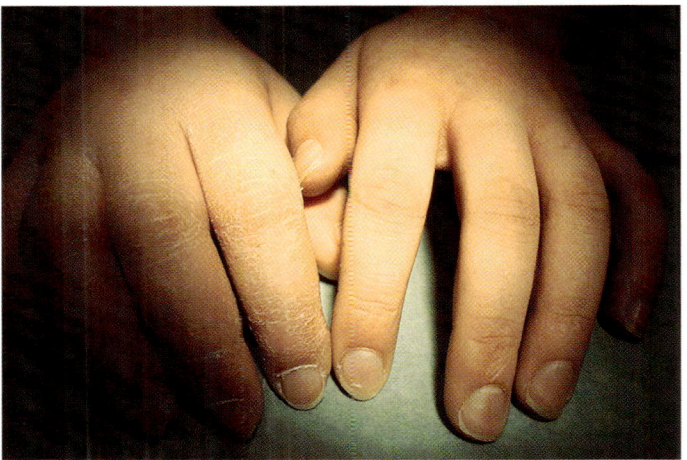

kusreflexdystrophie traumatische oder neoplastische Prozesse auszuschließen (3, 10). Bei einem Teil der in der Literatur beschriebenen Beobachtungen von Sympathikusreflexdystrophie ist eine Osteoporose der betroffenen Extremität festgestellt worden, die bei Kindern jedoch selten und meist nur geringgradig ausgeprägt ist (9). Szintigraphische Untersuchungen mit Technetium können in der betroffenen Körperregion Aktivitätsvermehrungen oder -minderungen bzw. auch unauffällige Befunde zeigen (3, 9, 14).

Auffällige Szintigraphiebefunde können durch eine Mehrperfusion des Knochens oder osteoporotische Veränderungen bedingt sein. Das Ergebnis der Szintigraphie kann zusätzliche Hinweise liefern, die Diagnose der Sympathikusreflexdystrophie im Kindesalter jedoch weder beweisen noch ausschließen (9, 10).

Diagnose

Die Diagnose der Sympathikusreflexdystrophie ergibt sich im Wesentlichen durch die Symptomatik, besonders bei typischen Verläufen, bei denen Anamnese und klinischer Befund (mit starken Schmerzen in einer Extremität und vasomotorischen Veränderungen) oft ausreichen, um die Diagnose zu stellen (5, 8). Diagnostisch hinweisend sind eine zumeist pathologische galvanische Hautreaktion und eine verminderte Schweißproduktion im Ninhydrintest (10). Weiterhin werden in der Literatur zur Diagnosesicherung eine Stellatumblockade oder eine kurzfristige Hemmung des Sympathikus durch i.v. Gabe von Guanethidin, Reserpin oder Phenoxybenzamin angegeben, deren Wirkung die Symptome kupieren kann (3, 8, 10, 11).

Therapie

Frühzeitiger Beginn einer intensiven Physio- bzw. Hydrotherapie ist bei der Sympathikusreflexdystrophie von wesentlicher Bedeutung, muss aber individuell an das Ausmaß der Bewegungsschmerzen angepasst werden (3, 9, 10). BERNSTEIN et al. (3) haben bei 22 von 23 Kindern Remissionen durch Physiotherapie nach einer mittleren Beobachtungszeit von 2,4 Jahren beschrieben. Zu berücksichtigen ist bei diesem Patientenkollektiv eine mittlere Erkrankungsdauer von 16 Wochen (1 Woche bis 24 Monate) bis zur Diagnosestellung. Mit der transkutanen elektrischen Nervenstimulation (TENS) ist von KESLER et al. (13) bei 7 von 10 Patienten im Alter zwischen 8 und 18 Jahren eine vollständige Remission innerhalb von 2 Monaten erreicht worden, bei 2 weiteren Patienten eine wesentliche Rückbildung der Symptome.

Neben einer effektiven analgetischen Therapie kann bei schweren Verläufen eine medikamentöse Sympathikushemmung (regionale Blockade nach BIER oder Stellatumblockade) hilfreich sein (5, 8, 10). Auch

über den erfolgreichen Einsatz von Kortikosteroiden, Calcitonin, Kalziumantagonisten, Prazosin, β-Blockern, Biphosphonaten sowie Capsaicincreme wird berichtet, ohne dass überzeugende Wirksamkeitsstudien bei Kindern vorliegen (8, 9).

Bei Verdacht auf emotionale Dysfunktion und psychische Konflikte ist eine zusätzliche psychotherapeutische Betreuung in das Behandlungsprogramm einzubeziehen, um andauernde Konversionsreaktionen zu vermeiden (3, 7, 9, 10).

Prognose

Die Prognose ist im Kindesalter bei frühzeitiger Diagnosestellung günstig. Bei etwa 8% der Patienten sind als Residuen der Erkrankung intermittierende Schwellungen über mehrere Jahre beobachtet worden. Bei einigen Patienten treten Rezidive an anderen Körperabschnitten auf (3, 4, 11, 12, 15).

Literatur

1. Dangel T. Chronic pain management in children. Part II: reflex sympathetic dystrophy. Paediatr Anaesth 1998; 8: 105–112.
2. Gorden N. Reflex sympathetic dystrophy. Brain Dev 1996; 18: 257–262.
3. Bernstein BH, et al. Reflex neurovascular dystrophy in childhood. J Pediatr 1978; 93: 211–215.
4. Lemahieu R, Van Laere C, Verbruggen L. Reflex sympathetic dystrophy: An underreported syndrome in children? Eur J Pediatr 1988; 147: 47–50.
5. Wilder RT, et al. Reflex sympathetic dystrophy in children. Clinical characteristics and follow-up of seventy patients. J Bone Joint Surg 1992; 142: 910–919.
6. Mitchell SW, Morehouse GR, Keen WW. Gunshot wounds and other injuries of nerves. Philadelphia: Lippincott; 1864.
7. Driessens M, et al. What is reflex sympathetic dystrophy? Acta Orthop Belg 1999; 65: 202–217.
8. Silber TJ, Majd M. Reflex sympathetic dystrophy syndrome in children and adolescents. Report of 18 cases and review of the literature. Am J Dis Child 1988; 142: 1325–1330.

9. Barbier O, Allington N, Rombouts JJ. Reflex sympathetic dystrophy in children: review of clinical and description of the particularies in children. Acta Orthop Belg 1999; 65: 91–97.

10. Wessalowski R, et al. Sympathikus-Reflexdystrophie im Kindesalter. Diagnostische und therapeutische Möglichkeiten. pädiat prax 1992; 44: 45–52.

11. Sherry DD, Weisman R. Psychologic aspects of childhood reflex neurovascular dystrophy. Pediatrics 1988; 81: 572–578.

12. Lynch M. Psychological aspects of reflex sympathetic dystrophy: a review of adult and paediatric literature. Pain 1992; 49: 337–347.

13. Kesler RW, et al. Reflex sympathetic dystrophy in children: treatment with transcutaneous electric nerve stimulation. Pediatrics 1988; 82: 728–732.

14. Herregods P, Willems J, Chappel R. Pseudodystrophy at the lower limb in children. Clin Rheumatol 1997; 16: 425–427.

15. Rush PJ, et al. Severe reflex neurovascular dystrophy in childhood. Clin Rheumatol 1985; 28: 952–956.

Tendinitis, Bursitis, Fasziitis

G. GANSER, Sendenhorst

Grundlagen

Die Verbindung zwischen Skelett und Muskulatur erfolgt über S e h n e n. Die Sehnen der Hand- und Fußmuskeln sind sehr lang und schmal, im Bereich des Rumpfes flächenhaft: man bezeichnet sie als A p o n e u r o s e n. Histologisch sind Sehnen aus straffem kollagenfaserigem Bindegewebe aufgebaut. Immunhistochemisch lässt sich das Sehnenkollagen vorwiegend dem Typ I zuordnen. In kurzen Sehnen sind die Kollagenfasern parallel angeordnet, in Aponeurosen überkreuzen sich die Kollagenfaserbündel scherenartig, ähnlich wie in F a s z i e n.

Die F i b r i l l e n einer Sehne werden durch lockeres Bindegewebe in Bündel zusammengefasst. Über das Bindegewebe dringen Blutgefäße und Nerven in das Innere einer Sehne. Außen wird die Sehne vom P e r i t e n d i n e u m e x t e r n u m umschlossen. Zwischen Peritendineum und Faszie liegt ein reich vaskularisiertes Gleitgewebe (Paratendineum). An langen Sehnen kommen mehrere, von Flüssigkeit ausgefüllte Gleitschichten vor, die untereinander durch gefäßführende Bindegewebsstränge verbunden sind. Das Gleitgewebe fehlt im Bereich der Sehnenansatzzonen. Es geht kontinuierlich in das Epimysium der Muskulatur über. Über das Sehnengleitgewebe dringen Gefäße an die Sehne heran, es enthält ferner sensible Lamellenkörperchen (1).

S e h n e n s c h e i d e n (Vaginae tendineum) sind osteofibröse Führungskanäle, die dort auftreten, wo Sehnen aus ihrer Verlaufsrichtung abgelenkt werden und unmittelbar dem Knochen anliegen. Sie kommen typischerweise an den langen Sehnen von Hand- und Fingern sowie Fuß und Zehen vor. Sehnenscheiden haben einen Wandaufbau wie Schleimbeutel und Gelenkkapseln und bestehen aus einer äußeren Schicht (Stratum fibrosum) sowie einer inneren gefäßreichen Schicht (Stratum synoviale). Das Stratum fibrosum besteht aus straffem kollagenfaserigem Bindegewebe (1).

R e t i n a k u l a sind Verstärkungszüge des Stratum fibrosum. Das Stratum synoviale ist ein geschlossener doppelwandiger Schlauch. Das äußere Blatt liegt dem Stratum fibrosum und dem Gewebe zwischen Knochen und Sehnenscheide an. Das innere Blatt ist über das Peritendineum externum mit der Sehne verbunden. Der Spaltraum zwischen den beiden Blättern wird von Synovialis ausgefüllt. An einigen Stellen bildet das innere Blatt Falten und Zotten, die zur Vergrößerung der sezernierenden und resorbierenden Oberfläche beitragen. Über das Mesotendineum treten Nerven und Gefäße an die Sehne heran (1).

Tendinitis

Die Tendinitis ist eine Entzündung des Sehnengewebes. Sie kommt typischerweise bei rheumatischen Entzündungen vor und kann zu degenerativen Veränderungen der Sehnenfasern, eventuell mit Nekrosen und Kalkablagerungen, führen.

Eine T e n o s y n o v i t i s (Tendovaginitis) ist eine akute oder chronische Sehnenscheidenentzündung, die serös, fibrinös, eitrig, auch phlegmonös oder nekrotisierend verlaufen kann und meist mit schmerzhaften funktionellen Störungen einhergeht, vorwiegend bei Belastung und Sehnenzug. Klinisch zeigen sich Schwellung, Druckschmerz und Krepitation über der Sehnenscheide bei Bewegung.

Eine Tenosynovitis kann bei verschiedensten Erkrankungen auftreten, wie rheumatischen Entzündungen, vor allem der seronegativen Polyarthritis (Abb. 338), den juvenilen Spondylarthropathien (Abb. 339)

und der juvenilen ankylosierenden Spondylitis, der Psoriasisarthritis, HLA-B27-assoziierten reaktiven Arthritiden (typischerweise nach Yersinien, Salmonellen), Arthritiden bei chronisch entzündlichen Darmerkrankungen, Gonokokkenarthritis und anderen infektiösen Arthritiden, bei rheumatischen Systemerkrankungen (z. B. infantile Sarkoidose, systemischer Lupus erythematodes), Stoffwechselerkrankungen (z. B. Gicht, Diabetes mellitus), genetischen Erkrankungen (z. B. familiäre Synovialishyperplasie), aber auch infolge beruflicher oder sportlicher Überbelastung sowie posttraumatisch.

Die Tenosynovitis c r e p i t a n s bezeichnet eine fibrinöse Entzündung auch des Peritendineums mit charakteristischem Reibegeräusch; sie tritt typischerweise an den Beugesehnen der Finger und Hohlhand auf.

Die Tenosynovitis s t e n o s a n s (DE QUERVAIN) ist ein Kompartmentsysndrom mit bindegewebiger Proliferation und Hyalinisierung an den Sehnenscheiden des langen Abduktors und kurzen Extensors des Daumens, meist im Bereich des 1. Strecksehnenfaches vor allem auf mechanischer Grundlage, eventuell auch an Beugesehnen (mit einem Schnappphänomen als schnellender Finger). Die Krankheit ist im Kindes- und Jugendalter selten.

A r t h r i t i d e n im Kindes- und Jugendalter zeigen in unterschiedlichem Ausmaß auch eine Beteiligung der Sehnen. Grundsätzlich kann eine Tenosynovitis in jeder Subgruppe der juvenilen idiopathischen (chronischen) Arthritis auftreten (Abb. 338). Besonders typisch ist die Sehnenbeteiligung bei der spät manifesten juvenilen Arthritis und reaktiven Arthritiden, die häufig mit HLA B27 assoziiert sind. In der Subgruppe der juvenilen chronischen Oligoarthritis Typ II (Klassifikation der European League against Rheumatism = EULAR) bzw. bei der juvenilen Spondylarthropathie (Klassifikation des American College of Radiology = ACR) ist die E n t h e s i o p a t h i e ein charakteristi-

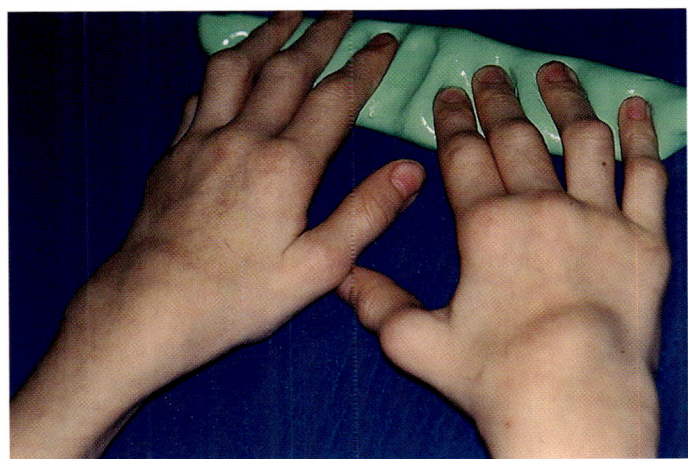

Abb. 338
Seronegative Polyarthritis
mit ausgeprägter
Tenosynovitis bei einem
15-jährigen Mädchen,
Erstmanifestation im Alter
von 4 Jahren

sches Merkmal (2). Aus diesem Grunde bezeichnet die neu eingeführte Klassifikation der International League against Rheumatism (ILAR) diesen Symptomenkomplex als »enthesitis related arthritis«. Man versteht hierunter eine Arthritis mit Auftreten einer Enthesitis (siehe auch »Arthritiden mit Enthesitisneigung«, Seite 234) (3).

Bei den j u v e n i l e n S p o n d y l a r t h r o - p a t h i e n (4) treten typischerweise Schmerzen an Ligamenten, Sehnen und Gelenkkapseln in Verbindung mit einer Enthesiopathie auf. Typischerweise bestehen die Schmerzen an den Ansatzstellen der Achillessehne, Plantaraponeurose, Metatarsalköpfchen und an der Patellaspitze sowie der Tuberositas tibiae, seltener am Thorax, an den Sitzbeinhöckern, am Trochanter major, am Beckenkamm und am Schambein. Die Sehnen im Bereich der Sprunggelenke zeigen typischerweise eine Schwellung und Tenosynovitis (Abb. 339 und 342). Beinbelastende Sportarten können die Beschwerden deutlich verstärken. Auch nächtliche oder frühmorgendliche Rückenschmerzen können als erster Hinweis auf eine Beteiligung der

Iliosakralgelenke gedeutet werden. In diesem Bereich ist die Enthesiopathie ebenfalls besonders typisch. Auch bei der juvenilen Psoriasisarthritis (siehe auch Seite 230) treten typischerweise mit der D a k - t y l i t i s begleitende Tenosynovitiden auf, die an den Eeugesehnen der betroffenen Finger lokalisiert sind (4, 5).

Im US-amerikanischen Schrifttum wird eine Krankheitsentität mit Seronegativität (Fehlen von Rheumafaktoren), Enthesitis und Arthralgien oder Arthritis als SEA-Syndrom zusammengefasst (2). Es handelt sich hierbei vorwiegend um ältere Jungen mit Nachweis von HLA B27 und Enthesitis im Bereich der Knie- und Sprunggelenke. Im weiteren Krankheitsverlauf entwickelt sich meist eine spezifische rheumatische Erkrankung, z. B. eine juvenile Spondylarthropathie, ankylosierende Sponcylitis oder reaktive Arthritis. Viele dieser Patienten erfüllen möglicherweise die ILAR-Kriterien einer Arthritis mit Enthesitis (3).

B u r s a e s y n o v i a l i s (Schleimbeutel) sind von Synovia gefüllte Säckchen, die aus einem äußeren Stratum fibrosum und einem inneren Stratum synoviale bestehen. Sie finden sich vor allem in Gelenknähe. Am häufigsten treten Schleimbeutel zwischen Sehne und Knochen im Ansatzbereich von Muskeln auf (Bursa subtendinea). Sie dienen der Verschieblichkeit zwischen verschiedenen Strukturen und bewirken eine Druckverteilung im Gewebe. Gelenknahe Schleimbeutel können miteinander verschmelzen und mit der Gelenkhöhle kommunizieren. Regelmäßig kommen Verbindungen zwischen Gelenkhöhle und Schleimbeutel im Bereich des Kniegelenkes (z. B. Bursa suprapatellaris) und am Schultergelenk vor. Die Schleimbeutel werden dann zur Ausstülpung (Rezessus) aus der Gelenkhöhle. Im Bereich des Schultergelenkes haben Schleimbeutel (Bursa subdeltoidea und subacromialis) auch für die Beweglichkeit eine wichtige Bedeutung (1).

Bursitis

Eine Bursitis ist eine akute oder chronische Entzündung eines Schleimbeutels (Bursa). Sie kann serös, fibrinös, eitrig oder nekrotisierend verlaufen. Die chronische Bursitis zeigt sich oft als produktiver Prozess, das heißt mit Zotten und Gelenkkörperbildung (Bursitis proliferans) oder mit gelatinöser Prallfüllung (Hygrom), seltener auch mit Kalkablagerung. Bursiti-

Abb. 339
Arthritis und Enthesitis
mit Tenosynovitis der Tibialissehne
bei einem 17-jährigen Jungen

Abb. 340
Arthritis und Enthesitis mit Tenosynovitis
der Flexoren des rechten Unterarms
bei einem 17-jährigen Jungen

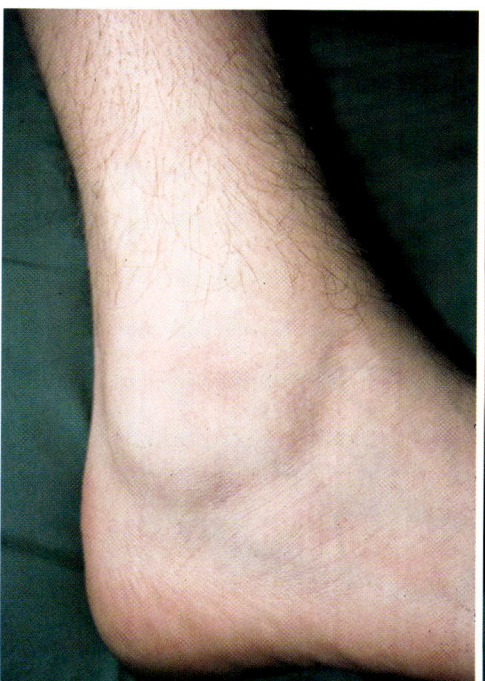

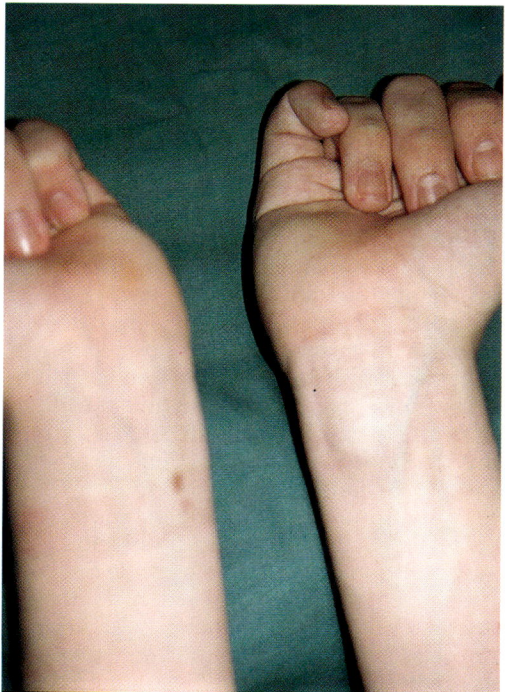

341

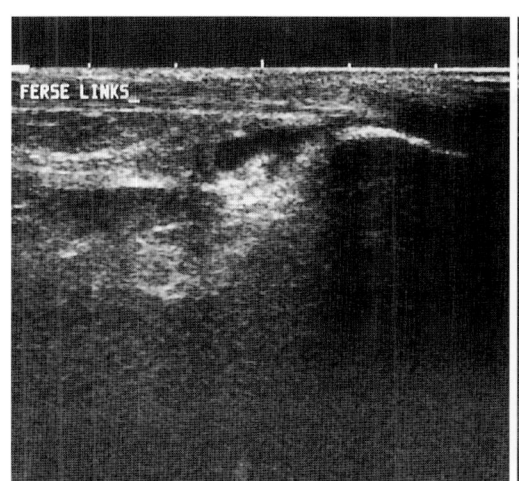

342

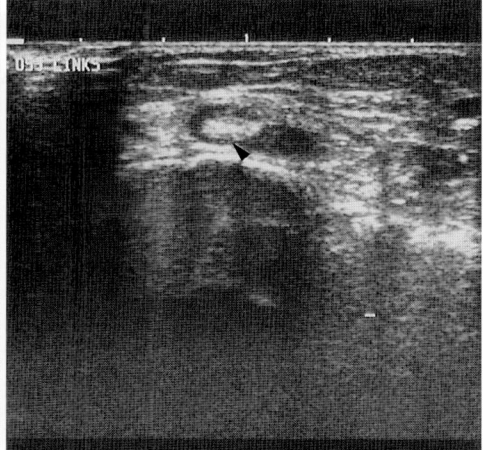

343

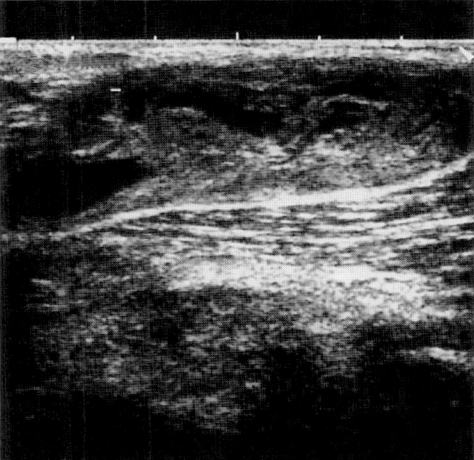

Abb. 341
Sonographie: Bursitis der Bursa
subachillea bei einem 15-jährigen
Jungen mit juveniler Spondylarthropathie

Abb. 342
Sonographie: Tenosynovitis der Tibialis-
posterior-Sehne bei einem 13-jährigen
Jungen mit HLA-B27-assoziierter
Oligoarthritis mit Enthesitis

Abb. 343
Sonographie: Organisierte BAKER-Zyste
bei einem 10-jährigen Mädchen mit
frühkindlicher Oligoarthritis, ANA positiv

Abb. 344
Sonographie: Ganglion im Bereich des
rechten Handgelenks, 1. Sehnenfach bei
einem 3-jährigen Jungen mit systemischer
juveniler Arthritis

344

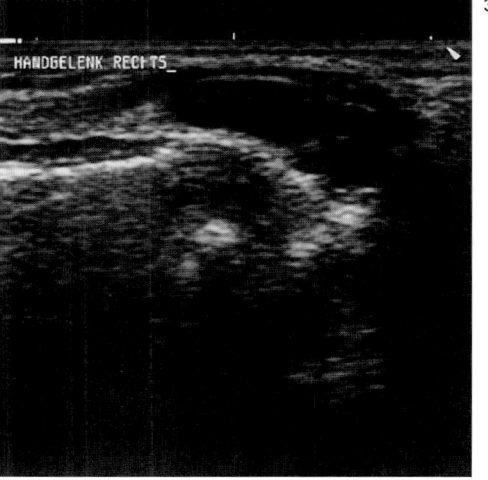

den treten belastungsabhängig an bestimmten Lokalisationen auf und deuten auf isolierte Überlastungen oder Entzündungen hin. Typische Lokalisationen sind die Bursae subdeltoidea, coracobrachialis, bicipitalis, olecrani, trochanterica, iliopectinea, prae- und infrapatellaris, poplitealis, achillea, calcanei (6). Klinisch fallen Schmerzen bei bestimmten Bewegungen auf, die bei Belastung, aber auch nachts, verstärkt werden. Bei Erwachsenen ist die Bursa subdeltoidea (subacromialis) am häufigsten betroffen. Bei chronischer Überlastung kann es zu einer Funktionsbeeinträchtigung des Schultergelenks (Impingement) mit Einklemmung der Supraspinatussehne kommen. Bei der rheumatoiden Arthritis sind Veränderungen des Weichteilmantels am Schultergelenk häufig (6).

Im Kindesalter ist eine Arthritis mit Bursitis subdeltoidea am ehesten bei der systemischen juvenilen Arthritis zu erwarten. Bei dieser Verlaufsform sieht man auch typischerweise eine Bursitis entlang der langen Bizepssehne, die als schmerzlose Schwellung der ventralen Schulter und des proximalen Oberarms imponiert.

Die Bursitis poplitealis (BAKER-Zyste) (Abb. 343) ist die häufigste Manifestation im Kindes- und Jugendalter. Sie tritt in der Kniekehle meist chronisch auf mit prallelastischer Schwellung, die sich nach medial und inferior in den Bereich des M. gastrocnemius ausdehnt und bei gestrecktem Knie dorsal gut sichtbar wird. Typischerweise kommt sie bei entzündlich rheumatischen Erkrankungen, der Lyme-Arthritis, aber auch nach Traumata und Überlastungen vor. Eine klinische Symptomatik kann fehlen. Im Bereich der Ferse sind die Bursa subachillea (Abb. 341) über dem Achillessehnenansatz bei mechanischer Überlastung sowie die Bursa retrocalcanei zwischen Kalkaneus und Achillessehnenoberfläche typischerweise bei den juvenilen Spondylarthropathien mit HLA-B27-Assoziation betroffen. Oft geht diese Symptomatik einher mit einer Tenosynovitis der Achillessehne, Tibialis-poste-

rior- und Peroneus-brevis-Sehne sowie einer Enthesitis an den Ansatzstellen der Plantarfaszie (Kalkaneus, Metatarsalköpfchen I–V und Basis des Metatarsale V) und entzündlicher Beteiligung der Tarsometatarsalgelenke sowie der Fußwurzel.

Muskeln werden an ihrer Oberfläche von einer Faszie umhüllt, die sie gegenüber der Umgebung abgrenzt. Faszien bestehen aus unterschiedlich dickem, straffem kollagenfaserigem Bindegewebe. Die netzartige Anordnung der Kollagenfaserbündel ermöglicht die Anpassung der Faszie an den jeweiligen Kontraktionszustand des Muskels. Für die freie Verschieblichkeit des Muskels im Fasziensack sorgt eine Schicht lockeren Bindegewebes zwischen Faszie und Muskeloberfläche, das Epimysium. Das Epimysium als Träger der großen Blut- und Lymphgefäße sowie der Nerven dringt auch zwischen die Sekundärbündel. Faszien dienen zahlreichen Muskeln als Ursprungszonen. An diesen Stellen ist das Bindegewebe aponeurotisch verdickt.

Faszienverstärkungen treten auch in Form von Retinakula auf und bilden die äußere bindegewebige Begrenzung von Führungsrinnen für die zum Fuß oder zur Hand ziehenden Sehnen. Die Retinakula bilden die äußere Abgrenzung eines osteofibrösen Kanals, in dem die von Sehnenscheiden umhüllten Sehnen normalerweise frei gleiten können. Faszien sind nur begrenzt dehnbar. Bei pathologischen Veränderungen an Sehnen bzw. Sehnenscheiden oder den darunter liegenden Knochen kann es zu Kompressionen kommen (»Sehnenengpasssyndrome«).

Das Karpaltunnelsyndrom kann bei einer Tenosynovitis der Beugesehnen in diesem Kompartiment durch Kompression auf den N. medianus entstehen (Abb. 340). Neben einer rheumatischen Entzündung können auch Traumata, Amyloidose, Myxödem, Tumoren, Stoffwechselstörungen (Diabetes) oder Überlastungen zu dieser Symptomatik führen. Im Kindes- und Jugendalter wird es selten bei chronisch aktiver rheumatischer Entzündung, z. B. bei systemischer Arthritis, gesehen (Abb. 344). Die Schmerzen können von der Hand bis in den Oberarm und die Axilla ausstrahlen.

Fasziitis

Die eosinophile Fasziitis ist eine seltene Erkrankung mit Verhärtung, Verdickung und Schwellung der Haut, und Schmerzen, vorwiegend im Bereich der Hände, Unterarme und Beine, Myositis, Eosinophilie, Hypergammaglobulinämie und Fehlen einer viszeralen Beteiligung. Wegen ihrer Bedeutung u. a. bei der Differenzialdiagnose der Sklerodermie ist ihr ein eigener Beitrag gewidmet (siehe »Eosinophile Fasziitis«, Seite 303).

Diagnostik

In der Diagnostik ist zunächst die vollständige Untersuchung des Bewegungsapparates unter besonderer Berücksichtigung des lokalen Druckschmerzes, der Schwellung und der anatomischen Zuordnung der Strukturen hilfreich. Die sonographische Diagnostik ermöglicht die Zuordnung der entzündeten Strukturen sowie eine Verlaufskontrolle der Symptomatik und therapeutischen Effizienz. In der Kernspintomographie lassen sich die entzündlich enthesopathischen Veränderungen ebenfalls gut darstellen, ermöglichen eine anatomische Lokalisation und Therapieplanung. Sowohl in der T_1- als auch der T_2-Wichtung sieht man bei einer Enthesitis ein Enhancement nach Gadoliniumkontrast, das dem Ausmaß der entzündlichen Veränderungen entspricht.

Therapie

Die Therapie der Bursitis, Tenosynovitis und Fasziitis richtet sich nach der Zuordnung der Symptomatik und der Grunderkrankung. Allgemeine Maßnahmen sind die Entlastung der betroffenen Region, vor allem bei traumatologischer Ursache oder Verstärkung der Beschwerden nach körperlicher Belastung. Lokal analgetisch und antiphlogistisch kann die Kryotherapie eingesetzt werden, sowohl in Form von lokaler Eisapplikation als auch Kaltluftbehandlung. Antiphlogistika werden sowohl systemisch als auch lokal eingesetzt. Eine Wirkungsverstärkung und bessere Penetranz des lokalen Antiphlogistikums in die entzündeten Gewebe kann durch die Iontophorese oder Phonophorese erreicht werden.

Bei therapieresistentem Verlauf ist eine lokale Applikation einer wasserlöslichen Steroidsuspension in das entzündete Gewebe antiphlogistisch effektiv. Auch die Infiltration eines Lokalanästhetikums im Bereich der entzündeten Enthesis kann analgetisch gut wirksam sein. Analgetische Verfahren, wie transkutane elektrische Nervenstimulation (TENS), sind adjuvant hilfreich bei entzündlichen und überlastungsbedingten Enthesiopathien. Im Kindesalter ist diese Methode allerdings noch unzureichend evaluiert.

Literatur

1. Tillmann B. Quergestreifte Skelettmuskulatur. In: Rauber A, Kopsch F, Hrsg. Anatomie des Menschen, Band I, Bewegungsapparat. Stuttgart: Thieme; 1987.
2. Cassidy JT, Petty RE. Textbook of Pediatric Rheumatology, 3rd ed. Philadelphia: Saunders; 1995.
3. Petty RE, et. al. Revision of the Proposed Classification Criteria for juvenile Idiopathic Arthritis: Durban, 1997. J Rheumatol 1998; 25: 1991–1995.
4. Ganser G, Huppertz HI. Juvenile Spondylarthropathien. In: Lentze MJ, et al. Pädiatrie. Grundlagen und Praxis. Heidelberg: Springer; 2001. S. 601–606.
5. Cabral DA, Malleson P, Petty RE. Spondylarthropathies in Childhood. Pediatr Clin North Am 1995; 42: 1051–1070.
6. Harland U, Sattler H. Ultraschallfibel Orthopädie, Traumatologie, Rheumatologie, 2. Aufl. Berlin: Springer; 1999.
7. McCarthy DJ. Arthritis and allied conditions. A Textbook of Rheumatology, 11th ed. Philadelphia: Lea & Febiger; 1989.
8. Fauci AS, et al. Harrison's Principles of Internal Medicine. 14th ed. New York: McGraw-Hill; 1998.

Überbeanspruchungs-syndrome

H. HEBESTREIT, Würzburg

syndromen auch bei Kindern stark zugenommen. In einer Zusammenfassung aller Vorstellungen von Kindern und Jugendlichen unter 15 Jahren in der Section of Sports Medicine der Cleveland Clinic fand ANDRISH (2), dass etwa 40% der 400 jährlichen Neuvorstellungen aufgrund von Schmerzen im Bewegungsapparat auf ein Überbeanspruchungssyndrom zurückzuführen waren. Ähnliche Zahlen fanden sich in Zusammenstellungen anderer Zentren (3, 4). Überbeanspruchungssyndrome können jedoch auch bei nicht sporttreibenden Kindern oder Jugendlichen beobachtet werden, z. B. bei einer Fehlbelastung eines Beines aufgrund von Schmerzen im anderen Bein.

Definition

Überbeanspruchungssyndrome entstehen durch repetitive Mikrotraumata bei zu häufiger bzw. zu intensiver oder biomechanisch nicht korrekter Belastung (1). Dabei kommt es zunächst zu feinsten Rissen innerhalb des Gewebes mit begleitender, schmerzhafter Entzündung; bei anhaltender Traumatisierung können makroskopische Risse oder Frakturen entstehen.

Anatomisch können durch Überbeanspruchung die folgenden Gewebe geschädigt werden: Muskeln, Knochen, Sehnen, Bänder, Bursae, Faszien oder Knorpel im Bereich von Gelenkflächen, Apophysen und Wachstumsfugen. Die resultierenden Verletzungen stellen sich als Zerrung, Ermüdungsfraktur, Tendinitis, Bursitis, Fasziitis oder Apophysitis dar.

Epidemiologie

In der Vergangenheit traten Überbeanspruchungssyndrome fast ausschließlich bei Sportlern im späteren Jugend- und Erwachsenenalter auf. Mit zunehmendem Umfang und steigender Intensität des Trainings bei immer jüngeren Sportlern hat die Zahl von Überbeanspruchungs-

Ätiologie

Verschiedene Faktoren können die Entstehung eines Überlastungssyndroms begünstigen (5). Die Hauptursache ist oft eine akute Steigerung von Umfang oder Intensität des Trainings. Ein weiterer häufiger Grund sind biomechanisch inkorrekte Bewegungen, die entweder nie richtig erlernt wurden oder durch Ausweichbewegungen aufgrund einer noch schmerzhaften, nicht ausgeheilten Verletzung entstehen. Auch die falsche Ausrüstung, wie z. B. Sportschuhe, die nicht genug Halt geben und nicht ausreichend dämpfen, können zur Entstehung von Überlastungsschäden beitragen. Ein Lauf- oder Sprungtraining auf hartem Untergrund kann zu einer Überbeanspruchung verschiedener Bereiche der unteren Extremität führen.

Neben allgemein geltenden äußeren Faktoren können auch individuelle Empfänglichkeit, anatomische Fehlstellungen oder eine begleitende Erkrankung die Entstehung von Überbeanspruchungssyndromen begünstigen. Eine Amenorrhö, die bei intensiv trainierenden Sportlerinnen im Jugend- und jungen Erwachsenenalter mit einer Häufigkeit von bis zu 43% gefunden wurde, kann zu verminderter Knochenfestigkeit und erhöhter Frakturrate prädisponieren. Nicht zuletzt stellt aber das Wachstum selbst einen Risikofaktor dar. Die im Wachstum befindlichen Gewebe sind besonders anfällig für Überlastungen.

Diagnose

Die Diagnose »Überlastungssyndrom« ergibt sich oft schon aus der Anamnese. Hier ist neben der Erfassung (belastungsabhängiger?) Symptome die vergangene und gegenwärtige Sportanamnese essentiell. Besondere Hinweise auf ein Überlastungssyndrom in der Vorgeschichte ergeben sich, wenn einer oder mehrere Risikofaktoren vorliegen. Typisch für ein Überlastungssyndrom sind auch die Prädilektionsstellen, die je nach Sportart variieren. So haben Schwimmer häufiger Schulterschmerzen, Tennisspieler Symptome im lateralen Ellbogenbereich des Schlagarms, Läufer im Bereich des Fußgewölbes, der Archillessehne oder der Schienbeinvorderkante und Turner in der lumbalen Wirbelsäule und den Handgelenken.

Bei der Untersuchung imponiert eine Schmerzhaftigkeit bei Belastung, z. B. durch Druck oder Zug. Bei fortgeschrittenem Überlastungssyndrom kann es auch zur Schwellung kommen.

Laborbefunde

Laborbefunde helfen zur Diagnose eines Überlastungssyndroms selten. Sie können allenfalls zum Ausschluss von Differenzialdiagnosen, wie einer Erkrankung aus dem rheumatischen Formenkreis oder einer chronischen Infektion, sinnvoll sein. In der Regel gelingt die Abgrenzung jedoch schon aufgrund von Anamnese und klinischer Untersuchung.

Apparative Untersuchungen

Weitere diagnostische Maßnahmen, wie Röntgen oder Knochenszintigraphie, sind bei Verdacht auf Ermüdungsfrakturen indiziert. Auch können Röntgenaufnahmen helfen, Differenzialdiagnosen (wie chronische Osteomyelitiden oder Raumforderungen) auszuschließen und anatomische Varianten zu beurteilen. Beim geringsten Verdacht auf eine maligne Neubildung muss bis zur Diagnose oder zum Beweis des Gegenteils weitergesucht werden.

Prävention und Behandlung

Die Prävention von Überlastungsschäden ist extrem wichtig und gelingt durch Vermeidung der erwähnten Risikofaktoren. Ist ein Überlastungssyndrom bereits manifest, genügt bei Kindern und Jugendlichen als Therapie fast immer eine Entlastungsphase, in der die Heilungsmechanismen des Körpers wirken können. Die Entlastung kann bei schweren Verläufen durch Verzicht auf jede sportliche Aktivität erreicht werden, bei leichteren Erkrankungen reicht oft eine Entlastung der betroffenen Extremität aus, z. B. durch Schwimmtraining bei verletzten Läufern. Die Behandlung unterstützen können Kühlung (3-mal 30 Minuten pro Tag), Wärme oder Reizstrom. Der therapeutische Wert dieser Maßnahmen ist jedoch noch nicht dokumentiert.

Steht der Patient unter engmaschiger ärztlicher Kontrolle, kann zur Unterdrückung der Inflammation ein nicht steroidales Antiphlogistikum hilfreich sein. Die Injektion von Steroiden in die Region ist aufgrund des Risikos einer Schwächung des Gewebes mit der Gefahr einer Ruptur extremen Ausnahmesituationen vorbehalten. Bei Kindern kommt es bei frühzeitiger Behandlung von Überlastungssyndromen innerhalb von 3–12 Wochen fast immer zur Restitutio ad integrum (2). Nur bei spät erkannten oder insuffizient behandelten Überlastungssyndromen kann durch Verkalkungen oder eine Osteochondritis dissecans eine dauernde Beeinträchtigung zurückbleiben.

Nach Ausheilung eines Überlastungssyndroms ist darauf zu achten, dass nicht eine rasche Steigerung des Trainingsumfangs zu erneuten Überlastungsproblemen führt.

Spezifische Überlastungssyndrome

Ermüdungsfrakturen

Ermüdungsfrakturen können bei Kindern und Jugendlichen an einer Vielzahl von Lokalisationen auftreten und müssen daher immer in die Differenzialdiagnostik von Schmerzen bei Sportlern einbezogen werden. Besonders die Ermüdungsbrüche des distalen Femurs, die sich durch Knieschmerzen äußern, werden aufgrund der Häufigkeit dieser Symptome aus anderer Ursache oft relativ spät diagnostiziert (5).

Oft lässt sich die Diagnose nur radiologisch oder szintigraphisch sichern. Das Röntgenbild zeigt im Kindesalter im Gegensatz zu Erwachsenen häufig eine Kallusbildung (5). Die Therapie richtet sich nach der Lokalisation und der Stellung der Fraktur. Oft ist durch alleinige Entlastung eine Ausheilung möglich. Teilweise müssen die Frakturenden jedoch operativ ausgerichtet und adaptiert werden.

Spondylolyse und Spondylolisthesis

Diese Krankheitsbilder (siehe auch »Spondylolyse und Spondylolisthesis«, Seite 577) wurden früher als angeborene Anomalien angesehen. Es mehren sich jetzt jedoch die Hinweise, dass es sich um Überlastungsschäden handelt (5). Typisch ist die Anamnese mit Schmerzen im Lumbalbereich bei einem Turner oder Tänzer, dessen Training repetitive Reklinationen der Lumbalwirbelsäule enthält. Lässt sich die Diagnose eines Überlastungssyndroms des Wirbelbogens, z. B. mit Knochenszintigraphie oder Magnetresonanztomographie, frühzeitig (das heißt vor einer beidseitigen Fraktur des Wirbelbogens) stellen, kann der Schaden unter Ruhigstellung zur Ausheilung kommen.

Apophysiopathie der Tuberositas tibiae

Die OSGOOD-SCHLATTER-Erkrankung tritt vor allem während des beschleunigten Wachstums in der Pubertät auf und imponiert durch Schmerzen bei Streckung des Knies gegen Widerstand und bei Druck auf die Tuberositas tibiae. Die Tuberositas ist oft deutlich prominent. Radiologisch sieht man eine schollige und sklerosierte Apophyse. Mit dem Schluss der Wachstumsfuge heilt die Erkrankung aus. Therapeutisch reichen meist eine Reduktion der körperlichen Aktivität und supportive Maßnahmen, wie z. B. Kühlung.

Apophysiopathie der Kalkaneusapophyse

Ähnlich wie bei der Apophysiopathie der Tuberositas tibiae kommt es durch immer wiederkehrenden, starken Zug der Archillessehne zu einer Sklerosierung und Fragmentierung der Apophyse. Klinisch fällt vor allem ein Schmerz beim Aufsetzen des Fußes mit der Ferse, beim Zehenspitzenstand oder beim Absprung auf. Die Therapie besteht in Entlastung durch reduzierte körperliche Aktivität, Dehnübungen für die Archillessehne und gegebenenfalls in einer passageren Erhöhung der Absätze (2, 6). Die Erkrankung heilt folgenlos aus.

Patellofemorales Syndrom

Dieses oft auch als Chondropathia bzw. Chondromalazia patellae (siehe auch »Wirbelsäulenerkrankungen«, Seite 574) bezeichnete Syndrom äußert sich durch Schmerz im vorderen Kniebereich während oder nach Belastung. Weitere Auslöser der Symptome können längeres Sitzen mit gebeugten Knien und Streckung des Knies gegen Widerstand sein. Auch das Tragen von Schuhen mit hohen Absätzen kann die genannten Beschwerden auslösen.

Bei der Untersuchung finden sich typischerweise Schmerzen bei starker Knieflexion, wobei die Beweglichkeit des Kniegelenks normal ist. Am medialen oder lateralen Rand der Patella besteht meist ein Druckschmerz, weiterhin kann man Krepitationen (»Schneeballknirschen«) bei Bewegung der Patella spüren. Ab und zu besteht ein Kniegelenkserguss.

Viele Differenzialdiagnosen müssen bedacht werden: Arthritis, diskoider Meniskus, Meniskusrisse, Überlastungssyndrome mit Entzündung der Supra- oder Infrapatellarsehnen oder ihrer Ansätze, Osteochondrosis dissecans, Ermüdungsfrakturen an Tibia oder Femur sowie Entzündungen der knienahen Bursae oder des retropatellaren Fettkörpers.

Die Therapie besteht initial in der Entlastung sowie in einer anschließenden Rehabilitationsphase mit Übungen zur Kräftigung der muskulären Führung der Patella (1). Eine operative Therapie ist nur bei rezidivierenden (Sub-)Luxationen oder deutlicher anatomischer Fehlstellung sinnvoll.

Epicondylitis radialis humeri

Beim sog. Tennisellbogen bestehen Schmerzen im lateralen Bereich des Ellbogens, die in den Vorderarm ausstrahlen können. Die Schmerzen nehmen bei Dorsalextension der Hand oder Faustschluss zu. Bei Druck auf den Epikondylus kommt es zu starken Schmerzen. Unter Schonung kommt es meist, wenn auch manchmal sehr zögerlich, zur Ausheilung der Erkrankung.

Andere Insertionstendinopathien

Viele Ansätze von Sehnen und Muskeln können durch chronisch repetitive Belastungen überfordert werden. Typisch sind hier Schmerzen im Bereich der Ansätze der Plantarfaszie und der vorderen Schienbeinkante bei Läufern. Bei adäquater Entlastung und ggf. Wechsel des Schuhwerks kommt es in aller Regel zur Ausheilung.

Literatur

1. American Academy of Pediatrics. Sports Medicine: Health Care for Young Athletes. 2nd ed. Illinois: Elk Grove Village; 1991.

2. Andrish JT. Overuse syndromes of the lower extremities in youth sports. In: Boileau RA, editor. Advances in Pediatric Sport Sciences. Vol. 1: Biological Issues. Champaign: Human Kinetics; 1984.

3. Kibler WB, Mc Queen C, Uhl T. Fitness evaluation and fitness findings in competitive junior tennis players. Clin Sports Med 1988; 7: 403–416.

4. Weir MA, Watson AW. A twelve month study of sports injuries in one Irish school. Ir J Med Sci 1996; 165: 165–169.

5. Micheli LJ. Overuse injuries in the young athlete: stress fractures In: Bar-Or O, editor. The Child and Adolescent Athlete. Oxford: Blackwell Science; 1996. p. 139–201.

6. Micheli LJ, Ireland ML. Prevention and management of calcaneal apophysitis in children: an overuse syndrome. J Pediatr Orthop 1987; 7: 34–38.

Erythromelalgie

G. HORNEFF, Halle

Definition und Häufigkeit

Mit der deskriptiven Bezeichnung Erythromelalgie wurde erstmalig 1878 ein Krankheitsbild mit starken brennenden Schmerzen an Händen und Fußsohlen beschrieben, das mit einer Rötung, Schwellung und Überwärmung einhergeht. Die Erythromelagie kann bei Systemerkrankungen auftreten (Tab. 119) und wird dann als sekundäre Form von der idiopathischen primären Form abgegrenzt. Im Kindesalter tritt, von wenigen Ausnahmen (1) abgesehen, fast nur die letzte Form auf.

Die Erkrankung ist selten, sie kann jedes Lebensalter und beide Geschlechter betreffen. Bei familiärem Auftreten wurde über einen autosomal dominanten Vererbungsmodus spekuliert.

Ätiologie und Pathogenese

Ätiologie und Pathogenese der Erkrankung blieben bislang unklar. Das Auftreten bei Thrombozytosen, als thrombozythämische Erythromelalgie, legt eine pathogenetisch relevante Interaktion zwischen Endothel und Thrombozyten nahe, die über von aktivierten Thrombozyten freigesetzte Entzündungsmediatoren vermitttelt wird (2). Beschrieben wurden sowohl fibromuskuläre Intimaproliferation als auch okklusive Thrombosen. Daneben wird pathogenetisch eine Gefäßdysregulation diskutiert, die über eine Shuntbildung zu einem schmerzhaften »Steel«-Effekt führt. Die Erythromelagie wird oft von einer arteriellen Hypertonie begleitet, die ebenfalls auf eine Gefäßdysregulation hinweist.

Tab. 119
Sekundäre Erythromelalgie:
assoziierte Erkrankungen

Thrombozytose – Polycythaemia vera
Systemischer Lupus erythematodes
Rheumatoide Arthritis
Kryoglobulinämie
Thrombangiitis obliterans
Diabetes mellitus
Gicht
Arteriosklerose
Nebenwirkungen vasoaktiver Substanzen

Tab. 120
Diagnose der primären
Erythromelalgie (3)

I	Brennende palmare und plantare Schmerzen, Rötung und Überwärmung
II	Bilateral-symmetrisches und persistierendes Auftreten
III	Verstärkung durch Wärme oder körperliche Aktivität
IV	Besserung durch Kälte, Ruhe, Hochlagerung
V	Fehlende Grunderkrankung
VI	Kein Ansprechen auf Analgetika

Klinischer Befund

Interessanterweise werden die Schmerzen durch Anheben der Extremitäten (ebenso durch Kühlung) gelindert, durch Wärmeapplikation oder körperliche Aktivität aber verstärkt. Der Patient ist in der Regel schwer beeinträchtigt und aufgrund der Schmerzen immobilisiert.

Diagnose

Die Diagnose (Tab. 120) wird klinisch gestellt und basiert auf der Kombination von episodisch und meist symmetrisch auftretender Kongestion und Vasodilatation von Händen und Füßen mit Rötung, Überwärmung und ausgeprägten brennenden Schmerzen.

Laborbefunde

Bei der primären Erythromelalgie finden sich weder Entzündungszeichen noch antinukleäre Antikörper, Kryoglobuline, Kälteagglutinine, Gerinnungsstörungen oder Thrombophiliezeichen.

Therapie und Prognose

Analgetika sind ohne wesentlichen Nutzen. Hilfreich waren bei einigen Patienten eine Prostaglandinapplikation sowie die systemische Behandlung mit Natriumnitroprussid. Gerade diese Form der antihypertensiven Behandlung könnte über die Bereitstellung von Stickstoffmonoxid zu einer Relaxierung der Gefäßmuskulatur führen und somit gezielt in die Pathogenese eingreifen. Bei sekundären Formen ist die Grunderkrankung zu behandeln. Eine schmerzlindernde Kühlung ist vorsichtig zu betreiben, da an den Extremitäten erhebliche Kälteschäden, Mazerationen, Ulzerationen, Infektionen und Gangrän zu befürchten sind.

Die Prognose – zumindest der kindlichen primären Erythromelalgie – ist günstig, die der sekundären Form von der Grunderkrankung abhängig.

Literatur

1. Drenth JPH, et al. Acute secondary erythermalgia and hypertension in children. Eur J Pediatr 1995; 154: 882–885.
2. Kurzrock R, Cohen PR. Erythromelalgia – review of clinical characteristics and pathophysiology. Am J Med 1991; 91: 413–422.
3. Drenth JP, Michiels JJ. Clinical characteristics and pathophysiology of erythromelalgia and erythermalgia. Am J Med 1992; 93: 111–114.

Raynaud-Phänomen

F. Dressler, Hannover

Definition

Maurice Raynaud beschrieb 1862 erstmals eine Form anfallsartig auftretender akraler Durchblutungsstörungen mit der charakteristischen Symptomensequenz der Blässe, gefolgt von einer Zyanose und einem hyperämischen Erythem (1). Es handelt sich um eine abnorme Reaktion der akralen Gefäße auf Kälte, meist an den Fingern.

Zur Diagnose eines Raynaud-Phänomens gehören das anfallsweise Auftreten bei Kälte oder emotionalen Belastungen und eine mindestens zweiphasige Verfärbung. Bei einem primären Raynaud-Syndrom lässt sich keine zugrundeliegende Ursache oder Erkrankung feststellen. Bei einem sekundären Raynaud-Syndrom sind die vasospastischen Phänomene Symptom einer Grunderkrankung oder einer unerwünschten Arzneimittelwirkung.

Im englischen Sprachgebrauch wird der Begriff des Raynaud-Phänomens teilweise auf sekundäre Raynaud-Syndrome begrenzt und der Begriff Raynaud-Erkrankung auf primäre Raynaud-Syndrome bezogen (2).

Häufigkeit

Die Häufigkeit des Raynaud-Phänomens wird in verschiedenen Bevölkerungen auf 3–16% geschätzt. Der Altersgipfel für den Erkrankungsbeginn liegt im jungen Erwachsenenalter; das weibliche Geschlecht überwiegt im Verhältnis 1,5–2:1 (3, 4). Für Erwachsene wird eine Verteilung primärer und sekundärer Raynaud-Syndrome in einem Verhältnis von 70:30 angegeben. Zur Häufigkeit von Raynaud-Phänomenen im Kindesalter gibt es keine verlässlichen Angaben, wobei sekundäre Raynaud-Syndrome häufiger sind als primäre (2, 5).

Ätiologie und Pathogenese

Zu Beginn eines Raynaud-Phänomens kommt es zu einer arteriellen Vasokonstriktion mit Verminderung der Hautdurchblutung und einer scharf abgegrenzten Blässe der abhängigen Gebiete, meistens an den Enden mehrerer Finger (weiße Phase; Abb. 345). Nach einigen Minuten tritt in einer 2. Phase aufgrund einer venösen Stase eine Zyanose derselben Gebiete auf (blaue Phase; Abb. 346), die einige weitere Minuten später von einer reflektorischen Vasodilatation mit Hyperämie gefolgt werden kann (rote Phase). Die charakteristischen Verfärbungen lassen sich durch Kälte provozieren und durch Wärme bessern.

Der physiologischen Reduktion des Blutflusses zu den Akren steht beim Patienten mit Raynaud-Phänomen ein vollständiges Sistieren des arteriellen Einstroms gegenüber (4). Bei einem Teil der Patienten findet sich eine gesteigerte Gefäßsensitivität auf Katecholamine oder Serotonin (4). Eine Endothelaktivierung bzw. -schädigung lässt sich durch erhöhte Konzentrationen des von-Willebrand-Faktors, des Thrombomodulins und des Endothelins sowie eine Reduktion des gefäßerweiternden Endothelium-Derived-Relaxation-Faktors und des Prostacyclins im strömenden Blut nachweisen.

Angiographische Befunde zeigen bei primären Raynaud-Syndromen eine reversible Störung der Vasomotorik, während es bei sekundären Raynaud-Syndromen langfristig zu einer von proximal nach distal zunehmenden Lumeneinengung

Abb. 345
Weiße Phase eines
Raynaud-Phänomens.
(Das Bild wurde freund-
licherweise von Dr. Laurie
Miller, Boston, USA, zur
Verfügung gestellt)

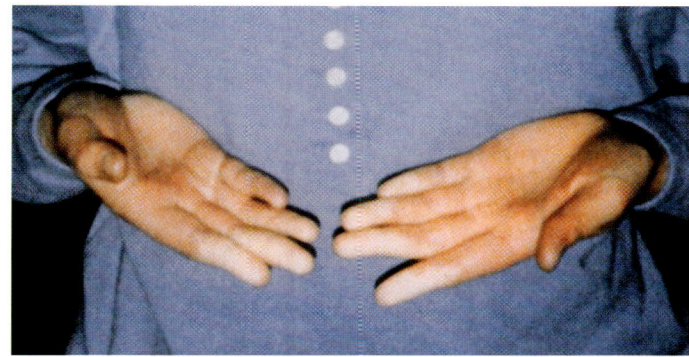

Abb. 346
Blaue Phase eines Raynaud-
Phänomens (aus 12)

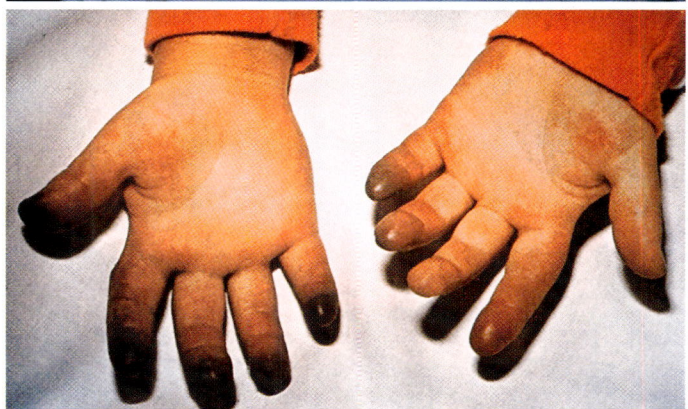

Tab. 121
Mögliche Ursachen
eines sekundären
Raynaud-Syndroms

Kollagenosen	Systemische Sklerose, systemischer Lupus erythematodes, CREST-Syndrom, Mischkollagenose, Sjögren-Syndrom, Dermatomyositis
Gefäß-erkrankungen	Takayasu-Arteriitis, Thrombangiitis obliterans, Karpaltunnelsyndrom, Schultergürtelkompressionssyndrom
Hämorrheo-logische Ursachen	Kryoglobulinämie, Kryofibrinogenämie, Kälteagglutinine
Paraneoplastische Syndrome	Phäochromozytom, Karzinoid
Medikamentöse Nebenwirkungen	Ergotamine, β-Blocker, Cyclosporin A, Amphotericin B, Chemotherapeutika (Vincristin, Cisplatin, Bleomycin)
Intoxikationen	Blei, Arsen
Traumata	Erfrierungen, berufsbedingte Mikrotraumen (Vibrationen)

und zu einer Gefäßrarefizierung kommen kann. Histopathologisch findet sich bei solchen Beobachtungen eine obliterative Angiopathie mit einer nicht entzündlichen Intimaverdickung. Die schwerstwiegende Komplikation eines sekundären RAYNAUD-Syndroms sind trophische Störungen der abhängigen Gebiete bis zur Gangrän.

Beim primären RAYNAUD-Syndrom liegt typischerweise ein eher symmetrischer Befall vor, und es kommt nie zu trophischen Störungen. Eine zugrundeliegende Erkrankung sollte nach einem Verlauf von mindestens 2 Jahren nicht erkennbar sein (6). Allerdings gibt es Verläufe, in denen eine RAYNAUD-assoziierte Erkrankung erst nach vielen Jahren deutlich wird (7).

Sekundäres RAYNAUD-Syndrom und Kollagenosen: RAYNAUD-Phänomene werden bei 90–95% aller Patienten mit einer Sklerodermie berichtet; bei etwa 70% der Patienten ist sie das 1. Krankheitssymptom (4). Definitionsgemäß weisen alle Patienten mit einem CREST-Syndrom (Calcinosis cutis, RAYNAUD-Phänomen, Ösophagusmotilitätsstörung, Sklerodaktylie, Teleangiektasien) ein RAYNAUD-Syndrom auf. Bei der Mischkollagenose haben 80–90% der Patienten ein RAYNAUD-Syndrom, beim systemischen Lupus 40%, beim primären SJÖGREN-Syndrom 30% und bei der Dermatomyositis 20%.

Aufgrund der Häufigkeit des RAYNAUD-Phänomens in der sonst gesunden Bevölkerung sind auch RAYNAUD-Syndrome bei anderen rheumatischen Erkrankungen, z. B. der juvenilen idiopathischen Arthritis und der rheumatoiden Arthritis, zu erwarten und beschrieben. Eine statistische Sicherung einer überzufälligen Häufung steht hierzu aber aus. Neben Kollagenosen können eine Reihe anderer Erkrankungen, Medikamente oder Intoxikationen zu sekundären RAYNAUD-Syndromen führen; die häufigsten Ursachen nennt Tab. 121.

Anamnese

Eine positive Familienanamnese weist eher auf ein primäres RAYNAUD-Syndrom hin. Auslösende Ereignisse sind in der Regel Kälte oder emotionale Belastungen. Nach der Einnahme von Medikamenten, vor allem der in Tab. 121 genannten, sollte gefragt werden. Sonnenempfindlichkeit,

SICCA-Syndrom, Exantheme, Mundulzera oder Haarausfall können auf Kollagenosen hinweisen.

Klinischer Befund

Ein RAYNAUD-Phänomen tritt am häufigsten an den distalen Gliedern eines oder mehrerer Finger auf, wobei die Daumen meist ausgespart sind. Seltener sind die Zehen, die Nase oder die Ohren betroffen. Einige wenige Patienten weisen gleichzeitig Symptome einer anfallsweisen Minderdurchblutung anderer Organe auf, z. B. eine Angina pectoris oder eine Migräne. Ein ausgeprägt asymmetrischer Befall spricht eher für ein sekundäres RAYNAUD-Syndrom. Das betroffene Hautareal ist zunächst weiß und kalt, mit scharfer Abgrenzung zur proximal normal durchbluteten Haut (Abb. 345). Häufig fehlt eine der beiden folgenden Phasen (blau bzw. rot). Viele Patienten haben deutliche Schmerzen in den betroffenen Arealen.

Bei Patienten mit einer Sklerodermie sind manchmal mit bloßem Auge sichtbare Megakapillaren am Nagelfalz zu finden. Teleangiektasien treten zudem besonders im Gesicht und der übrigen oberen Körperhälfte auf. Ein weiteres für die Sklerodermie typisches Symptom ist eine derbe, akral betonte Schwellung des Haut- und Unterhautgewebes, meist an den Händen. Später kommt es zu einer Verdickung der Haut.

Zur körperlichen Untersuchung gehört eine gründliche Palpation der peripheren Pulse. Abgeschwächte Pulse können Hinweis auf einige der in Tab. 121 genannten Erkrankungen sein, z. B. die TAKAYASU-Arteriitis oder das Schultergürtelkompressionssyndrom.

Laborbefunde

Bei den Laboruntersuchungen ist vor allem die Bestimmung antinukleärer Antikörper und gegebenenfalls deren Charakterisierung wichtig. Beim primären RAY-

NAUD-Syndrom sind antinukleäre Antikörper in der Regel negativ, bei sekundären RAYNAUD-Syndromen finden sich häufig antinukleäre Antikörper und vor allem Anti-Centromer- oder Anti-Scl-70-Antikörper. Die Bestimmung von Kryoglobulinen, Kryofibrinogen oder Kälteagglutininen kann zum Ausschluss einer hämorrheologischen Ursache sinnvoll sein.

Apparative Untersuchungen

Die Kapillarnagelbettmikroskopie ist beim primären RAYNAUD-Syndrom normal. Bei Kollagenosen finden sich oftmals verdickte, abnorm geschlängelte, rarefizierte oder teleangiektatisch veränderte Kapillaren (Abb. 347 und 348). Bei einem Teil der Patienten sind Megakapillaren bereits mit bloßem Auge wahrnehmbar, oder sie können mit einem Otoskop oder Ophthalmoskop gesehen werden.

Eine digitale Blutdruckmessung nach Kältereiz kann bei der Differenzierung von primären und sekundären RAYNAUD-Syndromen helfen (8). Andere apparative Untersuchungen haben nur einen geringen Stellenwert. Eine Thermographie kann die phasenweise fehlende Durchblutung bestätigen. Eine Angiographie sollte Patienten mit vermuteter Thromboembolisierung vor einem geplanten chirurgischen Eingriff vorbehalten sein. Eine Biopsie zur Diagnosesicherung ist in der Regel nicht indiziert.

Diagnose

Zur Diagnose eines RAYNAUD-Phänomens gehört das Auftreten von mindestens 2 der 3 typischen Farbphasen (weiß-blau-rot). Zur weiteren Beurteilung gehört die Suche nach Ursachen und zugrundeliegenden Erkrankungen (Tab. 121). Hierbei sind die Bestimmung antinukleärer Antikörper und die Kapillarnagelbettmikroskopie von besonderer Bedeutung, da sie den höchsten Vorhersagewert für das Auftreten einer Grunderkrankung haben (5, 7).

Therapie

Die wichtigsten a l l g e m e i n e n T h e r a p i e m a ß n a h m e n sind die Vermeidung von Kälte und von Nikotin (9, 10). Durch

Abb. 347
Kapillarnagelbettmikroskopie
bei einem gesunden Kind (aus 13)

Abb. 348
Kapillarnagelbettmikroskopie bei einem
Sklerodermiepatienten mit kapillären
Erweiterungen, Schlängelung und avaskulären
Zonen (aus 13)

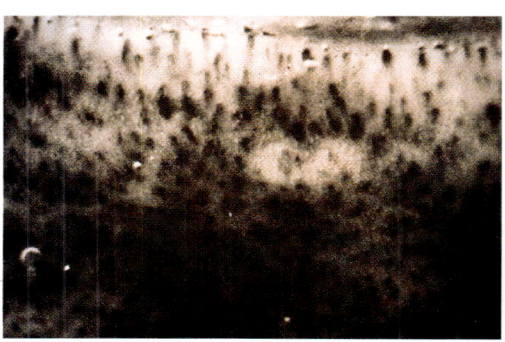

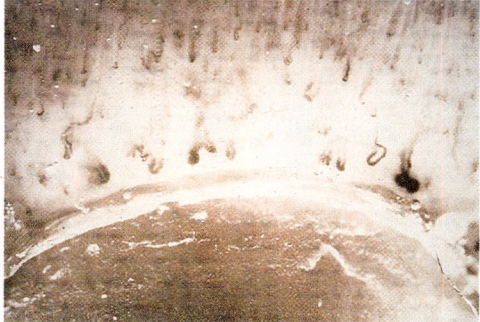

Kälteschutz lässt sich eine Anfallsprophylaxe bei allen Formen eines RAYNAUD-Phänomens erreichen. Betroffene sollten bei kaltem Wetter Fausthandschuhe tragen und auch den übrigen Körper warm bekleiden. Raucher sind zum vollständigen Verzicht auf Nikotin aufzufordern, da zusätzliche Durchblutungsstörungen durch Nikotin verursacht werden. Vibrationen der betroffenen Körperteile, z. B. Arbeiten mit entsprechenden Werkzeugen, sind zu vermeiden. Eine Verringerung der Anfallshäufigkeit lässt sich bei einigen Patienten mit Hilfe von Entspannungstechniken, wie autogenem Training, Yoga oder Biofeedback, erreichen.

Die medikamentöse Therapie beginnt mit Kalziumantagonisten, meist Nifedipin, wobei individuell eine effektive Dosis nach klinischem Effekt und Blutdrucktoleranz gefunden werden muss. Zusätzlich kann Nitroglycerincreme oder Prazosin eingesetzt werden. In ihrer Wirksamkeit weniger gut belegt sind ACE-Hemmer wie Captopril oder der Serotoninantagonist Ketanserin. Bei kritischen akralen Durchblutungsstörungen werden das Prostaglandin I_2 (Prostacyclin)-Analogon Iloprost oder das Prostaglandin E_1 (Alprostadil) parenteral eingesetzt (4, 10, 11). Daneben wird zum Teil Acetylsalicylsäure in thrombozytenaggregationshemmender Dosis empfohlen (10). Eine reversible Nervenblockade digital oder karpal mit Lidocain kann günstig sein. Eine thorakale Sympathektomie ist nicht zu empfehlen, da auf lange Sicht keine Besserung der Beschwerden erreicht wird (4).

Prognose

Die Prognose primärer RAYNAUD-Syndrome ist gut, jene der sekundären RAYNAUD-Syndrome hängt von der Entwicklung der zugrundeliegenden Störung bzw. Erkrankung ab. Eine Metaanalyse von 10 Studien mit insgesamt 639 Erwachsenen mit einem primären RAYNAUD-Syndrom ergab, dass 12,6% eine zugrundeliegende Erkrankung, meist eine Kollagenose, entwickelten. Dabei dauerte es im Mittel 10 Jahre vom Beginn des RAYNAUD-Phänomens bis zum Auftreten der Kollagenose. Der höchste positive Prädiktionswert für das Entwickeln einer Kollagenose lag mit 47% bei einer pathologischen Kapillarnagelbettmikroskopie (7).

Literatur

1. Raynaud M. De l'asphyxie locale et de la gangrène symétrique des extrémités. Promotion, Paris: L Leclerc Libraire-Editeur; 1862.
2. Cassidy J, Petty R. Raynaud's phenomenon. In: Cassidy J, Petty R. Textbook of Rheumatology. 3rd ed. Philadelphia: Saunders; 1995. p. 429–431.
3. Haustein UF. Raynaud-Phänomen und Sklerodermie. Hautarzt 1996; 47: 336–340.
4. Schnabel A, Gross WL. Raynaud-Syndrom. Internist 1996; 36: 867–879.
5. Duffy CM, et al. Raynaud syndrome in childhood. J Pediatr 1989; 114: 73–78.
6. Creutzig A. Diagnostik des Raynaud-Syndroms. Dtsch med Wochenschr 1993; 118: 1449–1454.
7. Spencer-Green G. Outcomes in primary Raynaud phenomenon. A meta-analysis of the frequency rates, and predictors of transition to secondary diseases. Arch Intern Med 1998; 158: 595–600.
8. Maricq HR, et al. Digital vascular responses to cooling in subjects with cold sensitivity, primary Raynaud's phenomenon, or scleroderma spectrum disorders. J Rheumatol 1996; 23: 2068–2078.
9. Creutzig A. Therapie des Raynaud-Syndroms. Dtsch Med Wochenschr 1993; 118: 1487–1490.
10. Wigley FM. Management of severe Raynaud's phenomenon. J Clin Rheumatol 1996; 2: 103–111.
11. Wigley FM, et al. Intravenous iloprost infusion in patients with Raynaud phenomenon secondary to systemic sclerosis. Ann Intern Med 1994; 120: 199–206.
12. Schweier P, Hrsg. Pädiatrischer Farbatlas. München: Marseille; 1986.
13. Ansell BM, Rudge S, Schaller JG. Color Atlas of Pediatric Rheumatology. St. Louis: Mosby Year Book; 1992.

Weitere entzündliche Erkrankungen

Dornsynovitis

DAGMAR MÖBIUS, Cottbus

Definition und Häufigkeit

Es handelt sich um eine Fremdkörper-synovitis, verursacht durch Planzendor-nen, Holz- und Glassplitter, Nadeln und andere Metallspitzen. Meist kommt es zu einer akuten Synovitis, gefolgt von einer relativ asymptomatischen Periode. Tritt später dann eine persistierende chroni-sche Synovitis auf, ist das auslösende Ereignis meist längst vergessen (1–3).

Die Dornsynovitis ist bei Kindern nicht selten. Epidemiologische Angaben zur Häufigkeit fehlen, in den Kasuistiken überwiegt das männliche Geschlecht. Wir sahen bei etwa 800 Kindern mit Arthritiden 4 Jungen mit einer Fremdkörpersynovitis (Abb. 349).

Klinische Befunde

Monarthritis mit Schmerzen, Schwellung, Steifigkeit und Funktionseinschränkung. Nur bei Komplikationen treten Infektions-zeichen mit Fieber, allgemeiner Entzün-dungsaktivität bis hin zum septischen Bild auf. Bei einem Kind mit bekannter Arthri-tis ist eine Dornsynovitis nicht von einem akuten Schub zu unterscheiden (4).

Diagnose und Differenzialdiagnose

Eine sorgfältige Anamnese setzt die ge-zielte Frage nach möglichen Verletzungen voraus. Die Diagnose ist leichter, wenn es sich um Metall- oder Glassplitter handelt, sonst zeigen Röntgenaufnahmen anfangs keinen pathologischen Befund. Ist die Ent-zündung schwer, können später periostale Reaktionen auftreten, auch Osteomyeliti-den, Erosionen oder tumorähnliche Ver-änderungen sind beschrieben (1). Können Sonographie, CT oder MRT die Ursache einer Monarthritis nicht klären, ist die Arthroskopie indiziert. A b z u g r e n z e n sind die septische bzw. die juvenile idio-pathische Arthritis.

Laborbefunde

Uncharakteristisch, Entzündungszeichen nur bei sekundärer Infektion; auch das Gelenkpunktat zeigt sehr variable Zellbil-der, meist Erythrozyten, Eiweißerhöhung und ein eher lympho-monozytär betontes Zellbild.

Histologie

Es finden sich zum Teil zottige Verände-rungen und Proliferationen der Deckzellen, eine granulomatöse Synovitis mit meist rundzelligen Infiltrationen und Riesenzel-len vom Fremdkörpertyp. Rice bodies im Bereich der Sehnenscheiden wurden auch beschrieben (5–7).

Therapie und Prognose

Die konservative Therapie ist nicht effek-tiv. Nichtsteroidale Antirheumatika (und manchmal auch Antibiotika bei sekundä-rer Infektion) (6, 8) können nur vorüber-gehend die Symptome bessern. Kurativ ist die Synovektomie mit Entfernung des Fremdkörpers (7, 9).

Die P r o g n o s e ist nach Entfernung des Fremdkörpers in der Regel gut. Bei ent-

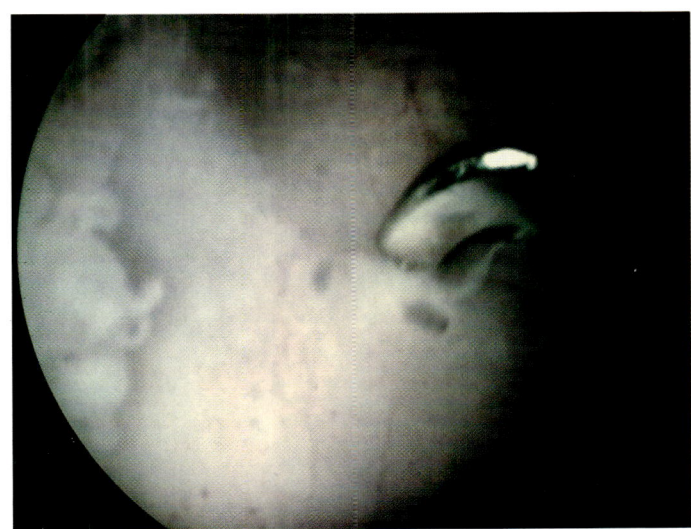

Abb. 349
Multiple Holzsplitter in der
Synovia eines 7-jährigen
Jungen (arthroskopische
Aufnahme)

sprechender Disposition kann auch ein Fremdkörper Auslöser einer juvenilen idiopathischen oder rheumatoiden Arthritis sein (8, 10, eigene Beobachtung).

Literatur

1. Jacobs JC. Pediatric Rheumatology for the Practitioner. New York-Heidelberg-Berlin: Springer; 1982. p. 64–66.

2. Lorenz K, Oppermann J, Hrsg. Kinderrheumatologie. Stuttgart: Enke; 1993; S.108.

3. Sugarman M, et al. Plant thorn synovitis. Arthritis Rheum 1977; 20: 1125–1128.

4. Ormerod AD, et al. Plant thorn synovitis occurring in a child with psoriatic arthritis. Br J Rheumatol 1984; 23: 296–297.

5. Carandell M, et al. Plant thorn synovitis. J Rheumatol 1980; 7: 567–569.

6. Goupille P, et al. Two cases of plant thorn synovitis. Difficulties in diagnosis and treatment. J Rheumatol 1990; 17: 252–254.

7. Muirhead DE, et al. A light and ultrastructural study of rice bodies recovered from a case of date thorn – induced extra – articular synovitis. Ultrastruct Pathol 1998; 22: 341–347.

8. Kchir MM, et al. Synovitis caused by plant thorn and chronic polyarthritis. Apropos of a case and review of the literature. Rev Rhum Engl Ed 1994; 61: 53–55.

9. Olenginski TF. et al. Plant thorn synovitis: an uncommon cause of monoarthritis. Semin Arthritis Rheum 1991; 21: 40–46.

10. Hawkins SJ, et al. Rheumatoid arthritis developing after plant thorn synovitis. BMJ 1982; 285: 1620.

Allergische Arthritis

R. CREMER, Köln
J. FORSTER, Freiburg

Definition

In der englischsprachigen Literatur wird die experimentell im Tiermodell, z. B. durch s.c. Injektion von FREUND-Adjuvans oder zusätzlich intraartikulär injizierte Fremdproteine wie Kuhmilchproteine, Serumeiweiße von Huhn oder Kuh (1, 2) oder Borrelienproteine (3), erzeugte Arthritis als allergisch bezeichnet.

Ätiologie und Pathogenese

Die arthritogenen Peptide aus diesen Eiweißen wirken als T-Zellantigene; entsprechend ihrer Größe und dem kationischen Charakter werden stark arthritogene Peptide länger im Gelenkraum retiniert, kurz wirksame schnell eliminiert (1). Das histologische Bild entspricht einer mononukleären Infiltration der Synovia (4). Nur wenige Studien befassen sich mit der Möglichkeit einer Arthritis als Manifestation einer Nahrungsmittelallergie, darunter die von PANUSH (5) an verschiedenen Kaninchenrassen, von denen einige nach Kuhmilchfütterung nicht nur häufiger IgG-Antikörper gegen Kuhmilchproteine und zirkulierende Immunkomplexe, sondern auch Arthritiden entwickelten, verglichen mit den Kontrolltieren, die anstelle von Kuhmilch Wasser erhielten.

Die Übertragbarkeit dieser tierexperimentellen Daten auf die Pathogenese der menschlichen Arthritis wird immer noch kontrovers diskutiert. Dazu finden sich in der Literatur nur Einzelberichte (6–9), während kontrollierte Studien oder sogar Doppelblindprovokationen Ausnahmen im Studiendesign sind (10).

Klinisches Bild

Bei erwachsenen Arthritispatienten wird für maximal 5% eine allergische Ursache zumindest als Mitauslöser der Erkrankung geschätzt (11); dabei waren Milcheiweiße, Nitrate oder Krabben die auslösenden Allergene (11, 12). Für Kinder und Jugendliche sind keine entsprechenden Untersuchungen bekannt.

Bei Erwachsenen sind zwar langdauernde, aber relativ milde polyartikuläre Verläufe beschrieben. Die Bestimmung von spezifischem IgE ergab meist unauffällige Ergebnisse, dagegen wurden hohe IgG-Antikörper gegen Kuhmilchproteine gefunden. Außerdem war die Stimulierbarkeit peripherer mononukleärer Zellen mit Kuhmilchproteinen erhöht (11, 12).

Diagnose

Für eine exakte Diagnose ist eine allergenarme Eliminationsdiät mit nachfolgender Doppelblindprovokation zu fordern; entsprechend selten kann daher eine allergische Arthritis als wirklich gesichert gelten. Das häufig praktizierte Verlassen auf rein anamnestische Angaben hat u. a. zu einer Vielzahl angeblich allergischer Ursachen von Arthritiden ohne wissenschaftlichen Beweis der Ursächlichkeit geführt.

Therapie

Trotz der mangelhaften Evidenz wurden Eliminationsdiäten als Therapie der Arthritis (13) entwickelt und zum Teil gewinnbringend vermarktet (14). Aufgrund des schubweisen Verlaufs der rheumatoiden Arthritis mit Remissionen und Rezidiven können Plazeboeffekte leicht als Therapieerfolge fehlinterpretiert werden (9, 15), zumal die angeblichen Therapieerfolge bei den Diäten u. U. erst nach mehreren Wochen eintraten (13). Außerdem ist in den publizierten Kasuistiken häufig das Vorliegen einer Arthritis bei chronisch entzündlicher Darmerkrankung, bei der nicht selten Antikörper gegen Nahrungsallergene gefunden werden, nicht ausreichend sicher ausgeschlossen worden (16). Bei den wenigen Patienten, bei denen Milchallergene als Ursache einer schweren juvenilen chronischen Arthritis gesichert werden können, ist eine milchfreie Diät sinnvoll (17).

Literatur

1. van Lent PL, et al. Allergic arthritis induced by cationic proteins: relationship of chronicity with antigen retention and T-cell reactivity. Immunology 1987; 62: 265–272.

2. van Lent PL, et al. Allergic arthritis induced by cationic proteins: role of molecular weight. Immunology 1989; 67: 447–452.

3. Gondolf KB, et al. Induction of experimental allergic arthritis with outer surface proteins of Borrelia burgdorferi. Arthritis Rheum 1994; 37: 1070–1077.

4. Limb GA, et al. The production of arthritis in the guinea-pig by intra-articular reaction between lymphokines and inflammatory leukocytes. Br J Exp Pathol 1989; 70: 443–456.

5. Panush RS, et al. Food induced (»allergic«) arthritis: inflammatory synovitis in rabbits. J Rheumatol 1987; 17: 285–290.

6. Golding DN. Is there an allergic synovitis? J R Soc Med 1990; 83: 312–314.

7. Lunardi C, et al. Food allergy and rheumatoid arthritis. Clin Exp Rheumatol 1988; 6: 433–434.

8. Parke AL, Hughes GRV. Rheumatoid arthritis and food: a case study. BMJ 1981; 282: 2027–2028.

9. Williams R. Rheumatoid arthritis and food: a case study. BMJ 1981; 283: 563.

10. Middleton E, et al., editors. Allergy. Vol II. St. Louis: Mosby; 1998. p. 1173.

11. Panush RS. Food induced (»allergic«) arthritis: Clinical and serologic studies. J Rheumatol 1990 17: 291–294.

12. Panush RS, Stroud RM, Webster EM. Food-induced (allergic) arthritis. Inflammatory arthritis exacerbated by milk. Arthritis Rheum 1986; 29: 220–226.

13. Hicklin JA, McEwen LM, Morgan JE. The effect of diet on rheumatoid arthritis (Abstract). Clinical Allergy 1980; 10: 463.

14. Panush RS. Nutritional therapy for rheumatic diseases. Editor al. Ann Intern Med 1987; 106: 619–621.

15. Darlington LG, Ramsey NW, Mansfield JR. Placebo-controlled, blind study of dietary manipulation therapy in rheumatoid arthritis. Lancet 1986; 1: 236–238.

16. Akama H. Arthritis and food allergy. J Rheumatol 1990; 17: 1567–1569.

17. Jacobs JC. Pediatric Rheumatology for the Practitioner. New York-Berlin: Springer; 1993. p. 158.

Pankreaserkrankungen

J. FREIHORST, Hannover

Akute, meist traumatisch bedingte oder chronische Pankreatitiden können (selten) bei Kindern disseminierte Fettnekrosen mit multiplen osteolytischen Knochenläsionen, Polyarthritiden und subkutanen Hautknötchen zur Folge haben (siehe auch »SNEDDON-Syndrom«, Seite 646). Die Beschwerden können in mehrwöchigem Abstand zur Pankreatitis auftreten, sodass diese als mögliche Ursache in Vergessenheit geraten kann. Die Erkrankung ist in der Regel selbstlimitierend und heilt spontan.

Literatur

1. Marhaug G, Hvidsten D. Arthritis complicating acute pancreatitis – a rare but important condition to be distinguished from juvenile rheumatoid arthritis. Scand J Rheumatol 1988; 17: 397–399.

Familiäre granulomatöse Arthritis (BLAU-Syndrom)

DAGMAR MÖBIUS, Cottbus

Definition und Häufigkeit

Familiäre granulomatöse Systemerkrankung mit Beginn im Kindesalter. Leitsymptome sind Arthritis, Uveitis und Exanthem, fakultativ können weitere Organsysteme betroffen sein, gewöhnlich ohne viszerale Beteiligung. Beim BLAU-Syndrom handelt es sich um eine autosomal dominante Erkrankung mit variabler Expressivität (1, 2), möglicherweise um einen Subtyp einer Gruppe familiärer granulomatöser Erkrankungen, die als »Autosomal dominant granulomatous disease of childhood« bezeichnet werden könnten (1, 3, 4). Auch eine familiäre Form der infantilen Sarkoidose wird diskutiert (5, 6).

Die Krankheit ist sehr selten und bisher erst bei 6 Familien beschrieben.

Genetik

Veränderung an das Chromosom 16p12-q21 gekoppelt (7, 8), keine gesicherten HLA-Beziehungen. Während die klinische Ähnlichkeit zwischen dem BLAU-Syndrom und der Sarkoidose genetische Homogenität suggeriert, gibt es jedoch keine Übereinstimmung in der Genetik von Sarkoidose und BLAU-Syndrom. Ob das auch auf die infantile Sarkoidose zutrifft, ist nicht bekannt.

Klinische Befunde

Allgemeinsymptome: Keine viszerale Symtomatik, kein Fieber; weitere Symptome sind abhängig von den befallenen Organen.

Haut: Intermittierende, oft juckende, rote, makulo-papulöse Effloreszenzen, generalisiert, im Gesicht auch schmetterlingsartig.

Gelenke: Polyarthritis; die häufigste Manifestation sind relativ schmerzarme zystische Schwellungen an Füßen, Fingern, Sprunggelenken und Ellenbogen, beginnend in der 1. Dekade des Lebens.

Augen: Granulomatöse Uveitis, progredient verlaufend.

Weitere Organe: Multiple Organbeteiligung möglich, Granulome in Leber, Nieren und ZNS, aber keine Lungenbeteiligung (2, 9, 10).

Laborbefunde

Weitgehend unauffällig, keine hohe allgemeine Entzündungsaktivität. Rheumafaktoren und antinukleäre Antikörper negativ.

Histologie: Granulomatöse, nicht verkäsende Entzündung, Hyperplasie und Hypertrophie der Synovialzellen mit fokalen Erosionen, zum Teil mehrkernige Riesenzellen, keine Vaskulitis (1). Elektronenmikroskopische Untersuchungen der Granulome zeigten komma- oder wurmähnliche Körper im Zytoplasma der Epitheloidzellen beim BLAU-Syndrom, aber nicht bei der Sarkoidose (11).

Diagnose und Differenzialdiagnose

Die Diagnose muss vermutet werden beim familiären Auftreten einer granulomatösen Systemerkrankung mit Arthritis, Uveitis und Exanthem.

Abzugrenzen sind die infantile Sarkoidose, granulomatöse Entzündungen bei chronisch-entzündlichen Darmerkrankungen, die granulomatöse Synovitis mit Uveitis und neurologischer Symtomatik (2)

und die granulomatöse Arteriitis (Fieber, Hypertension und Polyarthritis mit frühkirdlichem Beginn, dominant vererbt mit einer variablen Penetranz) (9).

Therapie und Prognose

Eine kausale Therapie ist nicht möglich. Nichtsteroidale Antirheumatika und Steroide werden symptomatisch eingesetzt.

Die Uveitis hat die ungünstigste Prognose und kann zur Erblindung führen. Radiologische Veränderungen an den Gelenken und gravierende Funktionseinschränkungen treten meist erst spät auf.

Literatur

1. Blau EB, et al. Familial granulomatous arthritis, iritis anc skin rash. J Pediatr 1985; 5: 689–693.

2. Jabs D, et al. Familial Granulomatous Synovitis, Uveitis, and Cranial Neuropathies. Am J Med 1985; 78: 801–804.

3. Blau EB. Autosomal dominant granulomatous disease of childhood: the naming of things. J Pediatr 1998; 33: 322–323.

4. Manouvrier-Hanu S, et al. Blau syndrome of granulomatous arthritis. iritis, and skin rash: a new family and review of the literature. Am J Med Genet 1998; 76: 217–221.

5. Miller JJ, et a . Early-onset »sarcoidosis« and »familial granulomatous arthritis (arteritis)«: the same disease. J Pediatr 1986; 109: 387–388.

6. James G. Blau's syndrome and sarcoidosis. Lancet 1999; 354: 1035.

7. Tromp G, et al. Genetic linkage of familial granulomatous inflammatory arthritis, skin rash, and uveitis to chromosome 16. Am J Hum Genet 1996; 59: 1097–1107.

8. Rubicki BA, et al. The Blau syndrome gene is not a major risk factor for sarcoidosis. Sarcoidosis Vasc Diffuse Lung Dis 1999; 16: 203–208.

9. Rotenstein D, et al. Familial granulomatous arteritis with polyarthritis of juvenile onset. N Engl J Med 1982; 306: 86–90.

10. Ting SS, et al. Familial granulomatous arthritis (Blau syndrome) with granulomatous renal lesions. J Pediatr 1998; 133: 450–452.

11. Chadatevian JP, et al. Histology, ultrastructure and immunochemistry of the granuloma seen in a child with the syndrome of familial granulomatous arthritis, uveitis anc rash. Arch Pathol Lab Med 1993; 117: 1050–1052.

Infantile Sarkoidose

Renate Häfner,
Garmisch-Partenkirchen

Definition und Häufigkeit

Granulomatöse Systemerkrankung mit Beginn im Kleinkindalter. Leitsymptome: follikuläre Hautveränderungen, Polyarthritis und Iridozyklitis. Fakultativ können weitere Organsysteme erkranken.

Die Krankheit ist insgesamt selten; in unserem Krankengut mit etwa 5000 Kindern und Jugendlichen mit rheumatischen Erkrankungen diagnostizierten wir bei 14 Patienten eine infantile Sarkoidose.

Klinische Befunde

Allgemeinsymptome: Rezidivierendes Fieber wird bei etwa ¾ der Patienten beobachtet. Dabei können sowohl leichte Temperaturerhöhungen als auch septische Fieberschübe auftreten. Gut die Hälfte der Patienten weist außerdem eine Hepato- und/oder Splenomegalie auf. Bei fast allen Kindern kommt es zu einer Wachstumsretardierung, die bei anhaltend hochaktivem Krankheitsverlauf zum Kleinwuchs führen kann.

Haut: Typisch ist ein oft schon im Säuglingsalter auftretendes follikuläres Exanthem, das über Monate bis Jahre beste-hen bleibt. Es hinterlässt meist eine trockene Haut mit Hyperkeratose. Viele Kinder weisen im Verlauf rezidivierende, meist makulopapulöse Exantheme auf. Auch dem Erythema nodosum ähnelnde Hautveränderungen können vorkommen.

Gelenke: Bei den meisten Kindern manifestiert sich innerhalb der ersten 4 Lebensjahre eine Polyarthritis mit symmetrischem Befall großer und kleiner Gelenke. Auffallend sind bei einigen Kindern zu Beginn die sehr starken Gelenkschwellungen bei relativ geringer Schmerzhaftigkeit (Abb. 350). Bei anderen überwiegen schmerzhafte Funktionseinschränkungen mit nur geringen Schwellungen. Im Verlauf kann sich eine destruierende Polyarthritis mit Fehlstellungen und Kontrakturen entwickeln, die von der Polyarthritis bei juveniler idiopathischer Arthritis nicht zu unterscheiden ist (Abb. 351).

Iridozyklitis: Sie manifestiert sich überwiegend ohne subjektive Symptomatik am Auge – ähnlich der Iridozyklitis bei oligoartikulärem Verlauf einer juvenilen idiopathischen Arthritis. Gelegentlich macht eine Photophobie oder leichte Rötung des Auges auf die Iridozyklitis aufmerksam. Häufig wird die Augenbeteiligung erst erkannt, wenn bereits bleibende Schäden vorhanden sind. Defekte erscheinen überwiegend als hintere Synechien. Aber auch Kataraktbildung, Hornhautdystrophie und Beteiligung der hinteren Augenabschnitte können vorkommen. Gelegentlich findet man Knötchen auf den Konjunktiven oder der Iris als Hinweis auf den granulomatösen Charakter der Erkrankung (1–3).

Sjögren-Symptomatik: Bei etwa ⅓ der Kinder werden rezidivierende Schwellungen der Parotis beobachtet. Teilweise sind auch die Tränen- und Submandibulardrüsen beteiligt (Abb. 352).

Lungenbeteiligung: Sie ist im Gegensatz zur Erwachsenensarkoidose, dem M. Boeck, bei der infantilen Form kein führendes Symptom und tritt nur bei etwa der Hälfte der Patienten in Erscheinung.

Abb. 350
5-jähriges Mädchen mit infantiler
Sarkoidose. Erhebliche, wenig schmerzhafte
Gelenkschwellungen im Anfangsstadium
der Polyarthritis; außerdem deutliche
Hepatosplenomegalie

▷

▽

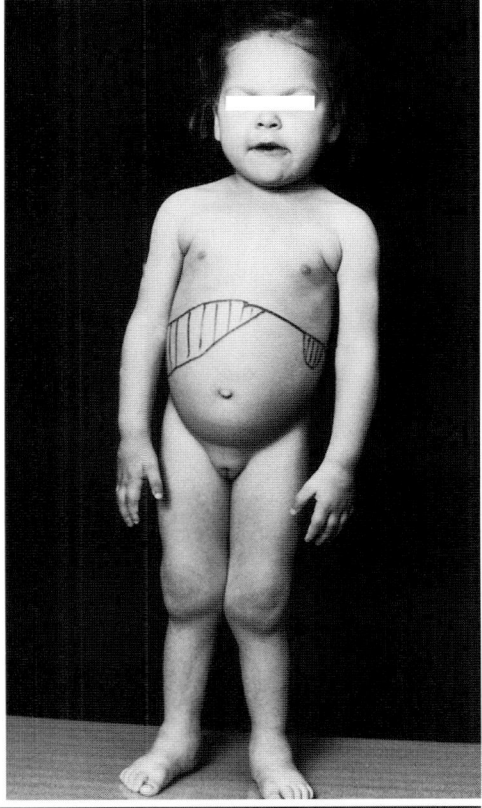

Abb. 351
Destruierender Verlauf der Arthritis
bei einem 7-jährigen Jungen mit infantiler
Sarkoidose. Das Röntgenbild der Hände
zeigt Destruktionen vor allem im Bereich
der Handwurzel, eine erhebliche
Verkürzung der distalen Ulna sowie
Formstörungen und beginnende
destruktive Veränderungen an den Fingern.
Das Röntgenbild ist nicht zu unterscheiden
von den Befunden bei Polyarthritis
im Rahmen einer juvenilen idiopathischen
Arthritis

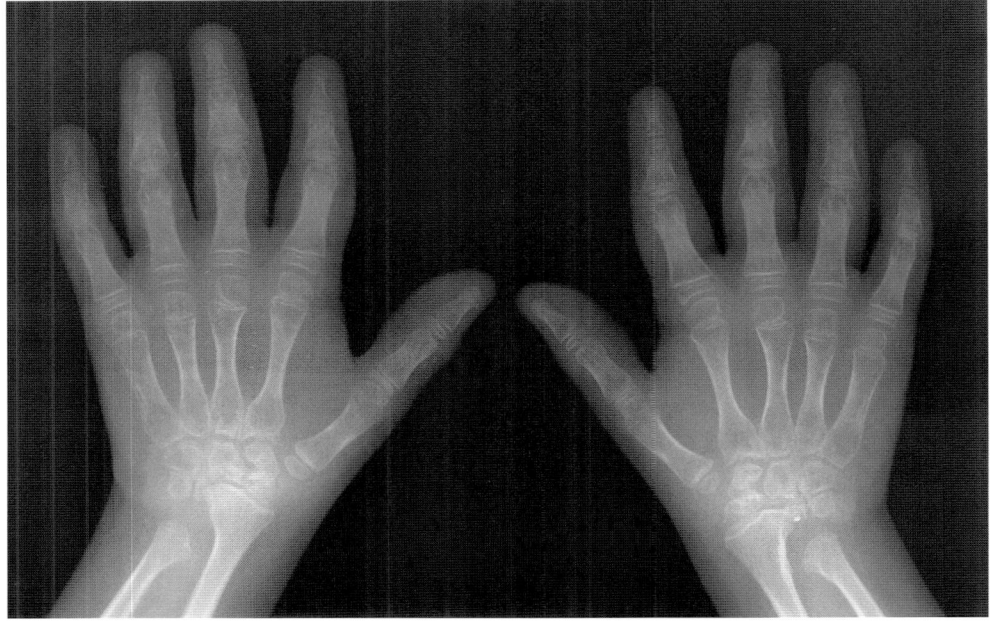

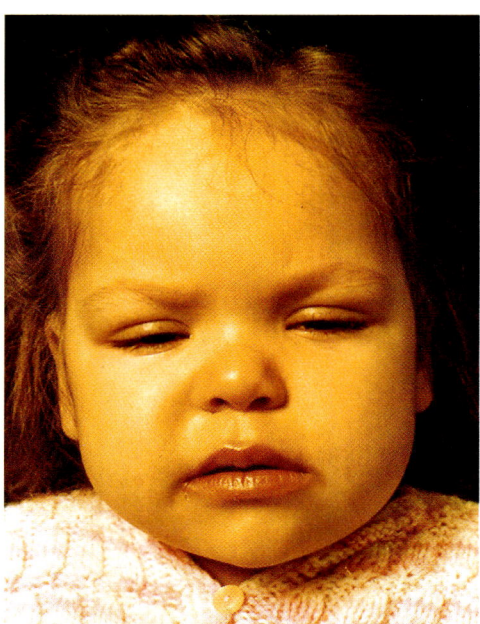

Abb. 352
Kleinkind mit Sjögren-Symptomatik
bei infantiler Sarkoidose. Deutliche
Schwellung sowohl der Parotis wie auch
der Tränendrüsen

Es überwiegen rezidivierende Bronchitiden bzw. Pneumonien, oft mit Pleuritis. Schwere Lungenveränderungen mit anhaltender Tachydyspnoe, eingeschränkter Lungenfunktion und interstitiellen Infiltraten im Röntgenbild entwickeln sich eher selten und meist erst nach jahrelangem Verlauf.

Beteiligung weiterer Organsysteme: Am Herzen kann sich eine Perikarditis, seltener auch eine Myokarditis manifestieren. Einzelne Berichte über eine Gefäßbeteiligung liegen vor (4, 5). Bei 10–20% der Kinder wird eine Nephropathie beschrieben (4, 6). Die zerebrale

Beteiligung äußert sich meist in Krampfanfällen, evtl. auch neurologischen Ausfällen (1, 3, 4). Praktisch können sich die granulomatösen Veränderungen in jedem Organ ausdehnen und symptomatisch werden.

Laborbefunde

In unterschiedlicher Ausprägung – parallel zur Krankheitsaktivität – findet man BSG und CRP erhöht. Antinukleäre Antikörper und Rheumafaktoren sind üblicherweise negativ. Das Angiotensin converting enzyme (ACE) ist häufig normal oder nur leicht erhöht, also nicht wie bei der Erwachsenensarkoidose als diagnostischer Marker verwertbar. Gelegentlich findet man eine Hyperkalzämie, die zur Nephrokalzinose führen kann (1, 7).

Histologie: In allen betroffenen Organstrukturen kann man die typischen epitheloidzelligen Granulome mit Riesenzellen finden.

Diagnose

Sie wird aufgrund der Symptomatik vermutet. Verdächtig sind besonders die Konstellation Polyarthritis, systemische Zeichen und Iridozyklitis. Die Diagnose wird bestätigt durch histologischen Nachweis von Sarkoidosegranulomen.

Kinder mit infantiler Sarkoidose werden häufig als systemische oder auch nicht systemische Polyarthritis bei der juvenilen idiopathischen Arthritis diagnostiziert. Die Iridozyklitis oder Besonderheiten, wie knotige Hautveränderungen, Sjögren-Symptomatik bzw. ungewöhnliche Organbeteiligung sollten Anlass zu differenzialdiagnostischen Überlegungen geben.

Therapie

Sie gestaltet sich ähnlich wie bei der juvenilen idiopathischen Arthritis. Arthritis und Fieber werden symptomatisch mit nicht steroidalen Antirheumatika behandelt. Bei den meisten Patienten besteht aufgrund der schweren Erkrankung schon früh die Indikation zur immunsuppressiven Therapie. Infrage kommen Azathioprin, Methotrexat, eventuell auch Cyclosporin A. Viele Patienten benötigen außerdem eine Steroidtherapie. Bei bedrohlichem Organbefall sind vorübergehend hohe Dosen von 2 mg/kg KG Prednisolon unumgänglich. Sobald wie möglich sollte die Langzeittherapie mit Dosen unter 0,2 mg/kg angestrebt werden.

Prognose

Die infantile Sarkoidose führt bei den meisten Patienten zu bleibenden Schäden. Je nach individuellem Krankheitsbild stehen einzelne oder auch mehrere Symptome im Vordergrund. So entwickeln viele Patienten eine destruierende Polyarthritis, bei anderen überwiegt die Augenbeteiligung mit Visusverlust. Die Beteiligung von ZNS oder inneren Organen kann vital bedrohlich werden.

Literatur

1. North AF, et al. Sarcoid arthritis in children. Am J Med 1970; 48: 449–455.
2. Sahn EE, et al. Preschool sarcoidosis masquerading as juvenile rheumatoid arthritis: Two case reports and a review of the literature. Pediatr Dermatol 1990; 7: 208–213.
3. Häfner R, Vogel P. Sarcoidosis of early onset. A challenge for the pediatric rheumatologist. Clin Exp Rheumatol 1993; 11: 685–691.
4. Gross KR, et al. Vasculopathy with renal artery stenosis in a child with sarcoidosis. J Pediatr 1986; 108: 724–726.
5. Rose CD, et al. Early onset sarcoidosis with aortitis – »Juvenile systemic granulomatosis?«. J Rheumatol 1990; 17: 102–106.
6. Nocton JJ, et al. Sarcoidosis associated with nephrocalcinosis in young children. J Pediatr 1992; 121: 927–940.
7. Stanworth SJ, et al. Hypercalcemia and sarcoidosis in infancy. J R Soc Med 1992; 85: 177–178.

Villonoduläre Synovitis

Britta Staschen, Bremen
F. Gohlke, Würzburg

Definition

Die villonoduläre Synovitis bezeichnet eine Gruppe von Tumoren der Synovia sowie von Sehnenscheiden und Schleimbeuteln. Bei der villonodulären Synovitis mit schmerzhafter Bewegungseinschränkung können mit Schwellung, Rötung und Überwärmung alle Symptome einer Arthritis auftreten. Ursache ist jedoch eine überschießende tumoröse Proliferation der Synovia. Dabei bilden sich Zotten (Villi) und Knötchen (Noduli), die in den subsynovialen Raum reichen, daher die Bezeichnung villonoduläre Synovitis.

Man unterscheidet anhand der Ausdehnung und dem Ort des Auftretens 3 verschiedene Formen: Die lokalisierte villonoduläre Synovitis beschränkt sich auf einen kleinen Bereich der Synovia des betroffenen Gelenkes und wächst in der Regel nicht invasiv. Die diffuse pigmentierte villonoduläre Synovitis hingegen befällt die gesamte Synovia eines Gelenkes und kann durch invasives Wachstum den benachbarten Knochen angreifen. Die lokalisierte noduläre Tenosynovitis als 3. Form unterscheidet sich durch den Ursprung aus Sehnenscheiden, vor allem an Hand und Fuß. Sie kann ebenfalls den Knochen arrodieren.

Epidemiologie

Die diffuse pigmentierte villonoduläre Synovitis ist selten. Sie tritt bei Erwachsenen und Kindern auf. Der Altersgipfel liegt im jungen Erwachsenenalter (3. Dekade). Die betroffenen Kinder sind meist im Schulalter, wobei keine Berichte vorliegen über Kinder, die jünger als 10 Jahre waren. Weder im Kindes- noch im Erwachsenenalter gibt es eine eindeutige Geschlechtspräferenz. Die lokalisierte villonoduläre Synovitis ist ebenfalls selten. Die lokalisierte noduläre Tenosynovitis hingegen zählt zu den häufigsten Weichteiltumoren der Hand. Der Altersgipfel liegt hier in der 4.–5. Dekade, Frauen sind häufiger betroffen.

Ätiologie und Pathogenese

Die Ursache der synovialen Proliferation ist unbekannt. Wiederholte Traumen und Blutungen an bestimmten Gelenken scheinen nach neueren Studien keine wesentliche ursächliche Rolle zu spielen. So gibt es z. B. keine Häufung von diffusen pigmentierten oder lokalisierten villonodulären Synovialitiden bei Hämophilen oder Patienten mit sonstigen Blutgerinnungsstörungen, bei denen ein erhöhtes Risiko für Gelenkblutungen besteht.

Histologisch findet man eine ausgeprägte Synovialzellhyperplasie mit Einwanderung von mehrkernigen Riesenzellen, Fibroblasten und aktivierten Makrophagen in den subsynovialen Raum. Je länger die Erkrankung besteht, desto höher ist der bindegewebige Anteil. Der Tumor ist sehr gut vaskularisiert, und man findet Hämosiderinablagerungen in und zwischen den Zellen. Bei der diffusen pigmentierten villonodulären Synovitis wächst der synoviale Tumor mit ausgeprägten Zotten und bildet dort, wo die Zotten miteinander verschmelzen, Knötchen. Bei der lokalisierten villonodulären Synovitis entsteht meist ein einzelner gestielter oder breitbasig aufsitzender Knoten ohne starke Zottenbildung. Die lokalisierte noduläre Tenosynovitis zeichnet sich durch ihren Ursprung aus der Sehnenscheide und durch ein multinoduläres Wachstum aus. Die diffuse

pigmentierte villonoduläre Synovitis und die lokalisierte noduläre Tenosynovitis wachsen lokal aggressiv. An den Stellen, wo Ligamente oder Gefäße Eintrittspforten bilden, kann der Tumor den Knochen arrodieren. Hierbei spielen vermutlich die lokale Zytokinproduktion (TNF-α, IL-1 und IL-6) und die konsekutive Ausschüttung von sog. Matrix-Metalloproteinasen eine wichtige Rolle (1).

Die Tumorzellen der diffusen pigmentierten villonodulären Synovitis waren in flusszytometrischen Untersuchungen häufig aneuploid, gegenüber diploiden Zellen bei der lokalisierten villonodulären Synovitis. Die diffuse pigmentierte villonoduläre Synovitis wurde ferner bei 2 Patienten mit Trisomie 7 gefunden. Man muss daher annehmen, dass es sich bei der villonodulären Synovitis um einen echten klonalen Tumor handelt, der von der Synovia ausgeht. Es gibt auch vereinzelte Berichte über eine maligne Entartung der diffusen pigmentierten villonodulären Synovitis mit Metastasierung (2, 3).

Anamnese und klinischer Befund

Die diffuse pigmentierte villonoduläre Synovitis führt meist zu einer relativ mild ausgeprägten Monarthritis mit wechselnder schmerzhafter Bewegungseinschränkung. Aufgrund der milden Beschwerden dauert die Vorgeschichte oft Monate bis Jahre. Es kann jedoch auch zu starken entzündlichen Beschwerden mit Schwellung, Rötung und Überwärmung kommen. Systemische Symptome wie Fieber fehlen. Bei etwa 50% der Patienten findet man einen streng lokalisierten Druckschmerz. Gelegentlich lässt sich der Weichteiltumor tasten. Die untere Extremität ist am häufigsten befallen, bei bis zu 80% der Patienten das Knie. Hüfte, Mittelfuß, Sprunggelenke, Ellenbogen und Schulter sind weitaus seltener betroffen. Bei langem Bestehen kann der Gelenkknorpel durch den Tumor zerstört und der Knochen arrodiert werden. So kann es langfristig durch Arthrose zur Einsteifung des betroffenen Gelenkes kommen. Ein Befall mehrerer unabhängiger Gelenke wird vereinzelt beobachtet, auch bei Kindern.

Die lokalisierte villonoduläre Synovitis befällt ebenfalls am häufigsten das Kniegelenk. Aufgrund der Knotenbildung steht oft die reine Bewegungseinschränkung bis zum »locked joint« im Vordergrund. Bei der lokalisierten nodulären Tenosynovitis sind am häufigsten die Sehnenscheiden der Fingerbeuger betroffen. Man findet meist einen schmerzlosen palpablen Tumor, der je nach Größe zur Bewegungseinschränkung führt.

Laborbefunde

Es gibt keine wegweisenden Tests. Entzündungswerte, Blutbild und sonstige Laborwerte sind meist normal. Das Gelenkpunktat ist oft dunkelbraun oder blutig tingiert, bringt aber sonst keine charakteristischen Befunde.

Apparative Untersuchungen

Radiologische Verfahren sind bei der villonodulären Synovitis oft wegweisend für die Diagnosestellung. Sonographisch stellt sich die Synoviaproliferation echoarm dar (4). Im Farbdoppler erkennt man die Hypervaskularität. Das konventionelle Röntgenbild zeigt häufig den Weichteiltumor. Knöcherne Arrosionen bei der diffusen pigmentierten villonodulären Synovitis und der lokalisierten nodulären Tenosynovitis sind je nach Gelenk bei 30–70% der Patienten zu finden. So ist am Hüftgelenk im Vergleich zum Knie die Invasion des Knochens deutlich häufiger, weil das Hüftgelenk überwiegend knöcherne Kontaktflächen hat. Oft sind beide gegenüberliegenden Gelenkflächen angegriffen. Der Knochenbefall stellt sich in Form einzelner größerer oder multipler kleiner Aufhellungen mit sklerotischem Rand oder als Kortikalisdefekt dar.

Das MRT-Bild der diffusen pigmentierten villonodulären Synovitis ist typisch: Man erkennt den Synovialtumor mit niedriger bis mittlerer Signalintensität in der T1-Wichtung und mit niedriger Signalintensität im T2-gewichteten Bild (Abb. 353 und 354). Die MRT ist zur Diagnosestellung und Therapieplanung unerlässlich (5).

Diagnose

Die villonoduläre Synovitis ist zwar in der Regel ein abgegrenzter Tumor ohne zytologische Malignitätskriterien und ohne Metastasierung, sie kann bei der diffusen pigmentierten villonodulären Synovitis und der lokalisierten nodulären Tenosynovitis jedoch lokal destruierend wirken. Daher ist eine frühe Diagnosestellung wichtig. Die Diagnose »villonoduläre Synovitis« ist allein anhand von Anamnese und Befund schwierig zu stellen. Differenzialdiagnostisch müssen eine rheumatoide Arthritis, eine infektiöse Arthritis, vor allem durch Mykobakterien und Pilze, und Knochentumoren ausgeschlossen werden, die ähnliche klinische und radiologische Befunde liefern können. Die Abgrenzung zu der Knochentumoren ist besonders wichtig, da eine wichtige histologische Differenzialdiagnose der Riesenzelltumor des Knochens ist. Es sollte daher zur Diagnosestellung immer je eine Biopsie aus dem Weichteil- und dem Knochenanteil genommen werden.

Therapie

Es gibt keine erfolgversprechende konservative Behandlungsmethode. Die partielle oder komplette Synovektomie ist der einzige kurative Ansatz. Bei der lokalisierten villonodulären Synovitis sollte die Synovektomie arthroskopisch durchgeführt werden. Bei der diffusen pigmentierten villonodulären Synovitis ist auch eine wiederholte endoskopische Synovektomie sinnvoll, falls bei dem Ersteingriff keine vollständige Entfernung erreicht wurde (6). Ist jedoch abzusehen, dass die Entfernung der betroffenen Gelenkanteile arthroskopisch nicht ausreichend radikal

353

354

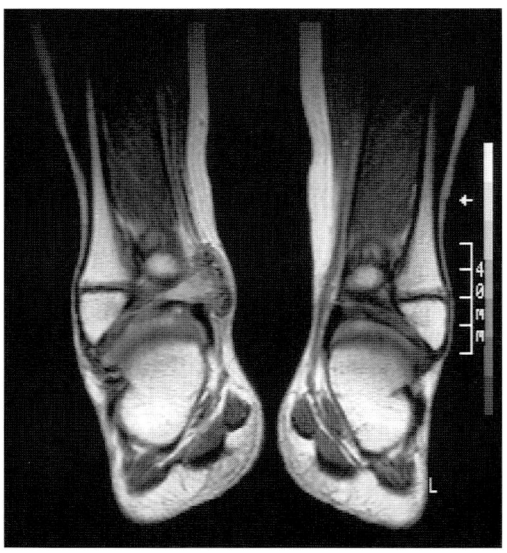

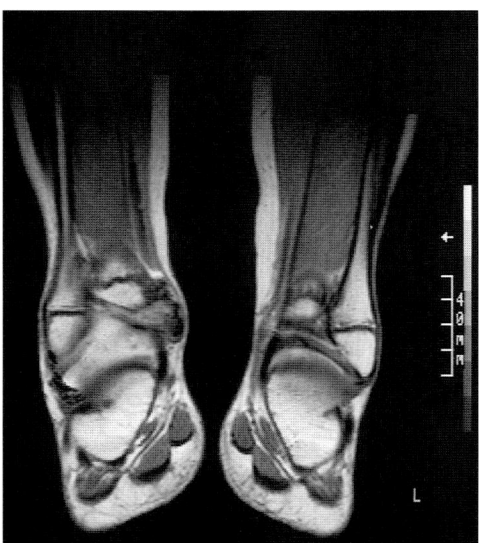

Abb. 353 und 354
MRT-Darstellung der diffusen pigmentierten villonodulären Synovialitis;
10-jähriger Junge mit Befall des rechten
Sprunggelenkes, T1- und T2-Wichtung

durchgeführt werden kann; so muss z. B.
bei der seltenen extraartikulären Lokalisation, ausgedehntem Rezessus oder zystischen Vorwölbungen in die periartikulären Weichteil eine offene Synovektomie
erfolgen. Bei etwa 30% der Patienten ist
weder mit der offenen noch mit der endo-
skopischen Synovektomie eine komplette
Ausheilung möglich. Hier sind wiederholte Eingriffe unter regelmäßiger Kontrolle
mit der MRT oder der Sonographie erforderlich. Trotz des jugendlichen Alters muss
bei diesen Patienten an die zusätzliche
Anwendung einer Radiosynovioorthese
gedacht werden (7).

Begleitend zur operativen Therapie sollte
aufgrund der entzündlichen Komponente
immer eine Therapie mit nicht steroidalen
Antiphlogistika durchgeführt werden, z. B.
Naproxen 15–20 mg/kg KG/d. Über den
Nutzen von Steroiden gibt es bisher keine
Studien.

Prognose

Die Prognose der villonodulären Synovitis hängt vom Zeitpunkt der Diagnosestellung ab, von der Ausdehnung an der
Synovia und von einem eventuellen Knor-
pel- und Knochenbefall. Können alle befallenen Synovia entfernt werden, ist die
Prognose gut. Da aber eine komplette
Synovektomie nicht immer möglich ist
oder kleine befallene Areale übersehen
werden können, ist die Rezidivrate nicht
unerheblich, nach Literaturangaben bei

der diffusen pigmentierten villonodulären Synovitis zwischen 8% und 50%, im Mittel 31,3% (8). Daher sind postoperativ regelmäßige klinische und gegebenenfalls MRT-Kontrollen notwendig.

Bei Erwachsenen ist vereinzelt über eine maligne Entartung mit Metastasierung berichtet worden, zum Teil bei Erstdiagnose, zum Teil als Rezidiv einer bereits bekannten und behandelten diffusen pigmentierten villonodulären Synovitis (2, 3). Wegen der geringen Patientenzahlen kann nicht sicher gesagt werden, ob die maligne diffuse pigmentierte villonoduläre Synovitis ein eigenständiges Krankheitsbild ist oder ob es bei langem Bestehen erst zur malignen Veränderung des Tumors kommt. Besonders bei Kindern mit villonodulärer Synovitis sind Nachuntersuchungen über einen längeren Zeitraum angezeigt.

Literatur

1. O´Keefe RJ, et al. Cytokine and matrix metalloproteinase expression in pigmented villonodular synovitis may mediate bone and cartilage destruction. Iowa Orthop J 1998; 18: 26–34.
2. Bertoni F, et al. Malignant giant cell tumor of the tendon sheaths and joints (malignant pigmented villonodular synovitis). Am J Surg Pathol 1997; 21: 153–163.
3. Kalil RK, Unni KK. Malignancy in pigmented villonodular synovitis. Skeletal Radiol 1998; 27: 392–395.
4. Yang PY, et al. Sonography of pigmented villonodular synovitis in the ankle joint. J Clin Ultrasound 1998; 26: 166–170.
5. Llauger J, et al. MR imaging of benign soft-tissue masses of the foot and ankle. Radiographics 1998; 18: 1481–1498.
6. Rader CP, et al. Die pigmentierte villonoduläre Synovialitis am Kniegelenk – Langzeitergebnisse und Therapiekonzept. Zentralbl Chir 1995; 120: 564–570.
7. Wiss DA. Recurrent villonodular synovitis of the knee: successful treatment with Yttrium 90. Clin Orthop 1982; 169: 139–144.
8. Eisold S, et al. Pigmentierte villonoduläre Synovitis. Kasuistiken und Literaturüberblick. Chirurg 1998; 69: 284–290.

Idiopathische eosinophile Synovitis

J. FORSTER, Freiburg
R. CREMER, Köln

Definition

Eine akute, oft schmerzarme (1, 2) Monarthritis mit hoher Eosinophilenzahl im Gelenkpunktat kennzeichnet diese seltene Erkrankung.

Klinisches Bild

Am häufigsten sind Knie und Metatarsophalangealgelenke betroffen. Die Schwellung entwickelt sich innerhalb von 12–24 Stunden. Die Ergüsse sind bedeutend, dagegen fällt oft das Fehlen üblicher anderer Zeichen der Arthritis (Überwärmung, Rötung, Schmerzen) auf. Bei der guten Prognose (Ausheilung ohne Therapie innerhalb von 1–2 Wochen) muss aber die Wiederholungstendenz (auch an verschiedenen Gelenken) beachtet werden.

Pathophysiologisch liegt möglicherweise eine lokale Immunkomplexbildung zugrunde (3). Hierfür sprechen auch die bei einzelnen Patienten beobachteten klinischen Assoziationen mit anderer Erkrankungen, wie Kryoglobulinämie (4). Eine bei Allergikern beschriebene Form (oft nach geringfügigen Traumen) geht mit positivem Dermographismus einher (1).

Idiopathische eosinophile Synovitis

Parasitäre Infektionen (z. B. Filarien)

Borreliose

Tuberkulöse Arthritis

Gicht

Allergische Erkrankung mit Arthritis, z. B. Angioödem und Urtikaria

Hypereosinophilie anderer Ursache (auch Malignom)

Nach Trauma mit Hämarthros

Nach Arthrographie

Nach Bestrahlung

Tab. 122
Differenzialdiagnose der Eosinophilie
im Gelenkpunktat (1, 2, 5, 9, 10)

Diagnose und Differenzialdiagnose

Während in der Gelenkflüssigkeit eosinophile Granulozyten normalerweise mit weniger als 2% der Leukozyten vorkommen (5), kann man bei dieser Erkrankung im Gelenkpunktat eine Eosinophilie (16–52% [1], 60–90% [6] der Zellen im Punktat) finden. Eine Bluteosinophilie ist nicht obligatorisch, ebensowenig allergische Erkrankungen in der Anamnese.

Neben einer idiopathischen Form sind derartige Verläufe beim familiären Mittelmeerfieber, bei der zystischen Fibrose, dem M. Whipple (sehr selten bei Kindern, 65–90% der Betroffenen haben Arthritis), der Sitosterolämie (Phytosterolämie) und

der Gicht (7) beschrieben. Hier kann die Gelenkpunktion mit der Bestimmung der Eosinophilenzahl die Diagnose erleichtern. Einen Überblick über die Differenzialdiagnose der Hypereosinophilie im Gelenkpunktat gibt Tab. 122. Eine Differenzialdiagnose zu der von Brown (1) beschriebenen Form mit Dermographismus ist die Urtikariavaskulitis (8) (siehe auch »Urtikariavaskulitis und hypokomplementämische Urtikariavaskulitis«, Seite 373).

Therapie

Therapieempfehlungen können aufgrund der geringen Zahl von Beobachtungen nicht gegeben werden; eine Behandlungsoption stellen Glukokortikoide dar.

Literatur

1. Brown JP, Rola-Pleszcynski M, Menard HA. Eosinophilic synovitis: clinical observations on a newly recognized subset of patients with dermographism. Arthritis Rheum 1986; 29: 1147–1151.
2. Padeh S, et al. High synovial immunoglobulin E levels in eosinophilic synovitis. J Pediatr 1992; 121: 417–419.
3. Madison JB, Ziemer EL. Eosinophilic synovitis following the intra-articular injection of bacterial antigen in horses. Res Vet Science 1993; 54: 256–258.
4. An HS, Namey TC, Kim K. Essential Cryoglobulinemia associated with intense and persistent synovitis of the knee. Clin Orthop 1987; 215: 173–178.
5. Kohem CL, Kristiansen SV, Kavanaugh AF. Massive eosinophilic synovitis and reactive arthritis asssociated with filarial infection. Ann Rheum Dis 1994; 53: 281–282.
6. Tauro B. Eosinophilic synovitis. A new entity? J Bone Joint Surg Br 1995; 77: 654–656.
7. Hasselbacher P, Schumacher R. Synovial fluid eosinophilia following arthrography. J Rheumatol 1978; 5: 173–176.
8. Norris PG. Eosinophilic synovitis and urticaria: an association with symptomatic dermatographism or urticarial vasculitis? Arthritis Rheum 1987; 30: 11198–11200.
9. Atanes A, et al. Idiopathic eosinophilic synovitis. Case report and review of the literature. Scand J Rheumatol 1996; 25: 183–185.
10. Jacobs JC. Pediatric Rheumatology for the Practitioner. New York-Berlin: Springer; 1993. p. 128.

CINCA-Syndrom

RENATE HÄFNER,
Garmisch-Partenkirchen

Definition und Häufigkeit

Chronisch entzündliche Erkrankung mit Befall multipler Organsysteme; bevorzugt Hautveränderungen, neurologische und artikuläre Symptome. CINCA = **C**hronic, **I**nfantile, **N**eurologic, **C**utaneous and **A**rticular Syndrome. (Synonym: NOMID-Syndrom = **N**eonatal **O**nset **M**ultisystem **I**nflammatory **D**isease.)

Die Krankheit ist sehr selten; in unserem Krankengut sind unter etwa 5 000 Kindern mit rheumatischen Erkrankungen 6 Patienten mit CINCA-Syndrom dokumentiert.

Ätiologie und Pathogenese

Bisher unklar; etwa die Hälfte der Kinder sind Frühgeborene. Gelegentlich wird familiäres Vorkommen beschrieben (1, 2). Biopsien aus verschiedenen Geweben (u. a. Haut, Lymphknoten, Leber) ergaben entweder Normalbefunde oder Zeichen einer unspezifischen chronischen Entzündung, keine Hinweise auf generalisierte Vaskulitis, Stoffwechseldefekte oder Infektionen (1).

Klinische Befunde

Allgemeinsymptome: Die ersten Symptome, Fieber und Exanthem, treten meist schon in der Neugeborenenperiode, spätestens in den ersten Lebensmonaten, auf. Sie sind nahezu obligatorische Krankheitszeichen. Bei den Fieberschüben handelt es sich um chronisch rezidivierende Temperaturerhöhungen, teilweise bis 40 °C und höher. Sie können in Schubsituationen täglich zu unterschiedlichen Zeiten auftreten. Auch das Exanthem erscheint oft täglich in unterschiedlicher Ausprägung. Die Morphe entspricht einer Urtikaria, jedoch ohne Juckreiz (Abb. 355). Bei den meisten Patienten findet man außerdem eine Hepato- und/oder Splenomegalie bzw. Lymphknotenschwellungen.

Morphologische Besonderheiten: Die Kinder sind sich in ihrer äußerlichen Erscheinung recht ähnlich. Auffällig sind ein großer Kopf mit prominenter Stirnpartie und Sattelnase. Hände und Füße erscheinen kurz und breit mit Trommelschlägelfingern und -zehen sowie häufig auch einer verstärkten Fältelung der Hand- und Fußsohlen. Die meisten Patienten weisen eine zunehmende Wachstumsretardierung bis hin zum Kleinwuchs auf.

Arthropathie: Eine Arthritis manifestiert sich bevorzugt an den Kniegelenken. Auch Ellenbogen, Hand- und Fingergelenke, Hüften und Sprunggelenke können erkranken. Bei einigen Patienten bleibt der Verlauf gutartig mit transitorischer Arthritis während Schubsituationen. Viele Kinder entwickeln jedoch eine schwere Arthropathie mit Kontrakturen. Ursache der erheblichen Funktionsbehinderung sind bizarre Vergrößerungen der Epiphysen und Patellae, die monströse Ausmaße annehmen können (Abb. 356). Im Röntgenbild weisen diese Wucherungen eine irreguläre Ossifikation auf, mit willkürlich angeordneter grober Trabekelstruktur (1–5) (Abb. 357).

ZNS-Beteiligung: Bei fast allen Patienten findet man zerebrale Symptome. Sie äußern sich meist als chronische meningeale Reizung mit rezidivierender Übelkeit, Erbrechen und Kopfschmerzen. Im Liquor st eine Pleozytose und/oder

Eiweißvermehrung zu finden; ebenso können Krampfanfälle und mentale Retardierung auftreten.

Beteiligung der Sinnesorgane: Die Augen erkranken bei über 80% der Patienten. Dabei können sowohl vordere als auch hintere Augenabschnitte beteiligt sein (1, 6, 7). Charakteristisch sind Veränderungen an der Papille, vor allem das Papillenödem. Über die Hälfte der Kinder weisen auch eine Uveitis anterior auf. Im Unterschied zur juvenilen idiopathischen Arthritis neigt diese Form der Uveitis kaum zu Synechien. Recht häufig findet man außerdem eine episodische oder chronische Konjunktivitis sowie Beteiligung der Kornea, seltener Katarakt, Entzündung im Glaskörper oder ein Makulaödem (7).

In unterschiedlicher Häufigkeit wird auch eine Schädigung des Innenohrs mit Hörverlust beschrieben (1, 3, 4, 7). Leichte Formen entgehen möglicherweise der Diagnostik.

Laborbefunde

Die chronische Entzündung äußert sich im Labor durch Erhöhung von BSG und CRP, Leukozytose, Thrombozytose und Anämie. Die meisten Patienten weisen auch eine polyklonale Erhöhung der Immunglobuline auf. Autoantikörper und Immunkomplexe fehlen.

Diagnose

Sie beruht auf den typischen Symptomen, die sich aber zum Teil erst im Verlauf von Monaten oder gar Jahren entwickeln. Differenzialdiagnostisch kommen am ehesten generalisierte Vaskulitissyndrome, eine systemische juvenile idiopathische Arthritis, ein MUCKLE-WELLS-Syndrom, eventuell auch eine Histiozytose oder Mastozytose infrage.

Therapie

Sie erschöpft sich in symptomatischen Maßnahmen. Zur Schmerzlinderung sind nicht steroidale Antirheumatika indiziert, in Schubsituationen können Glukokortikoide versucht werden. Immunsuppressiva zeigen keine überzeugende Wirkung (1, 2). Gelegentlich sind vorübergehende Besserungen unter antibiotischer Therapie beschrieben. Sie sollte bei Infektionen großzügig eingesetzt werden.

Wichtig sind Krankengymnastik und physikalische Maßnahmen zur Vermeidung bzw. Besserung von Kontrakturen. Bei monströsen ossären Wucherungen mit schwerer Behinderung kann eventuell eine operative Abtragung versucht werden.

Prognose

Das CINCA-Syndrom verläuft chronisch progredient mit akuten Exazerbationen oder auch Phasen der klinischen Besserung. Je nach individueller Symptomatik entwickeln sich zunehmende Behinderungen, wie Gelenkkontrakturen, Seh- und Hörverlust, Minderwuchs, neurologische Ausfälle und/oder mentale Retardierung. Die Letalität ist hoch. Die Patienten sterben oft schon im Kindesalter an Organversagen, teilweise bedingt durch sekundäre Amyloidose, an zerebralen Insulten oder Infektionen (1, 2, 4, 7).

Literatur

1. Prieur AM, et al. A chronic, infantile, neurologic, cutaneous and articular (CINCA) syndrome. A specific entity analysed in 30 patients. Scand J Rheumatol 1987; 66 (Suppl): 57–68.
2. Hashkes PJ, Lovell DJ. Recognition of infantile-onset multisystem inflammatory disease as an unique entity. J Pediatr 1997; 130: 513–515.
3. Kaufman R, Lovell D. Infantile onset multisystem inflammatory disease: Radiologic findings. Radiology 1986; 160: 741–746.

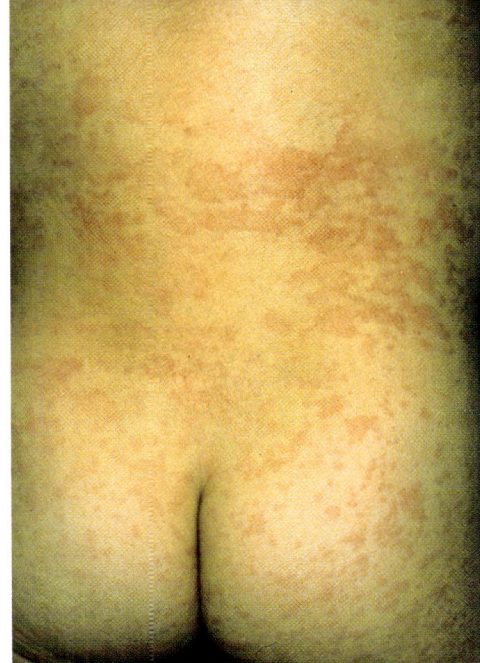

355

Abb. 355
Urtikarielles, nicht juckendes Exanthem
bei Kind mit CINCA-Syndrom

Abb. 356
Hypertrophie beider Kniegelenke
bei einem 5-jährigen Mädchen mit
CINCA-Syndrom

Abb. 357
Röntgenbild des Kindes von Abb. 356
im Alter von 11 Jahren.
Bizarre Auswucherungen
an Femurepiphyse und Patella mit
irregulärer Knochenstruktur

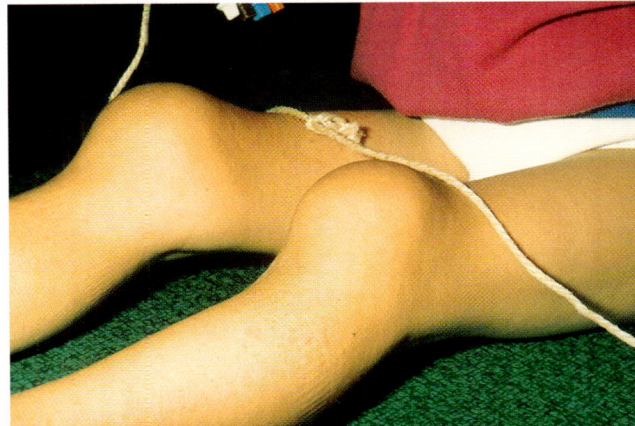

356

4. Torbiak RP, Dent PB, Cockshott WP. NOMID – a neonatal syndrome of multisystem inflammation. Skeletal
Radiol 1989; 18: 359–364.
5. De Cunto CL, et al. Infantile-onset multisystem inflammatory disease: A differential diagnosis of systemic rheumatoid arthritis. J Pediatr 1997; 130: 551–556.
6. Lampert F. Infantile multisystem inflammatory disease: another case of a new syndrome. Eur J Pediatr
1986; 144: 593–596.
7. Dollfus H, et al. Chronic infantile neurologic cutaneous and articular/neonatal onset multisystem inflammatory disease syndrome. Ocular manifestations
in a recently recognized chronic inflammatory disease
of childhood. Arch Ophthalmol 2000; 118: 1386–1392.

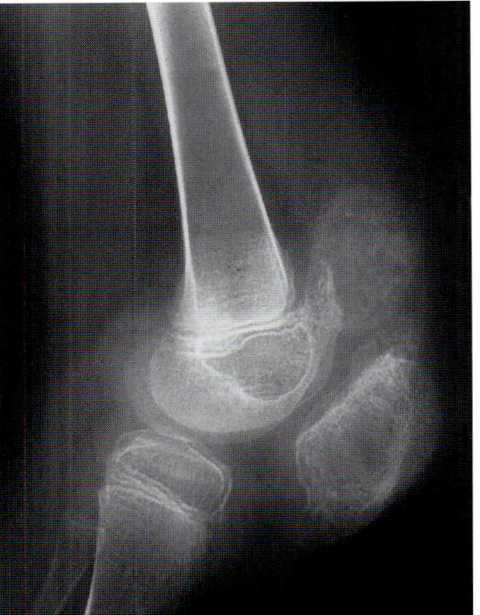

357

Chronisch rekurrente multifokale Osteomyelitis

M. BORTE, Leipzig

Definition

Die chronisch rekurrente multifokale Osteomyelitis ist eine entzündliche Knochenerkrankung unbekannter Ätiologie, die hauptsächlich Kinder und Jugendliche betrifft. Der Verlauf ist chronisch rezidivierend mit periodisch auftretenden Exazerbationen und spontanen Remissionen. Ihr liegt eine überwiegend lympho-plasmazelluläre Osteomyelitis – vorwiegend im Bereich der Metaphysen der langen Röhrenknochen – zugrunde, die sich sklerosierend selbst limitiert. Ein mikrobiologischer Erregernachweis gelingt nicht. Es handelt sich mit großer Wahrscheinlichkeit um einen immunpathologischen Prozess mit genetischer Komponente. Die Diagnose der chronisch rekurrenten multifokalen Osteomyelitis ist immer eine Ausschlussdiagnose.

Häufigkeit

Die chronisch rekurrente multifokale Osteomyelitis wurde 1972 von GIEDION (1) erstmals beschrieben. Seitdem sind mehr als 250 Beobachtungen publiziert, darunter 25 (10%) bei Erwachsenen (2, 3). Die Gesamtzahl veröffentlichter Beobachtungen liegt jedoch weit höher, da in mehreren Publikationen die Erkrankung unter diagnostisch anders benannten Entitäten

verborgen ist. Mädchen erkranken häufiger als Jungen (Verhältnis 1,7 : 1). Das Durchschnittsalter bei Erkrankungsbeginn liegt zwischen dem 7. und 12. Lebensjahr. Eine Pustulosis palmoplantaris ist bei 20% (bei Erwachsenen bei 40%), eine Psoriasis bei 5% der Erkrankten zu beobachten.

Ätiologie und Pathogenese

Ätiologie und Pathogenese sind bislang unbekannt. Diskutiert wurden Infektionen durch Erreger wie atypische Mykobakterien, Propionibakterien, Coxiellen oder Mykoplasmen, die bei einzelnen Patienten aus Knochenaspiraten angezüchtet werden konnten. Nachfolgende Knochenbiopsie- und Blutkulturen blieben aber regelmäßig steril, sodass heute ein immunpathologischer Prozess am wahrscheinlichsten ist. Eine genetische Komponente wird vermutet (4).

Topographie der knöchernen Läsionen

Die Anzahl der knöchernen Läsionen pro Patient liegt zwischen minimal 2 und maximal 18, im Mittel bei 3 entzündlichen Herden (2). Die chronisch rekurrente multifokale Osteomyelitis kann aber auch in einer unifokalen Form auftreten, dann entweder als Initialstadium für einen späteren multifokalen Verlauf oder aber auf diesen einen Herd begrenzt bleiben (5, 6). Am häufigsten ist der metaphysäre Befall der Röhrenknochen mit etwa 70% aller Läsionen. Metadiaphysäre und epiphysäre Läsionen sind selten. Die häufigste topisch definierte Lokalisation ist die distale Tibiametaphyse. Danach folgen in absteigender Reihenfolge Femur, Klavikula (hier vor allem die sternumnahe Region) und die Wirbelsäule. Seltener sind HWS und LWS betroffen, auffallend häufiger aber (etwa um das Dreifache) die untere BWS (Tab. 123).

Anamnese

Die Initialsymptomatik kann unmerklich schleichend bis subakut beginnen. Vorübergehend können subfebrile Temperaturen auftreten. Regelmäßig werden in den betroffenen Knochenabschnitten Schmerzen angegeben, ohne dass eine tageszeitliche Abhängigkeit beschrieben wird. Es besteht keine Morgensteifigkeit. Arthralgien oder »sympathische Arthritiden« können als Frühsymptome auftreten, und zwar umso öfter, je jünger der Patient ist. Die Assoziation mit Hauterscheinungen (palmoplantare Pustulose, Psoriasis, Akne) wird mit zunehmendem Manifestationsalter häufiger.

Klinischer Befund

Es bestehen keine oder nur geringe Allgemeinsymptome, und die Patienten befinden sich in der Regel in einem guten Allgemeinzustand. Einige Patienten haben subfebrile Temperaturen oder leichtes Fieber, septische Temperaturen werden nicht beobachtet. Es bestehen immer Schmerzen, häufig auch eine Schwellung und Rötung über der betroffenen Knochenregion. Die Herde können simultan nebeneinander auftreten, teilweise auch symmetrisch, oder sich nacheinander entwickeln. Treten Arthralgien oder Arthritis begleitend mit auf, kann es zu Bewegungseinschränkungen kommen.

Laborbefunde

Die BSG findet sich regelmäßig erhöht (>20 mm/Std.). Blutbild- und CRP-Befunde sind in der Regel unauffällig. Bei etwa 10% der Patienten ist das HLA B27 positiv. Ein Rheumafaktornachweis gelingt bei etwa 8% der Patienten. Andere der bisher bekannten Autoantikörper lassen sich nicht nachweisen. Mikrobiologische Kulturen (Blut, Bioptat) und Infektionsserologien sind konstant negativ.

Histopathologische Befunde: Es findet sich das Bild einer unspezifischen, chronischen Entzündung im Sinne einer plasmazellulär betonten, überwiegend lympho-plasmazellulären Osteomyelitis. In frühen Stadien können auch granulozytäre oder vorwiegend polynukleäre Infiltrate mit osteoklastischer Aktivität vorkommen.

Lokalisation	n
Tibia	203
Femur	93
Klavikula	74
Fuß	69
Wirbelkörper	61
Fibula	42
Humerus	30
Radius	30
Becken	27
Rippe	23
Iliosakralgelenk	23
Ulna	18
Finger	11
Sternum	10
Skapula	7
Handwurzelknochen	6
Mandibula	6
Schädel	3
Zehe	2
Maxilla	1
Patella	1
Nicht angegeben	57
Gesamt	797

Tab. 123
Verteilung von 797 Knochenläsionen bei 190 Kindern mit chronisch rekurrenter multifokaler Osteomyelitis (3)

Im Spätstadium dominiert eine osteoblastäre Knochenneubildung, die mit einer »Plasmazellsklerose« zur hyperostotischen Osteosklerose führen kann.

Apparative Untersuchungen

Szintigraphie: Bei der Suche nach befallenen Knochenabschnitten sollte die 3-Phasen-Technetium-Szintigraphie (^{99m}-TC-DpD) immer die initiale bildgebende Diagnostik einleiten. Intensive örtliche Nuklidanreicherungen zeigen die betroffen en Regionen, zuweilen allerdings auch Areale, die klinisch stumm bleiben und auch röntgenologisch kein verifizierbares Substrat aufweisen.

R ö n t g e n : Für die klinische Entität der chronisch rekurrenten multifokalen Osteomyelitis gibt es kein pathognomonisches Röntgenbild, aber eine charakteristische Morphologie in Abhängigkeit vom Krankheitsstadium. Initial finden sich Osteolysen (ohne Randsklerose); im Verlauf werden die osteolytischen Herde kleiner und zeigen Sklerosierungstendenz, häufig begleitet von periostalen Reaktionen (z. B. Hyperostosen im Bereich der Metaphysen der langen Röhrenknochen). Radiologische Ausschlusskriterien sind Verdacht auf Sequester, Fistel oder Abszessbildung.

K e r n s p i n t o m o g r a p h i e : Das MRT kann nahezu spezifische Auskünfte über die Prozessausdehnung und -aktivität liefern und eignet sich deshalb vorzüglich zur Verlaufskontrolle. Im MRT lässt sich die Beteiligung benachbarter Gelenke am besten nachweisen.

Diagnose

Das diagnostische Vorgehen sollte sich an folgender R e i h e n f o l g e orientieren: Anamnese, klinischer Befund, Szintigraphie, gezielte Röntgenaufnahmen befallener Regionen, ergänzt oder ersetzt durch die Kernspintomographie (MRT besonders an der Wirbelsäule, im Iliosakralbereich, bei unklaren Weichteilprozessen und zur Verlaufsbeobachtung). Daneben sind Entzündungs- (BSG, Blutbild, CRP) und mikrobiologische Werte (Blut- und Bioptatkulturen, Infektionsserologien) zu eruieren. Die chronisch rekurrente multifokale Osteomyelitis stellt immer eine Ausschlussdiagnose dar, daher ist eine Biopsie (zur histologischen und mikrobiologischen Untersuchung) unerlässlich.

Zu D i f f e r e n z i a l d i a g n o s e n , die ausgeschlossen werden müssen, gehören vor

allem die bakterielle Osteomyelitis (z. B. BRODIE-Abszess), Tumoren (z. B. Osteoidosteom, EWING-Sarkom), Histiozytosis X und Leukämien.

Therapie

Es gibt keine spezifische Therapie. Chirurgische Eingriffe und Antibiotika sind ohne gesicherten Effekt. Ist die Diagnose »chronisch rekurrente multifokale Osteomyelitis« gestellt, sind nicht steroidale Antirheumatika die Mittel der 1. Wahl. Die besten Erfahrungen in Bezug auf Wirksamkeit und Verträglichkeit sind dabei für Naproxen und Indometacin dokumentiert. Dosierung und Therapieüberwachung entsprechen den im Kapitel »Therapie chronisch-entzündlicher Gelenkerkrankungen« (Seite 146) genannten Empfehlungen. Nur wenn eine bakterielle Osteomyelitis anfänglich nicht eindeutig auszuschließen ist (z. B. wenn die mikrobiologischen und histopathologischen Befunde noch nicht vorliegen), sollte primär eine antibiotische Therapie ex juvantibus einsetzen. Es ist aber wichtig, die Diagnose »chronisch rekurrente multifokale Osteomyelitis« rechtzeitig zu stellen, um dem Patienten unnötige therapeutische Maßnahmen zu ersparen.

W e i t e r e T h e r a p i e o p t i o n e n : Ist unter der Behandlung mit nicht steroidalen Antirheumatika die Kontrolle der Beschwerden nur unbefriedigend, so ist die Gabe von Kortikosteroiden gerechtfertigt. Bei einzelnen Patienten wurden Colchicin, α- und γ-Interferon sowie Retinoide mit Erfolg eingesetzt. Solange der exakte Nutzen dieser Medikamente nicht durch randomisierte klinische Studien zweifelsfrei erwiesen ist, lassen sich keine definitiven Empfehlungen dafür aussprechen.

Prognose

Die Prognose ist generell gut: die Krankheit kann spontan (das heißt sich selbst limitierend) ausheilen. Typisch ist jedoch ein chronisch-rekurrierender Verlauf mit periodisch auftretenden Exazerbationen und Remissionen über 0,5–20 (durchschnittlich 4) Jahre. Über Defektheilungen (z. B. Kompression von Wirbelkörpern) oder Restschäden (Wachstumsstörungen) wurde (selten) berichtet.

Literatur

1. Giedion A, et al. Subacute and chronic »symmetrical« osteomyelitis. Ann Radiol 1972; 15: 329–342.

2. Schilling F. Die chronisch rekurrierende multifokale Osteomyelitis (CRMO). Fortsch Röntgenstr 1998; 168: 115–127.

3. Schultz C, et al. Chronic recurrent multifocal osteomyelits in children. Pediatr Infect Dis J 1999; 18: 1008–1013.

4. Byrd L, et al. Chronic multifocal osteomyelitis, a new recessive mutation on chromosome 18 of the mouse. Genomics 1991; 11: 794–798.

5. Girschick HJ, et al. Chronic recurrent osteomyelitis with clavicular involvement in children: diagnostic value of different imaging techniques and therapy with non-steroidal anti-inflammatory drugs. Eur J Pediatr 1998; 157: 28–33.

6. Handrick W, et al. Chronic recurrent multifocal osteomyelitis – Report of eight patients. Pediatr Surg Int 1998; 14: 195–198.

SWEET-Syndrom

V. WAHN, Schwedt/Oder
H. MICHELS, Garmisch-Partenkirchen

Definition und Häufigkeit

Das Krankheitsbild wurde erstmals von SWEET 1964 unter dem Namen »akute febrile Neutrophilendermatose« beschrieben. Dieser Begriff fasst die wesentlichen Kennzeichen der Erkrankung zusammen: Fieber und schmerzhafte Hautrötungen im Gesicht, am Stamm und/oder Extremitäten mit einem Neutrophileninfiltrat. Bis zum Jahr 1999 sind in der Literatur 26 Kinder beschrieben, davon die Hälfte Säuglinge (1). Der Altersgipfel der Erkrankung liegt aber im mittleren Lebensalter, wobei Frauen häufiger betroffen sind als Männer.

Zu den Neutrophilendermatosen werden auch das Pyoderma gangraenosum, der M. BEHÇET, die generalisierte pustuläre Psoriasis und die palmoplantare Pustulose gerechnet. Möglicherweise besteht eine Verwandtschaft zur chronischen multifokalen Osteomyelitis (siehe auch »Chronisch rekurrente multifokale Osteomyelitis«, Seite 634), wie etwa die Arbeit von NURRE et al. (2) suggeriert.

Ätiologie und Pathogenese

Als Auslöser der Erkrankung werden virale, bakterielle oder Tumorantigene diskutiert, möglicher-

weise spielen bestimmte Zytokine und hämato-
poetische Wachstumsfaktoren eine Rolle. Einige
Kinder entwickelten das Syndrom unter G-CSF-
Therapie. Als möglicherweise auslösendes Virus
wurde z. B. ein Zoster beschrieben, als Bakterien
Salmonellen oder atypische Mykobakterien, daneben das SWEET-Syndrom in Verbindung mit unterschiedlichen malignen Erkrankungen, einem
myeloproliferativen Syndrom oder einer FANCONI-
Anämie.

Zahlreiche rheumatische Grunderkrankungen können mit dem SWEET-Syndrom assoziiert auftreten,
wie rheumatoide Arthritis, REITER-Syndrom, systemischer Lupus erythematodes, Mixed-Connective-Tissue-Disease, SJÖGREN-Syndrom, M. CROHN
und Colitis ulcerosa und rezidivierende Polychondritis. Auch medikamentöse Auslösung wurde
beschrieben, so z. B. durch Hydralazin, Furosemid,
Co-trimoxazol oder Nitrofurantoin.

Ein Patient litt an einer HIV-Infektion. Auch in Verbindung mit primären Immundefekten ist ein

SWEET-Syndrom aufgetreten, so bei einem Kind
mit progressiv-septischer Granulomatose, ein
anderes hatte einen T-Zelldefekt. Ob dem eine
pathogenetische Bedeutung zukommt, ist unklar.

Auf welchem Wege es genau zu einer Anreicherung von Neutrophilen in der Dermis kommt, ist
bis heute nicht bekannt. Eine gesteigerte Synthese von G-CSF und GM-CSF wird als pathogenetisches Element diskutiert.

Klinischer Befund

Kernsymptome sind: Fieber und an der
Haut rötliche Papeln, schmerzhafte, nicht
juckende Plaques, besonders im Gesicht,
Nacken und an den oberen, seltener unteren Extremitäten (dann Differenzialdiagnose: Erythema nodosum). Befall der
Mundschleimhaut ist möglich: Anfangs
pseudopustulär, später kleine Ulzera. Hinzu kommen kann bei einigen Patienten
eine Arthritis/Arthralgie, die asymmetrisch
und migrierend auftritt, vorwiegend Knie-
und Handgelenke betrifft, seltener Sprunggelenke, Ellenbogen und Finger. Am Auge
sind Konjunktivitis, Episkleritis und Iridozyklitis (Differenzialdiagnose z. B. Vaskulitis) beschrieben, am Knochen eine sterile
Osteomyelitis. Ein Befall innerer Organe
ist möglich.

Laborbefunde

Bei typischem Verlauf finden sich Zeichen
der unspezifischen Entzündung mit hoher
BSG, hohem CRP und Leukozytose, die
sich unter der Therapie zurückbilden.

Diagnose

Die Diagnose wird mit einer Hautbiopsie
gestellt. Diese zeigt eine neutrophile Infiltration der Dermis ohne Anhalt für leukozytoklastische Vaskulitis. Von SU et al. (3)
wurden Diagnosekriterien vorgeschlagen
(Tab. 124), die möglicherweise auch in der
Pädiatrie hilfreich sein können.

Tab. 124
Diagnosekriterien des SWEET-Syndroms (3):
Diagnose, wenn 2 Haupt- und 2 Nebenkriterien
erfüllt sind

Hauptkriterien

1. Akutes Auftreten der typischen
   Hautläsionen
2. Typische Histopathologie

Nebenkriterien

1. Vorausgegangenes Fieber oder
   Infektion
2. Begleitsymptomatik: Fieber,
   Arthralgie, Konjunktivitis oder maligne
   Begleiterkrankung
3. Leukozytose
4. Gutes Ansprechen auf Kortikosteroide,
   Nichtansprechen auf Antibiotika

Therapie und Prognose

Positive Erfahrungen wurden mit Indometacin berichtet (4), sonst behandelte
man mit systemischen Glukokortikoiden.
Bei einzelnen Patienten wurde Colchicin
versucht.

Die P r o g n o s e ist gut, Rezidive können
aber vorkommen.

Literatur

1. Tuerlinckx D, et al. Sweet's syndrome with arthritis in
an 8-month-old boy. J Rheumatol 1999; 26: 440–442.
2. Nurre LD, Rabalais GP, Callen JP. Neutrophilic der-
matosis-associated sterile chronic multifocal osteomyelitis in pediatric patients: Case report an review.
Pediatr Dermatol 1999; 16: 214–216.
3. Su WP, Liu HN. Diagnostic criteria for Sweet's syndrome. Cutis 1986; 37: 167–174.
4. Jeanfils S, et al. Indomethacin treatment of eighteen
patients with Sweet's syndrome. J Am Acad Dermatol
1997; 36: 436–439.

Pannikulitiden und Erythema nodosum

V. WAHN, Schwedt/Oder
G. HORNEFF, Halle

Definition und Häufigkeit

Als Pannikuitis wird eine Gruppe von Erkrankungen mit dem gemeinsamen Merkmal eines Entzündungsprozesses im subkutanen Fettgewebe bezeichnet. Somit besteht eine enge Beziehung zum Erythema
nodosum. Während das Erythema nodosum (Abb. 358) relativ häufig auftritt und
dadurch jedem Kinderarzt bekannt ist,
sind Pannikulitiden im Kindesalter selten.

Ätiologie und Pathogenese

Beides ist bei den primären Pannikulitiden unklar.
Druck, Kälte (Abb. 359), Steroide oder auch ein
Steroidentzug wurden als auslösende Agenzien
beschrieben (Tab. 125). Bei den sekundären Formen kann die Pannikulitis auf bestimmte Grunderkrankungen (Abb. 360) zurückgeführt werden
(Tab. 126).

Das Erythema nodosum wurde früher meist in
Verbindung mit einer Tuberkulose oder als Medi-
kamentenreaktion beobachtet. In einer aktuellen
Untersuchung aus der Schweiz (1) fanden sich
bei 36 Kindern als Hauptauslöser andere Infektionen, in erster Linie Streptokokken, gefolgt von
anderen Erregern von Atemwegsinfektionen oder
Gastroenteritiden einschließlich solcher durch
Yersinien. Rheumatische Grundkrankheiten fan-

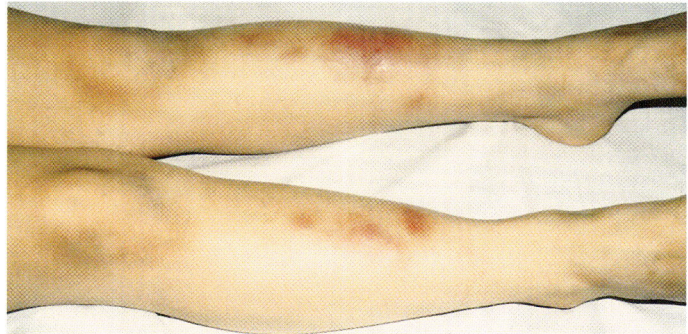

Abb. 358
Erythema nodosum.
8-jähriges Mädchen
mit Zustand nach Strepto-
kokkenangina, keine
spezielle Therapie
erforderlich

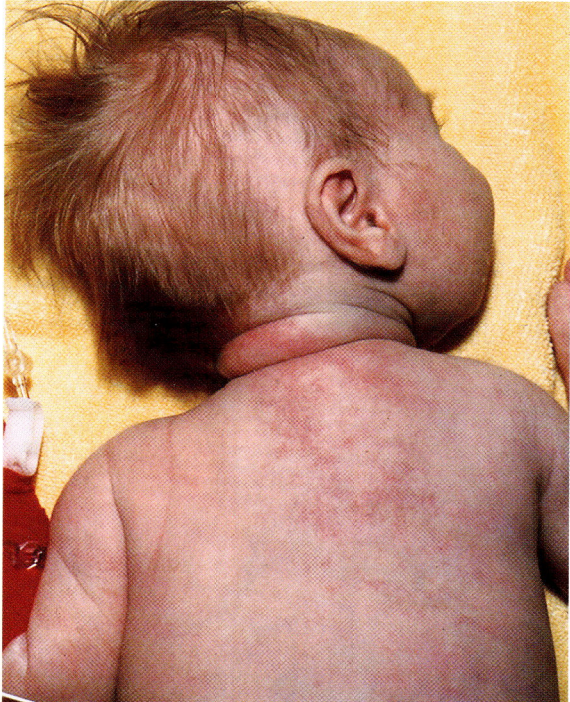

Abb. 359
Kältepannikulitis.
6 Wochen alter Säugling
mit einer ausgedehnten,
sehr schmerzhaften
Schwellung mit rötlich-
lividem Erythem wenige
Tage nach kardio-
chirurgischem Eingriff.
Sofortiges Ansprechen
auf eine Steroidtherapie

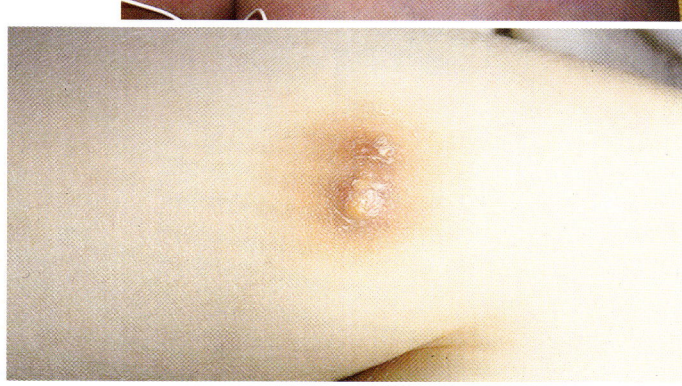

Abb. 360
Sekundäre Pannikulitis.
8-jähriger Junge mit
aplastischer Anämie,
Pankreatitis und Panni-
kulitis. Die subkutanen
Knoten sind rötlich-blau
verfärbt. Abheilung unter
Narbenbildung.
Ansprechen auf die
intensive immun-
suppressive Therapie der
aplastischen Anämie
(Steroide, Cyclosporin A,
anti-Thymozytenglobulin)

Tab. 125 Primäre Pannikulitiden (3)	WEBER-PFEIFER-CHRISTIAN-Erkrankung (relapsing febril nodular nonsuppurative panniculitis)
	ROTHMANN-MAKAI-Erkrankung (Lipogranulomatosis subcutanea)
	Histiozytische zytophagische Pannikulitis (Fieber, subkutane Knoten, Leberbeteiligung)
	Kältepannikulitis
	Druckpannikulitis
	Fremdkörperpannikulitis
	Kortikosteroidinduzierte Pannikulitis
	»Poststeroid«-Pannikulitis (Steroidentzug)
	Erythema nodosum

Tab. 126 Sekundäre Pannikulitiden (Auftreten mit einer Grunderkrankung)	Lupus erythematodes
	α_1-Antitrypsinmangel
	Pankreatitis
	Vaskulitis (verschiedene Formen)
	Malignome
	Diabetes mellitus
	Schilddrüsenerkrankungen
	Infektionen

den sich bei 8 Patienten, davon je 3 mit Colitis ulcerosa und M. CROHN, bei je 1 Patienten Sarkoidose und M. BEHÇET. 8 Kinder wiesen keine assoziierte Erkrankung auf.

Klinischer Befund

Bei den meisten Patienten sind die Symptome auf die Haut beschränkt: Erythematöse, teils violette subkutane Knoten, die überall auftreten können, meist aber an den unteren Extremitäten gefunden werden (Abb. 361). Die Erscheinungen können persistieren oder schubweise auftreten; eine Abheilung kann mit Restitutio ad integrum oder unter Narbenbildung verlaufen (Abb. 362).

Systemische Erscheinungen sind selten (2, 3). Beschrieben sind bei der WEBER-PFEIFER-CHRISTIAN-Erkrankung Fieber, Übelkeit, Erbrechen, Bauchschmerzen, Hepatosplenomegalie, Arthralgien. Die Hautläsionen können mit eingezogenen, hyperpigmentierten Narben abheilen oder rezidivieren. Bei der histiozytisch-zytophagischen Variante können zu den Symptomen, die auch bei der WEBER-PFEIFER-CHRISTIAN-Erkrankung auftreten, Serositis und Lymphadenopathie hinzutreten. Eine Abgrenzung gegenüber der malignen Histiozytose ist hier wichtig. Die septale Pannikulitis ist nahe verwandt der subkutanen Polyarteriitis nodosa. An systemischen Zeichen können hierbei Arthralgien/Arthritis, Neuropathie, Myopathie und Fieber hinzutreten.

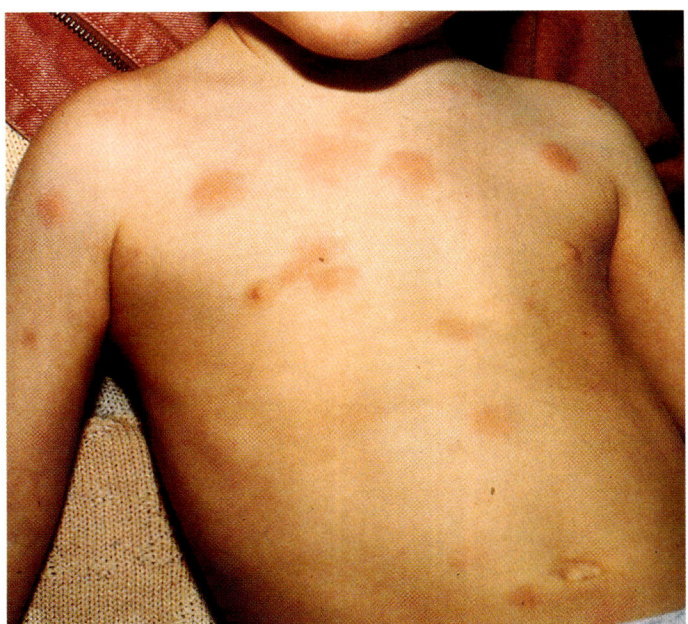

Abb. 361

WEBER-PFEIFER-CHRISTIAN-Pannikulitis. 2-jähriger Junge; seit dem 3. Lebensmonat Erkrankungsschübe mit Fieber, subkutanen geröteten und schmerzhaften Knoten, die sich zunächst livide verfärben, später spontan und ohne Narben abheilen. Das Kind ist deutlich dystroph und bleibt in der Entwicklung zurück. Therapeutisch waren Steroide und/oder Indometacin nur passager hilfreich. Unter Cyclosporin A wurde eine deutliche Minderung der Krankheitsaktivität erreicht

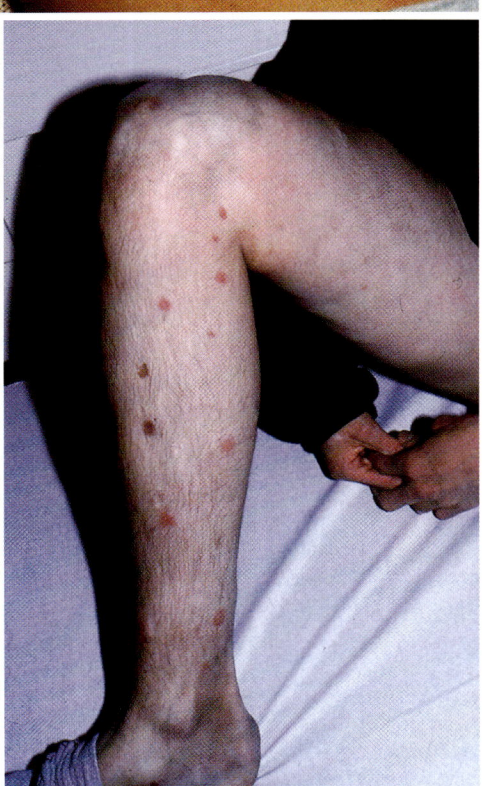

Abb. 362

Pannikulitis mit Narbenbildung. 16-jähriger Junge; seit dem 10. Lebensjahr bestehen schubweise auftretende subkutane Knoten, die ulzerieren, eine Fettgewebsatrophie und eine Narbe hinterlassen. Der Patient entwickelt generalisierte Gelenkkontrakturen. Therapeutisch war mit Cyclosporin A und Steroiden eine deutliche Besserung erreichbar. Therapieversuche mit Azathioprin, Methotrexat und Colchizin waren erfolglos

Laborbefunde

Man findet oft unspezifische Entzündungszeichen im Blut. Krankheitsspezifische Laborbefunde oder Autoantikörper sind nicht bekannt. Vereinzelt findet man eine Hyperlipidämie oder Gerinnungsstörungen. Die weitere Labordiagnostik ergibt sich aus den in Tab. 126 genannten assoziierten Erkrankungen.

Diagnose

Die Diagnose wird histologisch gestellt. Meist findet man Entzündungen im Bereich der Fettlobuli, der Septen oder bei beiden. Die Zellinfiltrate können aus neutrophilen Granulozyten, Lymphozyten oder beiden bestehen. Eine leukozytoklastische Vaskulitis kann assoziiert auftreten, so etwa bei der subkutanen Polyarteriitis nodosa, gehört aber sonst nicht zum Krankheitsbild der Pannikulitis. Bei einigen Formen findet man histologisch Phagozytose von Erythrozyten, Leukozyten, Plättchen, aber auch von Fett durch histiozytäre Elemente (4). Granulomatöse und fibröse Veränderungen können hinzutreten. Die Histologie erlaubt dann die Zuordnung zu einer der in Tab. 125 genannten Erkrankungen, wobei einschränkend erwähnt werden muss, dass es keine einheitliche internationale Klassifikation der Pannikulitiden gibt.

Standardtherapie

Nach Sicherung der Diagnose Pannikulitis sollte eine Therapie mit oralen Steroiden versucht werden. Bei Therapieresistenz sind mehrfach Erfolge mit Cyclosporin A beschrieben worden, sodass einzelne Autoren von Cyclosporin A als der Therapie der Wahl sprechen (5). Positive Erfahrungen wurden auch zu Naproxen, Indometacin, Sulfasalazin oder Dapson berichtet. Zumindest sollte man heute einen Therapieversuch mit Cyclosporin A verlangen, bevor man über experimentelle Möglichkeiten, wie autologe Stammzelltransplantation nach Hochdosischemotherapie (6), nachdenkt.

Beim Erythema nodosum ist meist keine spezifische Therapie vonnöten, wenn die Grunderkrankung ausreichend behandelt wird.

Prognose

Seit der Verfügbarkeit von Cyclosporin A muss die Prognose der Pannikulitiden quoad vitam als günstig angesehen werden, während davor viele Patienten verstorben sind. Eine Restitutio ad integrum ist aber nicht immer zu erreichen. Das Erythema nodosum heilt praktisch immer folgenlos aus.

Literatur

1. Hassink RI, et al. Conditions currently associated with erythema nodosum in Swiss children. Eur J Pediatr 1997; 153: 851–853.
2. Randle SM, et al. Panniculitis: A report of four cases and literature review. Arch Dis Child 1991; 66: 1057–1060.
3. Schuval SS, et al. Panniculitis and fever in children. J Pediatr 1993; 122: 372–378.
4. Winkelmann RK, et al. Lipophagic panniculitis of childhood. J Am Acad Dermatol 1989; 21: 971–978.
5. Ostrov BE, et al. Successful treatment of severe cytophagic histiocytic panniculitis with cyclosporine A. Semin Arthritis Rheum 1996; 25: 404–413.
6. Koizumi K, et al. Effective high-dose chemotherapy followed by autologous peripheral blood stem cell transplantation in a patient with the aggressive form of cytophagic histiocytic panniculitis. Bone Marrow Transplant 1997; 20: 171–173.

Rezidivierende Polychondritis

T. NIEHUES, Düsseldorf

(HLA-DR 4). Bedeutsam erscheint die Präsenz von Autoantikörpern gegen Kollagene der Typen II-, IX und XI. Die Autoantikörper sind zwar nur selten (10–30%) im Serum nachweisbar und nicht spezifisch für die rezidivierende Polychondritis (Vorkommen z. B. auch bei der rheumatoiden Arthritis); möglicherweise sind sie aber pathogenetisch bedeutsam, da histologisch IgG- und C3-Ablagerungen im entzündeten Knorpel nachgewiesen werden. Die entzündlich bedingte Aktivierung von Proteasen führt zum Verlust von Kollagen und Proteoglykanen in der Knorpelmatrix und in anderen Geweben (Kornea, Aorta, Haut). Im Tiermodell (Ratten, HLA-DQ6/8 doppelt transgene Mäuse) führt die Immunisierung mit Typ-II-Kollagen zu einer Knorpelentzündung, die starke Ähnlichkeit zur rezidivierenden Polychondritis beim Menschen zeigt.

Definition

Die erstmals 1923 von JAKSCH-WARTENHORST beschriebene rezidivierende Polychondritis ist eine Systemerkrankung, die durch eine chronische, potenziell destruierende Knorpelentzündung charakterisiert ist. Bevorzugt werden Ohr- und Nasenknorpel, Gelenkknorpel sowie der Knorpel des Tracheobronchialbaumes befallen (1–3). Im Kindes- und Jugendalter ist die Erkrankung sehr selten (4). Die Mehrzahl der Erkrankungen wurde im Alter zwischen 12 und 17 Jahren beobachtet, mit einer Symptomatik, die den Erwachsenen mit rezidivierender Polychondritis sehr ähnlich war. Die jüngste in der neueren Literatur dokumentierte Beobachtung betrifft ein Kind im Alter von 2 Jahren.

Ätiologie und Pathogenese

Die Ätiologie ist unbekannt, ein autoimmunologisches Geschehen ist jedoch wahrscheinlich.

Folgende Befunde sprechen für eine Autoimmunerkrankung: Eine Assoziation mit anderen Autoimmunerkrankungen (systemische Vaskulitis, rheumatoide Arthritis, systemischer Lupus erythematodes) wird bei etwa 30% der Patienten beschrieben. Eine HLA-Assoziation ist bekannt

Anamnese und klinischer Befund

Die Symptome bestehen oft schon über mehrere Jahre, bevor die Diagnose gestellt wird. Das Leitsymptom (>90% der Patienten) und häufigste Initialsymptom der rezidivierenden Polychondritis ist die aurikuläre Chondritis mit schmerzhafter Rötung des Ohrknorpels, typischerweise beidseits und unter Aussparung des knorpelfreien Ohrläppchens (Abb. 363). In abnehmender Häufigkeit (50–80%) werden der Befall des Nasenknorpels als nasale Chondritis, der Befall des Gelenkknorpels als wandernde, transiente, nicht erosive, seronegative Polyarthritis ohne Synovialitis und die Chondritis des Respirationstraktes beobachtet. Bei Augenbeteiligung (etwa 50%) können alle Augenabschnitte betroffen sein, am häufigsten werden jedoch Skleritis, Episkleritis, Iritis und Keratokonjunktivitis beschrieben. Selten sind außerhalb des Knorpelbefalls auch Systemmanifestationen in Form einer Nierenbeteiligung (Glomerulonephritis), Hautbeteiligung (Vaskulitis) oder Aorteninsuffizienz gesehen worden.

Als K o m p l i k a t i o n e n der rezidivierenden Polychondritis treten bei der aurikulären Chondritis ein knotiger Umbau und Hängen der Ohrmuschel (sog. Blumenkohlohr) auf. Die Schwellung des Gehörgangs und der Tuba Eustachii kann eine Schallleitungsschwerhörigkeit verursachen, während die Vaskulitis der Innenohrgefäße zu einer Schallempfindungsschwerhörigkeit und vestibulären Dysfunktion (Schwindel, Ataxie, Übelkeit) führen kann. Die nasale Chondritis kann Ursache einer Sattelnase werden. Die häufige laryngotracheale Manifestation (50–60%) äußert sich bei leichten Erkrankungen als Heiserkeit und Aphonie. Bei schweren Verläufen leidet das Kind an akuter Atemnot mit Stridor und muss notfallmäßig mit einem Tracheostoma versorgt werden, nicht selten, bevor die Diagnose überhaupt gestellt ist (4).

Laborbefunde

Es gibt keinen spezifischen Labortest für die rezidivierende Polychondritis. Kollagenantikörper finden sich nur bei einem Teil der Patienten. Sehr häufig werden erhöhte Entzündungswerte (CRP, BSG) und Anämie beobachtet.

Apparative Untersuchungen

Die Ausdehnung der Chondritis auf das Bronchialsystem kann am besten bronchoskopisch oder durch ein hochauflösendes Computertomogramm beurteilt werden. Allerdings ist zu beachten, dass nach Bronchoskopie Exazerbationen der Erkrankung beschrieben worden sind. Wegen der Augenbeteiligung sind regelmäßige ophthalmologische Kontrollen notwendig. Die Gefahr des Hörverlustes erfordert eine regelmäßige pädaudiologische Untersuchung. Bei Verdacht auf Aorteninsuffizienz ist eine Echokardiographie sinnvoll.

Diagnose

Die rezidivierende Polychondritis wird klinisch diagnostiziert. Die Diagnosekriterien nach McAdam (Tab. 127) sind ge-

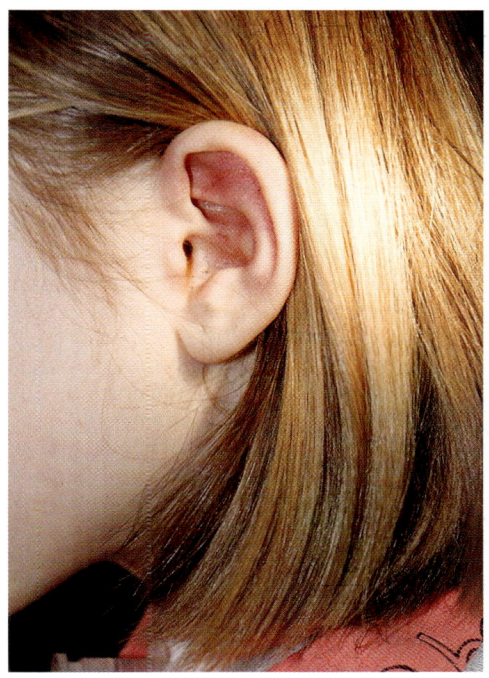

Abb. 363
12-jähriges Mädchen mit rezidivierender Polychondritis: Tracheostoma und aurikuläre Chondritis unter Aussparung des knorpelfreien Ohrläppchens

Tab. 127
Diagnosekriterien für die rezidivierende Polychondritis (2). Von einer rezidivierenden Polychondritis kann gesprochen werden, wenn mindestens 3 Kriterien vorliegen oder 2 Kriterien plus ein positiver histologischer Befund

1. Aurikuläre Chondritis
2. Nicht erosive, seronegative Polyarthritis
3. Nasale Chondritis
4. Augenentzündung
5. Chondritis des Respirationstraktes
6. Kochleäre oder vestibuläre Funktionsstörung

bräuchlich (2). Die Indikation zur Knorpel-
biopsie ist zurückhaltend zu stellen, da der
histologische Befund oft nicht spezifisch
ist und Defektheilungen beschrieben worden sind.

Standardtherapie

Mit der systemischen, medikamentösen
Behandlung der rezidivierenden Polychondritis im Kindesalter liegen kaum Erfahrungen vor. Steroide zeigen zwar einen
guten Effekt, sind aber langfristig nur begrenzt einsetzbar. Oft ist daher die Kombination mit anderen Immunsuppressiva
notwendig (Cyclosporin A, Azathioprin,
Methotrexat).

Weitere Therapieoptionen: Vereinzelt wird bei Erwachsenen über die erfolgreiche Behandlung der Komplikationen am Respirationstrakt durch broncho-
skopische Einlage von Stents berichtet.

Prognose

Es existieren sehr unterschiedliche Verlaufsformen. In der Literatur finden sich
bei Erwachsenen 5-Jahresüberlebensraten
zwischen 70% und 90%. Vor allem bei
Beteiligung des Respirationstraktes sind
aber progrediente und letale Verläufe der
Erkrankung beschrieben.

Literatur

1. Trentham DE, Le CH. Relapsing polychondritis. Ann
Intern Med 1998; 129: 114–122.
2. McAdam LP, et al. Relapsing polychondritis: prospective study of 23 patients and a review of the literature. Medicine 1976; 55: 193–215.
3. Zeuner M, et al. Relapsing polychondritis: clinical
and immunogenetic analysis of 62 patients. J Rheumatol 1997; 24: 96–101.
4. Knipp S, et al. Relapsing polychondritis in childhood – case report and short review. Rheumatol Int
2000; 19: 231–234.

SNEDDON-Syndrom

V. WAHN, Schwedt/Oder

Definition und Häufigkeit

Dieses Syndrom ist bei der Klärung von
differenzialdiagnostischer Bedeutung. Die
Diagnose kann vermutet werden, wenn
eine ausgedehnte Livedo reticularis mit
ischämischen zerebrovaskulären Ereignissen (Infarkt, transitorische Ischämie) zu-
sammentrifft. Erkrankungen bei Kindern
sind selten beschrieben worden (z. B. 1).

Ätiologie und Pathogenese

Eine einheitliche Pathogenese ist nicht bekannt.
Bei einigen Patienten dürften Phospholipidantikörper zur Thromboseentstehung beitragen. Obwohl eine Gefäßerkrankung, liegt keine Vaskulitis
zugrunde.

Klinischer Befund

Es dominiert die Symptomkombination,
die die Erkrankung definiert. Daneben
wurden arterielle Hypertension, Herzklappenveränderungen sowie extrazerebrale
arterielle und venöse Gefäßkomplikatio-
nen von großen und kleinen Gefäßen beschrieben.

Laborbefunde

Spezifische Laborbefunde, die zur Diagnosestellung beitragen können, sind nicht bekannt. Bei der Gerinnungsdiagnostik empfiehlt sich auch die Suche nach Phospholipidantikörpern.

Apparative Untersuchungen

Aus der Symptomatik ergibt sich die Notwendigkeit der zerebralen MRT-Untersuchung, eventuell als MR-Angiographie. Ob SPECT-Analysen zusätzliche Informationen liefern, muss derzeit offen gelassen werden. Die ausgiebige kardiologische und dopplersonographische Untersuchung richtet sich nach den vorhandenen Manifestationen.

Diagnose

Bei Fehlen anderer Grunderkrankungen (z. B. Lupus mit Vaskulitis) wird die Diagnose »Sneddon-Syndrom« bei Vorliegen von Livedo reticularis und ischämischen zerebrovaskulären Ereignissen gestellt.

Therapie und Prognose

Empfehlungen können in Anbetracht der Datenlage nicht gegeben werden. Immunsuppressiva haben keinen Effekt, Steroide sogar negative Auswirkungen. Legitim sind Versuche mit niedrig dosierter Acetylsalicylsäure oder Warfarin in verschiedenen Dosierungen.

Die Prognose ist abhängig von den irreversiblen Schäden an Zerebrum, Herz und Gefäßen.

Literatur

1. Frances C, et al. Sneddon syndrome with or without ant phospholipid antibodies. A comparative study in 46 patients. Medicine 1999; 78: 209–219.

Arthromyalgien

Wachstumsschmerzen

H.-I. Huppertz, Bremen

Definition

Wachstumsschmerzen sind tiefe krampfartige Schmerzen der unteren Extremitäten, die abends oder nachts auftreten, nicht speziell die Gelenke betreffen und keine bekannte organische Ursache haben.

Häufigkeit

Da es keine allgemein anerkannten diagnostischen Kriterien für Wachstumsschmerzen gibt, sind Aussagen zur Häufigkeit nur schwer möglich. Schätzungen gehen von einer Prävalenz von 10–20% unter Schulkindern aus, womit Wachstumsschmerzen zu den häufigsten Problemen in dieser Altersklasse zählen und einer der häufigsten Gründe für die Vorstellung beim Kinderarzt außerhalb von Infektzeiten sind. Es gibt keine Geschlechtsbetonung, das Altersmaximum liegt bei 4–12 Jahren.

Ätiologie und Pathogenese

Die Ursachen für Wachstumsschmerzen sind unbekannt; es gibt keinen Hinweis, dass sie mit Wachstum zusammenhängen. Auch Kinder mit Wachstumshormonmangel können Wachstumsschmerzen haben. Die Therapie mit Wachstumshormon führt nicht zu Wachstumsschmerzen. Seelische Ursachen sind keine bekannt.

Anamnese

Die Kinder berichten von tiefen, krampfartigen Schmerzen, die abends oder nachts auftreten und so stark sein können, dass die Kinder weinen und sogar aus dem Schlaf aufwachen. Humpeln oder eine Bewegungseinschränkung treten nicht auf. Reiben der betroffenen Körperteile, meist Ober- oder Unterschenkel, führt zur Besserung. Am nächsten Morgen sind die Kinder beschwerdefrei und unauffällig. Körperliche Anstrengung kann den Beschwerden vorangehen. Manchmal bestehen die Schmerzen schon seit Monaten oder Jahren. Bei häufigem Auftreten und Störung der Nachtruhe der ganzen Familie können sekundäre Adaptationsphänomene das eigentliche Krankheitsbild überlagern und ihm neurotische Züge bei Kind oder häufiger Eltern verleihen. Gelegentlich berichtet ein Elternteil, er habe ebenfalls solche Beschwerden als Kind gehabt.

Klinischer Befund

Der klinische Befund ist während der Schmerzattacken und danach völlig unauffällig. Zur körperlichen Untersuchung zählt neben dem Gelenkstatus und dem Lokalbefund auch die internistische Untersuchung.

Laborbefunde und apparative Untersuchungen

Alle Untersuchungen sind unauffällig. Die Tab. 128 zeigt ein sinnvolles Minimalprogramm zur Klärung von Wachstumsschmerzen.

Diagnose

Die Diagnose darf nur gestellt werden, wenn eine typische Anamnese berichtet wird, die physikalische Untersuchung unauffällig ist und weder Labor noch apparative Untersuchungen einen auffälligen

	Labor	Apparative Untersuchungen
Tab. 128 Labormethoden und apparative Untersuchung in der Diagnostik von Wachstumsschmerzen	Blutbild mit Blutausstrich BSG C-reaktives Protein LDH, Harnsäure	Röntgen des am stärksten betroffenen Körperteils in 2 Ebenen (z. B. Unterschenkel mit angrenzendem Gelenk)

Tab. 129 Diagnostische Kriterien zur Diagnose von Wachstumsschmerzen	Anamnese	Tiefe krampfartige Schmerzen in Ober- und Unterschenkel, beidseitig oder wechselnd links und rechts, abends oder nachts auftretend, nie morgens
	Physikalischer Befund	Unauffällig
	Labor	Unauffällig
	Apparative Untersuchungen	Unauffällig
	Therapieversuch	Gutes Ansprechen auf Reiben oder nicht steroidale Antirheumatika

Befund ergeben haben. Die Tab. 129 zeigt die diagnostischen Kriterien. Sind neben Wade, Schienbein oder Oberschenkel auch Hüfte, Rücken oder sogar die oberen Extremitäten betroffen, sollte dies eher an der Diagnose zweifeln lassen.

Die Diagnose ist eine Ausschlussdiagnose und sollte überprüft werden, wenn neue Gesichtspunkte auftauchen. Differenzialdiagnostisch sollten eine Leukämie, ein Osteosarkom, ein Osteoidosteom, eine juvenile Spondylarthropathie oder andere Arthritiden, eine Osteomyelitis oder ein Schmerzverstärkungssyndrom (wie ein Fibromyalgiesyndrom) in Erwägung gezogen werden.

Therapie und Prognose

Die Behandlung besteht in der Aufklärung von Eltern und Patient über die harmlose Natur der Erkrankung. Nicht selten führt al ein die Benennung der Beschwerden mit dem Begriff »Wachstumsschmerzen« zur Erleichterung der Eltern, weil nun endlich eine Diagnose gefunden wurde. Reiben oder nicht steroidale Antirheumatika wirken meist rasch. Das gute Ansprechen z. B. auf Ibuprofen kann zur Besserung der Nachtruhe der ganzen Familie führen. Bei regelmäßig auftretenden Beschwerden kann das Medikament auch prophylaktisch zum Abendessen oder beim Zubettgehen genommen werden.

Die Prognose ist sehr gut. Die Beschwerden verschwinden von selbst und hinterlassen keine Veränderungen.

Literatur

1. Cassidy JT, Petty RE. Textbook of pediatric rheumatology. Philade phia: Saunders; 1995. p. 125–126.

Familiäre periodische Knochenschmerzen

V. WAHN, Schwedt/Oder

Definition und Häufigkeit

Diese autosomal dominant vererbte Erkrankung wurde erstmals im Jahre 1951 von REIMANN und ANGELIDIS unter dem Begriff »periodische Arthralgie« beschrieben. Später kam es dann zum Begriff »Dominantly inherited periodic bone pain« (1), der hier weitgehend übernommen wurde.

Es gibt keine epidemiologischen Studien über die Häufigkeit der Erkrankung. Sie dürfte jedoch selten sein, da seit 1974 über keine weiteren Familien berichtet wurde.

Klinischer Befund

Die Gelenkschmerzen beginnen bereits vor dem 6. Lebensmonat und halten lebenslang an. Dieser frühe Beginn grenzt das Krankheitsbild von psychosomatischen Beschwerden ab. Es besteht kein Zusammenhang mit dem Wachstum, der Entwicklung oder dem allgemeinen Gesundheitszustand. Die Schmerzepisoden halten zwischen 30 Minuten und mehreren Tagen an. Meist sind Beine, Arme und Unterarme betroffen. Es besteht keine Verbindung zu Tageszeit, Ernährung, körperlicher Belastung, Menses oder sonstigen Begleiterkrankungen.

Man findet keine Schwellungen oder Ödeme, allenfalls leichte Erytheme. Die Temperatur kann um maximal 1°C ansteigen.

Laborbefunde

Alle Entzündungswerte, Autoantikörper und übrigen klinisch-chemischen Laboruntersuchungen sind bei typischer Erkrankung normal.

Diagnose

Die Diagnose basiert auf den erwähnten klinischen Kriterien, die durch die Familienanamnese und die fehlenden Entzündungszeichen im Blut gestützt wird. Differenzialdiagnostisch muss die Erkrankung von der dominant vererbten Rachitis/Osteomalazie abgegrenzt werden.

Standardtherapie

Eine spezifische Therapie wurde bisher nicht publiziert. Der behandelnde Arzt ist somit auf »trial and error« angewiesen.

Literatur

1. Thompson BH, Merritt AD. Dominantly inherited periodic bone pain. Birth defects. Orig Artic Ser 1974; 10: 245–248.

Psychologische Faktoren bei rheumatischen Erkrankungen

J. MEINCKE, Berlin

Nicht selten steht der Diagnostiker vor dem Widerspruch, dass die geschilderten Beschwerden und der objektivierbare Befund nicht zusammenpassen. Ein Verdacht auf zugrundeliegende psychologische Faktoren kann meist recht schnell geäußert werden, doch danach beginnt ein schwieriges Terrain. Hier empfiehlt sich eine enge Zusammenarbeit zwischen Kinderrheumatologen und erfahrenen Psychologen.

Der Psychodiagnostiker prüft: Gibt es Hinweise auf eine Leistungs- oder sonstige Überforderung, etwa im schulischen Kontext oder in der familiären Situation?

Hierzu gehören:

1. Die Erhebung einer psychologischen Anamnese, die besonders auf Geburt und frühkindliche Entwicklung achtet sowie auf besondere emotionale Erlebnisse, wie Eintritt in die erste außerfamiläre Unterbringung, Einschulung, Elterntrennung, Geschwisterreihung, mögliche Konflikte und Rivalitäten in der Familie, schwere Verlusterfahrungen. Die Anamnese wird in der Regel als freies oder halbstandardisiertes Interview geführt und greift auf die Befragung des Kindes selbst sowie der nächsten Erziehungspersonen, meist die Eltern, zurück. Als Gesprächsregeln und -techniken haben sich bewährt: interes-

siertes, wertfreies und wertschätzendes Zuhören ohne Selbsteinbringung, Aufgreifen, Rückfragen und Vertiefen der genannten Informationen ohne Suggestivfragen, empathische Grundhaltung und Selbstkongruenz des Interviewers.

2. Die Anwendung psychodiagnostischer Testverfahren, um Abweichungen von der durchschnittlichen Altersnorm festzustellen. Dabei sind sowohl Abweichungen in Richtung überdurchschnittlicher als auch unterdurchschnittlicher Leistungen interpretationswürdig. Alle Abweichungen größer als die doppelte Standardabweichung von der Normalverteilung verdienen besondere Aufmerksamkeit.

Als Testverfahren kommen folgende Testgruppen infrage:

a) Normierte Leistungstests, z. B. AID (KUBINGER/WURST) bzw. HAWIK-R (TEWES), K-ABC (KAUFMAN), CPM/SPM (RAVEN) für die geistige Leistungsfähigkeit; TPK (KURTH), d2 (BRICKENKAMP), KHV (KOCH/PLEISSNER) für die Konzentrationsfähigkeit bzw. Aufmerksamkeitsüberprüfung;

b) Screeningtests zur groben Erfassung des allgemeinen Entwicklungsstande, z. B. MZT (ZILER), MFE (HELLBRÜGGE), KUGLER-Figuren;

c) Fragebögen zur Selbsteinschätzung, z. B. HAPEF-K (WAGNER/BAUMBÄRTEL), HSPQ (SCHUMACHER/CATTELL), DIKJ (STIENSMEIER-PELSTER u. a.) sowie Fremdbeurteilungsbögen (z. B. MVL (EHLERS u. a.), HAVEL (WAGNER), E-F (MEYER-PROBST);

d) projektiv-qualitative Verfahren, z. B. Scenotest (v. STAABS), Familie in Tieren (BREM-GRÄSER), Satzergänzungstests.

3. Die Einbeziehung von externen Leistungsergebnissen, wie z. B. Schulhefte, Lehrerbeurteilungen, Zeugnisse. Vielfach kann das äußere Erscheinungsbild bereits erste Hinweise auf Leistungsbesonderheiten geben. Ergänzt werden diese Informationen durch eine angemessene und unaufdringliche Verhaltensbeobachtung in möglichst unterschiedlichem Kontext des Alltages (z. B. ein sich auf dem Stuhl räkelndes und sich windendes Kind, das von aktuell schier unerträglichen Schmerzen in sämtlichen Gelenken spricht, bedarf weiterführender psychodiagnostischer Schritte).

Die störungsbezogenen Erhebungen betreffen eine genaue Exploration der Symptomebenen: Einschränkung – Schmerz – Folgen.

E i n s c h r ä n k u n g e n sind bezogen auf Bewegungsabläufe und die Alltagsbewältigung, auf Änderungen von gewohnten Fertigkeiten, Rückschritte in der Selbständigkeit, Hilfebedarf durch die Umwelt. Zu unterscheiden ist ein bruchhafter, abrupter Wechsel, der der Umwelt meist sofort ins Auge fällt und dann auch zum frühen Aufsuchen eines Arztes führt, von einer eher schleichenden, nur in der Retrospektive erkennbaren Verschlechterung, die oft erstaunlich lange toleriert, ja beinahe ignoriert wird.

S c h m e r z e r h e b u n g e n stehen bei unerfahrenen Diagnostikern oft alleine im Vordergrund. Trotzdem sind sie nur e i n e Symptomebene, oft nicht die am stärksten hervortretende und in der pädiatrischen Rheumatologie nicht die wichtigste.

Die Objektivierbarkeit von rheumatischen Schmerzen bei Kindern stellt regelmäßig ein Problem dar; inter- und auch intraindividuelle Unterschiede sind sehr groß. Darüber hinaus korrelieren sie nur gering mit den sonstigen »harten« medizinischen Befunden (z. B. Röntgen, Sonographie, Labor).

Dennoch hat sich eine einfache, zuverlässige und leicht erlernbare Methode bewährt: *Die fiktive Skalierung der Schmerzintensität.* Das Kind wird an die Messbarkeit, z. B. der Temperatur (wie beim Fieber) erinnert, und es werden die Endpunkte der Skala hervorgehoben und eine einfache Übertragung auf den Schmerz sug-

geriert. Dabei sind die Extrempunkte: »0« überhaupt kein Schmerz, bestes Wohlbefinden, keinerlei Beeinträchtigung; »100« (bei kleineren Kindern auch »10«) bedeutet dahingegen schier unerträgliche Schmerzen, so schlimm, dass man an die Decke gehen könnte, es gar nicht mehr auszuhalten sei.

Nun wird das Kind aufgefordert, ein wenig mit dieser Skala zu experimentieren: Wie stark war der schlimmste bis jetzt je erlebte Schmerz (Maximalwert)? Wie stark war der Schmerz heute morgen beim Aufwachen? Wie stark ist der Schmerz gerade im Moment (Ist-Zustand)? Welcher Schmerz könnte toleriert werden, wäre erträglich, gar nicht so schlimm (Zielwert)? Was wäre der gewünschte, angestrebte Wert (Idealwert)?

Kinder erweisen sich überwiegend als gut in der Lage, solche Einschätzungen vorzunehmen und tun dies gern. Grundvoraussetzung dafür ist jedoch, dass sie erkennen, dass ihr Schmerzerleben überhaupt anerkannt und akzeptiert wird.

Die F o l g e n der rheumatischen Erkrankung können vielfältig sein. Kurzfristige und langfristige Folgen sind zu unterscheiden. Im kurzfristigen Bereich sollte besonders darauf geachtet werden, ob sich durch die Symptomäußerungen wesentliche Entlastungen und Erleichterungen aus einem sonst eventuell überfordernden Alltag ergeben.

Die Reaktionen der Umwelt können wesentlichen Einfluss auf eine Verstärkung oder aber auf eine Verminderung der Krankheitsausprägung sowie den Grad der Beeinträchtigung haben. Dabei besteht die Kunst des Umgangs sowohl in der aufmerksamen Sensibilität für die Entwicklung der Erkrankung als auch in einem möglichst robusten, angstfreien, »normalen« Umgang mit dem betroffenen Kind.

Hierin besteht eine Hauptproblematik für die Familien: Elterliche Sorge und Fürsorge kollidieren mit Vertrauen, Uner-schrockenheit und Gelassenheit. Zu die-ser Haltung zu kommen, ist ein oft jahre-langer Prozess, der mitunter auch einer psychologischen Unterstützung bedarf.

Die hinlänglich in der Literatur beschrie-benen Phasen der Verarbeitung chroni-scher oder auch lebensbedrohlicher Krankheit kommen auch hier, im Bereich der langfristigen Folgen, zur Geltung:

1. Schockerleben;
2. Verleugnung, Nicht-Wahrhaben-Können;
3. intensive Gefühle wie Trauer, Wut, Angst, Ärger;
4. betriebsames Handeln und Verhandeln mit dem Schicksal;
5. Restabilisierung und Erreichen eines neuen Gleichgewichts.

Für die Betroffenen ist es wertvoll, zu er-fahren, dass sie mit ihrem Erleben nicht allein sind, dass es anderen genauso geht, dass Abfolge, Dauer und Ausprä-gung solcher Verarbeitungsphasen indivi-duell unterschiedlich sein können und nicht verhindert werden sollten, sondern Hilfestellung angeboten wird.

In der Kinderrheumatologie findet sich, wie auch bei anderen chronisch verlau-fenden Krankheiten im Kindesalter (z. B. Asthma, chronisch entzündliche Darmer-krankungen, Hauterkrankungen), ein An-teil von Kindern (der nur unzureichend quantifiziert werden kann; eigene Erfah-rungen würden ihn bis zu etwa 10% schät-

zen), die in die psychosomatischen Krank-heiten hineinreichen, ohne dass eine rheu-matische Krankheit im engeren Sinne vor-liegt (verschiedene Schmerzsyndrome, diffuses Unwohlsein, Somatisierungsstö-rungen).

Eine Ursache dafür liegt in der Charakte-ristik der Ausschlussdiagnostik, die keine scharfen Abgrenzungen ineinander über-fließender Krankheiten erlaubt; vor allem dann, wenn sog. »objektive« Krankheits-zeichen (z. B. pathologische Laborwerte) vorliegen, gebietet die Verantwortung dem Arzt, stets die Möglichkeit sich ent-wickelnder, aber momentan noch nicht hinreichend nachweisbarer rheumatischer Krankheiten zu erwägen.

Dadurch fällt dem Arzt ein Verwehren stets weiterführender Diagnostik- oder auch Therapieanstrengungen (über-)besorgter Eltern mitunter schwer. Hier entsteht je-doch das neue Problem einer Iatrogeni-sierung der Störung, etwa der Art: »Wenn der Arzt noch weitere Diagnostik ansetzt, bzw. schon ein Medikament verschreibt, dann muss ja wohl etwas Ernstes vor-liegen«. Einmal entstanden, sind solche Überzeugungen nur schwer zu beheben. Hier sollte Zurückhaltung, vor allem ge-genüber einer zu raschen Verschreibung von jeglichen Medikamenten geübt und auch keine »Gefälligkeitsdiagnostik« be-trieben werden.

Ein vertrauensvolles Zusammenarbeiten zwischen Arzt und Psychologen ermög-licht eine gegenseitige Absicherung.

Autorenverzeichnis

AUERSWALD, Dr. G.
Prof.-Hess-Kinderklinik
Zentralkrankenhaus
Sankt-Jürgen-Straße
28205 Bremen

BENSELER, Dr. Susanne
Universitäts-Kinderklinik
Adenauerallee 119
53113 Bonn

BIEDERMANN, Dr. Th.
II. Klinik für Kinderheilkunde
und Jugendmedizin
Klinikum Buch
Wiltbergstraße 50
13125 Berlin

BOLLOW, Priv.-Doz. Dr. M.
Institut für Radiologie
Charité Campus Mitte
Humboldt-Universität
Schumannstraße 20/21
10098 Berlin

BORTE, Dr. M.
Universitätsklinik und Poliklinik
für Kinder und Jugendliche
Universität Leipzig
Oststraße 21–25
04317 Leipzig

CREMER, Priv.-Doz. Dr. R.
Kinderkrankenhaus
der Kliniken der Stadt Köln
Amsterdamer Straße 59
50735 Köln

DANNECKER, Prof. Dr. G.
Universitäts-Kinderklinik
Hoppe-Seyler-Straße 1
72076 Tübingen

DRESSLER, Dr. F.
Kinderklinik der
Medizinischen Hochschule
Carl-Neuberg-Straße 1
30625 Hannover

FOELDVARI, Dr. I.
Kinder- und Jugend-
rheumatologische Praxis im
Allgemeinen Krankenhaus
Eilbek
Friedrichsberger Straße 60
22081 Hamburg

FORSTER, Prof. Dr. J.
Kinderabteilung St. Hedwig
St. Josefskrankenhaus
Hermann-Herder-Straße 1
79104 Freiburg im Breisgau

FREIHORST, Prof. Dr. J.
Kinderklinik der
Medizinischen Hochschule
Carl-Neuberg-Straße 1
30625 Hannover

GANSER, Dr. G.
St. Josef-Stift
Westtor 7
48324 Sendenhorst

GENTH, Prof. Dr. E.
Rheumaklinik
Burtscheider Markt 24
52066 Aachen

GOHLKE, Priv.-Doz. Dr. F.
Orthopädische Universitätsklinik
König-Ludwig-Haus
Brettreichstraße 11
97074 Würzburg

GRAVE, Claudia
Deutsche Rheuma-Liga
Gryphiusstraße 2
22299 Hamburg

GROMNICA-IHLE, Prof. Dr. Erika
Rheumaklinik Berlin-Buch
Zepernicker Straße 1
13125 Berlin

HAAS, Priv.-Doz. Dr. J.-P.
Klinik und Poliklinik
für Kinder- und Jugendmedizin
Ernst-Moritz-Arndt-Universität
Soldtmannstraße 15
17487 Greifswald

HABERMEHL, Dr. P.
Universitäts-Kinderklinik
Langenbeckstraße 1
55101 Mainz

HÄFNER, Dr. Renate
Rheuma-Kinderklinik
Gehfeldstraße 24
82467 Garmisch-Partenkirchen

HEBESTREIT, Priv.-Doz. Dr. H.
Universitäts-Kinderklinik
Josef-Schneider-Straße 2
97080 Würzburg

HENNIG, Dr. Barbara
Klinik für Kinder- und Jugendmedizin
Carl-Thiem-Klinikum
Thiemstraße 111
03048 Cottbus

HORNEFF, Priv.-Doz. Dr. G.
Universitätsklinik und Poliklinik
für Kinder- und Jugendmedizin
Ernst-Grube-Straße 40
06120 Halle

HUPPERTZ, Prof. Dr. H.-I.
Prof.-Hess-Kinderklinik
Zentralkrankenhaus
Sankt-Jürgen-Straße
28205 Bremen

KEITZER, Dr. R.
Klinik für Pädiatrie mit Schwerpunkt
Pneumologie/Immunologie
Universitätsklinikum Charité
Augustenburger Platz 1
13353 Berlin

KOFFLER, Dr. T.
Universitäts-Kinderklinik
Langenbeckstraße 1
55101 Mainz

KÖRHOLZ, Prof. Dr. D.
Universitäts-Kinderklinik
Oststraße 21–25
04317 Leipzig

KÜSTER, Dr. R.-M.
Rheumaklinik
Postfach 1448
24572 Bad Bramstedt

LEHMANN, Priv.-Doz. Dr. H.
Rheumaklinik
Postfach 1448
24572 Bad Bramstedt

MARG, Dr. W.
Prof.-Hess-Kinderklinik
Zentralkrankenhaus
Sankt-Jürgen-Straße
28205 Bremen

MAUZ-KÖRHOLZ, Dr. Christine
Universitäts-Kinderklinik
Oststraße 21–25
04317 Leipzig

MEINCKE, Dr. J.
Schönhauser Straße 11
13158 Berlin

MICHELS, Dr. H.
Rheuma-Kinderklinik
Gehfeldstraße 24
82467 Garmisch-Partenkirchen

MÖBIUS, Dr. Dagmar
Klinik für Kinder- und Jugendmedizin
Carl-Thiem-Klinikum
Thiemstraße 111
03048 Cottbus

MÖNCH, Prof. Dr. E.
Klinik für Allgemeine Pädiatrie
Universitätsklinikum Charité
Augustenburger Platz 1
13353 Berlin

MUNDLOS, Prof. Dr. S.
Institut für Medizinische Genetik
Universitätsklinikum Charité
Augustenburger Platz 1
13353 Berlin

NIEHUES, Dr. T.
Universitäts-Kinderklinik
Moorenstraße 5
40225 Düsseldorf

OPPERMANN, Prof. Dr. J.
Klinik für Kinder- und Jugendmedizin
Carl-Thiem-Klinikum
Thiemstraße 111
03048 Cottbus

POHLENZ, Dr. J.
Universitäts-Kinderklinik
Langenbeckstraße 1
55101 Mainz

RAAB, Dr. F.
Orthopädische Universitätsklinik
König-Ludwig-Haus
Brettreichstraße 11
97074 Würzburg

RAUCH, Dr. F.
Universitäts-Kinderklinik
Joseph-Stelzmann-Straße 9
50924 Köln

RIEGER, Prof. Dr. C. H. L.
Universitäts-Kinderklinik
St. Josefs-Hospital
Alexandrinenstraße 5
44791 Bochum

RUDER, Prof. Dr. H.
Caritas-Haus Feldberg
Passhöhe 5
79868 Feldberg

SANDROCK, Priv.-Doz. Dr. D.
Klinik für Nuklearmedizin
Universitätsklinikum Charité
Schumannstraße 20/21
10117 Berlin

SCHÖNAU, Prof. Dr. E.
Universitäts-Kinderklinik
Joseph-Stelzmann-Straße 9
50924 Köln

SCHÖNBERGER, Prof. Dr. W.
Universitäts-Kinderklinik
Langenbeckstraße 1
55101 Mainz

SCHÖNTUBE, Priv.-Doz. Dr. Monika
II. Klinik für Kinderheilkunde
und Jugendmedizin
Klinikum Buch
Wiltbergstraße 50
13122 Berlin

SCHUCHMANN, Prof. Dr. L.
Facharzt für Kinderheilkunde und
Jugendmedizin/Kinderrheumatologie
Auwaldstraße 90 (EKZ)
79110 Freiburg-Landwasser

SPAMER, Marianne
Rheuma-Kinderklinik
Gehfeldstraße 24
82467 Garmisch-Partenkirchen

STASCHEN, Britta
Prof.-Hess-Kinderklinik
Zentralkrankenhaus
Sankt-Jürgen-Straße
28205 Bremen

STIEHL, Prof. Dr. P.
Institut für Pathologie
der Universität Leipzig
Liebigstraße 26
04103 Leipzig

THON, Dr. Angelika
Kinderklinik der
Medizinischen Hochschule
Carl-Neuberg-Straße 1
30625 Hannover

TÖPFER, Petra
Klinik für Kinder- und
Jugendmedizin
Carl-Thiem-Klinikum
Thiemstraße 111
03048 Cottbus

TRUCKENBRODT, Prof. Dr. H.
Rheuma-Kinderklinik
Gehfeldstraße 24
82467 Garmisch-Partenkirchen

VATER, Gabriele
Dipl. Sozialarbeiterin
II. Klinik für Kinderheilkunde
und Jugendmedizin
Klinikum Buch
Wiltbergstraße 50
13122 Berlin

WAHN, Prof. Dr. V.
Klinik für Kinder und
Jugendliche
Klinikum Uckermark
Auguststraße 23
16303 Schwedt/Oder

WEISS, Priv.-Doz. Dr. M.
Pädiatrische Klinik
Kinderkrankenhaus
der Kliniken der Stadt Köln
Amsterdamer Straße 59
50735 Köln

WESSALOWSKI, Priv.-Doz. Dr. R.
Kinderklinik der
Heinrich-Heine-Universität
Moorenstraße 5
40225 Düsseldorf

ZEPP, Prof. Dr. F.
Universitäts-Kinderklinik
Langenbeckstraße 1
55101 Mainz

ZIELEN, Prof. Dr. St.
Zentrum für Kinderheilkunde
Rheinische Friedrich-Wilhelms-
Universität Bonn
Adenauer Allee 119
53113 Bonn

Sachverzeichnis